新編 内部障害のリハビリテーション

Rehabilitation for Visceral Impairments 2nd edition

第3版

総編集 **上月 正博**
編　集 **海老原 覚**
　　　 伊藤　修

医歯薬出版株式会社

●総編集
上月正博（こうづきまさひろ）　山形県立保健医療大学

●編集
海老原 覚（えびはらさとる）　東北大学大学院医学系研究科臨床障害学分野

伊藤 修（いとうおさむ）　東北医科薬科大学医学部リハビリテーション学

●執　筆（執筆順）

上月正博（こうづきまさひろ）　上記

河村孝幸（かわむらたかゆき）　東北福祉大学健康科学部医療経営管理学科

岡崎達馬（おかざきたつま）　東北大学大学院医学系研究科臨床障害学分野

黒澤 一（くろさわはじめ）　東北大学大学院医学系研究科産業医学分野

岩波裕治（いわなみゆうじ）　東邦大学医療センター大森病院リハビリテーション科

海老原 覚（えびはらさとる）　上記

大国生幸（おおくにいくこ）　東邦大学医療センター大森病院リハビリテーション科

高橋麻子（たかはしあさこ）　東北医科薬科大学医学部リハビリテーション学

千田浩一（ちだこういち）　東北大学大学院医学系研究科保健学専攻放射線検査学分野

吉田俊子（よしだとしこ）　聖路加国際大学大学院看護学研究科

伊藤 修（いとうおさむ）　上記

鈴木文歌（すずきふみか）　仙台リハビリテーション病院

中澤ちひろ（なかざわちひろ）　東北大学大学院医学系研究科臨床障害学分野

三浦平寛（みうらたかひろ）　東北大学大学院医学系研究科臨床障害学分野

原田 卓（はらだたく）　東北労災病院リハビリテーション科

小川佳子（おがわよしこ）　東北医科薬科大学医学部リハビリテーション学

佐々木裕子（ささきゆうこ）　仙台白百合女子大学人間学部健康栄養学科

片岡ひとみ（かたおか）　山形大学医学部看護学科

森 信芳（もりのぶよし）　岩手県立胆沢病院呼吸器内科

宮城 翠（みやぎみどり）　東北大学大学院医学系研究科臨床障害学分野

高橋珠緒（たかはしたまお）　東北大学大学院医学系研究科臨床障害学分野

村川美幸（むらかわみゆき）　山形大学医学部附属病院リハビリテーション部

This book is originally published in Japanese under the title of :

SHINPEN NAIBUSYOUGAI-NO RIHABIRITĒSYON
(Rehabilitation for Visceral Impairments)

Editor :
KOHZUKI, Masahiro
　President,
　Yamagata Prefectural University of Health Sciences

ISHIYAKU PUBLISHERS, INC.
　7-10, Honkomagome 1 chome, Bunkyo-ku,
　Tokyo 113-8612, Japan

第3版の序

本書は1995年の初版『内部障害のリハビリテーション』を祖に，『新編 内部障害のリハビリテーション』として2009年初版，2017年第2版と，わが国初の内部障害リハビリテーションのテキストとして多くの支持を得て，改訂・増刷を重ねてきた．今回第2版の発行から8年が経過し，新たな概念やステートメント，ガイドラインを盛り込んで第3版を出版した．1995年の発刊以来，30年の歳月が流れたことになる．

この30年間で，内部障害のリハビリテーションは実に目覚ましく進歩した．リハビリテーション対象疾患として慢性心不全，肺高血圧症，末梢動脈疾患，腎臓機能障害や肝臓機能障害が加わった．心疾患患者173万人，慢性閉塞性肺疾患患者500万人，慢性腎臓病患者1,480万人，代謝異常関連脂肪肝炎400万人など多くの患者が対象になったことにより，リハビリテーションが「国民のための標準医療」となった．

評価法も変わった．1965年のBI，1986年のFIMや歩容が評価指標であった時代から，内部障害リハビリテーションでは6分間歩行距離，SPPB，最高酸素摂取量，各臓器機能など，多くの機能予後や生命予後の評価指標が加わった．

プログラムも変わった．内部障害リハビリテーションでは，医学的な評価や適切な運動処方と運動療法に加えて，薬物療法・食事療法・患者教育・カウンセリングなどをセットにした「包括的プログラム」になり，包括的リハビリテーション医療が実施されている．

研究手法やエビデンスも変わった．リハビリテーションは個別医療でありランダム化比較試験は不可能といわれていた時代から，ランダム化比較試験やメタ解析が当たり前の時代に変わった．その結果，内部障害リハビリテーションは「生活・運動機能の改善や生活の質の改善に加えて寿命の延長（Adding Life to Years and Years to Life）」を達成できるものとしてリハビリテーションの概念のパラダイムシフトが起きた．なかでも，急性冠症候群，安定狭心症，慢性心不全，心臓手術後，跛行のある末梢動脈疾患，心臓移植後に対する心臓リハビリテーションは「クラスⅠ，エビデンスレベルA，Minds推奨グレードA，Mindsエビデンス分類Ⅰ」と評価され，あらゆる治療の中でも「最高レベルの医療」であることなど，内部障害リハビリテーションの質の高さが続々明らかになってきた．

本書は，東北大学医学系研究科内部障害学教室で研鑽を積んだ仲間が執筆するという伝統を守りながら，内部障害リハビリテーションの最新知見を余すことなく加えた自信作である．第3版の編集では，私に加えて同門の海老原覚教授，伊藤修教授にも加わっていただいた．執筆者各位に深く感謝するとともに，企画・編集で何かと手を煩わせた医歯薬出版株式会社の小口真司氏にも深謝する．

本書により，内部障害リハビリテーションにかかわる医師やメディカルスタッフが十分な自信をもって良質な内部障害リハビリテーションを供給できるようになり，1人でも多くの内部障害者やご家族の福音になれば，編者としてこれに勝る喜びはない．

2024年11月

上月正博

第 2 版の序

　超高齢社会を背景に内部障害者数が著増している．内部障害のリハビリテーションは普及・発展を続け，すべてのリハビリテーション関連職種が精通すべきリハビリテーション医学・医療における基本領域の一つになった．2009 年に出版した本書は幸い多くの支持を得て，臨床現場や教育現場で広く利用され，増刷を重ねてきた．

　内部障害リハビリテーション医学・医療は急速に発展を遂げている．2010 年には厚生労働省により肝臓機能障害が新たな内部障害として認定され，肝臓リハビリテーションも生まれた．2012年に心大血管疾患リハビリテーションに作業療法士の参入が認められ，施設基準緩和や診療報酬増点も行われた．また，2014 年に 6 分間歩行試験と糖尿病透析予防指導管理料の診療報酬が認められた．さらに，2016 年には質の高い運動指導を評価するための腎不全期患者指導加算，人工透析患者の下肢末梢動脈重症化予防の評価として，下肢末梢動脈疾患指導管理加算および経皮的酸素ガス分圧測定が算定されるようになった．腎臓リハビリテーションの概念も生まれ，日本腎臓リハビリテーション学会を中心に目覚ましい発展を遂げている．さらに，がんリハビリテーションの診療報酬が認められ，そのガイドラインが策定され，普及してきた．

　長らく運動は禁忌とされてきた内部障害の代表疾患である慢性心不全や慢性腎臓病に対しては運動療法の著しい効果が証明され，「運動制限から運動療法へ」というコペルニクス的転換を果たしたことは，内部障害リハビリテーションの進歩の象徴であるといえる．

　本書はこのような背景のもと，前版の優れた特長を生かしつつ，①リハビリテーション医のみならず，リハビリテーションスタッフにも使いやすい書籍にする，②最新ガイドラインの知見を盛り込む，③図表の多用や簡潔な表記を尽くし一目で理解できるようにする，④内部障害リハビリテーション評価の基礎的内容も含み，学生が教科書としても，また卒後も使える書籍にする，の 4 点を心がけて改訂したものである．

　本書は，東北大学医学系研究科内部障害学教室で研鑽を積んだ仲間が執筆するという伝統を守りながら，内部障害リハビリテーションの最新知見を余すことなく加えた自信作である．本書は内部障害リハビリテーションにかかわる医師やメディカルスタッフの臨床現場や養成校での手引書，国家試験や専門医試験にも役立つ新たな必読書となるとともに，すでに行っている方々の技術や考え方の再点検やブラッシュアップの役割も果たせるものと確信している．執筆者各位に深く感謝するとともに，企画・編集で何かと手を煩わせた医歯薬出版株式会社の平林　幸氏にも感謝する．

　本書により，内部障害リハビリテーションにかかわる医師やメディカルスタッフが十分な自信をもって良質な内部障害リハビリテーションを供給できるようになり，1 人でも多くの内部障害者やご家族の福音になれば，編者としてこれに勝る喜びはない．

2017 年 5 月

上月正博

第 1 版への推薦のことば

『内部障害のリハビリテーション』(1995 年発行) の出版以来，14 年の歳月を経過したが，内部障害の障害者手帳所有者数は平成 8 年度からの 10 年間で約 1.7 倍に増加し，平成 18 年度の厚生労働省の統計において 100 万人を越えている．中でも，心臓機能障害，膀胱・直腸障害，小腸機能障害の増加率が高い．

また，急性心筋梗塞の治療法の進歩，臓器移植の推進，メタボリックシンドロームや慢性腎臓病 (CKD) への取り組みの強化など，当領域の役割も変化し，増大してきている．

さらには，「介護保険法」の改正や，新たな「障害者自立支援法」の成立など，リハビリテーションにかかわる諸制度が改められている．

この状況を踏まえ，この度本書『新編　内部障害のリハビリテーション』では，臓器移植や摂食・嚥下障害も加えて，大巾な改訂・増補が行われ，紙数もほぼ 2 倍となっている．

『内部障害のリハビリテーション』は，東北大学に新設された「内部障害学分野」の発足初期に，植物機能の障害に対するリハビリテーションをまとめる形で，当時の教官の分担執筆により作成された．1999 年には，HIV 感染症の増補がなされた．

この度，上月正博教授の編集の下に，「内部障害学分野」で学んだ医師以外の多くの専門分野の仲間も加わり，それぞれの経験を織り込みながら，総力を挙げて『新編　内部障害のリハビリテーション』が完成した．『内部障害のリハビリテーション』と比べるに，リハビリテーションの進め方がより具体的に解説されており，臨床現場において大いに役立つ内容となっている．また，参考文献も刷新され，充実した．

近年，各種の治療ガイドラインが作成されているが，本書には，虚血性心疾患，呼吸機能障害，さらには，高血圧，糖尿病，肥満，痛風，HIV 感染症などに関する治療ガイドラインの内容も随所に引用されている．

また，リハビリテーション医学領域の拡大・充実に向けた新たな取り組みも多く紹介されている．

「内部障害学分野」において，先駆的に取り組んできた腎機能障害のリハビリテーションや，本邦初の脳死肺移植のリハビリテーションなどの貴重な経験が紹介されている．また，肝機能障害のリハビリテーションも今後の重要な領域であろうと考えられるが，肝肺症候群の貴重な自験例や非アルコール性脂肪性肝疾患 (NAFLD) への介入なども取り上げられている．

本書が，医学部や医療職養成校の学生，リハビリテーション医学にかかわる方々などに，広く活用されるとともに，リハビリテーション医学の可能性がさらに拡大されていくことを期待する次第である．

2009 年 4 月

国立障害者リハビリテーションセンター顧問

佐藤徳太郎

第1版の序

リハビリテーション（リハ）医療は社会における医療の重点領域であり，リハ医療従事者の役割は益々大きくなっている．我が恩師である佐藤徳太郎先生によって1995年に刊行された『内部障害のリハビリテーション』は，内部障害のリハに関する本邦における最初の成書であり，医師をはじめとするリハ専門職チームの共通の成書として好評のうちに増刷を重ねてきた．

『内部障害のリハビリテーション』が刊行されてから14年が経過したが，この間のリハ医学・医療とそれをとりまく社会は大きく変容した．わが国は予想以上の速いペースで超高齢社会を迎えた．また，新生児医療，救命医療，臓器移植，再生医療などの医療の高度化，障害の複雑化・重複化も生じたため，リハ医療に対するニーズは予想をはるかに超えるほど高まっている．

また，人口高齢化の加速や動脈硬化性疾患の増加を背景に，身体障害者に占める内部障害者の割合は急増し，2006年にはついに全体の30%を突破した．しかも，複数の障害を有する重複障害者が5年間で77%も急増し，その中でも内部障害との重複障害が最多である．さらに，内部障害の中での障害の重複化，とくに心臓機能障害と呼吸器機能障害，腎臓機能障害の重複が目立ってきた．このような状況から内部障害リハは，いまやすべてのリハ関連職種が精通すべき基本領域になったといえる．

内部障害リハによる効果が次々に明らかになり，ADLを拡大し快適な在宅生活，復職を目指すとともに，動脈硬化性疾患の発症・再発予防，生命予後の延長などにもつながることが明らかになった．その結果，内部障害リハはさまざまな疾患の治療ガイドラインに「きわめて有効な治療」の1つとして収載されている．内部障害リハは科学的なリハ処方に基づく理学・運動療法，作業療法，言語聴覚療法に加えて，きちんとした薬物療法，食事療法，患者教育，カウンセリングをセットにして行われることで威力が倍増する．このようなリハを「包括的リハ」と呼び，内部障害リハを行うには包括的リハの知識が欠かせない．

2006年の診療報酬改定では「呼吸器リハ料」や「心大血管疾患リハ料」が算定されるとともに，心不全や末梢動脈疾患など新しい分野へのリハ料も認められた．しかし，その普及は十分ではない．今後，内部障害リハのエビデンスを患者・医療関係者双方に周知徹底させ，内部障害リハの重要性を啓蒙することが何よりも重要である．本書『新編 内部障害のリハビリテーション』は，このような背景のもと，当教室出身の医師や関連専門職を中心に執筆し，内部障害リハの最新知識と具体的進め方を盛り込んでいる．本書の企画・編集には医歯薬出版株式会社の関係諸氏の手を煩わせた．

本書が，これから内部障害リハを開始しようという医師および関連専門職の現場での教科書として，また，すでに現場で行っている方々の技術や考え方のブラッシュアップの役割も果たせるように構成されている．本書が，質・量ともに優れた内部障害リハの普及に貢献することを期待する．

2009年4月

上月正博

CONTENTS

※診療・治療ガイドライン，保険制度，統計データなどは改訂されていることがございます．
　最新の情報は各学会や厚生労働省のホームページなどをご確認ください．

chapter 1 内部障害

I 内部障害の定義と種類

わが国の身体障害者福祉法は，身体障害者の福祉の増進を図ることを目的に制定され，身体障害の内容およびその程度に応じた手帳を交付し援護している．身体障害は，大きく，視覚障害，聴覚・言語障害，肢体不自由，内部障害の4つに分類される．身体障害者手帳の交付対象となる障害の範囲は身体障害者福祉法別表によって定められている（**表1-1**）．

手帳申請に際しては身体障害者福祉法第15条に基づいて指定された指定医による診断書ならびに意見書が必要であり，表1-1に示したそれぞれの診療科の経験を有する医師がその指定医の申請をすることができる．

内部障害とは，表1-1に示した障害のうち，心臓機能障害，腎臓機能障害，呼吸器機能障害，膀胱または直腸機能障害，小腸機能障害，ヒト免疫不全ウイルスによる免疫機能障害，肝臓機能障害の総称である．これらの障害が身体障害者福祉法

表1-1　身体障害分類および診療科名表示区分

障害の区分	左に関係のある診療科名
視覚障害	眼科・脳神経外科・神経内科 （ただし，眼科以外の診療科にあっては，主として腫瘍・神経障害等による視力障害者の診療を行うものとする．）
聴覚障害	耳鼻咽喉科・脳神経外科・神経内科 （ただし，耳鼻科以外の診療科にあっては，主として腫瘍・神経障害等による聴力障害者の診療を行うものとする．）
平衡機能障害	耳鼻咽喉科・脳神経外科・神経内科・リハビリテーション科
音声・言語機能障害	耳鼻咽喉科・気管食道科・神経内科・リハビリテーション科・精神神経科・脳神経外科・内科・形成外科
そしゃく機能障害	耳鼻咽喉科・気管食道科・神経内科・形成外科・リハビリテーション科
肢体不自由	整形外科・外科・内科・小児科・神経内科・脳神経外科・リハビリテーション科・リウマチ科・形成外科・精神神経科・小児外科・放射線科
心臓機能障害	内科・小児科・循環器科・外科・心臓血管外科・小児外科・リハビリテーション科
じん臓機能障害	内科・小児科・呼吸器科・外科・小児外科・泌尿器
呼吸器機能障害	内科・小児科・呼吸器科・気管食道科・外科・呼吸器外科・小児外科・リハビリテーション科
ぼうこう又は直腸機能障害	泌尿器科・外科・小児科・小児外科・内科・神経内科・産婦人科（婦人科）・消化器科（胃腸科）
小腸機能障害	内科・消化器科（または胃腸科）・小児科・外科・小児外科
ヒト免疫不全ウイルスによる免疫機能障害	内科・呼吸器科・小児科・産婦人科・外科 （ただし，エイズ拠点病院での従事経験があることが望ましい．）
肝臓機能障害	内科・消化器内科・外科・消化器外科・移植外科・腹部外科・肝臓外科・小児科・小児外科

のなかに組み込まれた時期は，心臓機能障害および呼吸器機能障害が 1967 年，腎臓機能障害が 1972 年，膀胱または直腸機能障害が 1984 年，小腸機能障害が 1986 年，ヒト免疫不全ウイルスによる免疫機能障害が 1998 年，肝臓機能障害が 2010 年である．

このように内部障害の枠に組み込まれる障害は徐々に増えてきている．さらに，現在は組み込まれていない領域の疾患においてもその疾患により機能障害が永続し，日常生活に著しい制限をきた

している場合がある．年金保険には，障害により生活維持に支障が生じた場合に年金が支給される障害年金というものがあるが，この支給対象疾患には呼吸器疾患，心疾患，腎疾患，肝疾患の他に，高血圧，糖尿病，悪性新生物なども含まれている．今後はこのような疾患に由来する身体障害も内部障害の対象範囲として広げていくべきであると考えられる．

（上月正博）

Ⅱ 内部障害の統計

1 内部障害の統計

厚生労働省の「平成 28 年生活のしづらさなどに関する調査（全国在宅障害児・者等実態調査）」結果によると，障害者手帳所持者数は 5,594 千人と推計される[1]．障害者手帳の種類別等でみると，身体障害者手帳所持者が 4,287 千人，療育手帳所持者が 962 千人，精神障害者保健福祉手帳所持者が 841 千人，障害者手帳非所持でかつ障害者自立支援法に基づく自立支援給付等を受けている者（以下，手帳非所持かつ自立支援給付等を受けている者）が 338 千人となっている[1]．

障害者手帳所持者数等を男女別でみると，65 歳未満の男性が 1,359 千人（57.1 %），女性が 1,014 千人（42.6 %），65 歳以上は男性が 1,756 千人（49.5 %），女性が 1,772 千人（49.9 %）となっている．年齢階級・障害者手帳の種類別の割合をみると身体障害者手帳所持者は，「80 〜 89 歳」が，療育手帳所持者は「20 〜 29 歳」が，精神障害者保健福祉手帳所持者は「40 〜 49 歳」が最も多くなっている[2]．

2011（平成 23）年の調査は障害種別不詳が 15.1 %（585 千人）も生じていた（**表 1-2**）[1]．より正確で最新の 2016（平成 28）年データでみると，在宅身体障害者の障害種類別の内訳は，視覚障害 312 千人（7.3 %），聴覚・言語障害 341 千人（8.0 %），肢体不自由 1,931 千人（45.0 %），内部障

害 1,241 千人（28.9 %）となっている（表 1-2）[1]．特に 2001 〜 2016（平成 13 〜 28）年の 15 年間での増加率は，視覚障害，聴覚・言語障害，肢体不自由がほぼ横ばいであるのに対して，内部障害が 43.8 % と高いことは特筆に値する（**図 1-1**，表 1-2）[1,2]．

2016 年の内部障害者数は 1,241 千人であるが，その内訳は心臓機能障害が 730 千人と過半数を占め，腎臓機能障害が 253 千人，膀胱または直腸機能障害が 149 千人，呼吸器機能障害が 83 千人，肝臓機能障害が 15 千人，ヒト免疫不全ウイルスによる免疫機能障害が 7 千人，小腸機能障害が 2 千人である（**表 1-3**）[1]．

内部障害者の年齢階級別の分布をみると，高齢者が占める割合が高く[2]，超高齢社会の到来が内部障害者の増加の原因の一つと考えられる．さらにこれらの障害の危険因子となり得る糖尿病患者や脂質異常症患者などの増加も顕著であり，今後も内部障害者の増加は続くことが予想される．

また，2016 年の調査では，複数の障害を有する重複障害者が 761 千人（身体障害者全体の 17.7 %）と急増した[1]．これも超高齢化の加速や動脈硬化性疾患患者の増加によるものと考えられよう．このように，内部障害者は今後さらに増加することが確実であり，内部障害はすべてのリハビリテーション関連職種が精通すべきリハビリテーション医学・医療のなかの一つの基本領域で

表 1-2　身体障害者手帳所持者数，身体障害の種類別年次推移

年次	総数	視覚障害	聴覚・言語障害	肢体不自由	内部障害	障害種別不詳	(再掲)重複障害
推計数（単位：千人）							
昭和 26 年	512	121	100	291	—	—	—
30 年	785	179	130	476	—	—	—
35 年	829	202	141	486	—	—	44
40 年	1,164	248	230	686	—	—	256
45 年	1,409	257	259	821	72	—	134
55 年	1,977	336	317	1,127	197	—	150
62 年	2,506	313	368	1,513	312	—	163
平成 3 年	2,804	357	369	1,602	476	—	127
8 年	3,014	311	366	1,698	639	—	183
13 年	3,327	306	361	1,797	863	—	181
18 年	3,576	315	360	1,810	1,091	—	325
23 年	3,864	316	324	1,709	930	585	176
28 年	4,287	312	341	1,931	1,241	462	761
構成比（単位：%）							
昭和 26 年	100%	23.6%	19.5%	56.8%	—	—	—
30 年	100%	22.8%	16.6%	60.6%	—	—	—
35 年	100%	24.4%	17.0%	58.6%	—	—	5.3%
40 年	100%	21.3%	19.8%	58.9%	—	—	22.0%
45 年	100%	18.2%	18.4%	58.3%	5.1%	—	9.5%
55 年	100%	17.0%	16.0%	57.0%	10.0%	—	7.6%
62 年	100%	12.5%	14.7%	60.4%	12.5%	—	6.5%
平成 3 年	100%	12.7%	13.2%	57.1%	17.0%	—	4.5%
8 年	100%	10.3%	12.1%	56.3%	21.2%	—	6.1%
13 年	100%	9.2%	10.9%	54.0%	25.9%	—	5.4%
18 年	100%	8.8%	10.1%	50.6%	30.5%	—	9.1%
23 年	100%	8.2%	8.4%	44.2%	24.1%	15.1%	4.6%
28 年	100%	7.3%	8.0%	45.0%	28.9%	10.8%	17.7%

（厚生労働省[1]）

あるといえる．

　さらに，地域包括ケアシステムの概念が出てきて，医療・ケアにおけるリハビリテーションの役割が高まった．現実には多疾患を有する高齢者や障害者が一般医家の外来にも来ることがめずらしくなくなり，一般医家にもリハビリテーションの基本技術が必要になってきた．すなわち，今後，内部障害はすべての医療職種が知るべき領域になる可能性がある．

2　内部障害の症状や社会問題

　内部障害者の大半は，疲れやすい，息切れするなどといった症状をもっているが，日常生活動作を何とか自力でこなすため，一見，問題がないかのようにみえがちである．すなわち，内部障害は

明らかな麻痺などとは異なり，外見からはわかりにくいため，周囲の人々に障害が理解されにくい，という共通の切実な悩みがある．たとえば，障害者用の優先席に座っていると非難される，といった具合である．また，塩分制限，水分制限，食事制限，排泄や電磁波の問題なども周囲には理解されにくい．

1）心臓機能障害

　この障害は，虚血性心疾患（心筋梗塞，狭心症など）や，弁膜症，高度な不整脈などの疾患のために，心臓の機能が低下してしまうものである．動悸，息切れ，疲れやすいなどの体力低下の症状があるために，他の病気になりやすい，風邪をひきやすいという特徴をもっている．通院や生活管理をしながら，仕事を続け，日常生活をしていく

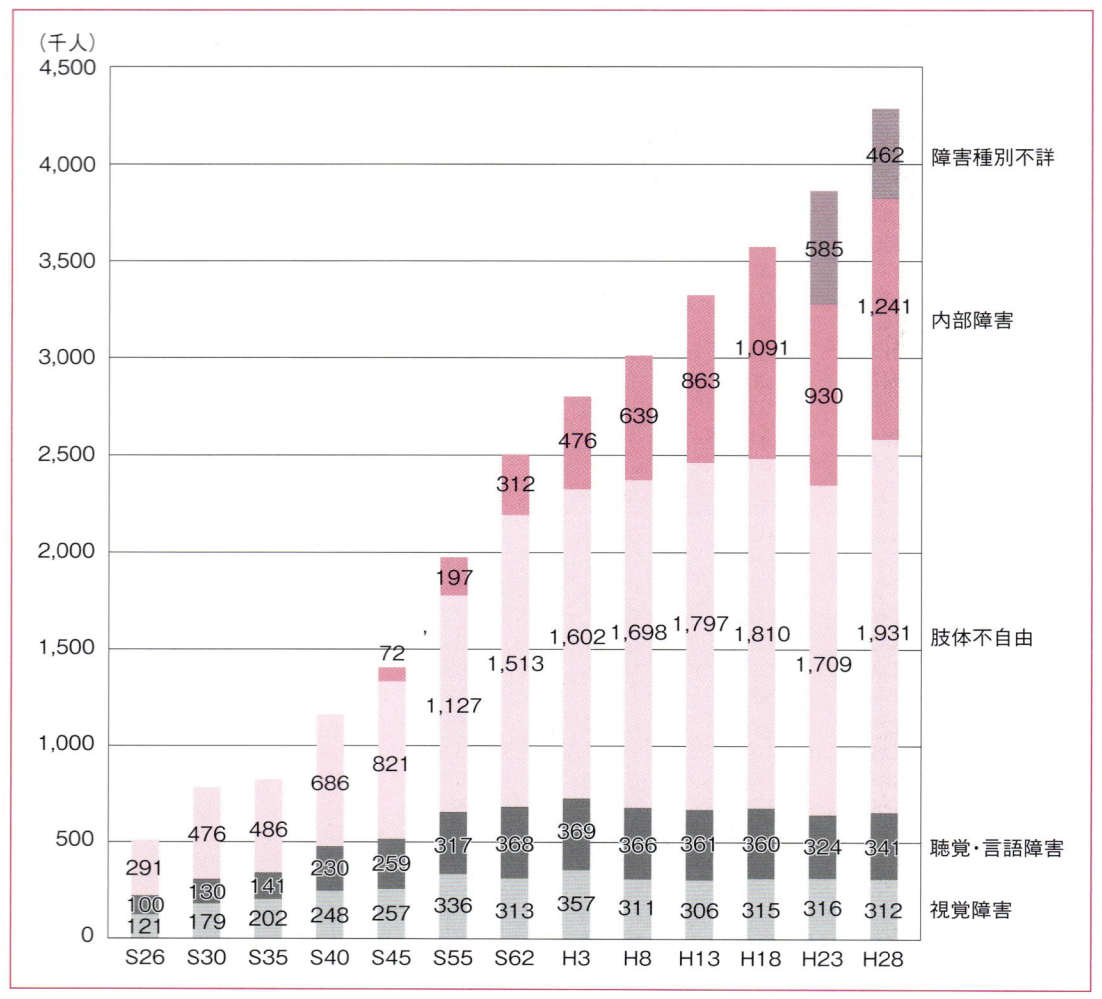

図 1-1　障害の種類別にみた身体障害者数の推移　　　　　　　　　（厚生労働省[2]）

ことができる人もいる．また，ペースメーカーや植込み型除細動器（implantable cardioverter defibrillator；ICD）を装着しているために，日常生活でさまざまな注意を必要とする人もいる．ICD植込みを行うと，命綱を得たという安堵感を覚える反面，ICD の作動は痛みや不快感などの身体的苦痛を伴う場合があり，デバイスの誤作動や車の運転，性的交渉に関して高い懸念を示し[3]，致死性不整脈の出現やそれに伴う ICD 作動への不安は，運動はもちろんのこと，日常生活のさまざまな活動における必要以上の制限につながり，身体活動性がむしろ低下することもあると報告されている[4,5]．

慢性心不全の患者では，大きな人工心臓を装着しているために，長期入院生活を余儀なくされている場合もある．また，根本的医療としての心臓移植は，わが国ではドナーが足りないために，「移植後進国」と揶揄されるほど移植の普及は不十分である．特に移植が必要な子どもは，提供臓器のサイズなどの問題から海外へ渡航せざるを得ず，数千万円に及ぶ高額な医療費を工面するための募金活動が行われることが多い[6]．

2）呼吸器機能障害

この障害は，慢性閉塞性肺疾患（chronic obstructive pulmonary disease；COPD），間質性

表 1–3　身体障害者手帳所持者数，身体障害の種類・障害等級別

（65 歳未満）　　　　　　　　　　　　　　　　　　　　　　　　　　　　　　（単位：千人）

	総数	1 級	2 級	3 級	4 級	5 級	6 級	不詳
総　数	1,082 (100.0%)	369 (34.1%)	205 (18.9%)	173 (16.0%)	178 (16.5%)	68 (6.3%)	35 (3.2%)	54 (5.0%)
視覚障害	92	26	35	6	6	13	5	—
聴覚・言語障害	71	6	26	10	19	—	9	—
聴覚障害	60	6	26	4	15	—	9	—
平衡機能障害	—	—	—	—	—	—	—	—
音声・言語・そしゃく機能障害	10	—	—	6	4	—	—	—
肢体不自由	576	175	123	97	108	52	20	—
肢体不自由（上肢）	204	83	52	29	16	15	9	—
肢体不自由（下肢）	244	29	44	49	88	24	10	—
肢体不自由（体幹）	92	45	19	14	1	13	—	—
肢体不自由（脳原性運動機能障害・上肢機能）	21	14	4	4	—	—	—	—
肢体不自由（脳原性運動機能障害・移動機能）	14	4	5	1	3	—	1	—
内部障害	237	151	5	44	37	—	—	—
心臓機能障害	105	57	—	31	16	—	—	—
呼吸器機能障害	10	6	—	4	—	—	—	—
じん臓機能障害	82	81	—	1	—	—	—	—
ぼうこう・直腸機能障害	26	1	—	6	19	—	—	—
小腸機能障害	1	—	—	—	1	—	—	—
ヒト免疫不全ウイルスによる免疫機能障害	6	1	4	1	—	—	—	—
肝臓機能障害	6	5	1	—	—	—	—	—
障害種別不詳	107	10	15	15	8	4	1	54

（65 歳以上及び年齢不詳）

	総数	1 級	2 級	3 級	4 級	5 級	6 級	不詳
総　数	3,205 (100.0%)	1,023 (31.9%)	446 (13.9%)	560 (17.5%)	707 (22.1%)	173 (5.4%)	125 (3.9%)	173 (5.4%)
視覚障害	220	93	73	18	13	13	11	—
聴覚・言語障害	271	3	68	59	71	1	69	—
聴覚障害	237	3	65	38	62	—	69	—
平衡機能障害	4	—	1	1	—	1	—	—
音声・言語・そしゃく機能障害	30	—	1	20	9	—	——	—
肢体不自由	1,355	223	272	304	374	144	39	—
肢体不自由（上肢）	419	136	120	65	47	37	15	—
肢体不自由（下肢）	758	47	89	196	320	82	24	—
肢体不自由（体幹）	120	23	44	31	—	21	—	—
肢体不自由（脳原性運動機能障害・上肢機能）	31	11	14	—	5	1	—	—
肢体不自由（脳原性運動機能障害・移動機能）	26	6	5	10	3	3	—	—
内部障害	1,004	657	9	139	199	—	—	—
心臓機能障害	625	474	8	72	72	—	—	—
呼吸器機能障害	73	20	—	39	14	—	—	—
じん臓機能障害	171	151	1	14	5	—	—	—
ぼうこう・直腸機能障害	123	6	—	13	105	—	—	—
小腸機能障害	1	—	—	—	1	—	—	—
ヒト免疫不全ウイルスによる免疫機能障害	1	1	—	—	—	—	—	—
肝臓機能障害	9	5	—	1	3	—	—	—
障害種別不詳	355	47	24	42	50	15	5	173

（厚生労働省[1]）

肺炎，肺結核後遺症などの疾患によって，肺胞内のガス交換が妨げられるものである．呼吸困難，息切れ，咳の症状があり，いつでも息苦しい状態で，階段の上り下りや布団の上げ下げのような，やや負担を伴う日常的な活動が困難になる．外出に困難を感じる人も多い．うつ状態に陥る人も少なくない．症状を改善，安定させるためには，理学療法，作業療法，運動療法，酸素療法，薬物療法，教育などの包括的呼吸リハビリテーションが必要である．

近年，在宅酸素療法を行う人が増えているが，携帯用ボンベは重くて持ち運びにくく，「見た目が恥ずかしい」などの理由で，使用することに抵抗を感じている人も少なくない．周囲の人に奇異な目でみられた経験などから，外出がおっくうになったという人もいる．

3）腎臓機能障害

この障害は，糖尿病や腎炎などのために腎臓の機能が著しく低下してしまうものである．食事，薬物，運動などの保存療法によって改善できない症状がある場合には，透析（hemodialysis；HD）を行うことになる．わが国のHDによる年間医療費は1.6兆円にも達している．

HDには，たとえば週3回，1回4〜5時間といった一定の時間がかかる．HD患者では腎性貧血，尿毒症性低栄養（タンパク質経口摂取量の低下と透析に関連したタンパク異化の亢進による），サルコペニア，フレイル，運動耐容能の低下，易疲労感，活動量減少，QOL（quality of life）低下が認められる．長期間にわたってHDを行っていると，心不全や低血圧などの合併症が発生し，それがHD患者のQOLをいっそう低下させてしまう[7]．さらに，合併症により安静を余儀なくされ，運動耐容能はさらに低下し，廃用症候群に陥ってしまう．透析を継続して受けなければならないため，旅行がしにくくなるという人もいる．手続きをすれば旅行先でも透析を受けることは可能だが，慣れない場所での透析は不安に感じる人もいるため，利用は多くない．

4）肝臓機能障害

この障害は，ウイルス性肝炎，自己免疫性肝炎，原発性胆汁性肝硬変，アルコール性肝障害，非アルコール性脂肪性肝疾患（nonalcoholic fatty liver disease；NAFLD），薬剤性肝疾患によって肝臓の機能が著しく低下してしまうものである．症状は，脱力感，掻痒感，筋肉痛，体重減少，腹水による腹部の膨満感，浮腫，消化管の静脈瘤の破綻による吐下血，脳症による意識障害・昏睡，食思不振・悪心・嘔吐などである．このような症状により日常生活活動（activities of daily living；ADL）が制限される．肝臓機能障害患者ではADLや運動耐容能の低下を認め，運動耐容能と寿命は相関関係にある．

5）膀胱・直腸機能障害

この障害では，脊髄損傷，先天性奇形，炎症性疾患，悪性腫瘍などの疾患のために，膀胱・直腸が機能低下または喪失し，排泄機能が妨げられ，ストーマを造設することになる．ストーマとは，人工的に造設した腸内容や尿の排泄孔のことである．ストーマ用装具は身体障害者福祉法で補装具として交付される．ストーマを造設したことにより精神的ショックを受けている人もいる．排尿・排便のコントロール，ストーマのケア，食事などの生活管理が日常生活上必要である．下剤使用やオムツ交換のタイミング，便・尿の臭いや漏れへの不安を感じ，外出を控える場合が少なくない．

6）小腸機能障害

この障害は，クローン病，小腸軸捻転，先天性小腸閉塞症などの疾患による小腸機能の低下または喪失のために，栄養の維持が困難になるものである．食事のコントロールや制限が治療の中心になる．たとえば，ある人はプリンや豆腐は食べられるが，これ以外の経口での食事摂取はできない．このため，鼻から自分で管を入れ，寝ている間に栄養を落とす．また，完全絶食が必要な人は中心静脈栄養を行う．

この障害は，特に食生活に制限があるため，周

囲の人が病気についてよく知らない場合，本人の精神的負担となることがある．たとえば外食や宴会のときに，食べたくても食べられない場合や，人に勧められても断わらざるを得ない場合がある．

7）ヒト免疫不全ウイルスによる免疫機能障害

ヒト免疫不全ウイルス（human immunodeficiency virus；HIV）感染によって免疫機能が低下する障害である．病状が安定していれば，薬を定期的に服用し，飲食物や生活のリズムを管理することで，職場や家庭での日常生活が可能である．この障害は，周囲の誤った知識や偏見，病気に対する差別が最も大きな問題である．実際はHIV は感染力が弱く，体液を通さない限り一緒に生活しても感染することはない．このような正しい知識を一般に広め，偏見を除いていく必要がある．

3 　内部障害に対する行政の課題

1）サービスの充実

内部障害者が利用できるサービスは，まだ十分ではない．医療費助成や公費負担といった経済的な保障は対象範囲が増えてきてはいるが，まだ高額の医療費を自費で払わざるを得ない人もいる．病状を安定させたり悪化を防いだり，ADL の低下を防いだりするためには，訪問看護，訪問リハビリテーション，補装具，日常生活用具など，在宅ケアサービスの充実が必要である．

2）情報提供，相談の場の拡充

内部障害者のなかには，病気や健康管理についての情報が不足しているため，予後がわからず不安を抱いたり，誤った健康管理をしていたりする人がいる．身近な地域に，専門的な医療機関，医療や福祉に関する相談・情報提供の場を充実させる必要がある．一方，さまざまな疾患や障害について患者会などの当事者団体があり，情報交換の

場として有効である．このような場は，同じ障害をもつ人が互いにわかりあえる場でもあり，精神的な支えとなっている．

3）ペースメーカー，植込み型除細動器装着者に対する電磁波マナーの徹底

ペースメーカーとは，脈が極端に遅くなった人の胸板の皮膚の下に埋められる発信器のことで，そこから心臓まで達する電線を通して，人工的な電気刺激を送り，正常の速さの脈をつくり出す．ICD とは，脈が速くなりすぎる発作をもつ人に対して，ペースメーカーと同様に埋め込まれ，発作を感知して即座に電気治療を行い，脈を正常に戻す装置である．これらの装置は手のひらの約1/4 の大きさで，ごく薄くて軽いので，装着しているか否か，着衣の状態ではほとんどわからない．

ペースメーカーや ICD 植込み患者は，日常生活上は厳しい運動制限を必要とするものではないが，強い電磁波環境を避けることが大切である．

たとえば携帯電話は，胸板の皮下に埋めてある装置から 22 cm 以上離しておくのが安全と勧告されている．通話する際には，埋め込まれている側と反対の手に持つように注意する．また，IH調理器，IH 炊飯器，電動工具等機器が発する電磁波がペースメーカー，ICD の作動に影響を及ぼし，場合によっては失神などを起こすことがある．

図書館や商店の入り口にしばしば設置されている盗難防止用ゲートも，ペースメーカーなどの装着者はあらかじめ名乗り出るように表示し，ゲートを使わずに検査するのが賢明である．どうしても通過させなければならない場合には，中央で立ち止まらせずに，素早く通り抜けるよう促す．飛行機に乗る際のハイジャック防止用金属探知器も，前記と同様，素早く通り抜けさせても構わないが，ペースメーカーに反応する場合がある．旅行などを企画する場合，あらかじめペースメーカー手帳を携帯するよう促し，係員にみせるほうがスムーズである．

車のシートベルトはちょうど埋め込んだ装置の表面を圧迫する形になりかねないため，急ブレー

キなどの際に装置を損傷させる可能性がある．できれば，装置と反対側に装着させる．また，エンジンのかかった車のボンネット内をのぞきこむのは，装置の誤作動を招く恐れがあるので，不用意にのぞきこませないようにする．医療用の機械であっても，体に通電する低周波治療器や磁気マットなどは危険なので装着者には使用を控えさせる．高電圧の工業用機器やテレビ・ラジオ塔の周辺，変電所内，高圧電線の下は大変危険なので，立ち入りを禁止する．家庭用の電化製品はあまり問題ないとされてはいるが，頻繁にスイッチを入れたり切ったりしないように気をつける．

ペースメーカーなどの装置が誤作動すると，失神などの急激な心不全症状を起こすような事故につながるおそれがある．身体に異常（めまい，ふらつき，動悸など）を感じた場合，ただちにその電気機器から離れるか，あるいは使用を中止する．もし，身体の異常が回復しなければ，ただちに専門医の診察を受ける．

4 リハビリテーションのパラダイムシフト

内部障害患者は，長期の安静・臥床などにより身体・精神活動の抑制を強いられることが多い．その非活動性は全身臓器の機能低下や能力低下，心理面や生活の質（QOL）の悪化をもたらし，肥満，インスリン抵抗性，糖尿病，脂質異常症，動脈硬化につながり，心血管系疾患などに罹患して寿命を短縮する「廃用症候群」を合併し，内部障害や運動機能障害がさらに悪化するという悪循環に陥りやすい．すなわち，内部障害患者では，ADL の維持や再発防止のみならず，他の動脈硬化性疾患の合併増悪を防止する意味でも，日常活動をいかに活発化させるかが重要であるといえる．

内部障害のリハビリテーションのエビデンスは着実に出ているにもかかわらず，その普及はまだ十分とはいえない．たとえば，心不全の外来リハビリテーションに関しては，日本心不全学会会員の所属する全国の施設で心不全患者の 7％でのみ行われているだけであり，入院中でも実施されて

いない患者は 60％ に達していた[8]．また，筆者らが行った調査では，呼吸リハビリテーションの説明を受けた在宅酸素療法患者の 87％は呼吸リハビリテーション経験がある一方，呼吸リハビリテーション経験のない患者の 91％は呼吸リハビリテーションの説明を受けておらず，患者が呼吸リハビリテーションに参加するか否かは，主治医や医療関係者がその説明をきちんとするか否かに左右された[9,10]．このように，主治医や医療関係者が内部障害のリハビリテーションの重要性をしっかり認識して患者にしっかり伝えることが何よりも重要である．

内部障害のリハビリテーションとは，内臓の病気によって生じた障害をもつ患者に対して，可能な限り機能を回復，あるいは維持させ，これにより患者自身が自立できるように継続的に支援していくための医療である．これは，他の領域のリハビリテーションの概念と同様であり，内部障害患者においても，広い意味でのリハビリテーションの概念を適用し，あらゆる手段を用いて，障害をもつ人の「全人的復権」を目指すことが重要である．

医療は「生命予後の改善」（"Adding Years to Life"）が主目的である一方，リハビリテーションの主目的は「生活・運動機能の改善や生活の質の改善」（"Adding Life to Years"）と考えられてきた（図 1-2）[11,12]．しかし，内部障害のリハビリテーションでは，急性期リハビリテーション（入院による病室でのリハビリテーション）と前期回復期リハビリテーション（入院によるリハビリテーション室でのリハビリテーション）を終了後に，外来通院リハビリテーションに在宅での自主的なリハビリテーションを加えた後期回復期リハビリテーションを行うことで，心不全の予防・再発などを通じて "Adding Life to Years" のみならず，"Adding Years to Life" も達成できることが明らかになった．すなわち，リハビリテーションで「生活・運動機能の改善や生活の質の改善と生命予後の改善」（"Adding Life to Years and Years to Life"）を達成できることが明らかになり，最近，リハビリテーションに関する考え方

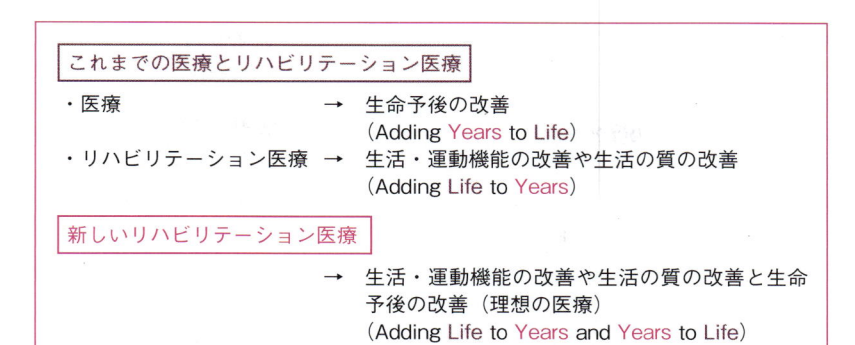

図 1-2 医療とリハビリテーションのこれまでとこれから　（上月正博, 2022[12]）

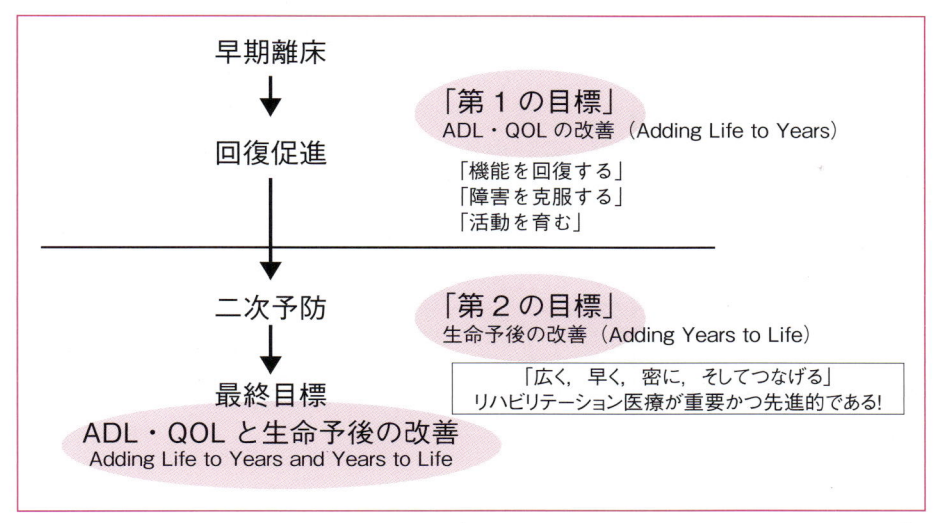

図 1-3 リハビリテーションの目標のパラダイムシフト　　（上月正博, 2022[12]）

のパラダイムシフトが起きている（図 1-2, **図 1-3**）[11, 12].

　つまり，リハビリテーションには 2 段階の目標がある．リハビリテーションにおける第 1 の目標は "Adding Life to Years" である（図 1-3）[11, 12]．すなわち，日本リハビリテーション医学会のキーワードである，「機能を回復する」「障害を克服する」「活動を育む」にあたる．たとえば，脳卒中などで倒れた患者が，リハビリテーションの結果，再び歩けるようになり，自分で洗面や更衣，食事ができるようになり，散歩も楽しめるようになったとすれば，"Adding Life to Years" を達成していることになる．

　しかし，歩行可能になった患者に対してはリハビリテーションにおける第 2 の目標である "Adding

Years to Life" の達成をも目指し，結果的に医療の理想である "Adding Life to Years and Years to Life" を目指すべきである（図 1-3）[11, 12].

　当然，"Adding Life to Years" を達成するために必要なリハビリテーションと "Adding Life to Years and Years to Life" を達成するために必要なリハビリテーションでは FITT【頻度（F），強度（I），時間（T），様式（T）】が異なる．すなわち，後者では前者より頻度を上げる，強度を上げる，時間を長くする，様式を変える，ことを少なくとも 1 つは行わなくてはならない可能性があり，患者自らの自主トレメニューなどを作成することが必要である．

　今後，リハビリテーションにおいては，**表 1-4** に示すようにさまざまな課題に取り組む必要があ

表1–4　内部障害のリハビリテーションの普及のために取り組みが必要な課題

1) リハビリテーションの参加率向上への対策
　リハビリテーションの重要性を患者・医療従事者に十分に認識させる
　リハビリテーションは個別的かつ包括的で，患者の状態に応じたきめ細かいメニューの作成・指導
　時間的・経済的・内容的にもっと魅力的なプログラム・システムの作成
　リハビリテーション施設基準の緩和

2) リハビリテーションのコンプライアンス向上への対策
　リハビリテーションは個別的かつ包括的で，患者の状態に応じたきめ細かいメニューの作成・指導
　外来通院型リハビリテーションプログラムの作成
　短期入院型包括的リハビリテーションプログラムの作成
　在宅リハビリテーションとインターネット利用プログラムの作成
　リハビリテーションの重要性を患者・医療従事者に十分に認識させる

3) リハビリテーション期間・頻度の最適化への対策
　リハビリテーションは個別的かつ包括的で，患者の状態に応じたきめ細かいメニューの作成・指導
　リハビリテーションの患者選択・リスクの層別化と費用対効果分析

4) リハビリテーション運営主体の再検討
　リハビリテーションは個別的かつ包括的で，患者の状態に応じたきめ細かいメニューの作成・指導
　リハビリテーション施設基準の緩和
　リハビリテーションの患者選択・リスクの層別化と費用対効果分析
　NPO 法人による医療保険適用外の運営
　「内部疾患リハビリテーション指導士」（仮称）などの専門家の養成・活用法の検討

5) 内部疾患患者の高齢化，重複障害化への対策
　リハビリテーションは個別的かつ包括的で，患者の状態に応じたきめ細かいメニュー作成・指導
　リハビリテーション医と内科医，理学療法士などリハビリテーションスタッフとの協力体制のより緊密な構築
　リハビリテーションの重要性を患者・医療従事者に十分に認識させる

（上月正博，2008[7]）を改変）

るが[7]，内部障害リハビリテーションのエビデンスを患者・医療関係者双方に周知徹底させ，患者・医療関係者に対して内部障害リハビリテーションの重要性を啓蒙することが何よりも重要である．また，患者自身あるいは患者と家族が自立・継続してリハビリテーションを行えるようにする工夫が必要である．そのためには，無理のないメニューにすること，最低限何が必要かを的確に患者や家族に伝えること，患者があきらめない内容にすることが必要であろう．

5　リハビリテーション従事者に望むこと

リハビリテーション従事者に期待することを表1-5 に示した[13, 14]．医学・医療は日進月歩である．国家試験に合格したからといって，その知識や技術で一生が安泰に過ごせるほど甘くない．2006 年の診療報酬改定では「呼吸器リハビリテーション料」や「心大血管疾患リハビリテーション料」が算定されるようになり，その後も施設基準の緩和や診療報酬の増点が行われている．さらに，慢性心不全や慢性腎臓病患者に対しては運動療法の著しい効果が証明され，「運動制限から運動療法へ」のコペルニクス的転換を果たした[15]．厚生労働省の英断により，わが国の心大血管疾患リハビリテーション料の適応疾患として慢性心不全が世界に先駆けて認められ[16]，また，2016 年には，糖尿病性腎症の患者が重症化し透析導入となることを防ぐために，世界で初めて，進行した糖尿病性腎症の患者に対する質の高い運動指導を評価するために「腎不全期患者指導加算」が設定された[17]．2018 年には，「高度腎機能障害患者指導加算」として eGFR 45 ml/min/1.73 m^2 未満ま

表 1-5　リハビリテーション従事者に望むこと

1) 「理学療法」「作業療法」「言語聴覚療法」などの枠に閉じこもらずに，障害者・高齢者・要介護者の生活作業療法プログラムを立案・遂行すること
2) 重複障害リハビリテーションの目的は，障害をもつ人の「全人的復権」だけにとどまらず，動脈硬化性疾患の発症・再発予防，生命予後の延長もあることを認識すること
3) 疾患・障害が多様で個人差が大きいので，目標を "Adding Life to Years" と "Adding Life to Years and Years to Life" のどちらにするのかを考えた個別プログラムを作成・対処すること
4) ADL のみならず，QOL 向上を重視すること
5) 臓器障害や臓器連関に関する十分な知識を有し，重複障害者の特徴とリハビリテーションのポイントを学ぶ熱意を持続して有すること
6) 熱意や誠実さを具体的に示すこと：患者・家族のもつ問題，考え，希望に対して共感をもって傾聴して対応すること
7) いかにわかりやすく伝えるかを重要視すること：患者・家族が理解できる言葉で平易に説明し，理解が得られたか確認すること
8) エビデンスに基づいたメニューを作成し，施行し，その評価を行うこと
9) いかにあきらめずに継続できるかを重要視すること：患者・家族の希望に沿った，しかも独力でできるようになる内容で指導をすること
10) 多職種のメンバーを尊重したチームワークを確立すること
11) 重篤な疾患があるのに明瞭な臨床症状を欠くことが多いので，自覚症状の有無を過信せず，他職種の技術・知識も取り込んだトランスディシプリナリー・チームメンバーになること（例：心電図，臨床検査値，薬物など）
12) 単に経験症例数を誇るのでなく，深く掘り下げた症例数とその内容を誇ること
13) 新領域に対応できるように 2 つの得意領域をもつように研鑽を積むこと
14) 各自の専門領域を発展させるとともに，広いベースを失わないこと

（上月正博，2015[13]）（上月正博，2016[14]）を改変

で対象が拡大され[18]，2022 年には「透析時運動指導等加算」として腎臓リハビリテーションの対象が透析患者にも広がった[19]．

リハビリテーション従事者は内部障害リハビリテーションで多くの役割を担える．ただその前提として，循環・腎・呼吸・代謝疾患の病態生理と障害，心電図，呼吸機能検査，血液ガスデータなどの基本的理解や心・腎・肺・脳・骨関節などの臓器連関の理解が必要である．知識や経験のないリハビリテーション従事者が不用意にあるいは独断でリハビリテーションを行い，医療事故になれば当然責任を問われよう．日々の診療を漫然と行うだけでは，時代に取り残される一方であり，いずれ駆逐されていく．状況は医師でも同様で，検査法・治療法（薬・手術）が，医学・医療の進歩によりどんどん変わっていき，古いものを使うことは倫理的に許されない．専門と思っていた内容

が一般の基本事項になり，そしてまた新たな専門が生まれてくるのが世の常であり，それが「進歩」である．リハビリテーション従事者諸君も，好奇心を失わず，恐れず，新しい領域に果敢に挑戦してほしい．医学・医療関係雑誌を読み，学会，研究会，講習会などに積極的に参加することで，知識を吸収し，技術に磨きをかけてほしい．各自の専門領域を発展させるとともに，重複障害に対応するために広いベースを失わずに，ますます活躍されることを期待したい[13,20]．

2060 年までわが国が世界一の超高齢国であることは変わらない以上，見本となる他の国はなく，「われわれこそが超高齢社会・重複障害時代のリハビリテーションの担い手としての世界のトップランナーである」との気概をもって診療・研究にあたる必要がある[13,20]．

（上月正博）

2 運動医学

I 運動と代謝，運動と筋

1 骨格筋

ヒトは動物として，運動をするための組織，器官，細胞レベルで高度に発達している．運動を担う原動力である骨格筋は文字どおり骨に付着し，中枢からの命令によって骨格筋が収縮，弛緩することで，随意的な身体運動や姿勢保持が可能となる．その他の機能として，皮膚を動かす（表情をつくる），排尿・排便を我慢する，呼吸運動，筋

収縮に伴う熱産生，静脈還流の促進が挙げられる．

骨格筋は，運動刺激を継続して与えることにより筋力や筋持久力の増加が得られる．一方，トレーニングの中止，安静臥床，ギプス固定などによる不動化，中枢神経疾患や脊椎損傷などによる脱神経，無重力，加齢に伴う不活動は骨格筋の形態や機能に影響を及ぼす（**図 2-1**）．また，高血圧 [1]，心不全 [2]，呼吸器障害 [3]，糖尿病 [4]，腎障

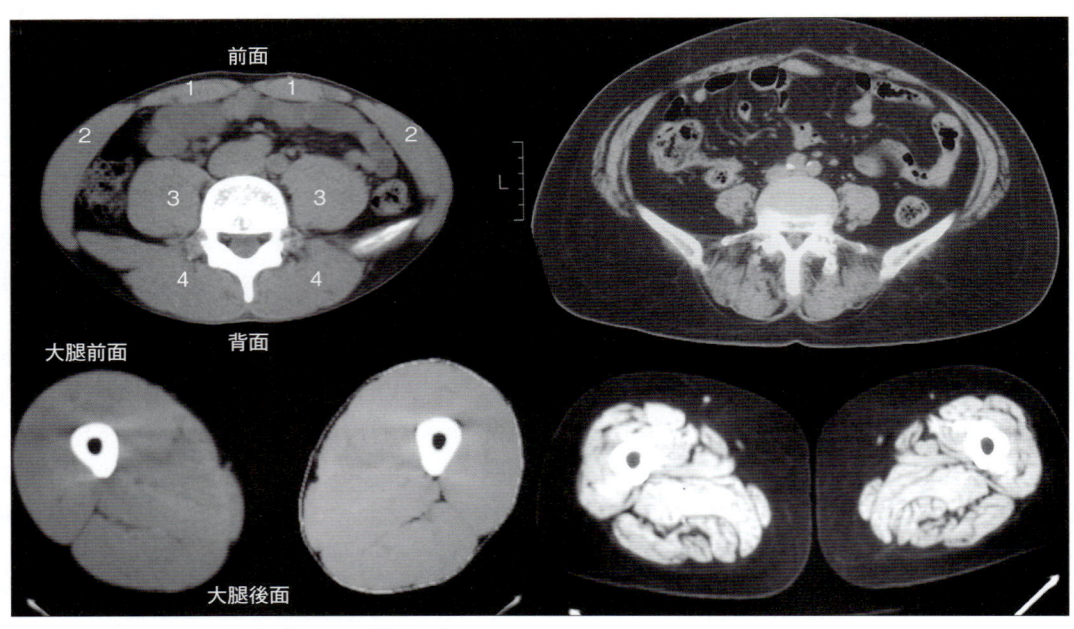

図 2-1　腹部，および大腿部の CT 断層画像
腰椎 L4-L5 レベル（上段）と大腿骨中点（下段）の CT 断層画像（左：32 歳男性，ジョギングなどの運動習慣がある．右：70 歳女性，糖尿病，両膝変形性膝関節症があり移動動作に支障がある）
1：腹直筋，2：外・内腹斜筋＋腹横筋，3：大腰筋，4：脊柱起立筋．
右の高齢女性では体幹，下肢骨格筋の萎縮に加え，皮下脂肪（面積：273 cm^2），内臓脂肪（面積：176 cm^2），および筋肉内脂肪（面積：6.3 cm^2）の蓄積が著しい．

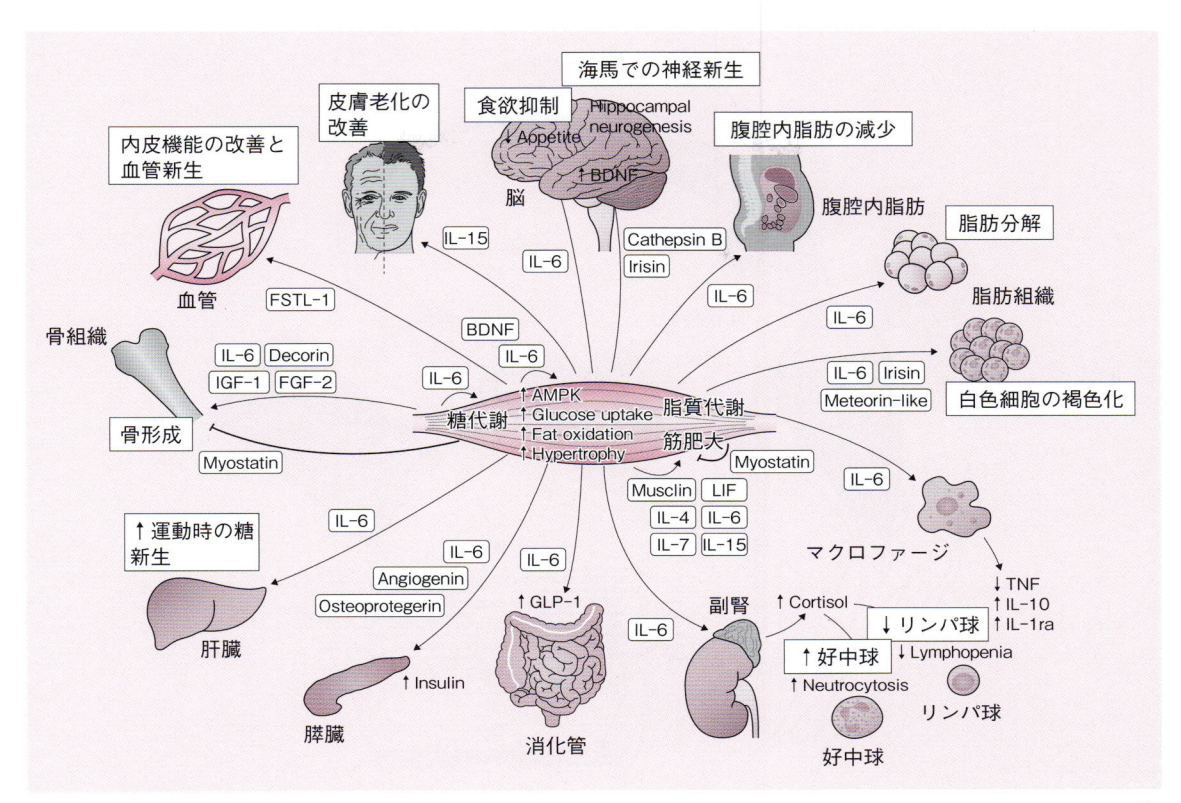

図 2-2　内分泌器官としての骨格筋　　　　　　　　　　　　（Krogh Severinsen MC, Pedersen BK. 2020[9]）

害[5]，悪性新生物[6]，HIV[7] などの慢性疾患を有する者においても骨格筋に量的，質的低下が起こり，筋力や運動耐容能の低下，そして生活の質が低下する一因となっている．

　体重の約4割を占める骨格筋であるが，その運動器としての役割にとどまらず，筋から分泌される生理活性物質［ミオカイン（マイオカイン）：myokine］を介して，骨格筋自体や全身の遠隔臓器を内分泌的に調節することが明らかになってきた[8]．ミオカインとは，Myo（筋）と Kine（作動物質）の造語であるが，Pedersen らは，ミオカインを「骨格筋線維に発現し，そこから分泌されるサイトカインおよびペプチドであり，傍分泌的・内分泌的に作用するもの」として定義している[8]．その作用は，骨格筋自体の肥大や再生に加え，糖・脂質代謝，白色脂肪細胞の褐色脂肪細胞化，血管新生，抗炎症作用，抗酸化作用，認知機能，骨形成，皮膚構造への抗加齢作用および抗腫瘍効果など広範であり（**図 2-2**）[9]，健康維持・

増進や疾病予防に対する骨格筋活動，すなわち身体活動の有する多面的効果を裏付けるものと期待される．

2　骨格筋の構造と収縮

　図 2-3 に骨格筋の構造と収縮機構を示す．骨格筋は結合線維でできた筋上膜で覆われており，さらに筋線維束に分かれ，筋周膜で覆われている．その筋線維束の中に数千本の筋線維（筋細胞）が束ねられている．筋線維の直径は 0.01 ～ 0.1 mm（髪の毛の直径は約 0.1 mm）で，長さは数 mm ～ 10 cm 超と，筋肉により異なる．筋細胞内は多くの核やミトコンドリア，筋小胞体などの細胞内小器官と筋原線維から構成されている．骨格筋の成熟は複雑な過程であり，筋芽細胞の増殖を支配する複合的な因子の協調を必要とする．筋細胞の周囲には，未分化の筋細胞であるサテライトセル（筋衛星細胞）が存在し，筋肥大または

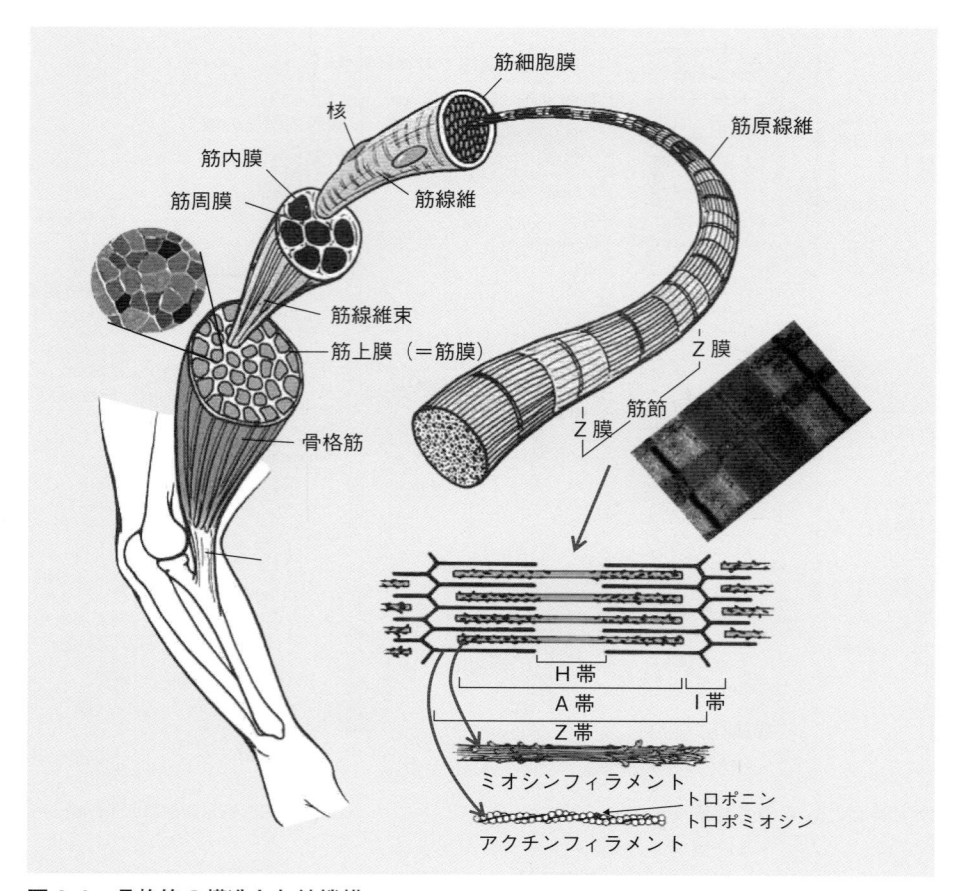

図 2-3　骨格筋の構造と収縮機構

修復など必要に応じて筋前駆細胞へ分化する[10].筋前駆細胞（筋芽細胞）のマーカーとして知られているのが myogenin である．myogenin は筋特異的転写調節因子の1つであり，筋前駆細胞への分化決定に関与している．

この筋前駆細胞へ分化する過程では，さまざまな成長因子が関与することが指摘されており，FGF（fibroblast growth factor），HGF（hepatocyte growth factor），IGF-1 などの成長因子がサテライトセルを活性化させる因子として確認されている[11].

これら成長因子が「筋活性のアクセル」だとすると，筋細胞自らが分泌する myostatin は「筋活性のブレーキ」として機能し，筋の過剰な肥大を抑制することで，筋が結果的に適度な機能を獲得するように調節している[8].

筋原線維はミオシンからなる「太いミオシンフィラメント（線維）」とアクチンおよび調節タンパク質（トロポニンおよびトロポミオシン）で構成される「細いアクチンフィラメント」が規則的に並んだ構造をとり，これら2種類の線維が互いに滑りあうことで張力を発生すると考えられている．ちなみに，心筋梗塞発症時には心筋細胞の破壊のために心筋型トロポニン T が血中に出現するため，心筋梗塞の診断に用いられる．

ミオシンとアクチンの相互作用は運動神経からのシグナルが骨格筋に達したときに起こり，力を発生する．神経からのシグナルは筋細胞膜に活動電位を生じさせ，その電気的興奮は横行小管（T管）という膜の一連のひだに迅速に広がる．そして T 管の膜にある電位感知タンパクが活動電位によって活性化すると，筋小胞体の Ca^{2+}（カル

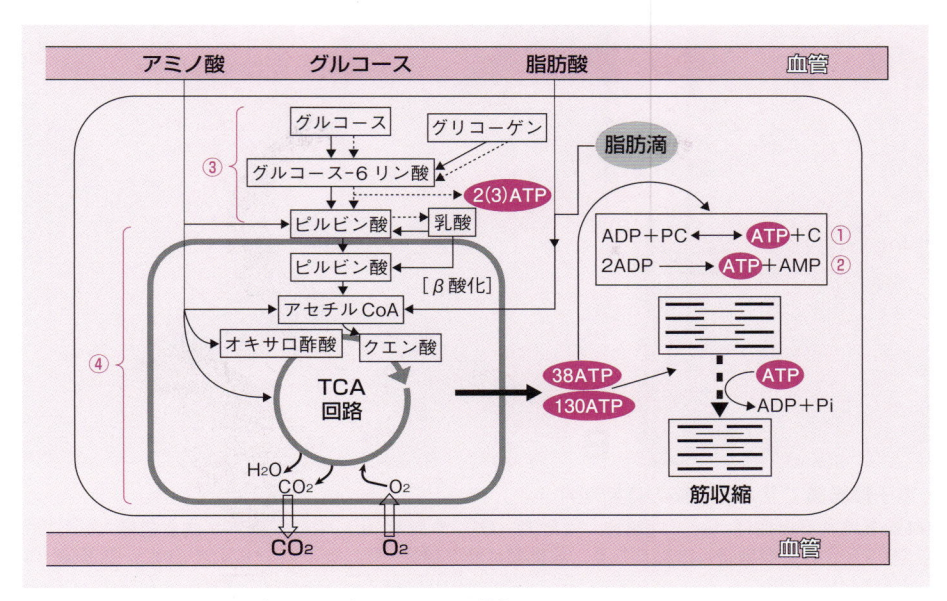

図2-4　筋収縮エネルギーがつくり出される過程

シウムイオン）放出チャネルが開き，細胞質に大量の Ca^{2+} が流れ込んで各筋原線維の収縮が始まる．この筋細胞内の Ca^{2+} 濃度の変化が筋収縮を直接コントロールしている．筋細胞の細胞膜からのシグナルは，T管と筋小胞体を介して即座に細胞内の筋原線維に伝達され，細胞内のすべての筋原線維が同時に収縮する．Ca^{2+} 濃度の上昇は一時的で，すぐにアデノシン三リン酸（adenosine triphosphate；ATP）依存 Ca^{2+} ポンプで筋小胞体内へ戻される．筋収縮では大量の ATP が，①アクチンとミオシンの相互作用によるアクチンフィラメントとミオシンフィラメントの滑りと，② Ca^{2+} ポンプによる Ca^{2+} のくみ上げ，の2つの過程で使われる．なお，降圧薬として用いられるカルシウム拮抗薬が血管拡張作用をもつ理由は，血管平滑筋に存在する Ca^{2+} 放出チャネルを開かなくするためである．

3　筋収縮のためのエネルギー供給

　筋肉に蓄えられている ATP は1秒程度の運動で使い切ってしまうほどの量であるため，筋収縮を継続するためには絶えず ATP を補充する必要がある．ATP を再合成する主要なエネルギー供給系は，①筋肉内に存在するクレアチンリン酸（phosphocreatine；PC）をクレアチンキナーゼ（creatinekinase）とよばれる酵素により ADP（adenosine diphosphate：アデノシン二リン酸）と結合し ATP を再合成する，② ADP からミオキナーゼ（myokinase）によって ATP を再合成する，③糖質・グリコーゲンの分解による解糖系，および④糖質，または脂肪酸の β酸化，アミノ酸等からの糖新生によるミトコンドリア内での酸化系エネルギー機構が担っている（**図2-4**）．

　図2-5 は骨格筋細胞を電子顕微鏡で観察した画像[12, 13]であるが，筋細胞内に貯蔵されているグリコーゲンや脂肪滴がミトコンドリアの近傍に位置しており，筋線維間を網目状に並行する毛細血管から，酸素や栄養素の受け渡しができる酸化系エネルギー合成に必要な環境が整っていることがわかる．

　図2-4の④の代謝過程ではエネルギー基質である糖質，脂質，タンパク質が生体内に豊富に存在し，基質1分子当たりの ATP 合成量はきわめて多く［糖質（グルコース）1分子からは ATP が38分子，脂肪酸（パルミチン酸）1分子からは ATP が130分子合成される］，基質が CO_2 と H_2O へ完全に酸化される．一方，④の ATP 合成

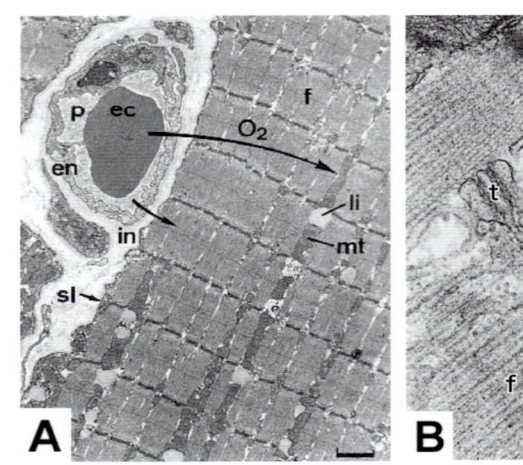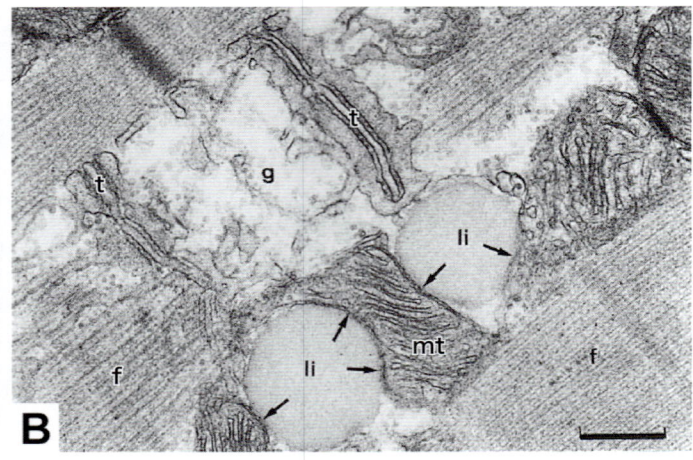

図 2-5　電子顕微鏡で見た骨格筋の横断切片

A：毛細血管を流れる赤血球（ec）に結合した酸素（O_2）や血漿（p）中の栄養素が内皮組織（en），間質（in），筋細胞膜（sl）を介して筋細胞に供給される．筋細胞は筋原線維（f），ミトコンドリア（mt），脂肪滴（li）を含んでいる．スケールは 1 μm.

B：横行小管（t），ミトコンドリア（mt）の周囲にはグリコーゲン（g）や脂肪滴（li）が存在しており，矢印で示すように脂肪滴（li）がミトコンドリアの外膜に密に接している．スケールは 0.3 μm.

（Vock R, et al., 1996[12, 13]）

速度は多くの化学反応を経る必要があるため，①〜③の過程に比べて遅いが，脂肪は酸素の供給なしにはエネルギー源としては利用できない基質であり，安静時に必要なエネルギーの 75％は脂肪の利用によってまかなわれている．

　①〜③の ATP 合成過程には酸素を必要としないため，「無酸素性（アネロビック）」，または「嫌気性」代謝と表現され，酸素を必要とする④の ATP 合成過程は「有酸素性（エアロビック）」，「好気性」代謝とよばれることがある．しかし，常に酸素は存在しており，①〜④のいずれのエネルギー供給系もすべての身体運動に寄与している．ただし，エネルギー供給の貢献度は運動強度や運動頻度，持続時間，個人のトレーニング状態やエネルギー基質の利用能力などで異なっている．代謝産物として③の過程では乳酸が産生され，一部が筋細胞から血液中に拡散する．④の過程では水と二酸化炭素へと完全分解され，呼気から二酸化炭素が排出されるため，血液中の乳酸や呼気中の酸素量，二酸化炭素量を計測することで生体内のエネルギー代謝状態をおおよそ推測することができる．持久的運動時のエネルギー基質利用能は，相対的な運動強度の増加によって，脂質

の酸化から，血糖，グリコーゲンの分解によるエネルギー供給が増加する（**図 2-6**）[14]．ただし，相対的な運動強度が同等であっても，トレーニング状態や身体状況（**図 2-7**）[14-16]によってエネルギー供給源は少し異なる．また，持久的運動とレジスタンス運動という 2 つの運動特性の違いは，体力・健康面に対する効果や改善度にも差異をもたらす（**表 2-1**）[17, 18]．

<h2 style="background:#d6336c;color:#fff;display:inline-block;padding:2px 10px;">4　筋線維</h2>

　骨格筋を構成する筋線維は機能的および，代謝的な特性の違いから数種類のタイプに分類されており，収縮速度の遅い遅筋（Type I, slow twitch：遅筋線維）と収縮速度の速い速筋（Type II, fast twitch：速筋線維）に大別されている．さらに速筋線維は酸化系，および解糖系の酵素活性が高い Type II a（fast-twitch oxidative）と，酸化系の酵素活性は低いが，解糖系の酵素活性が高い Type II b（II x）（fast-twitch glycolytic）のサブタイプに分類することができる．

　組織化学的染色法で同定された筋線維タイプはミオシン重鎖（myosin heavy chain；MHC）の

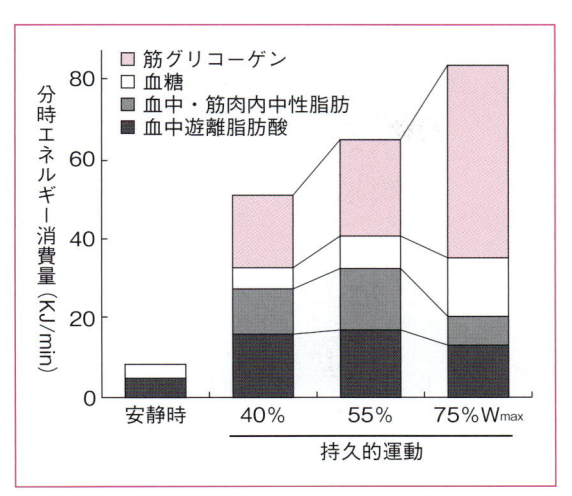

図 2-6　運動強度によるエネルギー供給の変化

男性自転車競技者（平均年齢 22 歳）に対し，運動負荷試験で測定した最大負荷値から算出した相対運動強度（%W$_{max}$）で 30 分間の自転車運動を行っている際のエネルギー消費量を表している．強度が 55% を超えるあたりから，主要なエネルギー源は脂質から糖質へシフトする．

(Van Loon, et al., 2001 [14])

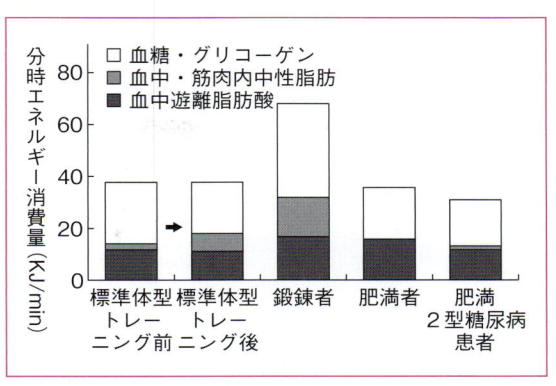

図 2-7　持久的運動時（50 ～ 60% VO$_2$ max）におけるエネルギー供給の比較

(Van Loon, et al., 2001 [14]，Blaak, et al., 2000 [15]，Schrauwen P, et al., 2002 [16])

表 2-1　運動トレーニングの身体・健康面への影響

	運動トレーニング	
	持久的運動	レジスタンス運動
体組成		
骨密度	↑	↑ ↑ ↑
脂肪量	↓ ↓	↓
筋肉量	↔	↑ ↑
筋力	↔	↑ ↑ ↑
最大下・最大運動持続時間	↑ ↑ ↑	↑ ↑
糖代謝		
糖負荷に対するインスリン分泌	↓ ↓	↓ ↓
基礎インスリン分泌	↓	↓
インスリン感受性	↑ ↑	↑ ↑
血清脂質		
HDL コレステロール	↑ ↔	↑ ↔
LDL コレステロール	↓ ↔	↓ ↔
基礎代謝量	↑	↑ ↑

↑　増加，　↓　減少，　↔　影響なし

(Pollock ML, et al., 2000 [17]，Braith, et al., 2006 [18])

分子構造の違いを反映していることから，MHC の解析を行うことでさまざまな状況下における筋線維の変化を捉えることが可能となった．Type Ⅱb，TypeⅡx，TypeⅡa，および TypeⅠ はそれぞれ MHCⅡb，MHCⅡx，MHCⅡa，MHCⅠに対応しており，単一筋線維の分析によって，2 種類以上の MHC アイソフォームを含むハイブリット筋線維が存在していることが報告されている．

表 2-2　筋線維タイプとその特性

	筋線維タイプ		
	Type I	Type IIa	Type IIb
形態的側面			
筋線維の直径	Small	Large	Large
筋小胞体の発達	Less	More	More
ミトコンドリア密度	High	High	Low
毛細血管密度	High	Medium	Low
ミオグロビン量	High	Medium	Low
エネルギー基質的側面			
クレアチンリン酸含量	Low	High	High
グリコーゲン含量	Low	High	High
中性脂肪貯蔵量	High	Medium	Low
酵素的側面			
ミオシン ATPase 活性	Low	High	High
解糖系酵素活性	Low	High	High
酸化系酵素活性	High	High	Low
機能的側面			
収縮速度	Slow	Fast	Fast
発揮張力	Low	High	High
疲労耐性	High	Low	Low

（ACSM, 2012 [19]）

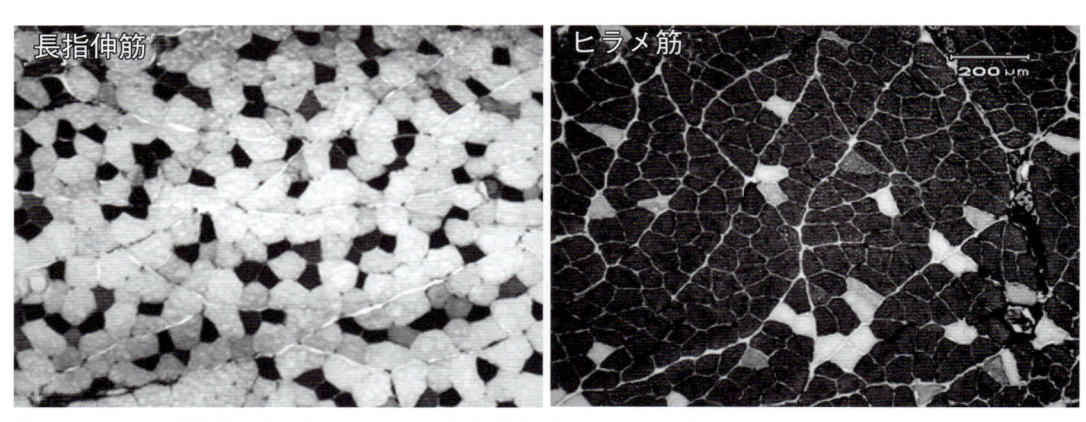

図 2-8　ラット骨格筋のミオシン ATPase 染色標本（pH 4.5 〜 4.6）

　各タイプに属する骨格筋細胞の形態的，機能的特徴は**表 2-2** [19] に示すとおりである．**図 2-8** は 2 種の異なる骨格筋の横断切片にミオシン ATPase 染色を施した写真であるが，黒色にみえる丸いものが Type I 線維，白色は Type IIa 線維，中間色（灰色）は Type IIb 線維にそれぞれ分類される．図 2-8 左の長指伸筋は白色の筋線維で多く占められており，モザイク状に黒く染まってい

る筋線維と灰色の筋線維がみえる．図 2-8 右のヒラメ筋では，大半が黒色に染まる筋線維で構成されているのがわかる．このように，姿勢保持に働く筋群（ヒラメ筋）は遅筋線維の割合が多いのに対して，足底筋や長指伸筋は速筋線維が多いとされている．また，神経生理学的にも，筋線維の収縮を司る運動ニューロンの活動には，姿勢保持や歩行といった低い運動強度では Type I を支配す

る運動ニューロンが興奮し Type I 線維の筋収縮が起こり，速歩，ジョギングというように運動強度の増加に伴って Type II a，II b といった筋線維も動員されるような調節機構が備わっている[20]．

5　ミトコンドリアと骨格筋・運動の役割

　ミトコンドリアは酸化系エネルギー機構を専門的に担う細胞内小器官であると従来考えられてきた．しかし，最近になってミトコンドリアの機能はエネルギー産生の場のみならず，アポトーシス，酸化ストレス，カルシウム代謝，熱産生など多岐にわたることがわかってきた[21]．このようにミトコンドリアが多機能であるがゆえに，生活習慣病や神経変性疾患，心不全をはじめとしたさまざまな臓器不全に対しても，ミトコンドリアの質的・量的な機能不全の関与が示唆されている[22]．近年では，ミトコンドリアを生きた細胞内で動的に捉えることが可能になったことで，ミトコンドリアの機能低下は，ミトコンドリア自体が生体内において分裂と融合を繰り返し，構造を変化させながらその機能を維持する仕組み「ミトコンドリア・ダイナミクス」[21, 22]の障害が影響していることも指摘されている．

　ミトコンドリアには独自のゲノムが存在し，ミトコンドリア DNA（mtDNA）には呼吸鎖酵素のサブユニット 11 種類，ATP 合成酵素のサブユニット 2 種類，rRNA が 2 種類，tRNA が 22 種類コードされている．mtDNA は母方の卵子由来の mtDNA が子に伝えられる．この現象を母系遺伝，あるいは母性遺伝とよぶ．受精の際には，卵子の中へ精子の mtDNA を有する部分も入り込むが，精子由来の mtDNA は受精卵の中で積極的に除去される．

　骨格筋では，継続したトレーニング運動によりミトコンドリアの増加あるいは機能の亢進，筋線維のタイプ変化など骨格筋の代謝特性の変化，すなわち骨格筋のリモデリングが生じることが知られている[16]．骨格筋は生体内で最もエネルギー消費量の多い組織であり，トレーニング運動によ

る骨格筋のリモデリングは，生体でのエネルギー消費量の増大に大きく寄与すると考えられる．

　トレーニング運動に伴う筋収縮による骨格筋リモデリングを媒介すると考えられている分子の一つに AMPK（5' adenosine monophosphate-activated protein kinase）がある[23]．AMPK は，細胞内の AMP/ATP（adenosine triphosphate）比の増加によって活性化されるため，筋収縮による ATP 消費は AMPK を活性化させる．この AMPK は，ミトコンドリアの生合成や機能不全に陥ったミトコンドリアの分解を調節することで，ミトコンドリアの機能を制御している．AMPK を介したミトコンドリアの生合成には PGC-1α が重要な役割を果たしている．PGC-1α は好気性代謝が活発な臓器である心臓，骨格筋，肝臓，腎臓，褐色脂肪組織，脳などに豊富に発現し，運動，栄養状態，寒冷刺激などのさまざまな環境変化に応じて増加する．PGC-1α は転写共役因子として核内受容体や転写因子と複合体を形成し，代謝系遺伝子の転写，特にミトコンドリア生合成にかかわる遺伝子を系統的に発現制御する[23]．

　AMPK の活性化は，PGC-1α の発現増加とともに，MHC の発現変化（ミオシン重鎖 I 型）やミトコンドリアの生合成を刺激することから，AMPK/PGC-1α 経路の活性化は骨格筋のリモデリングに関与する可能性がある．また，筋収縮による細胞内 Ca^{2+} 濃度の増加も，PGC-1α の発現を増加させる刺激の一つとなり得る．

6　運動による筋線維の変化

　運動様式に依存して，筋線維における適応変化は筋線維タイプごとに大きく異なる（**表 2-3**）[19]．持久的運動によってミトコンドリアや酸化系酵素活性，エネルギー基質の貯蔵容量・利用能などの変化といった筋肉の質を向上させ，レジスタンス運動は MHC レベルで II b → II a タイプへの移行や筋線維の形態に変化をもたらす．日常生活における姿勢保持や平地での通常歩行時の筋活動水準は最大随意筋力の 20 ～ 30% 程度であり，生活のなかで下肢筋群の筋機能を維持，向上させるには

表 2-3　運動トレーニングに対する筋線維の適応変化

| | 運動トレーニング | | | |
| | 持久的運動 | | レジスタンス運動 | |
	Type I	Type II	Type I	Type II
筋線維比率	↔ or ?	↔ or ?	↔ or ?	↔ or ?
筋線維サイズ	↔ or ↑	↔	↑	↑↑
収縮機構	↔	↔	↔	↔
酸化系能力	↑↑	↑	↔	↔
解糖系能力	↔	↔	↔ or ↑	↔ or ↑
グリコーゲン含量	↑↑	↑↑	↔	↔
脂肪酸化能力	↑↑	↑	↔	↔
毛細血管密度	↑	? or ↑	?	?
運動時の筋血流量	? or ↑	?	?	?

↔：影響なし，?：不明，↑：やや増加，↑↑：増加

（ACSM，2012[19]）

坂道歩行や階段昇降が有効であることが示唆されている[24]．

　一方，持久性や歩行機能に支障をきたし，筋の退行性変化がみられる高齢者や慢性疾患患者に対する骨格筋機能の維持・増加の手段として，特定の部位に負荷を与えるレジスタンス運動が必要で，かつ有益であると考えられるようになってきている．

　「WHO 身体活動および座位行動に関するガイドライン」（2020 年版）においても，筋力強化はすべての人の健康に役立つとして，65 歳以上の高齢者および障害のある成人においても，週に 2 日以上の頻度で，すべての主要筋群を使用して実施する中強度以上の強度の筋力向上活動を行うこ

とを強く推奨している[26]．

　なお，筋線維に対する刺激要因としては，筋線維に対する機械的刺激以外にも，筋代謝環境，筋酸素環境，内分泌系因子，筋線維の損傷・再生が関与している[23,25]．したがって，相対的な負荷強度や反復回数だけではなく，筋収縮様式の種類（等尺性運動，短縮性運動，伸張性運動など）や収縮様式ごとの張力発揮時間，反復間の休息時間などのトレーニング構成要素[27]が筋線維の適応性に影響を及ぼす可能性がある．加えて，運動による刺激のほか，食事によるタンパク質摂取を組み合わせることで相加的に骨格筋量の増加に寄与する[28]．

（河村孝幸）

Ⅱ　廃用症候群と老年症候群

1　廃用症候群の定義と内容

　廃用症候群（disuse syndrome；DS）は，廃用，すなわち安静臥床や不活動状態が持続することにより引き起こされる全身の病的状態の総称である．廃用症候群には，筋萎縮，骨萎縮，起立性低血圧，運動能力の低下をはじめとして種々の症候が含まれる（表 2-4）．

　DS は時間経過とともに，単一臓器の障害から複数の臓器や系に影響が及んでいく．たとえば，大腿骨骨折の場合，ギプスや術後の安静は骨折部位の治癒のために必要である．しかし，安静臥床を継続すると，患側の健常部や健側の関節の拘縮や筋力低下，筋萎縮をも生じてしまう．このような全身性の筋骨格系の機能低下は，歩行障害や起居動作の障害をもたらし，活動性の低下を助長

表 2-4　廃用症候群

1	筋肉	筋萎縮，筋力低下（1日2％，月50％），酸素摂取能低下
2	関節	腱・靱帯・関節包の硬化・拘縮・屈伸性低下
3	骨	骨粗鬆症，易骨折
4	心臓	心筋萎縮，心収縮力低下，心拍出量低下，心負荷予備力低下，起立性低血圧
5	血管	毛細管／組織比の低下，循環不全，浮腫，褥瘡
6	血液・体液	血液量減少，貧血，低タンパク
7	内分泌・代謝	ホルモン分泌低下，易感染，肥満，カルシウムバランス負，インスリン抵抗性の増悪，脂質異常症
8	呼吸器	呼吸筋萎縮，無気肺，肺炎，換気血流不均等
9	腎・尿路	腎血流減少，感染，結石，失禁
10	消化器	消化液減少，吸収不全，便秘
11	神経・精神心理	平衡感覚低下，認知症，幻覚，妄想，不安，不眠，うつ状態，QOL低下

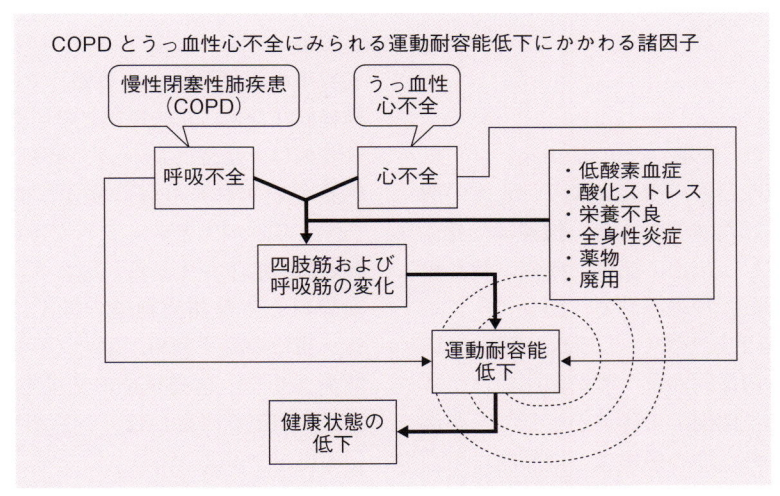

図 2-9　呼吸循環障害における安静や不活動における悪循環

し，DSの悪循環が形成される．心不全や呼吸不全などの内部障害でもDSは同様に生じてくる．本来はそれぞれ心機能や呼吸機能という単一臓器の機能障害が，安静臥床を継続することにより，下肢の関節拘縮や筋力低下，筋萎縮を生じてしまう．このような全身性の筋骨格系の機能低下は，歩行障害や起居動作の障害をもたらし，活動性の低下を助長し，悪循環（**図 2-9**）が形成され，巡りめぐって心筋萎縮による1回拍出量の低下や呼吸筋の萎縮による肺活量の低下，無気肺，肺炎にもつながっていく（表2-4）．

　DSは，全身臓器の機能低下はもとより心理面や生活の質（QOL）の悪化をもたらす．また，DSは，肥満，インスリン抵抗性，糖尿病，脂質異常症，動脈硬化につながり，心血管系疾患や肺炎に罹患して生命予後を悪化させる．廃用症候群は，入院により障害が加わったという意味で入院関連機能障害（hospitalization-associated disability；HAD）と表現されることもある．これはCovinskyがJAMAに発表したもので，米国では70歳以上の患者の30％以上は，入院時になかった新たな障害を抱えて退院するという驚くべき報告である[1]．これはDSとほぼ同義であり，入院でなくても自宅でも極度の安静により同様のことが生じることを考えれば，HADよりDSのほうが正確かつ包括的な用語であると考えられよう．

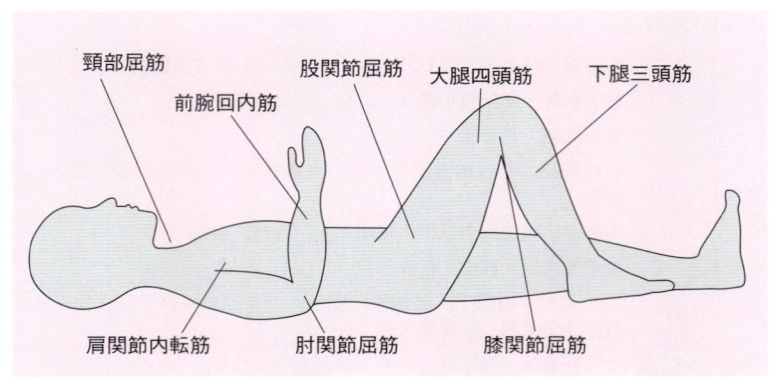

図 2-10　拘縮の起こりやすい部位　　　　（正門由久・千野直一，1999[2]）

図中ラベル：頸部屈筋／前腕回内筋／股関節屈筋／大腿四頭筋／下腿三頭筋／肩関節内転筋／肘関節屈筋／膝関節屈筋

2　廃用症候群の系別の病態生理

1）筋骨格系

(1) 拘縮

　DS の一つとして，拘縮（contracture）は，皮膚，筋肉，関節包や靭帯の変化により，正常の関節の動きが制限された状態である．拘縮は，身体の活動性低下の他に，出血，感染，疼痛，軟部組織の損傷や浮腫などで加速される．**図 2-10** に示す部位に拘縮が発生しやすい[2]．特に下肢では，足関節尖足位，膝関節屈曲位，股関節屈曲位が多い．体幹でも腰椎椎間関節に拘縮が生じて，腰痛の原因となる．また，筋の短縮は 2 関節筋に生じやすく，尖足位拘縮はヒラメ筋よりも腓腹筋の関与が大きい．

(2) 筋萎縮と筋力低下

　長期の安静臥床や関節の固定による DS で筋容積が小さくなることを廃用性筋萎縮（disuse muscle atrophy）という．筋容積の減少は最大筋力や筋持久力の低下を招く．

　健常者では，日常生活で最大筋力の 20 ～ 35% の筋収縮を続けることによって筋力は維持される．筋力の増強には，最大筋力の 35% 以上の負荷のもとで筋収縮を行うことが必要である．筋収縮が最大筋力の 20% 以下である状況が続くと，筋萎縮が生じる．長期間の絶対安静の状態では，体幹や下肢の抗重力筋を中心に 1 日 2%，1 週間で 10 ～ 15%，4 週間で 50% の筋力低下を生じる

ことはきわめて重要である．安静臥床は筋萎縮の最大の要因である．

　安静臥床による筋容積減少の組織学的変化は，筋線維の直径の減少（萎縮）であり，筋細胞核や神経筋接合部，筋紡錘などの形態に変化は少ない．筋萎縮は，遅筋（Type I）線維，速筋（Type II）線維のいずれにも起こるが，萎縮の程度は速筋（Type II）で大きい．これが下肢の抗重力筋に著しい筋力低下が生じる一因とされている．さらに，安静による身体活動量の低下は，筋への血液供給，筋での酸素利用，筋での代謝活動のすべてを減少させる．運動単位の活動参加も低下させる．また，組織化学的には，遅筋線維の酸化酵素を著しく低下させる．

　脳卒中片麻痺患者では，麻痺肢の中枢性筋萎縮が生じるが，これは末梢神経麻痺に比べて軽度である．さらに，身体活動量が低下すると，麻痺側のみならず，非麻痺側でも廃用性筋萎縮が生じ，非麻痺側の筋力も低下する．以上より，脳卒中片麻痺患者では歩行可能であっても，健常者と比べれば，健側にも筋萎縮があることが多い．

(3) 骨萎縮

　骨は人体における支持・運動器機能を有する．また，骨は体内のカルシウム濃度の恒常性を維持する機能も重要な役割を果たしている．骨組織では，破骨細胞による骨吸収と骨芽細胞による骨形成が間断なく続いており（骨代謝回転），活動的な日常生活を送っている健常者では，骨吸収と骨形成の平衡は維持されている．

骨萎縮とは，すでに形成された骨組織の骨量が減少した状態である．骨に加わる物理的応力が低下することで，破骨細胞が活性化され，骨吸収が促進されることにより生じる．具体的には，下肢が骨折や運動麻痺で免荷されたとき，関節の不動あるいは安静臥床で筋収縮によって加わる骨への応力が長期間にわたり減少したときなどに生じる．その結果，尿中のカルシウム排泄量は増加する．3週間の安静臥床では，尿中カルシウム排泄量は正常値の4～6倍に増加し，新たな平衡状態に達するまで，尿中カルシウム排泄の高値は持続する[3]．

2）循環器系

循環器系のDSとして，①心機能の低下，②循環血漿量の減少，③起立性低血圧，④深部静脈血栓症，がある[4]．

(1) 心機能の低下

長期臥床により1回心拍出量は減少し，代償的に安静時心拍数が増加する．長期臥床により運動時の心拍数も増加しやすくなる．このような心拍数の増加は心臓の拡張期を短縮する．その結果，冠血流量の増加が制限され，冠動脈疾患患者では狭心症の症状が出やすくなる．一方，長期臥床前に比較して，最大運動負荷時の心拍数は不変または軽度増加するが，1回拍出量が減少するため，最大運動負荷時の心拍出量は平均26%減少する．また，運動耐容能の指標である最大酸素摂取量は，20日間の安静臥床で平均27%減少する．最大酸素摂取量の低下は，心拍出量減少のみならず，循環血液量の減少や末梢での酸素利用効率の低下が加わることによってもたらされる．

(2) 循環血漿量の減少

立位時に下肢に移動した血液は，臥床時には肺や右心系に戻ってくる．すなわち，臥床により静脈還流量が増加し，心房の圧受容器が刺激された状態が維持される．臥床による静脈還流量の増加は，当初，心拍数や1回心拍出量を増加させる．その後，心房にある圧受容器の作用により，抗利尿ホルモンの放出が抑制され，利尿効果がもたらされ，数日で循環血液量は減少する．1回心拍出量と心拍出量も減少する．循環血液量の減少は，当初，赤血球よりも血漿量の減少による．そのため，血液粘稠度が増し，静脈血栓が形成されやすくなる．血漿量は臥床後1週間で10%，4週間で15%減少するが，その後も減少は続き，正常の70%程度まで低下する．その後，臥床2～4週間以降には赤血球量も減少し，循環血液量は最終的に正常の60%まで低下する．

(3) 起立性低血圧

臥位から立位に姿勢を変化させると1～2分で約500 mlの血液が下肢に，約200 mlの血液が骨盤腔に移動する．このため，静脈還流量が減少し，1回心拍出量が減少する．健常者の場合は，これに瞬時に反応して圧受容体反射により交感神経が緊張し，心拍数の増加および末梢血管抵抗の上昇が生じる．また，下肢の筋肉ポンプが働いて静脈還流量の減少を抑制する．そのため，健常者では立位時にも血圧はほとんど変化しないか，むしろやや上昇する．

一方，長期臥床者の反応は全く異なる．長期臥床者では圧受容体反射が低下しているのみならず，下肢筋萎縮により筋肉ポンプが働きにくくなり，容易に起立性低血圧が誘発される．また，長期臥床に伴う心機能の低下や循環血漿量の減少も，起立性低血圧を助長する．起立性低血圧の症状としては，収縮期血圧の低下（20 mmHg以上）に伴い，立ちくらみ，めまい，悪心，発汗，動悸などを呈する．重症例では失神や狭心症を引き起こす．通常，起立性低血圧は臥床3～7日目以降に認められ，その回復には臥床期間の2倍以上の期間が必要である．特に高齢者，全身性の疾患患者，重度の外傷患者では起立性低血圧が2～3日で出現することもある．

(4) 静脈血栓と肺血栓塞栓症

臥床に伴い，静脈血栓が生じやすくなる．原因として，①下肢筋のポンプ作用が減少し，静脈内でうっ血が起こること，②循環血漿量が減少し，血液粘稠度が増して，凝固能が亢進することの2つが挙げられる．静脈血栓は，臥床後最初の1週間に発生が多い．臨床症状としては，局所の浮腫，疼痛，発赤，熱感とホーマンズ徴候（Homans

表 2-5　静脈血栓塞栓症の危険が高まる病態

	基本危険率	急性危険率
弱い	肥満，喫煙歴，下肢静脈瘤，脱水，ホルモン補充療法，経口避妊薬服用	人工呼吸器が不要な慢性閉塞性肺疾患の急性増悪
中程度	70 歳以上の高齢者，長期臥床，進行癌，妊娠，中心静脈カテーテル留置，ネフローゼ症候群，炎症性腸疾患，骨髄増殖性疾患	感染症（安静臥床を要する），人工呼吸器が必要な慢性閉塞性肺疾患，敗血症，心筋梗塞，うっ血性心不全（NYHA 分類Ⅲ，Ⅳ度）
強い	静脈血栓症の既往，血栓性素因*，下肢麻痺	麻痺を伴う脳卒中

*血栓性素因：先天性素因としてアンチトロンビン欠損症，プロテイン C 欠損症，プロテイン S 欠損症など，後天性素因として抗リン脂質抗体症候群などがある.

(南 尚義・上月正博，2007[7])

sign：足関節を他動的に背屈すると腓腹部に疼痛を訴える）などがある．しかし，下肢や骨盤腔内の深部静脈血栓症では，局所症状が乏しく，静脈系に生じた血栓が塞栓子となって血流に乗って運ばれ，肺動脈が閉塞して肺血栓塞栓症を発症して，初めて気づかれることがある．

肺血栓塞栓症では，急性の循環動態不全，ガス交換不全を起こして呼吸困難などの症状を呈する．塞栓子によって末梢肺動脈が完全に閉塞すると肺組織の壊死が起こり，肺梗塞をきたす．肺血栓塞栓症のうち肺梗塞を起こす割合は約 20 ％といわれている．自覚症状として，突然の呼吸困難・息切れ，胸痛・胸内苦悶，背部痛，不安感，咳，血痰，失神・意識レベル低下，冷汗，動悸，頻呼吸，下肢痛などが挙げられる．また，他覚所見として，血圧低下，頻脈，徐脈，肺雑音，チアノーゼ，頸静脈怒張，浮腫，下肢腫脹，感染徴候を伴わない発熱などが認められる．前駆症状を伴わずに突然にショック症状で発症する致死性肺血栓塞栓症も多く，注意を要する．

静脈血栓の診断は凝固・線溶系マーカー異常（特に D-dimer の高値），カラードプラ超音波検査，造影 CT，静脈造影などによって行われる．肺血栓塞栓症の診断には，肺血管造影胸部造影 CT，肺血流シンチグラム，肺換気シンチグラム，心電図，心エコー（右心負荷），動脈血ガス分析（低酸素血症），胸部 X 線などを行う．確定診断は，肺血流シンチグラム，肺血管造影による．

内科領域では，**表 2-5** に示すような病態で静脈血栓塞栓症の危険が高まる．外科領域では，重度の外傷，脊髄損傷，種々の手術の周術期に注意を要する[4]．

3）呼吸器系

臥位では，胸郭運動が制限されるため，1 回換気量，肺活量，分時換気量は低下する．呼吸は浅くなり，肺後部（背面）の換気は特に減少する．これには横隔膜の運動の低下も関与している[5]．また，肺血流は心臓よりも低位の肺領域に流れやすいので，背部肺領域の血流量が増加し，肺のうっ血を生じる．肺自体の重量も影響し，背部肺領域は圧迫され，肺胞は虚脱しやすい状態となる．背部肺領域には分泌物も蓄積しやすいので，気道内分泌物，滲出液などの貯留による下側肺の末梢気道閉塞が生じ，肺胞は虚脱する．

長期臥床では，肋椎関節や胸肋結合の可動域が減少し，横隔膜と肋間筋の筋力低下も加わり，無気肺や嚥下性肺炎の危険率がさらに高まる．肺胞換気の減少と肺血流の増加は，換気血流比不均等を引き起こし，低酸素血症をきたす．このような患者の不動により生じる下側（荷重側）のびまん性肺病変を下側（荷重側）肺障害という（**図 2-11**)[6]．

脳卒中患者における肺炎の危険率は臥床生活の期間と関連し，13 日以上の安静臥床で呼吸器系感染症の危険率は 2 〜 3 倍になる．また，肺塞栓の頻度も，不動や安静臥床の期間との間に相関がある．

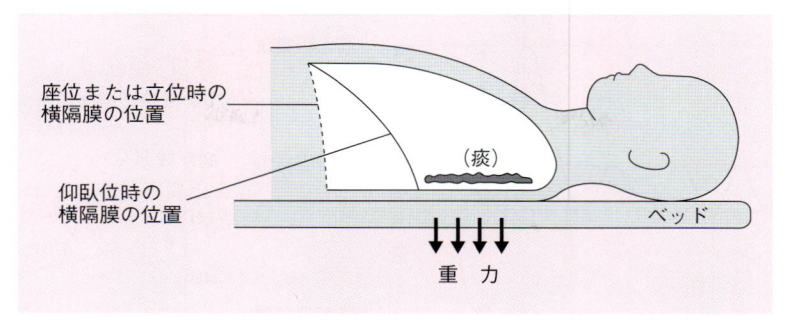

図 2-11　安静臥床が肺に及ぼす影響　　　　　　　　　　　　（辻 哲也, 2003[6])

(1) 呼吸筋力の低下

不動により，呼吸筋である横隔膜，肋間筋，腹筋などには，骨格筋と同様の変化が生じる．横隔膜の非活動（廃用）は，人工呼吸器の使用や慢性閉塞性肺疾患（COPD）などの病態で生じる．人工呼吸器使用時の呼吸筋に対する影響は，人工呼吸器装着から短時間のうちに生じる．COPD では，肺過膨張の進行につれて，横隔膜が平低化し，筋線維が短縮位に保持されるため，横隔膜の筋力低下が進行する．肋間筋の筋力低下は，筋弛緩薬や鎮静薬で長期間にわたって呼吸管理されたとき，胸郭の変形する疾患，あるいは COPD などで生じ得る．COPD では肋間が拡大するため，筋線維が過度に伸展されている状態になる．腹筋の筋力低下は，呼気気流の低下をもたらし，声が小さくなる，咳がうまくできない，喀痰の排出が困難になるなどの症状が出現する．

(2) 胸郭の各関節の可動域の減少

肋骨は背側で脊椎骨，前胸部で胸骨と関節を形成し，不活動によって，それぞれの関節可動域が低下する．脊柱は，吸気時に胸部後弯の弯曲が伸展するように，呼気時には弯曲が強くなるように動いているが，安静臥床によりその動きも小さくなる．

(3) 肺機能の変化

肺気量のうち，全肺気量（total lung capacity；TLC）と残気量（residual volume；RV）には吸気筋と呼気筋の筋力が直接影響する．それぞれの筋力低下によって，全肺気量は減少し，残気量は増加する．その結果，肺活量も低下する（**図2-12**）．非活動によって，肺の伸展性（compli-ance）はほとんど変化しないものの，胸郭を形成する関節の可動域制限によって胸郭の伸展性が低下することも，全肺気量の減少を促進する．

4) 代謝・内分泌系

(1) 窒素平衡

安静臥床に伴い筋量が減り，除脂肪体重は減少する．ただし，体脂肪はむしろ増加するため，一般的には体重は変化しない．しかし，食欲の低下に伴いタンパク質摂取が低下すると，体重は減少し，低タンパク血症を示すようになる．筋量の減少に伴い窒素が尿中に排泄される．この負の窒素平衡は，臥床開始5〜6日目から始まり，2週目に最高となる．いったん窒素平衡が負になると，身体活動を開始してもすぐには改善しない．身体活動を再開して2週目になってようやく窒素平衡がゼロまで戻り，それ以後喪失した分を取り戻すため窒素の排泄が正常以下（窒素平衡が正）となる時期を経て，6週目頃に正常化する[7]．

(2) カルシウム平衡

安静臥床により，骨への重力や腱を介する骨格筋によるストレスが減少するため，骨吸収が増加し，廃用性骨萎縮を生じて，病的骨折が起こりやすくなる．骨吸収の増加に伴って尿中あるいは便中へのカルシウム排泄も増加する．その代償反応として副甲状腺ホルモンが上昇し，高カルシウム血症になることがある．高カルシウム血症は青年に起こりやすく，脊髄損傷などの外傷を負って2〜4週間後に，食欲不振，吐き気・嘔吐，腹痛，さらに意識レベルの低下などの症状が現れる．

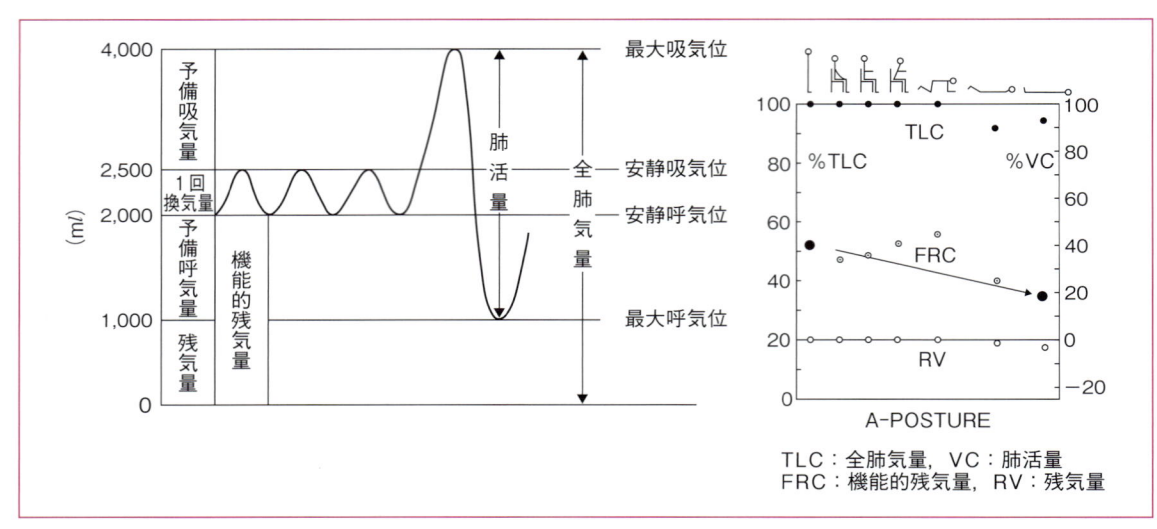

図 2-12　安静臥床が肺気量に及ぼす影響

（3）その他の電解質平衡

　安静臥床に伴い，ナトリウム，カリウム，マグネシウム，リン酸，亜鉛などが減少する．特に低ナトリウム血症が進行すると，食欲低下や傾眠，痙攣などが生じる．

（4）内分泌障害

　安静臥床に伴い，耐糖能障害が引き起こされ，高インスリン血症になる．これは，骨格筋でのインスリン受容体の数あるいは親和性の変化によって，組織におけるインスリンの作用に対する抵抗性が増加したものと考えられている．

　骨格筋への糖の取り込みは，臥床後3日では20％，14日では50％低下する．その他，副腎皮質ホルモン，甲状腺ホルモン，成長ホルモン，男性ホルモンなどにも分泌低下が認められる．

5）腎・尿路系

　安静臥床によって，カルシウムとリン酸の尿中排泄が増加し，尿路結石が生じやすくなる．臥位では，腎盂への尿貯留，膀胱から尿管への尿の逆流が生じる．さらに，膀胱内の尿を完全に排出することの困難も加わって残尿が生じ，これらが腎結石や膀胱結石の形成をさらに促進する．また，残尿の増加は，膀胱の拡大や感染，尿失禁の要因ともなる．

　膀胱に尿がうっ滞すると，尿を分解する細菌の繁殖が起こりやすくなり，アンモニアが増加，尿中の pH が上昇するため，カルシウムとリン酸が沈殿し，膀胱結石が生じる．膀胱結石による膀胱粘膜への刺激や損傷は，細菌の増殖を助長する．細菌による尿素の分解は，尿中 pH を上昇させ，カルシウム塩やマグネシウム塩の沈着を促進する．このように，安静臥床に伴うカルシウム平衡，残尿，感染，結石形成は密接に関連している．

　神経因性膀胱は，尿路感染と結石形成の悪循環をさらに悪化させる要因となる．さらに，留置カテーテルは，細菌感染や結石形成の原因となる．

6）消化器系

　長期の安静臥床の消化器系への影響は，食欲低下（特にタンパク質に富んだ食物），栄養の吸収率の減少である．その結果，低タンパク血症が生じる．また，長期臥床に伴い，便秘が起こりやすくなる．原因として，交感神経活動亢進に伴って消化管の蠕動運動が低下し，括約筋が収縮すること，臥床に伴う循環血漿量の低下，すなわち脱水傾向にあることなどが関与している．さらに，胃液の酸性度が上昇し，また，胃内容物が停滞する時間が長くなるため，逆流性食道炎が起こりやすくなる．

7）皮膚

安静臥床により皮膚の萎縮が生じる．皮膚に持続的な圧迫や栄養状態の悪化が加わると，褥瘡が生じる．

8）精神・神経系

安静臥床などにより，環境からの身体的，精神的および社会的な刺激がないと，中枢神経系の機能低下が生じる．長期臥床による社会的孤立と身体的不活発によって，不安，抑うつ状態，易興奮性など情緒不安定になる．判断力，問題解決能力や学習能力，記憶力，集中力，動機の欠如あるいはうつ状態により，可能な課題遂行能力も障害される．

3.　廃用症候群になりやすい対象

高齢者，障害者，慢性疾患患者など，もともと活動性が制限されている人の場合には，廃用症候群（DS）の影響を特に受けやすい．DS は重篤な疾病状況や要固定の状態，疼痛などの身体上の理由のみならず，家にこもりきり，家庭での訓練や身体活動を行わないなどの行動や生活上の理由，活動しにくい家屋構造，家族の支援がないなどの物理的および社会的環境上の理由によっても生じる．疾病の急性期には身体上の理由によって DS が起こりやすいが，慢性期にはしばしば生活行動上，環境面の理由で起こりやすい．

運動不足は，「運動障害 → DS の発生・増悪 → 運動障害の増悪」という悪循環を形成する．その悪循環を断ち切るために，積極的に運動を行い，体力（フィットネス）を維持・増進させる必要がある[8]．

すなわち，「安静にしすぎることはかえって危険であること」を認識することがきわめて重要である．事実，COPD 患者や心不全患者でも日常生活活動量が少ないと生命予後の短縮につながることは明白である[9, 10]．このため，運動障害者は安全な範囲内で運動療法を行わなければならない．

疾病の急性期においては，リスク管理を行いながらベッドサイドで訓練を施行する．急性期のリハビリテーションの主な目的は，関節拘縮，筋力低下の予防，褥瘡予防および起立性低血圧の予防である．全身状態が落ち着いたら，可及的速やかに離床を図り，座位から立位，歩行へと活動性の向上を促す．活動性の向上により，血圧や末梢血管抵抗を低下させる．また，体脂肪の減少，肥満の予防・解消，心・肺機能の向上，耐糖能・インスリン抵抗性改善や HDL コレステロール増加などといった糖・脂質代謝の改善，血小板凝集能の低下をきたし，免疫機能も強化し，生命予後も改善する．

高齢者では，軽い運動であっても，骨，筋肉，関節は強化され，日常生活動作を活動的に維持することができる．このことは，健康寿命（身体的には日常生活が自立して行える生存期間，精神的には認知症がなく生活できる生存期間）の延長に寄与することが大きいと考えられる．

DS はある程度予防可能である．リハビリテーション医学では，DS を治療するだけでなく，予防することも大切な役割である．

4.　老年症候群

加齢とは，生まれてから死ぬまでの物理的な時間経過のことである．一方，老化とは，その時間経過に伴い，筋力，神経伝導速度，心肺機能など生体機能の低下が進行することである．年齢に伴うこのような機能低下は，20 ～ 30 歳以降に始まる．加齢は例外なく誰にも平等に訪れるが，老化は平等に訪れるものではない．老化のスピードは人それぞれであり，特に 40 歳以降は，人により顕著な差が出てくる．老化のメカニズムとしては，1）細胞老化説，2）酸化ストレス説，3）糖化ストレス説，4）体内時計異常説，5）NAD 減少説，6）細胞消失説，などが有力とされている．

また，老化の基本的な特徴が純粋な形で観察される場合には，生理的老化現象とよんでいる．それに対して，主として外因性侵襲（環境因子）によって，生理的老化にとどまらず，広範でしかも

進行した老化を認めるときは，病的老化現象とよぶのが一般的である．高齢者では，疾病が潜在的に病的老化に関与することも多い．一方，高度の生理的老化の進行が直接疾病に至ることは考えにくい．疾病の成立には，病的老化に加えて，一定の過大な侵襲が必要である．

老年病は，青壮年期に発症して高齢となるまで持ち越した疾患と，高齢者になって発症する疾患に分類できる．青年期に発症し，高齢になって問題となる疾患は，結核などの感染症に起因するものが多い．壮年期以降に発症する疾患には，高血圧，糖尿病，脂質異常症，肥満など生活習慣病およびそれらを基盤とする脳血管疾患，虚血性心疾患，腎臓病などがある．高齢者では，完全治癒を望めないことが多く，機能障害が残存しやすい．そのため，疾病あるいは何らかの後遺症を有するまま日常生活を送ることになる．それゆえ，高齢者では，疾病の診断と治療だけでなく，リハビリテーション，生活指導や介護が重要となる[11]．

高齢者に頻発する疾病は多様であるが，結果として生じる症候が同じである場合が多く，このように高齢者に頻発する症候群を，「老年症候群」とよぶ[12]．老年症候群に含まれるものは，認知症，寝たきり，転倒・転落，尿失禁，褥瘡，老年性高血圧，骨粗鬆症，誤嚥性肺炎，老年性低栄養（貧血低アルブミン血症など），老年期うつ病などである．

尿失禁は骨盤底筋群，膀胱，尿道およびそれらの神経支配の障害により生じるが，起立歩行が不安定で（トイレに間に合わない），精神機能に障害を有するものでは結果的に尿失禁を呈することがある．認知症は転倒の危険要因として重大であり，骨折の合併は寝たきりに直結する．

高齢者では，複数の疾病が共存することが多いため，治療目的で処方される薬物の多くは対症療法的であるが，高齢者では多剤服用例が多く，薬物の副作用や相互干渉に伴う症状もまれでないため注意が必要である．これら薬物は異なる診療科，異なる医療機関から処方されていることも多い．薬物は認知症，転倒，失禁の原因として常に鑑別の対象となる．また，薬物に対する感受性の個人差が拡大するため，常用量よりも少ない量から投薬を開始して，反応を観察しながら増量することが必要である．

（上月正博）

Ⅲ 身体不活動とサルコペニア，フレイル

1 身体不活動の定義と実態

日常生活における労働，家事，通勤・通学等の「生活活動」と，体力の維持・向上を目的とし，計画的・継続的に実施される「運動」を合わせたものを身体活動（physical activity；PA）という[13]．一方，身体不活動（physical inactivity；PI）とはPAの質・量が低下していることを示すが，PIの定義はさまざまである．そのなかでもよく用いられるのは，「中強度の運動を週に150分以上，または高強度の運動を週に75分以上していない状態」である[14]．そして，驚くべきことに，この定義で，PIは喫煙と同じほど死亡率を高める[15]．一方，わが国の場合は，喫煙者が多いこ

とを反映して，2007年の非感染性疾患および外因による死亡数への寄与因子としては，PIは喫煙，高血圧に次いで3位に入っている[16]．高血糖や肥満，塩分過剰よりもPIが危険であることは，十分知っておく必要がある．さらに，心血管疾患に限定すれば，PIは喫煙を抜いて，高血圧に次いで2位に入る（**図2-13**）[17]．

PAやPIの程度と死亡率には有意な相関がある．**図2-14**は，香港の住民のコホート研究であるが，PAの強度が大きいほど全死亡率が低いことが明快に示されている[18]．しかも，住民全体の全死亡率のみならず，心血管疾患患者，がん患者，糖尿病患者でも，PAの強度が大きいほど全死亡率が低い（図2-14）[18]．いい換えれば，PIの

程度が軽いほど全死亡率が低い[18]．また，**図2-15**は，活動時間が長いほど全死亡率が低いこ

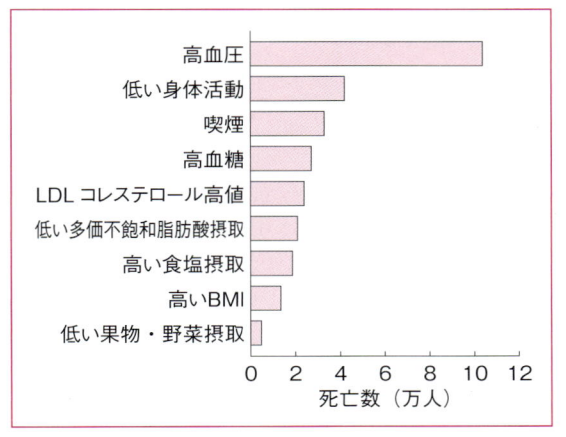

図 2-13　わが国の脳心血管疾患による死亡数への各種危険因子の寄与

(Ikeda N, et al, 2012[17])

と，さらに，PA の強度が高いほど短時間で全死亡率が低下することも明快に示されている[18]．

また，PA が軽強度であっても，性，年齢にかかわらず，また，喫煙，肥満，慢性腎臓病，高血圧などを有していても死亡率が低い（**図2-16**)[18]．すなわち，PI の程度が軽いほど，性，年齢にかかわらず，また，喫煙，肥満，慢性腎臓病，高血圧などを有していても死亡率が低い．

死亡率の上昇以外にも PA，PI はさまざまな影響を及ぼす．すなわち，PA，PI はメタボリックシンドローム，ロコモティブシンドローム，フレイル，サルコペニアとも強い逆相関，相関をそれぞれ有する[18]．

2　サルコペニア

サルコペニアとは，加齢に伴って筋肉量や筋力

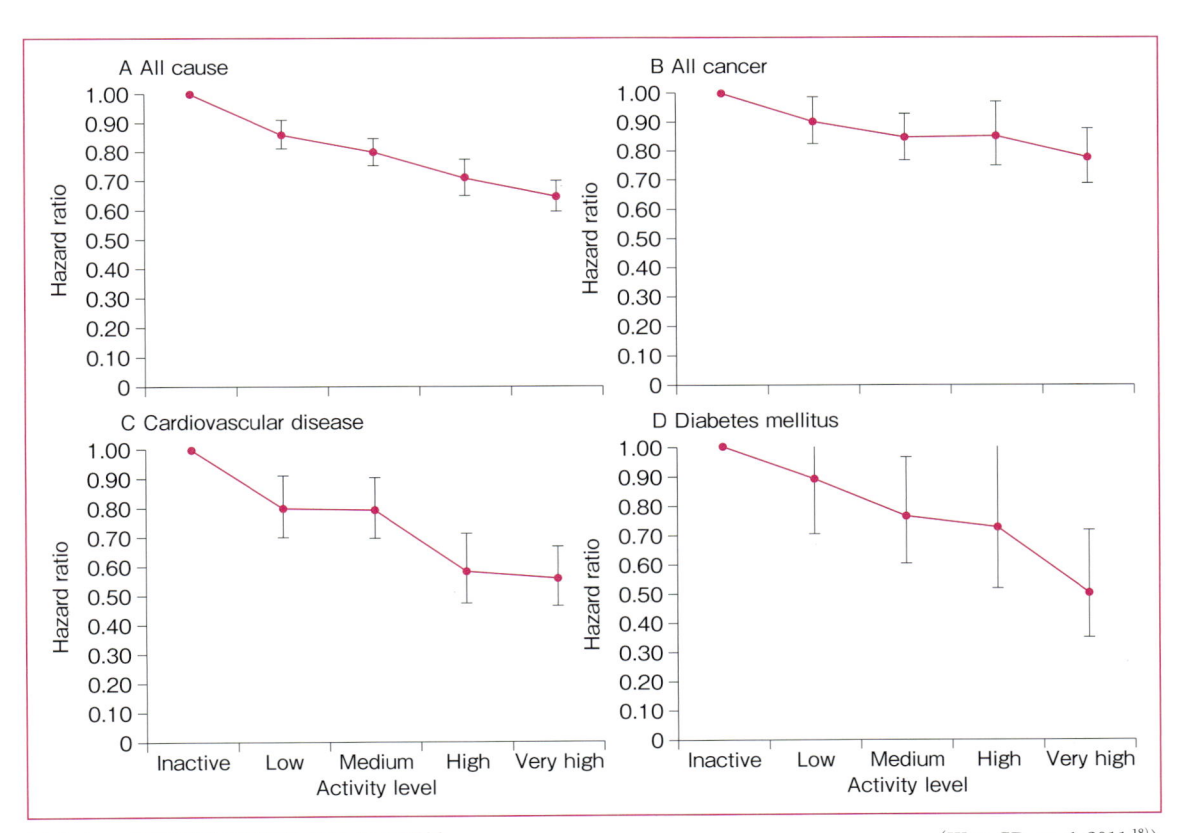

図 2-14　身体活動の強度と死亡率の関係

(Wen CP, et al, 2011[18])

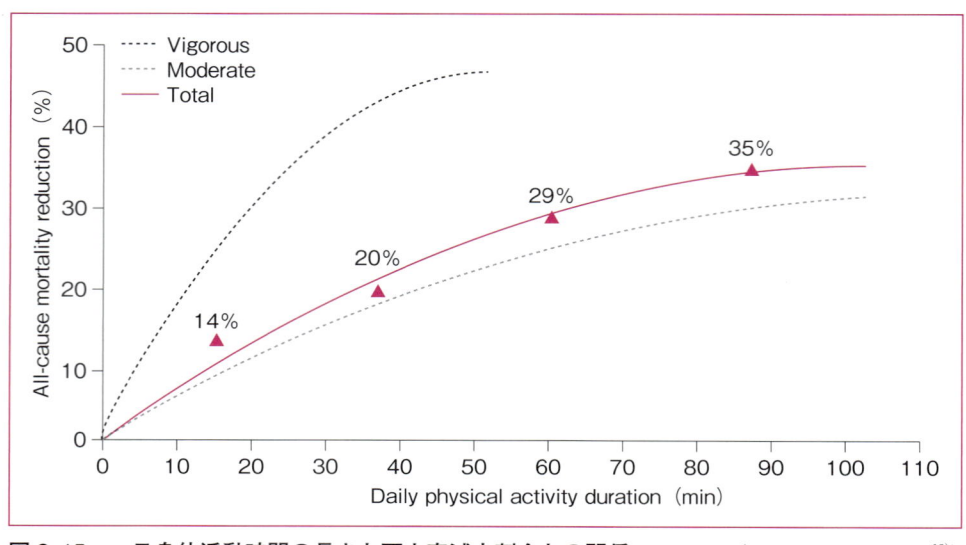

図 2-15　一日身体活動時間の長さと死亡率減少割合との関係　　（Wen CP, et al, 2011[18])）

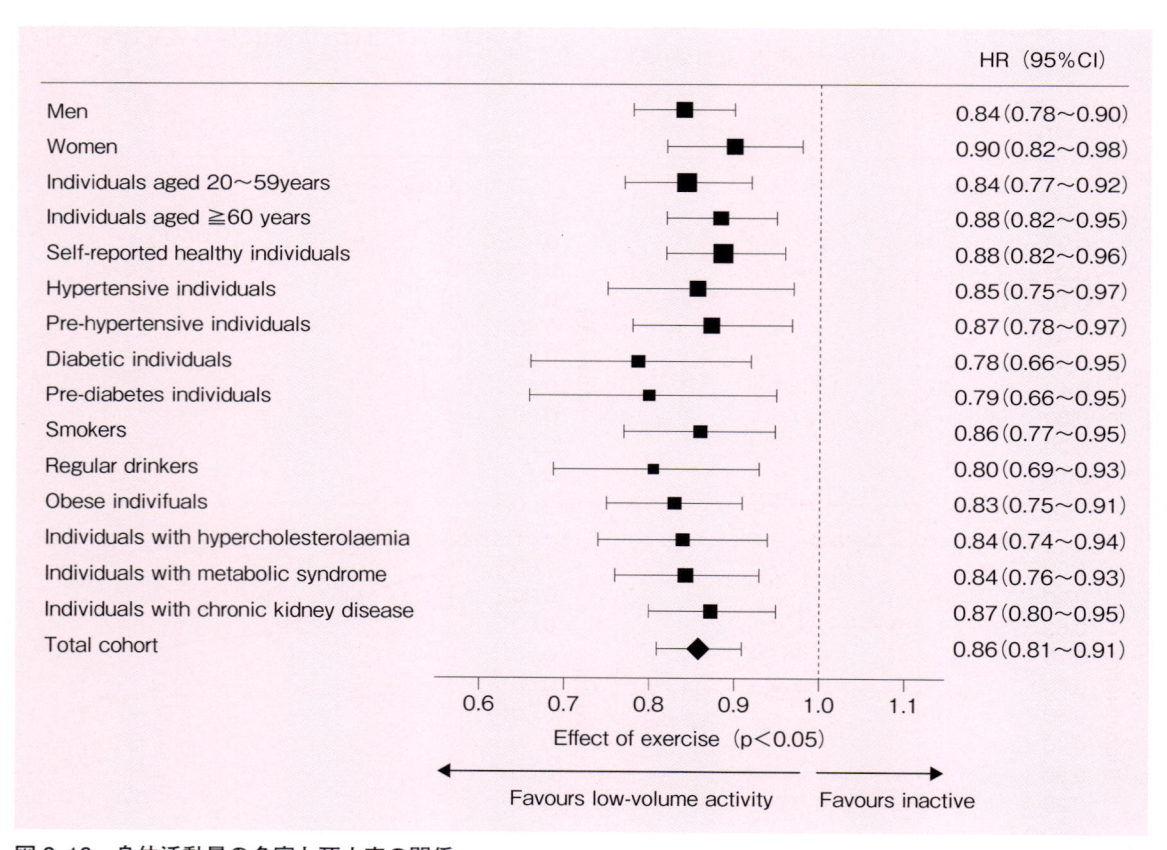

図 2-16　身体活動量の多寡と死亡率の関係　　（Wen CP, et al, 2011[18])）

30　第2章　運動医学

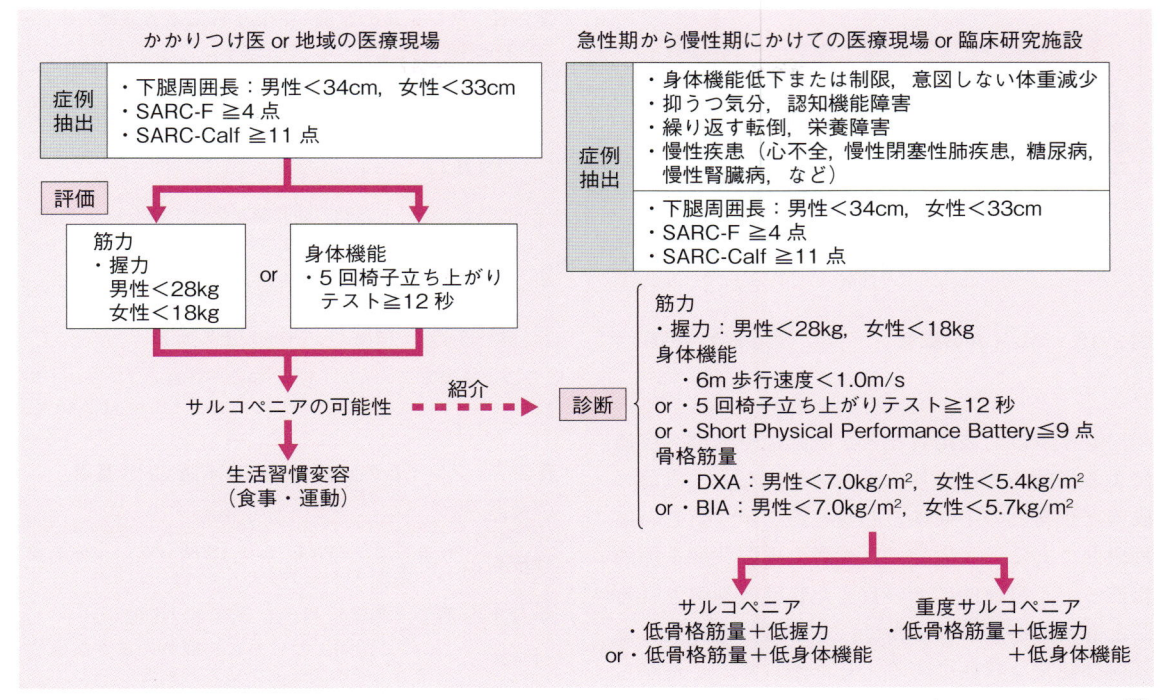

図 2-17 サルコペニアの定義

(Chen LK, et al, 2020[19])

が著しく減り，転倒から寝たきりに至る危険が高い状態のことをいう．年齢（老齢）以外の原因がないものを原発性，廃用・疾病・栄養が原因のものは二次性に分類している．

サルコペニアの定義は，(1) 筋肉量の減少，(2) 筋力の低下，(3) 身体能力の低下のうち，(1) と，(2) か (3) のどちらかがある状態である（**図2-17**)[19]．具体的には，握力，歩行速度などを測定する．基準値は，握力を両手で各 3 回測り，最高値が男性 28 kg，女性 18 kg 未満，歩行速度が1.0 m/秒以下，5 回椅子立ち上がりテストで 12秒以上，SPPB で 9 点以下で，サルコペニアが疑われる．確定診断は，BIA で筋肉量を測定し，男性 7.0 kg/m² 未満，女性 5.7 kg/m² 未満，あるいは DXA で筋肉量を測定し，男性 7.0 kg/m² 未満，女性 5.4 kg/m² 未満であればサルコペニアとされる（図 2-17)[19]．サルコペニアは，高齢者のふらつき，転倒・骨折，機能障害，要介護化，フレイルに密接に関連している．一方，筋肉量が基準値を超えているのに，握力や歩行速度が基準値

以下なら，他の病気（パーキンソン病や変形性膝関節症など）が影響している可能性もある．

サルコペニアの予防・改善対策は適切な栄養と運動である．栄養は，良質なタンパク質・アミノ酸（ロイシンなどの必須アミノ酸），ビタミン D，カルシウム等の摂取，運動は週 2，3 回のレジスタンス運動で併用を勧めている．

3　フレイル

フレイル（frailty）の定義は「高齢期に生理的予備能が低下することでストレスに対する脆弱性が亢進し，生活機能障害，要介護状態，死亡などの転帰に陥りやすい状態で，筋力の低下により動作の俊敏性が失われて転倒しやすくなるような身体的問題のみならず，認知機能障害やうつなどの精神・心理的問題，独居や経済的困窮などの社会的問題を含む概念」である（**図2-18**)[20, 21]．すなわちサルコペニアを含むより広義の機能減退状態を意味する．

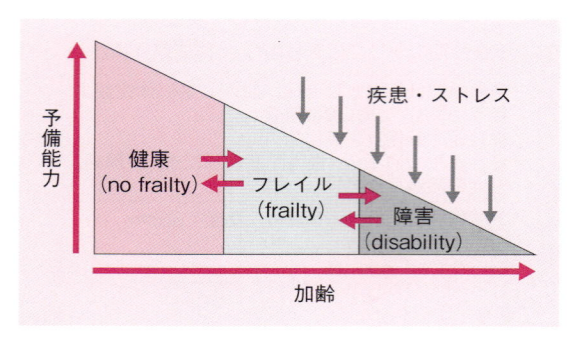

図 2-18　フレイルの概念　　　　　（葛谷雅文，2009[20]）

表 2-6　フレイルの定義（Fried らによる基準）

1.	体重減少	意図しない年間 4.5 kg または 5%以上の体重減少
2.	疲れやすさの自覚	何をするのも面倒，何かをはじめることができない，と週に 3 ～ 4 日以上感じる
3.	活動量低下	1 週間の活動量が男性：383 kcal 未満，女性：270 kcal 未満．
4.	歩行速度の低下	標準より 20%以上の低下
5.	筋力低下	標準より 20%以上の低下

3 つ以上該当でフレイル．1，2 つのみ該当でプレフレイル
（Fried LP, et al, 2001[22]）

表 2-7　フレイルの定義（改訂日本版 CHS 基準）

項目	評価基準
体重減少	6 カ月で，2 kg 以上の（意図しない）体重減少（基本チェックリスト #11）
筋力低下	握力＝男性＜ 28 kg，女性＜ 18 kg
疲労感	（ここ 2 週間）わけもなく疲れたような感じがする（基本チェックリスト #25）
歩行速度	通常歩行速度＜ 1.0m/ 秒
身体活動	①軽い運動・体操をしていますか？ ②定期的な運動・スポーツをしていますか？ 上記の 2 つのいずれも「週に 1 回もしていない」と回答

3 項目以上に該当：フレイル
1-2 項目に該当：プレフレイル
該当なし：ロバスト（健常）
（Sakata S, et al, 2020[23]）を改変

　フレイルは，高齢者などが認知症や転倒・疾病による機能障害に陥り介護が必要になる「直前の段階と正常との中間の」心身状態を示す新しい疾病概念である．一般的に高齢者の虚弱状態を加齢に伴って不可逆的に老い衰えた状態と理解されることも多いが，フレイルは，しかるべき介入により再び健常な状態に戻る．したがって，これからのリハビリテーションは障害の発生する前段階であるフレイルの段階から適切な介入をすることにより，生活機能の維持・向上を図ることが期待される[20]．

　フレイルの診断基準についてはコンセンサスが十分得られていないが，Freid らによるフレイルの評価法によると，「年間に 4 ～ 5 kg の体重減少」「疲れやすくなった」「握力の低下」「歩行スピードの低下」「身体の活動性の低下」の 5 項目のうち 3 つ以上該当することで認定されている（**表2-6**）[22]．あるいは JHS の基準が主に用いられている（**表2-7**）[23]．

　生活機能のフレイルや身体機能のフレイルなどそれぞれのフレイルに応じて，その対処が得意なリハビリテーションスタッフが処方されるとよい．高齢者はさまざまなフレイルが重複することが多く，多職種によるチームアプローチが重要となってくる．

4　PI がもたらすサルコペニア，フレイルとその対策

　サルコペニア，フレイルの主因は PI であるこ

とは論をまたない．しかし，加齢，低栄養，貧困，炎症，うつ，認知症などさまざまな要因が関与する．ここでは，早期老化モデルとして，フレイル・サルコペニアの割合が特に多いことで知られる慢性腎臓病（chronic kidney disease；CKD）患者を例に，サルコペニア，フレイルとその対策について述べる．

　保存期 CKD 患者で腎機能が低下するにつれてサルコペニアの割合が増加する．NHANES Ⅲ研究によれば，サルコペニアは，eGFR が 90 ml/min/1.73 m^2 以上で 26.6%，60 ～ 89 ml/min/1.73 m^2 以上で 39.1%，60 ml/min/1.73 m^2 未満で 60.1% に認められた[24]．多変量解析では，サルコペニアには高齢，低所得，過体重，低炭水化物・脂質・タンパク食，高 Ca 血症，活性化ビタミン B$_{12}$ 低

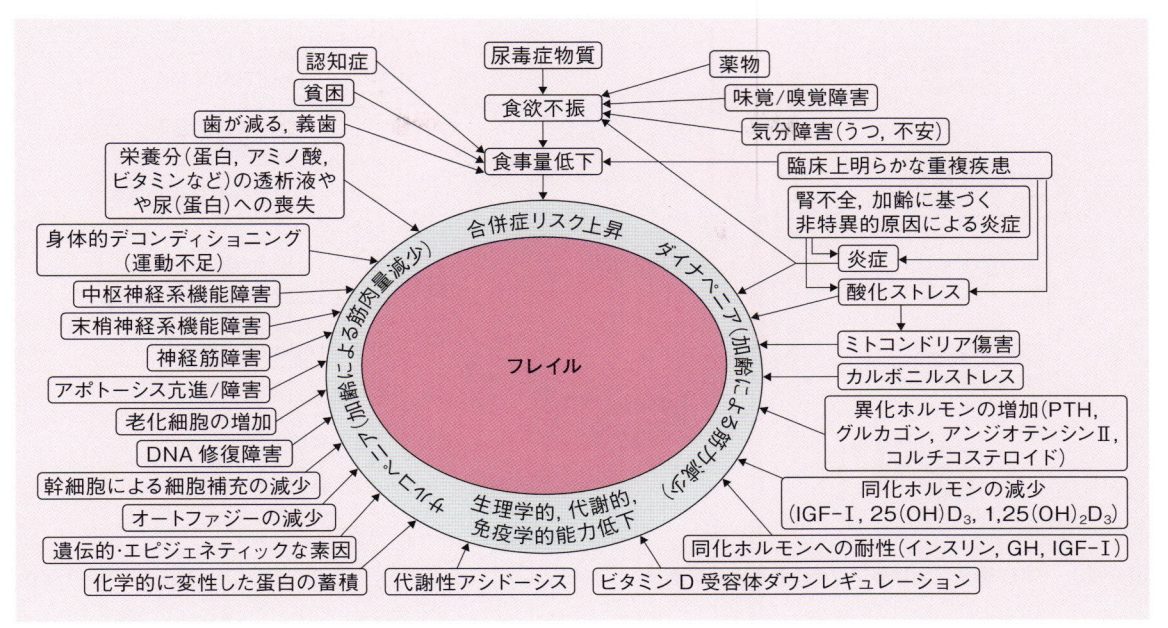

図 2-19　CKD 患者におけるフレイルの原因　（原典 Kim JC, 2013[32]，一部改変したものを上月正博，2016[33] より）

値，拡張期血圧高値，インスリン抵抗性が関与していた[25]．CKD にみられるサルコペニアは，骨格筋の萎縮や質の低下を招き，握力の低下，歩行スピードの低下につながる[26]．また，死亡率の増加とも関係している[27]．

一方，フレイルは高齢者で 7%，保存期 CKD 患者で 14% にみられた．腎機能の低下はフレイルやフレイル前段階の増加と密接に関係している[28]．フレイルは eGFR > 60 ml/min/1.73 m^2 を基準とすると，eGFR 30 ～ 59 ml/min ではオッズ比が 1.49 倍，eGFR 15 ～ 29 では 2.21 倍，eGFR < 15 では 5.55 倍の出現率であった[28]．65 歳以上の高齢者では女性，BMI 35 以上，心血管疾患，脳卒中がそれぞれフレイルと正の関係にあった．

eGFR が低いほどフレイルが多くなり運動耐容能の低下と関係している[28]．また，糖尿病やそのほかの併存症を補正しても，CKD 患者におけるフレイルは透析の危険因子であり[26,29]，入院や死亡の独立した危険因子であった[26,30]．

CKD は早期老化モデルの一つとも考えられている．これには，フレイルに関係するさまざまな要因，たとえば，終末糖化産物の蓄積，インスリン抵抗性，慢性炎症，酸化ストレス，血管の石灰化，骨量の減少などがみられるためである（**図 2-19**）[31-33]．喫煙，貧血，うつ，心血管疾患，脳卒中，高血圧，脂質異常症，糖尿病は認知障害や身体障害の危険因子であるが，CKD 患者においてもこれらがよく認められることも早期老化に拍車をかけている[26,31-33]．

フレイルは，うつや認知機能の低下にも関係している[26,31-33]．このように，CKD 患者においてもフレイルは自立を阻害し，介護負担を増し，生活の質や生命予後に大きな影響を与えている（**図 2-20**）[31-33]．

フレイルが要介護状態の前段階とすると，この状態はわが国では介護予防の二次予防対象者に相当する．したがって，要介護状態をできるだけ予防するうえでもこのフレイルの予防，介入は喫緊の課題である．サルコペニア・フレイルに対する包括的かつ積極的な介入が患者の QOL 向上や生命予後改善のために不可欠である．

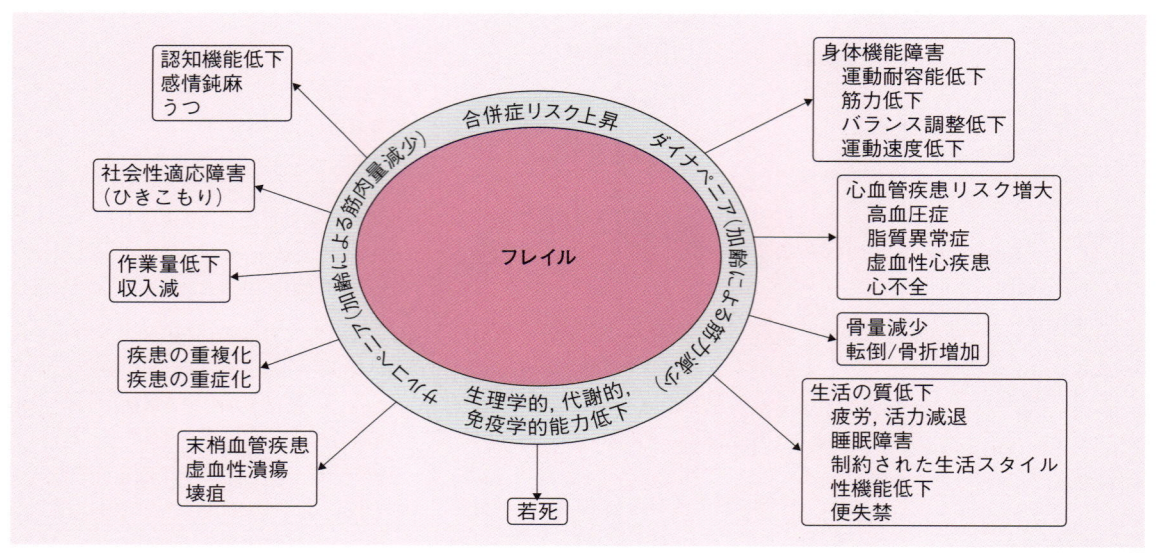

図 2-20　CKD 患者におけるフレイルがもたらす結果　(原典 Musso CG, 2015 [31]，一部改変したものを上月正博，2016 [33] より)

5　リハビリテーション・運動処方の原則：FITT-VP

　個人の健康状態（病状）と運動耐容能に見合った安全かつ有効なリハビリテーション・運動療法プログラムを作成することを「リハビリテーション処方」あるいは「運動処方」とよぶ．「リハビリテーション処方」あるいは「運動処方」は以下の FITT-VP，すなわち頻度（frequency），強度（intensity），時間（time），種類（type），運動量（volume），漸増／改訂（progression/revision）を原則とする（**表 2-8**）[34]．各疾患や体力レベルに応じて，それぞれの FITT-VP を決めている．

　運動量（volume）は「FIT」すなわち運動の頻度・強度・時間の積である．1 回 30 分間の運動を処方した場合に，実際には 1 回で 30 分などのまとまった運動時間を確保できなければ，10 分の運動を 3 回実施するというように，1 日の合計として運動時間を確保するよう指導する．運動療法では個々の患者の健康状態や身体機能に基づき運動量を設定する．

　"Adding Life to Years" を達成するために必要な運動量より "Adding Life to Years and Years to Life" を達成するために必要な運動量は多く必要であり，頻度を上げる，強度を上げる，時間を

表 2-8　運動処方の原則（FITT-VP に基づく処方）

F	frequency：how often	頻度
I	intensity：how hard	強度
T	time：duration or how long	時間
T	type：mode or what kind	種類
V	volume：amount	運動量
P	progression/revision	漸増／改訂

（日本循環器学会／日本心臓リハビリテーション学会．2021 年改訂版 心血管疾患におけるリハビリテーションに関するガイドライン．https://www.j-circ.or.jp/cms/wp-content/uploads/2021/03/JCS2021_Makita.pdf．2024 年 10 月閲覧）

長くする，様式を変える，を少なくとも 1 つは行わなくてはならない可能性があり，患者自らの自主トレメニューなどを作成することが必要である．

　運動のアドヒアランスを維持し，運動に伴う怪我などの合併症を予防するためには，低強度・短時間から開始して徐々に強度と時間を増加させる [34]．特にフレイルの患者や身体的デコンディショニング，すなわち過度の安静や長期臥床による筋萎縮，骨粗鬆症，自律神経・内分泌障害などの種々の身体調節異常の強い患者では，1 回当たり 10 分未満の低強度運動から始め，1 セッションごとに 1 〜 5 分ずつ漸増して徐々に目標に近づけていくことが重要である．心不全患者では運動

強度や運動時間の漸増だけでなく，心不全の病状変化に応じて運動強度や運動時間を減らすなど，運動処方の定期的かつ適切な見直し（改訂）が必要である．

6 Exercise is Medicine

最近の運動療法に関するガイドラインでは，運動療法は，以前は運動が禁忌とされていた疾患にも適応が拡大され，しかも，エビデンス的にはきわめて有効とされている．たとえば，急性冠症候群，安定狭心症，慢性心不全，心臓手術後，跛行のある PAD，心臓移植後に対する心臓リハビリテーションは，最高レベルに相当する「クラスI，エビデンスレベル A，Minds 推奨グレード A，Minds エビデンス分類 I」を獲得しており，心臓リハビリテーションは最高レベルの医療であることが示されている[34]．COPD における呼吸リハビリテーションの効果として，運動耐容能の改善，呼吸困難の軽減，健康関連 QOL の向上，入院回数と日数の減少，不安・抑うつの軽減，急性増悪の回復促進の 6 項目が最高評価の「A 評価」を受けている[35]．「透析患者における運動療法は，運動耐容能，歩行機能，身体的 QOL の改善効果が示唆されるため，行うことを推奨する」が 1 B と最高である[36]．NAFLD/NASH では運動による肝の組織学的変化は明らかになっていないが，運動療法単独でも NAFLD 患者の肝機能，肝脂肪化は改善するため行うことを推奨する「推奨の強さ：強（合意率 100%），エビデンスレベル：B（中程度のエビデンスレベル）」とされている[37]．なお，運動療法に際しては，原則として事前の運動負荷試験による運動療法の適応の有無の確認や，各疾患の重症度に応じた運動処方，運動中止基準があり，それらは本書の各項で詳述する．

7 HIF と低酸素応答[38]

運動により筋肉に血液がシフトすると，さまざまな臓器血流が減り，臓器レベルで低酸素状態になる危険を伴う．また，腎臓では尿を濃縮する必然性から尿細管が皮質表層から深部髄質に向けて垂直に走行しており，その周囲において動静脈が密接に並行して走行するため，動静脈間酸素シャントが形成され，深部に向かうに伴い酸素分圧が低下する．

生体を構成するすべての細胞には，低酸素状態に適応するための分子機構が備わっている．その中心的な役割を果たすのが，低酸素誘導因子（hypoxia-inducible factor；HIF）である．腎臓において尿細管上皮細胞に HIF-1α が，間質線維芽細胞や血管内皮細胞に HIF-2α の発現が確認されている．

プロリン水酸化酵素（PHD）は，HIF-α のプロリン残基を水酸化する．プロリン水酸化は HIF-α と E3 ユビキチンリガーゼ複合体の親和性を高め，プロテアソーム分解を促進する．低酸素条件下では PHD 酵素活性が減弱するために HIF-α が分解を逃れ，安定化する．同様に，薬理学的に PHD を阻害することで HIF が活性化することから，HIF 安定化薬として PHD 阻害薬が開発された．

HIF の標的遺伝子は EPO の他，血管新生や嫌気性代謝，炎症，細胞外基質代謝などに関与する 100 〜 200 種類が報告されている（**図 2-21**）[38]．したがって，PHD 阻害薬による HIF の活性化は広範な作用を有し，腎性貧血治療の枠を超えて低酸素臓器障害の病態にも影響を及ぼす可能性が考えられる．いくつかの疾患モデルでは炎症や酸化ストレスを抑制して病態軽減をもたらす一方，間質線維化の増悪や多発性嚢胞腎における嚢胞の増大など，HIF が病態の進展・増悪に寄与するリスクも報告されており，PHD 阻害薬による HIF 活性化が腎臓にもたらす影響は原疾患や病期に強く依存するものと考えられる．他方で，近年のヒト臨床試験のデータから，PHD 阻害薬に糖・脂質代謝の改善作用があることがうかがえ，糖尿病や肥満を伴う腎障害に対する有効性が検討されている．PHD 阻害薬が CKD の腎臓に与える影響は多面的であり，疾患文脈ごとに慎重に知見を蓄積する必要がある．

（上月正博）

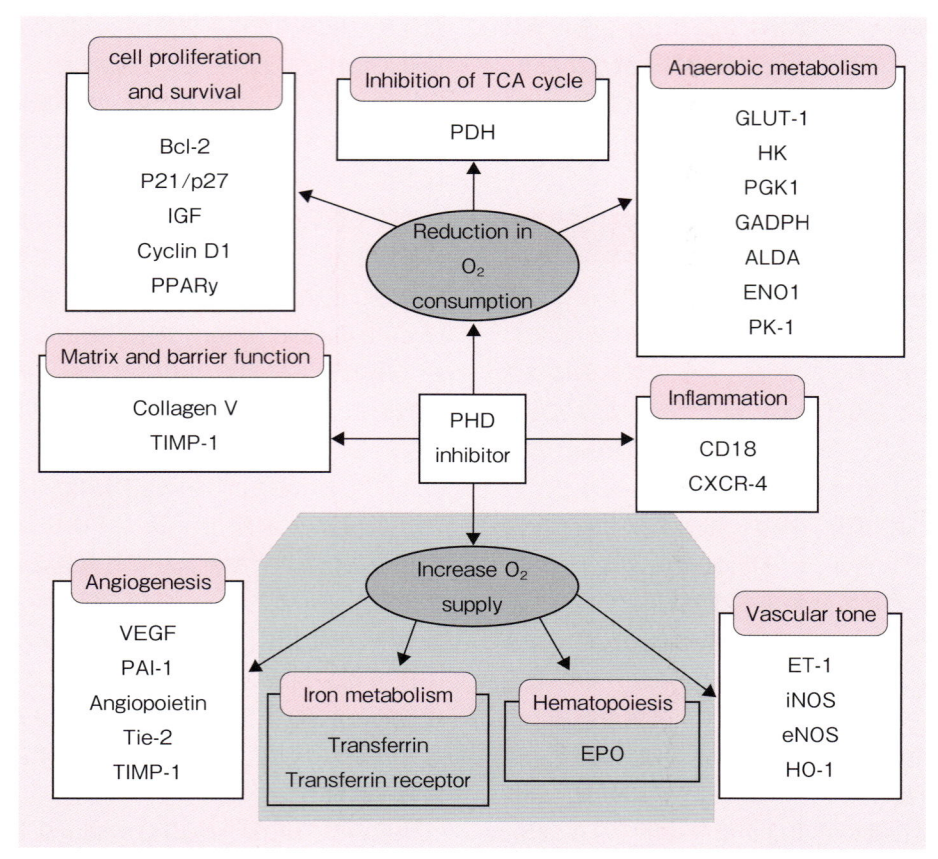

図 2-21　PHD 阻害薬によって HIF の活性化がもたらす多面的影響
PHD 阻害薬によって全身で HIF が活性化されると，赤血球造血や鉄代謝に関連する遺伝子群が誘導される（中央下部，灰色囲み部分）他，血管新生や嫌気性代謝，細胞外マトリックス代謝や炎症など，さまざまな役割を担う遺伝子群が協調的に誘導される．

（田中哲洋，2020[38]）

Ⅳ　運動と呼吸循環

　身体運動は骨格筋の収縮によって遂行されるが，その際に必要なエネルギーの産生は無酸素的にも有酸素的にも可能である．しかし，無酸素的な代謝はエネルギー産生の面で非効率的であるうえに，代謝産物である乳酸の蓄積が代謝系そのものを抑制するため，運動は長続きしない．したがって，持久性運動のような長時間の骨格筋運動の継続のためには，外気と運動筋組織間のガス交換が適切に行われ，十分な酸素の供給下にグリコーゲン，グルコース，脂肪酸などのエネルギー基質を利用する有酸素的代謝によってエネルギー産生がまかなわれる必要がある．このために生体では呼吸器系（外気と血液間のガス交換：外呼吸），心血管系（肺と組織間におけるガスの運搬），骨格筋（末梢組織における細胞レベルでのガス交換：内呼吸および代謝機構）が互いに連関し，各々の運動時に合目的的な生理的反応を示す．このうち呼吸器系と心血管系の反応を中枢反応，骨格筋における反応を末梢反応とよぶ．

1　運動と呼吸

1）運動時における呼吸器系の役割

　換気量と肺拡散能が増加することにより，運動に伴う需要の増大に応じた酸素を血液に供給する．

2）運動時の呼吸調節機序

　運動に伴う動脈血の酸素分圧（P_{O_2}）や pH の低下あるいは二酸化炭素分圧（P_{CO_2}）の上昇は，大動脈体（大動脈弓正中部）や頸動脈小体（頸動脈洞）に存在する化学受容器で感知され，延髄の呼吸中枢に求心性に伝達される．その結果，呼吸を促進するべく肋間神経や横隔神経を介して遠心性に呼吸筋が刺激される．さらに肺胞壁に存在する伸展受容器の情報や体温上昇なども呼吸の調節に関与する．

3）運動時の呼吸器系諸標の変化

(1) 換気量

　1 回換気量，呼吸数ともに運動により増加する．1 回換気量は成人健常者で安静時 $400 \sim 600$ ml であるが，最大運動時には $2,000 \sim 2,500$ ml に達する．呼吸数も安静時の $11 \sim 17$ 回／分から最大運動時には $30 \sim 40$ 回／分まで増加する．したがって，1 回換気量と呼吸数の積で表される分時換気量は，安静時の $5 \sim 8$ l／分が最大運動時には $70 \sim 100$ l／分まで増加する．一般に，低強度の運動では主として 1 回換気量の増加により，高強度の運動では呼吸数の増加により分時換気量が増加する．運動強度と分時換気量はほぼ直線関係をなすが，嫌気性代謝閾値（anaerobic threshold；AT）を超えると，分時換気量の増加がより著明となり急勾配となる．

(2) 肺拡散能

　酸素や二酸化炭素は，その圧勾配（O_2 分圧，CO_2 分圧）に従い肺胞と血液間を拡散する．したがって，酸素は高濃度の肺胞から低濃度の肺毛細血管に，二酸化炭素は逆に高濃度の肺毛細血管から低濃度の肺胞へと移動することになる．肺拡散能の規定因子には，肺胞面積，肺胞壁の厚さ，肺毛細血管流量などが挙げられ，加齢により低下する．また，肺拡散能は運動強度の増加に伴い増大する．

2　運動と循環

1）運動時における循環器系の役割

　筋活動に必要な酸素やエネルギー基質を運動筋に供給し，代謝の結果生じた二酸化炭素や乳酸などを除去するための運搬機能が主要な役割である．また，運動時の代謝に必要な内分泌因子（カテコールアミン，インスリン，グルカゴンなど）の運搬や，運動の結果生じる熱の放散機能も重要である．

2）運動時の循環調節機序

　交感神経の活動亢進と迷走神経緊張の解放により，心拍出量は増加する．また，活動筋における血管拡張および非活動筋や腎臓，内臓領域の血管収縮により，血流の再分布が生じる．これらは以下の機序によると考えられる[39]．

　①自律神経の高位中枢である大脳皮質運動領域，辺縁系あるいは視床下部からの中枢指令（central command）が，脳幹や脊髄の心臓血管運動中枢に伝達され，迷走神経の緊張低下と交感神経活動の亢進がもたらされる．

　②運動筋の収縮による血流遮断，血流不足が，酸素やグルコースの不足を生じさせて乳酸の蓄積をもたらし，筋の化学受容器（muscle chemical receptor）を介する脳幹部の交感神経中枢の活性亢進をもたらす．

　③運動筋の収縮による筋の機械的受容器（muscle mechanoreceptor）の刺激が，交感神経活性を亢進させる．

　④活動筋において交感神経コリン作動性血管拡張および二酸化炭素，水素イオン（H^+），カリウムイオン（K^+）などによる代謝性血管拡張が生じる．

3）運動時の循環器系諸標の変化

(1) 心拍数 (heart rate；HR)

　安静時は主として副交感神経の影響下にあり，通常は $60 \sim 80$ 拍 / 分であるが，運動時は交感神経の活性亢進，副交感神経の活性低下および血中カテコールアミンの増加により，運動強度に比例して増加する．健常者の最大心拍数は加齢により減少し，年齢別の予測式は種々報告されているが，簡便には［220 − 年齢］（拍 / 分）で示され，その際の標準偏差は ± 10 拍 / 分とされる[40]．

(2) 1 回拍出量 (stroke volume；SV)

　健常者の立位では，安静時の $70 \sim 90$ ml が運動により $100 \sim 120$ ml と 2 倍程度の増加が可能である．安静から中等度の運動までは運動強度に伴って増加するが，それ以後はほぼ一定となる．この運動に伴う SV の増加の機序は以下のように考えられる．

　①運動筋の緊張は静脈を圧迫するが（筋肉ポンプ），血液は静脈弁により逆流が阻止され中心静脈へと送られるため静脈還流が増加する．

　②運動に伴う換気量の増大は，吸気時の胸腔陰圧を増強させるため，静脈還流を増大させる．

　③静脈還流の増加は心筋を伸張させるため，フランク・スターリング（Frank-Starling）機序が働き，心筋収縮力が増強する．

　④運動時における交感神経の活動亢進も心筋収縮力を高める．

(3) 心拍出量 (cardiac output；CO)

　［CO（l / 分）= SV（ml）× HR（拍 / 分）］で示される．健常者では安静時に $4 \sim 5$ l / 分であ

るが，最大運動時は $20 \sim 30$ l / 分まで増加する．上記のように中等度の運動にて SV は一定となるため，運動に伴う CO の増加は中等度の運動までは SV と HR の両者により，それ以後は主として HR に依存することになる．

(4) 体血圧

　歩行，ジョギング，水泳などの等張性運動では，心拍出量の増加のため収縮期血圧は上昇するが，運動筋の血管は拡張し，総末梢血管抵抗は減少するため，拡張期血圧はほとんど変化しない．この結果，脈圧は増加する．これに対し，重量挙げや腕立て伏せなどの等尺性運動では，筋肉の急激な収縮による血管の圧迫が末梢血管抵抗を増加させるため，収縮期血圧，拡張期血圧はともに上昇する．

(5) 血流の再分布

　運動時には，運動の遂行に必要な臓器，部位への血流が著明に増大し，効率的なガス交換が行われるために有利となる．最大運動時における血流は，運動筋で 20 倍，心臓（冠脈）で 5 倍に増加するが，脳では 1.1 倍とほぼ不変であり，非運動筋や腎臓および他の内臓領域では減少する．皮膚での血流は中等度の運動までは増加し，運動に伴って発生する熱の放散に寄与するが，それ以上の運動では運動筋への血流を増加させるために血管は収縮し，体温調節が不十分となる．これらは，活動筋における交感神経コリン作動性血管拡張や二酸化炭素濃度の上昇，乳酸産生などの代謝性の変化による血管拡張と，非運動筋や内臓領域での交感神経性血管収縮により調節される．

（上月正博）

Ⅴ　運動と臓器障害

1　最大酸素摂取量に影響を与える障害

　前述のような運動時の生理反応は，運動筋における有酸素的代謝を可能にするためのものであるが，その総合的な能力は，運動負荷試験における

最大酸素摂取量（$\dot{V}O_2$ max）を測定することによって知ることができる．

　$\dot{V}O_2$ max は運動によって体内に摂取し得る最大の酸素量であり，外気中の酸素を身体組織へ運搬し利用する最大能力を意味する．Fick の原理による酸素摂取量（$\dot{V}O_2$）は以下の式で示される．

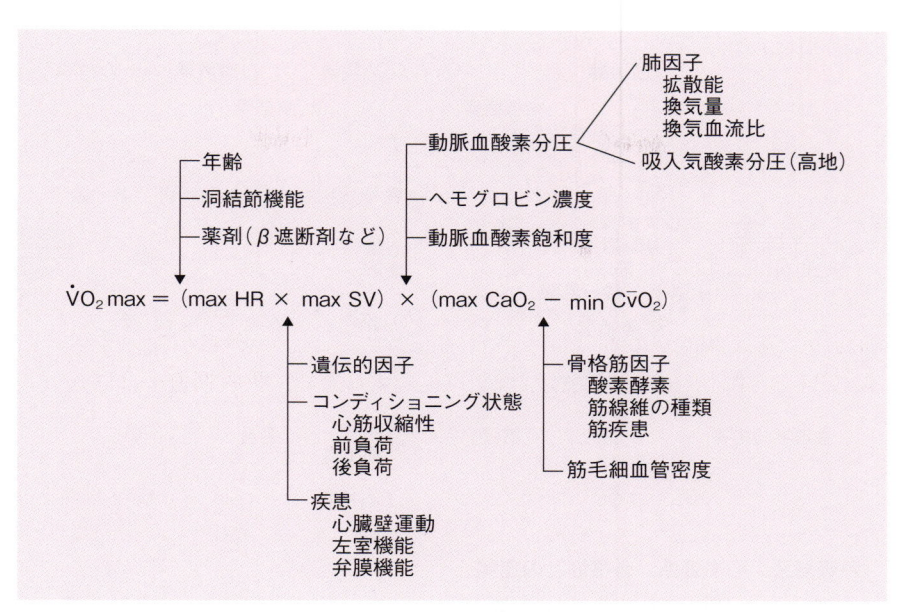

図2-22　Fickの式をもとにしたVO₂maxに影響を与える因子の説明

(Fardy, et al, 1988[40])

$$\dot{V}O_2 = CO \times (CaO_2 - C\bar{v}O_2)$$

（CO：心拍出量，CaO₂：動脈血酸素濃度，C$\bar{v}$O₂：混合静脈血酸素濃度，CaO₂ － C$\bar{v}$O₂：動静脈酸素較差）

ここで，CO = HR × SV なので，

$$\dot{V}O_2 = HR \times SV \times (CaO_2 - C\bar{v}O_2)$$

となり，$\dot{V}O_2$ は HR，SV，CaO₂ で示される酸素の運搬能力と CaO₂ － C$\bar{v}$O₂ で示される組織の酸素利用能で規定される．

したがって $\dot{V}O_2$max は

$$\dot{V}O_2max = maxHR \times maxSV \times (maxCaO_2 - minC\bar{v}O_2)$$

となり，運動に際しての，①最大心拍数（maxHR），②最大1回拍出量（maxSV），③動脈血の最大の酸素濃度（maxCaO₂），④運動筋における最大の血中からの酸素取り込み（結果的に minC$\bar{v}$O₂ で示される），によって決定される．このいずれかに制限をきたす状態が存在すれば，有酸素能，すなわち運動耐容能は低下する（**図2-22**）[40]．maxHR の減少は，心臓の洞機能不全や伝導障害，あるいはβ遮断剤などの服用下で生じ，maxSV の減少は，虚血性心疾患，弁膜疾患，心筋症あるいは非活動的な生活に伴う脱調節において認めら

れる．また，CaO₂ は，動脈血酸素分圧（PaO₂），ヘモグロビン濃度，ヘモグロビンの酸素親和性に依存する．maxCaO₂ の低下は，COPD や間質性肺疾患などの呼吸器疾患によって換気や拡散が障害され，動脈血酸素分圧が低下する際や，貧血の存在，あるいは喫煙によって一酸化炭素ヘモグロビンが増加した場合に認められる．これに対して，C$\bar{v}$O₂ の上昇は，筋毛細血管や骨格筋内のミトコンドリアや酸化酵素の減少する神経筋疾患や脱調節において生じる．

一方，運動は既存の臓器障害の増悪因子にもなり得る．前述のように，運動に伴う血流の再分布は内臓領域の血流を低下させるため，重篤な腎疾患などの内臓疾患が存在する際には，長時間の過大な運動はその機能をさらに低下させる原因にもなる．また，運動に伴う心拍数や血圧の上昇は，心筋酸素需要量を増加させるため，急性心筋梗塞や心筋炎，あるいは不安定狭心症，重症不整脈，肥大型心筋症といった急性期や不安定な状態の心疾患では，重篤な症状を誘発する危険がある．すでに低酸素血症や高炭酸ガス血症を認める呼吸不全においても，過度の運動はいっそうの低酸素血症を招来し，肺高血圧症の発症，進展につながる

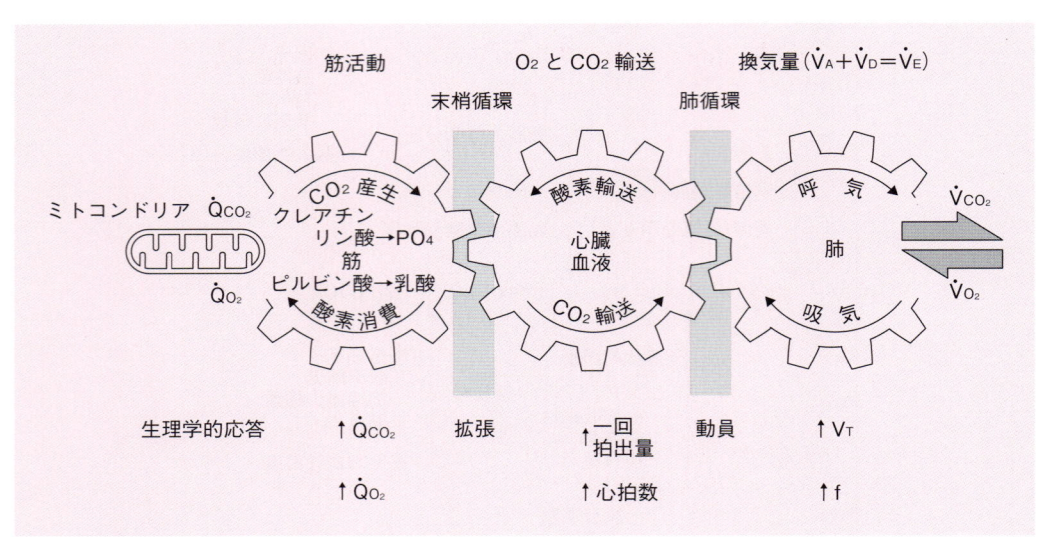

図 2-23　呼吸器系，心血管系，骨格筋との連関

$\dot{V}_A$：肺胞換気量，$\dot{V}_D$：生理的死腔，$\dot{V}_E$：肺換気量，$\dot{Q}_{CO_2}$：二酸化炭素産生量，$\dot{Q}_{O_2}$：酸素消費量，$\dot{V}_{CO_2}$：二酸化炭素排泄量，$\dot{V}_{O_2}$：酸素摂取量，V_T：1 回換気量，f：呼吸数　　　　　　（原典 Wasserman K, et al, 1987）

（渡辺裕志，1999[41]　より）

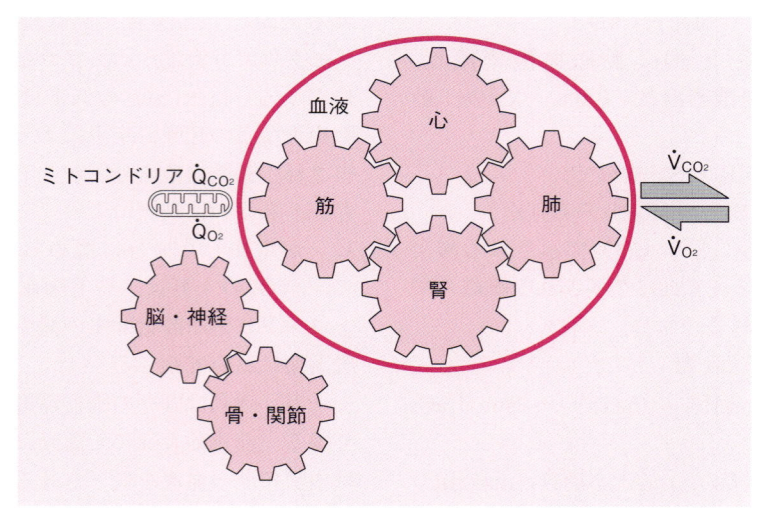

図 2-24　最大酸素摂取量を規定する 5 つの因子（心，肺，腎，血液，筋）

（上月正博，2018[42]）

ため注意が必要である．しかし，これらの疾患においても，不必要な運動制限は，後述するように全身の脱調節を招き，運動耐容能の増悪をきたすため避けねばならない．要は個々の症例における運動耐容能の原因と程度を十分把握したうえで，適切な運動許容範囲と運動療法の適応を決定することが重要である．

$\dot{V}O_2$max は，これまで Wasserman により心臓，肺，筋肉，血液の 4 因子で規定されるとされてきた（**図 2-23**）[41]．しかし，最近は腎臓も大きな影響を及ぼすことが明らかになり，心臓，肺，筋肉，血液に腎臓を加えた 5 因子で規定される（**図 2-24**）[42, 43]．心臓，肺，腎臓の機能を改善することはなかなか困難だが，鉄剤やエリスロポ

◎最大（max）あるいは最高（peak）酸素摂取量
◎下肢筋力

○歩行速度
○握力
○左心駆出率（EF）
○肺活量（VC）（肺年齢）
○糸球体濾過量（eGFR）

○暦年齢

△血管年齢
△ BMI

関与度が大きいほど大きな文字で表現している.
図 2-25　人の寿命は何で決まりますか？

（上月正博，2018[42]）を一部改変）

エチン投与による貧血改善と，有酸素運動による持久力訓練ならびに筋力増強訓練により，血液と筋の機能を改善することはそれほど困難なことではない．**図 2-25** に示すように，$\dot{V}O_2 max$ や $peak\dot{V}O_2$ は，BMI，血管年齢，EF，VC，eGFR などよりも生命予後を規定することが，健常者のみならず，さまざまな疾患患者で示されている[42,43]．

2　身体トレーニング（持久性訓練）および廃用（脱調節）による循環系の変化

長期の安静臥床などの精神，身体活動の不必要な制限や身体非活動によって生じる能力低下を，廃用（disuse）あるいは脱調節（deconditioning：デコンディショニング）といい，循環器系を中心に運動耐容能の低下がもたらされる．長期の安静臥床は安静および最大運動時の SV の低下を招き，その代償作用として脈拍数は増加するものの，十分には代償されず，結果として $\dot{V}O_2 max$ は低下する．SV の低下の要因としては，①循環血液量の減少，② vasomotor control の障害，③心筋機能の低下が考えられる[44]．また，骨格筋における有酸素代謝能の低下も廃用あるいはデコンディショニング時の $VO_2 max$ の低下に関与する．一方，運動トレーニングを行うことにより $VO_2 max$ は増加し運動耐容能は向上する．これは主として動静脈酸素較差の増大で示される末梢効果と考えられるが，maxSV の増加も認められ，中枢効果も一部関与すると考えられている[45]．身体トレーニングによる運動効果は，①トレーニング前の運動耐容能，②年齢，③トレーニング強度に関係し，運動耐容能の低い者ほど，若年であるほど，運動強度が高いほど効果は大である．

（上月正博）

Ⅵ　運動療法と運動負荷試験

1　リスクの層別化

運動療法の有効性はその危険性をはるかに上回って初めて認められるべきものであり（**表 2-9**）[46]，薬物治療により十分疾患がコントロールされていなければ勧められるものではない．運動療法の適応と禁忌について十分検討することが必要である．米国心臓協会（AHA）は運動療法のリスクについて，対象者の疾患重症度や臨床的特徴，運動耐容能，既往歴などによって 4 つのク

表 2-9　運動により起こり得る疾患とそのリスク因子

運動により起こり得る疾患	リスク因子
1. 突然死，心不全，心筋梗塞，狭心症，不整脈，大動脈瘤破裂，大動脈解離	虚血性心疾患，心筋症，不整脈，伝導障害，高血圧，脂質異常症，動脈硬化
2. 呼吸不全	COPD，塵肺，間質性肺炎
3. 脳卒中	心房細動，高血圧，脂質異常症，動脈硬化
4. 間歇性跛行	末梢動脈疾患，脊椎管狭窄
5. 骨折，関節・筋・腱の損傷	変形性関節症，リウマチ，痛風，椎間板ヘルニア，骨粗鬆症，骨軟化症
6. 肺梗塞	下肢静脈瘤，肥満
7. 気管支喘息	運動誘発性喘息
8. 糖尿病性ケトアシドーシス	糖尿病

（上月正博，2007[46]）

表 2-10　運動療法のリスク分類

クラス A（外見上は健康な人）	
対象者	このクラスには，以下が含まれる A-1：小児，青年，男性＜ 45 歳，症状のない，または心臓病がない，または主要冠動脈危険因子がない閉経前の女性 A-2：男性≧ 45 歳，閉経後の女性で心臓病の症状や存在がない．もしくは 2 つ未満の主要冠動脈危険因子がある A-3：男性≧ 45 歳，閉経後の女性で心臓病の症状や存在がない．もしくは 2 つ以上の主要冠動脈危険因子がある ＊クラス A-2，特にクラス A-3 に分類される人は，激しい運動をする前に健康診断を受け，場合によっては医学的に管理された運動負荷試験を受けることが推奨される．
活動のガイドライン	基本指針以外は制限なし
監視の必要性	不要
心電図と血圧モニタリング	不要
クラス B（激しい運動による合併症のリスクは低い安定した心血管疾患があるが，外見上は健康な人に比べてわずかに大きいリスクがある）	
対象者	このクラスには，以下の診断のいずれかに該当する個人が含まれる 1. 冠動脈疾患（心筋梗塞，冠動脈バイパスグラフト，経皮的冠動脈インターベンション，狭心症，運動負荷検査異常，および冠動脈造影異常）；病状が安定しており，以下の臨床的特徴を有する患者を含む． 2. 弁膜症性心疾患（重度の狭窄症または逆流症を除く）で，以下のような臨床的特徴を有するもの 3. 先天性心疾患；先天性心疾患患者のリスク層別化は，第 27 回ベセスダ会議勧告に従う 4. 心筋症：LVEF が 30％以下；以下に示すような臨床的特徴を有する安定した心不全患者を含む．肥大型心筋症または最近の心筋炎は除く 5. クラス C に概説されている高リスク基準のいずれにも該当しない運動負荷検査異常
臨床的特徴	（以下のすべてを含む必要がある） 1. NYHA 心機能分類 I または II 2. 運動能力＞ 6 MET 3. 心不全がない 4. 安静時または 6 MET 以下の運動負荷試験で心筋虚血または狭心症を認めない 5. 運動時に収縮期血圧の適切な上昇を認める 6. 安静時または運動時の持続性心室頻拍または非持続性心室頻拍を認めない 7. 活動の強度を自己監視する十分な能力
活動のガイドライン	主治医の承認と資格を持った人による運動処方で，活動は個別化されるべきである

ラスに分け，クラスごとに活動，監視の必要性，心電図と血圧モニタリングについての指針を示している（**表 2-10**）[34, 47]．

表 2-10　運動療法のリスク分類（つづき）

監視の必要性	医学的な監視は運動処方初期のセッションで効果的である． 運動処方初期以外のセッションでは，適切なトレーニングを受けた医療従事者以外の者による監督が必要． 医療従事者は，高度心臓救命処置（ACLS）のトレーニングを受け，認定されている必要がある． 医療従事者以外の者は，基本的なライフサポート（心肺蘇生法を含む）のトレーニングを受け，認定を受けていなければならない．
心電図と血圧モニタリング	運動処方初期のトレーニング中に有用
クラス C*（運動中の心疾患のリスクが中等度から高度，活動の自己管理ができない，推奨される活動レベルを理解できない）	
対象者	このクラスには，以下の診断のいずれかに該当する個人が含まれる 1. 以下の臨床的特徴を有する冠動脈疾患 2. 以下のような臨床的特徴を有する重度の狭窄または逆流を除く弁膜症性心疾患 3. 先天性心疾患；第 27 回ベセスダ会議の勧告に従って，先天性心疾患患者のリスク層別化を行うべき 4. 心筋症：LVEF が 30% 以下．以下に示すような臨床的特徴を有するが，肥大型心筋症または最近の心筋炎ではない心不全を有する安定した患者を含む 5. コントロールが不十分な複雑な心室性不整脈
臨床的特徴	（以下のいずれか） 1. NYHA 心機能分類 III または IV 2. 運動負荷検査の結果 3. 運動耐容能＜ 6 MET 4. ＜ 6 MET の運動強度で狭心症または虚血性 ST 低下 5. 運動中の収縮期血圧が安静時より低下 6. 運動時の非持続性 VT 7. 以前に心停止のエピソードがある（すなわち，急性心筋梗塞の最中や心臓手術中に心停止は起こらなかったが）． 8. 生命を脅かす可能性があると医師が考えている医学的な問題がある
活動のガイドライン	主治医の承認と資格を持った人による運動処方で，活動は個別化されるべきである
監視の必要性	安全性が確立されるまで，すべてのセッションで，医学的な監視を行う．
心電図と血圧モニタリング	安全性が確立されるまで，運動セッション中は継続的に行う
クラス D**（活動制限のある不安定な疾患）	
対象者	この分類には，次のいずれかに該当する個人が含まれる 1. 不安定な冠動脈疾患 2. 重症で症状のある弁膜症性心疾患 3. 先天性心疾患；先天性心疾患患者におけるエクササイズコンディショニングを禁止するリスクの基準は，第 27 回ベセスダ会議の勧告に従うべきである． 4. 代償されていない心不全 5. コントロールされていない不整脈 6. 運動によって悪化する可能性のあるその他の病状
活動のガイドライン	コンディショニングを目的とした活動は推奨されない． 注意は，患者の治療とクラス C 以上に回復させることに向けられるべきである． 日常生活動作は，患者の主治医による個別の評価に基づいて処方されなければならない．

*：監督下での一連の運動セッションを正常に終了したクラス C の患者は，所定の強度での運動の安全性が，適切な医療従事者によって十分に確認されていることと，患者が自己監視能力を実証することを条件に，クラス B に再分類することができる．
**：コンディショニングを目的とした運動は薦められない．
（日本循環器学会 / 日本心臓リハビリテーション学会．2021 年改訂版 心血管疾患におけるリハビリテーションに関するガイドライン．https://www.j-circ.or.jp/cms/wp-content/uploads/2021/03/JCS2021_Makita.pdf．2024 年 10 月閲覧）

2　運動療法と運動負荷試験の禁忌

運動療法ではさまざまな種類，病期や重症度の心血管疾患が対象となるため，運動療法または運動負荷試験の禁忌を十分理解しておくことが，安全で効果的な運動療法を行ううえで必須である．

表 2-11　運動負荷試験の禁忌

絶対的禁忌

1. ２日以内の急性心筋梗塞
2. 内科治療により安定していない不安定狭心症
3. 自覚症状または血行動態異常の原因となるコントロール不良の不整脈
4. 症候性の重症大動脈弁狭窄症
5. コントロール不良の症候性心不全
6. 急性の肺塞栓または肺梗塞
7. 急性の心筋炎または心膜炎
8. 急性大動脈解離
9. 意思疎通の行えない精神疾患

相対的禁忌

1. 左冠動脈主幹部の狭窄
2. 中等度の狭窄性弁膜症
3. 電解質異常
4. 重症高血圧*
5. 頻脈性不整脈または徐脈性不整脈
6. 肥大型心筋症またはその他の流出路狭窄
7. 運動負荷が十分行えないような精神的または身体的障害
8. 高度房室ブロック

*：原則として収縮期血圧＞ 200 mmHg，または拡張期血圧＞ 110 mmHg，あるいはその両方とすることが推奨されている．
（日本循環器学会／日本心臓リハビリテーション学会．2021 年改訂版 心血管疾患におけるリハビリテーションに関するガイドライン．https://www.j-circ.or.jp/cms/wp-content/uploads/2021/03/JCS2021_Makita.pdf.　2024 年 10 月閲覧）

運動療法と運動負荷試験の適否を正しく判断するために，現在の自覚症状，現病歴，既往歴，家族歴，運動習慣などの生活習慣に加えて，安静時検査としての血圧・脈拍測定，12 誘導心電図検査などから得られた基本的な診療情報を参考にする．心エコー検査，ホルター心電図検査，冠動脈造影検査などからの詳細な情報も必要となることがある．リスクが高い場合は禁忌と判断する．

　運動負荷試験の禁忌について**表 2-11** に示す[34]．表中の絶対的禁忌は，その有益性が運動負荷により生じ得る心イベントなどのリスクを上回ることがない状況であり，相対的禁忌の場合には，個々の症例で運動負荷試験の有益性がリスクを上回るときに負荷試験を施行することになる．また，積極的な運動療法を行ううえでの絶対的禁忌と相対的禁忌について**表 2-12** に示す[34]．

表 2-12　積極的な運動療法が禁忌となる疾患・病態

絶対的禁忌

1. 不安定狭心症または閾値の低い（平地のゆっくり歩行［２ MET］で誘発される）心筋虚血
2. 過去３日以内の心不全の自覚症状（呼吸困難，易疲労感など）の増悪
3. 血行動態異常の原因となるコントロール不良の不整脈（心室細動，持続性心室頻拍）
4. 手術適応のある重症弁膜症，とくに症候性大動脈弁狭窄症
5. 閉塞性肥大型心筋症などによる重症の左室流出路狭窄
6. 急性の肺塞栓症，肺梗塞および深部静脈血栓症
7. 活動性の心筋炎，心膜炎，心内膜炎
8. 急性全身性疾患または発熱
9. 運動療法が禁忌となるその他の疾患（急性大動脈解離，中等症以上の大動脈瘤，重症高血圧*1，血栓性静脈炎，２週間以内の塞栓症，重篤な他臓器疾患など）
10. 安全な運動療法の実施を妨げる精神的または身体的障害

相対的禁忌

1. 重篤な合併症のリスクが高い発症２日以内の急性心筋梗塞*2
2. 左冠動脈主幹部の狭窄
3. 無症候性の重症大動脈弁狭窄症
4. 高度房室ブロック
5. 血行動態が保持された心拍数コントロール不良の頻脈性または徐脈性不整脈（非持続性心室頻拍，頻脈性心房細動，頻脈性心房粗動など）
6. 最近発症した脳卒中*3
7. 運動負荷が十分行えないような精神的または身体的障害
8. 是正できていない全身性疾患*4

禁忌でないもの

1. 高齢者
2. 左室駆出率低下
3. 血行動態が保持された心拍数コントロール良好な不整脈（心房細動，心房粗動など）
4. 静注強心薬投与中で血行動態が安定している患者
5. 補助人工心臓（LVAD），植込み型心臓電気デバイス（永久ペースメーカ，植込み型除細動器［ICD］，両室ペーシング機能付き植込み型除細動器［CRT-D］など）装着

*1：原則として収縮期血圧＞ 200 mmHg，または拡張期血圧＞ 110 mmHg，あるいはその両方とすることが推奨されている．
*2：貫壁性の広範囲前壁心筋梗塞，ST 上昇が遷延するものなど．
*3：一過性脳虚血発作を含む．
*4：貧血，電解質異常，甲状腺機能異常など．
（日本循環器学会／日本心臓リハビリテーション学会．2021 年改訂版 心血管疾患におけるリハビリテーションに関するガイドライン．https://www.j-circ.or.jp/cms/wp-content/uploads/2021/03/JCS2021_Makita.pdf.　2024 年 10 月閲覧）

3 運動療法中と運動負荷試験中の中止基準

運動負荷の中止基準は多くのガイドラインや成書に明示されているが，エビデンスは必ずしも十分ではない．心不全をはじめとする各種疾患のガイドラインでβ遮断薬内服が推奨される心血管疾患（CVD）においては，心拍数による到達目標や中止基準の設定に疑問をもつ場面も少なくなく，心房細動患者やペースメーカ植込み患者においても，その他のCVDと同様の目標心拍数や中止基準設定が適切に機能するとは考えにくい．本来は疾患や重症度ごとの運動中止基準を設定すべきであるが，心臓リハビリテーションにおける運動療法においては，運動強度の基準はpeak $\dot{V}O_2$ の40〜80%とされており，運動処方作成のみを目的とした検査では，状況によっては過負荷となる危険性があり，より臨床現場に即した具体的な実施基準が必要である．

運動療法における運動中止基準としては，患者の病態や併存疾患，投薬内容などによって中止基準を勘案すべき相対的中止基準と，原則的に運動を中止すべき状態と考えるべき絶対的中止基準とに分けて考える．運動療法における一般原則としての絶対的中止基準と相対的中止基準を**表2-13**に示す[34]．相対的中止基準のうち2項目以上が同時に出現した場合には，絶対的中止基準と同等と判断し，ただちに運動を中止すべきである．運動中の患者が運動の中止を希望した場合は，その理由によらず，ただちに運動を中止する．運動療法実施中に同一運動強度での胸部症状（胸痛，息切れ，動悸）やその他の自覚症状（低血糖発作，不整脈，めまい，頭痛，下肢痛，強い疲労感，気分不良，関節痛や筋肉痛など）の悪化を認める場合，特にその運動強度を弱めた場合においてもこれらの自覚症状の増悪が続く場合には運動を中止すべきである．

表2-13 運動療法実施中の中止基準

絶対的中止基準

- 患者が運動の中止を希望
- 運動中の危険な症状を察知できないと判断される場合や意識状態の悪化
- 心停止，高度徐脈，致死的不整脈（心室頻拍・心室細動）の出現またはそれらを否定できない場合
- バイタルサインの急激な悪化や自覚症状の出現（強い胸痛・腹痛・背部痛，てんかん発作，意識消失，血圧低下，強い関節痛・筋肉痛など）を認める
- 心電図上，Q波のない誘導に1mm以上のST上昇を認める（aV_R，aV_L，V_1誘導以外）
- 事故（転倒・転落，打撲・外傷，機器の故障など）が発生

相対的中止基準

- 同一運動強度または運動強度を弱めても胸部自覚症状やその他の症状（低血糖発作，不整脈，めまい，頭痛，下肢痛，強い疲労感，気分不良，関節痛や筋肉痛など）が悪化
- 経皮的動脈血酸素飽和度が90%未満へ低下または安静時から5%以上の低下
- 心電図上，新たな不整脈の出現や1mm以上のST低下
- 血圧の低下（収縮期血圧<80mmHg）や上昇（収縮期血圧≧250mmHg，拡張期血圧≧115mmHg）
- 徐脈の出現（心拍数≦40/min）
- 運動中の指示を守れない，転倒の危険性が生じるなど運動療法継続が困難と判断される場合

（日本循環器学会／日本心臓リハビリテーション学会．2021年改訂版 心血管疾患におけるリハビリテーションに関するガイドライン．https://www.j-circ.or.jp/cms/wp-content/uploads/2021/03/JCS2021_Makita.pdf．2024年10月閲覧）

4 運動負荷試験

1）目的

運動負荷試験は身体ストレスに対する生理的反応をみるものであり，その目的は診断と機能評価に大別される．リハビリテーションを行う際には，併存症の有無について十分な検討を行う必要がある．患者は高齢であることが多く，虚血性心疾患，高血圧，糖尿病，腎疾患などの疾患を合併していることが多いため，あらかじめ運動負荷試験や血液生化学検査で，フィットネス向上のための運動の適否に関して慎重に検討し，適切な運動許容範囲を決定する必要がある．従来，臨床の場では運動時の心電図変化から虚血性心疾患の診断や治療効果を判定することを主要な目的としていたが，最近では心肺運動負荷試験として連続的な

表 2-14　各種運動負荷試験の比較

	トレッドミル	エルゴメーター	マスター2階段試験	6分間歩行試験	シャトル・ウォーキング試験
仕事量の定量	++	++	+	+	+
運動形式の慣れ	++（高齢者難）	++	+（高齢者難）	++	－（高齢者難）
検査中の測定心電図	+	+	－	－－	－－
血圧	+	+	－	－－	－－
血液サンプル	+	++	－	－	－－
最大運動強度	最も大	大	小	小	大
転倒などのリスク	大	小	大	大	最も大
多人数の検査	困難	可能	困難	可能	可能

呼気ガス分析を併用することにより，運動耐容能を評価する目的でも広く行われている．すなわち，単なる心疾患の診断にとどまらず前述の酸素輸送系の総合的な機能評価とその制限因子を把握し，適切な運動許容量の指導や運動療法にあたっての運動処方を行うためには，心肺運動負荷試験は不可欠なものとなっている．

2）方法

個々の症例における運動耐容能低下の原因と程度を十分把握したうえで，適切な運動許容範囲と運動療法の適応を決定することが重要である．日常よく用いられる運動負荷試験を解説し，**表2-14** に特徴の比較を示す．

(1) 運動負荷試験の行い方と判定基準・禁忌・中止基準・陽性基準

運動能力のゴールドスタンダードは最大酸素摂取量（$\dot{V}O_2max$）とされている．$\dot{V}O_2max$ を測定するためには，症候限界性の負荷を行う必要があるが，障害者や高齢者に症候限界性の負荷をかけることは危険であり，むしろあらかじめ決めた目標心拍数や運動量に達したら負荷を中止する負荷（亜最大負荷）[最高酸素摂取量（peak$\dot{V}O_2$）]を採用するほうが安全である．

運動負荷試験に先立って，虚血性心疾患，骨関節疾患などの既往歴を入念に確認する．さらに，問診や理学的所見，安静時の心電図や胸部単純X線などの医学的な評価を行い，併存症の有無について十分な検討を行い，運動負荷試験の禁忌（表2-11）でないことを確認することが重要である．

運動負荷試験中は，①心拍数，②血圧，③心電図，④SpO_2，⑤自覚症状について測定し記録する．あらかじめ目標として決めた心拍数（目標心拍数）や運動量に達したら負荷を中止する（亜最大負荷）．目標心拍数は，年齢別予想最大心拍数（「220－年齢」で算出）の70％や80％，あるいは簡易計算法として「190－年齢」とすることが多いが，何％までにするかは厳密には患者の病態によって異なる．通常は負荷量の増加に伴って血圧および心拍数は増加するが，その反応性には個体差がある．

どのような負荷方法・様式を用いるにしても安全性が考慮されなければならず，運動負荷中も中止基準（表2-13）に該当しないか慎重に観察することが必要である．糖尿病患者や高齢者では，運動負荷した際に胸痛または胸部不快感などを伴わずに心電図異常を示すいわゆる無痛性心筋虚血が認められやすいため，自覚症状のみに依存するような負荷は危険である．そして，最終的に運動負荷試験陽性基準（**表2-15**）[48] に適合するかどうかをすばやく判定し，その成績に基づいて運動処方を行う．

(2) ramp負荷試験中の生理学的応答とパラメータ

ramp負荷試験中の生理学的応答とパラメータはさまざまであるが，代表的なものとその意義を**図2-26**，**表2-16** に示す[49]．さらに，実際の呼気ガス分析心肺運動負荷試験（CPX）の記録を**図2-27**，**28** に示す[49]．

安静時では，体重当たりの酸素摂取量が約3.5/

表 2-15　運動負荷試験陽性基準

1. 虚血性 ST 低下（水平型および下降型 ST 低下）1 mm（胸部誘導），0.5 mm（四肢誘導）
2. 接合接合型 ST 低下，2 mm 以上でかつ QX/QT ≧ 50%
3. ST 上昇（1 mm 以上）
4. T 波の陰転，陰性 T 波の陽性化
5. 陰性 U 波の出現
6. 心室内伝導障害（右脚ブロック，左脚ブロック）
7. 房室伝導障害（完全および不完全房室ブロック）
8. 多源，多発あるいは連続する心室期外収縮
9. 心房細動，粗動
10. 上室性頻拍，心室頻拍
11. 洞房ブロック，その他の臨床上重要な不整脈の出現

（日本循環器学会・運動に関する診療基準委員会，1991[48]）

分 /kg（＝ 1 MET），R が 0.84 程度，呼吸回数は 12 〜 16 回 / 分，分時換気量（V̇E）は 8 〜 12 l/ 分程度である．その後，自転車エルゴメーターにて 4 分間の 20 W の軽負荷運動でウォームアップを行ったのちに，直線的に運動強度を増加する運動負荷試験（ramp 負荷）を行い，一呼吸ごとのデータを収集した．ramp 負荷中の酸素摂取量（V̇O₂）はほぼ直線的に増加した．一方，二酸化炭素排出量（V̇CO₂）と V̇E は弱い運動強度では直線的に増加したが，強い運動強度になると急に

増加の程度を増した．図 2-26 でみるように V̇O₂ と V̇CO₂ のスロープの変曲点を嫌気性代謝閾値（anaerobic threshold；AT）とよぶ．運動強度が強くなって AT を超えると，無気的代謝により乳酸生成が増加し，それが HCO₃⁻ で緩衝されるときに産生される CO₂ により換気亢進して V̇CO₂ 増加が大となったためである．一方，V̇E は AT を超えても，しばらくは V̇CO₂ と平行して増加するので，AT point から V̇E/V̇O₂ と呼気終末酸素分圧（P_{ETO₂}）は増加する．

一方，全身的な代謝性アシドーシス状態は進行していないので CO₂ に対する過換気は生じず，V̇E/V̇CO₂ と呼気終末二酸化炭素分圧（P_{ETCO₂}）は変化しない．この時期を isocapnic buffering（増加した乳酸が HCO₃⁻ によって緩衝される時期）とよぶ．運動強度が AT を超え，代償性過換気が始まるまでにみられる特異的な現象である．

運動強度がさらに増加し，乳酸産生が増加すると HCO₃⁻ による緩衝が不十分となってアシドーシスが惹起されて呼吸性代謝が始まる．ここを呼吸性代償開始点（RC point）とよび（図 2-26, 27），V̇E は V̇CO₂ の上昇を上回って増加する[49]．これは，乳酸性アシドーシスに対する呼吸性の代

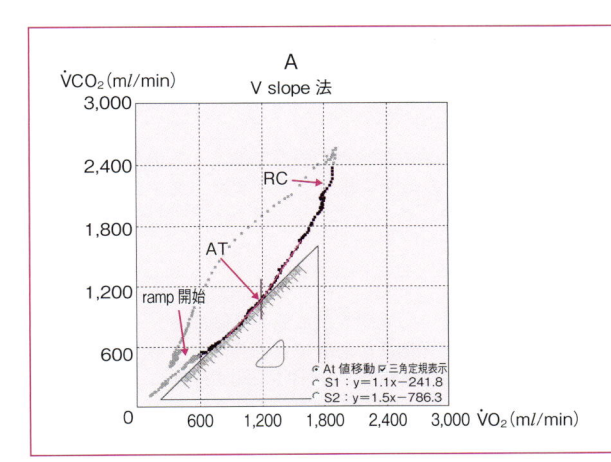
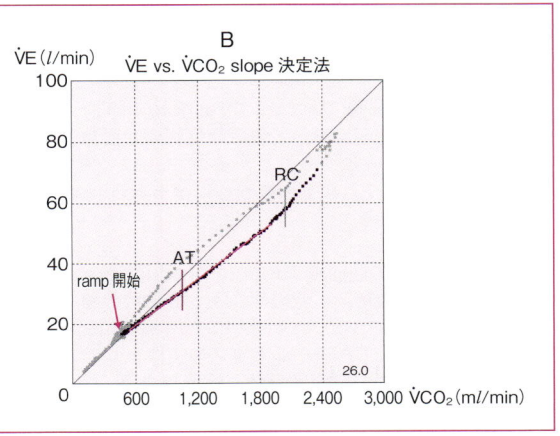

図 2-26　AT と RC のスロープ

A：X 軸を V̇O₂，Y 軸を V̇CO₂ とし，ramp 開始から RC の手前までのデータを 2 本の回帰直線にあてはめ，その交点を求める．V̇O₂ 増加に対する V̇CO₂ の増加が急峻になる時点の V̇O₂ が AT である．
B：X 軸を V̇CO₂，Y 軸を V̇E とし解析区間は ramp 開始から RC までとして一次回帰し，y ＝ ax ＋ b 一次回帰線の a が V̇E vs. V̇CO₂ slope の値となる．

（前田知子，2013[49]）

表 2-16　測定中に得られるパラメータとその生理学的意義

1. 最大酸素摂取量 (maximal $\dot{V}O_2$；$\dot{V}O_2$max)

$\dot{V}O_2$max は全身の酸素運搬能力であり，単位時間内に好気的過程で産生し得る最大のエネルギー量も意味する．循環呼吸器系フィットネスのゴールドスタンダードとされている．運動強度を増加してもそれ以上の増加が認められない際の酸素摂取量で末梢の循環や代謝を含む総合的な心肺予備能力の指標である．その値は年齢，性別，運動習慣などの個人特性や負荷方法により影響を受ける．すなわち，女性より男性で高値であり加齢や非活動的な生活で低値となる．また，トレッドミルによる $\dot{V}O_2$max に比し自転車エルゴメーターでは約 90％，腕クランクでは約 60％程度の値であり，運動に参加する筋群量の差や等張性運動と等尺性運動の要素の割合の差が関与すると考えられる．$\dot{V}O_2$max を測定するためには，症候限界性の負荷を行う必要があるが，障害者や高齢者に症候限界性の負荷をかけることは危険を伴う．そのため，障害者や高齢者では，循環呼吸器系フィットネスの指標として $\dot{V}O_2$max を用いることはあまり実際的でなく，以下に述べる最高酸素摂取量 (peak$\dot{V}O_2$)，嫌気性代謝閾値 (AT) のほうがよく使われる．

2. 最高酸素摂取量 (maximum $\dot{V}O_2$；peak$\dot{V}O_2$)

特定の運動負荷試験で得られた最高の酸素摂取量である．患者や高齢者を対象とする際は最大負荷をかけて $\dot{V}O_2$max を測定することが困難であるため，運動耐容能の指標として $\dot{V}O_2$max の代用として臨床的によく用いられる．ただしその評価には負荷中止に至った理由も考慮しておく必要がある．peak$\dot{V}O_2$ は心不全患者や健常例においても生命予後を反映するのできわめて広い対象に適用可能な予後指標である．peak$\dot{V}O_2$ は運動中の最高酸素輸送能と最高酸素利用能により決定される．前者は心拍出予備力と血管拡張能や骨格筋への灌流圧により，後者は活動筋の量と質，およびその有機的代謝能に依存する．すなわち心不全患者の peak$\dot{V}O_2$ が低下する機序としては，最高心拍出量の減少，血圧低下，血管内皮機能障害による血管拡張能低下，運動制限や廃用萎縮による筋肉量の減少，慢性の低灌流状態に起因する骨格筋ミトコンドリアの数ならびに質の変化，筋のエネルギー代謝にかかわる酸化的リン酸化酵素などの酵素活性の低下などが考えられる．

3. 嫌気性代謝閾値 (Anaerobic threshold；AT)

運動強度を増加させていく際に，有酸素代謝によるエネルギー産生に無酸素代謝によるエネルギー産生が加わる直前の酸素摂取量で，有酸素能力を示す一指標である．最大負荷をかけなくても測定可能な安全かつ客観的な指標であるため，最近好んで用いられる．一般に，筋組織への酸素の供給量が筋組織での酸素必要量を満たす程度の低強度の運動の遂行に必要とされるエネルギーは，有酸素性代謝によって生成されるが，運動強度が増加して筋組織の酸素必要量が酸素供給量より大きくなると，筋組織でのエネルギー生成のために有酸素性代謝に加えて無酸素性代謝が行われるようになり，その結果，筋組織での乳酸濃度が増加し始める．

AT は，患者の筋組織への酸素供給能力が大きい場合ほど高い値を示す．運動障害者の CR フィットネスが同年齢層の健常者に比して低下していることは，AT の低下として明確に示される．ただし，AT を CR フィットネスの指標として用いる場合には，AT の検出には高額な呼気ガス分析装置を必要とすること，酸素療法中の患者では吸気酸素濃度を一定にするために非常に大きな混合ガスの準備が必要であり，AT を測定しがたいことなどの限界がある．

4. 乳酸性閾値 (lactate threshold；LT)

多段階負荷において無酸素性代謝が優勢となり，血中乳酸が増加し始める時点の強度である．この強度は AT とほぼ一致することが多い．LT は，通常 $\dot{V}O_2$max の 55 ～ 65％の強度に相当する．また，血中乳酸値が 4 mmol/l となる点を onset of blood lactate accumulation (OBLA) とよんで，フィットネスの指標にすることもある．

5. 二重積の屈曲点 (double product break point；DPBP)

多段階負荷時の収縮期血圧と心拍数の積である二重積は心筋仕事量，心筋酸素摂取量を反映するが，その屈曲点 (DPBP) が AT や LT と有意の相関を有することが健常者や循環器疾患患者では確認されており，運動障害者の CR フィットネスの指標としても適用可能となることが期待される．DPBP の測定機器はそれほど高価でなく，測定自体も容易である．しかし，脳卒中に合併しやすい心房細動例ではうまく測定できなかったり，CR フィットネスの指標としての理論的な強固な根拠はいまだ乏しい．

6. 運動開始時酸素摂取量時定数 (立ち上がり時定数) (τon)

$\dot{V}O_2$ は，運動開始直後の 20 ～ 40 秒間は急激に上昇し (第 I 相)，その後は定常状態に達するまで指数関数的に上昇する (第 II 相)．この $\dot{V}O_2$ 増加曲線に対し指数回帰を行い，1/e (約 64％) に達するまでの時間が τon である．τon は運動開始時の酸素摂取量の上昇の程度を表現する指標で，運動開始直後にどの程度速やかに心拍出量が増加するかという心血管機能応答特性に関する指標として用いられる．peak$\dot{V}O_2$ や最大

表 2-16　測定中に得られるパラメータとその生理学的意義（つづき）

負荷量とは負の相関を示す．運動開始時の心拍出量増加は後負荷減少，すなわち内皮依存性血管拡張能に依存するところが大きいので，短期間の運動療法でも効果判定に利用できる．

7. 回復期酸素摂取量時定数（立ち下がり時定数）（τ off）

τ off は運動終了時の酸素摂取量の減衰の程度を表現する指標で，運動終了直後にどの程度速やかに心拍出量が元に復するかという心血管機能応答特性に関する指標として用いられる．運動中の酸素不足（O_2 deficit）は回復期に返済され，その量は酸素負債（O_2 debt）とよばれる．運動中の O_2 deficit が少ない健常例では，負荷終了後速やかに $\dot{V}O_2$ は低下するが，心機能障害があると，最大負荷でも亜最大負荷でも $\dot{V}O_2$ の回復が遅延し，減衰曲線が延長する．この曲線の最初の部分を一次回帰して求めた指標が τ off である．τ off は運動耐容能と逆相関し，心機能障害の重症度と正相関する．

8. 仕事率に対する $\dot{V}O_2$ 増加：$\Delta\dot{V}O_2/\Delta WR$

多段階負荷試験のうちでも ramp 負荷でのみ得られる，1 W の仕事量の増加に対する酸素摂取量の増加の程度を表す指標であり，増加した仕事に対する末梢運動筋への酸素輸送の増加度を示す．健常例では，運動強度がある程度強くなると体温上昇や呼吸筋の酸素消費増大などにより $\dot{V}O_2$ の増加の程度が増し，$\Delta\dot{V}O_2/\Delta WR$ は増加する．したがって，この指標を決定する場合には，AT 付近までの $\dot{V}O_2$ を一次回帰して求める．一方，虚血性心疾患では，局所心筋虚血が出現すると，左室壁運動の低下による心拍出量の増加不良を反映して $\Delta\dot{V}O_2/\Delta WR$ は低下する．さらに心不全例では，運動開始直後から心拍出量の増加が少ないため，$\Delta\dot{V}O_2/\Delta WR$ は ramp 負荷中の全経過を通じ低値となる．$\Delta\dot{V}O_2/\Delta WR$ が低値であることは，運動筋での酸素消費量の増加に見合うだけの $\dot{V}O_2$ が増加しないことを意味する．結果的に酸素不足が増大して負荷試験での運動可能時間は短くなる．

9. 呼吸性代償開始点（respiratpry compensation point；RC point あるいは RCP）

運動強度が AT を超えてさらに漸増していくと，それまでの換気亢進だけではアシドーシスへの代償が不十分になり，さらに換気が亢進する．この閾値を RC point とよぶ．すなわち，$\dot{V}E/\dot{V}CO_2$ が持続的な上昇を始め，血中二酸化炭素分圧（$PaCO_2$）や呼気終末二酸化炭素分圧（P_{ETCO_2}）が持続的な下降を始める点である．RC point 出現後は，短時間のうちにアシドーシスが進行するので，運動の終点が近いレベルに達したことを意味する．

10. 二酸化炭素換気当量（$\dot{V}E$ vs. $\dot{V}CO_2$ slope），minimum $\dot{V}E/\dot{V}CO_2$

$\dot{V}E$ vs. $\dot{V}CO_2$ slope は，一定量の CO_2 を呼出するのに必要な換気量，すなわち換気効率を表す．$\dot{V}E$ は RC point 以下では基本的に $PaCO_2$ により調節されている．運動中の $PaCO_2$ は心不全でも健常例でもほぼ 40 Torr で一定であり，$\dot{V}CO_2$ に対する肺胞換気量（$\dot{V}A$）には差がない．$\dot{V}E$ を増加させている要素は生物学的死腔換気量（$\dot{V}D$）であり（$\dot{V}E=\dot{V}A+\dot{V}D$），心不全での呼吸パターンの変化と換気血流不均衡が $\dot{V}D$ 増加の主たる原因である．すなわち，心不全では運動中の肺毛細管圧の上昇や肺胞壁・間質の浮腫などによる肺コンプライアンスの低下を招き，1 回換気量の増加を妨げる．そこで $\dot{V}E$ を増加させるために呼吸数を増加させ，いわゆる浅く早い呼吸となって，解剖学的死腔に起因する $\dot{V}D$ が増加する．$\dot{V}E$ vs. $\dot{V}CO_2$ slope は，心不全が重症になるほど高値を示し，高値である症例では生命予後が不良であることが報告されている．

minimum $\dot{V}E/\dot{V}CO_2$ は ramp 負荷中の $\dot{V}E/\dot{V}CO_2$ の最低値で，通常 RC point において認められる．minimum $\dot{V}E/\dot{V}CO_2$ は死腔換気を反映し，COPD などの呼吸器疾患の場合，高値を示す．

償であり，$\dot{V}E/\dot{V}CO_2$ は増加に転じ，P_{ETCO_2} は減少，$\dot{V}E/\dot{V}O_2$ はさらに増加する[49]．

回復期（Recovery）には，低運動強度で 2～3 分間のクールダウンを行う．これは最大負荷試験後にときどきみられる副交感神経緊張や，骨格筋ポンプの停止に伴う静脈環流量の急激な減少による血圧低下や徐脈を防止する効果がある．自覚症状や心電図異常および不整脈は運動終了後に生じることがあるので，心拍数，血圧および心電図が開始時の値近くに回復するまで注意深く被検者を監視する必要がある．回復期データの収集は 6 分程度行い，終了後 10 分以上は被検者を監視下に置く．

3）障害者への運動負荷の際の注意点

脳卒中片麻痺患者や失語症患者での運動耐容能の評価には多くの困難がつきまとう．困難の第一点として，四肢の機能障害が制限因子となって通常の負荷方法を施行することが困難なうえに，負荷の意義の理解不足や注意力低下のために診断や

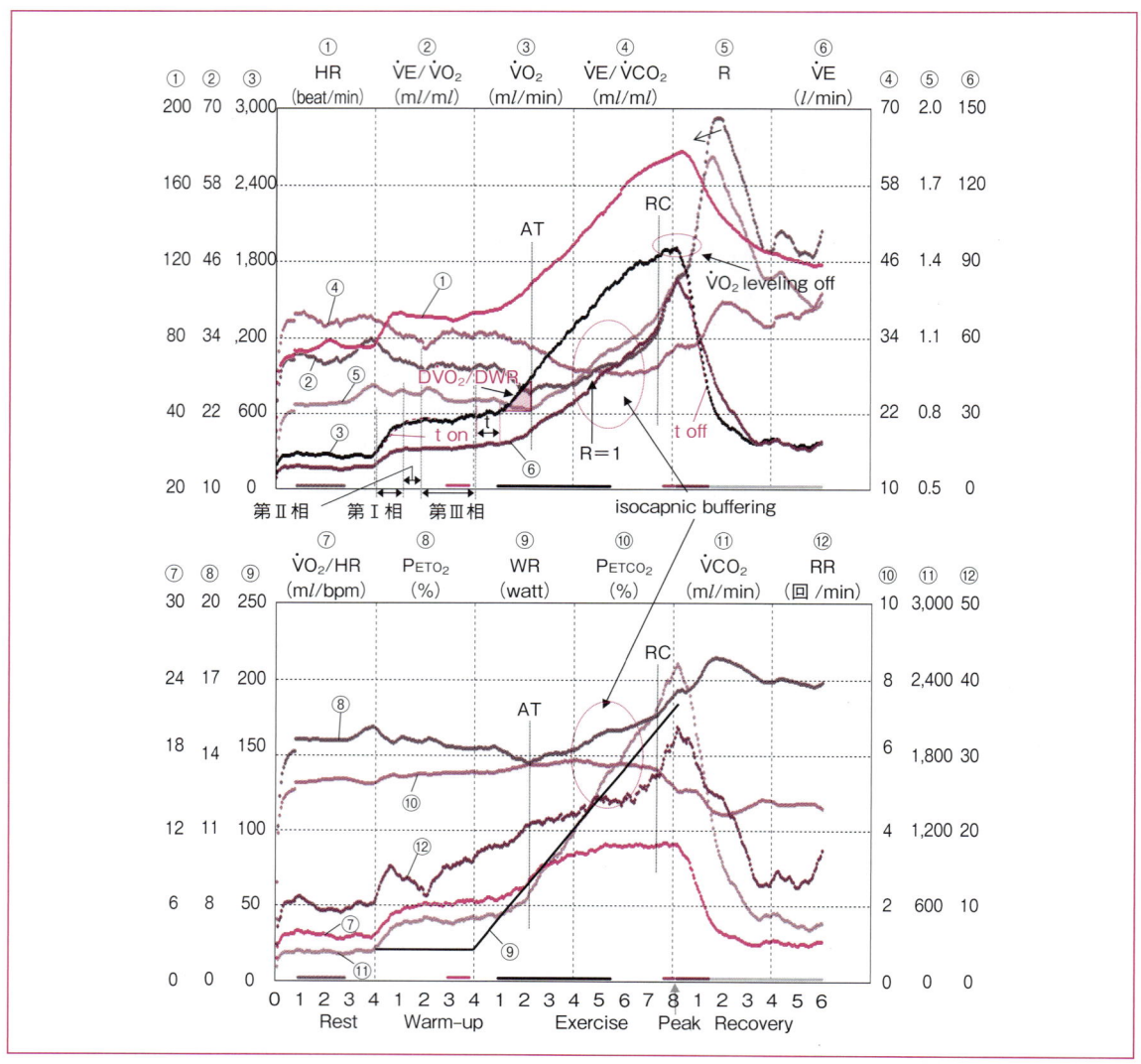

図 2-27　心肺運動負荷試験（CPX）の例

protocol：20 W warm-up ＋ 10 W/min ramp

（前田知子，2013[49]）

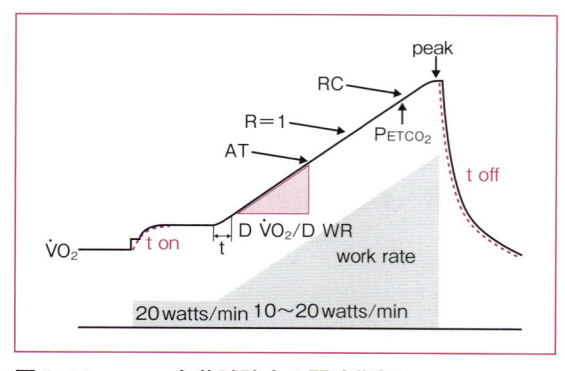

図 2-28　ramp 負荷試験中の関連指標

（前田知子，2013[49]）

評価をするに足るほどの十分な負荷量がかけられないことが多い．そのため可能な運動負荷法としては**表 2-17** などが考えられ，主体となるリハビリテーション訓練の内容や患者の麻痺の部位や程度を勘案しながら，トレッドミル，自転車エルゴメーター，腕クランクと負荷方法を選択して行う[50]．上肢エルゴメーターは下肢障害者の評価に用いられ，$\dot{V}O_2$ max は下肢の 64 〜 80% で，同一負荷量における心拍数，血圧，血中乳酸値は上肢のほうが大きく，効率は下肢のほうがよい．

表2-17 脳血管疾患患者で可能な運動負荷法

1. 臥位下肢自転車エルゴメーター	両脚使用，健側脚使用
2. 座位下肢自転車エルゴメーター	両脚使用，健側脚使用
3. 臥位上肢自転車エルゴメーター	両腕使用，健側腕使用
4. 座位上肢自転車エルゴメーター	両腕使用，健側腕使用
5. 車椅子エルゴメーター	ホルター心電図使用
6. トレッドミル	運動障害が軽度な場合
7. 日常生活でのホルター心電図	すべての患者に適応あり

(上月正博，2007[50]）を改変）

困難の第二点として，麻痺患者では患肢を用いる動作の運動効率が低下し，かつ等尺性運動の要素が大となるため心臓に対する負荷も増加する．したがって，十分な負荷が行い得る部位での負荷試験の結果であっても，それが実際にリハビリテーション訓練の主体となる動作での循環呼吸応答を正確には示さないことも考えられる．

困難の第三点は，失語症や他の認知障害のために，患者が負荷中の自覚症状を適切に訴えられずに，診断や評価にとって重要な情報が見逃されてしまう危険である．それゆえ，このような患者に接する検者や治療者は日頃から慎重な対応が要求される．患者に対しては実際のリハビリテーション訓練諸動作や日常労作時にテレメーターによる心電図モニターやホルター心電図記録などを行い評価することも必要となる．

4）運動負荷試験ができない状況下での対応

失語症や，注意障害などのため運動負荷試験そのものに難渋する症例の場合は，リハビリテーション実施前後や実施中もバイタルサインや必要に応じて心電図モニターによる観察を行う．運動負荷試験を行うことができない状況下で歩行可能な対象者に関しては，安全性が確認されるまでの間は，当面これまでの歩行スピードを増加させずに，その代わり運動時間や運動距離を延ばすように指導している．運動負荷試験の機器のない医療施設においてはきわめて現実的な対応法であると考える．

5　運動処方

1）一般的な運動処方についての考え方

無酸素運動を習慣的に行った場合の効果は，筋肥大，瞬発力の向上，反応時間の短縮などが中心である．それに対して有酸素運動では，フィットネスの向上により，体脂肪の減少，肥満の予防・解消，心・肺機能の向上，血圧の低下，耐糖能改善・インスリン抵抗性改善・HDL コレステロール増加などの糖・脂質代謝の改善，血小板凝集能の低下をもたらし，免疫機能の強化にもつながり，生命予後も改善するとされている．瞬間的に大きな力を発揮する無酸素運動の能力（酸素負債能力）は，スポーツ選手に要求される能力であり，健常者あるいはリハビリテーション患者にとって健康や体力の維持・増進に必要な運動は，主に有酸素運動である．

有酸素運動としては，①定常運動であること，②呼吸の乱れや努責がなく，一定のリズムで運動が続けられること，③局所的運動でなく全身運動に近いこと，④各人が運動量を自由に調節できること，⑤外傷や事故の少ない運動，の条件を満たすことが望ましい．ウォーキング，スイミング，サイクリングなどが有酸素運動の代表とされている[51]．

運動強度は，主に% $\dot{V}O_2$max，metabolic equivalents（METs），心拍数，AT レベルなどによって表される[52]．METs は，運動時の酸素摂取量を安静時の酸素摂取量で割ったもので，座位安静時を 1 MET とし，3.5 ml/min/kg に相当する．しかし，運動時心拍数は $\dot{V}O_2$ や AT とよく相関

することから，実際の運動強度の設定には心拍数を指標とすることが多い．AT レベルの心拍数あるいは目標心拍数［Karvonen の式：目標心拍数＝（年齢別予測最大心拍数－安静時心拍数）× 0.6 or 0.7 ＋安静時心拍数などより求めた心拍数］を運動の指標とすることが多いが，厳密には運動負荷試験の検査に基づいて決められることはすでに述べたとおりである．ただし，不整脈やβブロッカー使用時にはあてはまらないので注意が必要である．

　1 日の運動の必要時間は運動強度によって異なるが，運動のコンプライアンスから考えた場合，運動強度としては中程度の運動が最も勧められる．週 2 〜 3 回，1 日の運動時間 20 〜 60 分を連続的または間欠的に行うことが望ましい．少なくとも 10 分は連続的であることが有酸素性運動を行うには必要であるとされている．従来，それ以下の運動，すなわち，週 2 回以下，予備酸素摂取量（$\dot{V}O_2R$）の 40 〜 50 ％以下，10 分以下の運動は，フィットネスを発展・維持させるには十分ではないとされてきた．しかし，最近は，低強度の運動でも，頻度と時間を多くすれば多くの恩恵を得ることができることが明らかとなり，この点では，1 日をとおして 10 分程度の短い時間に分けて行っても効果は得られると考えられるようになった[34]．

　訓練効果は運動を完全にやめると 2 週間以内に著しく低下し，12 週間後には訓練前のレベルまで戻ってしまう．また，運動には訓練を行った運動に関してのみ効果が認められるという特異性がある．たとえば，上肢を主とした運動を行った場合，上肢の運動能力は向上するが，下肢の運動能力は変化しない．これは，運動の効果をもたらす要因として，心肺系とともに末梢の筋レベルでの適応の関与が少なくないことを示しており，目的によって運動の種類を選ぶことが大切である．

2）生活習慣病を有する患者に対する運動処方についての考え方

　学会ガイドラインに基づく高血圧，脂質異常症，糖尿病，肥満を有する際の運動療法の指導内容および注意事項はそれぞれの項を参照されたい．

3）運動障害者とメタボリックシンドローム

　障害者の身体活動は不活発になりがちであり，身体諸器官における廃用症候群を招くが，そのような不活発な生活習慣自体が疾患・障害発症の新たな危険因子となる．すなわち，障害に対するリハビリテーションにとって，生活習慣の是正はきわめて重要である．脊髄損傷リハビリテーション患者が耐糖能異常を有する割合はきわめて高く[53]，脳卒中リハビリテーション患者においても同様である[54]．おそらく，脊髄損傷や脳卒中発病前にメタボリックシンドロームの診断や治療を受けていない人が多いためと，脊髄損傷や脳卒中に起因する身体障害により運動量が低下して，発病後にインスリン抵抗性が増したための両方の要因が考えられる[54]．

　運動障害者の代表として脳血管疾患患者を考えてみたい．脳血管疾患は全身の動脈硬化を基盤として発症することが多いため，脳血管疾患患者では他の動脈硬化性疾患の合併も多い．米国では脳血管疾患患者の 32 〜 62 ％に虚血性心疾患の合併を認め，米国脳血管疾患患者の死因の第 1 位は，脳血管疾患の再発ではなく虚血性心疾患を含む心血管死である．

　わが国の脳血管疾患リハビリテーション患者（平均年齢 60 歳）での調査[54, 55]では，高血圧症を 71 ％に認め，以下，脂質異常症 65 ％，糖尿病 19 ％，高尿酸血症 18 ％，喫煙 42 ％，肥満 26 ％，心房細動 13 ％，左室肥大 35 ％であった．下肢（または上肢）エルゴメーター運動負荷試験では，18 ％に虚血性心疾患（15 ％無症候性心筋虚血，2 ％労作性狭心症，1 ％陳旧性心筋梗塞）の合併を認めた．さらに，高率に耐糖能異常（76 ％）および高／境界高インスリン血症（43 ％）を認め，特に歩行困難例においてその割合が高く，脳血管疾患罹患後の運動量低下が一因であることが示唆された[55, 56]．インスリン抵抗性は糖代謝のみならず，脂質代謝，血圧上昇，血液凝固異常などにも関与し，虚血性心疾患の発症の大きな原因とな

る．また，高インスリン血症自体も虚血性心疾患の独立した危険因子と考えられる．すなわち，わが国においても脳血管疾患患者に虚血性心疾患などの動脈硬化性疾患の合併は多く，生活習慣の欧米化により，その傾向はいっそう強まることが懸念される．

4）運動障害者と運動処方時の注意点

脳血管疾患患者に対する運動療法中の事故として，緊急に処置が必要となる例は意識障害（低血糖発作など），胸痛，呼吸困難，不整脈（心疾患が疑われる），転倒，骨折などが挙げられる．また，高血圧，糖尿病，脂質異常症，肥満，腎臓病などを合併している場合には，前述のように学会ガイドラインに基づく運動療法の指導内容および注意事項を守り，目標心拍数の範囲で運動を行うことが望ましい．

脳血管疾患片麻痺患者の運動の際に注意すべきことは，心疾患の合併がある場合，健常者にとっては軽い動作であっても脳血管疾患患者には心負荷が大きくなるため，狭心症や心不全の症状が出やすくなることである．たとえば，脳血管疾患片麻痺患者では歩行や階段昇降で健常者の 1.5 ～ 2 倍の酸素消費量を必要とする．したがって頻回に休みを入れ，連続した長時間の動作は避けることが大事である．循環器系で問題がある場合は，リハビリテーション中に心電図モニターをつけ心電図変化をみながら訓練する．

脳血管疾患患者のなかには病識が低く能力以上のことを平気で行おうとする人がおり，その場合は転倒・転落などの事故につながりかねないので，常に見守りや介助が必要となる場合もある．また，ちょっとした外力や転倒による骨折を生じやすい．機能訓練と転倒防止のためには環境整備が重要で，ヒッププロテクターなどの装着も促すべきである．

運動障害が著明でない場合は健常者の運動目標量と同程度を目標とするが，高齢の脳卒中患者には運動機能障害を有する者が多く，週 3 ～ 4 回，1 回 30 ～ 60 分の適度の運動（早歩き，ジョギング，サイクリングなど）あるいは，運動障害のな

い糖尿病患者などに対して推奨されている 1 日 10,000 歩などといった運動目標を達成することは困難であることが多い．しかし，運動耐容能の低い脳卒中患者が，わずかな運動でも継続すれば耐糖能障害，高インスリン血症，HDL コレステロールを改善し得る [46]．運動障害者にリハビリテーションを行う際には，訓練方法，負荷強度，訓練頻度，期間などについての統一されたメニューはない．むしろ患者の状態に合わせたオーダーメードの運動療法が尊重されている．

5）トータルケアの一つとしての運動処方の考え方

リハビリテーション医に必要なトータルケアとは，個々の患者の身体的，精神・心理的，社会的背景および本人の希望の個人差を十分考えて，個々に治療目標を立て，単に薬物療法の選択のみでなく，包括的に診療にあたることである [46, 57]．糖尿病を併存疾患として有する患者を例にした必要情報を **表 2-18** に示す [46]．

リハビリテーション医は生活習慣病を併存疾患として有する患者をみなければならないケースが多く，生活習慣病に対する医療について十分に理解する必要がある．老健施設への入所に際して強化インスリン療法をしているからという理由で断られる事態も生じている．おそらくインスリン療法に対する恐怖感（アクシデント時にどう対応したらよいかわからないなど）や理由なき重症感からくるものであろう．在宅酸素療法患者の受け入れ拒否などと同根の問題と思われる．食欲もまちまちな糖尿病患者の場合は，SU 剤よりむしろインスリン注射のほうが血糖管理は楽な場合もある．一般医やコメディカル，そして介護施設などの社会資源などに対して糖尿病に関する知識の浸透を行い，インスリン療法に対する誤った認識を払拭し，インスリン療法を含めたサポート体制の普及が早急に必要である．

リハビリテーション医とその関連職種の有する「技」と「環境」が，糖尿病などの生活習慣病を併存疾患として有する患者に対する治療・予防に対しても大いに期待できる（**表 2-19**）[46, 57]．リハ

表 2-18　生活習慣病を併存疾患として有する運動器リハビリテーション患者のトータル
　　　　ケアに必要な情報

生活習慣病など併存症と合併症の状態
　　　併存症の有無，重症度，生命予後など
　　　体重，腹囲，血圧，脈拍，血糖，HbA1c，病型，血清脂質，腎機能，病態，合併症の有
　無・状態など
身体機能
　　　6 分間歩行距離，シャトルウォーキングテスト，トレッドミルやエルゴメーターによる
　心肺運動負荷試験（嫌気性代謝閾値，最大酸素摂取量など），筋力，関節角度など
日常生活機能
　　　基本的 ADL：食事，移乗，整容，トイレ，入浴，歩行，階段昇降，着替え，排泄など
　　　手段的 ADL：電話，買い物，調理，家事，洗濯，家計，薬の管理，利用可能な交通手
　段，社会活動など
精神・心理的状態
　　　認知機能（HDS-R，MMSE などで評価）
　　　うつ状態〔SRQ-D，Geriatric Depression Scale（GDS）などで評価〕
　　　不安（STAI などで評価）
本人の希望
　　　治療内容（食事や薬物に対する嗜好）・居住場所・予防医学・生命予後・機能予後・社
　会参加・趣味などに対する希望
社会経済的状態
　　　仕事の有無・内容・地位・場所，家族構成，家族や友人との交流状態，住居の間取り・
　場所・手すりや階段の有無・気候，経済的状態，医療施設・商業施設・運動施設の場所・
　内容・質など
社会資源の状態
　　　障害の等級，介護度，介護者・家族の負担感，福祉施設の場所・内容・質・インスリン
　使用の受け入れ可能の有無など
健康関連 QOL
　　　一般的 QOL や疾患特異的 QOL（腎不全患者には KD-QOL など）

（上月正博，2007[46]）を改変）

表 2-19　リハビリテーション医の有利な点

1. 障害者は，身体活動が不活発になりがちであり，その不活発さが疾患発生や機能障害・能
　力障害の発症の新たな危険因子となるため，リハビリテーションに際しては必ずといって
　よいくらい生活習慣を是正する必要性（「環境」）がこれまでも存在し，その指導に習熟し
　た人材が多い．
2. 従来の内科外来などでの指導や保健指導に比較し，運動療法や食事療法を実際にその場で
　患者に指導し，励まし，確認し，患者が自信をもって行えるようにできる「技」をもって
　いる．
3. その安全かつ専門的な指導技術が，患者の生活習慣の是正に効果的であることは，すでに
　内部障害，特に心臓機能障害や呼吸器機能障害のリハビリテーションでは実証されている
　という歴史的な強みがある．
4. リハビリテーションの主要な考え方としての，患者の QOL や満足度に配慮しながら，患
　者の環境や選択権に基づいた効果的な指導を行うという考え方が，そのまま適応できる．

（上月正博，2007[46]）

ビリテーション医や関連職種の活躍の場が病院や
地域での生活習慣病・メタボリックシンドローム
対策にも拡大していくことが大いに期待される．

（上月正博）

I 呼吸器の構造と生理

1 呼吸器の解剖

1) 呼吸器に関連する臓器

呼吸器に関連する臓器は肺を中心として，①気道，②肺，③肺脈管系，④胸膜，⑤神経系，⑥胸郭などがあげられる．気道は換気する空気の通る導管として上気道と下気道に分かれる．上気道は口腔から始まり，下気道を構成する気管支は肺の中で分岐を繰り返しガス交換の場である肺胞に至る．肺や胸郭は縦隔により左右に分かれる．縦隔には気管や心臓，食道，大血管，胸管などの器官が存在する．肺脈管系はガス交換を担う肺循環系と肺を維持する気管支動脈系がある．また別に肺リンパ管系がある．胸郭には呼吸筋などが存在し胸郭を運動させ，換気が行われる．延髄に呼吸中枢が存在し，呼吸を調整する．気管や肺の解剖を理解すると呼吸器リハビリテーションなどで痰の貯留部位が把握でき，ポジショニングなどの指示を的確に出せる．また，生理学的理解を深めることにより呼吸苦の原因の理解が進み，指示を出しやすくなる[1-4]．

2) 気道

上気道は口腔や鼻腔で外界と接して咽頭，喉頭，などを含む．下気道は気管から気管支へと分枝を繰り返し，木の枝のように肺内に広がる．肺小葉の入り口で呼吸細気管支となり，さらに終末細気管支などに分岐し肺胞に至る．呼吸細気管支につながる肺胞の集まりが直径0.5〜2cmの多角形の小区画，肺小葉を形成する．

気管や気管支の表面を線毛細胞が中心となって覆っている．線毛細胞は上面に線毛をもち，喉頭へと向かう線毛の動きで異物を外へ出そうとする．また気管には杯細胞が存在し粘液を分泌する．粘液は気管内を潤し，異物をくるみ線毛運動により外へ排出するのを容易にする．また，粘液には抗菌活性をもつ成分も含まれている．気管支が分岐を繰り返し細気管支に至ると杯細胞はみられなくなり，クララ細胞がみられるようになる．クララ細胞は界面活性物質（後述）を分泌し，上皮障害時に高い増殖能力を示し，線毛細胞の前駆細胞になるともいわれている[1]．

3) 肺

右肺は上葉，中葉，下葉の3つに分かれ，左肺は上葉，下葉の2つに分かれる（**図3-1**）[2]．気道の末端では終末細気管支と肺動脈，肺リンパ管が伴走している．肺小葉は間に小葉間隔壁があり，そこに肺静脈が存在する（**図3-2**）[2]．肺胞は空気と血液のガス交換の場であり，豊富な毛細血管網により覆われている．肺胞は肺胞上皮細胞で覆われている．肺胞上皮細胞には2種類あり多数を占める扁平肺胞上皮細胞と少数派の大肺胞上皮細胞がある．ガス交換は非常に薄い扁平肺胞上皮細胞の細胞質と血管内皮，その間の基底膜を通して行われる．このため酸素が毛細血管内の血液に入り，血液中の二酸化炭素が肺胞中に出るために肺胞上皮，基底膜，血管内皮の3層を通ることになる．この3層からなる隔膜は血液空気関門と

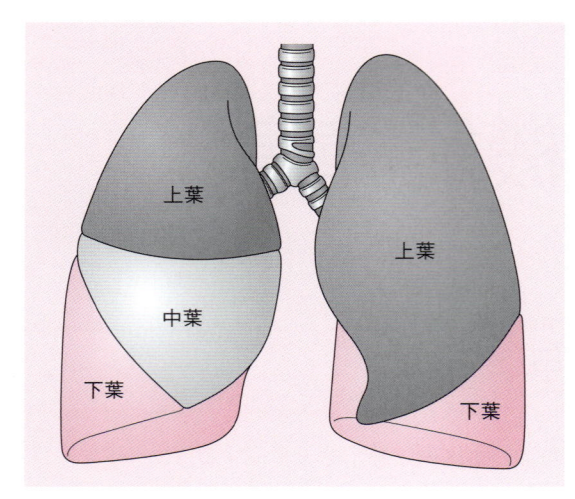

図 3-1　肺葉の分布
　右肺は上葉，中葉，下葉の３つに分かれ，左肺は上葉，下葉の２つに分かれる

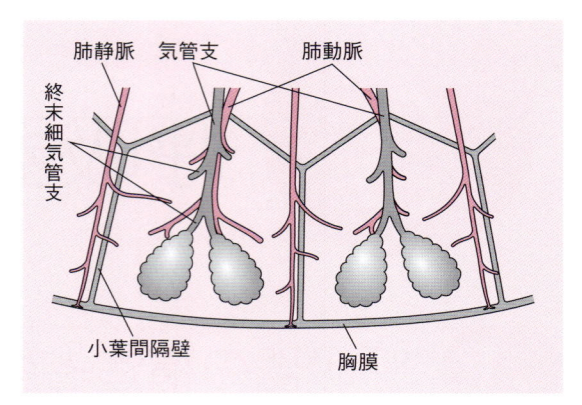

図 3-2　肺小葉
　呼吸細気管支につながる肺胞の集まりが直径 0.5 〜 2 cm の多角形の小区画，肺小葉を形成する．

よばれる．大肺胞上皮細胞は界面活性物質（surfactant）を分泌する．肺胞腔は陰圧であり，肺胞内面の表面張力で肺胞がつぶれてしまうのを界面活性物質が防ぎ，肺胞の膨らんだ形を保っている．肺胞内には肺胞マクロファージが存在し細菌などを攻撃し，各種サイトカイン産生などや免疫反応，肺の修復などにかかわる．また炎症，慢性閉塞性肺疾患，間質性肺炎などの発症とのかかわりも指摘されている[1]．

4）肺脈管系

　ガス交換にかかわる肺循環系は低圧系で右心室から肺動脈が気管支と伴走して分岐を繰り返し，肺胞を裏打ちする豊富な肺毛細血管に至る（**図 3-3**）[2]．ここでガス交換が行われたのち，肺小葉間を走行する肺静脈に合流し左心房に還流する．肺に酸素や栄養を与えるいわゆる通常の血管系である気管支動静脈系は高圧系であり，胸部大動脈などから分岐する．

　肺のリンパ管系は気管支や肺動脈と伴走したり，肺を覆う胸膜下に分布したり，肺の小葉間結合組織でリンパ管網を形成したりする[5]．肺は間質に組織液が貯留する肺水腫を起こしやすいため，これらを回収するリンパ管の役割が重要とされる．また，がんによりリンパ管の機能が障害さ

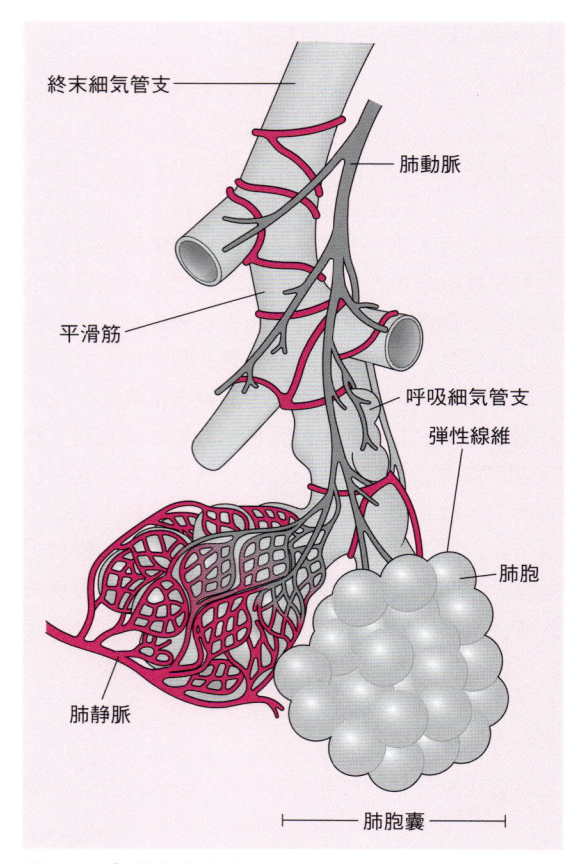

図 3-3　気管支と肺胞，血管の関係
　肺動脈が気管支と伴走して繰り返し分岐し，肺胞を裏打ちする肺毛細血管に至る．

れると癌性リンパ管症になり，咳や呼吸苦などが出現する[1]．

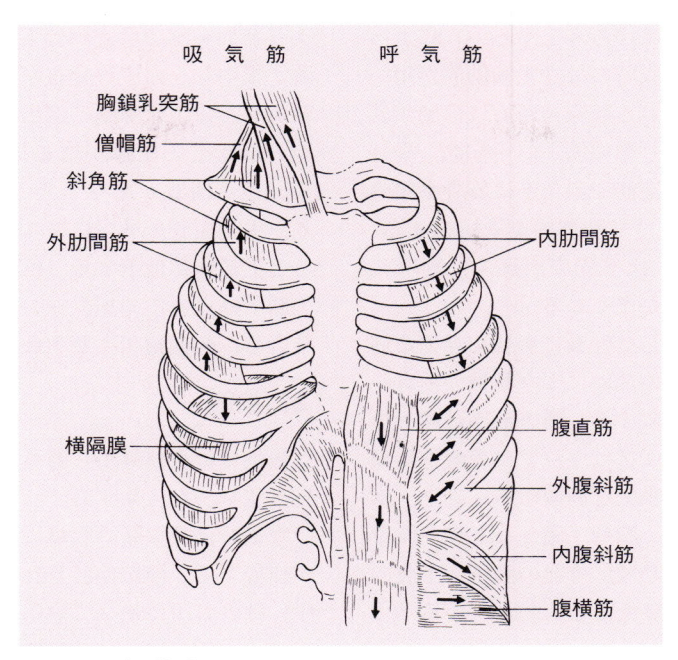

図 3-4　呼吸筋群
呼吸筋には吸気筋と呼気筋がある.

5）胸膜

　肺の表面は胸膜という滑らかな漿膜で覆われている. 胸郭の内面も胸膜で覆われている. 肺を覆う胸膜は臓側胸膜とよばれており, 肺門で折り返して胸郭を覆う壁側胸膜となる. 胸膜に挟まれた部分は胸膜腔といい, 中には少量の胸水が入っていて, 呼吸運動の際, 肺が滑らかに動くようにしている. 胸水は臓側胸膜や壁側胸膜の毛細血管から産生され, 壁側胸膜のリンパ管から排出される. このバランスが崩れると胸水が貯留し, 息切れや重苦感などの症状が出現する[6].

6）神経系

　呼吸中枢は延髄に存在し, そこからの出力が横隔膜に代表される呼吸筋に伝わる. すると胸郭の運動が起こり, 換気運動となりガス交換が行われる. 呼吸の調節は末梢や中枢の化学受容器による化学調節や神経受容器による神経調節, さらに大脳皮質からの随意的な行動調節により行われる. ここで化学受容器は動脈血酸素分圧を感知する末梢性の頸動脈小体と, 動脈血炭酸ガス分圧を感知する延髄の中枢性の化学受容器に大別される. 神経受容器としては肺の膨張を感知する肺伸展受容器, 気道の侵害受容器（気道表面の機械的・科学的刺激を感知する. イリタント受容器ともよばれる）, C線維受容器, 筋紡錘（呼吸筋の収縮や伸張を感知する）などがある[4].

7）胸郭, 呼吸筋

　胸郭は呼吸筋や脊椎などから構成される. 肺はそれ自体では収縮したり拡張したりして空気を換気することができない. このため胸郭の運動により胸郭内の圧力が陰圧になり吸気が, 陽圧になり呼気が行われ換気が遂行される. 呼吸筋は吸気を行う吸気筋と呼気を行う呼気筋に分けられる. 吸気筋の中心は横隔膜であり, C3-C5からの横隔神経に支配される. また, 外肋間筋も吸気筋として働く. 呼気筋としては腹筋群や内肋間筋が挙げられる. 腹筋群には腹直筋, 内腹斜筋, 外腹斜筋, 腹横筋などがある. 腹筋群の収縮により腹腔内圧が増加し横隔膜を押し上げ, 胸腔内圧を増加させて呼気筋として働く（**図 3-4**）. また, 呼気は筋肉を用いず, 伸展された肺の受動的反跳（膨

らんだ肺が自然にもとに戻ろうとする力）によっても行われる．努力呼吸時には呼吸補助筋が用いられる．吸気に用いられる呼吸補助筋には胸鎖乳突筋，斜角筋，大胸筋，僧帽筋，肩甲挙筋，脊柱起立筋がある．胸鎖乳突筋や斜角筋は胸骨や鎖骨を持ち上げ，胸郭を広げて胸郭内を陰圧にする．呼吸補助筋は呼吸筋に比べ効率が悪く，呼吸によって消費する酸素量が多くなる．

また，姿勢制御を通して呼吸に影響を与える筋がある．腸腰筋は骨盤の前傾により腰椎の前弯を強めて肋骨の動きを制限する．腰方形筋は腰椎の前弯を，ハムストリングスは座位では骨盤を後傾させ体幹を円背にし，吸気を制限する．脊柱，胸郭だけでなく，肩甲骨，胸骨，鎖骨などの上肢帯の動きや，肩関節の可動域，骨盤の動き，下肢の可動域も呼吸に影響を与えるといわれている[4]．

2 呼吸生理

呼吸器の最も重要な機能は酸素を血液に取り込み，二酸化炭素を体外へ排出するガス交換である．このガス交換には拡散，換気，血流の3要素がそれぞれ機能する必要がある．また酸塩基平衡の維持の役割も果たしている[2,4]．

1）拡散

酸素を外気から血液中に取り込み，かつ二酸化炭素を血液から体外に排出する．血液と外気とのガス交換では肺胞内の酸素が肺胞を取り囲む毛細血管内へ移動し，二酸化炭素は逆の方向に拡散する．その仕組みは肺胞−毛細血管の間の圧較差に依存した拡散である．

肺胞においては，肺胞と血中の酸素分圧差が大きいほど多くの酸素が拡散する．運動などにより筋肉の酸素消費が多いと，肺動脈を流れる血液の酸素飽和度は低下し肺胞内との血液中の酸素分圧の差が大きくなるため，より多くの酸素が拡散する．

また以下の場合，酸素の拡散は少なくなる．①異物による気管支の閉塞などの原因により換気されている肺胞の数が少ない場合，②肺塞栓などにより肺の一部の血流が低下して肺の他の部分に血流が集中し，血流の分布が不均一となる場合，③肺炎などにより肺胞に滲出液が貯留し，血流と肺胞の酸素との距離が増し拡散距離が長くなる場合．他，間質が肥厚したり，肺胞が破壊されたり，毛細血管床減少により総面積が減少したりすると拡散能は低下する（拡散傷害）．

肺では血液中の赤血球のヘモグロビンが酸素と結合し，酸素飽和度が100%近くになる[2]．

2）換気

換気では生体外から肺へ，あるいは肺から生体外へ空気が出入りする．

吸気時は吸気筋の収縮により胸腔が拡張し，肺が伸展する．肺が伸展されると肺の内圧（肺胞内圧）は大気圧に比べて陰圧となり，空気が肺に流入する．呼気時には呼気筋が収縮し，また肺や胸郭の弾性収縮力が胸郭を縮ませる．すると肺胞内圧は大気圧と比べて陽圧となり，肺内の気体が流出する．

安静時の換気は吸気筋で吸気し，一般的に呼気は肺や胸郭の弾性収縮力で行われるため，呼吸仕事量は小さくなる[2]．

3）血流（肺循環）

肺循環では肺の血管に自動調節能があり，肺胞の酸素濃度が低いところがあると，その部分へ血流を送る動脈が収縮して血流を減らし，酸素を十分取り込める血管へ血流を保つ性質がある．また，pHの低下や交感神経の興奮でも肺の血管が収縮する．換気では肺胞気量と肺毛細血管の血流量の比率は重要である（換気-血流比）．立位のヒトの肺では重力の関係で肺底部に血流が多い．一方，肺胞換気量は肺底部より肺尖部に多く，換気-血流比は部位により異なる．病的な状態では換気と血流のバランスが大きく崩れ，換気-血流比不均衡となりガス交換が障害される[2]．

4）呼吸調節 （図3-5）

(1) 随意呼吸と不随意呼吸

呼吸筋の支配体制は二重になっている．1つは，

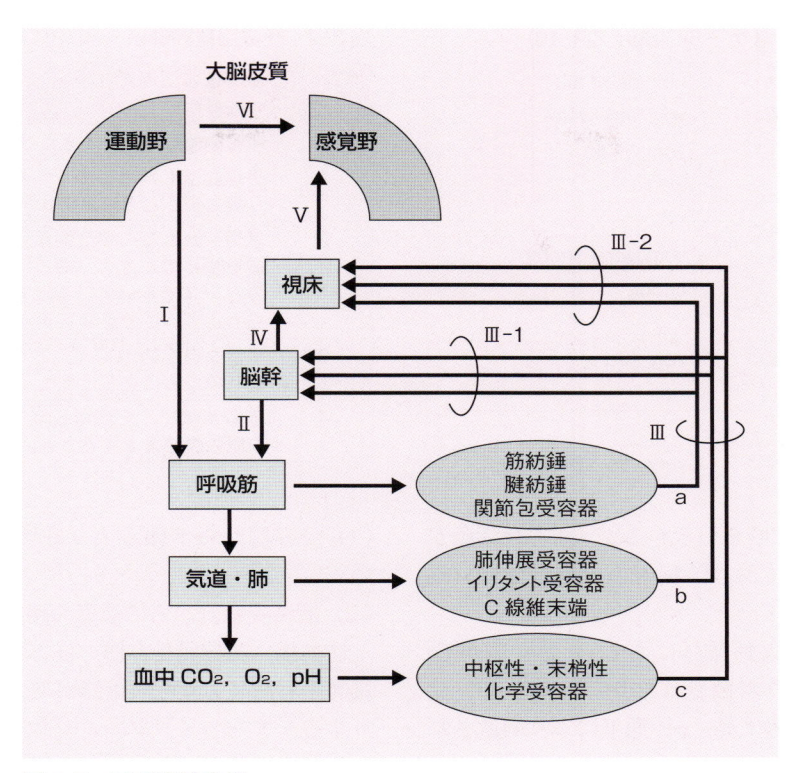

図3-5　呼吸調節機構

他の骨格筋と同様の大脳皮質中心前回の運動野からの随意的な支配で，ある範囲内で呼吸の速さと大きさをコントロールすることができる（図3-5のⅠの経路）.

　随意的な支配がなくなるとき，たとえば睡眠時も，呼吸筋のリズミカルな収縮は持続している．延髄を中心とした脳幹を中枢とする不随意的な呼吸である（図3-5のⅡの経路）.

(2) 反射

　反射が呼吸の不随意的な調節に関与している．反射には受容器，求心路，反射中枢，遠心路が必要である.

①骨格筋の機械的受容器（図3-5 a）

　呼吸に関与する骨格筋（呼吸筋）の筋紡錘などがあり，特に肋間筋に豊富に分布している.

②気道，肺の機械的受容器（図3-5 b）

　気道，肺における肺伸展受容器，侵害受容器（irritant receptor，イリタント受容器），C線維末端などがある．肺伸展受容器は肺の伸展により

刺激され，侵害受容器は気道内の異物，炎症などにより刺激され，典型的には咳反射を誘発する．C線維はさまざまな侵害性因子により興奮する無髄の感覚神経である.

③化学的受容器（図3-5 c）

　頸動脈小体，大動脈小体に O_2 受容器，延髄に CO_2 受容器などがある．頸動脈小体と大動脈小体の O_2 受容器は O_2 濃度の低下により，延髄の CO_2 受容器は CO_2 濃度の上昇，pH の低下により刺激される.

④求心路

　肺伸展受容器，侵害受容器，大動脈小体の O_2 受容器からの求心性活動は第Ⅹ脳神経（迷走神経求心路）を経由して，頸動脈小体の O_2 受容器からの求心性活動は，第Ⅸ脳神経（舌咽神経）を経由して延髄（脳幹）の呼吸中枢に届く.

　各受容器からの信号により，延髄（脳幹）が不随意的呼吸を反射的に変化させる.

　侵害受容器が気道内の異物や炎症などで刺激さ

表 3-1　修正 Borg スケール（Borg CR-10）

0	感じない	nothing at all
0.5	非常に弱い	very very weak
1	やや弱い	very weak
2	弱い	weak
3		
4	多少強い	somewhat strong
5	強い	strong
6		
7	とても強い	very strong
8		
9		
10	非常に強い	very very strong

表 3-2　呼吸困難評価法（mMRC 息切れスケール）

グレード分類	あてはまるものにチェックしてください（1つだけ）
0	激しい運動をしたときだけ息切れがある.
1	平坦な道を早足で歩く，あるいは緩やかな上り坂を歩くときに息切れがある.
2	息切れがあるので，同年代の人よりも平坦な道を歩くのが遅い，あるいは平坦な道を自分のペースで歩いているとき，息切れのために立ち止まることがある.
3	平坦な道を約 100 m，あるいは数分歩くと息切れのために立ち止まる.
4	息切れがひどく家から出られない，あるいは衣服の着替えをするときにも息切れがある.

れると，反射的に咳を引き起こす．求心性活動が迷走神経を通っており，反射の中枢は延髄（脳幹）である．

　頸動脈小体，大動脈弓にある O_2 受容器が O_2 濃度の低下により刺激されたり，延髄の CO_2 受容器が CO_2 濃度の上昇，pH 低下により刺激されたりすると呼吸は不随意的に増大する[2,4].

5）呼吸困難

　呼吸困難は米国胸部疾患学会によると「強さや質の異なる感覚からなる主観的呼吸不快感」と定義される．大脳皮質感覚野に以下の受容器から情報が届くことで発生する[3,4].

(1) 化学受容器

　上記の頸動脈小体などの O_2 受容器や延髄の

CO_2 受容器から情報が入り呼吸困難が増強される.

(2) 機械受容器からの信号の感覚

　筋紡錘，肺伸展受容器，侵害受容器，C 線維末端等の刺激により呼吸困難が増強したり減弱したりする．また，メンソールや冷気で受容器が刺激され呼吸困難が減弱するとも報告されている.

　他，延髄で生じる換気運動ドライブと大脳皮質に届く実際の換気量に差が出ると呼吸困難を感じる，との説もある．呼吸困難感の評価法として修正 Borg スケール（**表 3-1**）や modified Medical Research Council（mMRC，**表 3-2**）息切れスケールが用いられている.

（岡崎達馬）

Ⅱ　呼吸機能障害の評価

　呼吸機能障害の評価は，視診，聴打診，触診などの理学的所見を基本としつつ，生理検査（呼吸機能検査）および画像診断などによって客観的データを得て行う.

　呼吸機能検査は，スパイロメトリーと動脈血ガス分析を基本とし（一次検査），病態の詳細を明らかにする場合にはさらに詳しい呼吸機能検査をする（二次検査）．**図 3-6** に典型的な場合を想定した主な呼吸器疾患の機能診断のための手順を示

す[1].　また，主な検査項目の分類を**表 3-3**[2] に示す．それらは，呼吸の各段階の換気，ガス交換，肺循環，睡眠時を含む呼吸調節系，運動，および気道過敏性などの評価を行う．換気は肺胞の中の空気と気管・気管支を通した外環境の空気の入れ換えを指し，ガス交換は肺胞気と毛細血管中の血液中のガスのやりとり，すなわち気体と液体中のガスの交換が行われる現象を指す．呼吸調節はそれらの機能がうまく運営されるための管理機構で

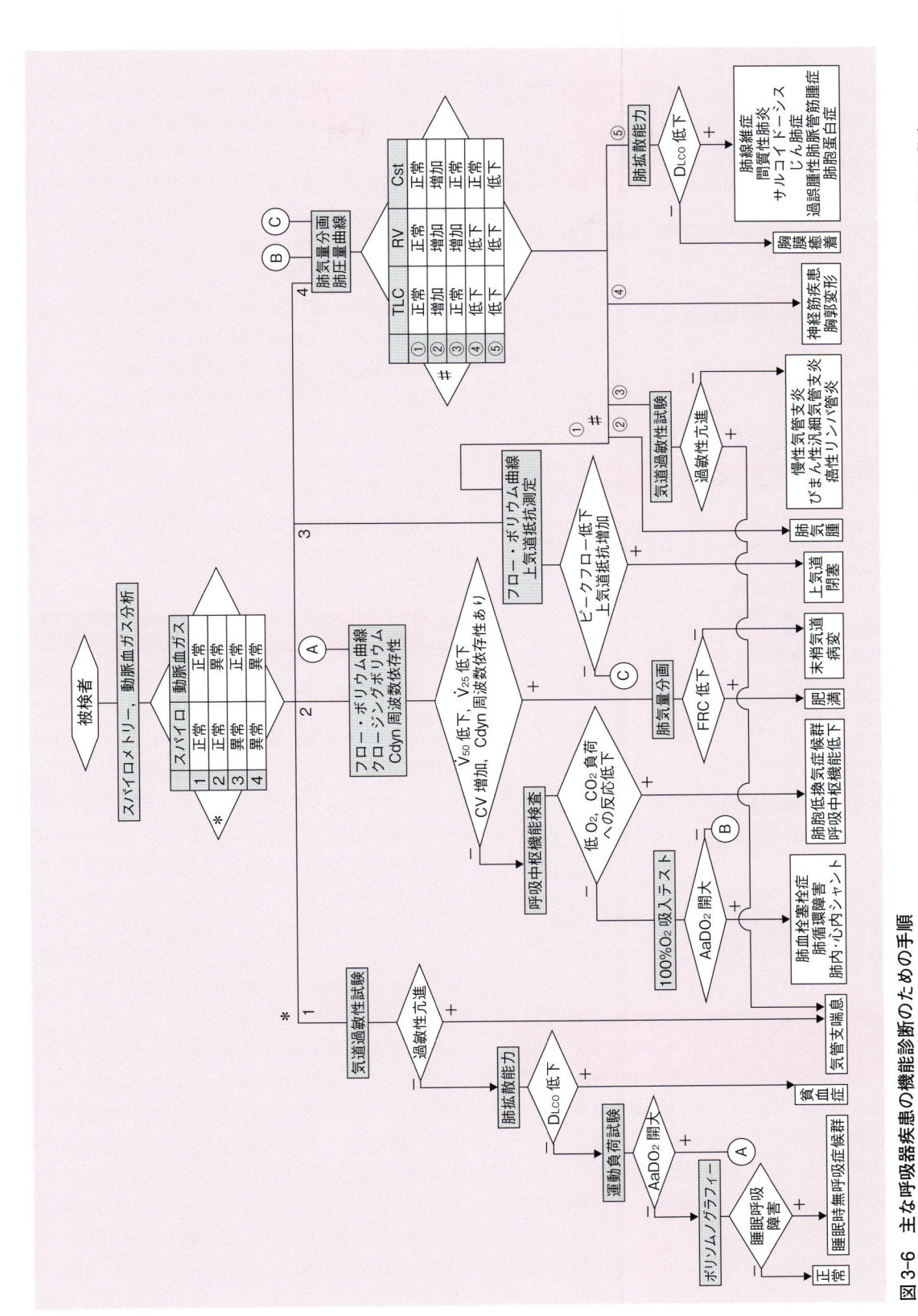

図3-6 主な呼吸器疾患の機能診断のための手順

*スパイロメトリーと動脈血ガス分析結果に基づいて分類した数字. #肺気量分画 (TLC, RV) と静的肺コンプライアンス (Cst) の結果に基づいて分類した数字.

(飛田渉：呼吸器病 New approach 2 機能検査からみた呼吸器病診断 (飛田渉, 他編). pp. 164-169, メジカルビュー社, 2001. 一部改変)

表 3-3　呼吸機能検査の分類

安静時に行う検査
1. 換気機能検査 　（1）換気機能（スパイロメトリー，フロー・ボリューム曲線） 　（2）肺気量測定（ガス希釈法，体プレチスモグラフ法） 　（3）換気力学的検査（肺圧量曲線，抵抗，Cdyn 周波数依存性） 2. ガス交換機能検査 　（1）血液ガス分析 　（2）ガス分布（N2 呼出曲線） 　（3）肺拡散能力（DL_{CO}，DL_{CO}/V_A） 3. 肺循環機能 　（1）右心カテーテル 　（2）心エコー 4. ポリソムノグラフィー 5. 呼気ガス検査（FeNO）
負荷に対する応答をみる試験
1. 運動負荷 　（1）歩行テスト 　（2）エルゴメータ，トレッドミルによる運動負荷 2. 気道過敏性 　（1）メサコリン吸入試験 　（2）ヒスタミン吸入試験 　（3）抗原吸入試験 3. 呼吸調節機能検査 　（1）CO_2 換気応答 　（2）低 O_2 換気応答 　（3）過換気試験 　（4）死腔負荷 　（5）抵抗負荷 4. 上位中枢機能 　（1）各種負荷時の呼吸困難感の評価

（日本呼吸器学会肺生理専門委員会，2016[2]）

ある．また，検査は安静時に行う検査と負荷に対する応答をみる検査に大別することができる．

1　呼吸機能障害の評価のリハビリテーションにおける意義

呼吸機能障害の評価は以下の意義を有する．

①呼吸機能障害の重症度の客観的評価

換気機能障害のタイプには閉塞性および拘束性換気障害があり，それぞれの診断および重症度を理解する．

②個別プログラムの作成とゴール設定の立案の基礎

呼吸リハビリテーションプログラムは全体に一様ではなく，個別に作成される．呼吸機能障害の重症度と廃用などの身体機能障害の重症度は個々に異なる．プログラムには，その評価結果が基礎データとなり，さらに，身体機能障害の回復の予測や目標設定の助けとすることができる．

③プログラム遂行のためのリスク管理

労作時の低酸素血症の程度，肺高血圧や心機能および冠血管の潜在病変などを検知することは，運動療法に際してのリスク管理につながる．

④経過観察と再評価，プログラム修正

経過観察や再評価を客観的な測定によって行うことができる．また，必要があればプログラムを修正できる．

⑤臨床的な予後予測

検査値やその経年変化などが臨床的な予後予測指標として使われているものがある．

2　基本となる検査（一次検査）

1）スパイロメトリー

安静時に行う基本的な検査であり，換気機能の大枠を評価する（図 3-7）．検査は 2 通りある．図 3-8 A はゆるやかに最大吸気と最大呼気を行わせて，肺活量（VC）を測定する．図 3-8 B は最大吸気位から一気に最大努力で呼気を行わせ，努力肺活量（FVC），一秒量（FEV_1），を測定する．一秒率は FEV_1/FVC として求める．それぞれの予測値が日本呼吸器学会から発表されており[3]，その数値から対標準肺活量（% VC），対標準一秒量（% FEV_1）を得る．

換気機能障害は閉塞性換気障害（FEV_1/FVC < 70%）と拘束性換気障害（% VC < 80%）に大別され，両方の障害があれば混合性換気障害と呼ぶ（図 3-8）．障害を判別後，拘束性換気障害は %VC によって，閉塞性換気障害は %FEV_1 によって重症度を評価する．閉塞性換気障害の代表的疾患である COPD では，軽度（% FEV_1 ≧ 80%），中等度（80% > % FEV_1 ≧ 50%），高度（50% > % FEV_1 ≧ 30%），および極めて高度

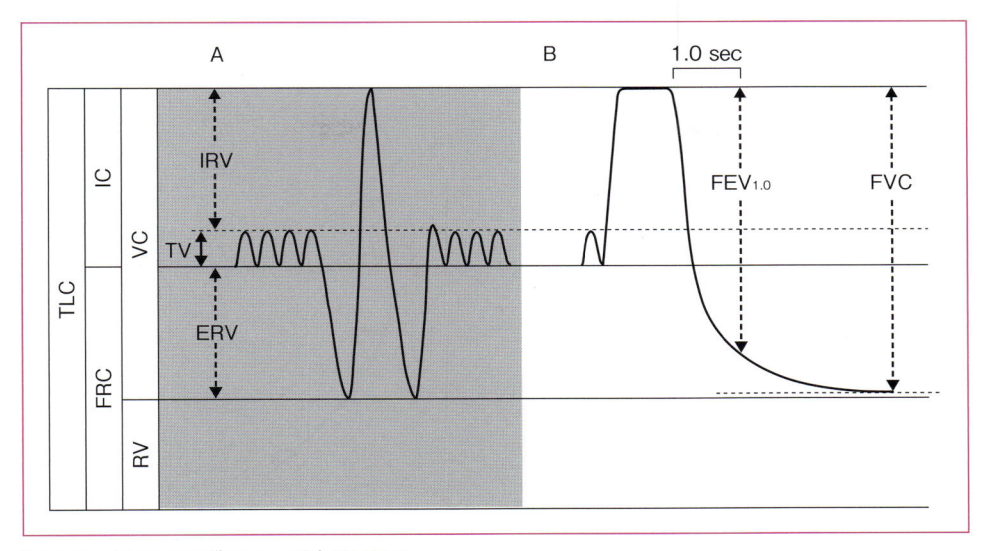

図 3-7　スパイログラムと肺気量分画
　緩徐に最大吸気と最大呼気を行った場合（A）と，最大吸気位から最大努力呼気を行った場合（B）の典型健常波形．最大努力呼気曲線は Tiffeneau（ティフノー）曲線ともよばれる.
　TLC（全肺気量）：total lung capacity, FRC（機能的残気量）：functional residual capacity, RV（残気量）：residual volume, VC（肺活量）：vital capacity, IC（最大吸気量）：inspiratory capacity, TV（1 回換気量）：tidal volume, IRV（予備吸気量）：inspiratory reserve volume, ERV（予備呼気量）：expiratory reserve volume, FVC（努力肺活量）：forced vital capacity, FEV$_{1.0}$（一秒量）：forced expiratory volume in 1 second.

（30％＞％ FEV$_1$）の気流閉塞と病期分類されている[4]．参考までに呼吸器のリハビリテーションで，保険診療が適用される COPD の対象は，中等度またはそれより重症の気流閉塞であることが要件である.

　スパイロメトリーのその他の指標では，最大換気量（IC）が重要である．特に COPD の臨床で，運動耐容能や息切れの程度を反映する指標である[5]．スパイロメトリーの機器は安価なものが普及するようになり，測定自体も難しくはないが検査に若干の習熟が必要であることと，被検者の協力が不可欠である[6]．

2）動脈血ガス分析

　呼吸は外環境から酸素（O_2）を摂取し，代謝で発生した二酸化炭素（CO_2）を排出する生命維持に不可欠の営みである．動脈血ガス分析は，動脈血中の O_2 と CO_2 分圧および酸塩基平衡の状態などを調べて，呼吸のプロセスにおける障害の存在を評価する.

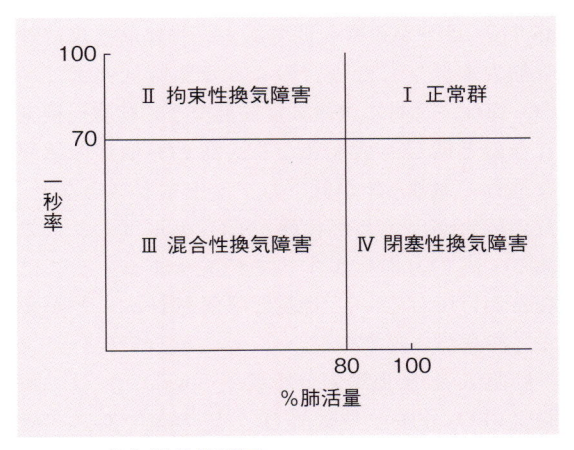

図 3-8　換気機能診断図

　動脈血の O_2 分圧の正常値は 75 Torr 以上が目安で，それより低下した場合，低酸素血症と考える．70 Torr 以下は準呼吸不全，60 Torr 以下は呼吸不全と定義されている．さらに CO_2 分圧が 45 Torr を超える II 型（換気不全型），それ以下の I 型（ガス交換不全型）に分けられる.

　CO_2 分 圧 は 40 Torr を 中 心 に 35 Torr 以 上

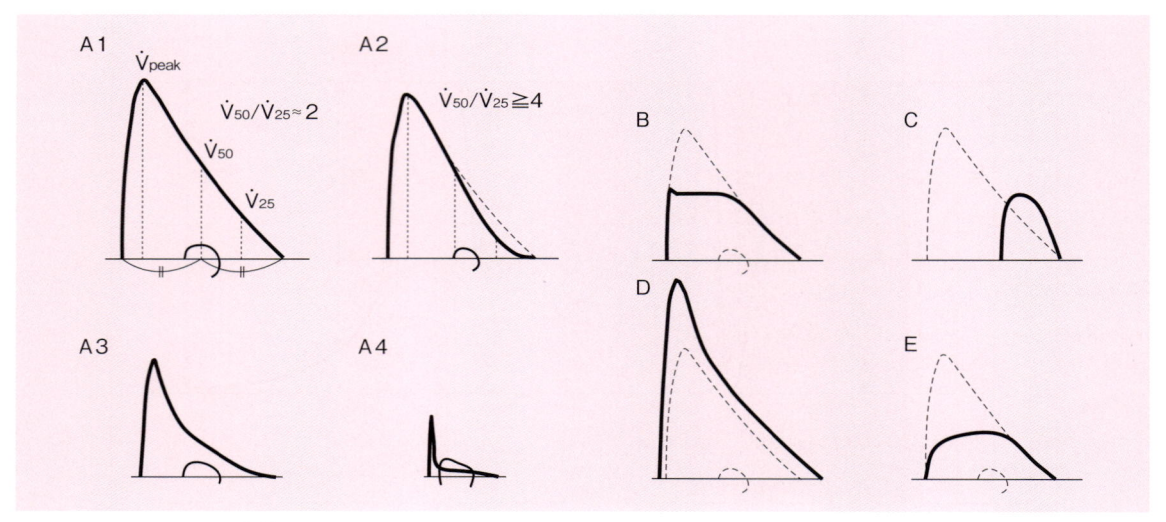

図 3-9　flow-volume 曲線

　A1 ～ 4：flow-volume 曲線の健常例（A1）と閉塞性換気障害のパターンの進行（A2 ～ 4）．A2 は small airway disease ともいわれ，末梢気道病変を反映する．COPD の初期にもこのようなパターンを示すと考えられている．$\dot{V}_{50}/\dot{V}_{25}$ が指標として用いられ，4 以上が異常の目安．A3 は多少 A2 より進行した閉塞性換気障害で，下降脚がいわゆる「下に凸」の曲線となっている．喘息発作や，COPD の患者でこのようなパターンがみられる．A4 は典型的な「肺気腫パターン」で，進行期の COPD でみられる．

　B ～ E：flow-volume 曲線の種々のパターン．B：ピーク部分が台形状で上気道閉塞が疑われる．C：釣り鐘型で間質性肺炎などが原因となった進行した拘束性肺疾患の場合などでみられる．D：運動選手などで呼気筋の発達した場合でみられる．E：呼吸筋力の低下，または呼気努力不足．

45 Torr 以下が正常範囲である．神経筋疾患で呼吸筋力が低下した場合のような肺胞低換気で高 CO_2 血症，反対に過換気症候群などで肺胞過換気になると低 CO_2 血症となる．高 CO_2 血症の急激な進行で血液 pH が低下しアシドーシスとなり，意識障害が出現した状態が CO_2 ナルコーシスである．高 CO_2 血症がすべて CO_2 ナルコーシスになるわけではない．同義と誤解されることが多く，注意が必要である．

　肺胞-動脈血酸素分圧較差（$AaDO_2$）は，肺胞気の O_2 分圧と動脈血 O_2 分圧の差である．健常な状態ではほとんど差はなく，正常値は 10 Torr 以下である．20 Torr 以上は明らかな開大である．シャント，拡散障害，換気血流比不均等などのガス交換の障害を主とする病態で $AaDO_2$ は開大するため，肺胞低換気などの $AaDO_2$ の開大しない病態との鑑別にも用いられる．

3　病態を詳しくみるための評価

1）flow-volume（フロー・ボリウム）曲線

　FVC を測定する際，同時に flow-volume 曲線が得られる（**図 3-9**）．X 軸を肺気量（volume），Y 軸を気流量（flow）とし，その関係を表す．特に最大努力呼気の際の両者の関係を描かせたものを呼ぶことが多い．安静換気時のループが最大努力の曲線と離れていればいるほど，予備力が大きいことを示し，逆に近接していれば予備力が少なく，運動能が低下し労作時の呼吸困難が出やすい．

　flow-volume 曲線の基本指標は，ピークフロー（$\dot{V}peak$），$\dot{V}_{50}$，$\dot{V}_{25}$，$\dot{V}_{50}/\dot{V}_{25}$（図 3-9 A1）が用いられる．ピークフローは気管支喘息のコントロールにも用いられ，簡易的にピークフローメーターでも測定可能である．通常，flow-volume 曲線で使う数値の単位は l/sec であるが，喘息の管理のため臨床で使う数値の単位は l/min であり，

注意が必要である．$\dot{V}_{50}$，$\dot{V}_{25}$ はそれぞれ，肺気量が最大呼気位から肺活量の50％および25％の位置での気流量である．ピークフローは努力依存性で最大努力が必要なのに対し，$\dot{V}_{50}$，$\dot{V}_{25}$ を含む後半の曲線部分はある程度の呼気努力があれば再現性がよい軌跡をたどる努力非依存性である．$\dot{V}_{50}$，$\dot{V}_{25}$ は閉塞性換気障害で低下する．特にCOPDの末梢気道病変と呼ばれる病初期の状態では，特に $\dot{V}_{25}$ の低下が $\dot{V}_{50}$ より先立ち優勢であるために，結果として $\dot{V}_{50}/\dot{V}_{25}$ が高値となり，4以上を目安の基準とする．

flow-volume 曲線は呼吸器の病態によって特徴的な曲線のパターンを示すことから，その形態から病態特有のパターン認識を可能にしている．例として図3-9 A1 ～ 4に閉塞性パターンの進行，およびその他のパターン（図3-9 B ～ E）を示す．

2）肺気量分画

最大に呼気努力をして最大努力呼気位に達しても，なお肺内に残存する空気の体積を残気量（RV）という．また，最大に吸気努力をして最大吸気位に達した場合の肺気量を全肺気量（TLC）という．安静呼気位の肺気量を機能的残気量（FRC）とよび，これらの3つの肺気量を基本とする．肺気量を決定する因子は呼吸筋力と肺および胸郭の弾性特性であるため，肺気量の異常によって病態を推定できる（図3-6）．

各肺気量とも，予測値に対する100分率で評価を行う．一般に各肺気量は閉塞性換気障害で増加し，拘束性換気障害で減少する．廃用症候群や神経筋疾患などの場合には筋力低下や関節拘縮のため，最大吸気位および最大呼気位の振れ幅が狭まり，TLCは減少する方向，RVは増加する方向となる．残気率RV/TLCは年齢とともに増加するが，閉塞性換気障害，喫煙者などでさらに顕著に増加する．

肺気量の測定方法にはガス希釈法と body box 法の2通りの方法がある．ガス希釈法は肺内のガス分布が一様であることが前提のため，COPDなどの換気不均等のある病態では精度を欠く．したがって，COPD症例などの肺気量測定には

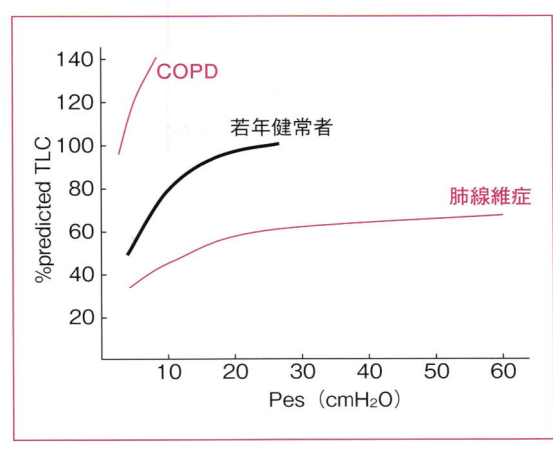

図 3-10　肺圧量曲線の健常例と疾患例

body box 法が望ましいが，使用する測定機器が高価で大型なこともあり，検査ができる施設が少なくなっている．

3）換気力学

呼吸器系の力学的な解析を換気力学とよび，一般の検査のなかでは，静肺コンプライアンス，換気抵抗の測定などが相当する．

静肺コンプライアンス（Cst）は肺の弾性特性を調べる検査で，胸腔内圧と肺気量の関係を表す肺圧量曲線（**図3-10**）から求める．一般には，胸腔内圧は食道内圧（Pes）の測定で代用するため，測定時には被検者に対して食道バルーンを挿入する操作が必要である．最大吸気位（肺気量がTLCレベル）から安静呼気位（FRCレベル）を過ぎるまでの呼気の間の肺気量とPesを段階的に測定し，肺圧量曲線を求める．曲線上，FRCの点とFRC+0.5 l の点の2点を結ぶ線の傾きをCstと定義している．正常値は0.15 ～ 0.30 $l/$cmH$_2$O が目安で，一般にCOPDでは増加し，間質性肺炎などで肺の線維化がある場合には低下する．

換気抵抗は閉塞性換気障害で上昇する．気道抵抗（Raw）は body box 法を用いる方法で，肺胞から開口部までの気道の抵抗を反映する．肺抵抗（R$_L$）は食道バルーンを挿入し，胸腔内圧（Pesを代用）と開口部の間の抵抗を反映する．呼吸抵

抗（Rrs）はオシレーション法で測定される方法で，開口部から圧波を発生させて口元の圧変化と流量変化で呼吸器系全体の抵抗を測定する方法である．食道バルーン挿入は苦痛を伴うことから，最近は行われることが少なく，逆に Rrs は安静換気で非侵襲的に行える機器が市販され普及が進んできたために盛んに臨床応用されている[7]．

4）肺拡散能力

ガス交換，すなわち，肺胞気と毛細血管中の血液の間の O_2 と CO_2 の交換はそれぞれの分圧の差に基づいた物理的拡散によって起こっている．肺拡散能力は肺胞気から血液中に酸素が拡散する能力の評価である．肺拡散能力の測定は，酸素の代わりの標識ガスとして低濃度の一酸化炭素（CO）ガスを用いるため，D_{LCO} と一般には表記される．測定は 1 回換気法と恒常法があり，通常は前者が用いられている．

D_{LCO} は，肺胞膜を横切って単位時間内に何 ml の酸素（実際には CO）が血液中（実際にはヘモグロビン）に拡散するか，が測定値として表現される．したがって，肺胞気量（V_A），肺胞気からヘモグロビンまでの拡散経路における物理特性に依存する拡散係数，ヘモグロビン量，毛細血管血流量などが測定に影響する．V_A が大きいと D_{LCO} も比例して高値となることから，酸素の膜の透過性をより反映する指標として D_{LCO}/V_A が D_{LCO} に代わって，あるいは併用で用いられる．D_{LCO}/V_A は D_{LCO} の低下の原因を探る鑑別目的にも有用である．D_{LCO}，D_{LCO}/V_A とも予測値が報告されており，予測値との比較で 80％以上を正常と考える．COPD，間質性肺炎などで D_{LCO} が低下する．

5）呼吸調節検査

生体内の環境は一定に保たれるように種々の調節機構が働く中で，呼吸も重要な役割を果たしており，呼吸調節検査でその機構が評価される．

血中の CO_2 分圧は一定になるように常に調節されている．二酸化炭素換気応答検査はこの調節機構を評価する．閉鎖回路中で自らの呼気を再呼吸させ，吸入気の CO_2 濃度の上昇とともに増加

する換気量を計測する（再呼吸法）．吸入 CO_2 濃度と換気量の関係および換気の神経出力の大きさ（吸気開始時の吸気圧 $P_{0.1}$）との関係を評価する．

低酸素血症に対する呼吸調節機構は低酸素換気応答検査で評価される．再呼吸法で酸素を補給せず回路内に生じる呼気 CO_2 は吸着させながら測定する．低酸素が行きすぎると意識消失を起こして危険であるため，検査を行うには十分な経験と習熟が必要である．

運動負荷検査時に呼気ガス分析を並行して行うと，運動換気応答を知ることができる．定常負荷では 2 分半〜3 分ほどで換気量は一定量に達するが，漸増負荷では換気量は運動負荷強度に応じて増加する．

このほか，吸気抵抗負荷，死腔換気負荷に対する換気応答検査が報告されているが，検査法が臨床に広く用いられるように確立されているわけではない．

6）気道過敏性検査

気道過敏性とは，何らかの刺激に対して気道で過剰な気道平滑筋の収縮反応が起こることであり，気管支喘息において特徴的な生理学的異常である．通常，気道収縮刺激に対する呼吸機能の変化として測定される．刺激には，アセチルコリン，メサコリン，ヒスタミンなどの薬物が用いられ，反応を示す呼吸機能の評価には FEV_1，Rrs などが用いられる．

アストグラフ法は，安静換気中に，気道刺激を徐々に強めて連続的に Rrs を評価する方法である．そのための機器も市販されており，検査が行われている病院は少なくない．Rrs が上昇し始めるまでの薬剤累積負荷量（Dmin）などを気道過敏性の指標とする．また，段階的に薬物を吸入させ FEV_1 を測定する方法（日本アレルギー学会標準法）では，FEV_1 がベースラインの 20％以上低下した薬物濃度を PC_{20} として指標としている．気道過敏性検査は，気管支喘息の診断や重症度判定，治療効果判定などに用いられる．

（黒澤　一）

4　呼吸筋力テスト

1）呼吸器疾患とサルコペニア

　加齢に伴う筋力の低下や筋肉量の低下，筋肉の機能低下はサルコペニアとよばれ，2010 年以降研究が盛んになっている．当初はサルコペニアの対象として握力や脚力が中心であったが，呼吸筋も対象となってきている．呼吸筋は換気を担い，吸気筋と呼気筋に分けられる[1-3]．呼吸筋力は肺炎防御の中心である咳の強さを支配する[3]．このため，呼吸筋力の低下は高齢者では肺炎発症や肺炎による死亡の危険因子であることが示唆されている[4,5]．ただし呼吸筋力の測定には日本では2023 年時点で保険適用がない．また，慢性閉塞性肺疾患症例ではサルコペニア合併率が高く，重症度分類である GOLD 分類や，生存期間予測に用いられる BODE 指数が悪化するとサルコペニアの有病率が上がる，と報告されている．

2）呼吸筋力の評価・測定方法

　呼吸筋力の測定方法として米国胸部疾患学会（ATS）と欧州呼吸器学会からの合同提言では最初に経横隔膜圧（Transdiaphragmatic pressure）測定が挙げられている．これは圧力測定カテーテルを食道と胃内部に留置し，それぞれの圧力を計測して胃内圧と食道内圧の差を経横隔膜圧とするものである．ただしカテーテル留置に時間がとられ，被験者が不快感を感じる，という難点がある．次に挙げられているのは，随意努力下での口腔内圧測定である．こちらはスパイロメーターと同様に計測でき呼吸運動により胸腔や口腔で発生する陽圧および陰圧を口にくわえた圧力計で計測し，筋力の指標として用いる．最大吸気口腔内圧（maximum static inspiratory pressure；PImax）と最大呼気口腔内圧（maximum static expiratory pressure；PEmax）を測定する．呼吸機能との関係では PImax が残気量（residual volume）近辺で，PEmax が全肺気量（total lung capacity）近辺で最も高値を示す．このため測定時には，全力で最も息を吐き出した近辺から吸気筋力を測定

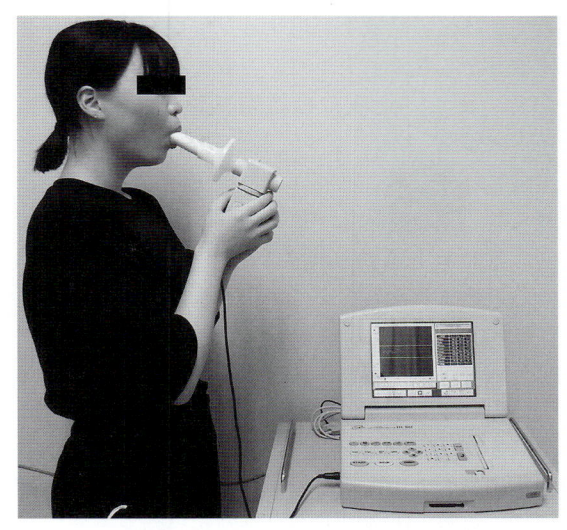

図 3-11　呼吸筋力計を用いた呼吸筋力測定風景

し，呼気筋力は最大吸気の近辺から測定するようにする．測定時に息苦しさがあるため，連続して計測する必要はない．測定のときはマウスピース周囲の唇と頬部を指でしっかりと保持し，空気の漏れに注意する．スパイロメトリーと異なり，鼻クリップはつける必要はない．最低でも 1 秒，できれば 1.5 秒程度圧力を保たないと，圧力計で探知されない．通常は 3 回程度測定し，一番良好な値を採用する（**図 3-11**）[1,2]．

　PImax，PEmax の基準値としてはさまざまな値があるが，概して東アジアを含めた諸外国の人々より日本人では呼吸筋力が低いという報告が多い[4]．

5　呼吸器系の防御

　呼吸器系は外界と直接接してガス交換を行うため，絶えず異物にさらされている．これらの異物には細菌やウイルス，抗酸菌なども含まれ感染症を引き起こす．このため呼吸器系は気道レベルでの粘液や線毛運動による防御機構や肺胞レベルでの肺胞マクロファージを中心とした免疫系による防御システム，また気道内に貯留した異物や分泌物を排出する咳による生体防御反応などをもつ[1]．

　気道の表面の大部分を線毛細胞が覆っており，一部に杯細胞や気管支腺が存在する．杯細胞や気

管支腺は気道粘液を分泌する．気道粘液は水分を主成分とし粘液糖タンパク（ムチン）や電解質を含む．また，粘液には抗菌活性をもつ分泌型IgAやディフェンシン，リゾチームなどの成分も含まれている．粘液は気道を覆っており異物を吸着し，くるみ込む．線毛細胞は表面に線毛をもち，常時線毛運動を喉頭方向へ繰り返しており，くるみ込まれた異物を外へ出す．

　肺胞での防御機構の中心として肺胞マクロファージが挙げられる．また細菌などの異物の侵入に際して，生体にあらかじめ備わっている自然免疫とT細胞やB細胞などによる獲得免疫で異物を排除する．自然免疫の代表としてまずマクロファージや好中球などの食細胞が異物を迅速に貪食し，排除する．またナチュラルキラー細胞（NK細胞）やNKT細胞，自然免疫リンパ球（innate lymphocyte）が活性化され，サイトカインを産生し感染細胞を傷害する．また補体が活性化し，細菌を溶菌する．獲得免疫系としては呼吸器系には粘膜関連リンパ組織（mucosa-associated lymphoid tissue；MALT）がリンパ節の一種として存在する．また所属リンパ節で抗原提示細胞などにより抗原特異的な応答を獲得したT細胞およびB細胞は細菌などの抗原で活性化し，感染細胞を細胞傷害活性で排除し，サイトカインや抗体産生により高い効率で異物を除去する．

　咳による防御系ではまず深く吸気し，声門が閉鎖された状態で呼気筋が収縮し胸腔内圧が上昇した後，声門が開放されて呼気流が生じる．ここに気道の圧迫なども加わり気道内腔狭小化で除去エネルギーが増加する．このため防御機構としては強い吸気筋力，呼気筋力の両者が必要とされる[3]．

⑥　運動耐容能の評価

　慢性呼吸器疾患患者は動作時の低酸素血症や，呼吸困難により日常生活が制限される．さらに心機能低下や上下肢骨格筋の機能不全を生じて著しく運動能力や体力が低下する．これらにより，運動耐容能が低くなっている．ここで呼吸困難を客観的に評価するためには，運動負荷試験は極めて

表3-4　運動負荷試験の禁忌事項

絶対的禁忌	・慢性呼吸器疾患の急性増悪時 ・気管支喘息の急性発作時 ・安静時における高度の呼吸困難 ・重篤な虚血性心疾患，発症近時の心筋梗塞，最近の安静時心電図で急性の変化が示唆される場合 ・不安定狭心症 ・不安定な未治療の不整脈 ・重篤な大動脈弁狭窄症 ・未治療の心不全 ・急性肺血栓塞栓症 ・急性心筋炎，心膜炎 ・解離性大動脈瘤 ・発熱などの急性感染症 ・患者の協力が得られないとき
＊時に禁忌となる場合	・中等度の心臓弁膜症 ・電解質異常（例えば，低カリウム血症，低マグネシウム血症など） ・高度の貧血 ・不安定な高血圧症 ・頻脈または徐脈性不整脈 ・肥大型心筋症およびその他流出路系閉鎖症候 ・運動負荷によって再発する可能性のある神経－筋障害，筋－骨格系障害および関節リウマチ ・高度の房室ブロック ・心室性動脈瘤 ・未治療の代謝性疾患（例えば，糖尿病，甲状腺クリーゼ，粘液水腫） ・全身性の慢性感染症

＊時に禁忌となる場合とは，運動負荷によって得られる利益が運動で生じる危険性を上回る可能性のある場合である．その場合，特に安静時に無症状の例では注意しつつ，低いレベルにエンドポイントを設定して運動負荷試験をする．
（呼吸リハビリテーションマニュアル—運動療法—第2版，2012[1]，p31）

有用であるといわれている．これに加えて運動誘発性喘息や運動誘発性低酸素血症の有無，治療効果の判定にも有用である．安全に運動負荷試験を実施するにあたり**表3-4**のような絶対的禁忌や相対的禁忌事項がある[1]．また，運動療法を開始する際の評価対象として必須の評価，行うことが望ましい評価，可能であれば行う評価の3段階の評価項目が提案されている（**表3-5**)[2]．運動負荷試験には6分間歩行試験のような簡便に行える廊下を利用した試験や，トレッドミルなどの運動負荷装置と呼気ガス分析機器を用いて詳細に評価する心肺運動負荷試験 cardiopulmonary exercise test（CPX）がある[1,3]．

表3-5　呼吸リハビリテーションの評価項目

必須の評価

・フィジカルアセスメント
・スパイロメトリー*
・胸部単純 X 線写真*
・心電図*
・呼吸困難（安静時，日常生活動作時，歩行時等）
・経皮的酸素飽和度（SpO₂）
・ADL
・歩数（身体活動量）
・フィールド歩行試験（6 分間歩行試験，シャトル・ウォーキング試験）**
・握力
・栄養評価（BMI，%IBW，%LBW 等）

行うことが望ましい評価

・上肢筋力，下肢筋力
・健康関連 QOL（一般的，疾患特異的）
・日常生活動作における SpO₂ モニタリング

可能であれば行う評価

・心肺活動量（活動量計）
・呼吸筋力
・栄養評価〔質問票，体成分分析（LBM 等），エネルギー代謝，生化学的検査等〕
・動脈血ガス分析
・心理社会的評価
・心肺運動負荷試験
・心臓超音波検査

*外来診療等で実施済みの場合は内容を確認
**運動負荷が禁忌な病態をあらかじめスクリーニングしておくこと．在宅，訪問リハビリテーションにおける実施を除く

（植木 純・他；日本呼吸ケア・リハビリテーション学会，日本呼吸理学療法学会，日本呼吸器学会，2018[2]）

1）フィールド歩行試験

　呼吸器疾患患者の運動耐容能の評価として，現在最も広く用いられている評価方法はフィールド歩行試験である[1, 3, 4]．

(1) 6 分間歩行試験（6-minute walking test；6 MWT）

　人の少ない平地の歩きやすい 30 m の直線コースを最大限の力で歩行させ，往復させる．方向転換のポイントにはコーンなどの目印を置き，スムーズに方向転換できるようにする．米国胸部疾患学会のガイドラインに推奨される実施方法が記載されている[5]．被検者への説明では，「この試験の目的は，6 分間できるだけ長い距離を歩くこと」と伝える．試験前 10 分間は安静にし，検者

表3-6　試験中の声掛け

試験中の時間ごとの声かけは以下のとおりに行う．

最初の 1 分	「うまく歩けてますよ．残り時間はあと 5 分です」
2 分後	「その調子を維持してください．残り時間はあと 4 分です」
3 分後	「うまく歩けてますよ．半分が終了しました」
4 分後	「その調子を維持してください．残り時間はもうあと 2 分です」
5 分後	「うまく歩けてますよ．残り時間はもうあと 1 分です」

（呼吸リハビリテーションマニュアル―運動療法―第 2 版，2012[1]，p132）

は禁忌となる項目がないか脈拍数，血圧などを測定し，服装や靴なども確認する．必須ではないが，評価とリスク管理のため試験中にパルスオキシメーターを装着し SpO₂ の連続モニターを行う．開始前にベースラインの呼吸困難と全体的な疲労感両者を修正 Borg スケールで測定しておく（表 3-1 参照）．試験終了後は総歩行距離，修正 Borg スケールで計測した呼吸困難と全体的な疲労感，脈拍，血圧，パルスオキシメーター装着の場合は SpO₂ を測定する．

　中止基準としては，胸痛・耐えられない呼吸困難・下肢の痙攣・ふらつき・多量の発汗・顔面の蒼白あるいはチアノーゼの出現があげられる．6 分間の歩行を継続できず被検者が中断した場合は，椅子を準備して座らせ中断した時間と距離，またその理由を記載する．試験中の被検者への声かけの内容も規定されている（表3-6）．6 分間歩行試験は最大酸素摂取量を決定したり運動制限因子を解明したりするものではなく，日常生活においての機能障害の重症度を評価することに適しているとされている[1, 3-5]．

(2) シャトル・ウォーキング試験（shuttle walking test；SWT）

　漸増負荷 SWT（incremental shuttle walking test；ISWT）と一定負荷 SWT（endurance WST；ESWT）の 2 種類が主に用いられている．10 m の平らで滑らない床で測定し，開始前に脈拍と血圧を測定する．必要物品は SWT 用の CD で，CD プレーヤーを用いて発信音を流す．また運動

ができる適切な履物，10 m を測定できるメジャー，コーンが必要である．漸増負荷 SWT では1分ごとに歩行速度を増加させ，往復歩行して歩行距離を測定する[1]．

CD には以下の説明が収録されている．「あなたが信号を聞いたときに，それぞれの標識の周囲を回れるように目標を定め，一定の速度で歩いてください．息切れが我慢できなくなったり，歩行速度を維持することができなくなったと感じるまで歩き続けてください」

被検者は CD からの発信音に歩行速度を合わせ，9 m 間隔の標識の間を往復歩行する．終了基準としては，呼吸困難がひどく歩行維持が困難あるいは他の理由で歩くのを止めたとき，歩行速度の維持ができなくなったとき（信号音が鳴ったとき標識から 50 cm 以上離れている），被検者の SpO_2 85% 以下，あるいは年齢別予測心拍数 85% 以上など他の歩行継続危険因子を測定者が発見したとき，とされている．終了時に修正 Borg スケールで呼吸困難感と下肢の疲労感の両者を評価し，脈拍数，SpO_2，呼吸数を記録する．また，脈拍数，SpO_2，呼吸困難感がベースラインの状態に戻る時間も記録する．

漸増負荷 SWT は6分間歩行試験よりも正確に運動耐容能を評価できるといわれ，最高酸素摂取量との相関も高いといわれている[6]．その予測式は下記のように示される[3]．

最高酸素摂取量（ml/kg/分）= 4.19＋0.025×歩行距離（m）

一定負荷 SWT は一定の速度でどれだけ長く歩けるかを評価する一定負荷での試験である．16 段階の歩行速度があり漸増負荷 SWT で同定された最高酸素摂取量の 85% に該当する歩行速度で最大 20 分実施し，中止基準は漸増負荷 SWT と同様である[3]．

(3) 心肺運動負荷試験（cardiopulmonary exercise test；CPX）

CPX は測定に技術が必要で測定機器も高価だが，心臓移植希望者の選定では必須検査とされ，運動耐容能を詳細に評価できる．呼気ガス分析装置とトレッドミルや自転車エルゴメーターなどの運動負荷試験装置を用いる．呼気ガス分析で運動時の換気を評価し，骨格筋での代謝を推測する．運動負荷のプロトコルには一段階負荷試験，多段階漸増負荷試験，ランプ負荷試験などがある[3]．

(4) 漸増負荷試験，定常運動負荷試験

運動負荷試験が可能であれば行う評価としてトレッドミルや自転車エルゴメーターを用いた漸増負荷試験や定常運動負荷試験がある．測定項目は運動持続時間，運動終了時の呼吸困難，下肢の疲労感を修正 Borg スケールで評価する[1]．

7　ADL 評価

日常生活動作（activities of daily living；ADL）評価は，標準的評価表と疾患特異的評価表がある．これらの評価に際しては作業療法士の参加が望まれる[1-3]．

1）標準的 ADL 評価表

標準的 ADL 評価法としては，Barthel Index（BI）や Functional Independence Measure（FIM）が一般的である．しかし，これらの尺度では，動作に伴う呼吸困難や動作の困難さが正確に反映されにくい．このため重症度に比して ADL は高い評価となり，すなわち軽症と評価してしまう傾向が生じる[1-2]．

2）呼吸器疾患の ADL 評価表

呼吸器疾患患者は，運動機能は保持しているため動作自体は可能だが，呼吸困難などのため ADL が障害される場合が多い．したがって呼吸器疾患の ADL 評価では自立度だけではなく，動作時の呼吸困難感，酸素使用の有無も重要な評価項目となる．呼吸器疾患特異的 ADL 尺度としてはわが国では Nagasaki University respiratory ADL questionnaire や英国の London Chest Activity of Daily Living Scale（日本語訳あり）などがある．また，他にもさまざまな呼吸器疾患用の ADL 評価表が作成され，最近も継続して開発されている[1]．

P-ADL（Ver.2）は，後藤らによって開発された在宅慢性閉塞性肺疾患（chronic obstructive pulmonary disease；COPD）患者用の評価表 P-ADL（Ver.1）を一部改訂したもので，ADL の 9 カテゴリーを，達成方法・距離・頻度・速度・息切れ・酸素量の 6 つの指標を用いて評価する（**表 3-7**）．それぞれの指標は原則として 5 段階で評価し，採点は総スコアを % に換算した % P-ADL で表示する．包括的 ADL 評価法である FIM とも強い相関が示されている[4]．

8　QOL 評価

健康状態に関連した quality of life（QOL）を健康関連 QOL とよび，健康全般を評価する一般的健康関連 QOL 尺度と，疾患特異的健康関連 QOL 尺度に分けることができる．

1）一般的健康関連 QOL 質問表

疾患の有無や患者の状態に関係なく使用が可能なものもあるため，他疾患患者や健常者との比較検討などにも適応できる．Medical Outcomes study，Short-Form 36 Item（SF-36）は，8 領域 36 項目の質問で構成されており，5 分程度の回答時間で身体的健康や精神的健康を測定することができる．このため一般住民の健康調査など，多岐にわたる目的で使用されている．世界各国で翻訳され日本語版も作成されている．SF-36 の 8 領域をそれぞれ 1 項目で測定する短縮版の SF-8 も有用性が証明されているが，SF-36 に比べ精度は低い．ただし質問の数が少ないため短時間で回答ができる．別の質問表の EuroQoL 5 Dimension（EQ-5D）は 170 以上の言語に翻訳され，世界中で幅広く用いられている．従来各項目 3 つの水準で構成されていたが，より感度を高めるため各項目をそれぞれ 5 水準に変更した EQ-5D-5L が開発され，日本語版も完成している．このため従来のバージョンは EQ-5D-3L とよばれている．Sickness Impact Profile（SIP）は，疾病の影響による日常生活上の機能不全を行動から評価

するものであり，身体的領域，心理社会的領域，その他の領域の 3 領域 12 カテゴリー，136 項目から構成される．身体的領域は移動，可動性，身体介護と運動の 3 カテゴリー，心理社会的領域は社会相互性，コミュニケーション，行動の変化，感情的行動の 4 カテゴリー，その他の領域は睡眠と休息，栄養摂取，家庭管理，レクリエーションと娯楽，雇用の 5 カテゴリーから構成されている．日本語版も作成されている．その他にも，Nottingham Health Profile（NHP）などがある[2,5]．

2）呼吸器疾患の HRQOL 評価表

慢性呼吸不全の進行に従い呼吸障害が重度化すると，ADL のみではなく，活動や参加にも制限が生じ QOL に影響を及ぼす．喘息や慢性閉塞性肺疾患（COPD）などの気道疾患の疾患特異的 HRQOL 評価表としては，St. George's Respiratory Questionnaire（SGRQ）が国際的に普及している[6]．SGRQ は，症状 8 項目，活動 16 項目，衝撃（impact）26 項目の 50 項目から構成されており，日本語版も作成されている．慢性閉塞性肺疾患（COPD）で幅広く用いられている評価表としては Chronic Respiratory Disease Questionnaire（CRQ）もある．CRQ は呼吸困難 5 項目，感情 7 項目，疲労 4 項目，病気による支配観 4 項目の 4 つの領域の 20 項目から構成され，各項目 7 段階で評価する．質問には，息切れを感じた行動のなかで本人が重要であると思う行動を 5 つ選択させてから，最近 2 週間にその 5 つの行動によって自覚した息切れの程度を尋ねるものや，疲労感，活力，幸福感，落ち込みについての質問が含まれており，日本語版も作成されている．これら 2 つより簡便な方法として COPD Assessment Test（CAT）があり，8 項目の質問からなる．SGRQ と高い相関性も示されており，呼吸リハビリテーション実施前後の反応性にも優れているとされている．また，喘息の HRQOL 評価として Asthma Quality of Life Questionnaire（AQLQ）などがある．

（岡崎達馬）

表 3-7　Pulmonary ADL；P-ADL（Ver.2）

<u>ご自宅での生活</u>についてご記入下さい．（入院中の方は，入院直前の状況でお書き下さい）

氏　名：　　　　　　　　　　　殿

処方されている酸素量：①安静時（　　）L/分，　②動作時（　　）L/分，　③睡眠時（　　）L/分
☆酸素量を変更する動作をお書きください：（　　　　　　　　　　　　　　　　　　　　　）

※各項目のあてはまる番号（0～4）を一つずつ選んで○で囲んで下さい

		達成方法	距離	頻度	速度	息切れ	酸素量
食事	0 1 2 3 4	食べさせてもらう 自分で食べる（刻み食など加工必要） 自分で食べる（普通食）	0 自室（寝たままで） 1 2 自室（寝床以外で） 3 4 自室以外（食堂など）	0 毎回，食べさせてもらう 1 2 状況により自分で食べる 3 4 毎回，自分で食べる	0 全く食べられない 1 かなり休みながら 2 途中でひと休み 3 休まずゆっくり 4 スムーズにできる	0 耐えられない 1 かなりきつい 2 きつい 3 多少きつい 4 何も感じない	0 自分で中止する 1 自分で変更する 2 ほぼ処方量を厳守 3 常に処方量を厳守 4 処方されていない
排泄	0 1 2 3 4	差し込み便器を使用 尿器，ポータブルトイレを使用 夜間のみ尿器，ポータブルトイレ 便所を使用し，介助を受ける 便所を使用し，全く介助を受けない	0 ベット上 1 2 ベットサイド 3 4 便所	0 便所に行って排泄しない 1 排便のみ便所 2 昼間便所に行くことがある 3 昼間は毎回便所に行く 4 毎回（夜間も）便所に行く	0 全く便所に行かない 1 かなり休みながら 2 途中でひと休み 3 休まずゆっくり 4 スムーズにできる	0 耐えられない 1 かなりきつい 2 きつい 3 多少きつい 4 何も感じない	0 自分で中止する 1 自分で変更する 2 ほぼ処方量を厳守 3 常に処方量を厳守 4 処方されていない
入浴	0 1 2 3 4	清拭（体を拭く）してもらう 自分で清拭（体を拭く）する ほとんど介助してもらう 一部介助してもらう 自分でできる	0 自室 1 2 浴室でシャワーのみ 3 4 浴槽に入る	0 全く入浴しない 1 2 たまに入浴を行う 3 4 入浴日に毎回入浴する	0 全く自分でできない 1 かなり休みながら 2 途中でひと休み 3 休まずゆっくり 4 スムーズにできる	0 耐えられない 1 かなりきつい 2 きつい 3 多少きつい 4 何も感じない	0 自分で中止する 1 自分で変更する 2 ほぼ処方量を厳守 3 常に処方量を厳守 4 処方されていない
洗髪	0 1 2 3 4	洗髪しない 洗髪してもらう（理容院等を含む） 自分で洗髪する	0 ベット上 1 2 浴室以外（洗面所など） 3 4 浴室	0 全く洗髪しない 1 2 入浴とは別に洗髪する 3 4 入浴時に洗髪する	0 全く自分でできない 1 かなり休みながら 2 途中でひと休み 3 休まずゆっくり 4 スムーズにできる	0 耐えられない 1 かなりきつい 2 きつい 3 多少きつい 4 何も感じない	0 自分で中止する 1 自分で変更する 2 ほぼ処方量を厳守 3 常に処方量を厳守 4 処方されていない
整容	0 1 2 3 4	寝たままで，介助を受ける 座って，介助を受ける 準備されれば座って自分で行える 座って自分でできる 立って，自分でできる	0 ベット上 1 2 洗面所以外（自室など） 3 4 洗面所	0 洗面所で洗面歯磨きしない 1 2 たまに洗面所で洗面・歯磨き 3 4 毎回，洗面所で洗面・歯磨き	0 全く自分でできない 1 かなり休みながら 2 途中でひと休み 3 休まずゆっくり 4 スムーズにできる	0 耐えられない 1 かなりきつい 2 きつい 3 多少きつい 4 何も感じない	0 自分で中止する 1 自分で変更する 2 ほぼ処方量を厳守 3 常に処方量を厳守 4 処方されていない
更衣	0 1 2 3 4	更衣を手伝ってもらう 準備されれば自分でできる 自分でできる		0 自分で更衣はできない 1 かなり休みながら 2 状況により自分で更衣を行う 3 4 毎回自分で更衣を行う	0 全く自分でできない 1 かなり休みながら 2 途中でひと休み 3 休まずゆっくり 4 スムーズにできる	0 耐えられない 1 かなりきつい 2 きつい 3 多少きつい 4 何も感じない	0 自分で中止する 1 自分で変更する 2 ほぼ処方量を厳守 3 常に処方量を厳守 4 処方されていない
屋内歩行	0 1 2 3 4	全く歩けない 介助があれば歩ける 見守り（監視）があれば歩ける 自分だけで歩ける	0 全く歩けない 1 ベット周囲のみ 2 自室内のみ 3 便所・洗面所のみ 4 自宅内はすべて	0 全く歩けない 1 2 状況により歩くことができる 3 4 いつでも歩くことができる	0 全く自分でできない 1 かなり休みながら 2 途中でひと休み 3 休まずゆっくり 4 スムーズにできる	0 耐えられない 1 かなりきつい 2 きつい 3 多少きつい 4 何も感じない	0 自分で中止する 1 自分で変更する 2 ほぼ処方量を厳守 3 常に処方量を厳守 4 処方されていない
階段	0 1 2 3 4	自分では昇れない 介助があれば昇れる 自分だけで昇れる	0 全く昇れない 1 2～3段 2 5～6段 3 2階まで 4 3階以上	0 昇れない 1 2 必要な時だけ昇る 3 4 いつでも昇ることができる	0 全く自分でできない 1 かなり休みながら 2 途中でひと休み 3 休まずゆっくり 4 スムーズにできる	0 耐えられない 1 かなりきつい 2 きつい 3 多少きつい 4 何も感じない	0 自分で中止する 1 自分で変更する 2 ほぼ処方量を厳守 3 常に処方量を厳守 4 処方されていない
屋外歩行	0 1 2 3 4	全く歩けない 介助があれば歩ける 見守り（監視）があれば歩ける 自分だけで歩ける	最長どのくらいの 距離歩けますか？ （　　）m位	0 全く歩けない 1 2 状況により歩くことができる 3 4 いつでも歩くことができる	0 全く自分でできない 1 かなり休みながら 2 途中でひと休み 3 休まずゆっくり 4 スムーズにできる	0 耐えられない 1 かなりきつい 2 きつい 3 多少きつい 4 何も感じない	0 自分で中止する 1 自分で変更する 2 ほぼ処方量を厳守 3 常に処方量を厳守 4 処方されていない
会話	0 1 2 3 4	寝床（ベッド上）で寝ながら 車椅子や安楽椅子に座る どこでも座っていればできる	最長どのくらいの 時間話せますか？ （　　）時間位		0 全くできない 1 かなり休みながら 2 途中でひと休み 3 休まずゆっくり 4 スムーズにできる	0 耐えられない 1 かなりきつい 2 きつい 3 多少きつい 4 何も感じない	0 自分で中止する 1 自分で変更する 2 ほぼ処方量を厳守 3 常に処方量を厳守 4 処方されていない

特記事項

　　　　年　　月頃の状態　　　　　　　　　　　　　　　　　　　　　　　　記入日：　　　年　　月　　日（記入者：　　　　　　　）

（後藤葉子・他，2015[4]）

Ⅲ 呼吸不全

1 呼吸とは

われわれは，体内に摂取した糖質，脂肪，蛋白質などの栄養素を酸化し，その際生じるエネルギーを利用して生命活動を営んでいる．そのために，絶えず空気中の酸素を外界から取り入れ，栄養素の酸化の結果生じる二酸化炭素を体外へ排出している（外呼吸）．体内に入った酸素は循環系を介して組織細胞に酸素を供給し，これを利用してミトコンドリアから生命活動に必要なエネルギーを産生している（内呼吸）．エネルギー代謝の副産物となる炭酸ガスは，組織から肺に運ばれることとなり，以上の全過程のことを呼吸という．生きていくためには内呼吸が正常に行われている必要があり，そのためには外呼吸や循環器系とともに呼吸中枢・神経・呼吸筋をも含んだ呼吸システム全体が円滑に動いている必要がある[1]．

1）呼吸の仕組み

外界の空気と肺胞内の空気の交換（換気）を繰り返し行うのが呼吸運動であり，息を吸う（吸息）と息を吐き出す（呼息）からなる．

肺胞内の酸素は，肺胞壁を取り巻く毛細血管中の血液へ拡散していき，血液中の二酸化炭素は肺胞内へ拡散してくる．これらのガス（O_2 と CO_2）の移動は，肺胞気と血液の間のそれぞれのガス圧の差（圧勾配）に従って行われる．肺胞を取り巻く毛細血管で受け取った酸素は血流に乗って心臓のポンプ機能により全身の組織へ運ばれ，組織の毛細血管から組織液中へ拡散し，最終的に細胞膜を通過して細胞へ入り，そこで消費される[2]．

2）呼吸不全の定義

呼吸不全（respiratory failure）は「呼吸機能障害のため動脈血液ガス（特に O_2 と CO_2）が異常値を示し，そのために正常な機能を営めない状態であり，室内空気呼吸時の動脈血酸素分圧（PaO_2）が 60 Torr 以下となる呼吸器系の機能障害，また

表 3-8　厚生省特定疾患「呼吸不全」調査研究班
1981 年研究報告

①室内気吸入時の動脈血 O_2 分圧（PaO_2）が 60 Torr 以下となる呼吸障害またはそれに相当する呼吸障害を呈する異常状態を呼吸不全と診断する．
②呼吸不全を動脈血 CO_2 分圧（$PaCO_2$）が 45 Torr を超えて異常な高値を呈するものと然らざるものとに分類する．
③慢性呼吸不全とは，呼吸不全の状態が少なくとも 1 カ月間持続するものをいう．
　さらに，$PaCO_2$ の程度により下記に分類される．
　1）Ⅰ型呼吸不全（$PaCO_2$ が 45 Torr 以下のもの）
　2）Ⅱ型呼吸不全（$PaCO_2$ が 45 Torr を超えるもの）

（酸素療法ガイドライン，2006[3]．p 6）

はそれに相当する状態」と定義されている[3]．

診断基準として動脈血炭酸ガス分圧が 45 Torr 以下をⅠ型呼吸不全とし，45 Torr 以上をⅡ型呼吸不全としている（**表 3-8**）[3]．なお，PaO_2 61 〜 70 Torr は準呼吸不全とされている．

2 呼吸不全の診断

診断は，頻呼吸（30回/分），呼吸困難，チアノーゼ，頻脈，意識障害といった臨床所見と動脈血ガス分析から行う[4]．動脈血液ガス分析は，呼吸不全の診断において最も重要である．低酸素血症の診断のあと，高二酸化炭素血症の有無，A-aDO_2 開大の有無，酸素投与下で PaO_2 が改善するかどうかで呼吸不全の病態が鑑別される（**図 3-12**）[3]．

A-aDO_2 の測定が低酸素血症の病態を解明するのに役立つ．A-aDO_2 は肺胞内の酸素分圧と動脈血の酸素分圧の差であり，次の計算式で表される．

$$A\text{-}aDO_2 = PAO_2 - PaO_2$$
$$PAO_2 = 150 - PaCO_2/0.8$$

A-aDO_2 の正常値は，年齢や性別によって異なるが，一般的には 10 Torr 以下が正常範囲，10 〜 20 Torr を境界値，20 Torr を超えるようなら

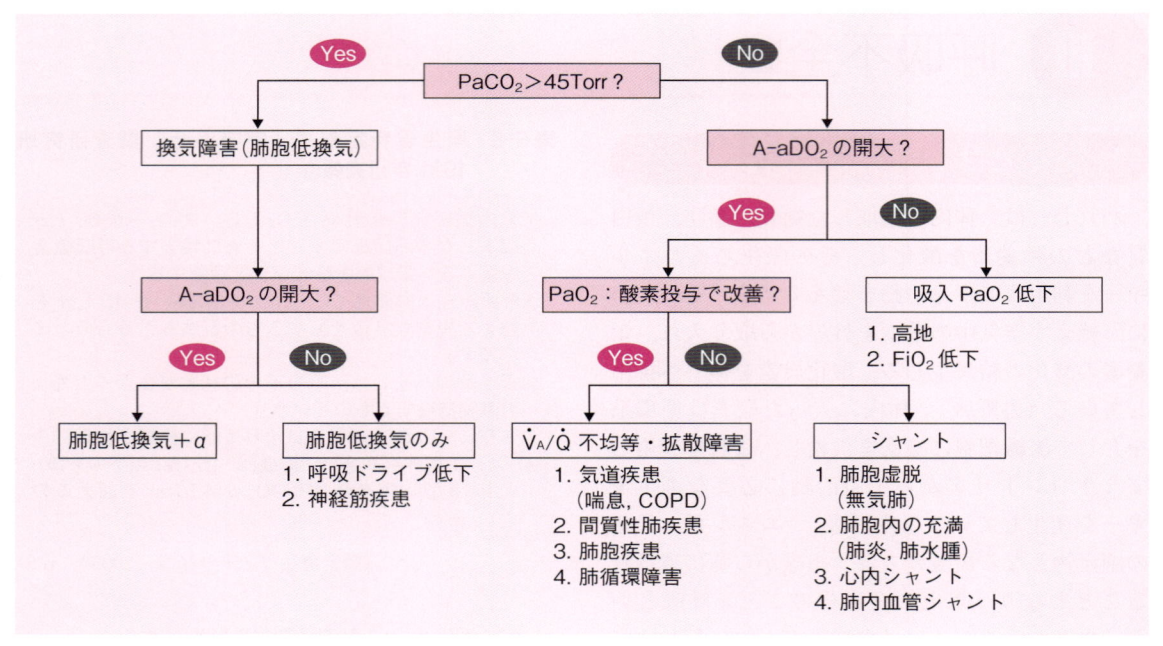

図3-12 血液ガス所見による呼吸不全の診断的アプローチ （酸素療法ガイドライン, 2006[3], p 8)

明らかな開大と評価する．酸素化が障害されると$A-aDO_2$が開大する．低酸素血症を呈する4つのメカニズム（換気血流不均等分布，肺内シャント，拡散障害，肺胞低換気）のうち，酸素化が障害されていないのは肺胞低換気のみであり$A-aDO_2$が正常であれば，低酸素血症の原因が肺胞低換気と考えられる．

画像所見（胸部X線，胸部CT）や肺機能検査は，基礎疾患の診断や病態把握のため重要である．慢性呼吸不全の急性増悪の場合，感染症と心不全の増悪が2大誘因のため，起因菌の同定，心機能（心エコー，心電図など）の評価を行う必要がある．

3 呼吸不全の分類

呼吸不全の分類は，病態の経過による分類と動脈血液ガス分析による分類に大別される．

1）動脈血液ガス分析による分類 （図3-13）[3]

室内気吸入時の動脈血O_2分圧（PaO_2）が60 Torr以下は呼吸不全とされ，動脈血炭酸ガス分圧が45 Torr以下はⅠ型呼吸不全，45 Torr以上で高二酸化炭素血症を呈する呼吸不全はⅡ型呼吸不全とされている．

Ⅰ型呼吸不全では，ガス交換障害［換気血流不均等（$\dot{V}_A/\dot{Q}$ミスマッチ），右→左シャント，肺拡散障害］が病態としてあり，低酸素血症を呈している．Ⅱ型呼吸不全は，換気障害（肺胞低換気）でみられ，換気量が十分に確保できないため酸素の取り込みが少なく，二酸化酸素の排出が困難となる．そのため，低酸素血症を呈し，二酸化酸素が貯留した状態となる．

2）発症の経過による分類

呼吸不全は発症の経過により，急性呼吸不全と慢性呼吸不全の2つに分類することができる．しかしながら，急性呼吸不全が遷延し，慢性呼吸不全になることは少なく，両者の違いは経過のみではない．

(1) 急性呼吸不全

臨床経過が数時間から1カ月未満で呼吸不全に至るものを指し，転帰は比較的早い．急性呼吸不全は2つに分類され[3]，正常な肺機能や酸素化を

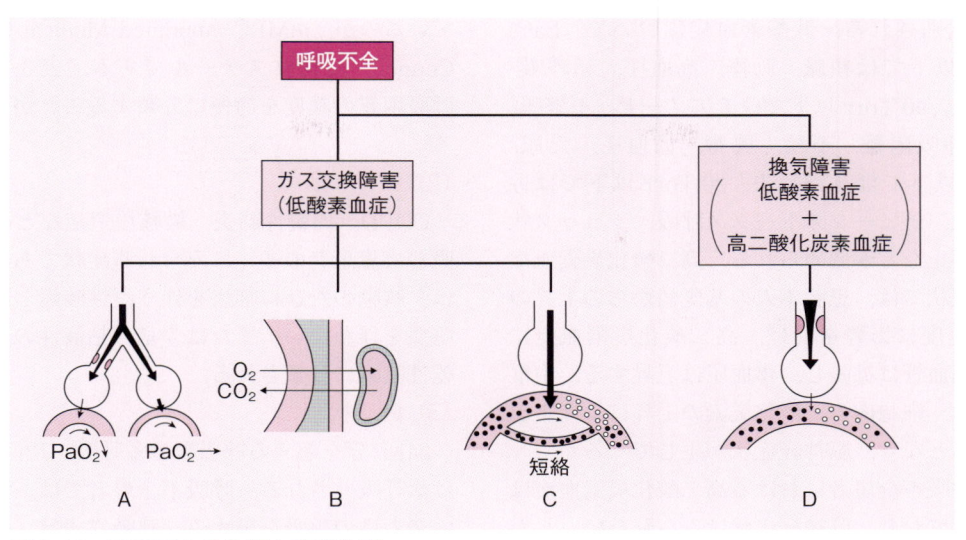

図 3-13　呼吸不全の分類と病態生理
A：換気血流比不均等（$\dot{V}_A/\dot{Q}$ ミスマッチ），B：拡散障害，C：右→左シャント，D：肺胞低換気
(酸素療法ガイドライン，2006[3]，p 7)

呈した状態から発症し，日単位で急速に進行していく狭義の急性呼吸不全と，COPD などの慢性呼吸器疾患患者が気道感染などをきっかけに発症し，症状，所見の急速な悪化がみられる慢性呼吸不全の急性増悪に分類される．狭義の呼吸不全では，急性呼吸窮迫症候群（ARDS），ポリオやギラン・バレー症候群などによる呼吸筋麻痺，自然気胸，急性肺血栓塞栓症，呼吸器感染症〔市中肺炎，院内肺炎，非定型肺炎，誤嚥性肺炎，肺化膿症，人工呼吸器関連肺炎（VAP）〕などがあげられる．

(2) 慢性呼吸不全

慢性呼吸不全は，呼吸不全の状態が少なくとも 1 カ月以上持続した場合と定義される．

慢性呼吸器疾患では，不可逆的な変化をきたしゆっくりと進行する病態が多く，さまざまな代償機構により安定した状態が保たれている．たとえば，Ⅱ型呼吸不全では CO_2 の貯留に対し，腎臓による代償で pH を正常範囲内に保てている．疾患としては，COPD が最も多く，肺結核後遺症，特発性肺線維症などがあげられる．

3）その他（P/F 比による分類）

吸入している酸素濃度（FiO_2）によって動脈血酸素分圧（PaO_2）が変化するため酸素流入下での酸素化を表す指標として P/F 比（P/F ration）がある．PaO_2（Torr）÷ FiO_2（Torr）で計算され，急性呼吸窮迫症候群（ARDS）では，この指標を用いて mild（$200 < $ P/F 比 ≤ 300），moderate（$100 < $ P/F 比 ≤ 200），severe（P/F 比 ≤ 100）の 3 つのカテゴリーに重症度を分類している．

4　症状

呼吸不全の症状は，多彩であり自覚症状を伴わない場合も多くみられる．他覚的な身体所見としては，頻呼吸，努力呼吸（胸式呼吸，胸鎖乳突筋・斜角筋などの呼吸補助筋の過活動），不規則な呼吸パターン，1 回換気量の低下などを呈することが多い．主となる自覚症状としては，呼吸困難があげられるが，重度の呼吸不全であっても呼吸困難が軽微なこともある．

呼吸困難の発生機序として，まだ不明な点が多いが一般的には，呼吸中枢の換気に関する要求と実際行われた換気との不均衡からくるといわれている．

さらに，その他多くの臨床症状は，低酸素血症に起因するものと，高二酸化炭素血症に起因する

ものに大別される．低酸素血症において，PaO_2 60 Torr 以下では頻脈，動悸，高血圧，頻呼吸，失見当識，40 Torr 以下ではチアノーゼ，不整脈，重度の呼吸困難，不穏，興奮，低血圧，乏尿，30 Torr 以下では意識消失，20 Torr 以下では昏睡，徐脈，チェーンストークス呼吸，ショック状態，心停止などが認められる．高二酸化炭素血症の臨床症状では，患者本人の基礎値からの上昇の程度と速度に影響を受け，高二酸化炭素血症によって脳血管は拡張し，体血圧は上昇する．中枢神経では，細胞内の二酸化炭素の上昇によりアシドーシスとなり，脳神経症状が生じてくる[2]．

慢性呼吸不全患者における高二酸化炭素血症は代償されており，脳神経症状はみられない．しかしながら，夜間睡眠中の低換気によって二酸化炭素が貯留し，起床時の頭痛や顔面・四肢のほてりを認めることが多い[5]．

また，低酸素血症が長期化すると組織が低酸素状態となり，多臓器不全を呈し，多彩な症状を呈する．以下にまとめる．

1）中枢神経症状

PaO_2 60 Torr 以下では失見当識が出現し，40 Torr 以下で不穏・興奮状態をきたす．30 Torr 以下で意識消失，20 Torr 以下になると昏睡状態となり，徐脈となりショック状態や心停止に至る．高二酸化炭素血症では，脳血管拡張作用（脳血流の増加，脳圧の亢進，脳浮腫），呼吸性アシドーシスによる意識障害，頭痛，めまい，縮瞳，羽ばたき振戦，無力感，発汗などがみられる．なお，重症な呼吸性アシドーシス，意識障害，自発呼吸減弱が生じる病態を CO_2 ナルコーシスとよぶ．

2）呼吸器系

(1) 呼吸困難

呼吸困難は，「換気の増大に伴う不快な換気努力」と定義され，呼吸困難感は自覚症状であり，「呼吸時の不快な感覚」として定義され[5]，心理的要因などさまざまな感覚によって生じる可能性がある．呼吸困難の指標として一般的に用いられ

ているのが，mMRC（modified Medical Research Council）息切れスケールである（表3-2 参照）．呼吸困難の程度を簡便に分類することが可能である．

(2) 咳嗽・痰

COPD，間質性肺炎，結核後遺症などの慢性呼吸器疾患患者の多くにみられる症状である．咳嗽は，咳嗽のたびに喀痰を伴う湿性咳嗽と咳嗽時に喀痰を伴わない，または少量の粘液性の痰を伴う乾性咳嗽に分類される．

(3) 呼吸状態

24回/分を超える呼吸数は多呼吸，12回/分以下は徐呼吸とされる．呼吸不全患者では，浅くて速い努力性の呼吸を呈する．呼吸様式は，胸式呼吸であり，胸鎖乳突筋・斜角筋等の呼吸補助筋の過活動がみられ，不規則な呼吸パターンとなる．

重症になると鼻翼呼吸や下顎呼吸，呼吸筋疲労をきたし，腹壁と胸壁の奇異性の呼吸を呈する．急性呼吸不全では，呼吸数が＜5または＞35回/分，慢性呼吸不全の急性増悪例では＜6または＞40回/分が人工呼吸気管理の適応の一つの基準とされている[6]．

(4) 胸痛

気胸や縦隔気腫で出現することが多い．

3）循環器系

(1) 肺性心

長期に及ぶ低酸素血症による肺血管攣縮や肺血管床の減少，肺血管のリモデリングなどにより肺高血圧症，肺性心，右心不全をきたす．肺性心の結果，頸静脈怒張，肺動脈弁領域でのⅡ音亢進，三尖弁閉鎖不全による収縮期雑音，右室性のギャロップ，肝腫大，下腿浮腫などを認める[4]．

(2) 脈拍

低酸素血症の初期症状の一つとして，頻脈がある．これは，組織の酸素需要量を満たすために心拍数を増大させるため頻脈が生じる．また，低酸素血症に加え呼吸困難からくる不安感などからも交感神経系が優位となり内因性のカテコラミンが分泌され，末梢血管の収縮によるのも一つの要因である．またそれらは，ときに不整脈を引き起こ

す場合がある.

(3) 血圧

低酸素血症の初期では血圧の上昇がみられるが，重症化すると血圧が低下しショック状態に陥る.

4) その他

(1) ばち状指

手指の末端部がドラムの「ばち」のように肥大し，爪が弯曲している状態を示す. 多くの慢性呼吸不全患者でみられる.

(2) チアノーゼ

重篤な低酸素血症の徴候である. 酸素化されていないヘモグロビンが $5\,g/dl$ 以上になったときに認められ，多血症があると出現しやすく，貧血があると認めにくい.

(3) 多血症

低酸素血症に対しての代償性に二次性多血症を引き起こすことがある.

5 病態

1) 低酸素血症

(1) 吸入気酸素分圧の減少

高地など大気圧の減少している場所や毒性ガスの吸入時などで生じる. 通常の医療現場で生じることはほとんどない.

(2) 換気血流比不均等分布 ($\dot{V}_A/\dot{Q}$ ミスマッチ)

肺疾患での数々の異常は換気血流比不均等が多く，これは肺胞換気量と肺胞における毛細血管の血流量がミスマッチを起こし，需要と供給にアンバランスが生じている状態である.

High $\dot{V}_A/\dot{Q}$ ミスマッチ（死腔様効果）と Low $\dot{V}_A/\dot{Q}$ ミスマッチ（シャント様効果）に分かれ，前者は換気に比べて血流が相対的に少ない状態を意味し，後者は血流に比べ換気が相対的に少ない状態を表している. High $\dot{V}_A/\dot{Q}$ ミスマッチの典型例では肺塞栓症があげられ，血栓により血流量が途絶えた領域に生じる. また，Low $\dot{V}_A/\dot{Q}$ ミスマッチでは，肺胞内が気道分泌物など何らかの

異物によって換気が途絶えている状態であり，最終的にはシャント様の効果が生じる.

(3) 拡散障害

肺胞気と肺毛細血管の間では，濃度勾配による拡散により O_2 と CO_2 のガス交換が行われている. 拡散障害は，何らかの影響でこのガス交換が障害される状態である. 代表的なのは，肺線維症があげられ，肺胞における間質が線維化を起こし肥厚することでガス交換が障害される病態である.

(4) シャント

血流はあるが換気が全くない状態である. 肺動静脈奇形など，もともと右左シャントがあるような状態は解剖学的シャントとよばれる. また，前述したような肺水腫や ARDS，無気肺などの Low $\dot{V}_A/\dot{Q}$ ミスマッチが悪化し換気が途絶えた状態は生理学的シャントとされている.

(5) 肺胞低換気

肺疾患が存在しなくとも呼吸中枢から呼吸筋に至る換気刺激が何らかの原因で中断されると分時換気量 ($\dot{V}_E$) が減少する. 肺胞領域に分布する肺胞換気量は $\dot{V}_E-\dot{V}_D$ ($\dot{V}_D$：死腔換気量) で表されるので，$\dot{V}_E$ の減少に伴い $\dot{V}_A$ も低下する. この状態は肺胞低換気と定義されている[1].

2) 高二酸化炭素血症

高二酸化炭素血症は，二酸化炭素の排出能が二酸化炭素の生産量を下回った際に生じる.

高二酸化炭素血症の発生機序としては，肺胞低換気による換気不全が主であるが，$\dot{V}_A/\dot{Q}$ ミスマッチ，シャントなども関与することがある. **表3-9**[7] に高二酸化炭素血症を呈する病態を示す.

通常，炭酸ガス分圧 ($PaCO_2$)，肺胞気炭酸ガス分圧 (P_ACO_2)，肺胞換気量 ($\dot{V}_A$)，炭酸ガス生産量 ($\dot{V}_{CO_2}$) の関係式は，$P_ACO_2 = 0.863 \times \dot{V}_{CO_2}/\dot{V}_A$ で表されるため P_ACO_2 と炭酸ガス生産量 ($\dot{V}_{CO_2}$) は比例し，$\dot{V}_A$ とは反比例の関係にある. また，CO_2 は，O_2 に比べ約 20 倍の肺胞毛細間膜の拡散能を有しているため $PaCO_2 \fallingdotseq P_ACO_2$ と考えてよいとされている. そのため，$PaCO_2$ の上昇は低換気を，低下は過換気を表している[7].

表 3-9　高二酸化炭素血症を呈する病態

中枢神経疾患
　原発性肺胞低換気症候群，中枢性肺胞低換気症候群（Ondine's curse など）
　脳脊髄の器質的疾患（脳血管障害，脳炎，脳腫瘍，脳幹疾患など）
　呼吸抑制剤，嘔吐などによる代謝性アルカローシス，甲状腺機能低下症
脊髄疾患
　高位脊髄損傷，筋萎縮性側索硬化症，脊髄空洞症，ポリオなど
末梢神経，神経筋接合部，筋肉疾患
　炎症性脱髄性多発神経炎（Guillain-Barré 症候群），重症筋無力症，多発性筋炎，筋ジストロフィー，横隔神経麻痺，呼吸筋疲労など
胸郭胸膜疾患
　高度の側弯症や胸郭変形，胸郭形成術後，高度の胸膜炎や気胸など
肺および気道の疾患
　高度の慢性閉塞性肺疾患（COPD），気管支喘息重責発作，睡眠時無呼吸症候群，肥満低換気症候群，窒息などの上気道閉塞など

　　　　　　　　（小林一郎，2010[7]一部引用改変）

表 3-10　急性呼吸不全の基礎疾患

（1）胸部エックス線写真でびまん性陰影をきたす疾患
　(a) 急性肺損傷（ALI）／急性呼吸窮迫症候群（ARDS）
　(b) 急性間質性肺炎（AIP）
　(c) 心原性肺水腫
　(d) ニューモシスチス肺炎
　(e) サイトメガロ肺炎
　(f) 粟粒結核
　(g) 急性好酸球性肺炎（AEP）
　(h) びまん性肺胞出血
（2）胸部エックス線写真で限局性陰影をきたす疾患
　(a) 肺炎（肺炎球菌，レジオネラ，マイコプラズマなど）
　(b) 胸部外傷
（3）胸部エックス線写真で必ずしも陰影をきたさない疾患
　(a) 急性肺血栓塞栓症
　(b) 神経筋疾患（脳血管障害，ギラン・バレー症候群など）
　(c) CO 中毒
（4）慢性疾患の急性増悪
　(a) 気管支喘息
　(b) COPD
　(c) 肺結核後遺症
　(d) 特発性間質性肺炎
　(e) 神経筋疾患（重症筋無力症，筋萎縮性側索硬化症など）

　　　　（臨床呼吸機能検査ガイドライン　第 7 版，2008[4]）

　通常，発熱などで体内の CO_2 の産生量が上昇しても，肺胞換気の上昇により代償される．他にも，$\dot{V}_A/\dot{Q}$ ミスマッチを起こす心不全や肺塞栓によるシャントで CO_2 の貯留があまりみられないのは換気の上昇により代償していることが多いためであるが，呼吸筋の予備能力が低い患者では換気による代償が困難なため二酸化炭素の貯留を認める（表 3-9）．

6　基礎疾患

　急性呼吸不全は，動脈血ガス分析と臨床経過から定義される病態であり，原因となる疾患が存在する．胸部 X 線および慢性疾患の急性増悪で分類した主な基礎疾患を**表 3-10**[4]に示す．急性呼吸不全の代表的な病態として，ARDS があげられ，①急性発症，②胸部 X 線上のびまん性浸潤影，③低酸素血症，④左心不全の否定の 4 項目から定義される．ARDS は，臨床的症候群であり，原因に敗血症，呼吸器感染症，外傷，誤嚥，ショックなどに引き続いて発症する．
　心原性肺水腫は，心筋梗塞や弁膜症などのため左房圧が上昇し，肺血管外の水分が漏出性に貯留したものである．呼吸不全や循環動態の異常を伴う肺炎を重症肺炎とよび，肺炎球菌，レジオネラ，インフルエンザウイルスなどが代表的な病原体である．
　急性肺血栓塞栓症は，遊離した静脈血栓が肺動脈を閉塞する病態であり，急性発症する右心負荷を伴う呼吸不全を呈する．下腹部や骨盤体の手術後や長期臥床などに伴って発症することが多い．ギラン・バレー症候群や重症筋無力症などによる急速な呼吸筋麻痺の出現による II 型呼吸不全は臨床上まれである．喘息発作は，気道平滑筋の攣縮と気道内粘液貯留のため喘鳴を伴う呼吸困難発作を生じ，高二酸化炭素血症を伴い急性呼吸不全から窒息死する場合もある．自然気胸は肺の小囊胞（ブラ）が破裂して急速な虚脱が生じるため換気不全に陥る．片側肺の気胸で呼吸不全に陥ることは少ないが，緊張性気胸や両側性の気胸の場合には高度の呼吸不全をきたすことが多い．慢性呼吸

不全の急性増悪は臨床的には急性呼吸不全の大半を占める．呼吸不全ないしそれに準ずる呼吸機能低下を有する例に基礎疾患の悪化，感染症の合併，心不全などが誘因となって進行性の血液ガス所見の悪化が短時間で生じるのが本態である[5]．

慢性呼吸不全の基礎疾患は，COPD（44.8%）が最も多く，肺線維症・間質性肺炎（18.2%）は経年的に増加し，肺結核後遺症（11.8%）は減少している．次いで，肺がん（6%），慢性心不全によるチェーンストークス呼吸（3.1%），その他（神経筋疾患，肺血栓塞栓症）となっている[8]．

（岩波裕治・海老原 覚）

Ⅳ　呼吸不全をきたす疾患と病態

1　COPD（慢性閉塞性肺疾患，従来の肺気腫および慢性気管支炎）

1）定義と病型

(1) COPD（choronic obstructive pulmonary disease）の定義[1]

タバコ煙を主とする有害物質を長期に吸入曝露することなどにより生ずる肺疾患であり，呼吸機能検査で気流閉塞を示す．気流閉塞は末梢気道病変と気腫性病変がさまざまな割合で複合的に関与し起こる．臨床的には徐々に進行する労作時の呼吸困難や慢性の咳・痰を示すが，これらの症状に乏しいこともある．

(2) 病型

COPD の気流閉塞は肺気腫病変と末梢性病変がさまざまな割合で複合的に作用して起こるため，その病型として肺気腫病変が優位である気腫型 COPD と末梢気道病変が優位である非気腫型 COPD がある[1]．

2）危険因子・病因

COPD の危険因子には，喫煙や大気汚染などの外因性因子と遺伝素因などの内因性因子とがある．タバコ煙は最大の危険因子であり，吸入されたタバコ煙などの有害粒子により肺の炎症が惹起される．COPD 患者ではこの気道や肺の炎症が通常より増強し，慢性化している．他にも，大気汚染や粉じん吸入，化学物質，幼少期の繰り返す気道感染，喘息などが危険因子に挙げられる[1]．

3）病態生理

COPD の臨床症状における労作時呼吸困難の原因となる病態は，気流閉塞と動的肺過膨張である．換気血流不均等は低酸素血症の原因になる．気流閉塞が高度に進行した COPD の一部では肺胞低換気により高二酸化炭素血症を呈する．

(1) 気流閉塞

COPD 患者の末梢気道病変では，末梢気道における炎症細胞浸潤，壁の線維化，内腔滲出物および内腔閉塞の程度と 1 秒量との間に逆相関が認められることから，末梢気道の炎症性狭窄や気流閉塞の主な原因と考えられている[1]．一方で気腫性病変では，末梢気道への肺胞接着の消失や弾性収縮力の低下が気流閉塞の原因になる．

(2) 動的肺過膨張

COPD 患者における呼気時の気道抵抗の増加および肺弾性収縮力の減少により，呼気時の空気とらえこみ現象（air trapping）が生じて肺が過膨張する現象がみられる．特に運動時の air trapping は動的肺過膨張（dynamic hyperinflation）といわれ，労作時呼吸困難や運動能力低下の原因となる．これは，呼気終末肺気量（end expiratory lung volume；EELV）を増加させて最大吸気量を減少させるためで，肺の過膨張は残気量を増加させて最大吸気量を減少させる．動的肺過膨張は疾患の早期からみられ，COPD の労作時呼吸困難の主要な機序と考えられている[1]．

(3) ガス交換障害

肺気腫や末梢気道病変による肺胞構造の破壊と気道狭窄が生じ換気不均等が出現する．さらに肺

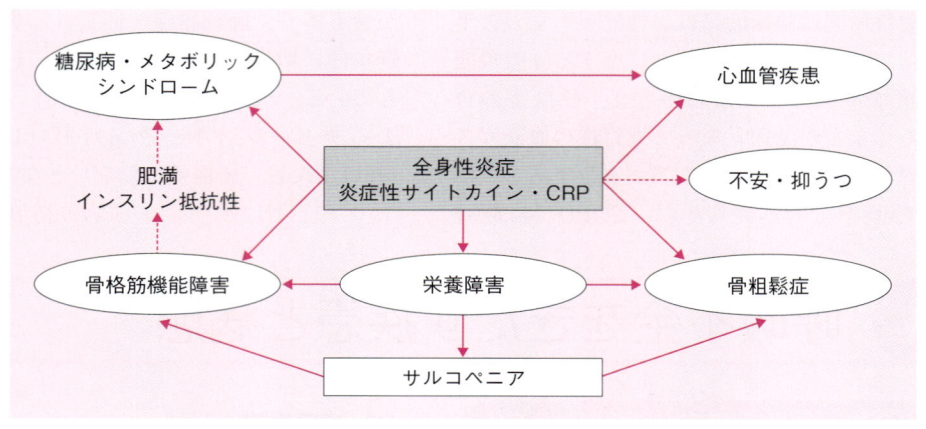

図 3-14　COPD の全身性炎症と併存症

胞構造の破壊は肺毛細血管床の減少を招来し血流の不均等分布が生じる．結果，換気血流不均等により低酸素血症が出現する．

4）全身の併存症[1]

COPD は肺固有の疾患であると同時に全身の炎症性疾患でもある．肺合併症として喘息（ACO），肺癌，気腫合併肺線維症，肺高血圧症，肺炎，気胸などがある．肺外の全身併存症には，栄養障害，骨格筋機能障害，心血管疾患，骨粗鬆症，不安・抑うつ，メタボリックシンドローム，糖尿病，逆流性食道炎，貧血，睡眠時無呼吸症候群などがある（**図 3-14**）．

5）診断基準

COPD の診断基準[1] は，①長期の喫煙歴などの曝露因子があること，②気管支拡張薬投与後のスパイロメトリーで FEV_1/FVC が 70% 未満であること，③他の気流閉塞をきたし得る疾患を除外すること，としている．診断に鑑別を要する疾患[1] として，喘息，びまん性汎細気管支炎，副鼻腔気管支症候群，気管支拡張症，閉塞性細気管支炎，リンパ脈管筋腫症などがあげられる．

画像診断において，画像のみでは COPD を診断することはできないが，さまざまな特徴を反映しており特徴的な所見を呈することが多い．胸部単純 X 線写真では，①肺野の透過性の亢進，②

表 3-11　COPD の病期分類

	病期	定義
Ⅰ期	軽度の気流制限	% FEV_1 ≧ 80%
Ⅱ期	中等度の気流制限	50% ≦ % FEV_1 < 80%
Ⅲ期	高度の気流制限	30% ≦ % FEV_1 < 50%
Ⅳ期	きわめて高度の気流制限	% FEV_1 < 30%

気管支拡張薬投与後の FEV_1/FVC：70% 未満が必須条件（COPD（慢性閉塞性肺疾患）診断と治療のためのガイドライン 第 6 版，p2，2022[1]）を改変）

肺野末梢の血管陰影の細小化，③横隔膜の低位平坦化，④滴状心による心胸郭比の減少，⑤肋間腔の開大などがみられる．高分解能 CT（high resolution CT；HRCT）では，気腫性病変は明瞭な壁をもたない低吸収領域として認められ，早期から気腫性病変の描出に極めて有用である．

病期分類を**表 3-11**[1] に示す．

6）臨床所見

COPD に多い症状は，慢性の咳，痰と労作時の呼吸困難（息切れ）である．

(1) 呼吸困難（息切れ）

呼吸困難は最も特徴的な COPD の症状であり，労作時にみられることが多い．呼吸困難の程度を評価する簡便な方法として mMRC の質問票がよく用いられる（表 3-2）．COPD の呼吸困難は，基本的に持続的で進行性であるのが特徴的である．

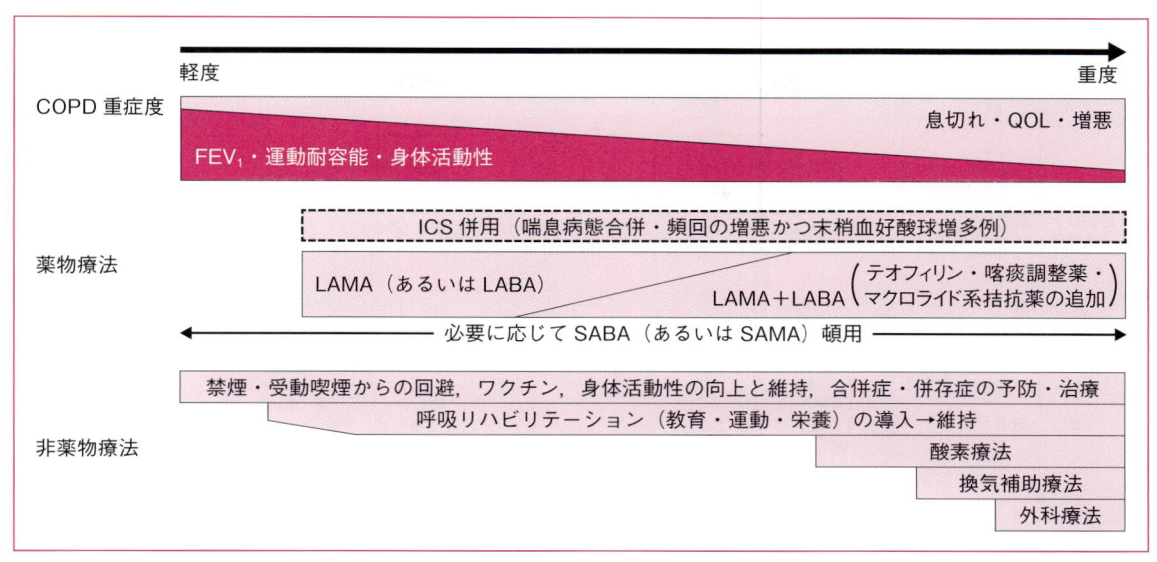

図 3-15　安定期 COPD の重症度に応じた管理

（COPD（慢性閉塞性肺疾患）診断と治療のためのガイドライン 第 6 版，p4，2022[1]）

進行期には衣服の着脱や洗面などの日常生活での体動や安静時にも呼吸困難がみられるようになり，QOL を低下させる[1]．

(2) 慢性の咳・痰

慢性の咳は COPD の早期の症状であることが多く，はじめは間欠的で，徐々に毎日や一日中持続することもある．一般的には痰を伴うことが多いが乾性咳の場合もある．

7）治療と管理[1]

COPD の管理目標として，現状の改善と将来リスクの低減の 2 つが挙げられ，前者は症状および QOL の改善，運動耐容能と身体活動性の向上および維持，後者は増悪の予防，疾患進行の抑制および健康寿命の延長となる．これらの管理目標を踏まえ安定期の COPD の管理として，原因物質曝露からの回避，薬物療法および非薬物療法を組み合わせて行われる（**図 3-15**）[1]．薬物療法の中心は吸入療法であり，患者ごとに適切な吸入手技や継続が可能と考えられる薬剤，デバイスおよび吸入方法を選択すべきである（**図 3-16**）[1]．

非薬物療法としては，禁煙を含め包括的に行う必要があり，多職種でのかかわりが重要となる．インフルエンザや肺炎球菌ワクチンの接種，栄養療法や運動療法は疾患早期より導入し，低酸素血症をきたす場合は必要に応じて酸素療法も導入する．また，新型コロナウイルス（SARS-CoV-2）流行期にはワクチン接種を考慮する[1]．

8）リハビリテーション

COPD は労作時の呼吸困難により，運動耐容能が低下し ADL が制限されることで健康関連 QOL の低下をきたす[2]．運動耐容能の低下の原因として，換気の制限，動的肺過膨脹の影響，呼吸筋疲労などがあり，COPD では，末梢気道の狭窄によって呼気の気流速度が制限され[4]，労作時の気流制限はさらに増強する．また，動的肺過膨張により異常な換気パターンを伴い，浅くて速い呼吸パターンがみられ呼吸仕事量の増加がもたらされる．そのため，労作時の呼吸困難が増大し，運動耐容能の低下に影響を及ぼすといわれ，さらに息切れなどによる行動制限やそれらの悪循環による身体機能低下，抑うつや不安など心理的な要因も含まれている．これらを改善する目的で呼吸リハビリテーションが行われるが，詳細は呼吸リハビリテーションの項を参考されたい．

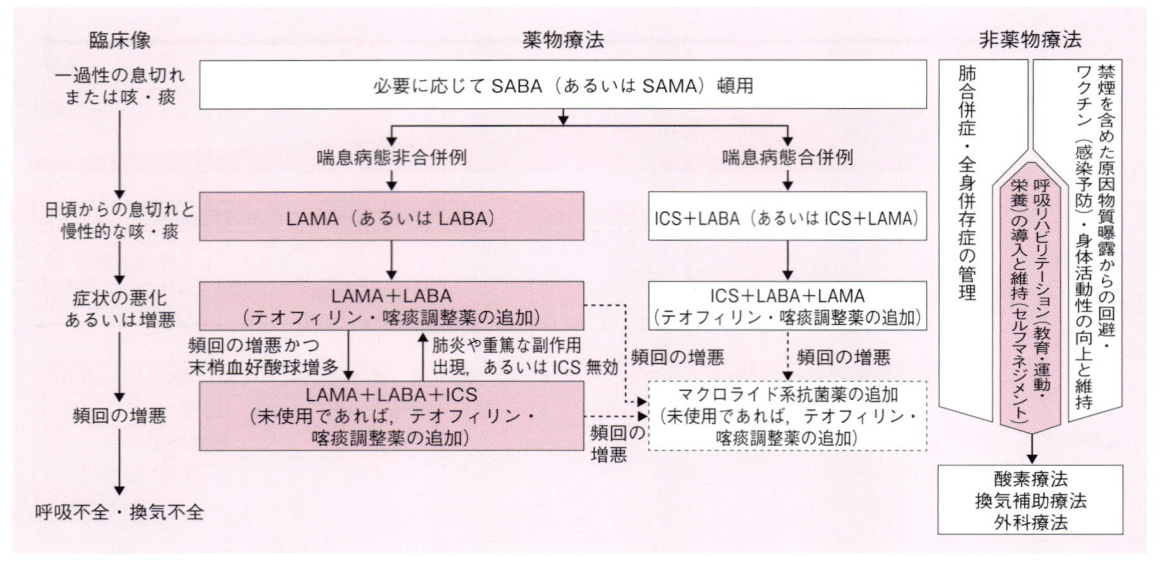

図 3-16　安定期 COPD 管理のアルゴリズム

（COPD（慢性閉塞性肺疾患）診断と治療のためのガイドライン 第6版，p4，2022[1]）

2　その他の慢性呼吸器疾患

1）間質性肺炎

　間質性肺炎は，「間質」とよばれる肺胞（隔）壁を炎症や線維化病変の基本的な場とする疾患の総称である．間質性肺炎の原因としては，自己免疫疾患（膠原病），主に職業性に長期間の粉塵吸入により生じる塵肺，真菌の胞子や鳥の排泄物などの有機粉塵が抗原となって起こる過敏性肺炎，各種薬剤により惹起される薬剤性肺炎，サルコイドーシスなどの全身性疾患に合併して発症するものなどがあげられる[3]．一方で，原因が特定できないものを特発性間質性肺炎（IIPs）とよび，2013年の ATS/ERS による IIPs 改訂国際新分類では，主な IIPs，まれな IIPs として idiopathic pleuroparenchymal fibroelastosis（特発性胸膜肺実質線維弾性症），特発性リンパ球性間質性肺炎の2型，さらに分類不能型 IIPs を加え計9型に分けられ，わが国のガイドラインでもこれに準じて分類される[4]．

　IIPs のなかでも特発性肺線維症（idiopathic pulmonary fibrosis；IPF）の頻度が高く，主に高齢者に発症する．IPF は慢性かつ進行性の経過をたどり，高度の線維化が進行して不可逆性の蜂巣肺形成をきたす予後不良の原因不明の肺疾患である[4]．IPF の診断には，まず原因を特定できる間質性肺疾患を臨床的に除外する．そのうえで，高分解能 CT（HRCT）で典型的な UIP（usual interstitial pneumonia）パターン（蜂巣肺の存在が必須）を認めれば，基本的には外科的肺生検を行わず IPF の診断が可能である．

　間質性肺炎全般の臨床症状としては，乾性咳嗽や労作時の呼吸困難がみられることが多い．聴診上は肺底部の捻髪音（fine crackles）が特徴的で，血清検査で KL-6，SP-D，SP-A などのマーカーが高値を示す．画像所見としては，胸部 X 線ではびまん性網状影が両側中下肺野，外側優位に広がり，多くは肺の容積減少を認める．HRCT 所見では，網状影，コンソリデーションとすりガラス影，モザイクパターン，牽引性気管支拡張や蜂巣肺が重要な画像所見であり，これらが混在して描出される[4]．呼吸機能検査では，一般的に拘束性換気障害が認められ，肺拡散能（D_{LCO}）は低下し，D_{LCO} の低下は肺活量や全肺気量の減少よりも先にみられることが多い．また，IPF 患者では

運動時の低酸素血症が著しく，安静時動脈血ガスが正常域にあっても運動時には低酸素血症に陥ることがある．

間質性肺炎の治療としては，分類や疾患の進行度などにより多岐にわたるため成書を参考にしていただき，本書ではIPFの治療について簡単に述べたい．IPFの薬物治療は抗線維化薬（ピルフェニドン，ニンテダニブ）が主であり，わが国のガイドライン[5]でも推奨されている．しかしながら，これらの薬剤は，生存率を改善することは明らかになっておらず，肺活量の低下の抑制による疾患の進行抑制が主な効果である[4]．

また，非薬物療法としては，呼吸リハビリテーションや低酸素血症に対しての酸素療法も推奨されている[5]．呼吸リハビリテーションの有効性が報告され，呼吸困難や運動耐容能の向上，健康関連QOLの改善などがある[6]．

2）びまん性汎細気管支炎

呼吸細気管支領域を病変の主座とする慢性炎症性気道疾患で，閉塞性呼吸機能障害をきたす．典型例では，慢性副鼻腔炎で発症し，次第に下気道の病変が形成され，進行するとびまん性の気管支拡張を含む肺の破壊が生じ，慢性呼吸不全状態となる[7]．

男女差はなく，発症年齢は40〜50歳代が多い．臨床症状（慢性の咳・痰，労作時の息切れ），慢性副鼻腔炎の合併ないし既往の有無，画像所見（胸部X線で両肺野のびまん性粒状影，胸部CTでの両肺野びまん性小葉中心性小粒状影）で診断する．聴診所見で断続性ラ音，呼吸機能検査では閉塞性換気障害を示す．治療はマクロライド少量投与が基本である．5年生存率は90％以上を見込めるが，マクロライド治療不応例が存在し，治療に難渋することもある[7]．

3）気管支拡張症

気管支拡張症は構造上気管支の有意な拡張が認められる病態であり，画像検査で診断する[5]．気管支拡張症を発症する病態は，ウイルス性呼吸器感染症，肺炎桿菌などの細菌感染症などの感染

後，免疫不全，先天性気管支壁異常，粘液線毛輸送系の障害，関節リウマチなどの炎症性疾患など多岐にわたる．

臨床症状としては，大量の喀痰がみられる．気道感染を頻繁に繰り返すため肺炎の合併も多く，血痰や喀血も高頻度にみられる．気管支拡張症が進行すると呼吸機能障害をきたし，慢性呼吸不全から肺性心に陥ることもある．また，気管支拡張症はさまざまな疾患に合併し，多様な病態に関連する．併存する疾患を含めた診断は治療方法を考えるうえで重要である．治療は，症状軽減および急性増悪時の感染症治療が中心となる．気流制限による労作性呼吸困難，大量の喀痰，頻回の咳嗽や排痰による疲労感，運動耐容能の低下をきたし，身体活動性は低下する[8]．排痰目的の理学療法は，自覚症状や健康関連QOLの改善に有効である．

4）気管支喘息

気道の慢性炎症を本態とし，変動制をもった気道狭窄による喘鳴，呼吸困難，胸苦しさや咳などの臨床症状で特徴づけられる疾患と定義されている．正確な診断が不可欠であるが，喘息診断は，診断基準というものが存在せず，6項目の喘息の診断の目安と診断アルゴリズムを用いて診断を行うがこちらは成書を参考にされたい[11]．

喘息治療は薬剤の貢献が大きく，喘息コントロールの中心は薬物療法である．併せて感作アレルゲン（家塵ダニ，真菌類，昆虫類，動物，花粉など）の回避も重要である．

薬物治療は4つのステップで構成され，中心は吸入ステロイド薬（ICS）であり，ロイコトリエン受容体拮抗薬（LTRA），長時間作用性β2刺激薬（LABA），長時間作用性抗コリン薬（LAMA）など追加していく．喘息コントロールの状態に合わせてステップをアップダウンさせる（**図3-17**）[11]．

5）肺結核

肺結核は，かつてはわが国において死因の大半を占める疾患であったが，抗結核薬の登場後死亡率は減少していった．薬物治療以前は，肋骨の一部を切除し病巣部位の肺を筋肉などで圧迫し，結

		治療ステップ1	治療ステップ2	治療ステップ3	治療ステップ4
		ICS（低用量）	ICS（低〜中用量）	ICS（中〜高用量）	ICS（高用量）
長期管理薬	基本治療	上記が使用できない場合，以下のいずれかを用いる LTRA テオフィリン徐放製剤 ※症状が稀なら必要なし	上記で不十分な場合に以下のいずれか1剤を併用 LABA （配合剤使用可*5） LAMA LTRA テオフィリン徐放製剤	上記に下記のいずれか1剤，あるいは複数を併用 LABA （配合剤使用可*5） LAMA （配合剤使用可*6） LTRA テオフィリン徐放製剤 抗IL-4Rα抗体*7,8,10	上記に下記の複数を併用 LABA （配合剤使用可） LAMA （配合剤使用可*6） LTRA テオフィリン徐放製剤 抗IGE抗体*2,7 抗IL-5抗体*7,8 抗IL-5Rα抗体*7 抗IL-4Rα抗体*7,8 経口ステロイド薬*3,7 気管支熱形成術*7,9
	追加治療	アレルゲン免疫療法*1 （LTRA以外の抗アレルギー薬）			
増悪治療*4		SABA	SABA*5	SABA*5	SABA

ICS：吸入ステロイド薬，LABA：長時間作用性β_2刺激薬，LAMA：長時間作用性抗コリン薬，LTRA：ロイコトリエン受容体拮抗薬，SABA：短時間作用性吸入β_2刺激薬，抗IL-5Rα抗体：抗IL-5受容体α鎖抗体，抗IL-4Rα抗体：抗IL-4受容体α鎖抗体

*1：ダニアレルギーで特にアレルギー性鼻炎合併例で，安定期% FEV$_1$≧70% の場合にはアレルゲン免疫療法を考慮する.
*2：通年性吸入アレルゲンに対して陽性かつ血清総IgE値が 30〜1,500 IU/ml の場合に適用となる.
*3：経口ステロイド薬は短時間の間欠的投与を原則とする. 短期間の間欠投与でもコントロールが得られない場合は必要最小量を維持量として生物学的製剤の使用を考慮する.
*4：軽度増悪までの対応を示し，それ以上の増悪については「急性増悪（発作）への対応（成人）」の項を参照.
*5：ブデソニド/ホルモテロール配合剤で長期管理を行っている場合は同剤を増悪治療にも用いることができる（本文参照）.
*6：ICS/LABA/LAMA の配合剤（トリプル製剤）.
*7：LABA，LTRA などを ICS に加えてもコントロール不良の場合に用いる.
*8：成人および 12 歳以上の小児に適応がある.
*9：対象は 18 歳以上の重症喘息患者であり，適応患者の選定の詳細は本文参照.
*10：中用量 ICS との併用は医師により ICS を高用量に増量することが副作用などにより困難であると判断された場合に限る.

図 3-17　喘息治療のステップ　　　　　　　　　　　　　　　　　（喘息予防・管理ガイドライン 2021，2021[11]）

核の空洞を押しつぶし治癒させるという胸郭形成術が主流であった. これらの治療法は術後, 肺容積の減少や胸膜の癒着や肥厚, 胸郭変形などの変化により拘束性障害をきたし, 高齢者で慢性呼吸不全を呈することがあった. 特にⅡ型の呼吸不全を呈することが多かった.

6）新型コロナウイルス（SARS-CoV-2）

新型コロナウイルス（SARS-CoV-2）は, 2019 年 12 月に中国・湖北省武漢市で発生した当時原因不明の肺炎である. 重症急性呼吸器症候群（SARS）や中東呼吸器症候群（MERS）の病原体と同じβコロナウイルスに分類される動物由来のコロナウイルスであるが宿主動物は不明である. SARS-CoV-2 による感染症を COVID-19 とよぶ.

感染経路は咳, 会話などの際に排出されるウイルスを含んだ飛沫・エアロゾルの吸入が主流である. 潜伏期は 1〜14 日間であり, 曝露から 5 日程度で発症することが多い. 臨床症状として, 発

表 3-12　COVID-19 の主な重症化のリスク因子

・65 歳以上の高齢者	・高血圧	・固形臓器移植後の免疫不全
・悪性腫瘍	・脂質異常症	・妊娠後期
・慢性呼吸器疾患	・心血管疾患	・免疫抑制・調節薬の使用
（COPD など）	・脳血管疾患	・HIV 感染症
・慢性腎臓病	・肥満（BMI 30 以上）	（特に CD4<200/μl）
・糖尿病	・喫煙	

（厚生労働省[12]）

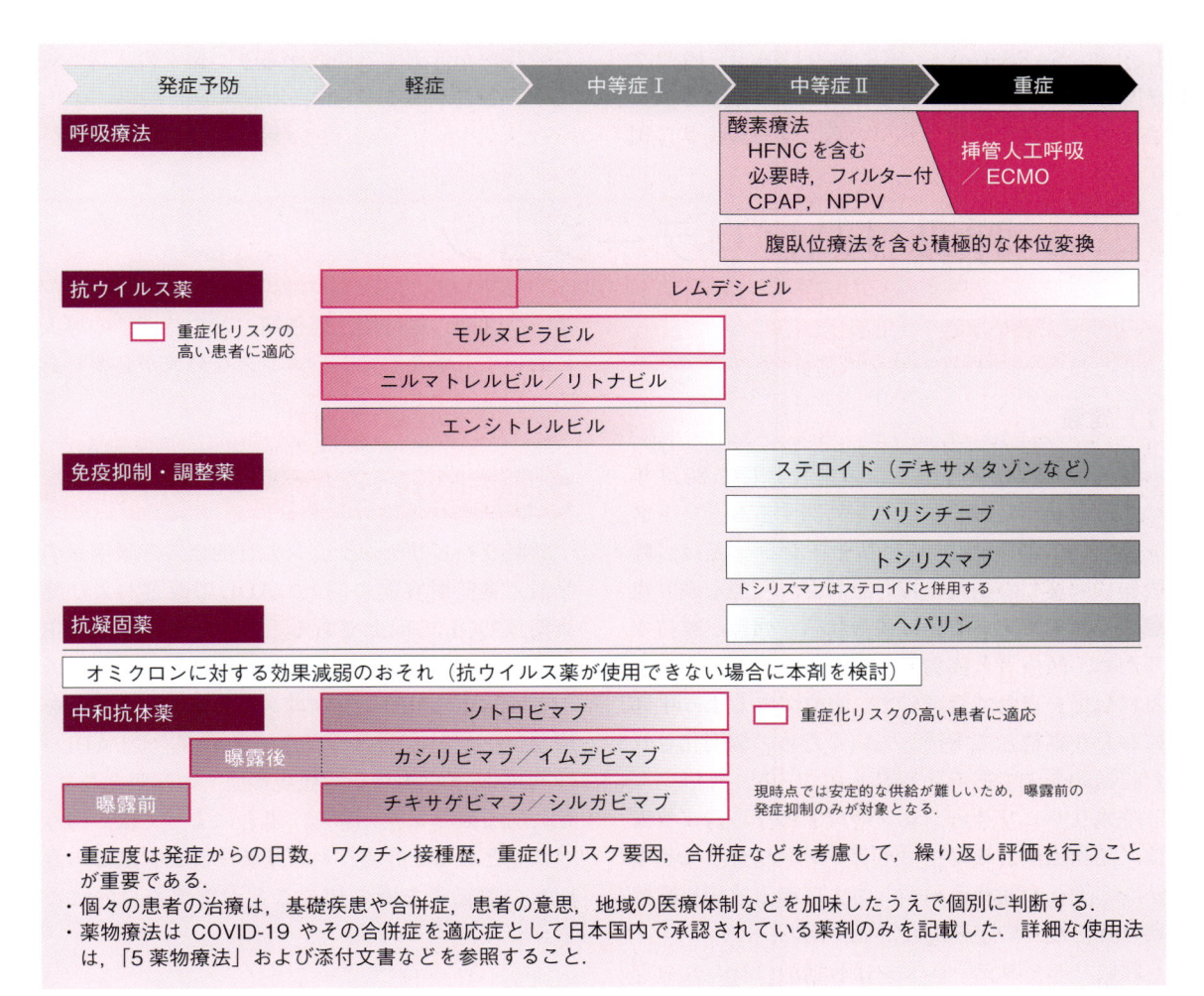

図 3-18　COVID-19 の重症度別マネジメントのまとめ　　　　　　　　　　（厚生労働省[12]）

熱，呼吸器症状，倦怠感，頭痛，消化器症状，鼻汁，味覚・嗅覚異常，関節・筋肉痛の順に多くみられた．病原体診断には，核酸検出〔Polymerase Chain Reaction（ポリメラーゼ連鎖反応）：PCR 法など〕や定量・定性抗原検査が推奨される[12]．

COVID-19 は自然に回復する患者も多いが，特定の属性や基礎疾患があると，医療上の入院，酸素投与，集中治療が必要となるリスク（重症化リスク）が大きくなる（**表 3-12**）[12]．重症度別のマネジメントについては**図 3-18**[12] に示す．

ワクチン接種を適切に受けることは重症化リスクを低下させる有効な手段である[12].

また, COVID-19 に罹患した一部の患者に生じる「罹患後症状」が問題となる. 罹患後症状は他に明らかな原因がなく, 急性期から持続する症状や, あるいは経過の途中から新たに, または再び生じて持続する症状全般をいう. 罹患後症状が永続するかは不明である. 主な症状を**表 3-13**[13]に示す. SARS-CoV-2 感染前の COVID-19 ワクチン接種が, その後の罹患後症状のリスクを減少させる可能性が示唆されている. 罹患後症状に関

表 3-13　COVID-19 の代表的な罹患後症状

・疲労感・倦怠感　・関節痛　・筋肉痛
・咳　・喀痰　・息切れ　・胸痛　・脱毛
・記憶障害　・集中力低下　・頭痛　・抑うつ
・嗅覚障害　・味覚障害　・動悸　・下痢　・腹痛
・睡眠障害　・筋力低下

（厚生労働省[13]）

しては, まだ不明な点が多いが, 時間経過とともに発現率が低下する傾向があり, 個々の症状へ対処する必要がある[13].

（岩波裕治・海老原　覚）

Ⅴ　呼吸リハビリテーション

1　呼吸リハビリテーションの概要

1）定義

呼吸リハビリテーションの定義として 2018 年の「呼吸リハビリテーションに関するステートメント」[1] に,「 呼吸リハビリテーションとは, 呼吸器に関連した病気を持つ患者が, 可能な限り疾患の進行を予防あるいは健康状態を回復・維持するため, 医療者と協働的なパートナーシップのもとに疾患を自身で管理して, 自立できるよう生涯にわたり継続して支援していくための個別化された包括的介入である」と記されている.

呼吸リハビリテーションのコアとなる構成要素は, 運動療法, セルフマネジメント教育, 栄養療法, 心理社会的サポート, および導入前後, 維持期（生活期）の定期的な評価である.

呼吸リハビリテーションは包括的に行われるものである. 原則としてチーム医療であり, 後述する多職種で行われる. また, 疾患のセルフマネジメントを促しながら, 医療者と患者が協働的なパートナーシップのもとに, 健康状態の回復・維持および社会における自立支援を目指して生涯にわたり継続して行われるものである. 適応となるすべての呼吸器に関連した病気をもつ患者に呼吸リハビリテーションが導入されることが望まれ

る. 急性期, 維持期, 周術期, どの時期での導入においても継続してシームレスな介入が必要である（**図 3-19**）[1].

2　呼吸リハビリテーションの目的

呼吸リハビリテーションの目的は, 呼吸困難の軽減, 運動耐容能の向上, ADL の改善および健康関連 QOL の向上である. 慢性呼吸器疾患の主症状には呼吸困難があり, 呼吸困難は活動性を低下させ, デコンディショニングを招き, 息切れを増大させる（**図 3-20**）[2]. これらは, ADL・QOL の低下をきたし, 社会参加への制限となり, 社会的な孤立状態を導く. 場合によっては, 抑うつ状態となる. 呼吸リハビリテーションはこの息切れの悪循環を断ち切ることが重要な目的になる.

3　呼吸リハビリテーションの プロセス（**図 3-21**）[1]

まずは, 適切な患者選択を行い, 初期評価を実施する. 評価結果に基づき, 個々に応じた目標設定やプログラムを立案する. プログラムでは個別性を重視し, 行動変容を促すことが重要である. 必要に応じて修正しながら進めていく. プログラ

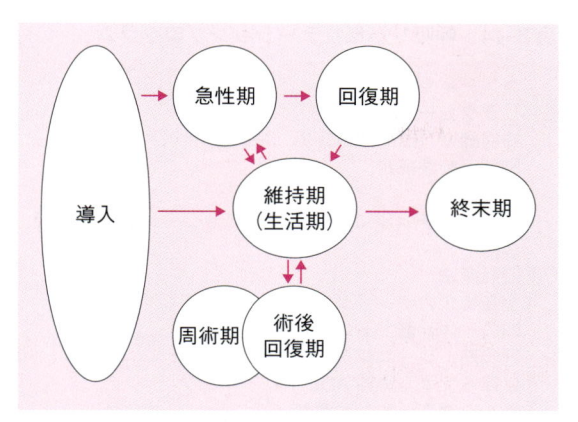

図 3-19　生涯にわたり継続して実施する呼吸リハビリテーション

（植木 純・他：日本呼吸ケア・リハビリテーション学会，日本呼吸理学療法学会，日本呼吸器学会，2018[1]）

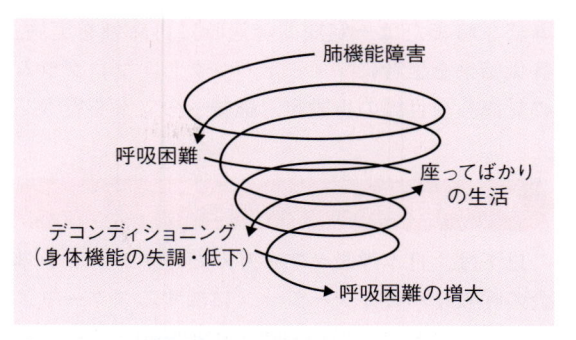

図 3-20　呼吸困難による障害発生のらせん

（原典日本呼吸管理学会（監訳）：呼吸リハビリテーション・プログラムのガイドライン　第2版．ライフサイエンス出版，p 48，1999．）

（呼吸リハビリテーションマニュアル―運動療法―第2版，2012[2]，p 20 より）

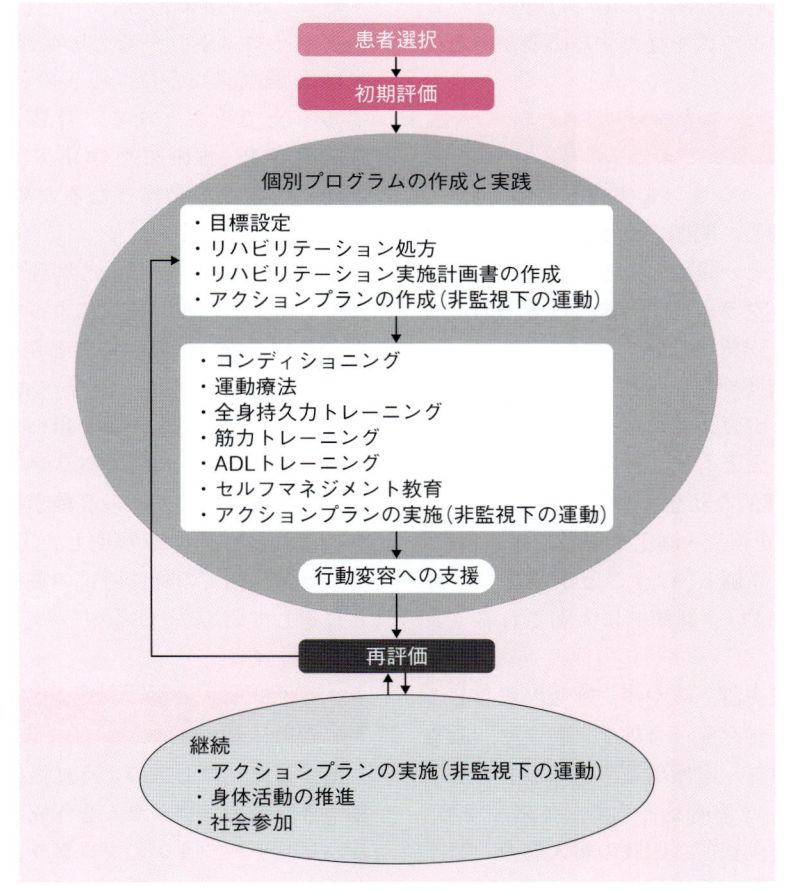

図 3-21　呼吸リハビリテーションにおけるプロセス

（植木 純・他：日本呼吸ケア・リハビリテーション学会，日本呼吸理学療法学会，日本呼吸器学会，2018[1]）

ム終了時または一定期間経過時に再評価を実施，評価結果を患者にフィードバックし，プログラムの見直しや目標の再設定，継続への立案を行う．

4　患者選択

　以下は，日本呼吸ケア・リハビリテーション学会の呼吸リハビリテーションに関するスタートメント[1]に記載されている患者選択基準である．
①症状のある呼吸器・呼吸器関連疾患．
②機能制限がある．
③標準的治療が行われている．
④実施を妨げる因子や不安定な合併症・併存症がない患者，年齢制限や肺機能の数値のみによる基準は定めない．
　ただし，病状に合わせ個々に応じた呼吸リハビリテーションプログラムを提供する必要がある．

5　評価

　呼吸リハビリテーションを実施するにあたり，患者の病態を把握し，問題点を抽出するために適切な評価を行うことが重要となる．また，効果判定のためにもプログラム終了時または定期的に評価を実施することが望ましい．
　患者評価は，病歴や身体所見，併存症・合併症の有無などをフィジカルアセスメントで生活状況を含めて把握するとともに，呼吸機能，身体運動機能，精神・心理的な状態，日常生活活動，健康関連 QOL などを検査・測定を通して評価する．評価は，「必須の評価」「行うことが望ましい評価」「可能であれば行う評価」に大別される（表3-5)[1]．
　まずは問診にて主訴，咳や痰，呼吸困難などの呼吸器系の症状，併存症・合併症，喫煙歴，職業歴，運動習慣の有無，家屋環境，趣味などの基本情報を聴取する．身体所見として，体格，姿勢，動作要領，身体運動機能（四肢の粗大筋力，関節可動域），呼吸状態（呼吸パターン，胸郭運動，呼吸補助筋の肥厚や活動性の増加，努力呼吸の有無など）を評価する[2]．呼吸困難や呼吸状態に関

表3-14　呼吸リハビリテーションプログラム

①コンディショニング
　リラクセーション
　呼吸練習（口すぼめ呼吸，横隔膜呼吸）
　胸郭可動域練習
　排痰練習
　ストレッチングによる柔軟性のトレーニング，呼吸体操
②運動療法
　全身持久力トレーニング
　四肢・体幹筋力トレーニング
　呼吸筋トレーニング
③自律を促すための ADL トレーニング
④セルフマネジメント教育
　患者教育，疾患の自己管理能力
⑤アクションプランの実践

しては，姿勢による変化や ADL 動作ごとに評価することが重要である．
　スパイロメトリーなどの生理検査や胸部 CT，単純 X 線写真などは，障害の程度や病態を把握するうえで重要となる．身体運動機能，ADL，運動耐容能，健康関連 QOL，身体活動性は効果判定にも重要な指標となるため評価しておきたい．
　運動耐容能の評価は，心肺運動負荷試験が行えるのが望ましいが，施設によっては設備の問題などで日常診療では難しいことが多いため，6分間歩行試験やシャトル・ウォーキング試験などのフィールド歩行試験がよく用いられる．しかしながら，6分間歩行試験はバランス能力や下肢筋力などに影響されるため最高酸素摂取量を決定したり，運動制限因子を解明したりするものではなく，日常生活での機能障害の重症度を評価することに適している[2]．

6　個別的プログラムの作成と実践

　前述したプロセスのように徹底した患者評価に基づき，個別プログラムを作成し実践する．呼吸リハビリテーションのプログラムを表3-14にまとめた．プログラム構成は対象や重症度によって異なる（図3-22 a，b)[2]．図3-22 a，b は，縦軸に重症度を示し，横軸に1セッションにおける

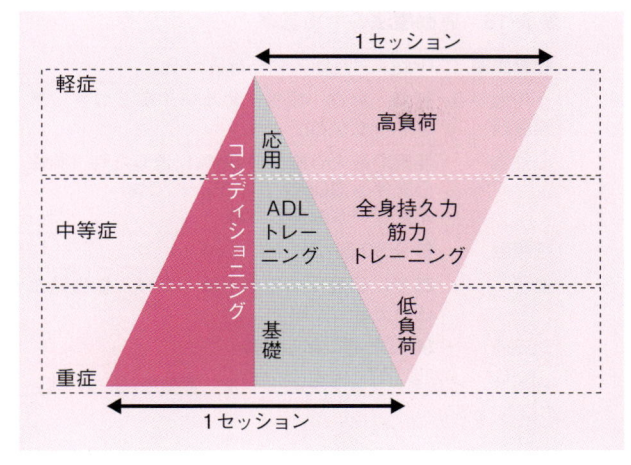

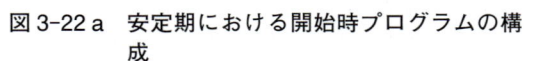

図 3-22 a　安定期における開始時プログラムの構成

（呼吸リハビリテーションマニュアル―運動療法―第 2 版，2012[2]，p 4）

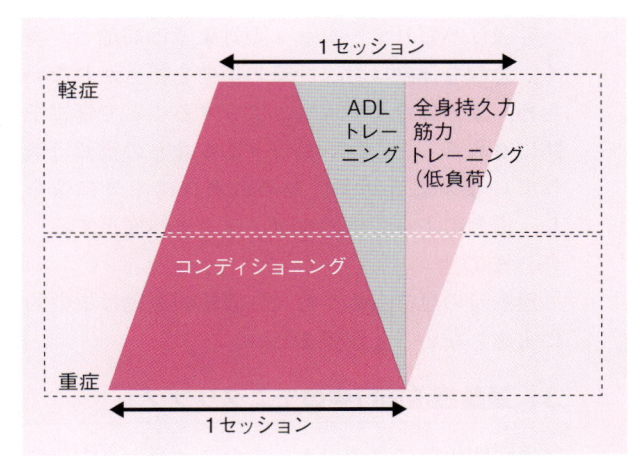

図 3-22 b　急性期から回復期における開始時プログラムの構成

（呼吸リハビリテーションマニュアル―運動療法―第 2 版，2012[2]，p 5 より一部改変）

プログラムの割合を示している．重症例では後述するコンディショニングや基礎的な ADL トレーニングを中心とした低強度負荷の運動療法から進めていき，軽症例では全身持久力や筋力トレーニングを中心とした高強度負荷の運動療法を実施していく．急性期や周術期では，状態が不安定なことが多いためコンディショニングが中心となる．また，呼吸リハビリテーションは入院，外来，在宅や地域などさまざまな場面で可能であるため，施設の設備に合わせてプログラムの工夫が必要である．

7　理学・運動療法のリスク管理

1）運動療法の禁忌

　未治療の虚血性病変や心不全，重篤な不整脈，急性増悪時など，呼吸・循環動態が不安定な患者や原疾患のコントロールが不十分な状態は禁忌となる．参考までに運動負荷試験の禁忌事項（絶対的禁忌・相対的禁忌）および運動負荷試験の中止基準は表 3-4，**15** を参照されたい[2]．

2）運動療法施行中のリスク管理

(1) 運動時の低酸素血症（exercise induced hypoxemia；EIH）

　安静時は認められないが，運動に伴って生じる

表 3-15　運動負荷試験の中止基準

絶対的に中止すべき場合	・高度の呼吸困難の出現 ・重篤な喘息発作 ・負荷試験の進行とともに収縮期血圧がベースラインから 10 Torr 以上低下 ・狭心症の出現 ・運動失調，めまい，意識障害などの出現 ・チアノーゼ，顔面蒼白などの出現 ・心電図，収縮期血圧などのモニタリングができなくなった場合 ・被験者が中止を希望した場合 ・心室頻拍 ・心電図上，急性心筋梗塞が疑われる場合
中止が望ましい場合	・ST 以下（2 mm 以上の水平または下降型）や著明な軸偏位など，ST または QRS の変化 ・多源性，三連発，上室性頻脈，房室ブロック，徐脈などの不整脈の出現 ・疲労，息切れ，喘鳴，足のこむらがえり，跛行 ・胸痛の出現 ・過度の血圧の上昇

（呼吸リハビリテーションマニュアル―運動療法―第 2 版，2012[2]，p 31）

表 3-16　運動療法の中止基準

呼吸困難	Borg CR-10 スケール 7 ～ 9
その他の自覚症状	胸痛，動悸，疲労，めまい，ふらつき，チアノーゼなど
心拍数	年齢別最大心拍数の 85％に達した時（肺性心を伴う COPD では 65 ～ 70％） 不変ないし減少した時
呼吸数	毎分 30 回以上
血圧	高度に収縮期血圧が下降したり，拡張期血圧が上昇した時
SpO_2	90％未満になった時

（呼吸リハビリテーションマニュアル―運動療法―第 2 版，2012[2]，p 55）

低酸素血症を EIH といい，通常は SpO_2 が 4％以上の低下で有意とされる[2]．EIH は右心不全を引き起こす可能性があるため，EIH を認めた場合，医師の指示のもと酸素投与下で運動療法を実施することも考慮する．

（2）高度な呼吸困難およびパニックコントロール

運動療法に伴う呼吸困難の増大は，苦しさのあまり強い不安や恐怖感が生まれ，過剰な吸気努力や頻呼吸を呈し，パニック状態またはそれに近い状態を招く場合がある．そのような状態が生じた際には，落ち着いて呼吸をできるように安楽な姿勢をとり，慌てず口すぼめ呼吸を行いゆっくりとした呼気をとり，呼吸を調整することが必要である（パニックコントロール）．運動療法前には，パニックコントロールをしっかりと指導する必要がある．パニックコントロールは日常生活でも必要なため患者教育としてプログラムに組み込んでおくことが必要である．

（3）心血管疾患領域のリスク

慢性呼吸器疾患患者では，心血管疾患を合併しているものが多く，運動療法中の循環動態には注意する．場合によっては，血圧や心電図をモニタリングしながら実施する．

（4）運動器疾患領域のリスク

呼吸リハビリテーションの対象者は高齢者が多く，急激な運動は骨・関節の損傷を招きかねないため，十分にウォームアップをすることで傷害予防に努める．また，トレッドミルなどの機器は慣れていない患者が多いため転倒には十分に留意し，場合によってはエルゴメーターへ変更する．

（5）その他

運動時の息こらえや等尺性収縮の運動は原則的に実施しないことが望ましい．

3）運動療法施行中のモニタリング

まず開始前にフィジカルアセスメントを十分に行い，その日の体調や食欲，睡眠，呼吸困難などを問診にて確認する．体調不良の訴えが聞かれる場合は，負荷量を下げて実施するか，中止する．

修正 Borg スケール（表 3-1 参照）で自覚症状（呼吸困難，下肢疲労），パルスオキシメーターで動脈血酸素飽和度（SpO_2）は可能な限り実施する．心電図や血圧などの循環動態のモニタリングも必要に応じて行う．

チアノーゼ，冷汗，末梢冷感などの身体所見や疲労感，動悸，めまいなどの自覚症状を確認しながら実施する．運動療法の中止基準を**表 3-16**[2]に示す．

8　再評価と維持

再評価は，プログラムの終了時または一定の期

間が経過した後に行い，介入の効果を判定する．評価結果は，必ず患者にフィードバックする．再評価の目的[2]としては，導入プログラムの効果判定，維持期のためのリハビリテーション処方の作成，運動プログラムの修正，非監視下（自宅など）での運動療法に関するアクションプランの修正，継続の有無，継続内容の評価などがあげられている．

維持は，呼吸リハビリテーションにおいて非常に重要なポイントであり，運動療法の長期効果に影響を及ぼす．維持させるためには，いかに介入時に行動変容を促し，セルフマネジメント能力を高め，ライフスタイルのなかに運動習慣を組み込むかが重要となる．家族の支援や環境づくり，医療者の定期的な確認作業やアドバイス（定期外来時，電話やメールなど）などのさまざまな方法で患者のモチベーションを保つことが必要である．

9　実施体制

呼吸リハビリテーションはチーム医療であり，包括的なアプローチが必須である．そのため，さまざまな職種がかかわり合う．具体的には，医師，看護師，理学療法士，作業療法士，言語聴覚士，呼吸療法士，栄養士，薬剤師，酸素機器業者，ソーシャルワーカー，臨床心理士，介護福祉士，臨床工学技士，必要に応じて患者を支援する家族やボランティアなどで構成される．チームでは治療の方針を共有し，患者のニーズと課題を把握し目標を決定する．さらに，コンセプトの統一やプログラムの方向付けにかかわるディレクター（医師），スタッフ間の連携やプログラムをコーディネートするコーディネーター役のスタッフ（看護師，理学療法士，作業療法士など）が存在し，両者は常に患者とかかわり，プログラムの進行状況，習得状況を把握し，メンバーにフィードバックして情報を共有する必要がある[1]．

必ずしも，同一の体制でないと呼吸リハビリテーションが提供できないわけではない．施設の状況に合わせて可能な範囲で体制を組むことが望まれる（図3-23)[2]．

10　呼吸リハビリテーションの有益性[1]

表3-17[1]に呼吸リハビリテーションの効果を示したが，COPD で最も効果が検証されている．このような効果は，軽症から最重症までのいずれの病期においても得ることができる．COPD の治療においては，気管支拡張薬や酸素療法に運動療法を加えることにより，単独の治療よりも呼吸困難を軽減し運動持続時間を延長する．COPD 以外のさまざまな疾患に対する呼吸リハビリテーションの手技の効果も明らかになってきている．特に間質性肺炎では運動療法を中心とした呼吸リハビリテーションは短期効果として，呼吸困難，運動耐容能，健康関連 QOL の改善効果が報告されている

また，わが国においては，「呼吸リハビリテーションマニュアル―運動療法―第2版」（日本呼吸ケアリハビリテーション学会編)[2]において呼吸器関連疾患における各介入の推奨レベル（表3-18)[2]が掲載されている．さまざまな疾患での適応拡大や維持期（生活期）だけではなく，急性期，回復時，周術期や術後回復期，終末期における手技，有益性のエビデンスも集積されつつある．

11　呼吸リハビリテーションのプログラム構成と実際

呼吸リハビリテーションは，コンディショニング，ADL トレーニング，運動療法である全身持久力トレーニング・筋力（レジスタンス）トレーニングで構成される．中核を担うのは運動療法であり，エビデンスが確立されている．

また，コンディショニングにおいて，「呼吸リハビリテーションマニュアル―運動療法―第2版」[2]でコンディショニングの位置づけをリラクセーションや呼吸練習といった身体的な介入のみでなく，運動に対する不安感の解消，モチベーションやアドヒアランスの向上を目的とした精神心理面への介入，呼吸困難の軽減を目的とした運動前の短時間作用型気管支拡張薬の吸入などを積

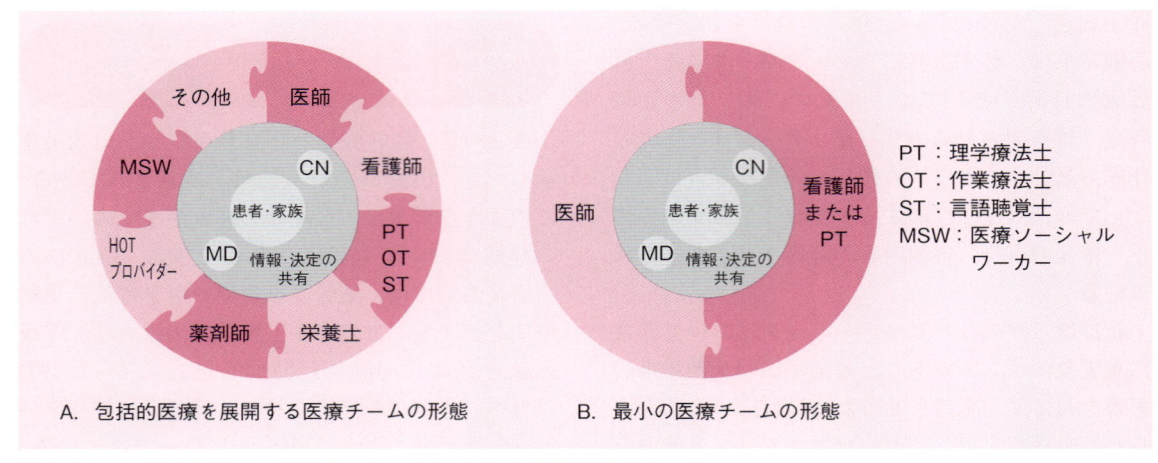

A. 包括的医療を展開する医療チームの形態　　B. 最小の医療チームの形態

PT：理学療法士
OT：作業療法士
ST：言語聴覚士
MSW：医療ソーシャル
　　　　ワーカー

図 3-23　包括的呼吸リハビリテーションにおける専門職医療チーム

コーディネーター（CN）/ディレクター（MD）役のスタッフによって調整された医療チーム．最小のチームでは，医師が MD，NS または PT が CN を兼務する．

（呼吸リハビリテーションマニュアル―運動療法―第 2 版，2012[2]，p 73）

表 3-17　呼吸リハビリテーションの有益性

・呼吸困難の軽減
・運動耐容能の改善
・健康関連 QOL の改善
・不安・抑うつの改善
・入院回数および期間の減少
・予約外受診の減少
・増悪による入院後の回復を促進
・増悪からの回復後の生存率を改善
・下肢疲労感の軽減
・四肢筋力と筋持久力の改善
・ADL の向上
・長時間作用性気管支拡張薬の効果を向上
・身体活動レベル向上の可能性
・協働的セルフマネジメントの向上
・自己効力感の向上と知識の習得

＊これらの効果は COPD に関するものであり，非 COPD では疾患によりその効果は異なる．
（植木 純・他：日本呼吸ケア・リハビリテーション学会，日本呼吸理学療法学会，日本呼吸器学会，2018[1]）

極的に行うことも推奨している．

12　コンディショニング

　慢性の呼吸器疾患，特に重症の COPD や急性期領域の重症患者や周術期患者では，呼吸運動パターンの異常，筋・関節の柔軟性の低下，姿勢異常などの身体機能の失調・低下（デコンディショニング）を多く認める[2]．

　呼吸リハビリテーションの中核は運動療法であり，その運動療法を効率的に行うためにコンディショニングは重要となる．呼吸や身体の状態を整え，運動へのアドヒアランスを高める介入である．具体的な手技としては，リラクセーション，呼吸練習，胸郭可動域練習，ストレッチング，排痰法などがある[1]．

1）リラクセーション

　重症患者になると胸鎖乳突筋や斜角筋，僧帽筋などといった頸・肩の呼吸補助筋を用いた浅くて速い努力性の呼吸を呈していることが多い．これらの筋肉の過剰な活動を抑制し，余計な酸素消費を抑えることが呼吸困難の軽減につながる．一口にリラクセーションといっても，楽な姿勢をとるポジショニング，呼吸補助筋のストレッチ，マッサージ，呼吸介助法などその方法は多岐にわたる．

2）呼吸練習

(1) 口すぼめ呼吸

　鼻から息を吸い，口をすぼめて，「フー」とゆっくり時間をかけて息を吐く呼吸方法である．呼気は吸気の 3 〜 5 倍の時間をかけ，呼吸回数 20 回/分を目指すとされている[2]．気道内圧を高

表 3-18　呼吸器関連疾患における各介入の推奨レベル

症状	コンディショニング	全身持久力トレーニング	筋力（レジスタンス）トレーニング	ADL トレーニング
COPD	++	+++	+++	++
気管支喘息	+	+++		+
気管支拡張症	++	++	++	+
肺結核後遺症	++	++	++	++
神経筋疾患	++			+
間質性肺炎*	++	++	+	++
術前・術後の患者	+++	+++	++	++
気管切開下の患者	+	+	+	+

空欄：現段階で評価できず，＋：適応が考慮される，++：適応である，+++：適応であり有用性を示すエビデンスが示されている

*病型や重症度を考慮し介入する必要がある.

（呼吸リハビリテーションマニュアル—運動療法—第 2 版，2012[2]，p 7）

め末梢気道の虚脱を防ぎ，動的肺過膨張を抑制し呼吸困難を軽減するなどの効果が期待できる．また，パニックコントロールにも用いられ，呼吸リハビリテーションでは必須の呼吸方法である．

(2) 横隔膜呼吸（腹式呼吸）

横隔膜呼吸は，横隔膜の可動性がある患者に適応であり，重症な COPD で横隔膜が平坦化しているような症例では効果が望めない．有効性に関してのエビデンスは十分ではないが，呼吸補助筋活動の抑制，呼吸困難の軽減，1 回換気量の増加，呼吸回数の減少などの効果が報告されている．

方法は，ファーラー位やセミファーラー位などの安楽な肢位で腹部に手を置き，吸気時に腹壁の膨隆を自己にて確認させながら実施すると習得しやすい．一般的には口すぼめ呼吸との併用がより効果的である．

口すぼめ呼吸や横隔膜呼吸は，日常生活動作時に応用できなくては自立した ADL を促すことは難しく，まずは安楽な姿勢で練習し，習得できれば，徐々に座位→立位→歩行・階段，各種 ADL 動作などと段階を踏んで動作に合わせてできるように練習していく．

3）胸郭可動域練習

胸郭は，胸骨柄体軟骨結合，胸肋関節，肋軟骨間関節，肋横突関節，肋椎関節といった 5 つの関節で構成されている．胸郭運動は，吸気時に上部

と下部で異なる方向へ拡張し，上部胸郭はポンプハンドルモーションとよばれ前上方へ，下部胸郭はバケツハンドルモーションと呼ばれ横方向へ拡張する．胸郭の各関節の可動性低下，動的過膨張や努力性呼吸による呼吸筋群の短縮や筋緊張の亢進により胸郭運動の制限が生じ，呼吸仕事量の増大を惹起し，呼吸困難の増悪や呼吸筋疲労を起こすため，胸郭の柔軟性向上はこれらの軽減につながることが考えられる．胸郭の可動域練習では，呼吸介助法，徒手胸郭伸張法，関節モビライゼーション，肋間筋ストレッチなどの方法がある．

4）呼吸体操，ストレッチ

胸郭周囲のみならず上下肢の筋群など全身のストレッチを行うことで柔軟性が高まり，動作の円滑性が生まれる．また，運動療法前にはウォーミングアップやクールダウンに組み込まれることが多く，運動による骨・関節，筋の損傷予防や疲労を残さないなどの効果もある．

呼吸体操は，呼吸運動や身体運動を組み合わせた体操であり，呼吸運動の補助，呼吸と動作の協調性の改善，胸郭の柔軟性改善などを目的に行われる[2]．いくつかの体操（呼吸筋ストレッチ体操，ながいき呼吸体操など）が考案されているが，どれもシンプルで覚えやすく在宅で継続しやすいものが多い．

5）排痰法

COPD，気管支拡張症，結核後遺症など慢性呼吸器疾患では気道分泌物の産生が過剰となり，気道分泌物が貯留しやすい．排痰困難な患者では，痰の喀出に多大な労力を要することが多々あり，日常生活や運動療法の妨げになることがある．また，急性期や周術期では，痰の喀出が困難な場合，無気肺や肺炎などの合併症を引き起こす可能性があるため，必要に応じ痰の喀出を促す必要がある．排痰の各手技は，重力，線毛輸送系，エアーエントリーなどといった排痰の機序を利用し痰の喀出を促すものである．方法には，咳嗽，強制呼出手技／ハフィング，アクティブサイクル呼吸法，体位ドレナージ／体位排痰法，軽打法，振動法，スクイージング，振動呼気陽圧療法などがある．

13　運動療法

1）個別プログラムの作成

重症度が同一でも，個々人によって呼吸困難，身体能力，ADL能力，家屋環境などは異なるため，評価結果をもとに各々に合わせた運動療法を処方する必要がある．

処方内容は，基本概念としてFITT—frequency（頻度），intensity（強度），time（持続時間），type（種類）に沿って作成する．

2）全身持久力トレーニング[2]

全身持久力トレーニングは，全身の大きな筋群を使用して一定のリズムを保った動的運動を一定時間以上行うトレーニングであり，全身持久力の指標にはpeak$\dot{V}O_2$や$\dot{V}O_2$maxがある．

上肢・下肢の運動に分類され，下肢では，平地歩行，階段昇降，踏み台昇降，自転車エルゴメーター，トレッドミルなどがある．特別な機器を使用しない平地歩行は，在宅での運動にも応用でき，汎用性および継続性も高い．病院などでは，全身持久力トレーニングとして一般的にトレッド

ミルや自転車エルゴメーターが使用されることが多く，その特徴を**表3-19**[2]に示す．両者とも定量的な負荷が可能であるが，それぞれ利点・欠点があり，施設の設備や患者に応じて選択する必要がある．

運動強度の設定は，大きく分け高強度と低強度に分かれる．高強度であれば，生理学的効果は得られやすいが，重症な患者や自覚症状が強い患者には適応しにくいといった欠点がある（**表3-20**）[2]．また，設定方法には自覚症状，心拍数，フィールド歩行試験などを用いる方法があるが，詳細は成書を参考にされたい．

3）四肢・体幹筋力トレーニング

筋力トレーニングの効果として，筋力，筋持久力の増大，筋断面積の拡大，筋肉内の代謝機能の改善（酸化酵素活性の増大）などが報告されている．全身持久力トレーニングとの併用が推奨されており，筋力トレーニング単独での運動能力やADL，QOLの改善効果は実証されていない．

四肢体幹筋力トレーニングは，自重やフリーウェイト（重錘バンド，ダンベルなど），弾性ゴムバンドを用いる方法があるが，患者の状態に合わせ選択する必要がある．呼吸器疾患患者における至適強度は明らかになっておらず，一般的な筋力トレーニングの強度を用いている．

呼吸補助筋は肩甲帯周囲にも付着しているため，慢性呼吸器疾患患者では上肢を使用する動作で息切れを感じることが多い．

4）呼吸筋トレーニング

呼吸筋トレーニングは，主に吸気筋のトレーニングを指し，機器を使用するなどして呼吸筋に負荷をかけることで呼吸筋を強化する方法である．慢性呼吸器疾患患者の呼吸筋力・持久力の向上は報告されているが，呼吸筋力の向上が身体機能や呼吸困難，健康関連QOLの改善と関連するかどうかは議論の余地がある．呼吸筋トレーニングは吸気抵抗負荷法や腹部重錘負荷法があり，前者では市販されている器具を使用する．後者では，背臥位の状態で腹部に重錘などを乗せ横隔膜呼吸を

表 3-19　トレッドミルと自転車エルゴメーターの比較

	トレッドミル	自転車エルゴメータ
負荷量の調節	・スピードと傾斜角	・ペダルへの抵抗
利点・特徴	・歩行は最も一般的な日常活動であり，運動療法へ応用しやすい（歩行ペースの指導に用いることができる） ・日常歩行ができれば実施可能 ・運動限界は心肺系によって制限される（負荷試験で用いる場合，エルゴメータに比して VO_2max がより高値）	・体重の影響を受けないため，関節への負担が少ない運動が可能 ・より細かい定量化が可能 ・座位，半座位で実施が可能 ・装置は小型・軽量，可動性もあり，在宅でも使用できる ・騒音や振動が少ない
欠点	・疲労時，自分でスローダウンできない ・装置がやや大きく，高価 ・騒音が大きい ・転倒の危険性	・自転車に慣れていない患者は練習が必要 ・運動筋が下肢筋に限られるため，運動の限界が下肢筋疲労によることがある ・緊急時に降ろすことが難しい

（呼吸リハビリテーションマニュアル―運動療法―第2版，2012[2]，p 45）

表 3-20　高強度負荷と低強度負荷

負荷の強さ	高強度負荷 （high intensity）	低強度負荷 （low intensity）
定義	・患者個々の VO_2peak に対して 60〜80%の負荷	・患者個々の VO_2peak に対して 40〜60%の負荷
利点	・同一運動刺激に対して高い運動能力の改善がみられ，生理学的効果は高い	・在宅で継続しやすい ・抑うつや不安感の改善効果は大きい ・リスクが少ない ・アドヒアランスが維持されやすい
欠点	・すべての患者に施行は困難（とくに重症例） ・リスクが高いため，付き添い，監視が必要 ・患者のアドヒアランス低下	・運動能力の改善が少ない ・運動効果の発現に長期間を要す
適応	・モチベーションが高い症例 ・肺性心，重症不整脈，器質的心疾患などがないこと ・運動時に SpO_2 が 90%以上であること	・高度な呼吸困難症例 ・肺性心合併症 ・後期高齢者

（呼吸リハビリテーションマニュアル―運動療法―第2版，2012[2]，p 48）

する方法が一般的である．

5）維持のための運動療法，身体活動増進へのアプローチ

　呼吸リハビリテーションプログラムは，非監視下である在宅での継続を視野に入れ組み立てる必要がある．運動療法は継続しなくては効果の持続は望めず，在宅での継続は必須である．そのため，在宅でのプログラムは安全かつ継続しやすい低強度のプログラムが推奨される．また，同時に日々の症状や活動量の指標として万歩計で計測した歩数，運動の実施の有無などを日誌に記載することで医療者側が患者状況を把握し，運動プログラムの達成度の評価が可能となり，患者自身のモチベーションの向上や継続にもつながる．自己管理の能力も身につき，増悪の予防にもつながる．

　また，呼吸リハビリテーションの目標に身体活動量の増進があげられる．呼吸器疾患患者は呼吸困難により低活動になりやすく，低活動患者は高活動患者に比べ増悪の可能性が高い[4] ことや生命予後が悪い[5-7] ことが報告されている．呼吸リハビリテーションは，最終的に身体活動量向上へつながるようなアプローチが必要であり，運動習慣を日常生活のなかに組み込み，日常生活のなかで身体活動を高めることが重要である．

（岩波裕治，海老原 覚）

14　日常生活指導

　呼吸器疾患患者においては呼吸困難などにより

表 3-21 呼吸器疾患患者の日常生活指導

分　類	内　容
日常生活の基本事項	食事，入浴，整容，更衣，排泄，睡眠，歩行（移動）など
環境因子	喫煙，大気環境，室内環境（温度，湿度）
医学的な事項	薬物療法（内服薬，吸入薬），呼吸理学療法（運動療法，呼吸法，排痰法など），酸素療法，栄養，感染予防，肺性心対策，急性増悪の自己チェック
社会的側面	精神・心理面，社会福祉，社会活動（余暇・職業など）

日常生活が制限されるため，日常生活の指導を考える場合，呼吸困難感の程度，低酸素血症，酸素使用の有無などを考慮した検討が必要となる．日常生活活動（ADL）については，動作の目的から食事，排泄，入浴，更衣，整容などのセルフケアを中心とした基本的 ADL（basic ADL；BADL）と，家事全般，外出，余暇，金銭管理や服薬管理などの応用動作である手段的 ADL（instrumental ADL；IADL）に分類することができる．呼吸困難による ADL や IADL の制限は，運動機能低下や心循環系の効率低下によるデコンディショニングという 2 次的障害を引き起こす．その結果，運動機能面のみならず，意欲の低下，抑うつ傾向など精神・心理面にも深刻な影響を及ぼすため，社会的側面も含めた生活全般へのきめ細かな指導が求められる[1]（**表 3-21**）．

1）呼吸困難を起こしやすい特徴的な動作パターン

呼吸器疾患患者では，ADL 障害をきたす要因が動作自体の遂行が困難ということ以上に，動作に伴う呼吸困難や疲労などの自覚症状が主要な原因となる場合が多い．呼吸困難を誘発する ADL・IADL 動作として，上肢挙上，体幹の前屈，腹圧をかける，上肢の反復使用など横隔膜・腹筋群・呼吸補助筋の動きを制限する動作，息止め（息こらえ）動作などがあげられる（**表 3-22**）．

これらの原因としては，①呼吸の際に健常者では横隔膜が優位に働くのに対し，呼吸器疾患患者では補助呼吸筋と腹部呼気筋をより多く使用すること，②上肢を挙上することによる横隔膜への負荷の増加，吸気時に胸腹部の dyssynchronous breathing をきたし，易疲労を誘発すること，③

健常者に比べ上肢挙上ではより多い代謝・換気需要を招き，さらに基礎代謝量が高く，日常での総エネルギー消費量が高いことなどが挙げられる．

2）呼吸困難の軽減に対する指導の原則

呼吸リハビリテーションでは，日常生活のなかで呼吸困難を起こしやすい動作パターンを，できるだけ回避する方法を指導する[2]（**表 3-23**）．

(1) 適切な呼吸法を指導し，呼吸仕事量の軽減を図る

・呼気を行う際には，口すぼめ呼吸をはじめとした，疾病・病態に応じた呼吸法を行う．
・息こらえを避ける．
・呼吸と動作を同調させる（通常は，息を吐きながら動作をする）．
・呼気と動作開始を合わせる．

(2) エネルギーを節約できる行動パターンを導入する

・息切れが生じにくい動作の工夫や，動作の簡略化を図る．
・計画的で無駄の少ない行動，疲れにくい姿勢で動作を行う．

(3) 動作スピードを調整する

・動作の途中に休憩を入れる．
・動作はゆっくりと円滑な速度で行う．
・1 つの動作が完了した後は，安静状態に戻ってから次の動作を行う．

(4) 環境を整備し道具などを利用する

・楽に動けるように，屋内（家具など）の配置や動線を考える．
・椅子（調理・洗濯・入浴時など），福祉用具などを導入する．

表 3-22　呼吸器疾患患者が息切れをきたす特徴的な生活動作パターン

動　作	具体例	理　由
上肢帯の挙上，上肢の伸展	洗髪，上衣の着脱，高い所に手を挙げる（棚の物を取る，洗濯物を干す）など	呼吸補助筋の働きを制限，胸郭の動きを制限（上肢帯が周囲筋に固定され，呼吸補助筋の作用が阻害される）
体幹を前屈	しゃがむ，靴・靴下・ズボンをはく，物を拾う，足を洗うなど	横隔膜，腹筋群の働きを制限（腹部を圧迫することにより横隔膜，腹筋群の動きが制限される）
息止めをする動作	排便，洗顔，重い物を持ち上げるなど	呼吸のペースが乱れる（息止め後の呼吸調節には時間を要するため，十分な呼気の時間が得られない）
上肢を使用した反復動作	歯磨き，窓ふき，洗体，掃除機をかけるなど	リズムがつきやすいため，動作が速くなりやすい．上肢の粗大動作のため，呼吸しにくい．

表 3-23　日常生活における動作の工夫

食　事	テーブルの高さを調整する（テーブルが低すぎると前屈姿勢により腹部を圧迫し，高すぎると上肢帯の挙上が必要となる）．
整　容	歯磨き・洗顔はできるだけ椅子に座って行う（洗面台の高さは上肢の動きに支障をきたさない位置にくるように椅子の高さなどで調整する）．
更　衣	・上衣の着脱：丸首の服は，両上肢を先に袖に通してから頭を通して着るようにし，脱ぐ場合も先に上肢を袖から抜いてから頭を脱ぐと上肢の挙上範囲を減少できる．前開き上衣の場合も同様に，両上肢を袖に通してから上衣を肩まで引き上げる． ・下衣（ズボン・スカート）を履く：椅子に座り，体幹が前屈しないように呼気にあわせて片足を通し，呼吸を整えてから他方の足を通す．両下肢を通した後，膝位置くらいまで引き上げてから，呼気でゆっくり椅子から立ち上がり，腰まで上げる． ・靴・靴下を履く：靴や靴下を履くときは，腹部の圧迫を防ぐため椅子に座り，呼気にあわせて片足を対側大腿部に上げ，足を組んだ姿勢で履く．
洗　体	・上肢を洗う：口すぼめ呼吸で呼気時に体幹から末梢（手先）に向かい力を入れ，戻すときはゆっくりと力を入れずに行う． ・背中を洗う：上肢の動作範囲を最小限にできるようにタオルを長くリフォームしたり，入浴用福祉用具の長柄のブラシを利用する． ・下肢を洗う：片足を対側大腿部に上げて，前屈姿勢による腹部の圧迫を防ぐ．また，柄付きブラシを用いるのも便利である．
棚から物を取る	普段から使用頻度の高いものは低い位置に置くようにすると，出し入れするときに上肢を頭上に挙げた状態を続けずにすむので，エネルギーの節約となる．
炊　事	・酸素使用者はできるだけ電気調理器などを使用する． ・調理で火気を使用しなければならない場合は，火傷や火災に十分注意しながらも酸素は吸いながら行う（カニューラがコンロなどの火器に触れないよう頭の後ろで調整する，エプロンの中を通すなどの工夫をする）．
洗　濯	・洗濯ネットに小分けにして洗濯物を入れ，楽に取り出せるような工夫をする． ・洗った洗濯物の移動方法，物干しの高さや洗濯物を入れたかごを置く位置の高さなどを調整する．
掃　除	・床は手で拭かず簡易モップを使用し，立って軽く拭ける器具を使用する． ・掃除機は上肢の動きでホースを前後に動かすより，体重移動を利用して身体全体を前後に動かすことで，スピードも速くならず負荷が軽減される．

（後藤葉子，2014[2]）を改変）

(5) ADL において，運動耐容能を上げる運動プログラムを実施する（表 3-24）[3]．

3) ADL 指導の具体的な方法

(1) 食事

呼吸器疾患患者の栄養障害は，予後決定因子の一つといわれている．体重減少，低栄養状態を呈する患者が多く，栄養状態の悪化は呼吸器感染症や呼吸不全を誘発するため，効率的で栄養バランスのよい食事を摂取できる方法を考えることが必

表 3-24　主な ADL 動作に対する運動方法

ADL 動作	主な動作	主動作筋
整　容	肩関節屈曲位での肩関節の屈伸，内外転，内外旋，肘関節屈伸の反復運動	三角筋，僧帽筋，上腕二頭筋，上腕三頭筋など（十分な関節可動域も必要）
排　泄	腹圧を高めるための腹筋および背筋群の同時収縮運動	腹筋群（腹直筋，内外腹斜筋，腹横筋），背筋群など
更　衣	服を着る，ズボンをはくなど，上肢，下肢，体幹全体の運動	上肢，下肢，体幹筋全般（十分な関節可動域も必要）
入　浴	洗髪は，肩関節屈曲位での運動．洗体は，上下肢，体幹の屈伸運動	上下肢，体幹筋全般（十分な関節可動域も必要）
掃　除	掃除機やモップをかける時，また机や窓を拭くなど，物を把持しての上肢の屈伸，水平内外転運動など	三角筋，上腕二頭筋，上腕三頭筋，大胸筋など（上肢の十分な関節可動域も必要
洗　濯	洗濯物を干す時，取り込むなど，上下肢，体幹の全体的な屈伸運動	上腕二頭筋，上腕三頭筋，三角筋，大腿四頭筋，背筋群など（上肢の十分な関節可動域も必要）
階　段	下肢全体の屈伸運動	大腿四頭筋，大殿筋，ハムストリングス，下腿三頭筋など

（呼吸リハビリテーションマニュアル—運動療法—第 2 版，2012[3]，p 71 より抜粋）

要である．しかし，食事に関しては，①活動低下による食思不振，②低酸素血症による消化管の機能低下，③食事中の咀嚼・嚥下時に通常とは異なる呼吸パターンをとる，④食事により副交感神経が優位となり呼吸困難感が増強する，⑤摂食により拡張した胃が横隔膜の動きを妨げるなど，栄養障害をきたす要因が考えられている．これらに対する対応を下記に記す．

・急いで食べること（早食い）や会話をしながらの食事は，空気を飲み込み上部消化管にガスが溜まって息苦しさを誘発することがあるため，ゆっくり摂食し空気嚥下を避ける工夫をする．

・摂食による胃の拡張により横隔膜が押し上げられ呼吸困難感を感じる場合は，一度の食事量を調整し，1 日 3 食と決めず，疲労感の少ないときに分食することや，栄養補助食品を利用する．また食欲がないときは，できるだけカロリーの高いものから摂取するようにする．

・腹部膨満感を軽減するために，膨満食（消化管でガスを発生する食品や消化に時間がかかる食品：例として炭酸飲料・油気の強いもの・揚げ物など）はなるべく少量にする．

・肥満体型の場合は，皮下脂肪による横隔膜の動きの制限を軽減するために食事内容の見直しと適切な運動により減量を目指す．

・水分制限がない場合は，十分な水分摂取を心がける（脱水防止，排痰促進）．

・塩分の摂取過多に注意する（肺性心の予防）．

・食事の際にテーブルの高さを肘がつける程度に調節することで，重力の影響を減らし，体幹や上肢への負担を軽減する．

(2) 整容

整容はできるだけ椅子に座って行い，洗面台の高さは上肢の動きに支障をきたさない位置となるよう，椅子の高さなどで調整する．

・歯磨き：リズミカルな反復動作であるため，無意識のうちに動作スピードが増してしまうことがある．自己の呼吸ペースに合わせたスピードで，体幹から上肢をあまり離さず，過度に上腕を挙上させない肢位で行う．また，口をすすぐ際にも，呼吸を整えるために休憩を取りながら行うのが望ましい．コップを使用することによって過度に体幹が前傾せず，ゆっくりと行うことが可能となる．液状の口腔洗浄薬や電動歯ブラシなどの利用も有用である．

・洗顔：息を止めながらの上肢の反復動作になりやすいため，ゆっくりと息を吐きながら，呼吸ペースを乱さないように行う．また，洗面台の縁に肘をついて片手で行うのも一案となる．椅子を置くことによって休みを取りながら動作を

遂行することが可能となる．経鼻酸素を使用している場合は，低酸素状態を回避するために可能な限り鼻カニューラをつけたままでの動作方法を工夫する．

- 整髪：上肢挙上での反復動作であるため，整髪用のブラシの柄を長くするなどの工夫で，上肢の挙上を避けることが可能となる．

(3) 更衣

基本的には呼吸困難感を回避できるような衣服，靴下，靴の着脱法が大切である．更衣動作の際には，椅子に座ってゆっくり行うことが基本となる．

- 上衣：被り物のシャツは避け，前部にボタンやファスナーのついた前開きのゆったりした伸縮性のある着脱しやすい服を選び，できるだけ上肢の挙上範囲を少なくする．被り物のシャツは動作としての負担が大きいことに加えて，鼻カニューラを外す必要があるが，前開きのシャツでは鼻カニューラを外す必要がない．
- 下衣：ズボンやスカートは，椅子に座って体幹が前屈しないように呼気に合わせて片足を通し，呼吸を整えてから対側の足を通し，両下肢を通し終わったら膝程度まで下衣を引き上げ，ゆっくり呼気を行いながら椅子から立ち上がり，腰まで上げる．靴下や靴の着脱は，腹部の圧迫を防ぐため，椅子に座り，呼気に合わせて片足を対側大腿部まで上げ，足を組んだ姿勢で行うとよい．

(4) 入浴

入浴は心身をリラックスさせる効果があるが，更衣・洗顔・洗体・洗髪などの複合動作で上肢の使用・前屈姿勢といった動作が含まれるため，これらの動作を極力回避するように配慮する．入浴に関する一連の動作は椅座位で行うようにして，一連の動作を連続して行わず，1つの動作が完了した時点で休憩を挟み，次の動作を開始するように指導する．また，入浴中は浴室の換気に心がけ，室温に配慮して蒸気が立ち込めないように，換気扇の使用や窓を開けることを指導する．入浴ができないときは無理をせず，部屋を暖かくして，足浴や清拭を行うだけでもよい．

- 脱衣：居室から風呂場までの移動や入浴動作で呼吸困難感をきたす場合は，脱衣所に椅子を用意して呼吸を整える場所を確保する．脱衣所での更衣から自室でタオル地のバスローブなど簡単に着られるものに変更することも一案である．
- 洗体：力を入れた状態での上肢の反復運動であるため，小さく速く行うと息こらえが生じやすく負担が大きい．大きくゆっくりと呼吸に合わせて実施する．呼気時に体幹から末梢に向かって力を入れ，戻すときはゆっくりと力を入れずに行う．また，洗体は，高さのあるシャワーチェアを用いることによって，体幹の前屈により生じる横隔膜や腹筋の圧迫を軽減できる．さらに，シャワーのフック位置を増設したり，可動性が高いシャワーヘッドを用いたりすることで，動作に応じた使いやすい位置でシャワーを使用でき，両上肢の負担を軽減して湯をかけることが可能となる．
- 背中を洗う際には，長いタオルや入浴用福祉用具として市販されている長柄のブラシを使用すると，上肢の動作範囲を最小限にすることができる．
- 下肢を洗う場合は，靴下を履くときと同様に片足を対側大腿部に上げたり，長柄付きブラシを使用したりすることで，前屈肢位による腹部の圧迫を防ぐことができる．
- 洗髪：洗体と同様にシャワーチェアやシャワー掛けを積極的に使用することが推奨される．洗髪は体幹を前屈させ，両上肢を頭上まで挙上させながらの反復動作が一般的であるため，体幹を前屈させずに上肢をできるだけ低い位置で動作するようにする．たとえば，片側ずつ頸部を側屈させることにより頭部の位置は下がり，上肢の挙上範囲は狭小した片手動作となる．また，シャンプー用ハットを使用すると，頸部・体幹の屈曲を最小限にした動作が可能となる．シャンプーとリンスが一体化したものを使用すると，動作の簡略化が図れる．また負荷が大きい場合は，入浴時とは別に体調のよい時間帯に洗髪を行うことや，理髪店などで洗髪してもら

うことも一案である.

・浴槽の出入り：入る前には十分休憩を取り，ゆっくりと息を吐きながら椅子から立ち上がり，浴槽をまたぎ，浴槽に浸かる．バスボードを使用すると座位のまま安全に浴槽の出入りができる．肩まで湯に浸かると息苦しい場合には，半身浴やシャワーで心肺への負担を軽減する．また，熱い湯は避け，SpO_2，血圧，脈拍の変動に注意する．

・体を拭く：動作が早くなりやすく，反復動作のため呼吸困難感をきたしやすい．脱衣所を暖めて，椅子に座りゆっくりと休憩を取り，体を拭き始めるのがよい．またバスローブの利用は湯冷めを防止し水分も吸収するため拭く動作を簡略化できる．

・着衣：入浴後は脱衣所の椅子上に広げておいたバスローブを羽織り，リラックスしてからゆっくり別室で着替える．あらかじめ下着と上衣や下衣を重ねて準備しておくと，動作の簡略化を図ることができる．

(5) 排泄（排便）

可能な限り洋式便座を利用し，緩下剤の服用や多めに水分を摂取するなど，食事内容も指導する．排便時の「力み」は息止め動作となるため，酸素負債を起こし，終了後の酸素消費の増加は息切れを増強することがある．力むときは一度に力まず，ゆっくり息を吐きながら，徐々に腹圧をかけることを何回も繰り返すようにする．

力み姿勢は，身体を前屈することによって重心が下肢にかかり腹圧がかけやすく，力みやすくなる．これは，解剖学的な構造から前傾座位では直腸肛門角（直腸の長軸と肛門の長軸のなす角度）が直線に近くなり，さらに前傾姿勢では腹圧をかけやすい（力みやすい）ことから，排便しやすくなるためである．長時間前傾姿勢を安楽に保持するためには前方に折り畳みの椅子を置くなどの工夫をする．また，排便後の清拭の前屈姿勢を軽減すためにシャワートイレの使用や，便座を高くすることで立ち上がり時の負担軽減を図る．

(6) 歩行・階段

動作を早く完了しようとして歩行や階段昇降の

スピードが速くなる傾向があるが，歩行や階段昇降は負荷が大きい動作であるため，自分に合った呼吸リズムと歩行リズムを同調させた感覚をつかみ，習慣化することが重要である．また，目的地まで一気に行こうとせず，息切れが強い場合は，途中に休憩を挟んで，呼吸を整える習慣をつける．

・歩行：適切な呼吸法をしながら楽に歩ける呼気と吸気のリズムをみつけ，最初のうちは呼気：吸気の割合（たとえば，呼気：吸気 = 2：1）を意識しながら，頭のなかで数をかぞえて歩くとよい（**図 3-24**）．

・階段昇降：階段昇降は呼吸と足の動きを同調させて行うが，呼気のときに上り，吸気時は立ち止まり休むのもよい（**図 3-25**）．

4）ADL 指導上の留意点

ADL 指導時に際して留意する点は，desaturation の防止と呼吸困難感の軽減が目的で，呼吸困難感や desaturation を招く動作を指摘して，動作方法を改善することである．ADL 指導では，患者自身が問題意識をもってトレーニングに臨めることが重要である．呼吸困難を起こしやすい動作パターンを理解し，自分にとって必要と考える日常生活動作のなかで，どのような動作で呼吸困難を感じ，どうすれば呼吸困難を最小限にできるのか，患者自身による呼吸困難の自己管理能力を養うための指導が大切である．それまでの生活習慣を変更させるには，より具体的で，実践的な指導が受け入れやすく，継続が期待できる．特に高齢の患者では長年慣れ親しんだ方法を変えることに抵抗があるため，できる限り変更範囲を最小限にするよう工夫して，時間をかけて習慣化するまで促していく必要がある．酸素療法が処方されている患者のなかには，実際の生活場面では自己判断で酸素流量を調節したり，吸入を中止したりすることがあるので留意が必要である．また，日常生活活動が，上下肢の筋力低下・運動耐容能低下の予防になることを，患者に理解してもらうことが大切である．

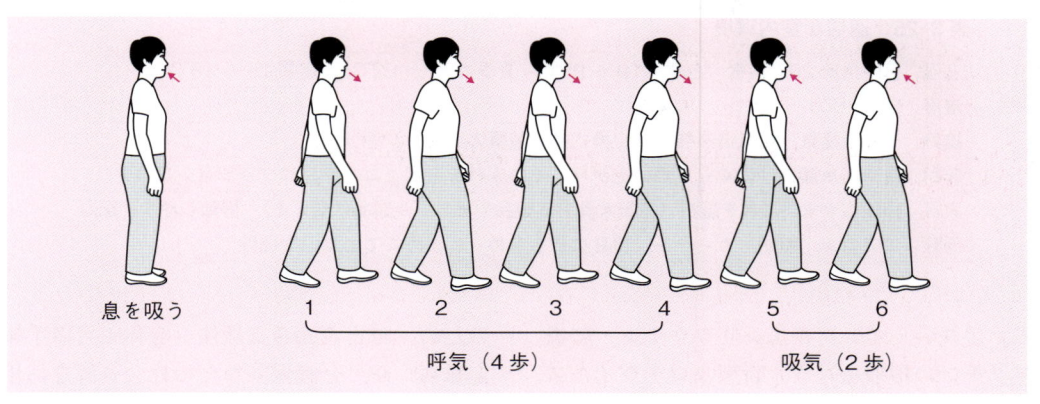

図 3-24　歩行時の呼吸パターン
＜呼気：吸気＝２：１の場合＞
口すぼめ呼吸で，呼気（4歩）→ 吸気（2歩）→ 呼気（4歩）→ 吸気（2歩）…を繰り返す.

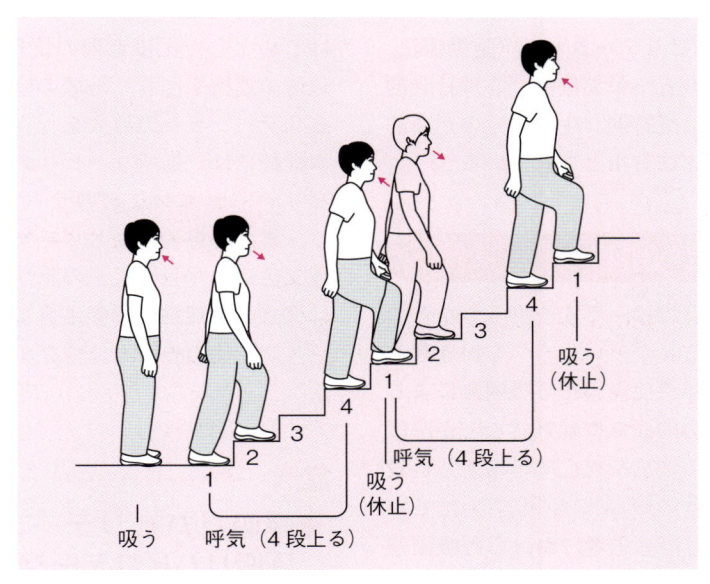

図 3-25　階段昇段時の呼吸パターン
＜呼気で上る場合＞
口すぼめ呼吸で，呼気（4段上る）→ 吸気（休止）→ 呼気（4段上る）
→ 吸気（休止）…を繰り返す.
休止時は後側の足（膝伸展位）のみに体重をかけるようにする.

15　環境因子

　呼吸器疾患の環境因子（外因性危険因子）として，タバコ煙，大気汚染物質の吸入，有機燃料を燃焼させた煙の屋内での吸入，職業性の粉塵や化学物質（刺激性の蒸気や煙）の曝露，受動喫煙，呼吸器感染症などが挙げられる．これら因子曝露からの回避は，患者の重症度にかかわらず実施す

べきである．現喫煙者は，電子タバコも含めて禁煙を強く推奨し，禁煙を完遂かつ継続できるよう支援を行う．また，受動喫煙あるいは喫煙以外の原因が同定されている場合には，その原因物質曝露からの回避が重要である．
　ウイルスや細菌などの呼吸器感染症や大気汚染を契機に，呼吸困難などの症状が悪化して入院治療が必要になることがある．呼吸器感染症の予防

表3-25　適切な室内環境

室温	日中摂氏20℃前後（冬季：19〜22℃，夏季：20〜22℃），夜間15〜18℃
湿度	50〜60%
換気	十分な換気，空気清浄機，熱交換式換気装置の活用
床材	塵や埃が溜まりにくく，舞い上がりにくい床材を選択（コルク材やクッションフロア）
家具	掃除しやすい家具を選択（布製家具を皮製品やビニール製品に変える），掃除しやすい配置
掃除	エアコン，照明，カーテン，寝具なども含め，こまめにていねいな掃除

として，手洗い，インフルエンザワクチン・肺炎球菌ワクチンの接種を行う．新型コロナウイルス（SARS-CoV-2）流行期には，ワクチン接種を考慮する．室内環境の留意点として，こまめに掃除と換気を行って適切な状態を保つ（**表3-25**）．また，薬物療法（処方されている吸入薬などの正しい使用），呼吸リハビリテーション（運動療法，セルフマネジメント教育，栄養療法，心理社会的サポート，導入前後，維持期（生活期）の定期的な評価）も，増悪防止に有用とされている．

16　心理・社会的側面

慢性呼吸器疾患患者では，不安や抑うつなどの精神症状を合併することが多い．うつを引き起こす要因としては，身体機能障害や呼吸困難による日常生活の制限，社会的孤立や疎外感などが挙げられ，症状増悪頻度の増加や死亡率の増悪，自殺企図の増加との関連についても報告されている[4]．さらに，呼吸器疾患患者における呼吸困難とそれに伴う活動性の低下は，廃用症候群などの身体機能の失調を招き，社会的孤立，不安・抑うつなどの背景が加わり呼吸困難を増悪させ，身体活動性の低下，生活の質の低下につながり悪循環を引き起こす．呼吸リハビリテーションは，運動療法，セルフマネジメント教育，栄養療法，心理社会的サポート，および導入前後，維持期（生活期）の定期的な評価から構成され，不安・抑うつの改善にも有効で，認知行動療法との併用の有効性も示唆されている[4]．

患者が社会とのつながりを保ち，身体活動性の低下や症状の増悪を最小限にして暮らしを維持するためには，日常生活の支援と経済的負担の軽減

のため，障害者総合支援法（身体障害者手帳，指定難病）や，介護保険などの社会資源を活用することが大切である．また，家族の負担を軽減するためにも，社会資源の活用は重要である．呼吸器疾患の管理のためには呼吸リハビリテーションを含んだ地域包括システムの整備が重要で，医師をはじめとした医療者間の情報共有にとどまらず，地域の連携を図り，地域の施設における呼吸リハビリテーションの導入を行う．在宅でのプログラム継続には，通所リハビリテーションや訪問リハビリテーションなどのサービスの利用を検討する．また，患者会などピアサポートによる自己管理支援は，呼吸器疾患の急性増悪予防や自己管理に役立つ可能性が示唆されており[5]，セルフマネジメント能力の向上につながると考えられる．

（大国生幸）

症例 ●●●●●●●●●●●●●●●●●●●●●●●●●●●●●●●

●呼吸リハビリテーションの実際：呼吸リハビリテーションにより生体肺移植を回避できた例

呼吸障害者に対する運動療法を中心とする呼吸リハビリテーションにより，劇的な運動機能の改善効果をもたらすことが少なくない．呼吸リハビリテーションにより，肺機能は不変にもかかわらず，運動機能が著明に改善して移植待機患者リストから外れるようになった1症例を報告する[1]．

1）症例と経過

症例は特発性間質性肺炎の20歳代女性．主訴は呼吸困難（Fletcher-Hugh・Jones分類Ⅴ度）．X年3月労作時の呼吸困難で発症した．X−1

表3-26　入院リハビリテーションプログラム（3月末まで）

◎バイタルサインの確認（呼吸困難感，体重，脈拍）
◎呼吸体操（頸部と肩のリラクセーション，胸郭のモビライゼーション，腹部および周囲筋の筋力増強訓練）
◎全身可動域訓練とストレッチング
◎立位足踏み動作
◎動作時の呼吸パターンの習得や動作の簡略化の工夫
◎パニックコントロール（パニック呼吸訓練）
◎チェックシートへの記録（万歩計歩数・消費カロリー，食事，退院時リハ処方の施行状況を記録）

表3-27　入院リハビリテーションプログラム（4月上旬からの追加メニュー）

●自転車エルゴメーター（当初は10Wで10分間，その後10Wで5分間，15Wで5分間，10Wで5分間15rpmの計15分間，SpO_2 85以上心拍数140拍/分以下で）
●院内の散歩と階段歩行（車椅子押し歩行1日1回5～10分間40～140m程度から，1,000歩程度，階段半階を1往復）
●上肢筋力増強訓練（1kgの重錘2個）（肩・肘関節屈伸運動）

年12月に両親からの生体肺移植を希望し，T病院を受診し，X＋2年3月に入院した．肺機能はFVC（努力肺活量）0.93 l（33.2%），FEV_1（1秒量）0.73 l（43.5%），動脈血ガス所見の平均は安静時室内気条件下で，PaO_2 69.5 mmHg，$PaCO_2$ 40.9 mmHgであった．

3月8日T病院内部障害リハビリテーション科に往診による呼吸リハビリテーションを依頼され，筆者チームによる往診リハビリテーションが開始された．症例は息切れのため歩行はほとんどできず，排尿もおむつ使用であり，排便時トイレに行く以外はベッド上の生活であった．整容・更衣でも呼吸困難の増悪とSpO_2の低下が出現し，なかでも洗顔動作ではSpO_2が80%未満まで低下した．当科ではリハビリテーション処方を作成し（表3-26），SpO_2をモニターしながら連日訓練を行った．歩行が比較的安定した4月上旬からは車椅子押し監視歩行，自転車エルゴメーター，上肢の筋力訓練も追加し，中旬には酸素ボンベカートを押しての独歩が可能となった（表3-26，27）．6分間歩行試験（6MD）では1 l/分の酸素吸入下で歩行距離が呼吸リハビリテーション前28 mから呼吸リハビリテーション後144，184 mと著明に延長し，SpO_2の変化も97→92%から

99→94%に改善し，呼吸困難感（修正Borgスケール）も0→7から0→3に改善した．肺機能検査では変化を認めなかったが，1日歩数は入院直後の314～743歩から4,303～4,895歩まで増加した．院内外の呼吸器科専門医および臓器移植専門家との会議により，運動機能の改善，肺機能の安定化により，緊急の生体肺移植手術はその時点では不要と判断され，郷里の病院に転院となった．ADLにおいては，動作時のSpO_2の低下は防止できるようになり，入浴や洗髪という比較的強度の労作時でのみ呼吸困難感が出現するまでに改善した．そして結局16カ月間の長期にわたり肺移植を回避できた．

運動療法を中心とした呼吸リハビリテーションにより，本症例のように，肺機能は不変にもかかわらず，運動機能が著明に改善して移植待機患者リストから外れるようになった症例もあり，呼吸障害者に対する運動療法を中心とする呼吸リハビリテーションにより，劇的な運動機能の改善効果をもたらすことが少なくないことがある．呼吸リハビリテーションは個別的かつ包括的であることが重要で，患者の状態に応じた状態に応じたきめ細かいメニュー作成・指導が必要である．

（上月正博）

chapter 4 循環機能障害

I 心臓の構造と生理

1 心臓の解剖 [1-3]

1）外観（図 4-1）

　心臓はほぼ手拳大で，縦隔の前下部に位置し，やや左側に偏在している．内腔は右心房，右心室，左心房，左心室の 4 つの空間からなり，心臓表面に心房と心室の境界の冠状溝，左右の境界の前室間溝と後室間溝とよばれる溝が走っている．右房・右室はそれぞれ左房・左室の右前方に位置する．

2）心膜

　心臓の内腔は 1 層の内皮細胞で覆われており，これが心内膜である．一方，心臓の外側を覆う膜は心外膜（心膜）とよばれ，漿膜性心膜と線維性心膜に分けられる．心臓の表面を覆う漿膜性心膜である臓側心膜は，大血管起始部で反転して壁側心膜となり，この 2 層間のスペースを心膜腔とよぶ．線維性心膜は心臓の最も外側を覆う膜で，しっかりとした結合組織で構成されている．壁側心膜を裏打ちし，心嚢とよばれる袋を形成する．

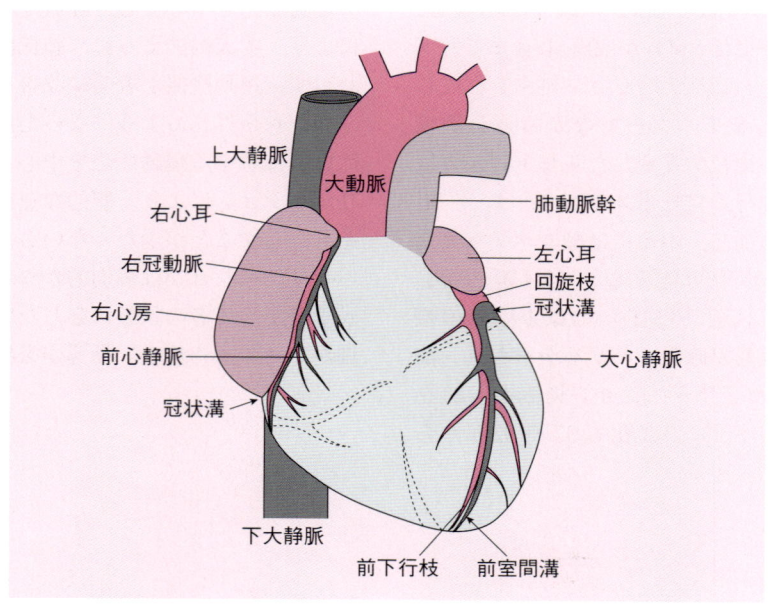

図 4-1　心臓の外観（前面）

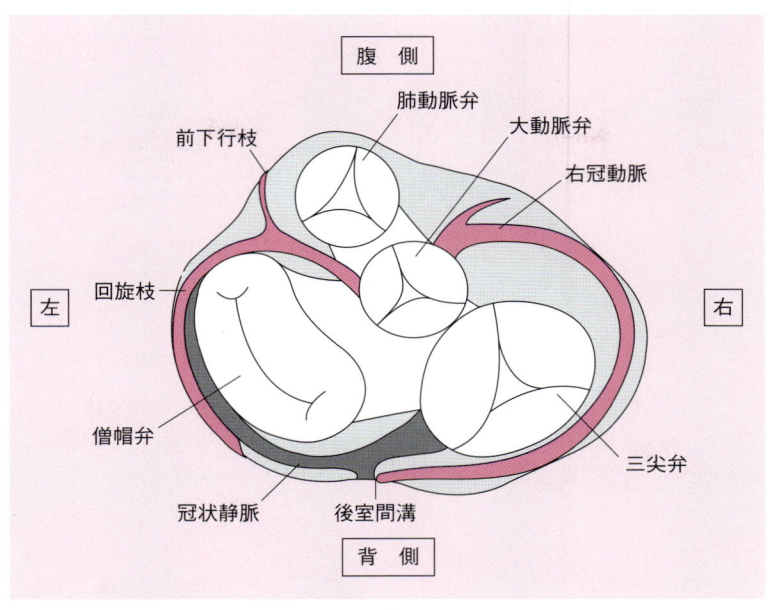

図 4-2　心臓の解剖（弁と動脈・静脈）

3）心房と心室

　両心房の間に心房中隔，両心室の間に心室中隔という壁があり左右を隔てている．心房中隔の右房側には，胎児期に存在した卵円孔の痕跡として卵円窩がある．心室は心房と異なり内腔に肉柱とよばれる筋肉の盛り上がりがあるが，左室は右室よりもさらに3倍ほど壁が厚い．

4）弁（図4-2）

　右心房と右心室の間に三尖弁，右心室と肺動脈の間に肺動脈弁，左心房と左心室の間に僧帽弁，左心室と大動脈の間に大動脈弁があり，血液の逆流を阻止している．僧帽弁以外は3つの弁尖からなる．僧帽弁は二尖弁であり，肺動脈弁と同様に，心室内腔の乳頭筋から出た腱索が弁の裏側に付着している．乳頭筋が収縮し弁を引っ張ることで血液の逆流を防いでいる．

5）動脈

　冠動脈はバルサルバ洞から左冠動脈と右冠動脈の2本が分岐し，左冠動脈はさらに左前下行枝と回旋枝に分岐する．左前下行枝は前室間溝を下降し心尖部に至り，左室前壁・心尖部・心室中隔の前2/3・前乳頭筋などを支配する重要な血管である．回旋枝は左房室間溝を後ろへまわって走行し，左房・左室側壁・左室後壁の一部を支配する．右冠動脈は右房室間溝を後ろへまわって走行し，後室間溝を走って左室後壁まで至る．右冠動脈は洞房結節・房室結節・心室中隔の後ろ1/3を支配し，刺激伝導系にかかわる血管である．これら冠動脈が心臓の栄養動脈であり，拡張期に心臓へ血液を供給している．心拍出量の5〜10％が冠動脈に供給される．

6）静脈

　心臓の動脈系は次第に集まり，右房に開口する冠静脈洞に流入する．また，心房中隔から冠静脈洞のまわりに独立して直接心腔内に注ぎ込む小静脈は Thebesius 静脈とよばれる．Thebesius 静脈の一部は肺循環を経ず左心系に戻るため，生理的シャントでもある．

7）刺激伝導系

　心筋は横紋筋であるが不随意筋であり，自律神経（交感神経と副交感神経）に調節されている．

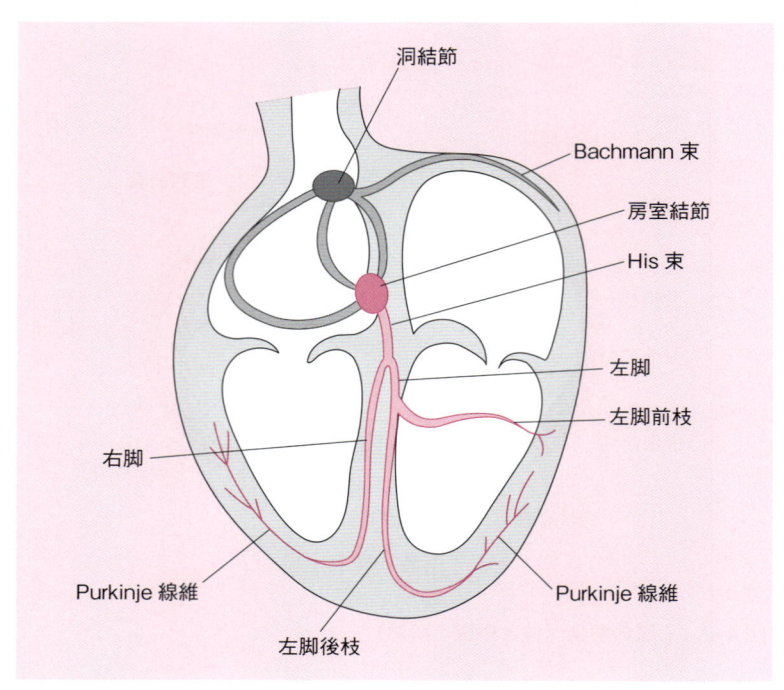

図 4-3　刺激伝導系

しかし，支配神経を絶ってもなお自らの刺激伝導系によって収縮することができ，これを心臓の自動能とよぶ．刺激伝導系は上大静脈と右房の境界に存在する洞結節から始まる．ここで生じた刺激は，房室結節→His 束→右脚・左脚→Purkinje 線維と伝わり，血流を心房→心室→肺動脈・大動脈，と順に送り出せるように収縮が起こる（図4-3）．

2　心収縮の電気生理

　心筋細胞は，アクチンとミオシンという 2 つの線維から構成されている筋原線維，エネルギーを作り出すミトコンドリア，細胞内 Ca^{2+} を蓄え筋原線維の収縮を開始させる筋小胞体，心筋細胞膜からなる．

　心筋細胞膜にはイオンチャネルとよばれるタンパクがあり，ATP を使って細胞内外のイオンをくみ出す能動輸送と濃度勾配に従ってイオンが動く受動輸送によって，細胞膜内外のイオンの電位差が生じる．心筋細胞に興奮が伝わる前の細胞膜電位は，細胞外に対して細胞内がマイナスに荷電しており，これを静止膜電位といい，およそ -90 mV 前後である．刺激が伝わると Na^+ チャネルが開き，Na^+ が濃度勾配に従って細胞内に一気に流入するため膜電位は $+30$ mV まで上昇する．これを脱分極という．その後，主に電気依存性 K^+ チャネルの開口と Na^+-K^+ ポンプ，また，Ca^{2+} チャネルの開口によりもとの静止膜電位を取り戻す．これを再分極という．

　脱分極から再分極の完了までを活動電位とよぶ．心筋細胞では，活動電位の持続時間が 200 ～ 300 ms と骨格筋線維や神経細胞と比較し非常に長い．これは，再分極の際に細胞外に流出する K^+ の動きを打ち消すように，Ca^{2+} チャネルが開いて Ca^{2+} が細胞内に少しずつ流入しプラトー相を形成するためである．このプラトー相の存在により活動電位の最中には次の刺激には応じないという不応期も長くなり，強縮を避けられる仕組みになっている（図4-4）．

　脱分極の刺激によって Ca^{2+} チャネルが開き細胞外から Ca^{2+} が流入すると，小胞体に蓄えられ

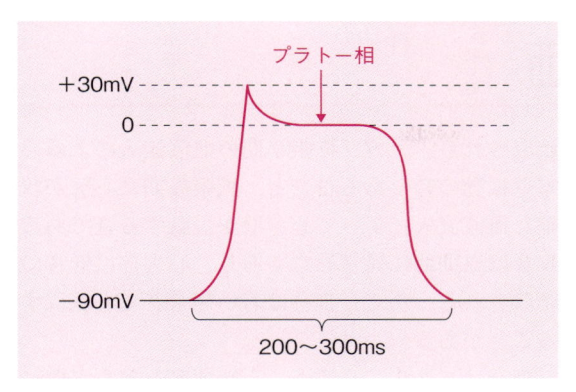

図 4-4　膜電位とプラトー相

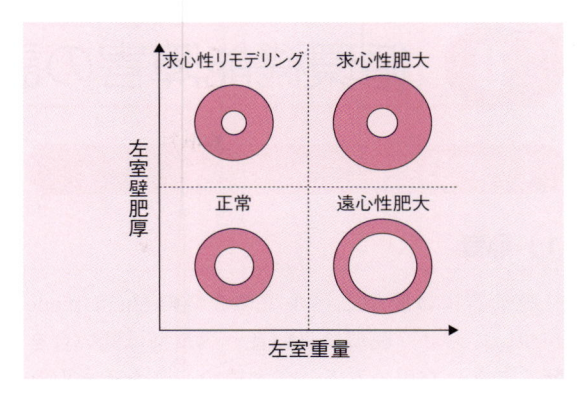

図 4-5　左室のリモデリング

ていた Ca^{2+} も放出され，さらに細胞内 Ca^{2+} 濃度が上昇する．アクチンとミオシンにはトロポニンとトロポミオシンという収縮調節タンパクの複合体が結合しており，いわばブレーキがかかっている状態になっている．細胞内 Ca^{2+} 濃度が上昇すると Ca^{2+} がトロポニンと結合してこのブレーキが外れる．すると，ミオシン頭部は ATP を分解し，そのエネルギーでアクチンがミオシンの上を滑るように結合して筋収縮が起こる．

3　心拍出量・前負荷・後負荷・心筋収縮能・心拍数

心拍出量（cardiac output：CO）は〔1 回拍出量（stroke volume：SV）×心拍数（heart rate：HR）〕で表されるが，通常臨床では Swan-Ganz カテーテルを用いて熱希釈法によって求める．心係数（cardiac index：CI）は CO を体表面積で除した値である．CO=SV × HR なので，CO は SV と HR の変化に影響される．

SV は前負荷，後負荷，心筋収縮能によって規定される．前負荷は心筋収縮直前にかかる負荷であり，拡張末期心室内血液量（＝容量負荷）のことである．「拡張末期の心室容積が大きければ大きいほど心室の仕事量が増加する」という前負荷と CO との関係を Frank-Starling の法則とよぶ．前負荷は，①循環血液量，②胸腔内圧，③心内膜圧，④静脈怒張度，⑤骨格筋ポンプ機能，⑥左房収縮などに左右される．後負荷は心筋収縮直後にかかる負荷であり，収縮期血圧（＝圧負荷）で代用される．心筋収縮能はカテコラミン，交感神経や副交感神経の刺激によって変化する．

HR は，心筋収縮能と同じように交感神経や副交感神経刺激によって規定される．

圧負荷や容量負荷によって心室のリモデリングが生じる．リモデリングとは簡単にいうと組織の再構築であるが，再構築といっても元の正常な組織に戻るわけではなく不完全な修復といえる．過剰な圧や容量に対応しようとする代償が働いた結果，左心室では圧負荷によって求心性肥大，容量負荷によって遠心性肥大が起こる（図 4-5）.

（高橋麻子）

1 聴診

1）心音

聴診器には膜型とベル型の2つの chest piece がついており，膜型は高い音，ベル型は低い音を聴くときに有用である．各弁膜の心音を聴き取りやすい聴診部位を図4-6に示す．

心音には心周期に応じてⅠ音，Ⅱ音，Ⅲ音，Ⅳ音とよばれる音がある．Ⅰ音は房室弁が閉じたときの音，Ⅱ音は大動脈弁や肺動脈弁が閉じたときの音であり，この2つは正常，異常にかかわらず

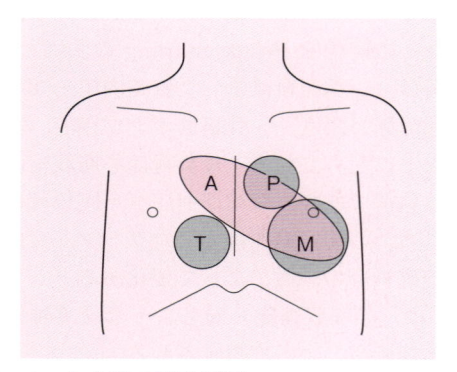

図4-6　各弁膜の聴診領域
A：大動脈弁，M：僧帽弁，P：肺動脈弁，T：三尖弁

聴取される．一方，拡張早期の血液流入による心室壁振動の音であるⅢ音と，拡張後期に心房が収縮し血液流入によって心室壁が振動する音であるⅣ音は原則的に異常心音であり，心尖部に低音で聴取される．ただしⅢ音は若い健常者でも聴取することがある．

Ⅲ音は心筋症，心筋炎，心筋梗塞など心室壁に障害がある場合や，僧帽弁閉鎖不全症，大動脈弁閉鎖不全症など拡張期容量負荷のある場合などに聴取される．Ⅳ音は高血圧，大動脈弁狭窄症，肥大型心筋症など圧負荷がかかっている場合や陳旧性心筋梗塞，拡張型心筋症など駆出力が低下している場合に聴取される．

2）心雑音

心雑音は大まかに収縮期雑音，拡張期雑音，連続性雑音に分けられる．収縮期雑音はⅠ音とⅡ音の間，拡張期雑音はⅡ音とⅠ音の間，連続性雑音はⅡ音を超えて収縮期と拡張期に連続して聴取される音である．なお，大動脈弁閉鎖不全症で聴取される to-and-fro murmur は往復雑音といい，収縮期雑音の後Ⅱ音でいったん途切れて拡張期雑音が聴取されるものであり，連続性雑音とは区別する（図4-7）．収縮期雑音，拡張期雑音，連続

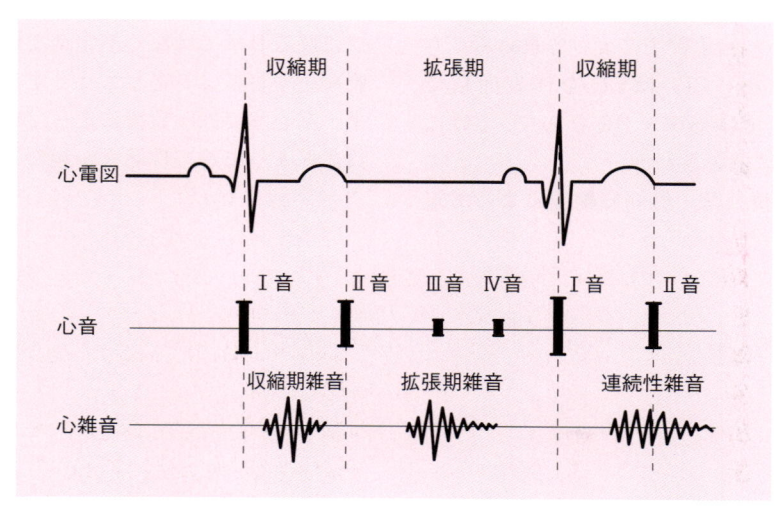

図4-7　心周期と心音，心雑音

表4-1 心雑音とその病態

収縮期雑音	大動脈弁狭窄症，肺動脈弁狭窄症，貧血，妊娠，甲状腺機能亢進症，僧帽弁閉鎖不全症，三尖弁閉鎖不全症，心室中隔欠損症など
拡張期雑音	大動脈弁閉鎖不全症，僧帽弁狭窄症，三尖弁狭窄症など
連続性雑音	動脈管開存，バルサルバ洞動脈瘤破裂など

表4-2 Levine分類

Ⅰ	聴診器でじっくり聞かないとわからないくらい小さい音
Ⅱ	小さいが，聴診器を当てればすぐにわかる
Ⅲ	中くらいの音
Ⅳ	振戦を触れるくらい大きな音
Ⅴ	大きいが聴診器なしには聞こえない
Ⅵ	聴診器が胸に触れなくとも聞こえる

性雑音を聴取する病態を**表4-1**に示す．心雑音の大きさの評価にはLevine分類を用いる（**表4-2**）．

2　胸部X線写真

　近年各種新しい検査方法が開発されているが，胸部X線写真は診断には欠かせない基本的な検査の一つである．1枚の写真から，肺野，心臓，縦隔，気管支，横隔膜，骨などさまざまな情報を読み取ることができる．循環器分野では，正面像はもちろんのこと左側面像も合わせるとより多くの情報を得ることができる．また，胸部手術術前は，術後との比較のため臥位腹背方向の撮影もしておくとよい．

1）心陰影・縦隔

　正面像の右第1弓は上大静脈，右第2弓は右房，左第1弓は大動脈弓，左第2弓は肺動脈，左第3弓は左房，左第4弓は左室の陰影で構成されている（**図4-8**）．左側面像では右室，左室，左房の変化がわかりやすい像となる（**図4-9**）．
　心胸郭比（cardiothoracic ratio；CTR）は胸郭横径に対する心横径の比率で，一般に50％以下が正常とされる．心陰影の拡大は，弁膜症，拡張

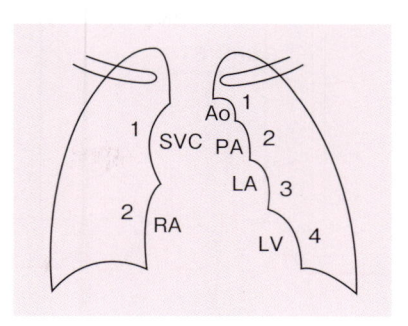

図4-8 胸部X線正面像
SVC：上大静脈，RA：右房，Ao：大動脈弓，PA：肺動脈，LA：左房，LV：左室

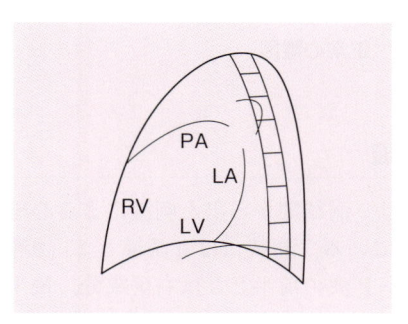

図4-9 胸部X線左側面像
RV：右室

型心筋症，心嚢液貯留，高度心不全などでみられる．縦隔陰影の拡大がみられる病態には，縦隔腫瘍，リンパ節腫大，肺がん，大動脈瘤，縦隔炎などがあげられる．

2）肺水腫，肺うっ血

　循環器領域では主に心不全時に出現する所見である．具体的なX線所見は「Ⅳ　心不全」の項を参照．

3　心電図

　前述したように，心筋細胞膜では脱分極と再分極により膜電位が変化する．その電位変化を体表から記録したものが心電図である（**図4-10**）．心電図からは，心拍数，不整脈の有無，虚血の有無，電気軸，回転，肥大の有無，電解質異常の有無など多くの情報を読み取ることができる．

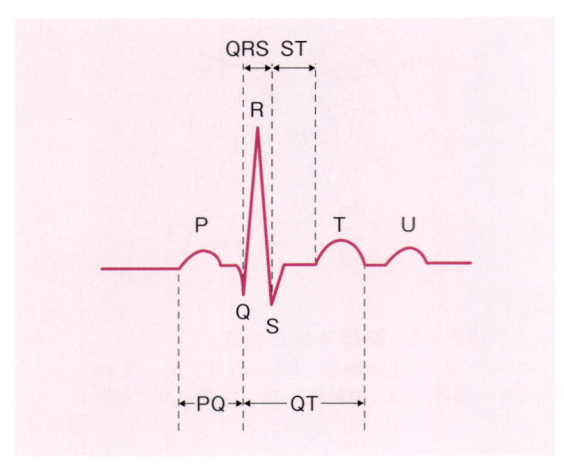

図4-10　正常心電図

1）P波

　P波は，洞結節から出た刺激による心房の興奮を示している．判読にはII誘導とV₁誘導が適している．P波の前半2/3は右房成分，後半2/3は左房成分を表す．よって，肺高血圧症による右房負荷ではII誘導で高く尖ったP波とV₁誘導で前半成分の増大を認め，これを肺性P波とよぶ．僧帽弁閉鎖不全症，僧帽弁狭窄症，高血圧症，肥大型心筋症，心筋梗塞などによる左房負荷ではII誘導で幅広い二峰性P波，V₁誘導では二相性の後半部分の陰性成分が幅広く深くなり，僧帽性P波とよぶ．

　異所性P波は，洞結節以外の部位から発生した刺激によって調律されていることを示し，陰性P波として反映されることがある．また，P波の欠如およびRR間隔の不整は心房細動であり，絶対性不整脈とよばれる．

2）PQ間隔

　P波開始からQRS波開始までの時間で，正常値は0.12〜0.20秒である．この時間は房室伝導時間を反映しており，0.20秒以上の延長がある場合は第1度房室ブロックである．迷走神経緊張による機能的な第1度房室ブロックには病的意義はないが，器質的心疾患や加齢に伴う伝導障害では進行性のこともある．逆にPQ間隔の短縮には，

主にWPW（Wolff-Parkinson-White）症候群やLGL（Lown-Ganong-Levine）症候群があげられる．

　WPW症候群では，①房室伝導路と，②右房と右室を結ぶ副伝導路（Kent束）を介する2つの刺激によって心室が興奮するためPQ時間が短縮し，QRS波の前にΔ（デルタ）波が出現する．Kent束の存在部位によってQRS波の形が変わる．V₁誘導で，A型では上向きのQRS波，B型では下向きのQRS波となる（図4-11）．また，房室結節より先にKent束由来の興奮が心室に伝わるため，QRS幅が広がる．

　LGL症候群はまれな疾患である．心房と房室結節の下部をつなぐ副伝導（James束）が存在し，正常な刺激伝導と並行するように心室へ刺激が伝わるため，PQ間隔が短縮するがΔ波は存在せずQRS幅も正常である．

3）QRS波

　QRS波は心室の脱分極を反映している．

　RR間隔の時間から心拍数を，またQRS波の陽性成分と陰性成分から電気軸を求めることができる．電気軸を求める方法には作図法と目測法があるが，臨床では目測法が用いられている．正常電気軸は−30°〜＋90°であり，−30°以上は左軸偏位，＋90°以上は右軸偏位となる．

　電気軸の偏位は，心臓の解剖学的位置，心室肥大や拡大，興奮伝導の変化などによって生じる．左軸偏位をきたす病態には，左脚前枝ブロック，左脚ブロック，左室肥大，横位心，下壁梗塞，肺気腫などがあり，右軸偏位をきたす病態には，右脚ブロック，左脚後枝ブロック，右室肥大，肺性心，立位心，側壁梗塞，広範前壁梗塞などがある．

　QRS幅が広くなるのは心室の脱分極時間が延長する病態であり，脚ブロック，前述したWPW症候群，心室性不整脈，高K血症などでみられる．

4）ST-T

　ST部分は心筋の脱分極の終わりから再分極開

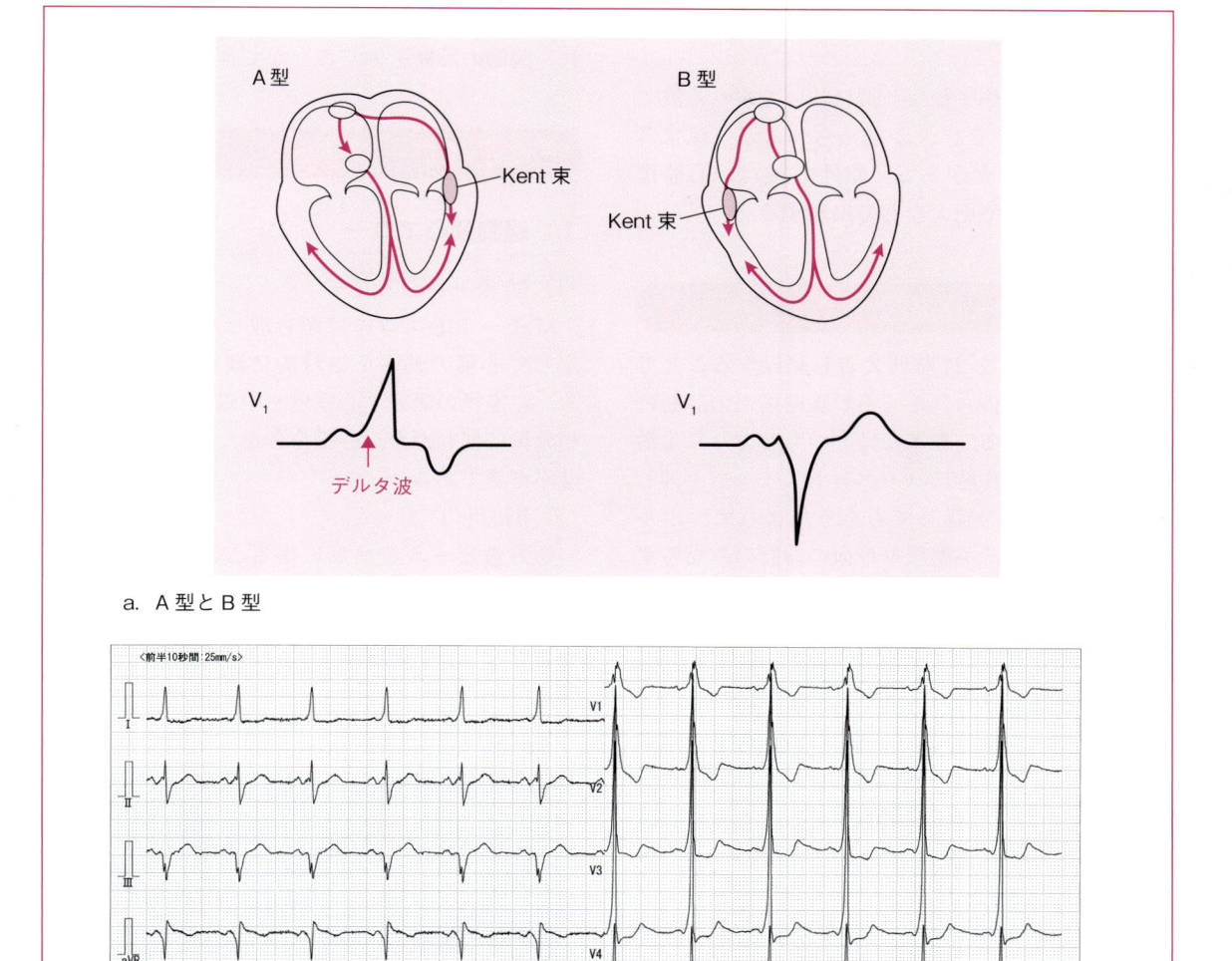

a. A型とB型

b. WPW症候群（A型）の心電図

図 4-11　WPW 症候群
a：A 型では左房に Kent 束があり，V_1 誘導で上向きの QRS になる．一方，B 型では右房に Kent 束があり，V_1 誘導で下向きの QRS となる．
b：A 型 WPW 症候群の心電図．PQ 間隔の短縮と Δ（デルタ）波（矢印）を認める．

始までを，T 波は心筋の再分極を反映している．基本的に心筋虚血では ST 低下となり，心筋梗塞では継時的な ST-T 変化がみられる（詳細については「III 虚血性心疾患」の項を参照）．

　QRS 波の始まりから T 波の終わりまでが QT 時間であり，心室収縮時間にあたる．QT 時間の延長は torsade de pointes を合併しやすく突然死の原因にもなる．遺伝性 QT 延長症候群，低 K 血症，低 Ca 血症，低 Mg 血症，抗不整脈投与，虚血性心疾患などでみられる．

5）U 波

心室の再分極終了後，T 波に続いて現れる波である．低 K 血症で U 波が認められるが，健常者でもみられることがある．陰性 U 波は，心筋虚血，高血圧，心室肥大などで出現する．

4　ホルター心電図

心電図の電極を 24 時間装着し記録することで発作時の記録が得られる．不整脈や虚血の診断に有用な検査である．患者にはいつもどおりに生活してもらい，発作時にはイベントスイッチを押し行動記録表にも記録してもらう．よって，ホルター心電図では，不整脈や虚血の診断のみならず発作の起こる状況も把握できる．特に無症候性心筋虚血や，夜間に発作の多い異形狭心症，また夜間の副交感神経活性が関与する洞性徐脈や房室ブロックではホルター心電図の有用性が高い．

心室性期外収縮については，発生頻度と出現パターンから分類された Lown 分類がしばしば用いられる．Lown 分類は心筋梗塞後の心室性期外収縮を予後の面から分類したものであるが，他の原因疾患でも応用されている（**表 4-3**）．

しかし，ホルター心電図は通常 24 時間の検査であり，この間発作が起こらない場合があること，入浴できないなど日常生活に一部制限が生じること，また結果が出るまで数日間かかることなどの欠点がある．そこで開発されたのがイベントレコーダーである．イベントレコーダーには，常に電極を装着し記録ボタンを押した前後の心電図を記録するタイプと，発作時に電極をつけて記録を開始するタイプがある．イベントレコーダーの

表 4-3　Lown 分類

Grade 0	心室性期外収縮なし
Grade Ⅰ	散発性心室性期外収縮（1 時間に 29 個以下）
Grade Ⅱ	頻発性心室性期外収縮（1 時間に 30 個以上）
Grade Ⅲ	多源性心室性期外収縮
Grade Ⅳ a	2 連発の心室性期外収縮
Grade Ⅳ b	3 連発以上の心室性期外収縮
Grade Ⅴ	R on T

心電図記録は電話やインターネットで病院に送られ，医師の診断を仰ぐことができる．

5　心エコー

1）経胸壁心エコー

(1) M モード心エコー

M モード心エコーは超音波ビームの方向を固定して心臓の動きを継時的に観察するものである．左室径の測定，心室壁や中隔の厚さなどの時相分析に便利だが，心臓全体を一気に把握するのは不可能である．

(2) 断層心エコー

超音波ビームを扇形に振ることで，M モードでは測定できない心臓の全体像を観察することができる．M モードも同様であるが，異常構造物の存在を明らかにするのにも有用である（**図 4-12**）．

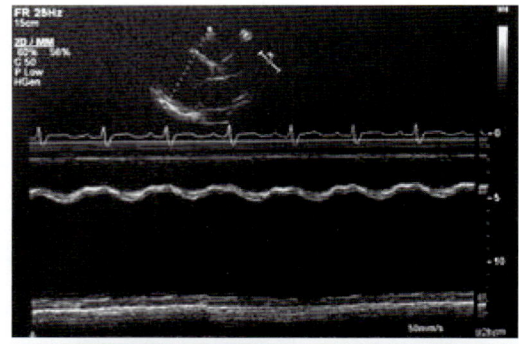
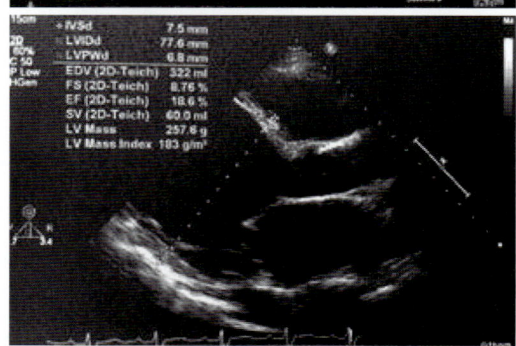

図 4-12　M モード心エコー（上）と断層心エコー（下）
M モード心エコーでは経時的な左室壁運動が観察できる．この症例では全体的に壁運動が低下しており，駆出率（EF）は 17％であった．

（3）ドプラ心エコー

ドプラエコーは，超音波を発射し赤血球に反射して返ってくる周波数から血流方向や速度を測定する方法である．プローブに近づいてくる血流を赤色，遠ざかる血流を青色に示すカラードプラ法，超音波をパルス状に発射しシャントの有無について観察するパルスドプラ法，超音波を連続して発射し血流速度や圧較差，弁口面積などを求める連続波ドプラ法がある．

カラードプラ法では血流方向，異常血流が視覚的に明確に示されるため，まずカラードプラ法で目標とする血流部位を探索することが多い．高速の乱流はモザイクパターンを呈し，逆流の程度評価にも有用である．パルスドプラ法では，ある特定の部位における比較的低速の血流について測定できる．連続波ドプラ法ではパルスドプラ法で測定できない高速の流速を記録でき，さらに簡易ベルヌーイの式（**表 4-4**）により流速から圧較差や内圧を推定できるのが利点である（**図 4-13**）．

表 4-4　簡易ベルヌーイの式

$$\Delta P = 4 \times v^2$$

ΔP：圧較差（mmHg）

v：狭窄部流速（m/秒）

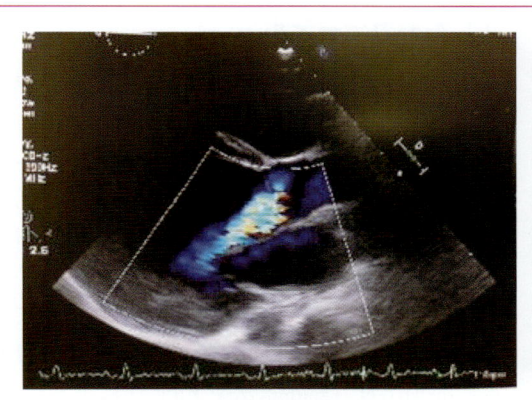

a．大動脈弁閉鎖不全症

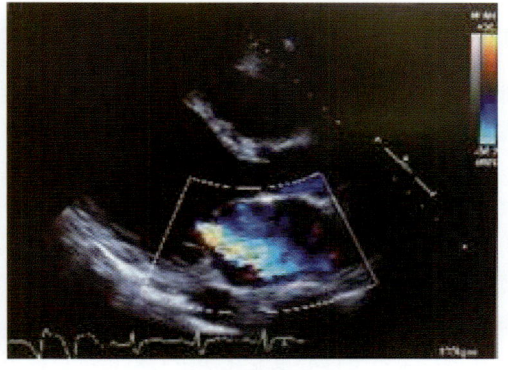

b．僧帽弁閉鎖不全症

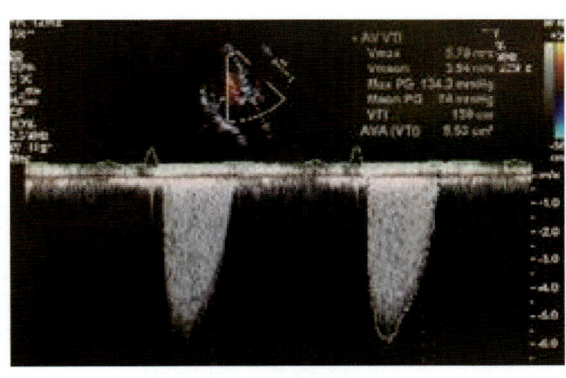

c．大動脈弁狭窄症

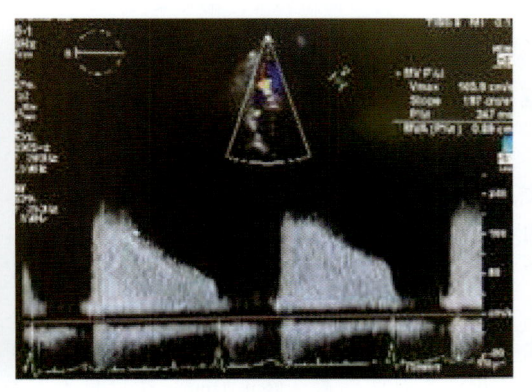

d．僧帽弁狭窄症

図 4-13　ドプラ心エコー
a：カラードプラ法で，大動脈から左室へ逆流するモザイクパターンの血流がみられる．
b：左室から左房へ逆流する血流を認める．
c：連続波ドプラ法により平均圧較差 74 mmHg，弁口面積 0.53 cm² と推測された．重症の大動脈弁狭窄症である．
d：Pressure half time から僧帽弁の弁口面積が求められる．この症例では 0.89 cm² であり，重症である．

2）経食道心エコー

経食道心エコーは食道側から超音波を発射することによって，経胸壁心エコーでは観察しづらい左房，大動脈，大動脈弁，肺動脈弁，僧帽弁などをより詳細に観察することができる．特に左心耳内血栓や感染性心内膜炎の診断にしばしば用いられる．

6　運動負荷試験

運動負荷試験は，労作性狭心症や労作時に生じる不整脈の診断目的に行われる．負荷方法によって一段階負荷試験，多段階漸増負荷試験，直線的漸増負荷試験（ramp 負荷試験）に分けられる．

1）一段階負荷試験

単一の一定負荷で行うもので，マスター2階段試験がこれにあたる．マスター2階段試験は，年齢，性別に応じた速度に合わせて行い，簡単に実施でき特別な装備も不要である．シングル（1分半）とダブル（3分）があるがマスターダブル試験が行われることが多い．ただし，マスターダブル試験では負荷量は6 METs に相当するが，これは症例によっては心電変化が生じるには負荷不十分である場合もあるので，あくまでスクリーニング検査として施行する．

2）多段階漸増負荷試験

トレッドミルや自転車エルゴメーターを用いて，負荷量を漸増していく方法である．年齢から目標心拍数を求めて行う．血圧や心電図をモニターしながら施行するので安全性は高いが，必ずしも簡便ではない．設備も必要になるため施設によっては施行不可である．臨床では Bruce 法が多く用いられている．修正 Bruce 法は日本人の運動強度に合わせてよりスムーズに負荷増加がなされるように工夫された方法である．

3）直線的漸増負荷試験（ramp 負荷試験）

ramp 法は，低い負荷から直線的に負荷を増加

させる方法であり，短時間で安全に必要なデータを得られる．運動耐容能の低い心疾患患者や心肺運動負荷試験で用いられる方法である．

4）運動負荷中止基準，禁忌

「VI 心臓リハビリテーション」の項を参照．

5）虚血判定基準

運動負荷試験における心電図 ST 変化の判定基準 [5, 6] と，ST 低下がみられた症例について示す（**表 4-5**，**図 4-14**）．

7　心臓カテーテル検査

1）右心カテーテル

末梢静脈からカテーテルを挿入して右心系の機能を調べる検査であり，主に Swan-Ganz カテーテルが用いられている．Swan-Ganz カテーテルは先端にバルーンが付いており，これを膨らませて血流に乗せて進め，圧波形から先端の位置を把握できるため X 線透視が不要でベッドサイドでも挿入可能である．右心カテーテルによって得られる情報は，各部位の内圧，各部位の酸素飽和度，心拍出量（熱希釈法や Fick 法による），血管抵抗などである（**表 4-6**）．

(1) 心拍出量

熱希釈法や Fick 法により心拍出量を求めることができる．右心カテーテルにより肺動脈楔入圧と心係数を算出できるため Forrester 分類（「IV 心不全」の項を参照）による心不全分類が可能となる．

(2) Qp/Qs

右心系の各部位で採血することで酸素飽和度が測定できるが，その値から左→右シャントの有無と部位（シャントのある部位で O_2 step up がみられる），シャント率，Qp/Qs を求めることができる．Qp/Qs は肺血流量 Qp と体血流量 Qs の比のことであり，シャント性疾患の手術適応を検討するためには欠かせない情報となる．Qp/Qs は正常 1.0 であるが，左→右シャントがあると Qp/

表 4-5　運動負荷心電図の虚血判定基準

確定基準
ST 下降 　水平型ないし下降型で 0.1 mV 以上 　（J 点から 0.06 ～ 0.08 秒後で測定する） ST 上昇 　0.1 mV 以上 安静時 ST 下降がある 　水平型ないし下降型でさらに 0.2 mV 以上の ST 下降
参考所見
前胸部誘導での陰性 U 波の出現
偽陽性を示唆する所見
HR-ST ループが反時計方向回転 運動中の上行型 ST 下降が運動終了後徐々に水平型・下降型に変わり長く続く場合（late recovery pattern） 左室肥大に合併する ST 変化 ST 変化の回復が早期に認められる

（日本循環器学会．慢性冠動脈疾患診断ガイドライン（2018年改訂版）．https://www.j-circ.or.jp/cms/wp-content/uploads/2018/10/JCS2018_yamagishi_tamaki.pdf．2024年 10 月閲覧）

Qs は 1.0 を超え，右→左シャントがある場合は 1.0 を下回ることになる．

2）左心カテーテル

　末梢動脈からカテーテルを挿入して左心系の機能を調べる検査である．右心カテーテルよりも侵襲は大きい．内圧や酸素飽和度の測定（表 4-6）と心血管造影がある．

（1）心血管造影

①左室造影

　左室造影では，左室壁運動や容積，駆出率（LVEF）の評価（表 4-6），僧帽弁閉鎖不全症の重症度判定（Sellers 分類），左室の解剖学的な評価などの情報が視覚的に得られる．

②大動脈造影

　大動脈弁閉鎖不全症の重症度判定，大動脈狭窄症，動脈管開存などの診断に用いられる．

③冠動脈造影

　冠動脈狭窄，閉塞，拡張，奇形などの評価のために施行される．特に虚血性心疾患では，冠動脈造影が確定診断や部位診断に欠かせない検査となる（図 4-15）．

（高橋麻子）

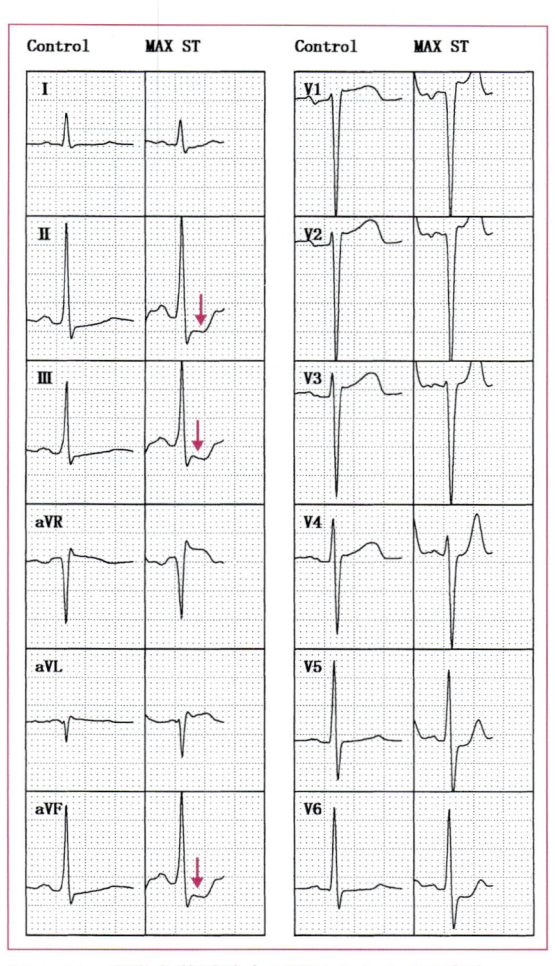

図 4-14　運動負荷試験中に認められた ST 変化
Ⅱ，Ⅲ，aVF 誘導で有意な ST 低下がみられる（矢印）．

8　その他の一般検査

1）核医学検査

　体内に放射性同位元素（radioisotope；RI）を投与して行う心臓核医学検査は，心臓への RI の分布・程度・欠損の状態などから心疾患の診断，重症度・予後の評価，治療方針の決定などに利用されている[1,2]．また，心電図を同期させ（心電同期）X 線 CT と同様のコンピュータ処理を行って断層像を得る断層撮影法である心電同期 SPECT（single photon emission CT）検査によって，さまざまな心機能の評価が可能である．侵襲性が低く再現性の高い心臓核医学検査は，臨床的検査意

表 4-6　心臓カテーテル検査　各データの正常値

a.　心血行動態データ正常値

心拍出量	4 ～ 8 l/min
心係数	2.5 ～ 4.0 l/min/m²
1 回拍出量	60 ～ 130 ml
肺血管抵抗	45 ～ 100 dyne・s・cm⁻⁵
全肺血管抵抗	150 ～ 250 dyne・s・cm⁻⁵
全身血管抵抗	950 ～ 1,500 dyne・s・cm⁻⁵
左室拡張末期容積	50 ～ 95 ml/m²
左室収縮末期容積	20 ～ 35 ml/m²
駆出率（EF）	60 ～ 75%

b.　心内圧（mmHg）と酸素飽和度（%）の正常値

部位	収縮期圧	拡張期圧	平均圧	酸素飽和度
右心房	2 ～ 10	2 ～ 10	2 ～ 6	70 ～ 75
右室	15 ～ 30	2 ～ 8		〃
肺動脈	15 ～ 30	4 ～ 12	10 ～ 18	〃
肺動脈楔入部	3 ～ 15	3 ～ 15	4 ～ 12	〃
左心房	6 ～ 20	4 ～ 16	4 ～ 12	≧ 95
左心室	≦ 150	5 ～ 12		〃
大動脈	≦ 150	60 ～ 90	75 ～ 105	〃

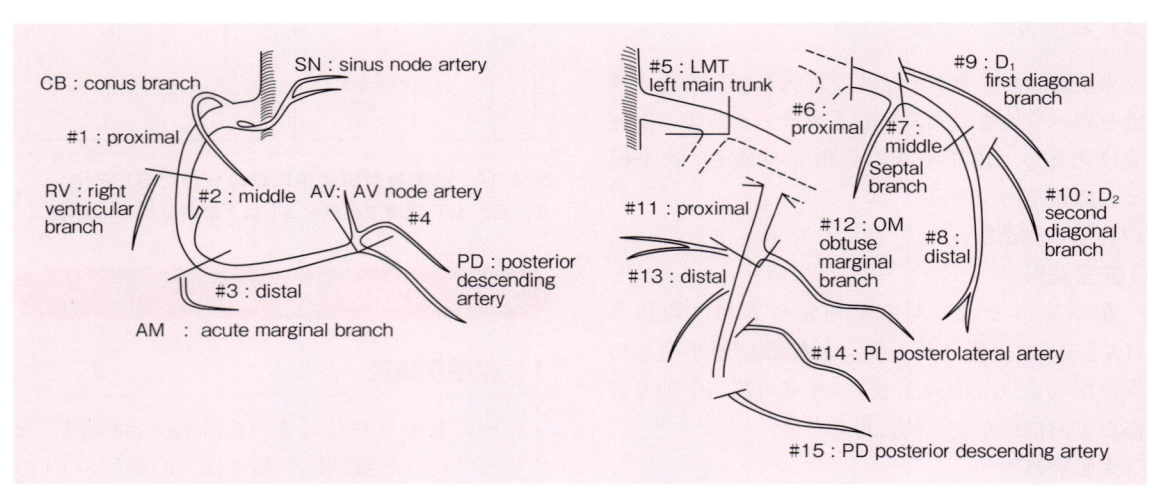

図 4-15　冠動脈の米国心臓協会（AHA）分類
AHA 分類では冠動脈を区分（segment, #）に分けて表記する．右冠動脈は 4 区分からなる．左冠動脈は主幹部を seg-ment 5 とし，前下降枝（segment 6 ～ 10）→左回旋枝（segment 11 ～ 14）の順に区分する．後下行枝が存在すればこれを segment 15 とよぶ．

義が認知されており広く普及している．使用する RI によってさまざまな情報を得ることができるが，一般的に行われている検査について述べる．

（1）塩化タリウム製剤（²⁰¹TlCl）による心筋血流イメージング
²⁰¹Tl は生体内では K（カリウム）イオンと似た挙動を示し，心筋血流量を反映して心筋内に取

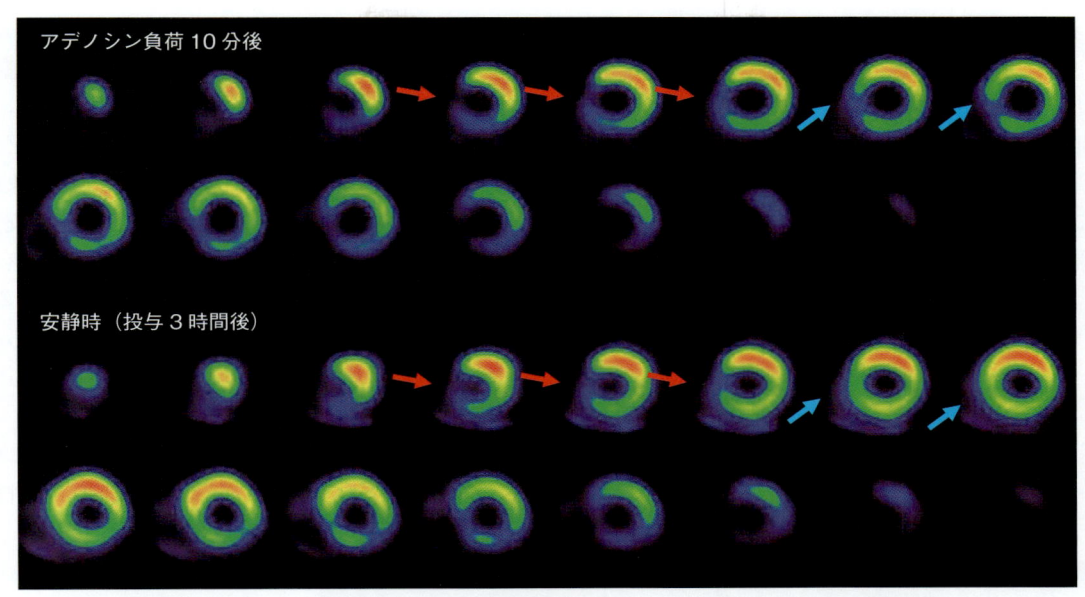

図 4-16　心筋虚血患者における ^{201}TlCl 負荷心筋血流イメージング［SPECT　心筋短軸像］
上段：アデノシン負荷 10 分後，下段：安静時（投与 3 時間後）．
アデノシン負荷時において心尖部から基部の前壁から中隔にかけて集積低下が認められる（赤，青矢印）．
投与 3 時間後の安静時では心尖部で集積低下がみられ，梗塞が疑われる（赤矢印）．基部においては再分布がみられ，心筋虚血が疑われる（青矢印）．この領域はバイアビリティが存在すると評価できる．

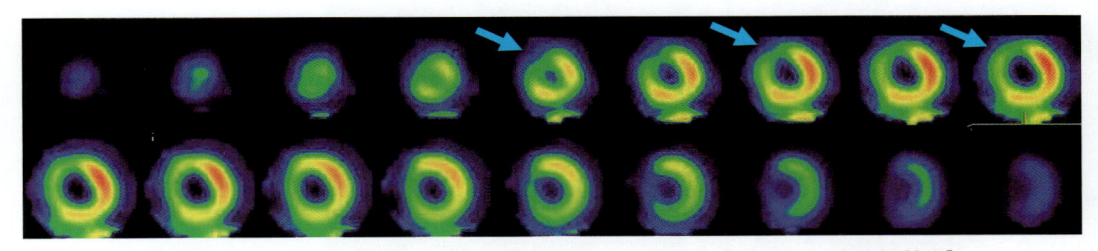

図 4-17　心筋虚血患者における ^{99m}Tc-MIBI 心筋血流イメージング［SPECT　心筋短軸像］
前壁から中隔に集積低下がみられ，LAD 領域の梗塞または虚血が疑われる（青矢印）．

り込まれるため，心筋の相対的血流分布を知ることができる．また，運動や薬剤を使用した負荷検査を併用することで，より鋭敏に虚血領域の検出，梗塞部位との鑑別を行うことができる．時間とともに分布が変化する再分布現象は塩化タリウム製剤に特有のものであり，細胞のバイアビリティ（生存能）の評価が可能である（**図 4-16**）．再灌流療法など治療方針の決定にも利用される[1]．

(2) テクネチウム製剤（^{99m}Tc-MIBI, ^{99m}Tc-tetrofosmin）による心筋血流イメージング

わが国では主に ^{99m}Tc-MIBI（**図 4-17**）や ^{99m}Tc-tetrofosmin が使用されており，受動拡散によって心筋細胞内のミトコンドリアに取り込まれる．^{201}TlCl にみられるような再分布現象は起こらないため，負荷検査においては，負荷時，安静時それぞれで RI の投与が必要となる．テクネチウム製剤による心筋血流イメージングは，冠動脈疾患における診断，リスク層別化，バイアビリティ評価，予後評価において塩化タリウム製剤と同等の診断価値をもつとされている[1]．

^{99m}Tc が放出するガンマ線のエネルギーは ^{201}Tl より高く，体内での減弱や散乱を受けにくい．また ^{201}Tl より半減期が短いため被曝が少なく，大量の投与が可能である（**表 4-7**）．そのため，テ

クネチウム製剤では多くのガンマ線カウントを得ることができ，鮮明な画像の取得，心電同期を併用した撮影に適している[1]（**図4-18**）．

心電同期 SPECT 検査では，R–R 間隔を 8 または 16 に分割し，各位相での画像を取得する．位相ごとの画像を解析することで，心臓のさまざまな機能を評価することができるため，診断精度の向上に有用である[2]．

（3）ヨード製剤（[123]I-MIBG）による心筋交感神経機能イメージング（**図4-19**）

^{123}I-MIBG は，神経伝達物質であるノルエピネフィリンに類似した構造をもち，交感神経終末端において取り込まれ長時間保持される．正常交感神経分布を反映しており，虚血による神経脱落や心不全による洗い出しの亢進などを評価できる．一般的には早期像と後期像の planar 画像から心縦隔比〔HM 比（heart to mediastinum ratio）：**図4-20**〕や心筋洗い出し率（washout rate）の算出が行われる．虚血による除神経や洗い出しの程度から心不全や心筋症，心筋障害の重症度評価

表 4-7　[99m]Tc と [201]Tl の物理的特性と投与量

放射性核種	主なガンマ線エネルギー	半減期	成人標準投与量
[201]Tl	69〜83 keV（Hg-X）	74 時間	74〜111 MBq
[99m]Tc	141 keV	6 時間	740 MBq

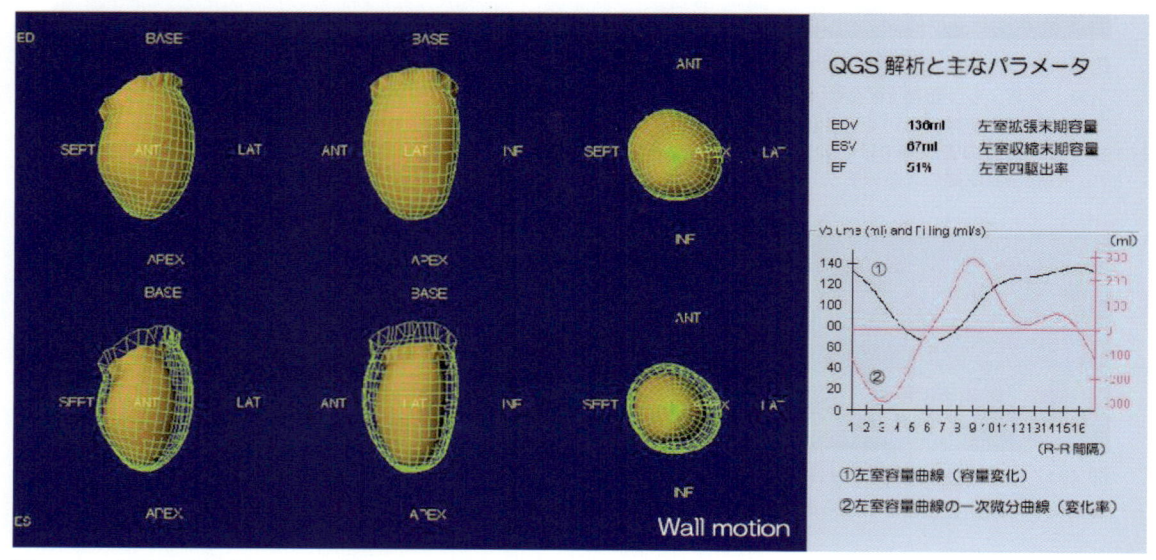

図 4-18　心筋虚血患者における ^{99m}Tc-MIBI 心筋血流イメージングの QGS 解析
Quantitative Gated SPECT（QGS）解析によって，左室機能や壁運動を評価することができる．

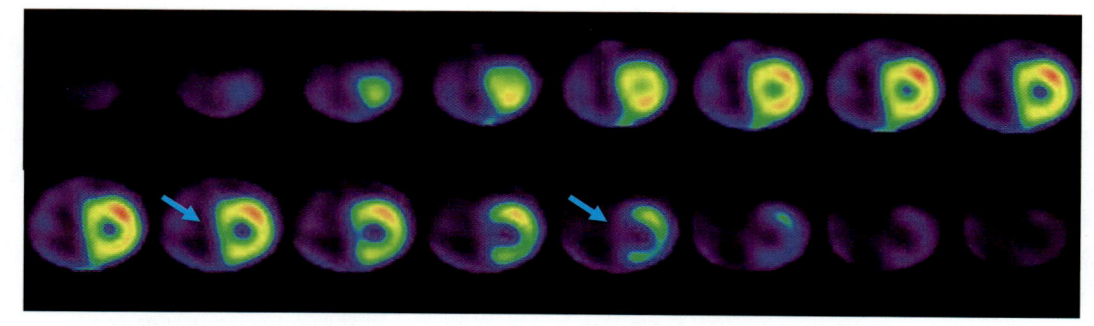

図 4-19　肺高血圧症患者における ^{123}I-MIBG 心筋交感神経機能イメージング〔SPECT　心筋短軸像〕
心尖部から基部にかけての中隔で集積低下がみられ，軽度の心筋障害が疑われる（青矢印）．

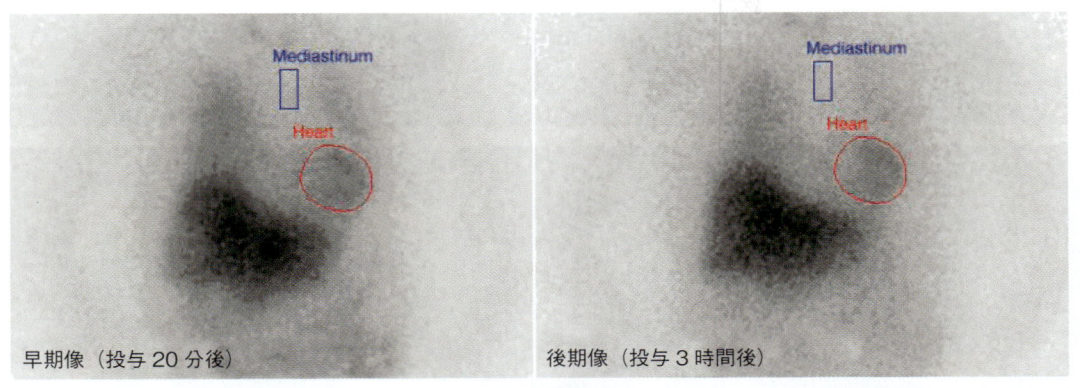

早期像（投与 20 分後）　　　　　　　　　後期像（投与 3 時間後）

図 4-20　肺高血圧症患者における ^{123}I-MIBG 心筋交感神経機能イメージング［planar 像による HM 比の算出］
HM 比は早期像で 1.61，後期像で 1.74 と低値を示し，心筋障害による交感神経機能の低下が疑われる（施設間差はあるが，HM 比はおおむね 2.4 ～ 2.5 程度が正常とされる）．

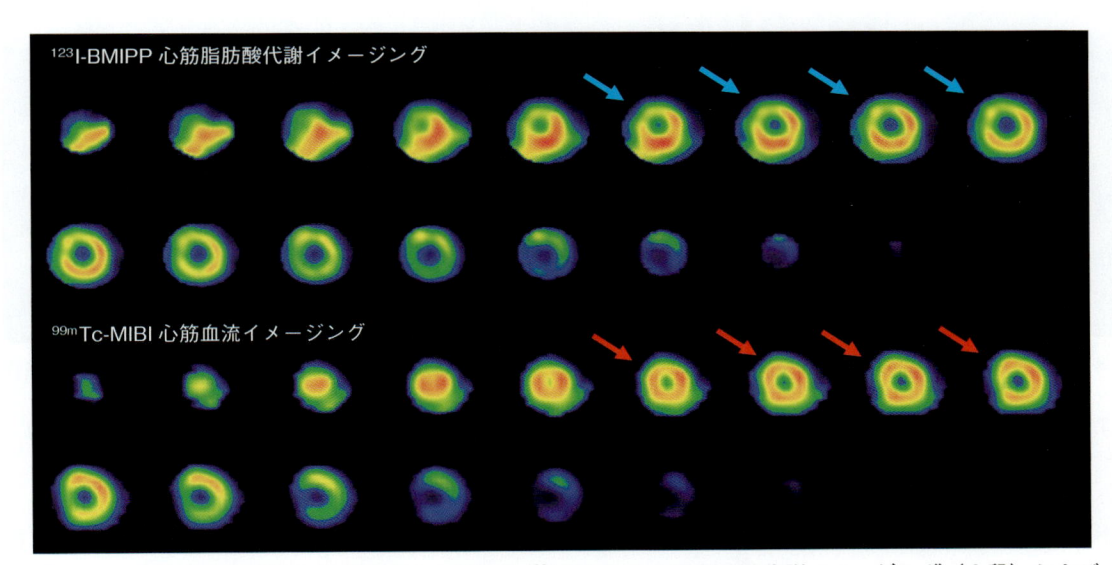

図 4-21　心筋虚血患者における発症 6 カ月後の ^{123}I-BMIPP 心筋脂肪酸代謝イメージング（上段）および
　　　　　[99m]Tc-MIBI 心筋血流イメージング（下段）［SPECT　心筋短軸像］
^{123}I-BMIPP 心筋脂肪酸代謝イメージングでは心基部から心尖部にかけて，前壁から前壁中隔の軽度集積低下を認めるが（青矢印），[99m]Tc-MIBI 心筋血流イメージングでは集積低下を認めない（赤矢印）．[123]I-BMIPP 心筋脂肪酸代謝イメージングでは，過去の虚血領域を反映した脂肪酸代謝障害領域が描出されている（メモリーイメージング，青矢印）．

を行う[1]．最近では認知症などの神経変性疾患の評価にも利用されている．

(4) ヨード製剤（[123]I-BMIPP）による心筋脂肪酸代謝イメージング

心筋におけるエネルギー産生には主に脂肪酸代謝，糖代謝があり，空腹時においては約 60％が脂肪酸代謝でまかなわれている．脂肪酸代謝は糖代謝に比べ効率がよい反面多くの酸素を必要とし，虚血または血流低下領域では容易に障害され

る．[123]I-BMIPP は生体内の脂肪酸に類似した体内動態を示し，脂肪酸代謝障害を反映した画像を得ることができる（**図 4-21**）．代謝の異常は心筋血流異常に先行することが多いため，リスク領域の検出に有用とされている[3]．

また，虚血による代謝異常は長期間残るため，血流が回復した後でも過去の虚血領域を反映した画像を得ることができる（メモリーイメージングとよばれる）．虚血による心筋の障害や代謝異常

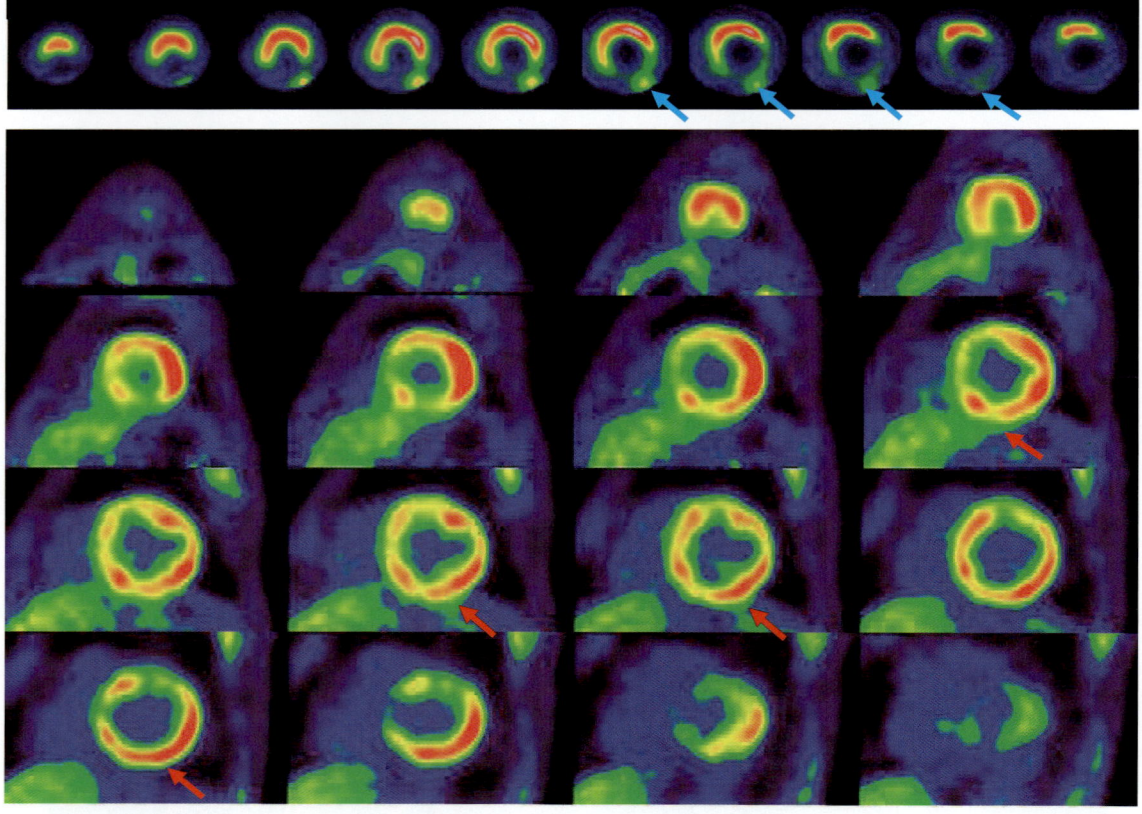

図4-22　心筋虚血患者の²⁰¹TICl 負荷心筋血流イメージング（安静時）（上段）と ¹⁸F-FDGPET による心筋糖代謝イメージング（下段）

²⁰¹TICl 負荷心筋血流イメージングでは，下後壁に広く集積低下がみられるが（青矢印），¹⁸F-FDGPET 心筋糖代謝イメージングでは，心基部下側壁から心尖部側壁にかけて集積が増加しており，バイアビリティの残存が示唆される（赤矢印）．

の検出，再灌流療法などの治療方針の決定，予後予測などに利用される[1]．

2）PET（positron emission CT）

　ポジトロン（陽電子）放出 RI を投与して行う PET 検査は，SPECT 検査に比べ分解能が高く，定量的な評価も可能であることから高い信頼性をもつ検査として利用されている[5]．心臓 PET 検査には ¹⁸F-FDG が使用される．

(1) ¹⁸F-FDG PET による心筋糖代謝イメージング（図4-22）

　¹⁸F-FDG はグルコース（糖）にポジトロン放出核種である ¹⁸F を標識（結合）させた製剤であり，体内の局所糖代謝分布を反映した画像を得ることができる．心筋でのエネルギー産生には，脂肪酸代謝，糖代謝があるため，事前に絶食後に糖負荷を行い糖代謝を優位にしてから検査を行う．主に心筋のバイアビリティ（生存能）の評価に用いられ，心筋血流低下領域における糖代謝の状態を評価することで，再灌流療法などの治療方針の決定や予後予測などに利用される[1]．

3）X 線 CT 検査

　ヘリカル（螺旋）スキャンの開発に加えて，検出器の多列化（マルチスライス CT：multi detector-row computed tomography；MDCT）および高速スキャン技術の発達に伴い，心疾患診断においても X 線 CT が多用されている．現在では X 線 CT を使用して，冠動脈狭窄の有無のスクリーニング検査などを行っているところも多く

なってきている[6].

MDCT は体軸方向に並んでいる複数の検出器を備え，1回転で複数のデータを収集できるコンピュータ断層撮影で，スライス画像間にズレが生じず，撮影時間が短いなどの特徴を有する．体軸方向に4列の検出器を搭載した MDCT が登場したのは 1998 年のことで，当初は動きの激しい冠動脈の描出は困難とされた．しかしながら，2002年に 16 列，2004 年に 64 列の MDCT が開発され，診断精度が格段に向上し，心臓・冠動脈領域の画像診断でも注目を浴びている．

64 列 MDCT では経静脈的に造影剤を注入した後 10 秒ほど息止めをして，冠動脈が造影されたタイミングで心臓を撮影し，画像再構成により血管内腔などを描出する（図 4-23）．

長所としては，①低侵襲性，②外来で検査可能，③血管内腔とともに血管壁のプラークの性状に関する情報も得られる，④経費が3万円程度と比較的安価であることがあげられる．一方短所としては，①冠動脈造影に比べて空間分解能がやや劣る，②冠動脈造影に比べて被曝線量がやや多い，③冠動脈壁の石灰化が高度な場合は評価が困難，④撮影中の心拍変動や不整脈による画質の劣化などがあげられる．これら短所のいくつかは今

後の技術革新で解決すると思われる．その一つとして，320 列という超高性能 X 線 CT が 2008 年より臨床に使用され始めた．320 列 CT は ADCT（Area Detector CT）とよばれており，心機能解析や冠動脈疾患の診断精度がさらに向上した（図4-24，25）．320 列 ADCT は撮影時間が短く，3 秒程度の息止め時間で心臓検査が行え，さらに被曝線量が少なく造影剤使用量も低減できるなど

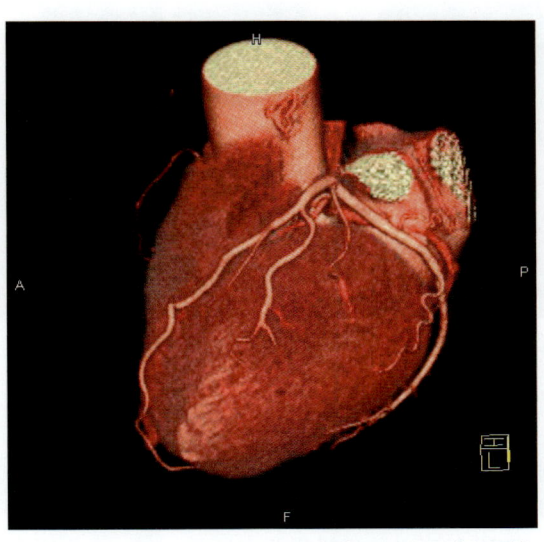

図 4-23　64 列 MDCT による心臓の 3 次元表示画像

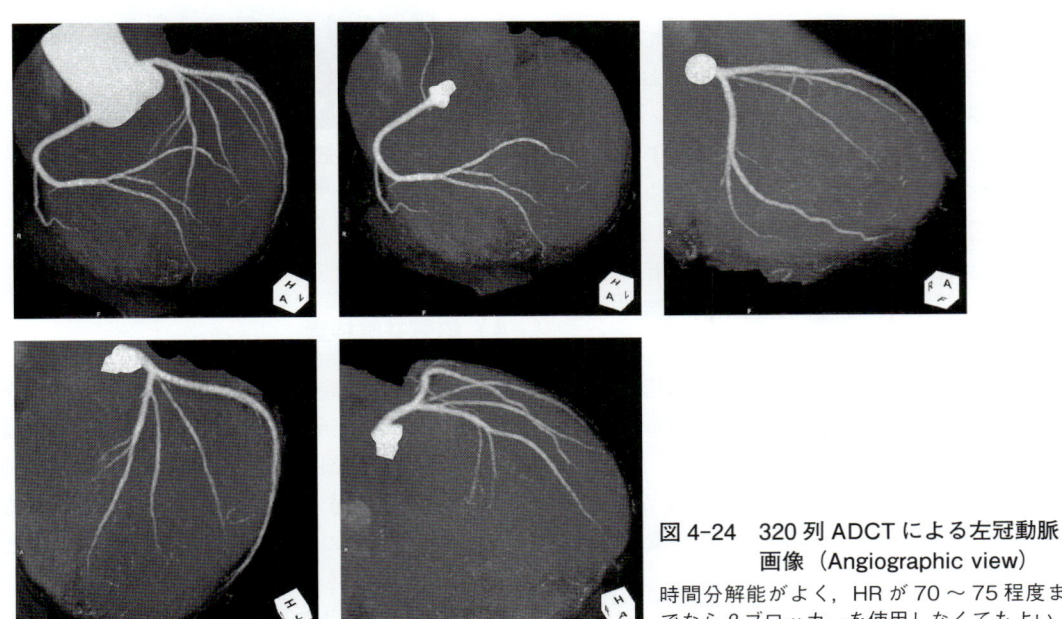

図 4-24　320 列 ADCT による左冠動脈画像（Angiographic view）
時間分解能がよく，HR が 70 ～ 75 程度までなら β ブロッカーを使用しなくてもよい．

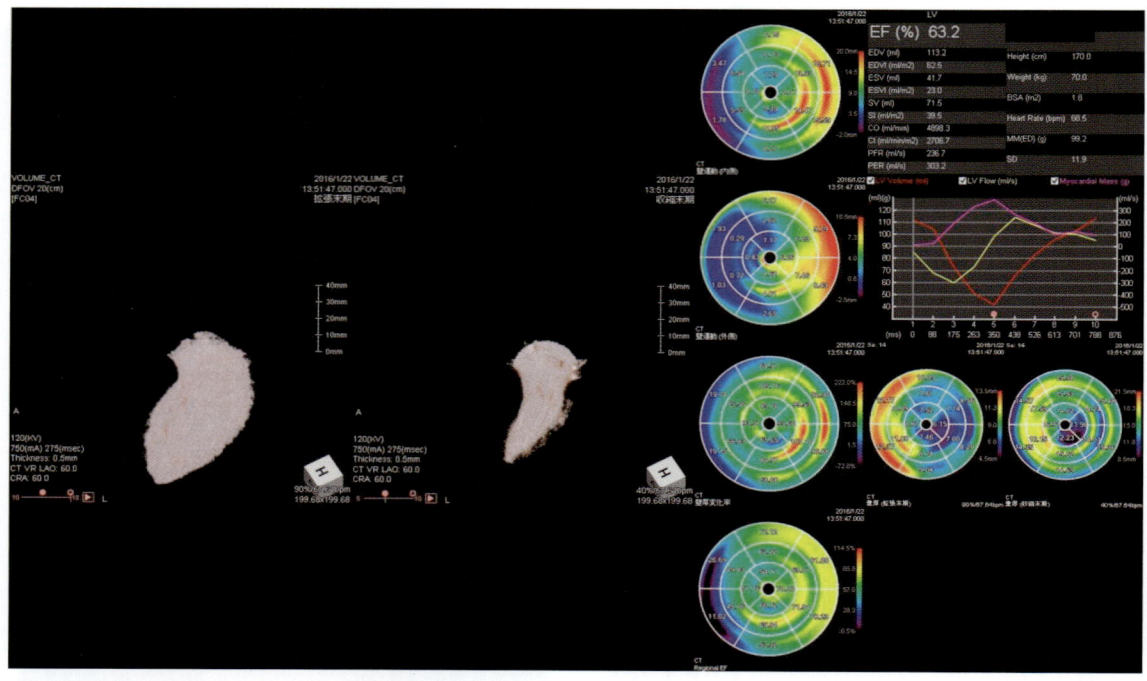

図 4-25　320 列 ADCT による心機能解析例

の利点がある．

　現在わが国で年間約 50 万件施行されている冠動脈造影の約 7 割は診断目的とされ，今後その大部分は CT 検査に置き換わる可能性がある．

　2018 年度の診療報酬改定において，安定冠動脈疾患に対する血行再建の適応は，機能的虚血評価が必須となった．機能的虚血評価として，心臓シンチグラフィや侵襲的な冠動脈造影における冠血流予備量比（fractional flow reserve；FFR）などがある．近年では，通常の冠動脈 CT から数値流体力学を用いて FFR を算出する方法が開発された（**図 4-26**）．HeartFlow 社が開発した FFR$_{CT}$ は，2018 年 12 月に唯一保険適用（9,400 点）となった．これにより，非侵襲的に機能的虚血評価が可能となった．FFR$_{CT}$ を使用することで，心臓 CT 単独検査より追加の冠動脈造影検査は 34 % 減少，冠動脈形成術の治療は 15 % 減少したとの報告がある（ADVANCE 試験）．FFR$_{CT}$ 値は，0.8 以下が虚血の基準となっているが，0.75 ～ 0.80 の病変はグレーゾーンとして慎重に判断する必要がある．

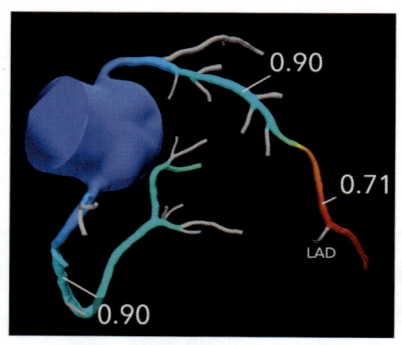

図 4-26　冠動脈 CT を用いた FFR$_{CT}$ 画像例
左冠動脈前下行枝の虚血（FFR$_{CT}$ ≤ 0.75）を認める．

4）磁気共鳴検査

　磁気共鳴（magnetic resonance；MR）検査は MRI（MR imaging）ともよばれ，放射線被曝がなく，かつ造影剤などを使用せずに心機能評価などが行える[7]（**図 4-27**）．現在 MR 検査による心機能解析は精度の点ではスタンダードな方法と考えられている．

　さらに，リン MR スペクトロスコピーは心筋

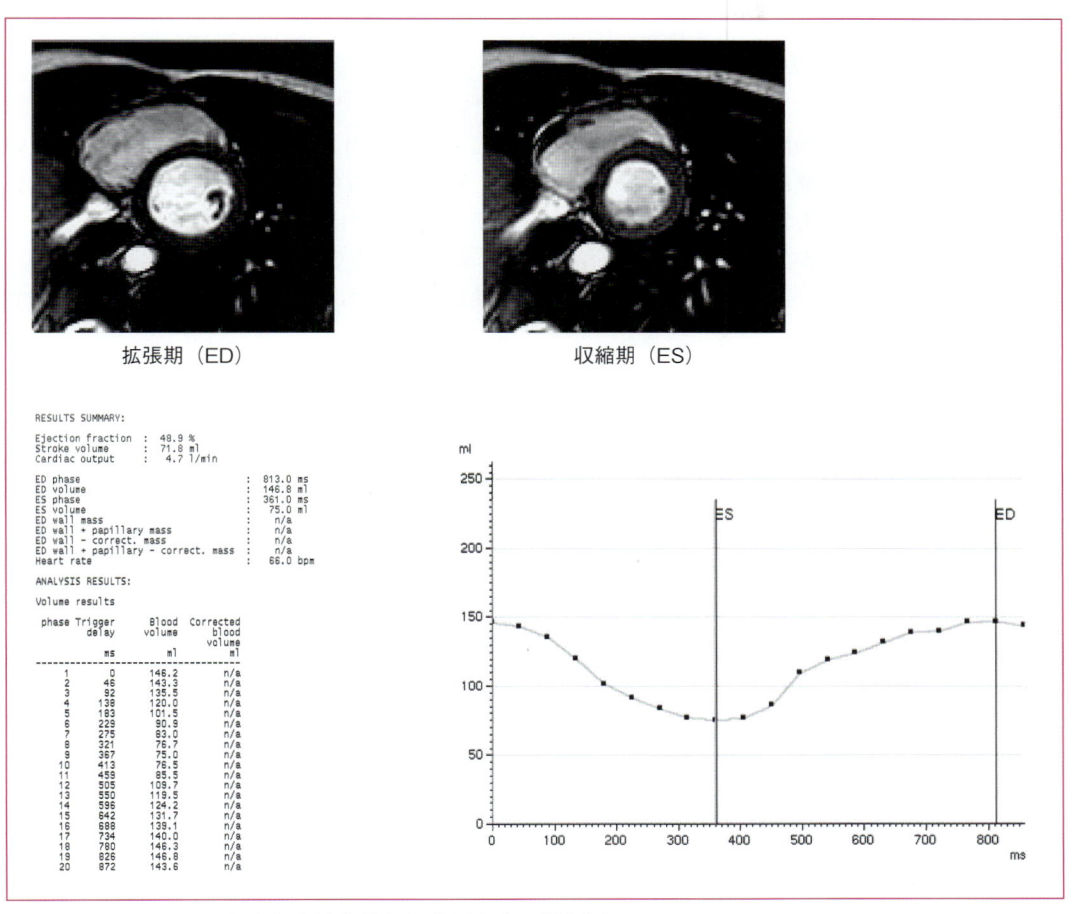

拡張期（ED） 収縮期（ES）

図 4-27　MRI による左室心容積曲線と左室駆出率の評価例

エネルギー代謝状態を評価できる[8]（**図 4-28**）.
また，ガドリニウム造影剤を投与した MR 検査
によって，障害心筋の評価が可能である．そのた
め，MR 検査法を心疾患の診断に用いているとこ
ろも増加している．今後，3 テスラ MR 装置など
の高磁場化の臨床使用がさらに進めば，MR 検査
は非侵襲的心疾患診断法として極めて有用なもの
になる可能性が大いにある.

（千田浩一）

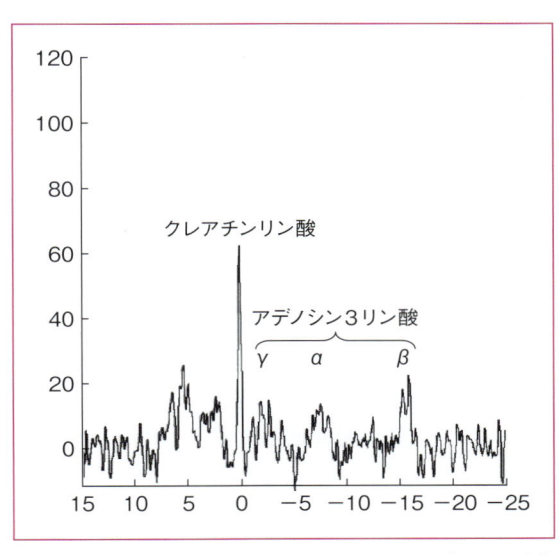

図 4-28　心筋のリン MR スペクトロスコピーの一例

Ⅲ 虚血性心疾患

虚血性心疾患とは，心筋の酸素需要が酸素供給を上回り心筋の器質的・機能的障害を呈する病態であり，通常は冠動脈疾患を意味する．狭心症と心筋梗塞がその代表であるが，狭心症は心筋が壊死に陥っていない状態をいい，心筋が壊死に陥った場合は心筋梗塞である．

1 狭心症

狭心症とは，冠血流の絶対的あるいは相対的低下により心筋が一過性に虚血に陥るために生じる発作性の胸痛や，胸部絞扼感など特有な不快感を主症状とする症候群である．冠動脈の器質的病変により血管内腔が狭窄し，労作による酸素需要増大時に相対的な供給低下を生じるものが一般的であるが，冠攣縮によるものもある．

冠動脈の器質的狭窄を生じる原因として重要なのが動脈硬化である．正常の血管内皮細胞は，内皮由来弛緩因子であるプロスタサイクリン，一酸化窒素（NO），内皮由来過分極因子（endothelium-derived hyperpolarizing factor；EDHF）を産生・分泌し，動脈硬化の発生・進展を抑制している．しかし，炎症や低酸素などで内皮が活性化されると NO などの産生・分泌が不十分になり，活性酸素の発生，酸化 LDL の内膜下への蓄積，単球の内皮への侵入とそれに引き続くマクロファージへの分化，マクロファージ内へのコレステロールの蓄積が起こり，粥腫（プラーク）が形成される．粥腫ができた状態を粥状動脈硬化とよぶ．急性心筋梗塞では粥腫破綻による血栓形成が原因のことが多いが，それ以外に冠攣縮，塞栓なども原因となる．冠動脈硬化の危険因子には年齢，喫煙，高血圧，脂質異常症，糖尿病，肥満，ストレス，運動不足などがある．

欧米に比べて日本では冠攣縮の頻度が高い．血管内皮細胞からの NO 産生の低下が冠攣縮の要因となることが以前から指摘されている．つまり，前述した粥腫形成の初期段階と原因を同じくして

いることになり，内皮障害は重要な病態といえる．冠攣縮の場合，冠動脈に器質的狭窄がないものが多いが，内膜の肥厚が認められることも多い．冠攣縮の重要な危険因子は喫煙であるが，常習飲酒習慣のある患者も多いことが知られている．

粥腫形成によって冠動脈狭窄が進み，労作時の酸素供給が不足する器質性狭心症は，原則的に労作性狭心症となる．一方不安定狭心症は心筋梗塞へと移行する危険性があり，冠動脈疾患のなかでも臨床的に重要である．

不安定狭心症における急性期治療の主な目的は，急性心筋梗塞への移行防止である．急激に病態が変化し得る疾患であるため迅速な判断が必要であり，病態生理，重症度などを十分理解したうえで適切な診断，治療方針を決定することが予後改善の点から重要となる．1989 年に Braunwald が不安定狭心症の新しい分類を提示した．これは重症度，臨床像，治療状況を踏まえた分類であり，予後の予測にも有用であるとされている（**表4-8**)[1]．

冠攣縮狭心症は，基本的には不安定狭心症であり，Braunwald 分類の class Ⅱ あるいは class Ⅲ に相当するため，速やかに評価しなければならない（慢性冠動脈疾患ガイドライン参照）．急性冠症候群（ACS）の評価，診断については後の頁で述べる．

1）臨床症状

診断に重要となるのは自覚症状であり，狭心痛を正確に診断しなければならない．ただし，冠動脈病変と臨床症状の重症度は必ずしも一致しない．狭心痛は単なる「胸の痛み」ではなく，「締め付けられる」「圧迫される」などといった胸部絞扼感や胸部圧迫感として訴えられる．前胸部以外に，肩，頸，歯，背部，上肢，心窩部などに感じることもある．また，痛みではなく息切れや呼吸困難を訴えることもあり，これは特に高齢者に

表 4-8　不安定狭心症の分類

重症度
クラス Ⅰ：新規発症の重症または増悪型狭心症 　　　　・最近 2 カ月以内に発症した狭心症 　　　　・1 日に 3 回以上発作が頻発するか，軽労作でも発作が起きる増悪型狭心症．安静狭心症は認められない． クラス Ⅱ：亜急性安静狭心症 　　　　・最近 1 カ月以内に 1 回以上の安静狭心症があるが，48 時間以内に発作が認められない． クラス Ⅲ：急性安静狭心症 　　　　・48 時間以内に 1 回以上の安静時発作がある．
臨床状況
クラス A：二次性不安定狭心症（貧血，発熱，低血圧，頻脈などの心外因子により出現） クラス B：一次性不安定狭心症（クラス A に示すような心外因子のないもの） クラス C：梗塞後不安定狭心症（心筋梗塞発症後 2 週間以内の不安定狭心症）
治療状況
1）未治療または最小限の狭心症治療中 2）一般的な安定狭心症の治療中（通常量の β 遮断薬，長時間持続硝酸薬，Ca 拮抗薬） 3）ニトログリセリン静注を含む最大限の抗狭心症薬による治療中

（日本循環器学会．急性冠症候群ガイドライン（2018 年改訂版）．https://www.j-circ.or.jp/cms/wp-content/uploads/2018/11/JCS2018_kimura.pdf．2024 年 10 月閲覧）

表 4-9　CCS（Canadian Cardiovascular Society）の狭心症重症度分類

【クラスⅠ】 　日常の身体活動，歩行や階段上昇では狭心発作を起こさない．仕事，レクリエーションなどの激しいか，急なまたは持続的な運動を行ったときに発作を生じる． 【クラスⅡ】 　日常の身体活動はわずかながら制限される．急ぎ足の歩行または階段上昇，坂道，食後，寒冷，強風下，精神的緊張下，あるいは起床後 2 時間以内の歩行，階段上昇により発作が起こる．また，2 ブロック（200 m）を超える平地歩行および 1 階分を超える階段上昇によっても発作を生じる． 【クラスⅢ】 　日常活動が制限される．普通の速さ，状態での 1 ～ 2 ブロック（100 ～ 200 m）の平地歩行や 1 階分の階段上昇により発作を起こす． 【クラスⅣ】 　いかなる動作も症状なしにはできない．安静時にも狭心発作が起こる．

（Campeau L, 1976[2]）

表 4-10　無症候性心筋虚血 Cohn 分類[3]

Ⅰ型	心筋梗塞や狭心症の既往がなく，全く無症状の心筋虚血
Ⅱ型	心筋梗塞後，症状を伴わない心筋虚血
Ⅲ型	狭心症患者をもつ同一患者で，有症候性のみならず無症候性の心筋虚血発作をもつ

　狭心症のなかには全く痛みを感じないものもあり，無症候性心筋虚血とよばれる．これは高齢者や糖尿病患者に多い．無症候性心筋虚血であっても臨床的意義，予後は痛みを伴う狭心症と変わりないことが明らかになっているため注意が必要である（**表 4-10**）[3]．

2）検査（**図 4-29**）[4]

(1) 心電図

　非発作時には異常がないことが多い．発作時の心電図を記録するためには運動負荷心電図とホルター心電図が有用である．運動負荷の方法としてマスター 2 階段試験，エルゴメーター，トレッドミルがある．発作時の心電図では ST の水平型ないし下降型の低下に注意する（表 4-5）．ただし，運動負荷試験を行うにあたってはまず禁忌症例を除外することを忘れてはならない（表 2-11）．

多い．狭心症の発作は通常数分以内に消失する．労作による狭心痛は安静によって通常数分以内に消失するが，安静狭心症のなかには 5 ～ 15 分，さらには 30 分くらいまで持続するものもある．発作はニトログリセリンの舌下投与により 2 ～ 3 分で消失する．狭心症重症度の評価には CCS 分類が用いられる（**表 4-9**）[2]．

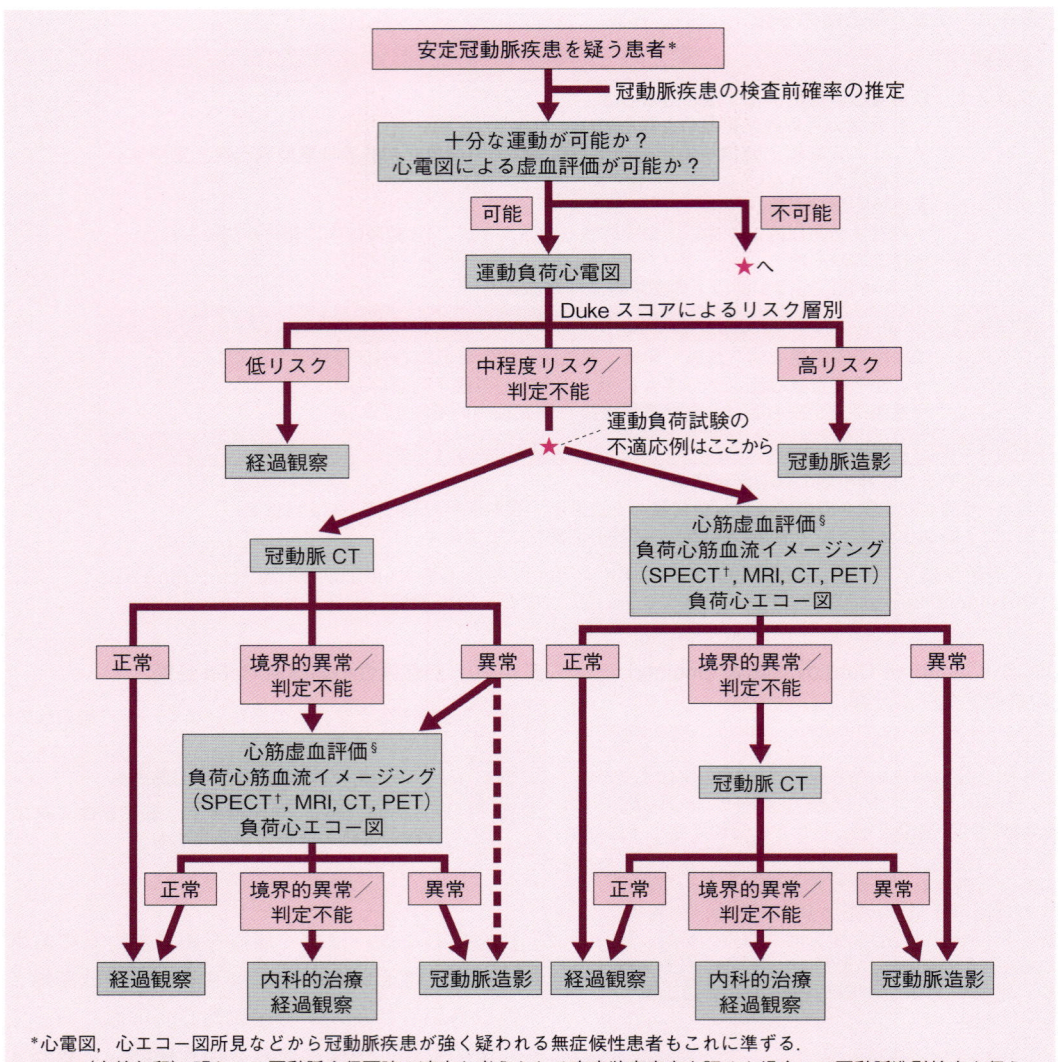

図 4-29　心筋虚血の診断アルゴリズム
（日本循環器学会．慢性冠動脈疾患診断ガイドライン（2018 年改訂版）．https://www.j-circ.or.jp/cms/wp-content/uploads/2018/10/JCS2018_yamagishi_tamaki.pdf．2024 年 10 月閲覧）

(2) 冠動脈造影・左室造影

　冠動脈の器質的狭窄や閉塞，その部位や程度が診断できる．また，誘発により攣縮も証明できる．左室造影は左室の機能評価を行うのに有用である．経皮的冠動脈形成術（percutaneous coronary intervention；PCI）や冠動脈バイパス術（coronary artery bypass graft surgery；CABG）の適応を判断するためにも重要な検査である．

(3) CT

　近年，高速かつ広範囲の撮影が可能な MDCT（multi-detector-row CT）がさらに進歩し臨床応用されるようになったことで，より診断精度が向

表 4-11 各種負荷法の冠動脈疾患診断精度

負荷法	感度（%）	特異度（%）
運動負荷心電図	55 ～ 80	70 ～ 90
負荷心筋シンチグラム	80 ～ 95	70 ～ 95
運動負荷心エコー図	70 ～ 95	75 ～ 95
ドブタミン負荷心エコー図	75 ～ 90	75 ～ 95
ジピリダモール負荷心エコー図	45 ～ 80	80 ～ 95

（小柳左門，1997[7]）

上した．CT で有意狭窄が認められなかった場合は冠動脈狭窄はほぼ否定される．

(4) MRI

シネ MRI，遅延造影 MRI，負荷心筋パーフュージョン MRI などがある．シネ MRI は心機能と局所壁運動について正確に診断することができる．遅延造影 MRI はガドリニウム造影剤静注後 10 分ほど経過してから撮影する検査法で，心筋バイアビリティの評価や右室梗塞の診断，無症候の心内膜下梗塞・小梗塞の検出に有用である．負荷心筋パーフュージョン MRI はガドリニウム造影剤をボーラス投与して心筋のダイナミック MRI を撮影し，造影剤の動態から心筋虚血の有無と虚血領域の範囲を診断するものである．

(5) 核医学検査

運動負荷や薬物負荷により心筋血流評価が容易に実施でき，診断，重症度評価，治療方針の決定や予後評価に広く用いられている．安静・負荷心筋血流検査 SPECT は最も汎用されている方法である．トレーサーに ^{201}TI や ^{99}mTc-methoxy-isobutyl isonitrile（^{99}mTc-MIBI）を用い，運動負荷もしくはアデノシン，ジピリダモールなどによる薬物負荷を行って安静時と負荷時の心筋血流を比較する．

(6) 心エコー

非発作時には壁運動異常は認められない．ドブタミンやジピリダモールによる薬物負荷や運動負荷で発作を誘発して心エコーで壁運動異常を検出する方法が用いられる．

各種負荷法の診断精度は **表 4-11** のとおりである[7]

(7) 血液生化学検査

狭心症では虚血は一過性なので，血清 CK，

表 4-12 血行再建のリスク評価指標の分類

解剖学的病変評価
・SYNTAX スコア
・MSCT SYNTAX スコア
解剖学的病変評価＋臨床評価
・Global Risk Classification
・臨床 SYNTAX スコア
・ロジスティック臨床 SYNTAX スコア
・SYNTAX スコアⅡ
機能的狭窄度評価（虚血の評価）
・機能的 SYNTAX スコア
術後評価
・残存 SYNTAX スコア
・CABG SYNTAX スコア

（日本循環器学会／日本心臓血管外科学会．安定冠動脈疾患の血行再建ガイドライン（2018 年改訂版）．https://www.j-circ.or.jp/cms/wp-content/uploads/2018/09/JCS2018_nakamura_yaku.pdf．2024 年 10 月閲覧）

GOT，LDH などの心筋由来の酵素は上昇しない．このことは特に不安定狭心症の場合，急性心筋梗塞との鑑別に重要である．

3）治療

原則的にはストレス，過飲・過食，喫煙など発作の誘因を避けるとともに，薬物療法（Ca 拮抗薬，硝酸薬，β 遮断薬，抗血小板薬など）を基本とする．冠攣縮性狭心症では Ca 拮抗薬でほとんどがコントロール可能であるが，器質性狭心症で薬物療法が不十分な場合はリスク評価を行い（**表 4-12**）[5]，PCI や CABG を行う（**表 4-13**）[5]．また，いずれの型の狭心症でも高血圧，脂質異常症，糖尿病，喫煙，肥満などの動脈硬化症の危険因子があれば，その治療も並行して行う．

2 急性冠症候群

急性冠症候群（acute coronary syndrome；ACS）は，冠動脈プラークの破綻とそれに伴う血栓形成により冠動脈内腔が急速に狭窄，閉塞し，心筋が虚血，壊死に陥る病態を示す症候群であり，不安定狭心症，非 ST 上昇型心筋梗塞，ST 上昇型心筋梗塞，および心臓突然死が含まれる．

不安定狭心症と非 ST 上昇型心筋梗塞を合わせて非 ST 上昇型急性冠症候群とよぶこともある．

表 4-13　安定冠動脈疾患の血行再建に関する推奨とエビデンスレベル

			PCI		CABG	
			推奨クラス	エビデンスレベル	推奨クラス	エビデンスレベル
本表で推奨クラスⅡb/Ⅲの症例についてのハートチーム・カンファレンス			Ⅰ	C	Ⅰ	C
リスク評価（SYNTAX スコア，STS リスクモデル，JapanSCORE）			Ⅰ	B	Ⅰ	B
ad hoc PCI			Ⅱb	C	—	—
1 枝病変	左前下行枝（LAD）近位部病変なし		Ⅰ	C	Ⅱb	B
	LAD 近位部病変あり		Ⅱa	C	Ⅰ	C
糖尿病を合併しない2 枝病変 /3 枝病変	SYNTAX スコア≦ 22		Ⅰ	B	Ⅰ	A
	SYNTAX スコア 23 〜 32		Ⅱa	B	Ⅰ	A
	SYNTAX スコア≧ 33		Ⅲ	B	Ⅰ	A
糖尿病を合併する2 枝病変 /3 枝病変	SYNTAX スコア≦ 22		Ⅱa	B	Ⅰ	A
	SYNTAX スコア 23 〜 32		Ⅱb	B	Ⅰ	A
	SYNTAX スコア≧ 33		Ⅲ	B	Ⅰ	A
非保護の左主幹部（LMT）病変	SYNTAXスコア≦ 22	2 ステントを要しない分岐部病変	Ⅰ	B	Ⅰ	A
		2 ステントを要する分岐部病変	Ⅱb	B	Ⅰ	A
	SYNTAXスコア 23〜32	2 ステントを要しない分岐部病変	Ⅱa	B	Ⅰ	A
		2 ステントを要する分岐部病変	Ⅱb	B	Ⅰ	A
	SYNTAX スコア≧ 33 B		Ⅲ	B	Ⅰ	A
低心機能（LVEF<35%）			Ⅱb	C	Ⅰ	B

（日本循環器学会 / 日本心臓血管外科学会．安定冠動脈疾患の血行再建ガイドライン（2018 年改訂版）．https://www.j-circ.or.jp/cms/wp-content/uploads/2018/09/JCS2018_nakamura_yaku.pdf．2024 年10 月閲覧）

非 ST 上昇型急性冠症候群では，急性心筋梗塞への移行防止と予後の改善を図るため，診断とリスク評価を迅速かつ的確に行わなければならない（図 4-30，31）[1]．

3　心筋梗塞

　ここでは持続的な ST 上昇を示す ST 上昇型急性心筋梗塞について説明する．

1 ）臨床症状

　強烈な胸痛，冷や汗，強い不安感，恐怖感を伴うことが多い．時に悪心，嘔吐などの腹部症状を伴うことがあり，消化器疾患と誤診しないよう注意が必要である．発作の持続時間は長く通常 30分を超え，安静で軽快することはない．また，ニ

トログリセリンも無効であり，狭心症との鑑別になる．

　身体所見では起座呼吸，血圧低下，チアノーゼ，四肢冷感，呼吸促迫，尿量低下などに注意し，心原性ショックの状態にすばやく気づき適切に対応することが重要である．急性心筋梗塞における心不全の重症度判定には Killip 分類が用いられる（表 4-14）[6]．

2 ）検査

(1) 心電図

　発作直後から 2 〜 3 時間以内に T 波の増高が出現し（超急性期 T 波），引き続き ST が上昇する（図 4-32）．多くは続いて 24 時間以内に異常Q 波が出現する．心筋梗塞に伴い室内伝導障害が起こり得るため，脚ブロックが出現する場合もあ

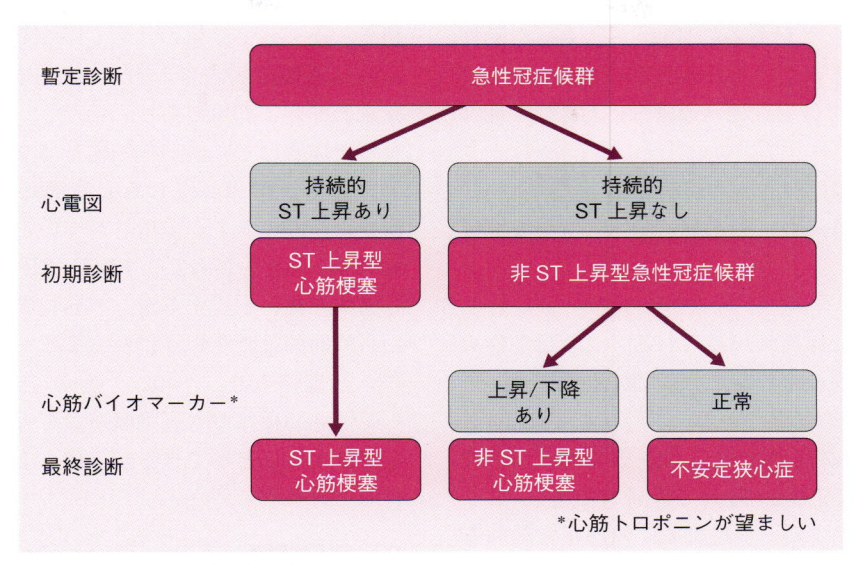

図 4-30　急性冠症候群の診断の流れ
（日本循環器学会．急性冠症候群ガイドライン（2018 年改訂版）．https://www.j-circ.or.jp/cms/wp-content/uploads/2018/11/JCS2018_kimura.pdf．2024 年 10 月閲覧）

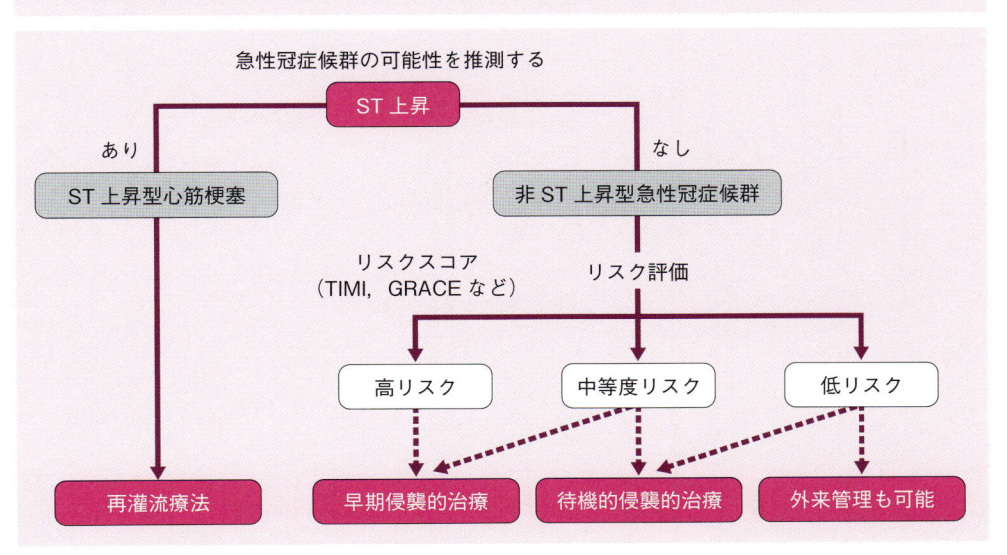

図 4-31　急性冠症候群の診断・治療フローチャート
（日本循環器学会．急性冠症候群ガイドライン（2018 年改訂版）．https://www.j-circ.or.jp/cms/wp-content/uploads/2018/11/JCS2018_kimura.pdf．2024 年 10 月閲覧）

る．左脚ブロックがある場合は，ST上昇や陰性T波などがみられないこともあるので注意が必要である．右脚ブロックでは通常ST上昇や陰性T波が出現する．

(2) 胸部X線写真

心拡大，肺うっ血，肺水腫，胸水の有無を評価する．

(3) 心エコー

梗塞部位で収縮異常がみられる．これは急性大動脈解離や肺血栓塞栓症との鑑別にも役立つ．

(4) 血液生化学検査

心筋特異性が高い指標はCKとトロポニンTである．CKは発症24時間で最高値に達し，3〜4日後に正常化する．一般にCK値が正常範囲を超え，かつ総CK値のうちCK-MBが5%以上であれば心筋障害が疑われる．peak CKは心筋壊死量の推定に有用である．ただし，再灌流療法を行った場合はCK値からの推量はできない．血清トロポニンTは，優れた心筋壊死の指標として簡便な診断キットが使用されている．その他に白血球数，AST（GOT），LDH，CRPなども急性心筋梗塞後に上昇するが，心筋特異性が高くないため補助的役割を担うにとどまる．

(5) 冠動脈造影

急性心筋梗塞でも冠動脈造影を行い内腔の狭窄を評価することができるが，検査よりも主に治療目的で行われる．

3）鑑別診断

急性大動脈解離，肺血栓塞栓症，急性心筋炎，急性心膜炎，気胸，胸膜炎，逆流性食道炎，帯状疱疹，肋間神経痛などがある．これらのなかで急性大動脈解離や肺血栓塞栓症も緊急を要する疾患であるため，迅速かつ正確な鑑別が重要となる．

4）治療

いかに発症早期に再灌流が得られるかが予後を左右するため，急性心筋梗塞を疑う患者がいた場

表4-14 Killip分類

クラスⅠ	心不全徴候なし
クラスⅡ	軽度〜中等度の心不全 　肺野の50%以下でラ音聴取 　Ⅲ音
クラスⅢ	重症心不全 　肺野の50%以上でラ音聴取 　肺水腫
クラスⅣ	心原性ショック 　低血圧・チアノーゼ・意識障害など

(Killip T, 1967[6])

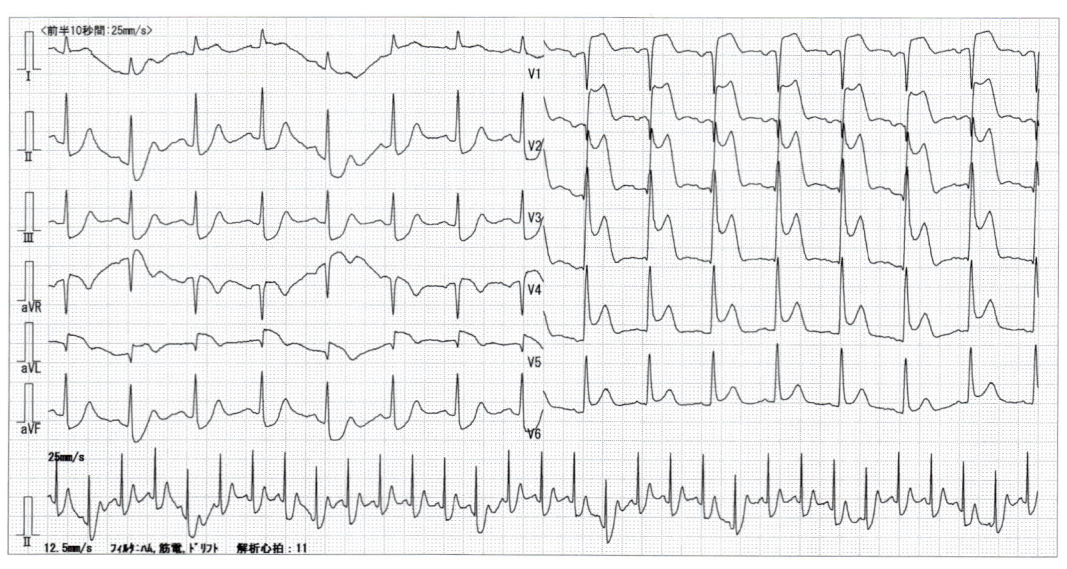

図4-32 急性心筋梗塞の心電図
Ⅱ，Ⅲ，aVF誘導でST低下，V₁〜V₄誘導でST上昇が認められる．前壁梗塞である．

合には診断と並行して初期治療を行う．初期治療として絶対安静，酸素・アスピリン・ニトログリセリンの投与を行い，また持続する胸痛に対して塩酸モルヒネを投与する．急性心筋梗塞の診断がついた時点で速やかに専門病院や循環器科へ送る．

再灌流療法には血栓溶解療法と PCI がある．いずれにおいても早期の再灌流が予後を改善する．PCI が不成功あるいは施行不可能であり，冠動脈病変が解剖学的に手術に適している場合，緊急 CABG が考慮される．

再灌流後には薬物療法によって虚血心筋を保護し梗塞巣拡大を阻止する必要がある．β 遮断薬，ニトログリセリン，抗血小板薬，アンジオテンシン変換酵素（ACE）阻害薬，アンジオテンシンⅡ受容体拮抗薬（ARB），スタチンなどが投与される．これらの薬剤は二次予防の観点からも重要である．二次予防としてはさらに危険因子の管理も重要となる．高血圧，脂質異常症，糖尿病に対する治療や，喫煙，肥満，運動不足，食事といった生活習慣についても指導や教育が必要である．

5）心臓リハビリテーション

運動療法が肥満，高血圧，糖尿病，脂質異常などの動脈硬化危険因子を是正することが，多く報告されている．運動療法だけではなくライフスタイルや危険因子の是正なども含めた包括的心臓リハビリテーションとして心筋梗塞の二次予防に実施されている．

6）合併症

心筋梗塞には，発症後 2 週間以内に生じる早期合併症と，それ以降に生じる後期合併症がある．早期合併症には不整脈，乳頭筋断裂，心室中隔穿孔，自由壁破裂などが，後期合併症には心室瘤などがある．

（高橋麻子）

Ⅳ 心不全

心不全は，すべての器質的心疾患が至る末期の病態である．つまり病名ではなく，病態を表す症候群である．心不全に至る基礎疾患は多岐にわたる（**表4-15**）[1]．

1 病態生理・分子病態

心不全の形成・進展には，心筋リモデリングとよばれる心筋の構築や機能の変化が重要である．

心筋障害により心ポンプ機能が低下すると，循環動態を維持するため交感神経系の活性化や，レニン・アンジオテンシン・アルドステロン系（RAA 系）の亢進など神経体液因子による代償機構が働く．しかし，これら代償機構が過剰かつ持続的に働くと心筋リモデリングが生じる．ポンプ機能不全はまた，各種サイトカインの活性化や酸化ストレスをも引き起こし，これらもまたリモデリングを進行させる．心筋リモデリングはさらに心筋障害を助長し，こうして悪循環が形成される．

心筋リモデリングは主に心筋細胞の肥大・アポトーシス，心筋間質の線維化によって引き起こされる．心筋細胞の肥大には MAPK（mitogen-activated protein kinase）ファミリーの一つである ERK（extracellular signal regulated kinase）の活性化が関与するといわれている．ERK 経路は圧負荷という物理的・機械的因子やアンジオテンシンⅡ，また酸化ストレスによって活性化する細胞内シグナル伝達経路である[2-4]．ASK-1（apoptosis signal regulating kinase-1）は，活性酸素種の刺激によって活性化されアポトーシスを誘導し炎症にも関与する細胞内シグナル分子である[5]．線維化はアンジオテンシンⅡや TGF-β（transforming growth factor-β）などによって線維芽細胞の増生，そしてⅠ型・Ⅲ型コラーゲンが生成されることで生じる[6]．

以前は，心不全とは左室駆出率（left ventricular ejection fraction；LVEF）が低下した収縮不

表 4-15　心不全の原因疾患

心筋の異常による心不全
虚血性心疾患 虚血性心筋症，スタニング，ハイバネーション，微小循環障害
心筋症（遺伝子異常を含む） 肥大型心筋症，拡張型心筋症，拘束型心筋症，不整脈原性右室心筋症，緻密化障害，たこつぼ心筋症
心毒性物質など ・習慣性物質 　アルコール，コカイン，アンフェタミン，アナボリックステロイド ・重金属 　銅，鉄，鉛，コバルト，水銀 ・薬剤 　抗癌剤（アントラサイクリンなど），免疫抑制薬，抗うつ薬，抗不整脈薬，NSAIDs，麻酔薬 ・放射線障害
感染性 ・心筋炎 　ウイルス性・細菌性・リケッチア感染など，シャーガス病など
免疫疾患 関節リウマチ，全身性エリテマトーデス，多発生筋炎，混合性結合組織病など
妊娠 ・周産期心筋症 　産褥心筋症を含む
浸潤性疾患 サルコイドーシス，アミロイドーシス，ヘモクロマトーシス，悪性腫瘍浸潤
内分泌疾患 甲状腺機能亢進症，クッシング病，褐色細胞腫，副腎不全，成長ホルモン分泌異常など
代謝性疾患 糖尿病
先天性酵素異常 ファブリー病，ポンペ病，ハーラー症候群，ハンター症候群
筋疾患 筋ジストロフィー，ラミノパチー

血行動態の異常による心不全
高血圧
弁膜症，心臓の構造異常 ・先天性 　先天性弁膜症，心房中隔欠損，心室中隔欠損，その他の先天性心疾患 ・後天性 　大動脈弁・僧帽弁疾患など
心外膜などの異常 収縮性心外膜炎，心タンポナーデ
心内膜の異常 好酸球性心内膜疾患，心内膜弾性線維症
高心拍出心不全 重症貧血，甲状腺機能亢進症，パジェット病，動静脈シャント，妊娠，脚気心
体液量増加 腎不全，輸液量過多

不整脈による心不全
・頻脈性 　心房細動，心房頻拍，心室頻拍など ・徐脈性 　洞不全症候群，房室ブロックなど

（日本循環器学会／日本心不全学会．急性・慢性心不全診療ガイドライン（2017 年改訂版）．https://www.j-circ.or.jp/cms/wp-content/uploads/2017/06/JCS2017_tsutsui_h.pdf．2024 年 10 月閲覧）

全（heart failure with reduced EF；HFrEF）によるものと考えられていたが，心不全患者の40％は EF の保たれた拡張不全型の心不全（heart failure with preserved EF；HFpEF）であることがわかってきた[7,8]．このような症例では，収縮不全型でみられる左室拡大を認めないことが多く，左室の拡張障害が心不全発症の主な原因とされている．拡張不全型は収縮不全型に比べて高齢者，女性に多く，基礎疾患には高血圧が多いとい

うデータがある．拡張不全型では特に左室 stiffness（硬さ）が増大しているため左室が拡大できず，後負荷や前負荷の変化に対応する予備能力が低下し，左室拡張期圧上昇や肺うっ血をきたしやすい病態になっていると考えられる．左室 stiffness は，線維化の亢進やコラーゲンの質的変化（Ⅰ型コラーゲン／Ⅲ型コラーゲンの比率上昇）が相まって生じる．また，拡張機能障害は左室の弛緩障害も伴っていて，それには心筋細胞小胞体

表4-16 LVEF による心不全の分類

定義	LVEF	説明
LVEF の低下した心不全 (heart failure with reduced ejection fraction；HFrEF)	40%未満	収縮不全が主体.現在の多くの研究では標準的心不全治療下での LVEF 低下例が HFrEF として組み入れられている.
LVEF の保たれた心不全 (heart failure with preserved ejection fraction；HFpEF)	50%以上	拡張不全が主体.診断は心不全と同様の症状をきたす他疾患の除外が必要である.有効な治療が十分には確立されていない.
LVEF が軽度低下した心不全 (heart failure with midrange ejection fraction；HFmrEF)	40%以上50%未満	境界型心不全.臨床的特徴や予後は研究が不十分であり,治療選択は個々の病態に応じて判断する.
LVEF が改善した心不全 (heart failure with preserved ejection fraction, improved；HFpEF improved または heart failure with recovered EF；HFrecEF)	40%以上	LVEF が 40%未満であった患者が治療経過で改善した患者群.HFrEF とは予後が異なる可能性が示唆されているが,さらなる研究が必要である.

（日本循環器学会/日本心不全学会.急性・慢性心不全診療ガイドライン（2017 年改訂版）.https://www.j-circ.or.jp/cms/wp-content/uploads/2017/06/JCS2017_tsutsui_h.pdf.2024 年 10 月閲覧）

に存在する calcium ATPase や，その機能調節タンパクである phospholamban の発現やリン酸化よるカルシウムイオンの動態がかかわっているといわれている[9].拡張能障害の病態についてはいまだ不明な点も多い.

2 HFrEF と HFpEF

　日本循環器学会の「急性・慢性心不全診療ガイドライン（2017 年改訂版）」[1] では，LVEF が 40%未満の心不全を HFrEF，50%以上の心不全を HFpEF，40%以上 50%未満の心不全は HFmrEF（heart failure with mid-range EF）と定義している（**表4-16**）[1].

1）臨床症状

　肺うっ血の症状として，労作時息切れ，動悸，

表4-17 心不全の自覚症状，身体所見

うっ血による自覚症状と身体所見		
左心不全	自覚症状	呼吸困難，息切れ，頻呼吸，起座呼吸
	身体所見	水泡音，喘鳴，ピンク色泡沫状痰，Ⅲ音やⅣ音の聴取
右心不全	自覚症状	右季肋部痛，食思不振，腹満感，心窩部不快感
	身体所見	肝腫大，肝胆道系酵素の上昇，頸静脈怒張，右心不全が高度なときは肺うっ血所見が乏しい
低心拍出量による自覚症状と身体所見		
自覚症状		意識障害，不穏，記銘力低下
身体所見		冷汗，四肢冷感，チアノーゼ，低血圧，乏尿，身の置き場がない様相

（日本循環器学会/日本心不全学会.急性・慢性心不全診療ガイドライン（2017 年改訂版）.https://www.j-circ.or.jp/cms/wp-content/uploads/2017/06/JCS2017_tsutsui_h.pdf.2024 年 10 月閲覧）

表4-18 NYHA 心機能分類

Ⅰ度	心疾患はあるが身体活動は制限されない.通常の身体活動ではさほどの疲労，動悸，呼吸困難，狭心痛を生じない.
Ⅱ度	軽度の身体活動の制限がある.安静時には苦痛がない.通常の身体活動で疲労，動悸，呼吸困難，狭心痛が生じる.
Ⅲ度	身体活動の著しい制限をきたす.安静時には苦痛がない.通常以下の身体活動で疲労，動悸，呼吸困難，狭心痛が生じる.
Ⅳ度	いかなる身体活動も制限される.安静時でも心不全あるいは狭心症症状を生じる.わずかな労作でこれらの症状が増悪する.

易疲労感，咳などが出現する.重症化すると夜間発作性呼吸困難や起座呼吸，安静時の動悸や呼吸困難となって現れる.体静脈うっ血の症状としては，浮腫（下肢，全身，体重増加，頸静脈怒張，肝腫大など），消化器症状（食欲不振，悪心，便秘，腹部膨満感など）が出現する（**表4-17**）[1].

　心不全の重症度評価には，最もよく用いられ予後を反映する NYHA（New York Heart Association）心機能分類（**表4-18**），血行動態からみた Forrester 分類（**図4-33**）[1]，身体所見からみた Nohria-Stevenson 分類（**図4-34**）などがある.

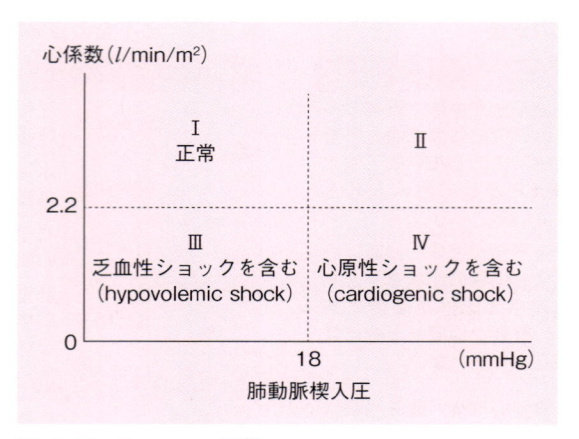

図 4-33　Forrester 分類
（日本循環器学会 / 日本心不全学会．急性・慢性心不全診療ガイドライン（2017 年改訂版）．https://www.j-circ.or.jp/cms/wp-content/uploads/2017/06/JCS2017_tsutsui_h.pdf．2024 年 10 月閲覧）

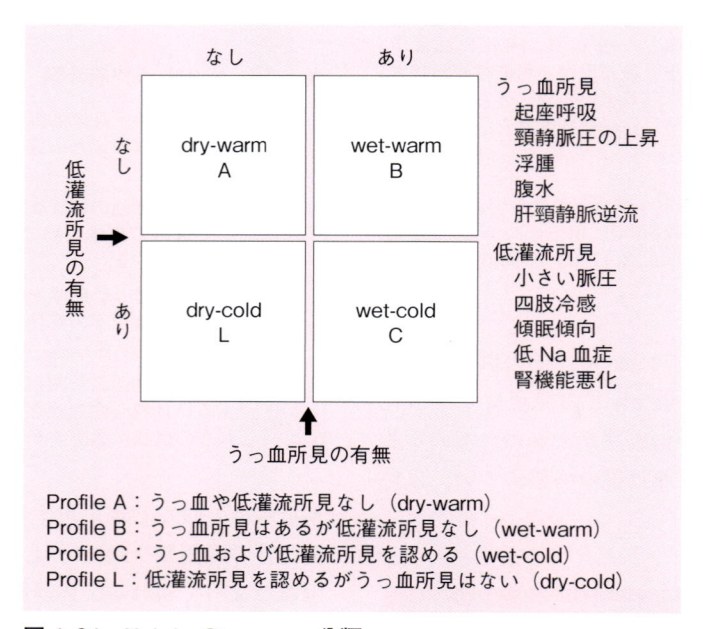

Profile A：うっ血や低灌流所見なし（dry-warm）
Profile B：うっ血所見はあるが低灌流所見なし（wet-warm）
Profile C：うっ血および低灌流所見を認める（wet-cold）
Profile L：低灌流所見を認めるがうっ血所見はない（dry-cold）

図 4-34　Nohria-Stevenson 分類
（Nohria A et al：J Am Coll Cardiol 41: 1797-1804, 2003. より改変）

2）検査（**図 4-35**）[1]

（1）胸部 X 線写真

　左心不全の所見として肺うっ血が認められる（**図 4-36**）[1]．右心不全優位の場合は肺うっ血を認めないことがある．肺うっ血像は初期診断だけでなく，治療効果を判定する手段としても経過を追って観察していく必要がある．肺うっ血の他に心陰影の拡大や胸水も認められる．

（2）心電図

　不整脈や QRS 幅拡大の有無，また，心筋梗塞の所見がないかなどを確認する．急性心筋梗塞の場合は再灌流を得ることが心不全の治療につながる．

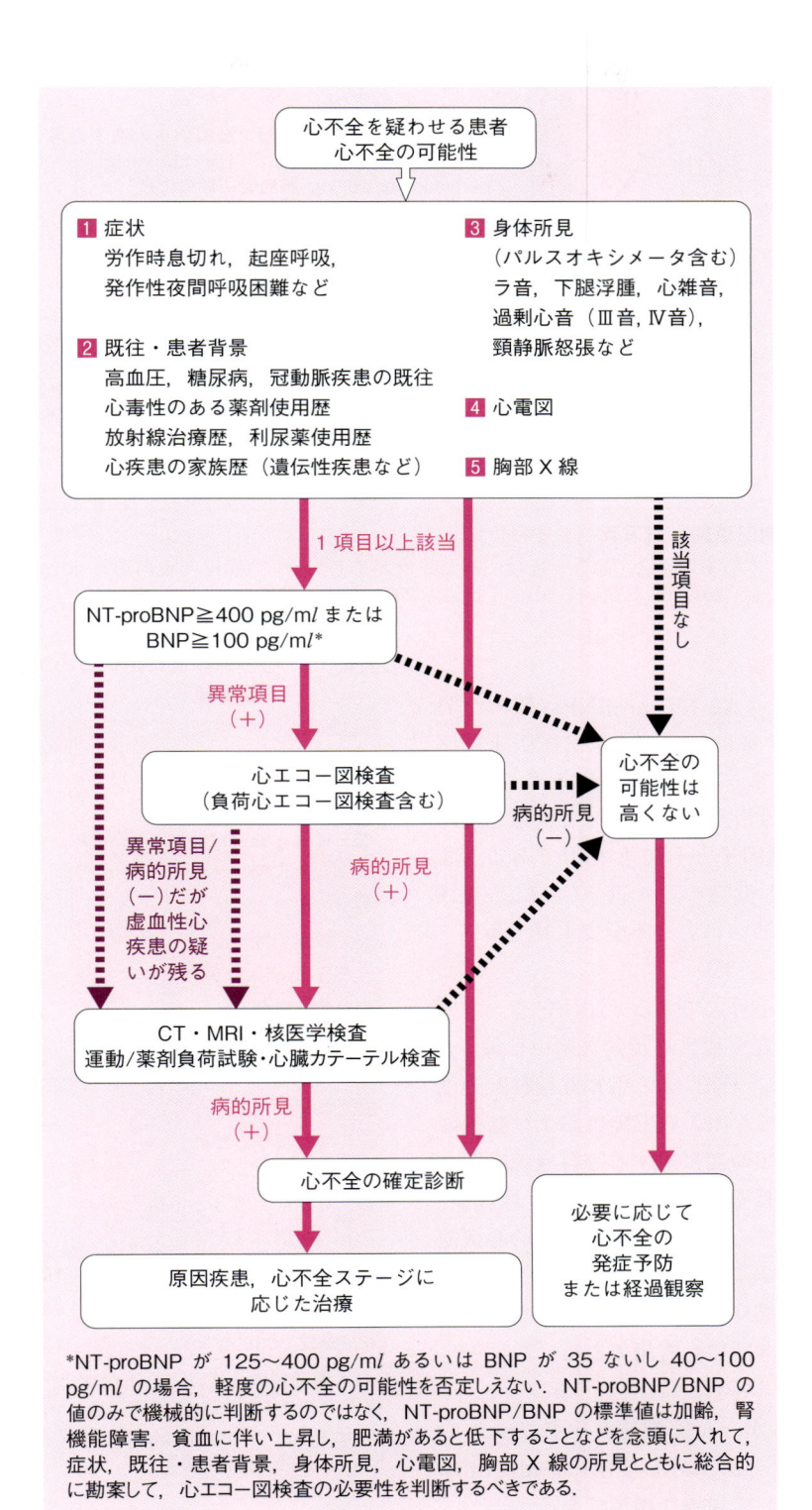

図 4-35　慢性心不全の診断フローチャート

（日本循環器学会 / 日本心不全学会. 急性・慢性心不全診療ガイドライン（2017 年改訂版）. https://www.j-circ.or.jp/cms/wp-content/uploads/2017/06/JCS2017_tsutsui_h.pdf. 2024 年 10 月閲覧）

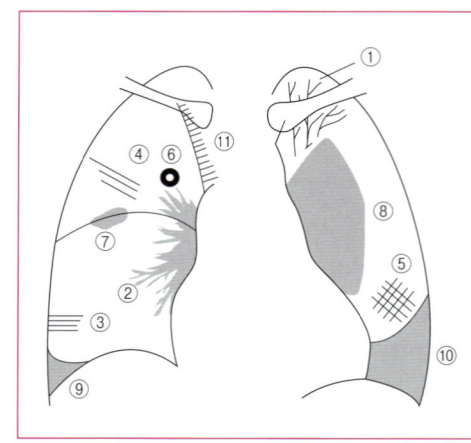

①cephalization（角出し像）：肺尖部への血流の再分布所見（肺静脈圧15～20mmHg）
②perivascular cuffing（肺血管周囲の浮腫）
③Kerley's B line（カーリーB線）
④Kerley's A line（カーリーA線）
⑤Kerley's C line（カーリーC線）
⑥peribronchial cuffing（気管支周囲の浮腫）
　②～⑥：間質性肺水腫所見（肺静脈圧20～30mmHg）
⑦vanishing tumor（一過性腫瘤状陰影）
　胸水
⑧butterfly shadow（蝶形像）：肺胞性肺水腫所見（肺静脈圧 30mmHg 以上）
⑨⑩costophrenic angle（肋骨横隔膜角）の鈍化：胸水
⑪上大静脈の突出

図 4-36　心不全の胸部単純 X 線写真（シェーマ）

（日本循環器学会 / 日本心不全学会．急性・慢性心不全診療ガイドライン（2017 年改訂版）．https://www.j-circ.or.jp/cms/wp-content/uploads/2017/06/JCS2017_tsutsui_h.pdf．2024 年 10 月閲覧）

（3）血液生化学検査

　血漿 BNP（あるいは NT-proBNP）値の上昇を確認する．BNP 値は LVEF，左室拡張末期圧と相関しノルエピネフリンやエンドセリン -1 とも相関するので，生化学的マーカーであると同時に生命予後の予測因子としても有用である．また，経過観察にも役立つ．AST（GOT），ALT（GPT），総ビリルビンは右心不全で上昇する．

（4）心エコー（**表 4-19**）[1]

　心機能の評価に不可欠である．LVEF や，ドプラ心エコーによる左室流入血流速波形（E 波，A 波，DT），組織ドプラ法による僧帽弁輪移動速度（E' 波）などをみて左室の収縮障害および拡張障害を評価する．駆出時間に対する等容収縮時間と等容拡張時間の延長を表す Tei index は，収縮能，拡張能両者を反映するものであり，総合的心機能評価として用いられる．またエコーは，弁膜症，虚血性心疾患，心筋症，心タンポナーデなど，心不全の原因疾患の診断にも有用である．

（5）心臓カテーテル検査

　侵襲的ではあるが，左室弛緩時定数 Tau，心室圧波形を時間で一次微分して求める dP/dt は弛緩機能の評価として鋭敏な指標である．

3）治療

　薬物治療では ARB，ACE 阻害薬，β 遮断薬，

表 4-19　心機能評価に用いる心エコー図指標の日本人正常値

	男性	女性
左室拡張末期径（mm）	48±4	44±3
左室収縮末期径（mm）	30±4	28±3
左室拡張末期容積係数（ml/m²）	53±11	49±11
左室収縮末期容積係数（ml/m²）	19±5	17±5
左室駆出率（%）	64±5	66±5
左室重量係数（g/m²）	76±16	70±14
左房径（mm）	32±4	31±3
左房容積係数（ml/m²）	24±7	25±8
右室拡張末期径（心尖部四腔断面基部）（mm）	31±5	28±5
右室面積変化率（FAC, %）	44±13	46±11
三尖弁輪部移動距離（TAPSE, mm）	24±3.5	
三尖弁輪部 s'波（cm/ 秒）	14.1±2.3	
E/e'（中隔）	7.4±2.2	7.9±2.2
e'（中隔，cm/ 秒）	10.0±2.8	10.8±3.2
E/e'（側壁）	5.5±1.8	6.2±1.8
e'（側壁，cm/ 秒）	13.5±3.9	13.7±4.1

（日本循環器学会 / 日本心不全学会．急性・慢性心不全診療ガイドライン（2017 年改訂版）．https://www.j-circ.or.jp/cms/wp-content/uploads/2017/06/JCS2017_tsutsui_h.pdf．2024 年 10 月閲覧）

抗アルドステロン薬，アミオダロン，経口強心薬，h-ANP などが用いられる．

　非薬物治療としては，不整脈を合併する場合は

表 4-20　心不全の増悪因子

・急性冠症候群
・頻脈性不整脈（心房細胞，心房粗動，心室頻拍など）
・徐脈性不整脈（完全房室ブロック，洞不全症候群など）
・感染症（肺炎，感染性心内膜炎，敗血症など）
・アドヒアランス不良（塩分制限，水分制限，服薬遵守などができない）
・急性肺血栓塞栓症
・慢性閉塞性肺疾患の急性増悪
・薬剤（NSAIDs，陰性変力作用のある薬剤，癌化学療法など）
・過度のストレス・過労
・血圧の過剰な上昇
・ホルモン，代謝異常（甲状腺機能亢進・低下，副腎機能低下，周産期心筋症など）
・機械的合併症（心破裂，急性僧帽弁閉鎖不全症，胸部外傷，急性大動脈解離など）

（日本循環器学会 / 日本心不全学会．急性・慢性心不全診療ガイドライン（2017 年改訂版）．https://www.j-circ.or.jp/cms/wp-content/uploads/2017/06/JCS2017_tsutsui_h.pdf．2024 年 10 月閲覧）

ペースメーカーによる治療もある．徐脈では特に考慮すべきであり，また，室内伝導障害を合併している症例では両室ペーシングによる心臓再同期療法（cardiac resynchronization therapy；CRT）が有効なことがある．発作性上室性頻拍や WPW 症候群，心室頻拍などではカテーテルアブレーションも適応となる．心臓移植適応例や重症心不全症例では補助循環〔大動脈内バルーンパンピング術（intraaortic balloon pumping；IABP），経皮的心肺補助装置（percutaneous cardiopulmonary support；PCPS），補助人工心臓など〕が適応になることもある．拡張型心筋症，拡張相の肥大型心筋症，虚血性心疾患，先天性心疾患などでは心臓移植が対象になる[1]．

3　急性心不全

急性心不全は「心臓の構造的および / あるいは機能的異常が生じることで心ポンプ機能が低下し，心室の血液充満や心室から末梢への血液の駆出が障害されることで，種々の症状・徴候が複合された症候群が急性に出現あるいは悪化した病態」と定義され，新規発症も含まれる[1]．心不全増悪因子を表 4-20[1] に示す．

急性心不全患者が救急搬送されてきた場合は，バイタル測定と同時に全身所見をチェックし，心不全の所見を見極め診断する（図 4-37）[1]．クリニカルシナリオ（CS）分類は，急性心不全患者

の初期対応において使用される血圧から見た病態分類である（表 4-21）．

救命のためまず呼吸，循環の改善を図る．酸素投与，非侵襲的陽圧換気（noninvasive positive pressure ventilation；NPPV），場合によっては気管内挿管を行い，血圧が低下している場合は昇圧薬や強心薬を投与，血圧が保たれている場合は硝酸薬，カルペリチド，ニコランジルなどの血管拡張薬を使用し後負荷を軽減させる．また，肺水腫がある場合は利尿薬を投与しうっ血を解除する必要もある．

心不全に陥った原因疾患を見極め，必要があれば緊急手術や心臓カテーテル検査などを検討する．患者の状態が安定したら，心筋保護を考慮した薬物治療（ARB，ACE 阻害薬，β 遮断薬，利尿薬など）を開始し，できるだけ早期から心臓リハビリテーションを行う．

4　補助人工心臓，心臓移植

心不全は臨床症候群であり，その経過は多くの場合慢性・進行性である．ステージ分類を示す（図 4-38）．ステージ D は，概ね年間 2 回以上の心不全入院を繰り返し，有効性が確立しているすべての薬物治療・非薬物治療について治療ないしは治療が考慮されたにもかかわらず NYHA 分類Ⅲ度より改善しない患者であり，補助人工心臓（ventricular assist device；VAD）や心臓移植な

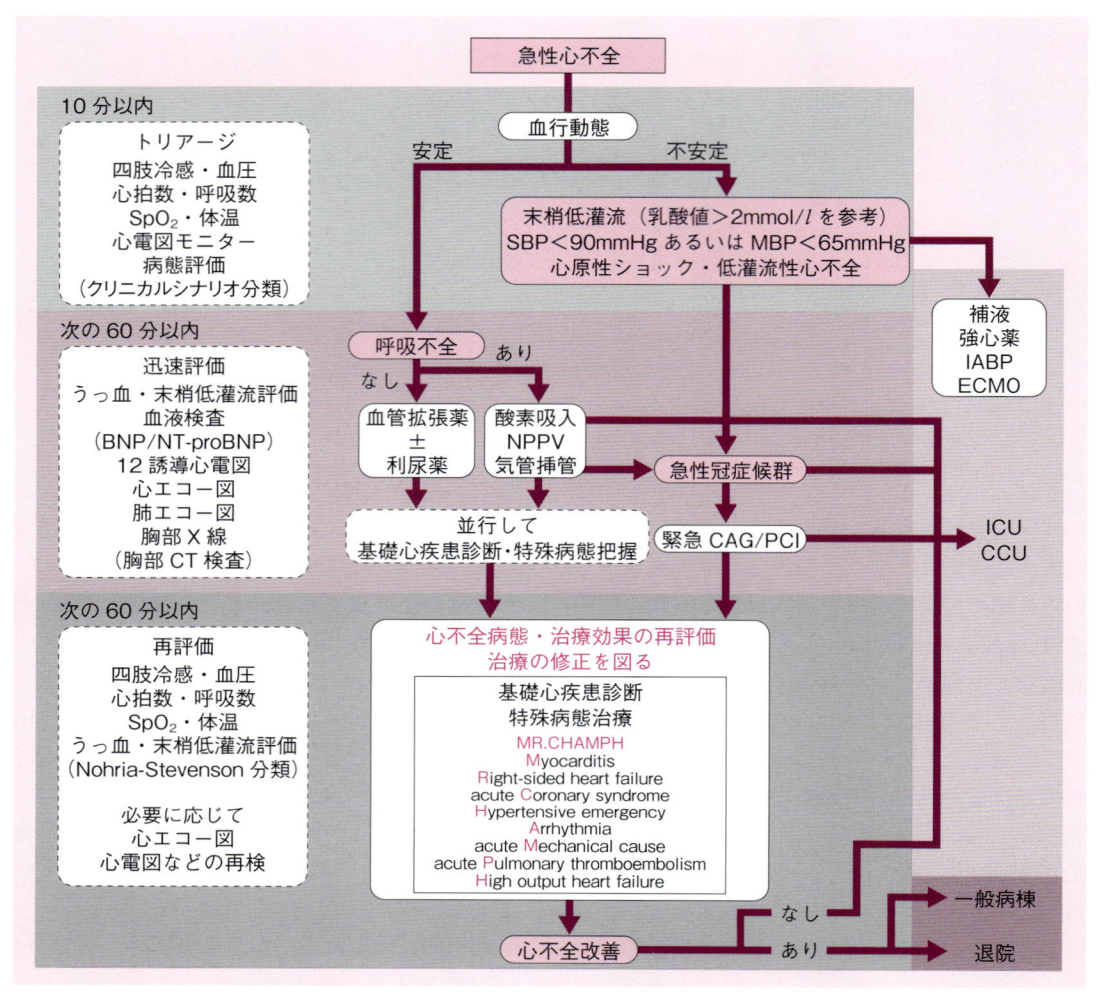

図 4-37　急性心不全に対する初期対応から急性期対応のフローチャート

（日本循環器学会／日本心不全学会. 急性・慢性心不全診療ガイドライン（2017 年改訂版）. https://www.j-circ.or.jp/cms/wp-content/uploads/2017/06/JCS2017_tsutsui_h.pdf. 2024 年 10 月閲覧）

表 4-21　急性心不全に対する初期対応における CS 分類

CS 分類				
分類	CS1	CS2	CS3	CS4	CS5
主病態	肺水腫	全身性浮腫	低灌流	急性冠症候群	右心機能不全
収縮期血圧	＞ 140 mmHg	100〜140 mmHg	＜ 100 mmHg	―	―
病態生理	・充満圧上昇による急性発症 ・血管性要因が関与 ・全身性浮腫は軽度 ・体液量が正常または低下している場合もある	・慢性の充満圧／静脈圧／肺動脈圧上昇による緩徐な発症 ・臓器障害／腎・肝障害／貧血／低アルブミン血症 ・肺水腫は軽度	・発症様式は急性あるいは緩徐 ・全身性浮腫／肺水腫は軽度 ・低血圧／ショックの有無により 2 つの病型あり	・急性心不全の症状徴候 ・トロポニン単独の上昇では CS4 に分類しない	・発症様式は急性あるいは緩徐 ・肺水腫なし ・右室機能障害 ・全身的静脈うっ血徴候

（Mebazaa A et al：Crit Care Med 36: S129-S139, 2008. より改変）

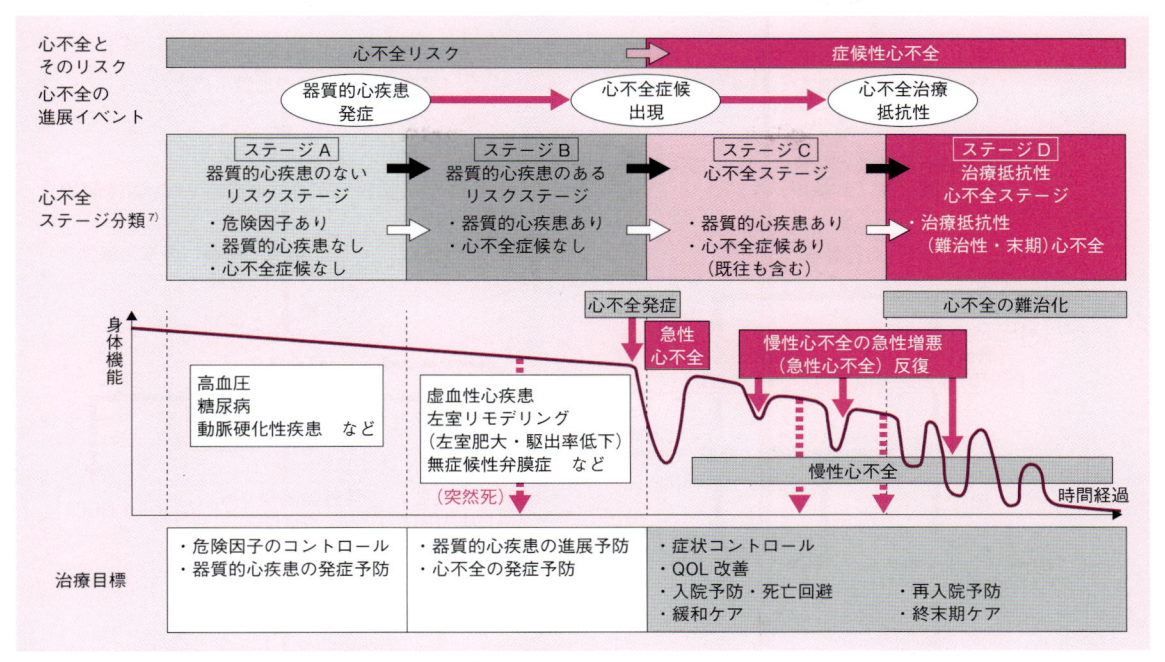

図 4-38　心不全とそのリスクの進展ステージ
(原典 厚生労働省：脳卒中，心臓病その他の循環器病に係る診療提供体制の在り方に関する検討会．脳卒中，心臓病その他の循環器病に 係る診療提供体制の在り方について（平成 29 年 7 月）．より改変)

表 4-22　VAD を用いた治療戦略とその定義

略語	用語	定義
BTD	bridge to decision	主として急性発症の心原性ショック症例における次の治療ステップまでの橋渡しとして一時的に VAD を使用する
BTR	bridge to recovery	VAD による循環補助により自己心機能の回復とそれに伴う VAD からの離脱を目指す
BTB	bridge to bridge	体外設置型 LVAD から植込型 LVAD へ変更する
BTC	bridge to candidacy	移植適応取得のために LVAD 治療を行って臓器障害の改善を目指す
BTT	bridge to transplant	心臓移植を目指すものの内科治療では血行動態を維持することが困難であり，移植までの橋渡しとして LVAD 治療を行う
DT	destination therapy	心臓移植適応がない患者に対して恒久的な LVAD 治療を心臓移植の代わりとして行う

(日本循環器学会 / 日本心不全学会．急性・慢性心不全診療ガイドライン（2017 年改訂版）．https://www.j-circ.or.jp/cms/wp-content/uploads/2017/06/JCS2017_tsut-sui_h.pdf．2024 年 10 月閲覧)

どを含む特別な治療の適応になる[1]．VAD を用いた治療について**表 4-22**[1] に，VAD 治療のアルゴリズムを**図 4-39**[1] に示す．

2014 年から心臓移植の適応年齢が 60 歳未満から 65 歳未満に引き上げられた[10]．心臓移植の適応について**表 4-23** に示す．2011 年に BTT が保険償還されて以降，植込み型 LVAD を装着して移植待機する患者が増えたが，依然として臓器提供は少なく，待機期間は長期化する傾向にある[10]．

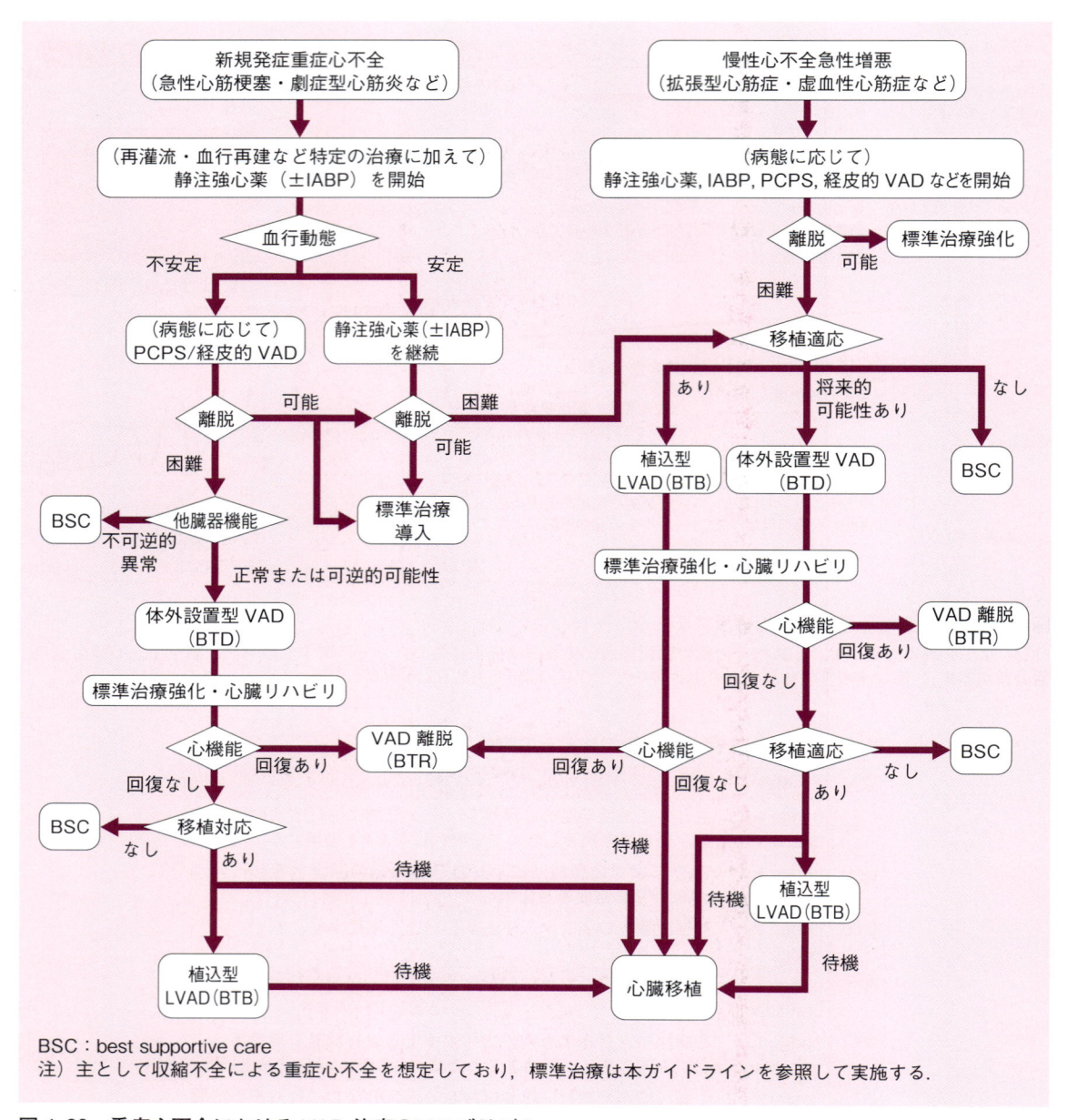

図 4-39　重症心不全における VAD 治療のアルゴリズム

（日本循環器学会 / 日本心不全学会．急性・慢性心不全診療ガイドライン（2017 年改訂版）．https://www.j-circ.or.jp/cms/wp-content/uploads/2017/06/JCS2017_tsutsui_h.pdf．2024 年 10 月閲覧）

表 4-23　心臓移植の適応

1.　適応となる疾患

心臓移植の適応となる疾患は従来の治療法では救命ないし延命の期待がもてない以下の重症心疾患とする.
1) 拡張型心筋症，および拡張相の肥大型心筋症
2) 虚血性心筋疾患
3) その他（日本循環器学会および日本小児循環器学会の心臓移植適応検討会で承認する心臓疾患）

2.　適応条件

1) 不治の末期的状態にあり，以下のいずれかの条件を満たす場合
  a) 長期間またはくり返し入院治療を必要とする心不全
  b) β遮断薬および ACE 阻害薬を含む従来の治療法では NYHA 心機能分類Ⅲ度ないしⅣ度から改善しない心不全
  c) 現存するいかなる治療法でも無効な致死的重症不整脈を有する症例
2) 年齢は 65 歳未満が望ましい
3) 本人および家族の心臓移植に対する十分な理解と協力が得られること

3.　除外条件

A) 絶対的除外条件
  1) 肝臓，腎臓の不可逆的機能障害
  2) 活動性感染症（サイトメガロウイルス感染症を含む）
  3) 肺高血圧症（肺血管抵抗が血管拡張薬を使用しても 6 Wood 単位以上）
  4) 薬物依存症（アルコール性心筋疾患を含む）
  5) 悪性腫瘍
  6) HIV 抗体陽性
B) 相対的除外条件
  1) 腎機能障害，肝機能障害
  2) 活動性消化性潰瘍
  3) インスリン依存性糖尿病
  4) 精神神経症（自分の病気，病態に対する不安を取り除く努力をしても，何ら改善がみられない場合に除外条件となることがある）
  5) 肺梗塞症の既往，肺血管閉塞病変
  6) 膠原病などの全身性疾患

4.　適応の決定

・当面は，各施設内検討会および日本循環器学会心臓移植適応検討小委員会の 2 段階審査を経て公式に適応を決定する．心臓移植は適応決定後，本人および家族のインフォームドコンセントを経て，移植患者待機リストにのった者を対象とする.
・上記適応疾患および適応条件は，内科的および外科的治療の進歩によって改訂されるものとする.
・医学的緊急性については，合併する臓器障害を十分に考慮する.

（日本循環器学会：心臓移植レシピエントの適応）

表 4-24　緩和ケアが必要とされる終末期心不全（2016 ESC ガイドライン）

・進行性の身体的・精神的機能低下を認め，日常生活のほとんどに介助を要する
・適切な薬物・非薬物治療を行っているにもかかわらず，QOL の著しい低下を伴う重症心不全
・適切な治療にもかかわらず，頻回の入院あるいは重篤な悪化を繰り返す
・心移植や補助人工心臓の適応がない
・心臓悪液質
・臨床的に終末期に近いと判断される

（Ponikowski P et al：Eur Heart J 37: 2129–2200, 2016.）

5　緩和ケア

　ステージ D は末期心不全であり緩和ケアの対象となる．心不全における緩和ケアはがん患者に対するそれとは異なり，心不全に対する適切な治療が行われていることが前提でありかつ最期まで治療の継続が必要である．2016 年の欧州心臓病学会のガイドラインにおける，緩和ケアを要する心不全について**表 4-24** に示す．超高齢社会の進行に伴い，緩和ケアを前提として多職種カンファレンスとアドバンス・ケア・プランニング（advanced care plan；ACP）を行うことが重要である（ガイドライン）[1].

（高橋麻子）

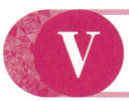 **V** 循環不全をきたす疾患と病態

1 不整脈

不整脈は大きく頻脈性不整脈と徐脈性不整脈に分けられ，いずれも心電図や 24 時間ホルター心電図で診断する．

1）頻脈性不整脈

頻脈性不整脈は心電図上 RR 間隔の短縮，すなわち拡張期時間の短縮により心拍出量低下，血圧低下など血行動態に影響を及ぼすことがある．特に，もともと拡張期血流が障害されている僧帽弁狭窄症，拡張不全を呈する大動脈弁狭窄症，肥大型心筋症，拘束型心筋症，収縮性心膜炎，心タンポナーデなどでは血圧低下や心不全をきたしやす

い．また，冠動脈は拡張期に血流を受けているため，冠血流の低下で心筋虚血を生じることもある．

頻脈性不整脈は，異常心拍の起源部位によって上室性（心房性，房室接合部性）と心室性に分けられる．

上室性には，上室性期外収縮（**図 4-40**），心房細動（**図 4-41**），心房粗動（**図 4-42**），発作性上室性頻拍などがあり，WPW 症候群は Kent 束を介したリエントリーが生じることで，また甲状腺機能亢進症は甲状腺ホルモンの分泌過剰によって発作性上室性頻拍をきたすことがある．心房細動のある WPW 症候群では，発作性心房細動が生じた場合心室頻拍（VT）のような QRS

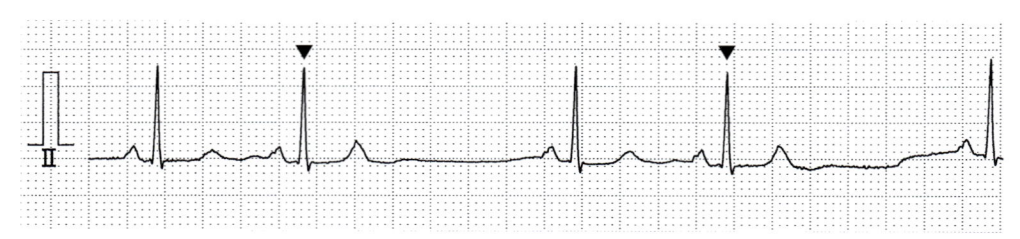

図 4-40　上室性期外収縮（二段脈）
P 波を伴う QRS 幅の狭い正常波形（矢頭）．

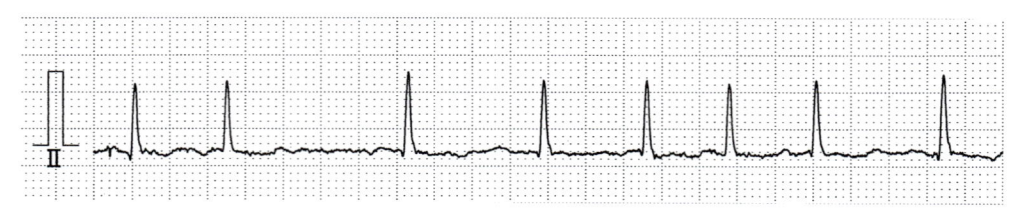

図 4-41　心房細動
P 波の欠如，RR 間隔の不整，基線の動揺（f 波）が認められる．

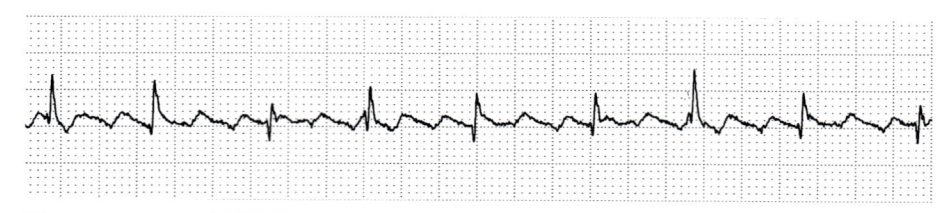

図 4-42　2：1 の心房粗動
P 波は欠如するが，心房細動に比較し RR 間隔は概ね一定であり，粗動波（F 波）が認められる．

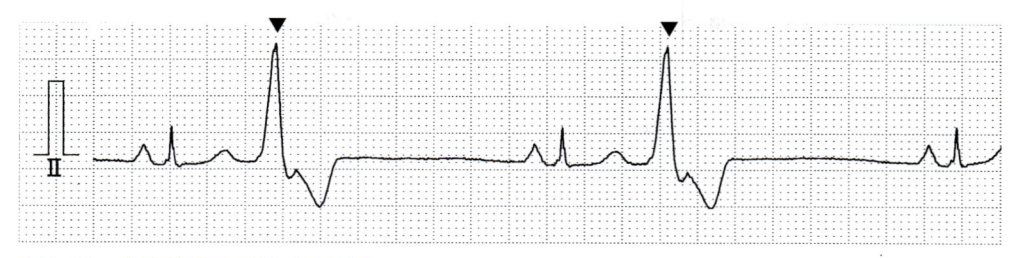

図 4-43　心室性期外収縮（二段脈）
P 波が欠如した幅広い QRS 波がみられる（矢頭）.

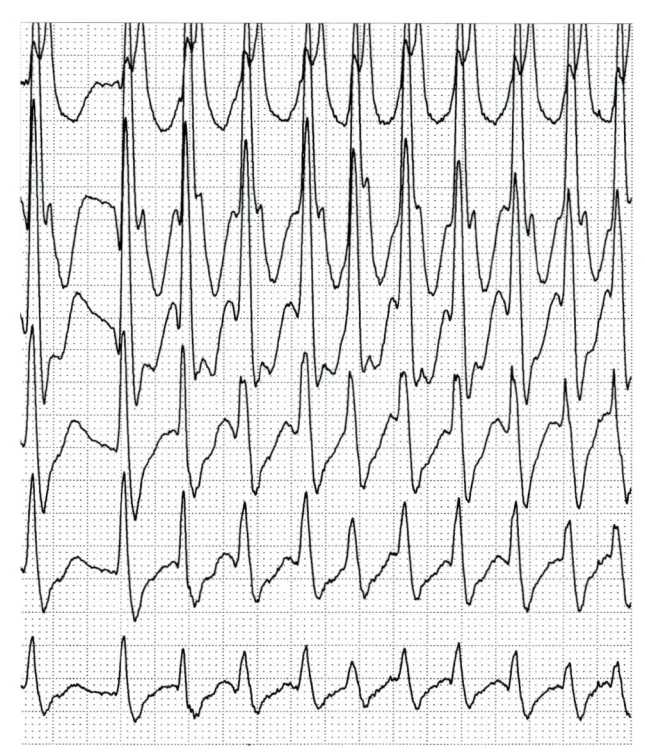

図 4-44　心室頻拍
幅広い QRS 波の頻脈となる.

幅の広い波形となるが，これは偽性 VT とよばれるもので VT ではない．WPW 症候群の偽性 VT では，ジギタリスやベラパミルは禁忌となるので注意が必要である．治療は，抗不整脈薬などによる薬物療法やカテーテルアブレーションが行われる.

　心室性には，心室性期外収縮（**図 4-43**），VT（**図 4-44**），心室細動（VF）などがあり，VT，VF は時に致死的である．QT 延長症候群は TdP（Torsade de Pointes）とよばれる多形性心室頻拍を引き起こし，Brugada 症候群（**図 4-45**）は突然心室細動や心室頻拍を引き起こすため，ともに突然死のリスクがあり注意が必要である．治療には上室性と同様に薬物療法と非薬物療法があり，非薬物療法には植込み型除細動器（implant-able cardioverter defibrillator；ICD）の植込みがある.

2）徐脈性不整脈

　徐脈性不整脈には主に洞不全症候群と房室ブ

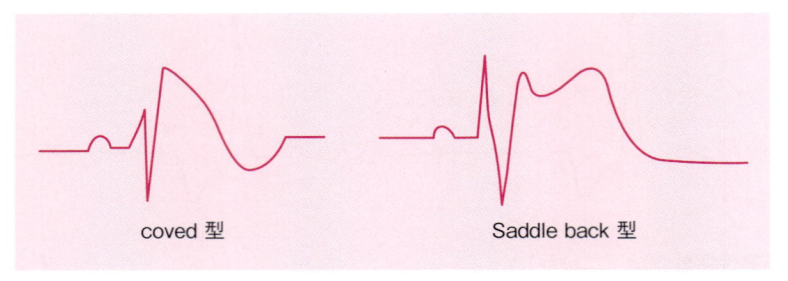

coved 型　　　　　　Saddle back 型

図 4-45　Brugada 症候群の心電図
V_1 ～ V_3 で coved 型もしくは saddle back 型といった特徴的な ST 上昇がみられる.

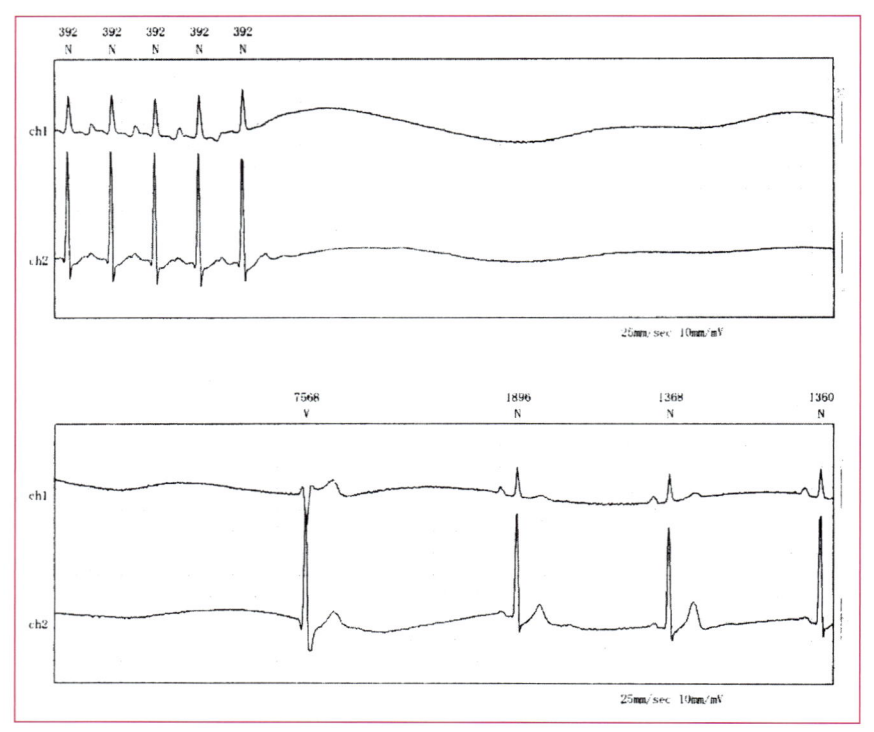

図 4-46　徐脈頻脈症候群（Sick sinus syndrome；SSS）のホルター心電図
HR150 bpm の頻脈から 7.6 秒の pause を経て HR39 bpm の徐脈へと変化している.

ロックがある.

　洞不全症候群は, 心臓調律を決定している洞結節の機能障害によりさまざまな徐脈性不整脈を発生するものである. 心電図所見から洞徐脈, 洞房ブロック, 徐脈頻脈症候群（**図 4-46**）の 3 つに分類される.

　房室ブロックは, 第 1 度房室ブロック, 第 2 度房室ブロック（Wenchebach 型と Mobitz 型）, 第 3 度房室ブロックおよび高度房室ブロックに分類される（**図 4-47**）. 高度房室ブロックとは房室伝導比が 3：1 以下に低下したもので, 完全房室ブロックに移行するリスクの高い病態である.

　5 秒以上の心静止があるとしばしば失神をきたし, 10 秒以上では脳虚血となり Adams-Stokes 発作をきたすことがある. 失神などの症状がある場合, Mobitz 型房室ブロック, 第 3 度房室ブロック, 高度房室ブロックは人工ペースメーカー植込みの適応となる（**表 4-25**）[1]. また, 脚ブロック

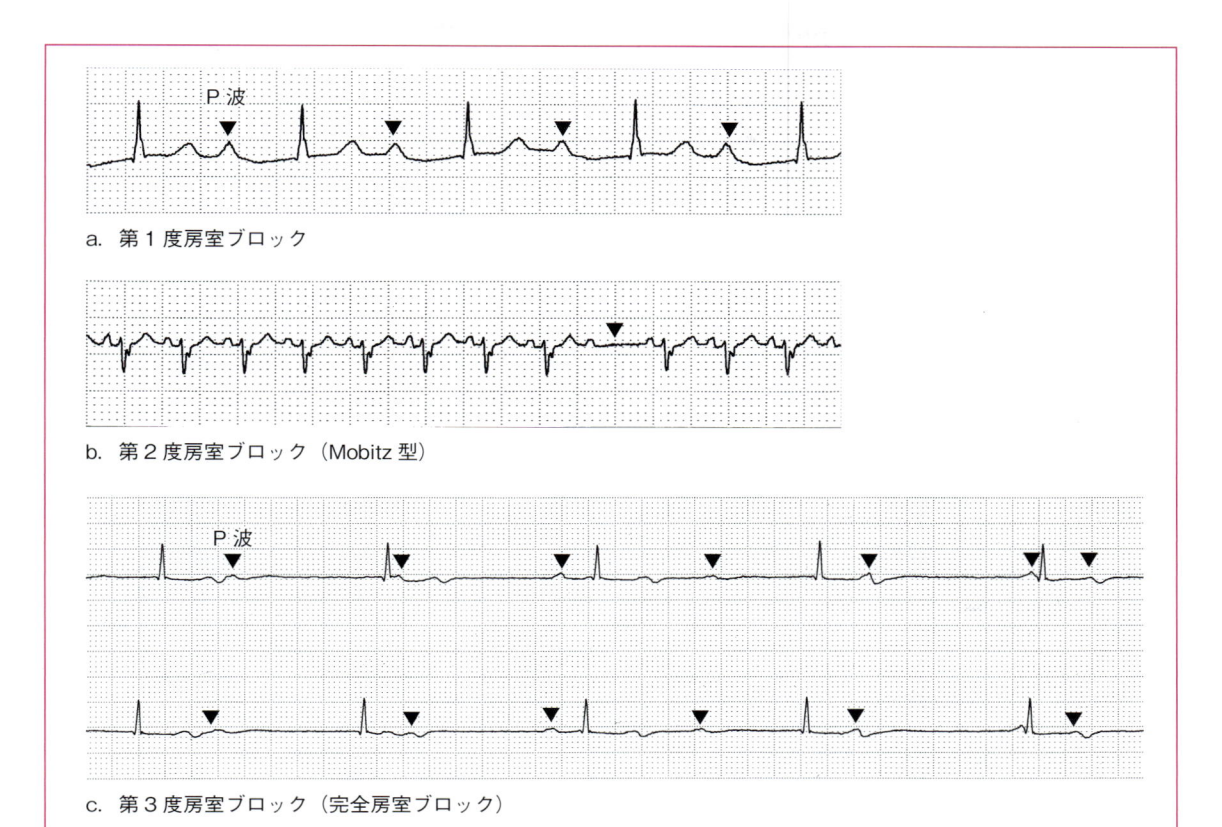

a. 第1度房室ブロック

b. 第2度房室ブロック（Mobitz 型）

c. 第3度房室ブロック（完全房室ブロック）

図 4-47　房室ブロック
a：第1度房室ブロック：PR 間隔が 0.41 秒と延長している.
b：第2度房室ブロック（Mobitz 型）：PR 間隔は一定だが，P 波のあと突然 QRS 波が欠如する（矢頭）.
c：第3度房室ブロック（完全房室ブロック）：心房と心室がそれぞれ独立したリズムで興奮し，PP 間隔と RR 間隔は一定になる．HR 36 bpm と徐脈でもあり，ペースメーカー植込みの適応である.

のなかでも，右脚と左脚前枝・後枝の3本すべてが侵された場合は3枝ブロックとよび，完全房室ブロックとなりペースメーカーの適応となる.

3）恒久的ペースメーカー

ペースメーカーの機種分類はアルファベットの大文字で表記される．1文字目はペーシング部位，2文字目はセンシング部位を示し，A：心房，V：心室，D：両室，O：なし，を表す．3文字目は応答形式で，I：抑制，T：同期，D：抑制＋同期を表す．4文字目と5文字目はそれぞれ心拍応答機能と抗頻拍機能を表し，これらの機能がない場合は通常3文字で表記される（**表 4-26**）[2].

ペースメーカー植込み後は，ペースメーカー作動異常の有無，ジェネレーターの寿命，感染や

リードの断線・位置移動，リードによる穿孔などに関する定期フォローが必須であり，また6〜8年おきのジェネレーター交換も必要となる．ガイドラインに加えこれらの点も考慮して適応を決定する.

4）ICD

VF や VT を自動的に感知し治療を行う機器で，体内に植込む．VF に対しては defibrillation が行われ，VT に対しては cardioversion や抗頻拍ペーシングが行われる．また，徐脈に対してはペースメーカーと同様にペーシングも行われる.

定期フォローや合併症についてはペースメーカーと同様であるが，ICD の場合，突然死に対する不安が減少する一方で誤作動や作動時の衝撃

表4-25　房室ブロックに対するペースメーカ適応の推奨とエビデンスレベル

	推奨クラス	エビデンスレベル	Minds推奨グレード	Mindsエビデンス分類
徐脈による明らかな臨床症状を有する第2度，高度または第3度房室ブロック	I	C	B	V
高度または第3度房室ブロックで以下のいずれかをともなう場合 ①必要不可欠な薬剤によるもの ②改善の予測が不可能な術後房室ブロック ③房室接合部のカテーテルアブレーション後 ④進行性の神経筋疾患にともなう房室ブロック ⑤覚醒時に著明な徐脈や長時間の心室停止を示すもの	I	C	B	V
症状のない持続性の第3度房室ブロック	IIa	C	C1	V
症状のない第2度または高度房室ブロックで，以下のいずれかをともなう場合 ①ブロック部位がヒス束内またはヒス束下のもの ②徐脈による進行性の心拡大をともなうもの ③運動または硫酸アトロピン負荷で伝導が不変または悪化するもの	IIa	C	C1	V
徐脈によると思われる症状があり，他に原因のない第1度ブロックで，ブロック部分がヒス束内またはヒス束下のもの	IIa	C	C1	V
至適房室間隔設定により血行動態の改善が期待できる心不全をともなう第1度房室ブロック	IIb	C	C1	V

（日本循環器学会 / 日本不整脈心電学会. 不整脈非薬物治療ガイドライン（2018年改訂版）. https://www.j-circ.or.jp/cms/wp-content/uploads/2018/07/JCS2018_kurita_nogami.pdf. 2024年10月閲覧）

表4-26　NASPE/BPEG コード

I	II	III	IV	V
ペーシング部位	センシング部位	応答形式	心拍応答機能	抗頻拍機能
O：なし A：心房 V：心室 D：心房＋心室	O：なし A：心房 V：心室 D：心房＋心室	O：なし T：同期 I：抑制 D：同期＋抑制	O：なし R：心拍応答機能あり	O：なし P：ペーシング S：ショック D：ペーシング＋ショック

（Bernstein A, et al., 2002 [2]）

に対する恐怖心，フラッシュバックなど心理・社会的問題も大きい．植込み後に不安やうつ状態のため外出恐怖や活動抑制が生じることも少なくなく，メンタルケアも必要となってくる．

5）心臓再同期療法（cardiac resynchronization therapy；CRT）

心不全患者のなかで，室内伝導障害などによる心臓同期障害がある症例では右室と左室からペーシングを行う両心室ペースメーカーが適応になることがある．CRT-D は CRT に ICD 機能を搭載した装置であり，心不全患者の心臓突然死の抑制を図るものである．

2　肺血栓塞栓症

肺血栓塞栓症（pulmonary embolism；PE）の多くは下肢や骨盤内静脈に形成された血栓が原因であり，起立や歩行，排便などで下肢の筋肉が収縮し静脈還流量が増加することで遊離して発症すると考えられている．危険因子は大きく血流停滞，血管内皮障害，血液凝固能亢進の3つに分類されている（表4-27）[3]．

1）深部静脈血栓症

深部静脈血栓症（deep vein thrombosis；DVT）は，上肢・下肢・骨盤内の筋膜より深い静脈である深部静脈に血栓を形成する疾患である．特に下

表 4-27　VTE の主な危険因子

	後天性因子	先天性因子
血流停滞	長期臥床 肥満 妊娠 心肺疾患（うっ血性心不全，慢性肺性心など） 全身麻酔 下肢麻痺，脊椎損傷 下肢ギプス包帯固定 加齢 下肢静脈瘤 長時間座位（旅行，災害時） 先天性 iliac band, web, 腸骨動脈による iliac compression	
血管内皮障害	各種手術 外傷，骨折 中心静脈カテーテル留置 カテーテル検査・治療 血管炎，抗リン脂質抗体症候群，膠原病 喫煙 高ホモシステイン血症 VTE の既往	高ホモシステイン血症
血液凝固能亢進	悪性腫瘍 妊娠・産後 各種手術，外傷，骨折 熱傷 薬物（経口避妊薬，エストロゲン製剤など） 感染症 ネフローゼ症候群 炎症性腸疾患 骨髄増殖性疾患，多血症 発作性夜間血色素尿症 抗リン脂質抗体症候群 脱水	アンチトロンビン欠乏症 PC 欠乏症 PS 欠乏症 プラスミノーゲン異常症 異常フィブリノーゲン血症 組織プラスミノーゲン活性化因子インヒビター増加 トロンボモジュリン異常 活性化 PC 抵抗性（第 V 因子 Leiden[*]） プロトロンビン遺伝子変異（G20210 A[*]） 　　　　*日本人には認められていない

（日本循環器学会. 肺血栓塞栓症および深部静脈血栓症の診断、治療、予防に関するガイドライン（2017 年改訂版）. https://www.j-circ.or.jp/cms/wp-content/uploads/2017/09/JCS2017_ito_h.pdf. 2024 年 10 月閲覧）

肢や骨盤内の DVT はいわゆるエコノミークラス症候群とよばれるもので，PE の原因のほとんどを占める．ここでは下肢と骨盤内の DVT について説明する．

（1）臨床症状

　血栓が膝窩より中枢側に存在するものを中枢型，膝窩より末梢側に存在するものを末梢型とよぶ．中枢型の急性静脈還流障害の症状として三大症候の腫脹，疼痛，色調変化がある．末梢型では無症状のことが多い．慢性還流障害では静脈瘤，色素沈着，皮膚炎，浮腫などが生じる．

（2）検査

　臨床症状で DVT が疑われる症例ではもちろん

のこと，無症状であっても DVT 発症のリスクが高いと思われる患者においても下肢静脈エコーで血栓の有無を確認し，血液生化学検査で D ダイマー（D-dimer）の上昇をチェックする．下肢静脈エコーは非侵襲的で診断精度も高い検査であり，スクリーニング検査としても有用性が高いが，特定の体位や一定の時間を要する．また，骨盤内静脈については腸管ガスや患者の状態などの影響を受けることもあり，そのような場合は造影 CT や MRI を考慮する．静脈造影は現在でも最も信頼性の高い検査であるが侵襲的であるため，他の検査で診断のつかない場合に適応となる．

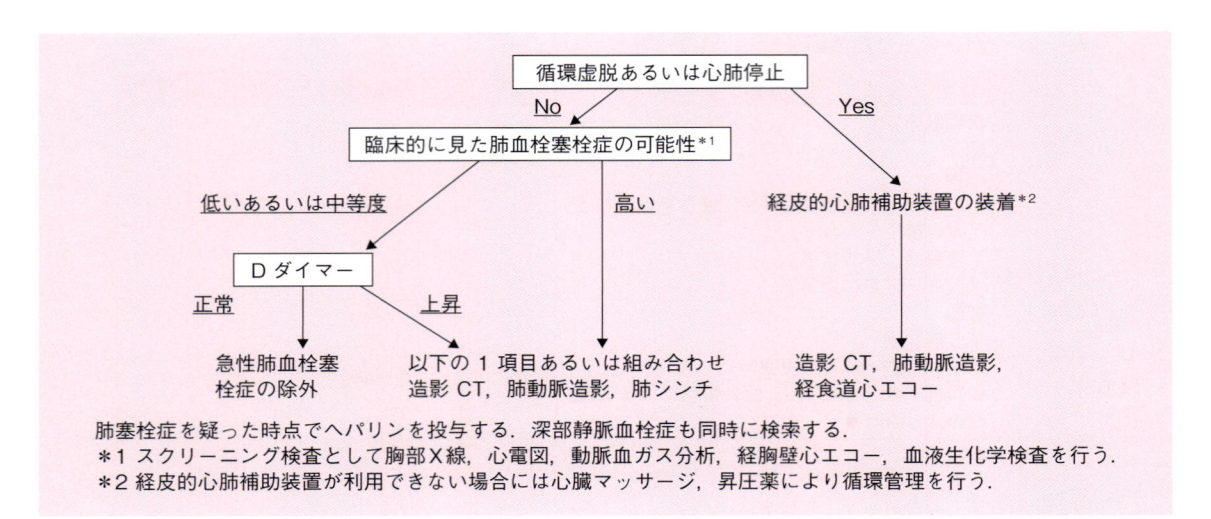

図 4-48　急性肺血栓塞栓症の診断手順　　　　　　　　（佐久間聖仁，2009[4]）

(3) 治療

　予防として安静の回避，弾性ストッキングの着用があげられるが，弾性ストッキングは正しく着用しないとかえって静脈還流を障害する危険があり注意が必要である．

　DVT の診断がついた場合は PE 発症を防ぐためにも早急に抗凝固療法を開始する．未分画もしくは低分子量ヘパリン投与に続きワーファリンなどの経口投与を開始する．また，抗凝固療法が不可能な症例や十分な抗凝固療法にもかかわらず再発する例では，PE 予防のため下大静脈フィルターを留置する．

2）急性肺血栓塞栓症

　急性肺血栓塞栓症は，遊離した血栓が急激に肺血管を閉塞することで生じる疾患であり，突然死の原因にもなる．

(1) 臨床症状

　自覚症状として呼吸困難，胸痛，失神，咳，冷汗，発熱などを認め，特に呼吸困難と胸痛は比較的多く認められる．身体所見では頻呼吸と頻脈が多い．特異的症状がないので自覚症状や身体所見だけで診断するのは困難である．危険因子や発症状況などから積極的に「疑う」ことが大事である．

(2) 検査（図 4-48）[4]

①胸部 X 線写真

　心拡大，右肺動脈下行枝の拡張，肺野の透過性亢進が認められる．

②心電図

　洞性頻脈，SIQⅢTⅢ（Ⅰ誘導の深い S 波＋Ⅲ誘導の Q 波と陰性 T 波），右脚ブロック，ST 低下，肺性 P 波（Ⅱ誘導の尖鋭化増高 P 波と V_1 誘導の高い P 波）などを認めることがあるが，いずれも特異的な所見ではない．

③動脈血ガス分析

　低酸素血症，低二酸化炭素血症，呼吸性アルカローシスを認める．

④血液生化学検査

　D ダイマー値をチェックする．

⑤造影 CT

　短時間で血栓の有無，存在部位，範囲などを確認することができ，確定診断としても重要な検査の一つである．胸部から下肢に施行することによって DVT の有無も確認できる．MDCT（multi-detector row CT）は従来の CT では検出能に劣っていた肺動脈亜区域枝の血栓も同定できる．ただし，腎機能低下例や造影剤アレルギー例では施行できないことが多い．

⑥肺シンチグラフィ

　肺血流シンチグラフィでは，血栓によって肺血

流が障害された部位が楔形に欠損する．PE では肺換気シンチグラフィは正常なので，換気シンチグラフィで正常な部位において血流シンチグラフィで楔形欠損が認められるのが典型的な所見である．

⑦肺動脈造影

侵襲的ではあるが特異度が高く，確定診断のために施行される検査である．造影欠損や血流途絶などの所見で診断する．

⑧心エコー

経胸壁エコーで右室負荷の所見として右室の拡大や右室自由壁運動低下がみられることがある．経食道エコーでは前述した右室負荷所見の他，肺動脈主幹部や右主肺動脈の血栓が検出できる．

(3) 治療

急性肺血栓塞栓症，特に広範囲型肺血栓塞栓症は早期に適切に診断・治療を開始しなければ死亡率は高い．逆に言えば，急性期に適切に対応できれば予後は比較的良好であり，早期診断治療が非常に重要である．

酸素投与や，人工呼吸器によって呼吸不全に対応する．また，右心不全に対してはドパミンやドブタミンを投与し，心拍出量の増加を図る．心肺停止例では早急に PCPS を導入し呼吸循環動態を安定化させる必要がある．ただし，下大静脈や右房内に血栓が存在していると脱血管が血栓閉塞することもあるので注意する．

呼吸循環動態を安定化させた後の治療の中心は抗血栓療法であり，抗凝固療法と血栓溶解療法がある．抗凝固療法では未分画ヘパリンが第一選択となる．循環が不安定，または広範な血栓症に対しては血栓溶解療法を考慮する．日本で保険適用となっているのは t-PA のみである．

広範囲型の急性肺血栓塞栓症ではカテーテル的血栓溶解療法，カテーテル的血栓破砕・吸引術が適応になることがある．また，ショックが持続する場合や血行動態が不安定な場合には人工心肺下での血栓除去術が適応になる．

急性肺血栓塞栓症の予防の基本は抗凝固療法であるが，その補助的治療として下大静脈フィルター留置がある．下大静脈フィルターには永久留置型と非永久留置型がある．これら下大静脈フィ

表 4-28　下大静脈フィルターに関する推奨とエビデンスレベル

	推奨クラス	エビデンスレベル
抗凝固療法を行うことができない VTE に対し，下大静脈フィルターを留置する（ただし，末梢型 DVT では中枢への伸展例に限る）．	I	C
下大静脈フィルターは必要性がなくなった場合は早期に抜去を行う．	I	C
十分な抗凝固療法中の PTE 増悪・再発例に対し，下大静脈フィルターを留置する．	IIa	C
抗凝固療法が可能でも残存血栓の再度の塞栓化により致死的となりうる PTE に対し，下大静脈フィルター留置を考慮する．	IIa	C
抗凝固療法が可能な VTE に対して，下大静脈フィルターを留置する．	IIb	B

（日本循環器学会．肺血栓塞栓症および深部静脈血栓症の診断、治療、予防に関するガイドライン（2017年改訂版）．https://www.j-circ.or.jp/cms/wp-content/uploads/2017/09/JCS2017_ito_h.pdf．2024年10月閲覧）

ルターのエビデンスレベルを示す（**表 4-28**）[3]．

3）慢性肺血栓塞栓症

慢性肺血栓塞栓症は，器質化血栓により 6 カ月以上肺動脈が閉塞しているが肺血流分布や肺循環動態の障害が大きく変化しない病態と定義される．慢性血栓塞栓性肺高血圧症（chronic thromboembolic pulmonary hypertension；CTEPH）は慢性肺血栓塞栓症が原因の肺高血圧症であり，特発性慢性肺血栓塞栓症（肺高血圧型）と同義である．

(1) 臨床症状

ほとんどの例で労作時息切れを呈する．他に，胸痛，咳，失神，血痰，発熱，低酸素血症の進行による頻呼吸，頻脈，チアノーゼなどがある．DVT を合併している症例では下肢の腫脹，疼痛が，右心不全を合併している症例では下腿浮腫，肝腫大などが出現する．

(2) 検査

①胸部 X 線写真

肺高血圧の所見として肺門部血管陰影の拡大，心拡大，左第 2 号の突出がみられる．また肺出血

や肺梗塞の所見としては肺野浸潤影，索状影，胸水貯留が出現する．

②動脈血ガス分析

PaO_2，$PaCO_2$ の低下および $AaDO_2$ の開大がみられる．

③心エコー

右室拡大，右室壁肥大，心室中隔の左室側への圧排や奇異性運動がみられる．また，ドプラエコーで肺動脈圧を推定する．

④肺シンチグラフィ

肺の換気・血流シンチグラフィはスクリーニングとしても，他の肺高血圧症との鑑別法としても重要な検査である．

⑤心臓カテーテル検査

右心カテーテル検査で平均肺動脈圧，肺動脈楔入圧を測定し，前毛細血管性肺高血圧であることを確認する．重症度の判定や治療法の決定，シャント性心疾患との鑑別にも重要な検査であり，確定診断に必須の検査である．

⑥CT

血栓の存在部位，範囲や手術適応の有無などを確認するのに有用であり，確定診断にも使われる．

⑦肺動脈造影

急性肺血栓塞栓症と同様，特異度の高い検査であり，手術適応の有無判断や確定診断にも使われる．pouch defects, webs and bands, initial irregularities, abrupt narrowing, complete obstruction といった所見がみられる．

(3) 治療

根治療法として肺動脈血栓内膜摘除術が確立している．手術適応のない場合に内科的治療が選択され，必要に応じて抗凝固療法，酸素吸入，肺血管拡張薬投与が行われる．

3 弁膜症

後天性弁膜症の原因は，リウマチ性とそれ以外（動脈硬化，虚血性心疾患，感染性心内膜炎など）に分けられるが，現在リウマチ性のものは減少している．一方で高齢化に伴い，加齢変性による大動脈弁狭窄症や僧帽弁閉鎖不全症が増加している．手術適応となるのは主に大動脈弁と僧帽弁である．2013 年，大動脈弁狭窄症に対して経カテーテル的大動脈弁植込み術（transcatheter aortic valve implantation；TAVI）がわが国でも導入された．手術成績は良好であり，症例数も増加している．

4 心筋症

1995 年の WHO/ISFC 合同委員会の提案で，心筋症は心機能障害を伴う心筋疾患と定義され，肥大型心筋症（hypertrophic cardiomyopathy；HCM），拡張型心筋症（dilated cardiomyopathy；DCM），拘束型心筋症（restrictive cardiomyopathy；RCM），不整脈原性右室心筋症（arrhythmogenic right ventricular cardiomyopathy；ARVC），分類不能の心筋症に分類されている[5]．

1）肥大型心筋症

主にサルコメアタンパクの遺伝子異常によるもので，常染色体優性遺伝を示す．左室内圧較差の有無で閉塞性（hypertrophic obstructive cardiomyopathy；HOCM）と非閉塞性（hypertrophic non-obstructive cardiomyopathy；HNCM）に分けられる．心エコーで肥厚の程度や部位，僧帽弁の収縮期前方運動（systolic anterior motion；SAM）の有無をみて診断する．予後は必ずしも悪くはないが，死因は突然死，心不全死，塞栓死が多い．薬物治療による心不全管理，不整脈管理の他，非薬物治療として外科手術（左室流出路狭窄や SAM の解除），両室ペーシングによる心臓再同期療法（cardiac resynchronization therapy；CRT）などがある．

2）拡張型心筋症

心筋収縮不全と左室内腔拡張を特徴とする疾患群であり，多くは進行性である．原因不明のため特発性拡張型心筋症とよばれることもあるが，ウイルス感染や自己免疫異常が関与するといわれている．心拍出量低下により心不全を生じ，高率に

不整脈を合併する．治療法の進歩に伴い生命予後は改善してきてはいるが，長期的予後は不良である．治療は，心不全や不整脈管理，血栓塞栓対策，および心臓移植である．

3）拘束型心筋症

特発性であり，左室の拘束性拡張障害と拡張期容量減少を特徴とし，心室壁肥厚や左室収縮能はほぼ正常である．HCM や DCM に比べて頻度が少ない．

4）不整脈原性右室心筋症

約半数で遺伝子異常が関与するといわれている．右室の脂肪浸潤や線維化による拡大や機能障害，右室起源の心室頻拍をきたす．20 〜 30 歳代での突然死の原因となる．治療は薬物療法の他，突然死予防として ICD 植込みが適応となることがある．

5　成人先天性心疾患

先天性心疾患の出生頻度は約 1% と一定しているが，医療技術の進歩により現在では新生児期から乳児期の診断率が上がり，死亡率は低下した．生命予後の改善に伴って成人を迎える成人先天性心疾患患者数が増加している．小児期に診断され手術を受けずに成人となった例もあれば，未修復手術（姑息手術）のみを受けて成人となっているチアノーゼ型先天性心疾患患者も存在する．

成人先天性心疾患では，手術歴の有無にかかわらず合併症として不整脈が予後を左右することが少なくない．不整脈が血行動態に影響を及ぼし，心不全や突然死，血栓症のリスクになることがある．

成人や高齢者になって初めて指摘される例もある．この場合，原因不明の不整脈，心不全，感染性心内膜炎があった場合は先天性心疾患を念頭に置く必要がある．

表 4-29　大動脈解離の短期リハビリテーションプログラムの適応基準

急性 B 型解離の症例で
・破裂，切迫破裂ではない ・malperfusion（分枝灌流障害）がない ・痛みのコントロールができている ・血圧，心拍数のコントロールが達成されている ・大動脈径の拡大（胸部大動脈瘤合併）がない ・DIC（播種性血管内凝固症候群）の合併がない

（日本循環器学会／日本心臓血管外科学会／日本胸部外科学会／日本血管外科学会. 2020 年改訂版 大動脈瘤・大動脈解離診療ガイドライン. https://www.j-circ.or.jp/cms/wp-content/uploads/2020/07/JCS2020_Ogino.pdf. 2024 年 10 月閲覧）

6　大動脈疾患

大動脈疾患のうち循環動態に影響を与える疾患には，急性大動脈解離，大動脈瘤破裂があり，いずれも突然死の原因となる．両者とも基礎疾患に高血圧症のある患者が多いが，Marfan 症候群でも発症の危険がある．

1）急性大動脈解離

急性大動脈解離は突然の胸痛，背部痛，腰痛などで発症し，ショック状態に陥ることがある．解離腔が上行大動脈にあるものを Stanford A 型，上行大動脈にはないものを B 型と分類する．

Stanford A 型は解離腔が上行大動脈に及ぶため，心筋梗塞，大動脈弁閉鎖不全症，心タンポナーデ，脳梗塞を発症することがあり，これらの合併が予後を悪くする．腸管虚血も死因の一つである．造影 CT で解離腔の範囲，臓器虚血の有無を確認し治療方針を決定する．偽腔開存型の A 型急性大動脈解離は緊急手術の適応であるが，偽腔閉塞型で心タンポナーデや大動脈弁閉鎖不全症を合併している例でも同様に手術適応となる．

一方，B 型は A 型に比べると自然予後がよく，原則的に保存的治療が選択されるが，このタイプでも臓器虚血や下肢虚血がある場合は予後不良であり，手術適応になることがある．保存的治療は主に降圧，鎮痛と安静である．

大動脈解離に対するリハビリテーションの適応などについて示す（**表 4-29 〜 32**）[6]．

表 4-30　大動脈解離のリハビリテーションの開始基準

・覚醒状態	−2 ≦ RASS ≦ 1
	30 分以内に鎮静が必要であった不穏がない
・呼吸	呼吸回数＜ 35 回 /min 未満が一定時間持続
	酸素飽和度(SaO₂)90％以上が一定時間持続
	吸入酸素濃度（FiO₂）＜ 0.6
・循環	血圧，心拍数のコントロールが達成されている
	新たな重症不整脈の出現がない
	新たな心筋虚血を示唆する心電図変化がない
・発熱	38.5℃以上の発熱がない

RASS：Richmond Agitation Sedation Scale
（日本循環器学会 / 日本心臓血管外科学会 / 日本胸部外科学会 / 日本血管外科学会. 2020 年改訂版 大動脈瘤・大動脈解離診療ガイドライン. https://www.j-circ.or.jp/cms/wp-content/uploads/2020/07/JCS2020_Ogino.pdf. 2024 年 10 月閲覧）

表 4-31　大動脈解離のリハビリテーションの中止基準

・意識障害	意識・鎮静レベルが RASS ≦−3
	鎮静薬の増量，新規投与が必要な RASS ＞ 2
	労作時の呼吸困難，患者の拒否
・呼吸状態	呼吸数が 5 回 /min 未満 40 回 /min 以上
	SpO₂ が 88 ～ 90％，4％以上の低下
・循環動態	運動療法下にて心拍数≧ 100 /min，収縮期血圧＞ 140 mmHg
	新たな重症不整脈の出現
	新たな心筋虚血を示唆する心電図変化

RASS：Richmond Agitation Sedation Scale
（日本循環器学会 / 日本心臓血管外科学会 / 日本胸部外科学会 / 日本血管外科学会. 2020 年改訂版 大動脈瘤・大動脈解離診療ガイドライン. https://www.j-circ.or.jp/cms/wp-content/uploads/2020/07/JCS2020_Ogino.pdf. 2024 年 10 月閲覧）

表 4-32　大動脈解離の短期リハビリテーションプログラムの例

病日	安静度	排泄	清潔	食事
発症日	ベッドレスト	ベッド上	清拭（介助あり），洗顔（介助あり）	なし
2 日	ベッド座位	ベッド上	清拭（介助あり），洗顔（介助なし）	介助あり
3 日	ベッド周囲歩行	室内トイレ	清拭（介助あり），室内洗顔	↓
4 日	↓	↓	清拭（介助なし），室内洗顔	介助なし
5 日	病棟内歩行	病棟内トイレ	清拭（介助なし），病棟内洗顔	↓
6 日	↓	↓	↓	↓
7 日	院内自由歩行	↓	↓	↓
8 日	↓	↓	シャワー可	

（日本循環器学会 / 日本心臓血管外科学会 / 日本胸部外科学会 / 日本血管外科学会. 2020 年改訂版 大動脈瘤・大動脈解離診療ガイドライン. https://www.j-circ.or.jp/cms/wp-content/uploads/2020/07/JCS2020_Ogino.pdf. 2024 年 10 月閲覧）

2）大動脈瘤破裂

　大動脈瘤は径の増大に伴い破裂のリスクが高まる．最大短径が 6 cm になると破裂リスクが手術死亡のリスクを超えるため，5 ～ 6 cm が手術適応となっている．また，半年で 0.5 cm 以上の径拡大がある場合や痛みの症状を有する場合，感染性大動脈瘤も手術適応になる．瘤形状は紡錘形より囊状のほうが破裂のリスクが高い．

　胸部大動脈瘤では嗄声を呈する例もあるが，大動脈瘤のほとんどは無症状である．破裂すると突然胸痛や背部痛，腹痛，喀血などが出現しショック状態となり，大部分は病院到着前に死亡する．緊急手術でも死亡率は高く，極めて予後不良の疾患である．

7　高血圧症

　2010 年の日本における高血圧者数は約 4,300 万人と推定されている[7]．高齢化に伴いこの数はさらに増加すると考えられている．食生活の欧米化に伴い肥満による高血圧が増加している一方で，日本の特徴ともいえる過剰な食塩摂取による高血圧は依然として多い．

　高血圧は心血管疾患，特に脳卒中の極めて重要な危険因子である．心臓においては，圧負荷により生じる左室肥大は，心不全や虚血性心疾患の重要な背景病態となる．また，高血圧に喫煙，糖尿病，脂質異常症，慢性腎臓病など他の危険因子が加わるとさらに心血管疾患のリスクが上昇するといわれている[7]．

表 4-33　成人における血圧値の分類

分類	診察室血圧（mmHg）			家庭血圧（mmHg）		
	収縮期血圧		拡張期血圧	収縮期血圧		拡張期血圧
正常血圧	＜ 120	かつ	＜ 80	＜ 115	かつ	＜ 75
正常高値血圧	120-129	かつ	＜ 80	115-124	かつ	＜ 75
高値血圧	130-139	かつ / または	80-89	125-134	かつ / または	75-84
Ⅰ度高血圧	140-159	かつ / または	90-99	135-144	かつ / または	85-89
Ⅱ度高血圧	160-179	かつ / または	100-109	145-159	かつ / または	90-99
Ⅲ度高血圧	≧ 180	かつ / または	≧ 110	≧ 160	かつ / または	≧ 100
（孤立性）収縮期高血圧	≧ 140	かつ	＜ 90	≧ 135	かつ	＜ 85

（日本高血圧学会高血圧治療ガイドライン作成委員会編：「高血圧治療ガイドライン 2019」ライフサイエンス出版，p18，表 2-5 を転載）

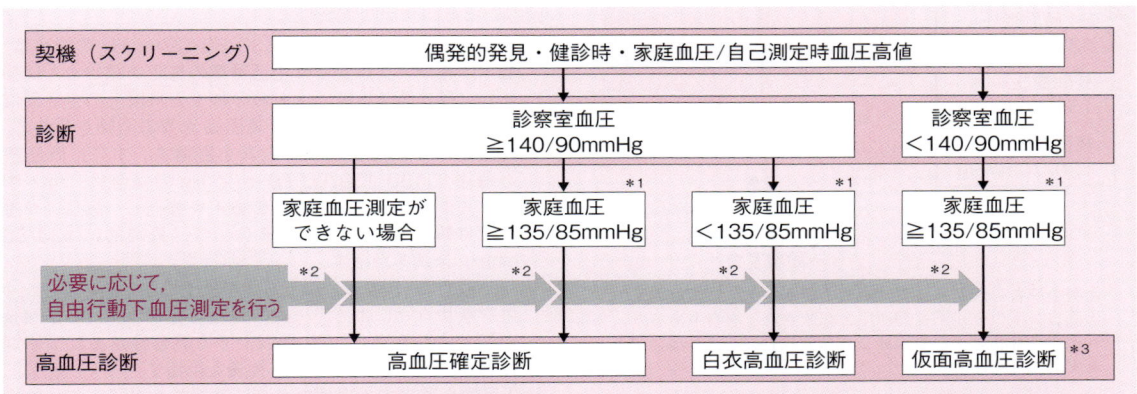

*1 診察室血圧と家庭血圧の診断が異なる場合は家庭血圧の診断を優先する．自己測定血圧とは，公衆の施設にある自動血圧計や職域，薬局などにある自動血圧計で，自己測定された血圧を指す．
*2 自由行動下血圧の高血圧基準は，24 時間平均 130/80mmHg 以上，昼間平均 135/85mmHg 以上，夜間平均 120/70mmHg 以上である．自由行動下血圧測定が実施可能であった場合，自由行動下血圧値のいずれかが基準値以上を示した場合，高血圧あるいは仮面高血圧と判定される．またすべてが基準値未満を示した場合は正常あるいは白衣高血圧と判定される．
*3 この診断手順は未治療高血圧対象にあてはまる手順であるが，仮面高血圧は治療中高血圧にも存在することに注意する必要がある．

図 4-49　血圧測定と高血圧診断手順
（日本高血圧学会高血圧治療ガイドライン作成委員会編：「高血圧治療ガイドライン 2019」ライフサイエンス出版，p20，図 2-1 を転載）

『高血圧治療ガイドライン 2019』[7] では，診察室血圧で 140/90 mmHg 以上，家庭血圧で 135/85 mmHg 以上が高血圧とされている（**表 4-33**）[7]．

高血圧は正常血圧，白衣高血圧，仮面高血圧，持続性高血圧の 4 つに分類される．診断手順を**図 4-49**[7] に示す．診察室血圧値が正常で診察室外血圧値が高い仮面高血圧は，持続性高血圧と同等に臓器障害や心血管イベントのリスクがあるとされ（**図 4-50**）[7]，検出には積極的に家庭血圧や自由行動下血圧を測定する必要がある．

降圧目標は年齢，糖尿病や慢性腎臓病などの有無によって異なるが，後期高齢者でも最終目標は 140/90 mmHg 未満とされる（**表 4-34**）[7]．

高血圧の治療は，生活習慣の是正と薬物治療による．生活習慣については，降圧薬内服後も指導，教育を続けることが重要である（**表 4-35**）[7]．生活習慣の修正のみでは目標血圧に到達することは難しく，多くは降圧薬の内服が必要となる．降圧薬には Ca 拮抗薬，ARB/ACE 阻害薬，利尿薬，β 遮断薬があり，それぞれの患者の病態や適応に合わせて選択する（**表 4-36**）[7]．

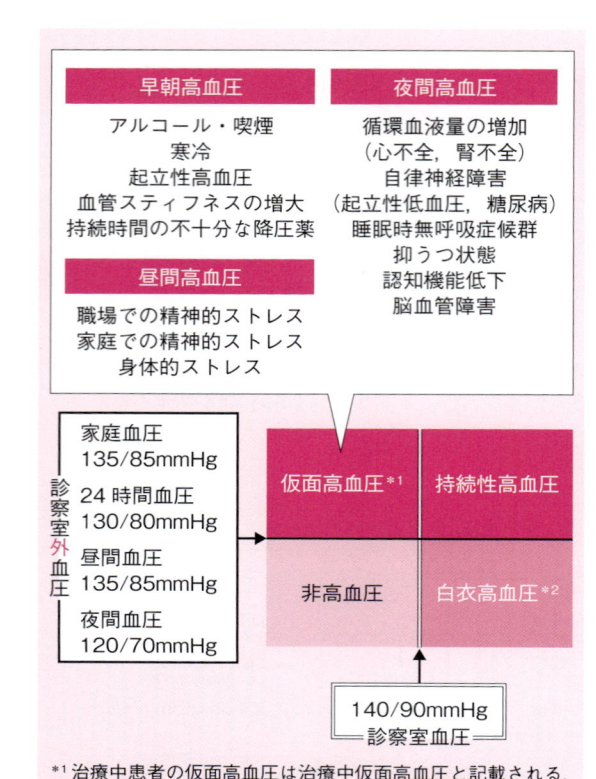

表の左側：

| 早朝高血圧 |
| アルコール・喫煙
寒冷
起立性高血圧
血管スティフネスの増大
持続時間の不十分な降圧薬 |

| 昼間高血圧 |
| 職場での精神的ストレス
家庭での精神的ストレス
身体的ストレス |

| 夜間高血圧 |
| 循環血液量の増加
（心不全, 腎不全）
自律神経障害
（起立性低血圧, 糖尿病）
睡眠時無呼吸症候群
抑うつ状態
認知機能低下
脳血管障害 |

| 家庭血圧
135/85mmHg
24 時間血圧
130/80mmHg
昼間血圧
135/85mmHg
夜間血圧
120/70mmHg | 仮面高血圧*1 | 持続性高血圧 |
| 診察室外血圧 | 非高血圧 | 白衣高血圧*2 |

140/90mmHg 診察室血圧

*1 治療中患者の仮面高血圧は治療中仮面高血圧と記載される. 仮面コントロール不良高血圧と記載される場合もある.
*2 治療中の場合は, 白衣現象または白衣効果を伴う高血圧と記載される.

図 4-50 仮面高血圧に含まれる病態とその因子
（日本高血圧学会高血圧治療ガイドライン作成委員会編：「高血圧治療ガイドライン 2019」ライフサイエンス出版, p21, 図 2-2 を転載）

表 4-35 生活習慣の修正項目

1. 食塩制限 6 g/ 日未満
2. 野菜・果物の積極的摂取* 飽和脂肪酸, コレステロールの摂取を控える 多価不飽和脂肪酸, 低脂肪乳製品の積極的摂取
3. 適正体重の維持：BMI（体重 [kg] ÷ 身長 [m]²）25 未満
4. 運動療法：軽強度の有酸素運動（動的および静的筋肉 負荷運動）を毎日 30 分, または 180 分 / 週以上行う
5. 節酒：エタノールとして男性 20〜30 m*l* / 日以下, 女性 10〜20 m*l* / 日以下に制限する
6. 禁煙

生活習慣の複合的な修正はより効果的である
*カリウム制限が必要な腎障害患者では, 野菜・果物の積極的摂取は推奨しない
肥満や糖尿病患者などエネルギー制限が必要な患者における果物の摂取は 80 kcal/ 日程度にとどめる
（日本高血圧学会高血圧治療ガイドライン作成委員会編：「高血圧治療ガイドライン 2019」ライフサイエンス出版, p64, 表 4-1 を転載）

表 4-34 降圧目標

	診察室血圧 （mmHg）	家庭血圧 （mmHg）
75 歳未満の成人*1 脳血管障害患者 （両側頸動脈狭窄や脳主幹動脈 閉塞なし） 冠動脈疾患患者 CDK 患者（蛋白尿陽性）*2 糖尿病患者 抗血栓薬服用中	< 130/80	< 125/75
75 歳以上の高齢者*3 脳血管障害患者 （両側頸動脈狭窄や脳主幹動脈 閉塞あり, または未評価） CDK 患者（蛋白尿陰性）*2	< 140/90	< 135/85

*1 未治療で診察室血圧 130-139/80-89 mmHg の場合は, 低・中等リスク患者では生活習慣の修正を開始または強化し, 高リスク患者ではおおむね 1 カ月以上の生活習慣修正にて降圧しなければ, 降圧薬治療の開始を含めて, 最終的に 130/80 mmHg 未満を目指す. すでに降圧薬治療中で 130-139/80-89 ｍｍHg の場合は, 低・中等リスク患者では生活習慣の修正を強化し, 高リスク患者では降圧薬治療の強化を含めて, 最終的に 130/80 mmHg 未満を目指す.
*2 随時尿で 0.15 g/gCr 以上を蛋白尿陽性とする.
*3 併存疾患などによって一般に降圧目標が 130/80 mmHg 未満とされる場合, 75 歳以上でも忍容性があれば個別に判断して 130/80 mmHg 未満を目指す.

降圧目標を達成する過程ならびに達成後も過降圧の危険性に注意する. 過降圧は, 到達血圧のレベルだけでなく, 降圧幅や降圧速度, 個人の病態によっても異なるので個別に判断する.
（日本高血圧学会高血圧治療ガイドライン作成委員会編：「高血圧治療ガイドライン 2019」ライフサイエンス出版, p53, 表 3-3 を転載）

表 4-36 主要降圧薬の積極的適応

	Ca 拮抗薬	ARB/ACE 阻害薬	サイアザイド系 利尿薬	β遮断薬
左室肥大	●	●		
LVEF の低下 した心不全		●*1	●	●*1
頻脈	● （非ジヒドロ ピリジン系）			●
狭心症				●*2
心筋梗塞後		●		●
蛋白尿/微量 アルブミン尿を 有する CKD		●		

*1 少量から開始し, 注意深く漸増する
*2 冠攣縮には注意
（日本高血圧学会高血圧治療ガイドライン作成委員会編：「高血圧治療ガイドライン 2019」ライフサイエンス出版, p77, 表 5-1 を転載）

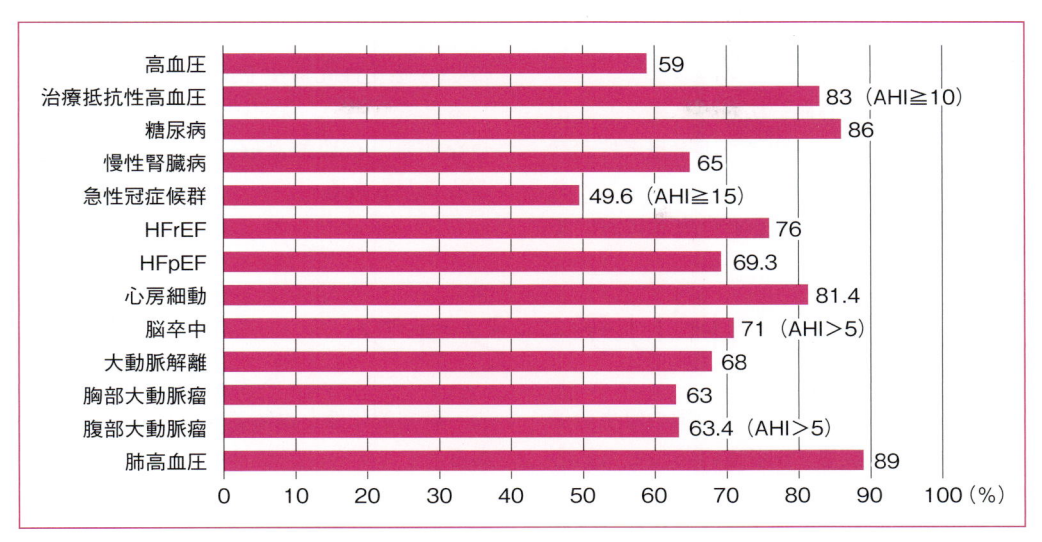

図 4-51　各心血管疾患における SDB 合併頻度
とくに表示のない場合はすべて AHI ≧ 5 の頻度を示す.
（日本循環器学会. 2023 年改訂版循環器領域における睡眠呼吸障害の診断・治療に関するガイドライン.
https://www.j-circ.or.jp/cms/wp-content/uploads/2023/03/JCS2023_kasai.pdf. 2024 年 10 月閲覧）

8　睡眠時呼吸障害 [8]

　1 時間当たりの無呼吸（10 秒以上の呼吸停止）と低呼吸（酸素飽和度の低下や覚醒を伴う気流の低下）の平均総回数を無呼吸低呼吸指数（apnea hypopnea index；AHI）とよび，AHI ≧ 5 で睡眠呼吸障害（sleep disordered breathing；SDB）と診断する.

　SDB は，閉塞性睡眠時無呼吸（obstructive sleep apnea；OSA）と中枢性睡眠時無呼吸（central sleep apnea；CSA）に分けられるが，大部分は前者である.

1）閉塞性睡眠時無呼吸症候群

　上気道の狭窄や閉塞によるものである. OSA は間欠的低酸素や低酸素血症による神経体液性因子の亢進，酸化ストレス，繰り返される胸腔内の高度陰圧による後負荷上昇などで血行動態に影響を及ぼし，高血圧，心不全，虚血性心疾患，不整脈，糖尿病，脳卒中など循環器疾患の合併頻度が高い（**図 4-51**）. 症状はいびき，無呼吸，日中の傾眠，全身倦怠感などで（**表 4-37**），診断は簡易型睡眠モニター，ポリソムノグラフィーを用

表 4-37　OSA ＊（195 人）における自覚症状・他覚徴候の症状出現頻度

症状・徴候	発現頻率（%）
睡眠中のいびき	93
睡眠時の無呼吸指摘	92
日中の過剰傾眠	83
睡眠時の体動異常	54
全身倦怠感	51
寝汗	51
起床時熟睡感の欠如	51
夜間 2 回以上排尿	40
睡眠中の窒息感を伴う覚醒	38
夜間 3 回以上の覚醒	35
起床時の頭痛	35
集中力の低下	28
不眠	19

＊ AHI が 5 以上で習慣性いびき，眠気などの何らかの自覚症状をもつ者
（榊原博樹・他：日本臨床 58：1575-1586，2000.）

いて行われる. 治療は，減量，生活習慣の改善（節酒，禁煙，睡眠導入剤の制限，運動療法など），体位療法（側臥位の維持），持続式陽圧呼吸療法（continuous positive airway pressure；CPAP），口腔内装置，口腔咽頭の気道狭窄を解除する外科的治療などがある.

2）中枢性睡眠時無呼吸

脳卒中や心不全など心血管疾患の結果として出現すると考えられている．特に心不全患者における合併率は 20 ～ 40％と高い[7]．チェーン・ストークス呼吸を伴う CSA は心不全患者において予後不良である．CSA は心不全による呼吸中枢の CO_2 感受性亢進や $PaCO_2$ 伝達遅延によって生じると考えられ，心不全の治療が CSA の治療につながる．夜間酸素療法や CPAP 療法が適応になることもある．

（高橋麻子）

Ⅵ　心臓リハビリテーション

心臓リハビリテーションは，わが国の厚生労働省が推進している 4 疾患・5 事業の一つである心筋梗塞の治療と再発予防の重要な要素であるとともに，多要素プログラムを擁する「包括的リハビリテーション」の代表格である．

1　心臓リハビリテーションの定義・目的

日本心臓リハビリテーション学会では心臓リハビリテーションを次のように定義している[1, 2]．「心臓リハビリテーションとは，心血管疾患患者の身体的・心理的・社会的・職業的状態を改善し，基礎にある動脈硬化や心不全の病態の進行を抑制または軽減し，再発・再入院・死亡を減少させ，快適で活動的な生活を実現することを目指して，個々の患者の「医学的評価・運動処方に基づく運動療法・冠危険因子是正・患者教育およびカウンセリング・最適薬物治療」を多職種チームが協調して実践する長期にわたる多面的・包括的プログラムを指す」．

一方，米国国立公衆衛生院は，心臓リハビリテーションの定義を次のように述べている．「心臓リハビリテーションサービスは，医学的な評価，処方された運動，冠危険因子の改善，教育とカウンセリングを含む包括的かつ長期的なプログラムである．これらのプログラムは，心臓病のもたらす生理学的および心理学的影響を抑制し，突然死や再梗塞のリスクを軽減し，心疾患に伴う症状をコントロールし，動脈硬化の過程を安定または退縮させ，対象とされる患者に対して心理社会的，職業的状態を高めるように計画されたものである」[3]．

これらの定義からすると，心臓リハビリテーションは運動療法だけではなく，患者と家族への教育，カウンセリング，栄養・食事指導，服薬指導，生活指導，禁煙指導，ストレスコントロール，職業復帰訓練などを含めた患者支援をしていかなければならないことがわかる．これが「包括的心臓リハビリテーション」である[2, 4]．つまり，心臓リハビリテーションの目的は，単に自宅退院，ADL（日常生活活動）の自立や復職にあるのみではなく，循環器疾患の再発防止，予防，生命予後の延長までを目指すものであり，この点が脳卒中リハビリテーションなどと大きく異なる．自宅退院や復職が達成できれば心臓リハビリテーションの目的を完全に達成したと考えることは誤りであることを理解する必要がある[4-6]．

2　心臓リハビリテーションの時期的区分

心臓リハビリテーションは包括的かつ長期の介入プログラムである．現在，離床や社会復帰などのリハビリテーションの形態（監視レベル）や内容で分類すべきと考えられ，発症（手術）当日から離床までの「急性期（第Ⅰ相 phaseⅠ）」，離床後の「回復期（第Ⅱ相 phaseⅡ）」（前期回復期，後期回復期），社会復帰以後生涯を通じて行われる「維持期（第Ⅲ相 phaseⅢ）」に分類されている（図 4-52）[2]．

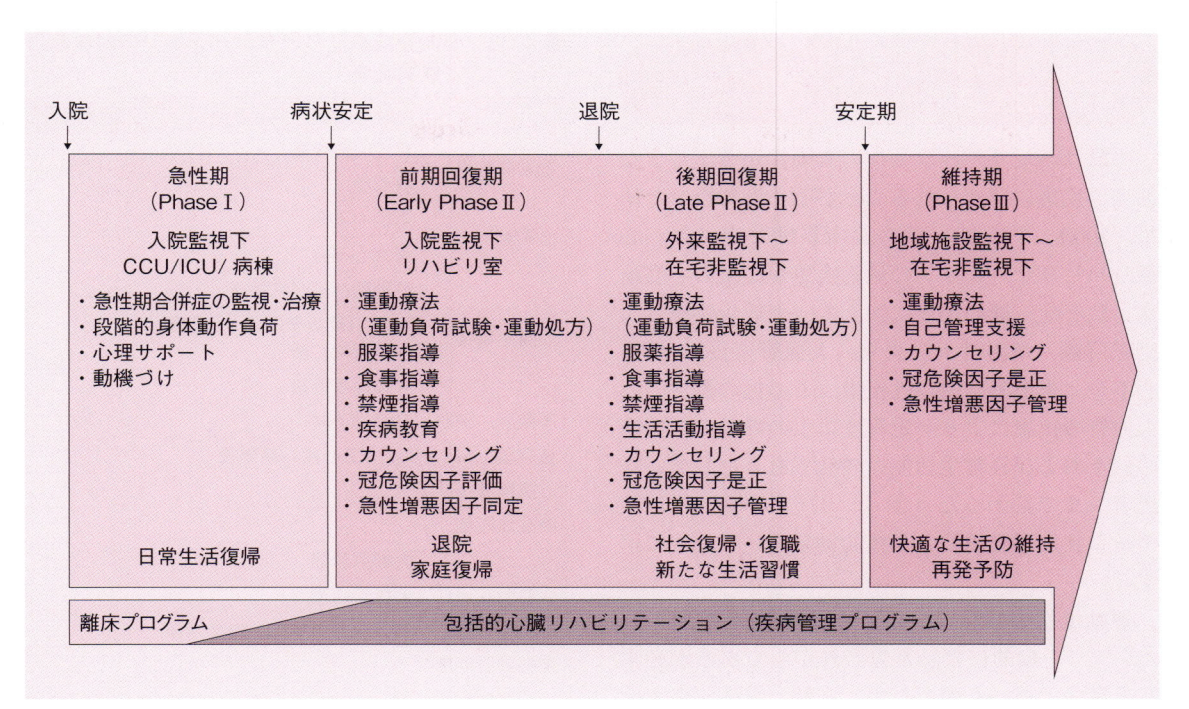

図 4-52　心臓リハビリテーションの時期的区分
（原典 Izawa H et al：Circ J 83: 2394-2398, 2019. を改変）

3　心臓リハビリテーションの構成要素

　心臓リハビリテーションは運動療法のみならず，教育やカウンセリングなど多要素のアプローチが含まれる包括的なプログラムである．心臓リハビリテーションの構成要素として，①運動療法（運動プログラム，運動処方を含む），②患者教育（冠危険因子の評価と是正，禁煙指導など），③カウンセリング（社会復帰・復職相談，心理相談など），があげられる．心臓リハビリテーションでは運動療法のほかに，このような多要素のメニューを加えることで，再発予防のための危険因子の軽減がさらに図られ，リハビリテーションの威力が倍増する．

4　心臓リハビリテーションの構成スタッフ

　心臓リハビリテーションは多要素なものを含ん

でおり，心臓リハビリテーションに参加するスタッフは，一定レベルの知識を有し，スタッフ間の連携・協力を行う必要がある．この目的を達成するために，職種横断的な組織である日本心臓リハビリテーション学会が大きな役割を果たしている．1994 年設立の日本心臓リハビリテーション学会は目覚ましく発展し，2024 年現在，その会員数は 16,000 名を超える．また，学会が制定した心臓リハビリテーション指導士制度は，心臓リハビリテーションに携わるスタッフの知識を標準化し好評であり，資格取得者は 6,600 人を超えている．2006 年の診療報酬改定でも心臓リハビリテーション指導士の文章が織り込まれ，社会的な認知も十分なものになった．この資格を取得し，常にスキルアップをしていれば，トータルに心臓リハビリテーションを実施することが可能であるといえる．

5 心臓リハビリテーションの適応・禁忌

心臓リハビリテーションの有効性がさまざまな循環器疾患に認められることが明らかになった結果，2008（平成 20）年の診療報酬改定では，心臓リハビリテーションの適応疾患が従来の心筋梗塞，狭心症，開心術後に加えて，大血管疾患（大動脈解離，解離性大動脈瘤，大血管術後），慢性心不全，末梢動脈閉塞性疾患，その他の慢性の心大血管の疾患により一定程度以上の呼吸循環機能の低下および日常生活能力の低下をきたしている患者，まで拡がった（**表 4-38**）[2]．心臓リハビリテーション運動療法の身体的効果を **表 4-39** に示す[7]．

運動療法の禁忌については表 2-13 を参照されたい[2]．一般的に禁忌と思われがちであるが必ずしも禁忌でないものとして，高齢，左室駆出率低下，補助人工心臓（LVAS）装着中の心不全，植込み型除細動器（ICD）装着例が挙げられる．NYHA Ⅳ度の心不全では全身的な運動療法の適応にならないが，局所的個別的なレジスタンストレーニングの適応となる可能性はある．

6 運動療法プログラムおよび運動処方

運動療法による身体効果は，運動療法開始前の身体機能や重症度，用いる運動の種類，持続時間や頻度によって異なる．運動能力，心機能，病態，合併症の有無などは患者により個々に異なるので，運動負荷試験に基づいた個別的な運動プログラム，運動処方が重要である．

通常はトレッドミルや自転車エルゴメーターを用いた多段階漸増負荷試験を行うが，呼気ガス分析併用運動負荷試験（心肺運動負荷試験）を行うことが望ましい．心肺運動負荷試験では，心電図，心拍数・血圧反応以外に呼気ガス分析による最高酸素摂取量や嫌気性代謝閾値（anaerobic threshold；AT）を確認する．

運動処方における運動強度は，最大酸素摂取量

表 4-38 心血管疾患リハビリテーションの対象疾患と保険適用

対象疾患		保険適用
冠動脈疾患	急性心筋梗塞[*1]	○
	狭心症	○
心不全	急性心不全	
	慢性心不全[*2]	○
心臓手術後	冠動脈バイパス術後	○
	TAVI（経カテーテル大動脈弁留置術）後	○
	弁膜症手術後	○
不整脈，デバイス植込み後		○[*4]
植込型 VAD（補助人工心臓）装着後		○[*4]
心臓移植後		○[*4]
肺高血圧症		○[*4]
大血管疾患[*1]	大動脈解離	○
	大血管術後	○
	ステントグラフト内挿術後	○
末梢動脈疾患[*3]		○

[*1]：心大血管疾患リハビリテーション料（Ⅱ）を算定する場合，急性心筋梗塞および大血管疾患は発症後（手術を実施した場合は手術後）1 カ月以上経過したものに限る．

[*2]：慢性心不全の場合は LVEF 40％以下，peak $\dot{V}O_2$ が標準値の 80％以下，BNP が 80 pg/m*l* または NT-proBNP が 400 pg/m*l* 以上のいずれかを満たす場合．

[*3]：末梢動脈閉塞性疾患であって，間欠性跛行を呈する状態のもの．

[*4]：心不全などにより一定程度の呼吸循環機能の低下および日常生活能力の低下をきたしているもの．

（日本循環器学会／日本心臓リハビリテーション学会. 2021 年改訂版 心血管疾患におけるリハビリテーションに関するガイドライン．https://www.j-circ.or.jp/cms/wp-content/uploads/2021/03/JCS2021_Makita.pdf. 2024 年 10 月閲覧）

の 40 〜 85％（最大心拍数の 55 〜 85％に相当）とされるが，最近では比較的軽めの 60 〜 70％で処方されることが多い．わが国では心肺運動負荷試験時の AT 到達時の心拍数が処方されること（AT 処方）が多い．

心肺運動負荷試験を行わない場合には，Karvonen の式を用いて，最大心拍数と安静心拍数の差に係数 0.4 〜 0.6 を乗じて，安静時心拍数に加えることが多い[2]．酸素摂取量や心拍数の代用として，Borg スケールによる自覚的運動強度も実

表 4-39　運動療法の身体的効果

項目	内容	ランク
運動耐容能	最高酸素摂取量増加	A
	嫌気性代謝閾値増加	A
症状	心筋虚血閾値の上昇による狭心症発作の軽減	A
	同一労作時の心不全症状の軽減	A
呼吸	最大下同一負荷強度での換気量減少	A
心臓	最大下同一負荷強度での心拍数減少	A
	最大下同一負荷強度での心仕事量（心臓二重積）減少	A
	左室リモデリングの抑制	A
	左室収縮機能を増悪せず	A
	左室拡張機能改善	B
	心筋代謝改善	B
冠動脈	冠狭窄病変の進展抑制	A
	心筋灌流の改善	B
	冠動脈血管内皮依存性，非依存性拡張反応の改善	B
中心循環	最大動静脈酸素較差の増大	B
末梢循環	安静時，運動時の総末梢血管抵抗減少	B
	末梢動脈血管内皮機能の改善	B
炎症性指標	CRP，炎症性サイトカインの減少	B
骨格筋	ミトコンドリアの増加	B
	骨格筋酸化酵素活性の増大	B
	骨格筋毛細管密度の増加	B
	Ⅱ型からⅠ型への筋線維型の変換	B
冠危険因子	収縮期血圧の低下	A
	HDL コレステロール増加，中性脂肪減少	A
	喫煙率減少	A
自律神経	交感神経緊張の低下	A
	副交感神経緊張亢進	B
	圧受容体反射感受性の改善	B
血液	血小板凝集能低下	B
	血液凝固能低下	B
予後	冠動脈性事故発生率の減少	A
	心不全増悪による入院の減少	A（CAD）
	生命予後の改善（全死亡，心臓死の減少）	A（CAD）

A：証拠が十分であるもの，B：報告の質は高いが報告数が十分でないもの，CAD：冠動脈疾患．
（心血管疾患におけるリハビリテーションに関するガイドライン（2012年改訂版）[7]，p 9 より抜粋）

用的である．これは 6 ～ 20 の指数からなるが，"13" がほぼ AT に相当するため，運動強度としては "12 ～ 13" を用いる[2]．

運動の時間・頻度については，10 分×2 回／日から開始し，20 ～ 30 分×2 回／日まで徐々に増加し，安定期には 30 ～ 60 分×2 回／日を目指す．週 3 回以上，できれば毎日行うことが望ましい[2]．前回の運動による疲労が残らないように初期には時間・回数を少なくして，トレーニング進行とともに漸増していく．主運動の前後には準備運動と整理運動の時間を設ける．高齢者では準備運動の時間を十分にとり，運動時の心事故や外傷・転倒事故を予防する．

運動の種類としては，大きな筋群を用いる持久的で，有酸素的な律動運動（等張性運動）が望ましい．歩行，軽いジョギング，水泳，サイクリングの他，各種のスポーツがあげられるが，スポーツ種目の場合には競争はさせず，運動療法開始当初は急激に負担のかかる等尺性の無酸素的運動を避けるなどの注意が必要である．

7 心臓リハビリテーションと安全性

　循環障害者は安全な範囲内で運動療法を行わなければならない．低酸素血症や心拍数異常の検出には，経皮的酸素飽和度測定計，心拍モニター，ホルター心電計など非侵襲的かつ携帯型のものが開発されており，安全に運動療法が行えるようになった．また，再還流療法や薬物治療などの進歩により，心臓リハビリテーションは以前よりも安全に行われるようになった．心筋梗塞後のリハビリテーションの安全性に関する全国調査により，心停止や入院など重篤なケースはほとんどなく，適切な運動処方に基づく運動療法は極めて安全であることが報告されている[8]．

8 低いリハビリテーションへの参加率

　心臓リハビリテーションは心臓疾患における標準的な治療法の一つであるといえるが，呼吸リハビリテーション同様，普及率は低値にとどまっている．厚生労働省循環器病研究委託費「わが国における心疾患リハビリテーションの実態調査と普及促進に関する研究」班の調査では，循環器専門医研修施設ではほとんどの施設（97%）が急性心筋梗塞患者の入院を受け入れ，90%以上の施設が冠動脈造影，PCI（percutaneous coronary intervention：経皮的冠動脈形成術），緊急 PCI を実施していた[8]．しかし，心臓リハビリテーション実施状況をみると，「急性心筋梗塞患者に何らかのリハビリテーションを実施している」「心筋梗塞患者の急性期心臓リハビリテーションを実施している」施設は研修施設で約半数，関連施設では約3割にすぎなかった．「心筋梗塞患者の回復期心臓リハビリテーションを実施している」施設は研修施設で2割強，関連施設で1割強，抽出施設で 1.5% にすぎなかった．また，「心臓リハビリテーションを実施していない」と回答した循環器専門医研修施設 245 施設と研修関連施設 106 施設における心臓リハビリテーションを実施しない理由を調査したところ，「スタッフ不足」「設備がない」「施設基準を取得していない」であった．すなわち，わが国では，AMI に対する急性期冠動脈インターベンションが高度に普及しているのに比べ，心臓リハビリテーションの普及が不釣り合いに遅れていることが明らかになった[9]．さらに，慢性心不全患者への Phase II 心臓リハビリテーション普及率は 7% にすぎなかった[10]．

　Phase II 心臓リハビリテーションプログラムへの参加率の低さは海外でも同様で，米国では 8.7 ～ 50%[11]，英国では 14 ～ 23%[12] である．参加率が低い理由は，循環器内科医が患者に対して心臓リハビリテーションを積極的に紹介しないこと，心臓リハビリテーション施設への距離が遠いこと，患者のモチベーションが欠如していることなどがある．参加率の高い人の特徴は，年齢が若く，男性で，収入が多く，疾病の重篤度を理解していることである．

　心臓リハビリテーションの普及には，患者自身あるいは患者と家族が自立・継続してリハビリテーションを行えるようにする工夫が必要である．すなわち，無理のないメニューにすること，最低限何が必要かを的確に患者や家族に伝えること，患者があきらめない内容にすることが必要であろう．

　また，リハビリテーションの効果を維持するためには継続が必要不可欠であり，フォローアップのシステムをつくり継続させるような方策をとることが望ましい．リハビリテーションの効果の継続には，スタッフや家族による継続したサポートが重要であり，それらが得られない場合は，リハビリテーションの効果は訓練終了後低下すること，リハビリテーションは継続が困難であるとの報告もある．2020 年に始まった COVID-19 感染拡大により通院型の心臓リハビリテーションを行うことはますます困難になった．最近は，ICT を用いた遠隔リハビリテーションの試みなど，新たな取り組みがなされてきている[13]．

9　心臓リハビリテーションで寿命が延びる

リハビリテーション医療はもともと "adding life to years"（生活機能予後・QOL の改善）を主目的に発展してきたが，心臓リハビリテーションはさらに "adding years to life"（生命予後の改善）にも効果があり，"adding life to years and years to life"（生活機能予後・QOL の改善と生命予後の改善）を達成できる極めて優れた医療である．エビデンスが明らかでリスク管理の徹底した心臓リハビリテーションはリハビリテーション医療のなかでも先進的であり，超高齢社会，重複障害時代のリハビリテーションにおいて心臓リハビリテーションの役割がますます大きくなることは明白である[4-6]．

心臓リハビリテーション患者の高齢化が進み，重複障害や認知障害を合併していることが多く，運動療法を実施する際にはさまざまな注意を要する（**表 4-40**）[2]．しかし，CABG を受けた血液透析患者が心臓リハビリテーションを受けると全死亡率が 35% 減少し，心臓死も 35% 減少したと報告されており[14]，重複障害があるからといって安易に心臓リハビリテーションの対象から外すようなことがあってはならない[15]．むしろ，循環障害患者の高齢・障害の重複化に対しては，関節拘縮・バランス改善や予防という理学療法や環境対策も含めた広い意味でのリハビリテーションに熟知したリハビリテーション科医に任せることで，心臓リハビリテーション対象患者を拡大できる可能性が高く，リハビリテーション医と循環器科医の協力体制のより緊密な構築が望まれる[5]．

（上月正博）

10　患者教育

心臓リハビリテーションにおいて患者教育は重要な位置を占める．虚血性心疾患は，その多くが生活習慣に起因しており，食事療法，運動療法など生活習慣の改善が治療の基本となる．心不全管理においても，予防期からの継続した自己管理や

表 4-40　高齢心疾患患者に対する運動療法実施時の注意点

目的・対象	主な注意点
合併疾患への配慮 　脳血管障害，貧血 　肝・腎障害 　前立腺疾患 　骨関節疾患 　閉塞性肺疾患 　消化器疾患（癌を含む） 　末梢動脈疾患	めまい，ふらつきへの対応 障害臓器の血流量低下 自転車エルゴメータは避ける 症状や状態に応じて負荷を回避または関節周囲の筋力を増強 運動に伴う低酸素血症 エネルギーの摂取量と消費量のバランス 有酸素運動は歩行を推奨 下肢潰瘍に留意
生理的予備能の低下	心拍数や血圧変動が大きく，当日の体調により運動処方を決定 脱水や電解質異常
フレイル	個々の状態に応じてバランス機能改善を図る 低負荷高回数の運動処方
バランス機能障害，視覚障害	運動療法中の転倒
リビングウィルの尊重	運動療法が身体的苦痛を与えていないか留意 患者との対話を有効活用 患者の目標や人生観を把握

（日本循環器学会 / 日本心臓リハビリテーション学会. 2021 年改訂版 心血管疾患におけるリハビリテーションに関するガイドライン. https://www.j-circ.or.jp/cms/wp-content/uploads/2021/03/JCS2021_Makita.pdf. 2024 年 10 月閲覧）

日々の身体変化や身体的・精神的症状のセルフモニタリングが重要となる．

在院日数が短縮するなか，十分な教育機会が得られない状況があり，心臓リハビリテーションの各期で，継続した教育機会を確保していくことが重要である．特に高齢者では，身体機能や精神・認知機能の低下から在宅支援が必要なケースも多くみられる．心臓リハビリテーションの参画により，患者教育の側面からも医師，看護師，理学療法士，作業療法士，管理栄養士，健康運動指導士，臨床心理士など多職種連携による継続的な教育介入や評価が可能となる．症状，体重や血圧，運動時の自己検脈など，日々の体調を記録してセルフモニタリングを行うことは，自宅でのリハビリテーション実施だけでなく，異常の早期発見にもつながることから，患者がセルフモニタリング

表 4-41　心不全患者の心臓リハビリテーションにおける患者教育・生活指導

疾患に関する知識	入浴
・定義，原因，症状，病状経過・重症度の評価（検査内容） ・増悪の誘因，合併疾患 ・冠危険因子（加齢，家族歴，喫煙習慣，高血圧，肥満，耐糖能異常，糖尿病，高 LDL コレステロール血症，高中性脂肪血症，低 HDL コレステロール血症，メタボリックシンドローム，精神的・身体的ストレス，身体活動不足）	・適温（40 〜 41℃），10 分程度，鎖骨下までの深さでの入浴，高温サウナ浴の危険性
	睡眠
	・睡眠に関する知識，適切な睡眠の重要性
セルフモニタリング	**性生活**
・患者自身が症状モニタリングを実施することの必要性・重要性 ・セルフモニタリングのスキル，患者手帳の活用（体重測定・家庭血圧測定・自己検脈） ・症状増悪時の対応（医療者へ連絡をとるタイミング，利尿薬・水分の自己調整，胸痛時のニトログリセリンの使用方法など）	・性生活の注意，避妊の必要性の有無など
	喫煙，嗜好品
	・禁煙，麻薬の危険性
	感染予防
	・感染予防の知識，インフルエンザ・肺炎のワクチン接種
	口腔・歯の衛生
服薬	・歯周病の予防と治療
・薬剤名，薬効，服薬方法，副作用 ・発現率の高い薬剤副作用についての理解と医療者へ連絡をとるタイミング ・処方どおりに服用することの重要性	**排泄**
	・便秘の予防と治療
	骨関節疾患
デバイス治療・経皮的または開胸術後	・骨関節疾患と運動時の注意点
・治療の適応，目的，重要性，効果の理解	**復職**
栄養	・仕事量，仕事内容の調整，長時間労働の回避，職場の理解と協力の必要性，休息の必要性
・過度の水分摂取の危険性，低ナトリウム血症を呈する重症心不全患者における飲水制限（1.5 〜 2 l，高温多湿の環境や嘔気・嘔吐時には水分摂取量を増加させる） ・1 日 6 g 程度の減塩を基本に個々の患者に適した塩分摂取量を設定 ・体重管理と適切なカロリー摂取・たんぱく質の摂取による低栄養の予防 ・適正体重の維持 ・過度のアルコール摂取の危険性 ・加工食品の摂取制限	**旅行・余暇活動・自動車運転**
	・旅行中の注意事項（服薬管理，環境に応じた飲水量の調整，適切な身体活動量） ・薬物性の日光過敏症（例：アミオダロン） ・高地における低酸素血症 ・外国旅行では内服薬を一般名で表記したリストとともに持参すること ・運転時の注意事項，植込み型除細動器・補助人工心臓植込み術後の運転の制限
運動	**社会資源の活用**
・定期的な運動の実施と方法	・身体障害，更生医療，介護保険制度の適用について
ストレスマネジメント	**一次救命処置**
・ストレス解消法，瞑想，孤独・孤立の回避，介護者・医療者による心のケア	・心肺停止時の一時救命処置法についての介護者への指導

（日本循環器学会 / 日本心臓リハビリテーション学会．2021 年改訂版 心血管疾患におけるリハビリテーションに関するガイドライン．https://www.j-circ.or.jp/cms/wp-content/uploads/2021/03/JCS2021_Makita.pdf．2024 年 10 月閲覧）

を習慣化できるように，患者の日常生活を踏まえて，いつ，どこで，どのように行うかを具体的に考えて支援する．

　心臓リハビリテーションにおける患者教育の項目は，疾患に関する知識，セルフモニタリング，運動，服薬，栄養，ストレスマネジメントや復職などの多くの項目があげられる（**表 4-41**）[1]．心臓リハビリテーションにおける包括的な介入により，冠危険因子や生活習慣の改善，心疾患死亡率の有意な低下などの効果が認められている[2]．

　入院や罹患は，学ぶ必要性への強い動機づけになることから，患者がリハビリテーションやその継続へのアドヒアランスが高められるようにかかわっていくことが求められる．急性期では，冠危険因子是正の必要性に気づく疑問や示唆を投げかけ，患者のデータを用いて具体的なリスクを示していくなど，動機づけを強力に行うことが重要である．

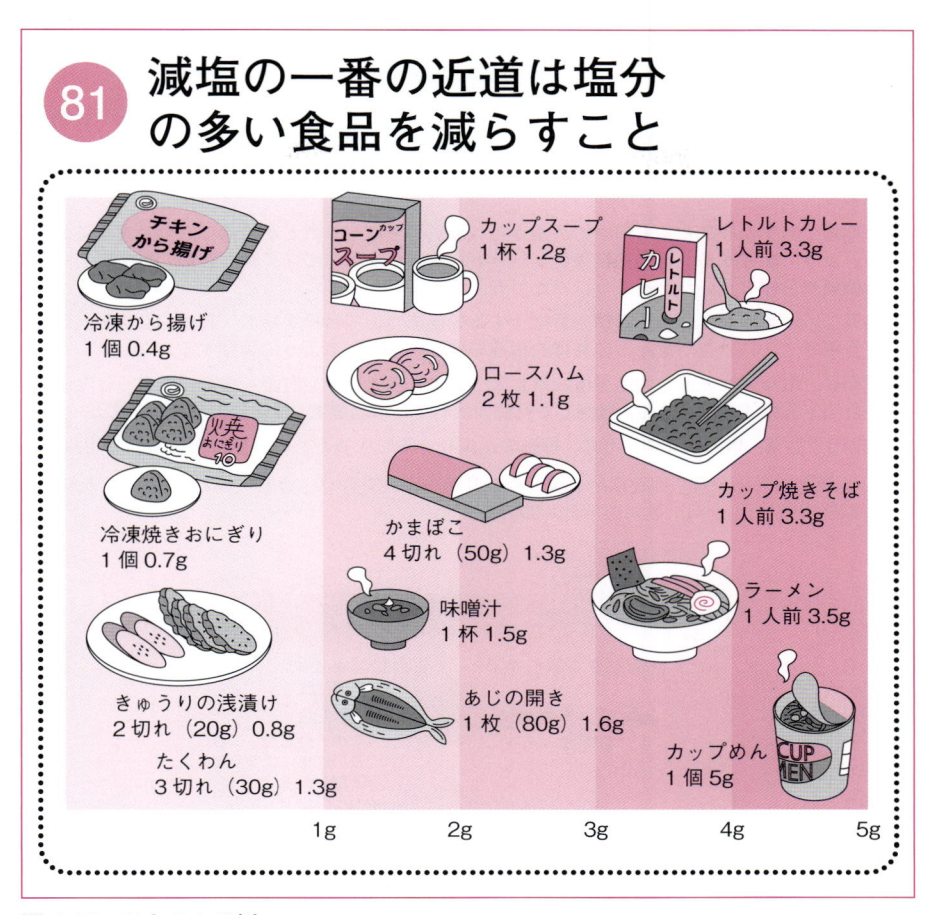

81 減塩の一番の近道は塩分の多い食品を減らすこと

チキンから揚げ
冷凍から揚げ
1個 0.4g

コーンスープ

カップスープ
1杯 1.2g

レトルトカレー
1人前 3.3g

ロースハム
2枚 1.1g

冷凍焼きおにぎり
1個 0.7g

かまぼこ
4切れ（50g） 1.3g

カップ焼きそば
1人前 3.3g

味噌汁
1杯 1.5g

ラーメン
1人前 3.5g

きゅうりの浅漬け
2切れ（20g） 0.8g
たくわん
3切れ（30g） 1.3g

あじの開き
1枚（80g） 1.6g

カップめん
1個 5g

1g　2g　3g　4g　5g

図 4-53　テキストの例
（上月正博・他（編）：イラストでわかる患者さんのための心臓リハビリ入門，第3版，中外医学社，2024，p95）

　教育を始めるにあたっては，身体的な状況や薬物治療の影響を把握する．特に認知障害や精神状態（意欲の有無，極度の不安や抑うつ状態の有無）が認められないか確認する．患者がセルフケアをどの程度，そしてどのように行っていけるか，実現可能な段階を踏んだ目標設定を心臓リハビリテーションチームで共有しながら検討していく．

　教育を円滑に行っていくには視覚的に訴え，自己学習にも活かせるようにわかりやすいテキストなどの教材を活用が効果的である．活用できるテキストの一例を示す（図 4-53）[3]．

　生活習慣改善に向けて行動変容を促進するには，患者の自己効力感を高め，行動変容の各段階に沿った支援が効果的である．Prochaska らは行動変容を，前熟考期（無関心期：行動変化を考えていない），熟考期（関心期：行動変化の意義は理解，行動変化なし），準備期（患者なりの行動変化），行動期（実行期：望ましい行動6カ月以内），維持期（望ましい行動6カ月以上）の5つのステージに分類した[4]．患者が今，どの段階にあるのかを把握して，段階に応じた介入が求められる（表 4-42）．

　自己効力感は，何かの課題を達成するため必要とされる行動が効果的であるという信念をもち，実際に自分ができるという自信であり，Bundura は，行動がどのような結果をもたらすかという結果予期と，その行動が実際行えるかという効力予

表 4-42　関心の段階ごとの介入

関心の段階	介入
無関心期	無関心期は，良い生活習慣を取り入れることに関心を持たせることが目標となり，医療者側や一般的な知見や価値観を押しつけないことが大切である．患者が拒絶していないことを確認し，自分のために必要だと意志決定でるために必要な情報を提供するとともに，現在の生活習慣のメリットとデメリットについて質問し話し合う．
関心期	関心期は，わずかなことでも何か始めようという気持ちにすることが目標で，行動を起こさないことを批判しないように配慮する．行動変容後のメリット・デメリットについて話し合い，患者にとって生活習慣を変える価値や目標を見いだせるようにかかわる．
準備期	準備期は，理想的な良い生活習慣や目標とする効果について目標を持ち，具体的な行動計画を立てられることが目標で，ここで専門家からの具体的指導の機会が得られるように調整する．
実行期	実行期は，取り入れるべき生活習慣に対して，あまり高い目標や計画を設定するのではなく，達成可能な目標や計画を設定する．そして，計画した行動が実行できれば誉め，自己効力感を高めていくように支援する．
維持期	維持期は，脱落，中断しないように，行動の逆戻りを予防するための対処計画について相談し準備しておく．

（角口亜希子：1．看護師の立場から―回復期．心臓リハビリテーション昨日・今日・明日（NPO 法人ジャパンハートクラブ　濱本 紘，野原隆司監修）．p 84，最新医学社，2007）

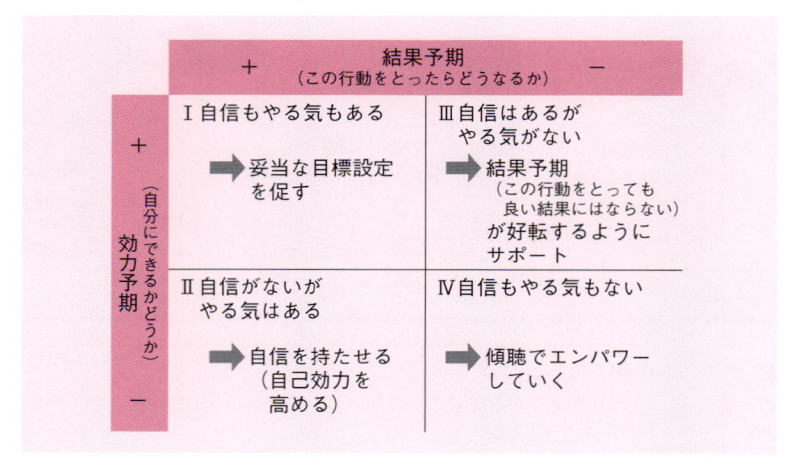

図 4-54　自己効力理論に基づく介入の考え方
（原典 安酸史子：糖尿病患者のセルフマネジメント教育―エンパワメントと自己効力．メディカル出版，p 97，2004 を引用改変したものを呼吸リハビリテーションマニュアル―患者教育の考え方と実践，2007[6]，p 32 より）

期を示した[5]．結果予期と効力予期の組み合わせから，4 つのパターンに分類される[6]．患者がどのパターンにいるのか把握して介入することが効果的である（図 4-54）．

セルフケアの維持，向上を図っていくことが重要であり，Riegel によって提唱された「慢性疾患のセルフケアにおける中範囲理論」においては，セルフケアのプロセスとして，健康な行動を起こす「セルフケアメンテナンス」，症状や変化を確認する「セルフケアモニタリング」，変化を認識して何かしらの行動を起こして評価する「セ

ルフケアマネジメント」を示している（図 4-55）[7,8]．患者が健康行動を知り，自身の状況を観察して評価し適切な行動がとれるように支援していくことが大切である．

11　薬物療法

主な薬物治療として，抗血小板薬，カルシウム拮抗薬，β 遮断薬，α 遮断薬，MRA, HMG 還元酵素阻害薬，ACE 阻害薬，A II 受容体拮抗薬，また病態に応じて ARNI や糖尿病治療薬 SGLT2

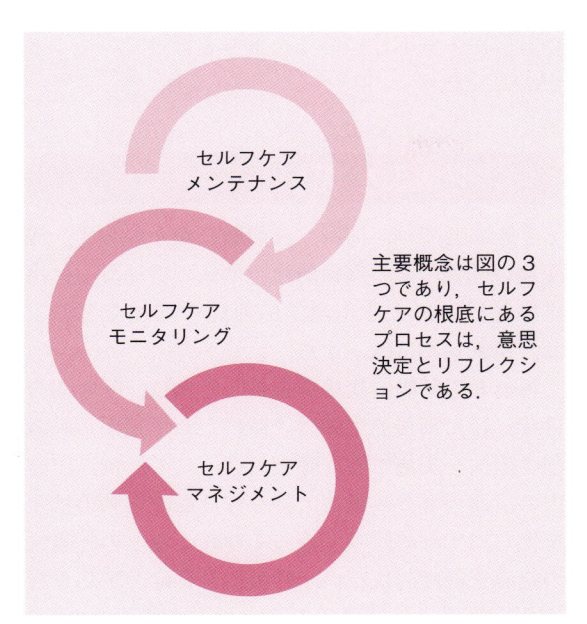

図4-55　慢性疾患のセルフケアに関する中範囲理論
(原典 Riegal B et al, 2012[7] を一部改変したものを心不全ケア教本，第2版，2019[8]，p301 より)

阻害薬が用いられている．また，うっ血性心不全の治療では，利尿薬・血管拡張薬・強心薬などが用いられる．確実な服薬は治療の基本であり，服薬管理が行えるように，患者・家族に教育を行うことが重要である．心臓リハビリテーションチーム内で使用中の薬剤について情報共有をして患者，家族への教育を行っていく．

教育では，現状の内服薬の確認とともに，普段の服薬状況や薬物の主な副作用，拮抗作用による禁忌など服用時の注意など，薬に対する認識を確認する．患者とその家族に対して，服薬遵守の徹底と薬剤の作用・副作用の理解を促し，患者に副作用が出現した際，迅速にかかりつけの医療機関などへの連絡・相談方法についても患者本人と家族と相談しておく．

また，薬物療法下での運動療法には，服薬時間や投薬期間から薬効を考慮していくことが必要である．また，降圧薬や血糖降下薬の服用は，血圧や血糖値のコントロールを行い，運動療法を安全に行っていくために重要であり，自己中断をしないよう理解を促す．ジギタリス内服患者では食欲不振，腎機能障害，また利尿薬では電解質のバラ

ンスに留意する．トルバプタンを使用している患者では，短時間に多量の水利尿が起こってくることから口渇や意識レベルの観察を行い，高ナトリウム血症に留意するなど，運動療法における薬物の影響や循環応答について留意する．

12　栄養指導

生活習慣の改善において，食事療法は運動療法とともに車の両輪で基本となる．

危険因子の改善は複合的であり，対象者のリスク状態に沿った介入が求められる．脂質管理では，日本動脈硬化学会より患者のリスクに応じた管理目標が設定されている（表8-15参照）[9]．脂質管理の脂肪摂取量を総エネルギー量の20〜25%以下にする．飽和脂肪酸の摂取量を総エネルギーの4.5%以上7%以下に制限し，多価不飽和脂肪酸，特に青魚などに含まれるω-3系多価不飽和脂肪酸の摂取を促す．高トリグリセライド血症の場合はアルコールや糖質の制限を行う．

塩分は，日本人の食事摂取基準[10]において，男性で1日7.5g未満，女性で6.5g未満が推奨されており，高血圧症では1日6g以下の塩分制限を行う．食事指導では香辛料の工夫，醤油を後につける，練り物の摂取を控えるなどの内容があげられるが，高齢者では薄味で食欲がなくなる可能性もあることから，日々の食事内容を確認して指導を行っていく．また，十分に栄養を摂取できていない場合もあり，低栄養に陥っていないか，口腔の状態も確認していくことが大切である．

嗜好品では，純アルコールの摂取は20g/日以下に抑える．疾患や病状によっては別途指示を行う．肥満者は減量により降圧効果が得られるため，BMI 24.9以下を目指し摂取エネルギー量の指導を行う．

体重管理では，適切なエネルギー量とバランスのとれた食事内容についての指導を行う．摂取エネルギーは標準体重を基準として計算する．標準体重は［身長(m)×身長(m)×22］で算出し，身体活動レベルのⅠ〜Ⅲの活動強度に応じ，体重1 kg 当たり［25〜35 kcal/kg/日×標準体重］

により 1 日の摂取エネルギー量を算出する[11]. 18 歳から 49 歳は［身長(m)］^{2}×18.5 〜 24.9 kg/m^2, 50 歳から 64 歳は［身長(m)］^{2} × 20.0 〜 24.9 kg/m^2, 65 歳から 74 歳：［身長(m)］^{2} × 21.5 〜 24.9 kg/m^2, 75 歳以上は［身長(m)］^{2} × 21.5 〜 24.9 kg/m^2 とする[9].

糖尿病では HbA1c 6.5% 以下を目標として, 糖尿病食品交換表に基づいた指導を行う, など, 患者の身体状況, 生活状況に合わせた指導を行う[11].

食事療法は, 治療の重要な位置を占める一方, 食事は生活上の楽しみである. 食事療法の実施には患者の嗜好や食習慣を確認し, 管理栄養士と連携して生活に基づいた内容で修正を行っていくことが重要である.

13 禁煙指導

喫煙は末梢血管を収縮させ一過性の血圧上昇をきたす. さらにすべての動脈硬化疾患の危険因子であり, 禁煙は必ず行うように指導する. 禁煙の効果は開始とともに速やかに現れ, 禁煙期間が長くなるほどリスクは低下する[12]. 禁煙は短期入院であれ, 急性期からの介入で強力に是正していくべき項目である.

わが国では,「日本循環器学会禁煙ガイドライン」において,「5 A アプローチ」による指導が推奨されている (**表 4-43**)[13]. 必要であればニコチン代替療法の導入を図る. 本人に禁煙の意思があり, ニコチン依存症と診断され, ブリンクマン指数（1 日喫煙本数×喫煙年数）が 200 以上で, 禁煙治療に文書で同意をしている場合は保険診療の適用となる. 禁煙の意志がある場合, 特に禁煙を実施しても再喫煙するなど自己努力での禁煙が困難である場合は, 禁煙外来の受診を勧める.

禁煙に関心がないという患者も見受けられる. 禁煙への関心を強化し準備するために, 行動変容の段階に沿った支援を実施する. 今までの喫煙歴を振り返り, 禁煙へのメリットとデメリットについて話し合い, 禁煙を行うための対処方法や禁煙を行うためのサポートを確認する. 日常診療のなかで問診を日常化し, 患者の禁煙意思や禁煙経験

の有無から個別性に応じた指導を行っていくことが必要である.

14 呼吸理学療法

手術患者では, 開胸, 非開胸にかかわらず, 浅く速い呼吸による機械的死腔換気の増加や心拍出量応答低下による生理学的死腔の増加などにより, 換気効率は低下する.

術前から呼吸器疾患を合併した例は, 呼吸器合併症, 特に術後無気肺の予防のため早期から呼吸理学療法を実施する. 呼吸パターンの評価, 口腔内の清潔指導や咳嗽法, 創を守りながら肺の拡張を促し口すぼめ呼吸でゆっくり吐くなどの呼吸法の指導を計画的に行い, 呼吸器合併症の予防を行う[14]. 術後は早期離床を行うことが重要であり, 早期離床は横隔膜運動の改善や呼吸仕事量の減少, 肺コンプライアンスや気道抵抗の改善などの呼吸器機能の改善を促し, 呼吸器合併症の予防につながる. さらに深呼吸などの胸郭拡張や咳嗽を促し, 必要時ハフィングなどの強制呼気を組み合わせる[15]. また, 胸帯などにより過度の胸郭可動制限を行わないように留意する.

慢性心不全では, 死腔換気量の増加, 四肢骨格筋や呼吸筋からの神経反射の亢進, 中枢の CO_2 感受性の亢進などにより運動時の換気量が増大する. 運動療法は, この換気亢進を骨格筋からの求心性刺激の減少や呼吸筋機能の改善などの機序を介して是正し, 呼吸困難感を軽減する. 慢性心不全患者では呼吸筋力が低下しており, 慢性心不全に対する吸気筋トレーニングは, 吸気筋力, 運動耐容能, QOL などを改善することから, 適応を呼吸筋力検査により評価して行うことが推奨されている[1]

慢性心不全による息切れなどの症状は, 活動性の低下につながり, 身体活動性の低下から食欲がわかず栄養状態の低下, 精神機能の低下や社会的孤立, いわゆるフレイルをもたらすリスクが高い. 適切な活動性を維持できるように生活を共に考えて支援していくことが重要である.

表4-43　外来診療などで短時間にできる禁煙治療の手順—5Aアプローチ

ステップ	実施のための戦略
ステップ1：Ask （診療のたびに，全ての喫煙者を系統的に同定する）	●診察のたびに，全ての患者の喫煙に関して，質問し，記録するよう，医療機関としてのシステムをつくる． ●血圧，脈拍，体温，体重などのバイタルサインの欄に喫煙の欄（現在喫煙，以前喫煙，非喫煙の別）を追加する．あるいは，喫煙状況を示すステッカーを全てのカルテに貼る．
ステップ2：Advise （全ての喫煙者に止めるようにはっきりと，強く，個別的に忠告する）	●はっきりと：「あなたにとって今禁煙することが重要です．私もお手伝いしましょう」「病気のときに減らすだけでは十分ではありません」 ●強く：「あなたの主治医として，禁煙があなたの健康を守るのに最も重要であることを知ってほしい，私やスタッフがお手伝いします」 ●個別的に：たばこ使用と，現在の健康／病気，社会的・経済的なコスト／禁煙への動機付け／関心レベル，子どもや家庭へのインパクトなどと関連づける．
ステップ3：Assess （禁煙への関心度を評価する）	●全ての喫煙者に，今（これから30日以内）に禁煙しようと思うかどうかを尋ねる 　　もし，そうであれば禁煙の支援を行う． 　　もし，そうでなければ禁煙への動機づけを行う．
ステップ4：Assist （患者の禁煙を支援する） ◎患者が禁煙を計画するのを支援する	 ●禁煙開始日を設定する（2週間以内がよい）． ●家族や友人，同僚に禁煙することを話し，理解とサポートを求める． ●禁煙するうえでの問題点（特に禁煙後の最初の数週間）をあらかじめ予測しておく．このなかには，ニコチン離脱症状が含まれる． ●禁煙に際して，自分のまわりからタバコを処分する．禁煙に先立って，仕事や家庭や自動車など，長時間過ごす場所での喫煙を避ける．
◎カウンセリングを行う（問題解決のスキルトレーニング）	●1本も吸わないことが重要：禁煙開始日以降は，1ふかしもダメ． ●過去の禁煙経験：過去の禁煙の際，何が役に立ち，何が障害になったかを振り返る． ●アルコール：アルコールは喫煙再開の原因となるので，患者は禁煙中は節酒あるいは禁酒するべきである． ●家庭内の喫煙者：家庭内に喫煙者がいると，禁煙は困難となる．一緒に禁煙するように誘うか，自分のいるところでたばこを吸わないように言う．
◎診療活動のなかで，ソーシャル・サポートを提供する	●「私と私のスタッフは，いつでもお手伝いします」と言う．
◎患者が医療従事者以外からソーシャル・サポートを利用できるよう支援する	●「あなたの禁煙に対して配偶者／パートナー，友人，同僚から社会的な支援を求めなさい」と言う．
◎薬物療法の使用を勧める	●効果が確認されている薬物療法の使用を勧める．これらの薬物がどのようにして禁煙成功率を高め，離脱症状を緩和するかを説明する． 第一選択薬はニコチン代替療法剤，および塩酸ブプロピオンSR（日本未認可）．
◎補助教材を提供する	●政府機関や非営利団体などが発行する教材のなかから患者の特性に合った教材を提供する．
ステップ5：Arrange （フォローアップの診察の予定を決める）	●タイミング：最初のフォローアップの診察は，禁煙開始日の直後，できれば1週間以内に行うべきである．第2回目のフォローアップは1ヶ月以内がよい．その後のフォローアップの予定も立てる． ●フォローアップの診察でするべきこと：禁煙成功を祝う．もし再喫煙があれば，その状況を調べて，再度完全禁煙するように働きかける．失敗は成功へ向けての学習の機会とみなすように言う．実際に生じた問題点や今後予想される問題点を予測する． ●薬物療法の使用と問題点を評価する．さらに強力な治療の使用や紹介について検討する．

（U.S. Department of Health and Human Services, 2000を再編集）
（中村正和：効果的な禁煙指導—医療機関（禁煙外来を含む）での指導の実際．日本医師会雑誌, 127(7)：1025-1030, 2002）

15 運動療法

運動療法には運動負荷試験を行い，運動処方に基づいて実施される．運動処方では，運動負荷試験の結果に基づいて，①運動の種類，②運動強度，③運動時間，④運動の頻度，⑤漸増／改訂があげられ，運動処方が適切に継続されるよう指導を行うことが必要である．

運動療法の中心は有酸素運動であり，持久的で大きな筋群を使う運動で，競技性がなく個人で強度を調節できるものが望ましく，歩行，水中ウォーキングなどの運動が適している．自転車エルゴメーターやトレッドミルはモニタリングが可能であり，負荷量の調整が行いやすく運動療法開始時には適している．適応例では，レジスタンストレーニングを取り入れる．

運動処方には心肺運動負荷試験を行い，嫌気性代謝閾値（anaerobic threshold；AT）による運動処方に伴い運動療法を行うことが推奨されており，運動強度の把握のために，患者自身で自己検脈が行えるように指導することが重要である．また自覚的運動強度では，Borg スケール（p176 参照）の 13 がほぼ AT に相当し，11（楽である）～ 13（ややきつい）程度の強度が運動療法に適しており，自覚的には軽く息切れする程度である．運動前後には，ストレッチなどウォーミングアップとクールダウンを必ず入れる．特に高齢者の場合，転倒などの事故の予防のためにも重要である．運動の時間は，1 回 30 ～ 50 分，週 3 ～ 5 回行うことが望ましい．運動開始初期や高齢者では，整形外科的な事故を防ぎ，疲労を蓄積させないために，時間や回数を少なくする（1 日おきなど）など調整を行い，漸増を考慮する．

自宅で安全にできる運動療法としては，有酸素運動であること，競技性がなく負荷強度や時間の調整がしやすいことからも歩行が最適である．自宅周囲を利用しての歩行では，坂道や階段の有無，交通量などの安全面についても確認する．自転車エルゴメーターやトレッドミルは負荷量の調整が行いやすく，自宅設置ができれば，特に寒冷地域では気象の影響を受けずに継続が可能である．

レジスタンストレーニングには絶対禁忌として，①不安定狭心症，②代償されていない心不全，③コントロールされていない不整脈，④重篤な肺高血圧症（平均肺動脈圧＞ 55 mmHg），⑤重症で症状のある大動脈弁狭窄症，⑥急性心筋炎・心内膜炎・心外膜炎，⑦コントロールされていない高血圧（>180/110 mmHg），⑧急性大動脈解離などが挙げられる[1]．

レジスタンストレーニングの運動処方は頻度（frequency：how often），強度（intensity：how hard），時間（time：duration or how long），種類（type：mode or what kind）の FITT に基づいて行う．頻度は週に 2 ～ 3 回（間をあける），強度は，1 回最大挙上重量（1 RM）を測定し，1 RM の 40 ～ 60％で処方する[1]．

運動療法は，数回や数カ月という短期ではなく，生涯を通じていかに継続していくかということが重要である．自身の体調をモニタリングし，早期に異常に気が付けるように運動日誌の記載や万歩計の活用を進める．安全に継続するために，自己検脈を行えるように指導する．また，以下の心血管患者の運動における一般的の留意点[1]について理解を促し安全に運動療法が行えるように支援をしていく．

①気分のよいときに運動する（感冒などに罹患した場合は，自覚症状消失後 2 日以上経ってから再開する）．

②食後すぐ激しい運動をしない（最低でも食後 2 時間以上待つ）．

③水分補給を行う．

④天候に合わせて運動する．

⑤坂道ではスピードを落とす．

⑥適切な服装と靴を着用する．

⑦自分の限界を把握する（定期的に医師の診察を受ける）．

⑧適切な運動を選択する（有酸素運動を主とする，ウオーミングアップとクールダウンを行う）．

⑨症状に注意する（上半身の不快感，運動時の不快な息切れ，骨関節の不快感，慢性疲労など）．

⑩過負荷のサインに留意する．

⑪ゆっくりと開始し，徐々に強度を上げる．

16　日常生活指導

　日常生活指導では，基本的には心負荷を軽減するための日常生活上の過ごし方，緊急時の対応，排泄や入浴の注意点，性生活，ストレス管理，職場での仕事量の調整方法などの生活の仕方があげられるが，患者の生活スタイルに合わせた調整が行えるように留意する．

　日常生活指導では，運動負荷試験での運動耐容能や心機能などの身体的評価，普段の日常生活や趣味，勤労での活動状況などから，生活行動調整の必要性を確認し，普段の過ごし方での心事故防止や心負荷軽減について，患者が実行可能な内容を提示していくことが大切である．症状，体重や血圧測定，運動時の自己検脈など身体・精神状態のセルフモニタリングの重要性についても説明し，自宅で習慣化して日常生活に組み込めるよう，生活を踏まえて，いつ，どこでどのように行うか具体的な方法を指導する．

　入浴は 4 ～ 5 METs 相当のエネルギー消費量に相当するといわれており，収縮期血圧，脈拍は温浴直後や洗体動作で最も上昇する．湯の温度や静水圧は，自律神経反応に影響を及ぼす．心負荷を軽減するには掛け湯をして入浴し，湯の温度は 40 ～ 41℃ 程度で長時間の入浴を避ける．入浴後の水分の補給，冬季の脱衣所の保温についても注意を促すように指導する．また，夜間のトイレへ暖房を設置するなど温度変化をできるだけ緩和するようにする．

　排便時の努責は，一過性に血圧を上昇させるため，排便の状態について確認を行い，必要に応じて緩下薬の投与を考慮する．

　精神的緊張や怒り，ストレスを下げるように適度な休養を生活のなかに取り入れていく．

　性行為については，再発に伴う不安のために性行為が行えず，また不安や悩みを医療者に打ち明けられない患者も見受けられる．性行為の負荷は 5.5 METs 程度と考えられており[16]，飲酒時や過食時，過労時などの性行為は心負荷が増大する．運動負荷試験を実施し問題がなければ性生活への復帰が可能であることを，適時伝えていくことが大切である．

　緊急時の対応としては，虚血性心疾患患者ではニトログリセリン製剤の携帯や，胸痛発作出現時の使用方法について説明する．ニトログリセリンが奏効しない場合，再発作の危険性が高く救急車を呼ぶなどの具体的な緊急時の対応方法や，一次救命処置（basic life support；BLS）の方法について，本人，家族に教育を行う（図 4-56）[17]．

　感染は，重篤化する要因にもつながるため，身体の清潔を保つように普段の手洗いやうがい，また感染症流行時のマスク着用や，インフルエンザなどの予防接種の推奨を行って望ましい感染予防行動がとれるように支援をしていく．

（吉田俊子）

17　心筋梗塞のリハビリテーション

1）リハビリテーションの意義

　急性心筋梗塞のリハビリテーションは大きく 3 相に分類され[1]，それぞれ一定の目標に向かって行われる．第 I 相（Phase I）急性期リハビリテーションを入院早期に行い，さらに入院中に第 II 相（Phase II）の前期回復期リハビリテーションを行う．その後，外来にて第 II 相（Phase II）の後期回復期リハビリテーションを行い，第 II 相終了後に第 III 相（Phase III）の維持期リハビリテーションを行う．

(1) 急性期（acute phase, Phase I）心臓リハビリテーション[1]

　急性心筋梗塞を発症し，coronary care unit（CCU）や intensive care unit（ICU）に入院した時点から離床に至るまでに行われるもので，食事・排泄・入浴などの自分の身の回りのことを安全に行うことができるようにすることと，二次予防に向けた教育を早期から開始することが目的である．

　急性期の安静臥床の目的は，身体労作や交感神

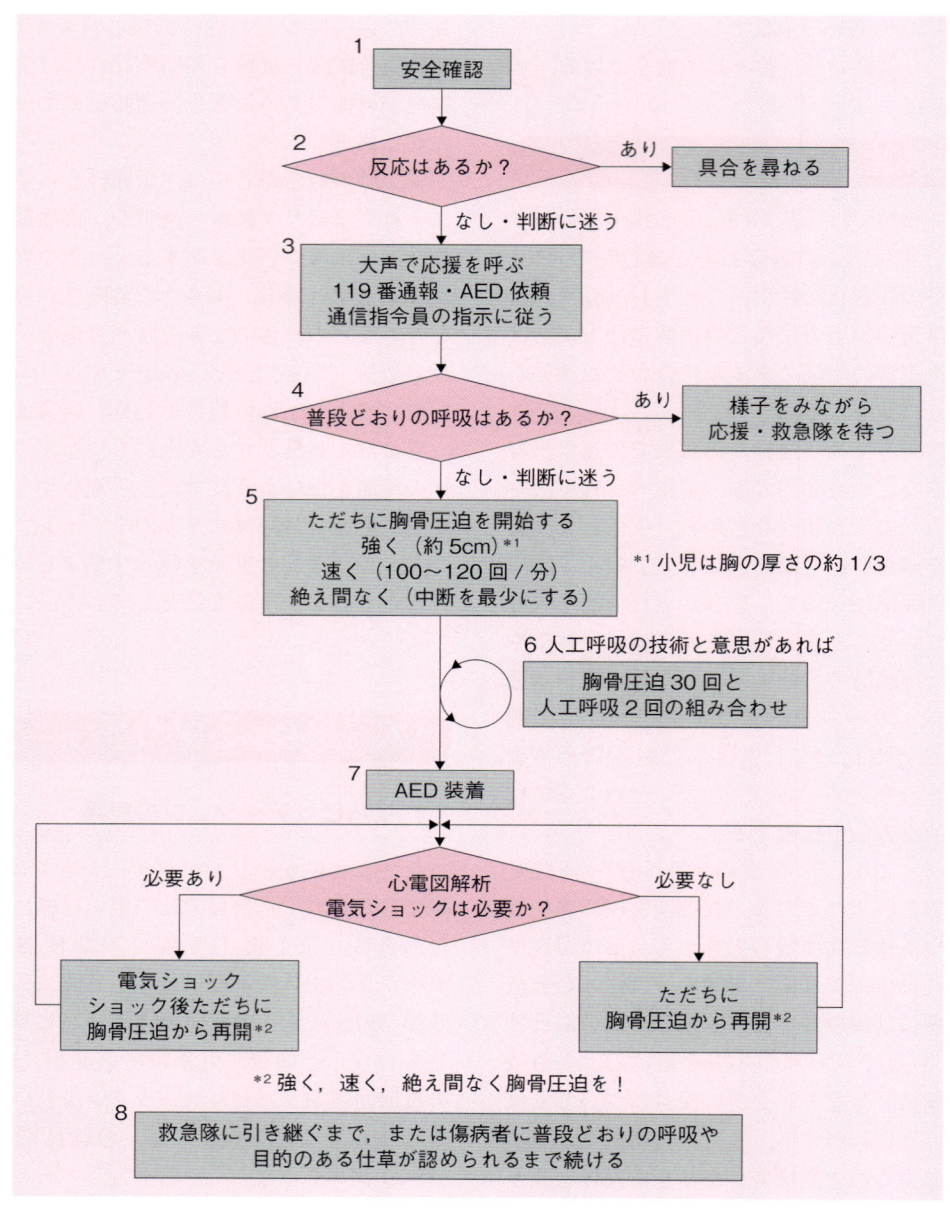

図4-56　市民用 BLS アルゴリズム　　　　　　　　（JRC 蘇生ガイドライン 2020，2020[17]）

図中：

1　安全確認

2　反応はあるか？ → あり → 具合を尋ねる

なし・判断に迷う

3　大声で応援を呼ぶ
119番通報・AED 依頼
通信指令員の指示に従う

4　普段どおりの呼吸はあるか？ → あり → 様子をみながら
応援・救急隊を待つ

なし・判断に迷う

5　ただちに胸骨圧迫を開始する
強く（約5cm）[*1]
速く（100〜120回／分）
絶え間なく（中断を最少にする）

*1 小児は胸の厚さの約1/3

6 人工呼吸の技術と意思があれば

胸骨圧迫30回と
人工呼吸2回の組み合わせ

7　AED 装着

心電図解析
電気ショックは必要か？

必要あり → 電気ショック
ショック後ただちに
胸骨圧迫から再開[*2]

必要なし → ただちに
胸骨圧迫から再開[*2]

*2 強く，速く，絶え間なく胸骨圧迫を！

8　救急隊に引き継ぐまで，または傷病者に普段どおりの呼吸や
目的のある仕草が認められるまで続ける

経刺激による心拍数や心筋酸素消費の増加を抑制することであるが，過剰な安静臥床は身体デコンディショニングを生じるのでむしろ有害である．急性期の経皮的冠動脈形成術（percutaneous coronary intervention；PCI）が一般的に行われるようになった現在，安静臥床期間は必要最小限にとどめる．繰り返す心筋虚血，遷延する心不全，重症不整脈などを合併する例を除いては，ベッド上安静時間は 12 〜 24 時間以内とする．合併症の予防に努め，リハビリテーションメニューはいわゆる理学療法が中心となる．重症例では，ベッド上でできる低強度のレジスタンストレーニングがデコンディショニングや骨格筋の萎縮，血栓塞栓症などを予防するうえで有用である．

合併症がなく，室内歩行程度の負荷試験がクリアできれば，一般病棟へ転棟し，前期回復期リハ

ビリテーションに移行する．心筋梗塞後の病態およびリスクを評価したうえで治療・リハビリテーションの方針を立てる．梗塞サイズ，左室機能や心不全の有無，心筋虚血の有無，低血圧の有無，不整脈，運動耐容能などに基づき，そのリスクの程度により運動処方や監視の程度を層別化し（表2-10 参照）[2]，心電図・血圧モニターの必要性などについて決定する．

多くの急性期施設では，急性心筋梗塞の診療に急性期心臓リハビリテーションを包含するクリニカルパスが用いられており，このクリニカルパスを採用することにより，急性心筋梗塞の診療内容の標準化，入院期間の効率的短縮，二次予防教育，回復期心臓リハビリテーションへの移行がスムーズになる．代表的な国立循環器病研究センターの急性心筋梗塞に対する心臓リハビリテーションのクリニカルパスを**表4-44** に示す．それぞれの段階で心臓リハビリテーションのステージアップの判定基準は**表4-45** を参考にする．

(2) 回復期（recovery phase, Phase Ⅱ）心臓リハビリテーション

通常，急性期リハビリテーションに引き続いて社会復帰するまでの2〜4カ月間に病院や専門の施設で行うものである．回復期心臓リハビリテーションの目的は，身体活動範囲を拡大し，良好な身体的・精神的状態をもって職場や社会に復帰することであり，そのために①運動負荷試験による予後リスク評価，②運動処方に基づく積極的な運動療法，③生活習慣改善を含む二次予防を目的とした患者教育，④復職・心理カウンセリングなどを包括的かつ体系的に実施する．

急性心筋梗塞治療が進歩した近年においても急性心筋梗塞患者の死因に占める再発死亡の割合が多いことから，回復期心臓リハビリテーション以降の生涯にわたる危険因子の是正が長期予後の改善のためには非常に重要である．運動プログラムを含め自己管理と，運動習慣だけでなく是正できた生活習慣を再指導し，維持期へスムーズな移行を目指す．退院後，運動開始1カ月，3カ月，6（5）カ月後または終了時に，運動負荷試験を行って運動処方の再発行や治療効果の評価，予後予

測，栄養評価や心理評価なども行い，最終的には運動プログラムを含め自己管理と，運動習慣だけでなく是正できた生活習慣を再指導する．

退院後は2週間に1回以上の外来通院が望ましく，運動，禁煙，食事，生活指導を含めた包括的プログラムを行う．病前の ADL を目標にリスク管理下でプログラムを作成する．運動の時間・頻度は，10分×2回/日から開始し，20〜30分×2回/日まで徐々に増加し，安定期には30〜60分×2回/日を目指す．週3回以上，できれば毎日が望ましい．代表的な国立循環器病研究センターの急性心筋梗塞回復期心臓リハビリテーションプログラムを**図 4-57** に示す．

東北大学病院では，外来通院が困難な患者に対して，冠動脈インターベンションを実施してから2〜3週間後に転入院し，以下のような運動療法，薬物療法，食事療法，教育，カウンセリングなどをセットにした2週間の入院型包括的回復期心臓リハビリテーションプログラムを実施し（**表4-46**），一定の効果を認めている[3,4]．

①運動プログラム

監視下で1日2回，ストレッチ体操，嫌気性代謝閾値（anaerobic threshold；AT）の90〜100%の強度での30〜40分間の自転車エルゴメーター運動を1週間に5回実施する．これに加え，心拍モニター装着下に AT 強度以下で1回20〜30分間の歩行運動を連日2〜3回実施する．また，ゴムバンドを使用した上下肢・体幹筋群のレジスタンス運動を連日実施する．

②講義

患者教育に関しては，回復期に栄養，生活指導，服薬指導，カウンセリングなどの患者教育や退院後の生活指導を含めて指導することが QOL の向上に最も有効であり，そのためにはさまざまな職種のスタッフが共同で患者教育を担当する必要がある．1日に1項目ずつ，1項目に30〜40分間を費やし，急性心筋梗塞の病態や心臓の働き，冠動脈硬化症危険因子，喫煙の害と禁煙の効果，運動能力と可能な身体活動，運動療法，日常生活の注意点，理想体重［身長$(m)^2 \times 22$］(kg)と望ましい食生活，復職時の注意，ストレスの悪

表 4-44　急性心筋梗塞に対する心臓リハビリテーションのクリニカルパスの一例（国立循環器病研究センター）

病日	10日パス / 14日パス	PCI当日	2日目	3日目	4日目	5日目	6日目	7日目	8日目 / 8〜10日目	9日目 / 11〜13日目	10日目 / 14日目
達成目標		・急性心筋梗塞およびカテーテル検査に伴う合併症を防ぐ	・急性心筋梗塞に伴う合併症を防ぐ	・心筋虚血が起きない	・心筋虚血が起きない・服薬自己管理ができる・退院後の日常生活の注意点について知ることができる				・心筋虚血が起きない・退院後の日常生活の注意点について理解できる	・亜最大負荷で虚血が起きない・退院後の日常生活の注意点について言える	
安静度		圧迫帯除去後，床上自由	室内自由	負荷合格後トイレまで歩行可	200 m 病棟内自由（200 m × 3 回 / 日歩行を促す）				亜最大負荷試験合格後は入浴可および院内自由 リハビリテーション棟でリハビリ実施		
清潔		・洗面介助・全身清拭	・洗面は室内洗面台使用・全身清拭・洗髪・足浴	・洗面は室内洗面台使用・清拭は背部のみ介助・洗髪		・シャワー浴					
患者教育		・急性心筋梗塞パンフレット・患者用パスに基づき説明　▶安静度・二重負荷回避　▶症状出現時のナースコール・排便コントロール	・安静度，二重負荷回避，排便コントロールについて説明・心臓リハビリテーションについて説明・日常生活上の注意点について説明・服薬指導・内服自己管理					・緊急受診方法・発作時の対処方法・服薬・食事・禁煙について説明	・指導内容を確認		退院
処置・負荷試験	10日パス	・採血（CK最高値到達まで3時間ごと）・ECG（6時間ごと）・心エコー・ヘパリン持続・シース抜去・圧迫帯除去	・採血・ECG（6時間ごと）・心エコー・ヘパリン終了・尿カテーテル抜去	・ECG（1回 / 日）・50 m 歩行負荷試験	・ECG（1回 / 日）・200 m 歩行負荷試験	**5日目** ・ECG（1回 / 日）・心臓リハビリテーションエントリーテスト	**6日目 / 7日目** ・ECG（1回 / 日）7日目まで・心臓リハビリ室で運動療法（非エントリー例ではマスターシングル試験またはシャワー浴負荷試験）		**8日目**	**9日目**	
	14日パス					**5日目** ・ECG（1回 / 日）・心臓リハビリテーションエントリーテスト（非エントリー例では6日目に500 m 歩行負荷試験）	**6日目 / 7日目** ・ECG（1回 / 日）7日目まで・心臓リハビリ室で運動療法（非エントリー例ではマスターシングル試験またはシャワー浴負荷試験）		**8〜10日目**	**11〜13日目**	

CK：クレアチンキナーゼ，ECG：心電図検査
（日本循環器学会 / 日本心臓リハビリテーション学会．2021 年改訂版 心血管疾患におけるリハビリテーションに関するガイドライン．https://www.j-circ.or.jp/cms/wp-content/uploads/2021/03/JCS2021_Makita.pdf．2024 年 10 月閲覧）

表 4-45　急性心筋梗塞患者に対する急性期リハビリテーション負荷試験の判定基準

1．胸痛，呼吸困難，動悸などの自覚症状が出現しないこと．
2．心拍数が 120/分以上にならないこと，または 40 回/分以上増加しないこと．
3．危険な不整脈が出現しないこと．
4．心電図上 1 mm 以上の虚血性 ST 低下，または著明な ST 上昇がないこと．
5．室内便器使用時までは 20 mmHg 以上の収縮期血圧上昇・低下がないこと． （ただし 2 週間以上経過した場合は血圧に関する基準は設けない）

負荷試験に不合格の場合は，薬物追加などの対策を実施したのち，翌日に再度同じ負荷試験をおこなう．
（日本循環器学会/日本心臓リハビリテーション学会．2021 年改訂版 心血管疾患におけるリハビリテーションに関するガイドライン．https://www.j-circ.or.jp/cms/wp-content/uploads/2021/03/JCS2021_Makita.pdf．2024 年 10 月閲覧）

影響と対策法，心臓リハビリテーションの効果などについて，個別に，または少人数にて，理解度を確認しながら講義を行う．「病態」「危険因子」「心臓リハ」「運動療法」「食事療法」「日常生活」「ストレス」「復職」の 8 項目で独自に作成した教育テキスト[5]とスライドを用いて，十分な時間をかけて患者教育を行う．

③栄養指導

管理栄養士が患者や家族に対して 1 時間の栄養指導を実施する．

④心理的評価

心理的評価を状態‒特性不安尺度（Spielberger's state-Trait Anxiety lnventory Questionaire；STAI）日本版[6]，抑うつ尺度（Self Rating Questionair for Depresion；SRQ-D）[7]を用いて行う．不安や抑うつ状態を認める場合には，必要に応じて精神科とも連携して対処する．

⑤ QOL の評価

quality of life（QOL）の評価を，厚生労働省循環器病研究「循環器病治療における Quality of

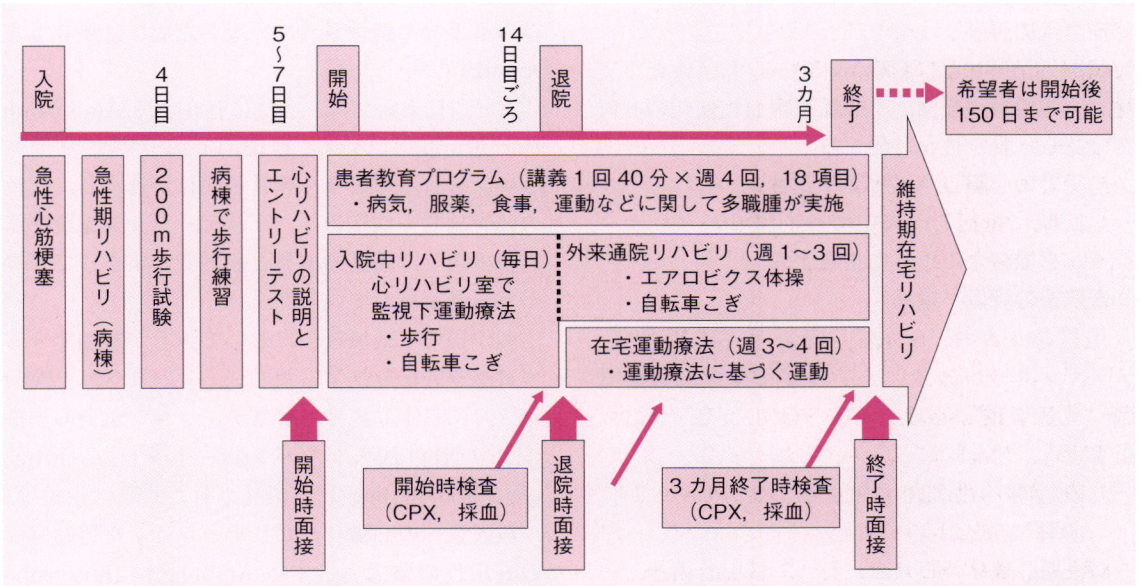

・第 4 日目に病棟で 200m 歩行不可試験を施行し，合格なら 5〜7 日目以降，心血管疾患リハビリテーション室での回復期リハビリテーションプログラムに参加する．
・退院後は，外来通院型監視下運動療法と在宅運動療法を併用する．
・開始 1 週間後および 3 カ月後に，心肺運動負荷試験（CPX）と血液検査を施行し，運動耐容能と冠危険因子を評価し，運動処方を決定する．
CPX：心肺運動負荷試験，リハビリ：リハビリテーション

図 4-57　急性心筋梗塞回復期心臓リハビリテーションプログラム（国立循環器病研究センター）
（日本循環器学会/日本心臓リハビリテーション学会．2021 年改訂版 心血管疾患におけるリハビリテーションに関するガイドライン．https://www.j-circ.or.jp/cms/wp-content/uploads/2021/03/JCS2021_Makita.pdf．2024 年 10 月閲覧）

表 4-46　入院型包括的回復期心臓リハビリテーションプログラム（東北大学病院）

	予定	評価項目	運動療法	講義
1 日目（月）	入院	生活調査票 入院時一般所見 X 線，心電図，脈波		目的説明
2 日目（火）	総回診（午前中）	身体組成測定（周径，皮脂厚）		病態
3 日目（水）			準備体操指導 運動療法	危険因子
4 日目（木）		心エコー	運動療法	運動療法
5 日目（金）	栄養指導 夕方から外泊	ホルター心電図	運動療法	
6 日目（土）				お休み
7 日目（日）				お休み
8 日目（月）			運動療法	日常生活
9 日目（火）	総回診（午前中）		運動療法	食事
10 日目（水）			運動療法	復職
11 日目（木）			運動療法	ストレス
12 日目（金）	退院		運動療法	個別指導

life 評価方法に関する研究班」作成の調査票[8]を用いて行う.

⑥安全性の評価

試験外泊時に 24 時間ホルター心電図検査を実施し，心拍数の範囲，不整脈や虚血性変化の有無を確認し，安全性を評価する.

⑦自宅での心臓リハビリテーション

退院時に総括し，自宅での心臓リハビリテーションを継続するように指導する.

⑧退院後の評価，指導

退院後 1 カ月，6 カ月，12 カ月，18 カ月に，メディカルチェック，トレッドミル運動負荷試験，生活習慣・心理・不安・QOL 評価を行い，指導する.

(3) 維持期（maintenance phase, Phase Ⅲ）心臓リハビリテーション

回復期心臓リハビリテーションに引き続き，一生涯にわたって良好な身体・精神心理状態を維持し，快適な生活を送ることを目的として行う. 地域社会や家庭での継続的な運動をはじめ，これまでに改善された生活習慣を維持し行うものである. 150 日間の保険適用期間中に運動習慣を身につけ維持できる患者は少なく，維持期にも心臓リハビリテーションを提供できるプログラムを構築することが望ましい. しかしながら，わが国においては実施可能な施設が少なく，実際にはプログラムも十分に整備されていないために参加者もまだ少ない.

ドイツにおいては，各地に存在する Ambulante Herzgruppe において維持期心臓リハビリテーションを行っており，非営利団体が運営し，学校の体育施設や病院のリハビリテーション施設を無料で借用し，運動指導員と参加者が集まってプログラムを実施している[9].

わが国でも地域社会において誰もが参加できるプログラムを提供する組織づくりがなされ，2004 年 5 月に日本心臓リハビリテーション学会の後援により NPO 法人ジャパンハートクラブ（http:/www.npo-jhc.org/）が設立された. この組織は，一般大衆への心臓リハビリテーションや運動療法の有用性の啓発，日本版 Ambulante Herzgrupe としてのメディックスクラブ（http:/www.npo-jhc.org/medex_club）の運営などを行うものである. メディックスクラブは，全国 18 カ所の支部で行われていて，各地の健康増進施設や医療施設のリハビリテーション室，学校の体育施設，企業の研修室などを利用し，指導スタッフを派遣して運動療法を実施している[9].

表 4-47　心臓リハビリテーションのための有酸素運動の方法

有酸素運動の強度	頻度	強度持続				時間	種類
	1週あたり（日）	心拍数予備能（HRR）	最高心拍数（HRmax）	%peak $\dot{V}O_2$ または AT	自覚的運動強度（Borg 指数）	1回あたり（分）	
超低強度	≧5	＜30%	＜57%	＜37%	＜9	10〜20	ウォーキング，サイクリング，ダンス，水中運動など運動強度を調節できる運動
低強度	≧5	30〜39%	57〜63%	37〜45% または AT 未満	9〜11	10〜20	
中強度	≧5	40〜59%	64〜76%	46〜63% または AT 前後	12〜13	30〜60	
高強度	3〜5	60〜89%	77〜95%	64〜90%	14〜17	20〜60	

peak $\dot{V}O_2$：最高酸素摂取量，AT：嫌気性代謝閾値
（日本循環器学会 / 日本心臓リハビリテーション学会. 2021 年改訂版 心血管疾患におけるリハビリテーションに関するガイドライン. https://www.j-circ.or.jp/cms/wp-content/uploads/2021/03/JCS2021_Makita.pdf. 2024 年 10 月閲覧）

2）運動療法の実際

(1) 病歴聴取とメディカルチェック

運動療法の開始にあたっては，自覚症状，既往歴，生活習慣病の有無，家族歴，生活習慣などの問診と安静時心電図の評価が必要不可欠である．また，これらに加えて，血圧・脈拍，血糖値，血清脂質値，肥満度，肝逸脱酵素値などの測定も併せて行い，運動療法の適応と禁忌を判定する．

さらに，自覚症状や心疾患の既往，心疾患の家族歴，心電図異常などを有する場合で後述する禁忌に該当しなければ運動負荷試験の実施が勧められる．

(2) 運動負荷試験

運動処方前には，運動負荷試験は不可欠である．トレッドミルや自転車エルゴメーターを用いた多段階漸増負荷試験など実施可能な運動負荷試験に呼気ガス分析を併用する．これにより AT や最大または最高酸素摂取を評価することが可能である．心疾患患者に実施する場合には，最大負荷まで負荷量を増加することはせず，後述する症状や徴候が出現した時点で運動を中止する．または，症状や徴候が出現しなくとも，最大心拍数の 80 〜 90% に達した時点で運動を中止する[10]．

(3) 運動療法の一般原則

一般に運動療法は，ウォーミングアップ，有酸素運動，レジスタンス運動，レクリエーションな

どの追加運動，クールダウンからなる．

ウォーミングアップでは，ストレッチ体操などの準備体操に引き続き，低い負荷で有酸素運動を行い，心拍数を徐々に有酸素運動の目標値にまで高めていく．

有酸素運動では，大腿筋群など比較的大きな筋群を使うリズミカルな動的運動を行う．運動例は，歩行，走行，サイクリング，水泳などである．心臓リハビリテーションのための有酸素運動の方法を**表 4-47** に示す．

心血管疾患患者の処方強度に推奨される中等度の運動強度は，最大酸素摂取量の 40 〜 60%，最大心拍数の 55 〜 69%，心拍数予備能では 40 〜 60%（Karvonen 法の k=0.4 〜 0.6）である．また，必ずしも最大運動負荷試験を施行して最大酸素摂取量を実測する必要はなく，AT の 90 〜 100% や Borg スケール[11] の 13（ややつらい）（AT に相当）以下または 12 〜 16 などに設定することも勧められる（**表 4-48**）．

レジスタンストレーニングは，ゴムバンド，マシン，錘，砂嚢などを使用して行う．上下肢運動，体幹運動などを，8 〜 15 回を 1 セットとして，1 日 1 〜 3 回繰り返す．1 回反復できる最大重量（1 RM）を求めることが可能であれば，心血管疾患患者の場合には，上肢運動は 1 RM の 30 〜 40%，下肢運動は 50 〜 60% の負荷で行うことが勧められる．また，Borg 指数を用いる場

表 4-48　Borg スケール

指数 (Scale)	自覚的運動強度 RPE (Rathing of Perceived Exertion)		運動強度 (%)
20			100
19	非常につらい	(very very hard)	95
18			
17	かなりつらい	(very hard)	85
16			
15	つらい	(hard)	70
14			
13	ややつらい	(somewhat hard)	55(AT に相当)
12			
11	楽である	(fairy light)	40
10			
9	かなり楽である	(very light)	20
8			
7	非常に楽である	(very very light)	5
6			

合には，11 ～ 13 を上限とする．筋力と筋持久力をともに増強させるには 10 ～ 15 RM の負荷量が必要であるが，慎重に負荷量の設定を行うことが重要である．回復期心臓リハビリテーションでのレジスタンストレーニングは，急性期のベッドサイドで行われるゴムチューブやボールなどを用いたリズミカルな低強度の抵抗運動や，ベッドサイドでのスクワットやカーフレイズなどとは分けて処方する．週 2 ～ 3 日の頻度で改善が期待できる．

レクリエーション運動は運動療法を継続させる動機づけに有用である．競技的な要素を排除して有酸素性運動の要素が多くなるように，ルールを修正して実施することもある．

クールダウンでは，速度を落とした歩行や走行，ストレッチ体操などを行い，徐々に安静時の心拍数や血圧に戻るようにする．

3）リハビリテーションの効果

心臓リハビリテーションの効果は多面的で，身体的に多くの好ましい効果をもたらすと同時に，患者の最も重要な主たる評価項目を改善する[12]．急性期心臓リハビリテーションを行うと，早期の離床が図られ，発症前に日常生活で行っていた動作や活動を可能にし，QOL を高め，以後の予後を改善する効果がある．回復期心臓リハビリテーションを行うと，急性期心臓リハビリテーションのみで終了した場合に比較して，運動耐容能の改善，うつや不安感などの不安定な精神状態の改善，冠危険因子（糖尿病，高血圧，脂質異常症，肥満，喫煙習慣）の是正，動脈硬化症の進行抑制や逆転，QOL 改善，急性心筋梗塞再発率の低下，心血管死亡率の低下，総死亡率の低下などに効果がある．維持期心臓リハビリテーションを行うと，回復期心臓リハビリテーションで得られた効果の維持に効果がある．

18　慢性心不全のリハビリテーション

1）リハビリテーションの意義

1990 年代以降，安定期にある慢性心不全患者において，運動療法により運動耐容能が増加するのみならず，死亡・総入院数の減少，心血管死＋心不全入院数の減少などの多くの有益な効果が得られることが報告されている[1-3]．

労作時呼吸困難や易疲労性は，心不全患者における運動耐容能低下を示す特徴的な症状である．しかし，運動耐容能（最高酸素摂取量や運動時間）と LVEF（left ventricular ejection fraction: 左室駆出率）との相関は低いこと，種々の治療介入により心拍出量などの血行動態は直後から改善するにもかかわらず運動耐容能の改善が遅れる．これらの事実から，HFrEF（左室駆出率の低下した心不全）における運動耐容能低下の主要な機序は左室収縮機能低下ではなく，骨格筋の筋肉量減少や代謝異常，血管拡張能低下，エルゴ受容体反射（ergoreflex）亢進などの末梢因子であると考えられている．HFpEF（左室駆出率の保たれた心不全）においても骨格筋障害が運動耐容能の制限因子の一つとなっていることが示唆されている[4]．また，過度の安静や長期臥床により，筋萎縮，骨粗鬆症，自律神経・内分泌障害などの種々の身体ディコンディショニングが生じることが知

表 4-49　心不全に対する運動療法の効果

1）運動耐容能：改善 **2）心臓への効果** 　a）左室機能：安静時左室駆出率不変または軽度改善，運動時心拍出量増加反応改善，左室拡張早期機能改善 　b）冠循環：冠動脈内皮機能改善，運動時心筋灌流改善，冠側副血行路増加 　c）左室リモデリング：悪化させない（むしろ抑制），BNP 低下 **3）末梢効果** 　a）骨格筋：筋量増加，筋力増加，好気的代謝改善，抗酸化酵素発現増加 　b）呼吸筋：機能改善 　c）血管内皮：内皮依存性血管拡張反応改善，一酸化窒素合成酵素（eNOS）発現増加 **4）神経体液因子** 　a）自律神経機能：交感神経活性抑制，副交感神経活性増大，心拍変動改善 　b）換気応答：改善，呼吸中枢 CO_2 感受性改善 　c）炎症マーカー：炎症性サイトカイン（TNF-α）低下，CRP 低下 **5）QOL**：健康関連 QOL 改善 **6）長期予後**：心不全入院減少，無事故生存率改善，総死亡率低下（メタアナリシス）

（心血管疾患におけるリハビリテーションに関するガイドライン（2012 年改訂版）[5]，p 66）

表 4-50　心不全患者で運動療法が禁忌となる病態・症状

絶対禁忌 1. 過去 3 日以内における自覚症状の増悪 2. 不安定狭心症または閾値の低い心筋虚血 3. 手術適応のある重症弁膜症，特に症候性大動脈弁狭窄症 4. 重症の左室流出路狭窄 5. 血行動態異常の原因となるコントロール不良の不整脈（心室細動，持続性心室頻拍） 6. 活動性の心筋炎，心膜炎，心内膜炎 7. 急性全身性疾患または発熱 8. 運動療法が禁忌となるその他の疾患（急性大動脈解離，中等度以上の大動脈瘤，重症高血圧，血栓性静脈炎，2 週間以内の塞栓症，重篤な他臓器障害など）
相対禁忌 1. NYHA 心機能分類Ⅳ度 2. 過去 1 週間以内における自覚症状増悪や体重の 2 kg 以上の増加 3. 中等症の左室流出路狭窄 4. 血行動態が保持された心拍数コントロール不良の頻脈性または徐脈性不整脈（非持続性心室頻拍，頻脈性心房細動，頻脈性心房粗動など） 5. 高度房室ブロック 6. 運動による自覚症状の悪化（疲労，めまい，発汗多量，呼吸困難など）

注）ここに示す「運動療法」とは，運動耐容能改善や筋力改善を目的として十分な運動強度を負荷した有酸素運動やレジスタンストレーニングを指す．
（日本循環器学会 / 日本心臓リハビリテーション学会. 2021 年改訂版 心血管疾患におけるリハビリテーションに関するガイドライン. https://www.j-circ.or.jp/cms/wp-content/uploads/2021/03/JCS2021_Makita.pdf. 2024 年 10 月閲覧）

られている．運動療法には**表 4-49** に示すようなさまざまな身体効果や QOL 改善効果が証明されている [5]．

2）適応

運動療法の適応となるのは，少なくとも過去 3 日間で心不全の自覚症状（呼吸困難，易疲労性など）および身体所見（浮腫，肺うっ血など）の増悪がないこと，および，過度の体液貯留や脱水状態ではない安定期にあるコントロールされた心不全で，NYHA 心機能分類Ⅱ度，Ⅲ度の症例である．NYHA Ⅳ度に関しては，全身的な運動療法の適応にはならないが，低強度レジスタンストレーニング，ADL 練習や神経筋電気刺激などの局所的な骨格筋トレーニングにより身体活動能力の増強を図る．

心不全の運動療法の絶対禁忌と相対禁忌を**表 4-50** に示す [4]．一般的に禁忌と思われがちであるが必ずしも禁忌でないものとして，高齢，

LVEF 低下，補助人工心臓装着中の心不全，ICD 装着後が挙げられる．LVEF 低下症例にも運動療法の有効性が確認されており，心不全の増悪などに注意しながら運動療法を進める．診療報酬上は，①LVEF ＜ 40%，②血中 BNP ≧ 80 pg/ml，③最高酸素摂取量≦標準の 80%，のいずれかを満たすものとされている．

3）運動療法の実際

表 4-51 に推奨される心不全に対する運動処方を示す [4]．心不全患者に推奨される運動の種類として，屋内での歩行，屋内での自転車エルゴメーター，軽いエアロビクス体操，低強度レジスタン

表 4-51　慢性心不全患者に対する運動プログラム

構成
運動前のをウォームアップと運動後のクールダウンを含み，有酸素運動とレジスタンス運動から構成される運動プログラム

有酸素運動
心肺運動負荷試験の結果に基づき有酸素運動の頻度，強度，持続時間，様式を処方し，実施する. ・様式：歩行，自転車エルゴメータ，トレッドミルなど ・頻度：週 3 〜 5 回（重症例では週 3 回程度） ・強度：最高酸素摂取量の 40 〜 60%，心拍数予備能の 30 〜 50%，最高心拍数の 50 〜 70%，または嫌気性代謝閾値の心拍数 　→ 2 〜 3 カ月以上心不全の増悪がなく安定していて，上記の強度の運動療法を安全に実施できる低リスク患者においては，監視下で，より高強度の処方も考慮する（例：最高酸素摂取量の 60 〜 80% 相当，または高強度インターバルトレーニングなど） ・持続時間：5 〜 10 分 × 1 日 2 回程度から開始し，20 〜 30 分 / 日へ徐々に増加させる. 心不全の増悪に注意する. 心肺運動負荷試験が実施できない場合 ・強度：Borg 指数 11 〜 13，心拍数が安静座位時＋20 〜 30 拍程度でかつ運動時の心拍数が 120/min 以下 ・様式，頻度，持続時間は心肺運動負荷試験の結果に基づいて運動処方する場合と同じ

レジスタンストレーニング
・様式：ゴムバンド，足首や手首への重錘，ダンベル，フリーウェイト，ウェイトマシンなど ・頻度：2 〜 3 回 / 週 ・強度：低強度から中強度 　上肢運動は 1 RM の 30 〜 40%，下肢運動では 50 〜 60%，1 セット 10 〜 15 回反復できる負荷量で，Borg 指数 13 以下 ・持続時間：10 〜 15 回を 1 〜 3 セット

運動負荷量が過大であることを示唆する指標
・体液量貯留を疑う 3 日間（直ちに対応）および 7 日間（監視強化）で 2 kg 以上の体重増加 ・運動強度の漸増にもかかわらず収縮期血圧が 20 mmHg 以上低下し，末梢冷感などの末梢循環不良の症状や徴候を伴う ・同一運動強度での胸部自覚症状の増悪 ・同一運動強度での 10/min 以上の心拍数上昇または 2 段階以上の Borg 指数の上昇 ・経皮的動脈血酸素飽和度が 90% 未満へ低下，または安静時から 5% 以上の低下 ・心電図上，新たな不整脈の出現や 1 mm 以上の ST 低下

注意事項
・原則として開始初期は監視型，安定期では監視型と非監視型（在宅運動療法）との併用とする. ・経過中は常に自覚症状，体重，血中 BNP または NT-proBNP の変化に留意する. ・定期的に症候限界性運動負荷試験などを実施して運動耐容能を評価し，運動処方を見直す. ・運動に影響する併存疾患（整形疾患，末梢動脈疾患，脳血管・神経疾患，肺疾患，腎疾患，精神疾患など）の新規出現の有無，治療内容の変更の有無を確認する.

RM（repetition maximum）：最大反復回数
（日本循環器学会 / 日本心臓リハビリテーション学会. 2021 年改訂版 心血管疾患におけるリハビリテーションに関するガイドライン. https://www.j-circ.or.jp/cms/wp-content/uploads/2021/03/JCS2021_Makita.pdf. 2024 年 10 月閲覧）

ス運動などが推奨される. 通常の心臓リハビリテーションで推奨されるジョギング，水泳，テンポの速いエアロビクスダンスは心臓への負荷が大きいので心不全患者には推奨されない.

　以前は心疾患患者には等尺性運動を主体とした筋力強化トレーニングは心負荷を増加させるため禁忌と考えられた. しかし最近では，心不全患者や高齢者など筋力低下が著しい場合に，個別のレジスタンス運動（低〜中強度負荷の反復筋力強化運動）を全身の好気的運動と組み合わせると，運動耐容能および QOL 改善に有効とされる.

　運動療法開始時に，運動中の安全を確認するとともに対象患者のおおよその運動耐容能を把握して初期運動量を決定する目的で，亜最大負荷

（Borg スケール 13 〜 15 程度）によるエントリー試験（屋内歩行，自転車エルゴメーター，トレッドミルなど）を実施することが望ましい．

運動強度の設定に関しては，一般に心不全患者に対しては安全性・持続性も考慮し低強度から始める．最大酸素摂取量の 40 〜 60% 程度，または嫌気性代謝閾値（AT）が得られればその 90 〜 100% の強度とする．karvonen の式を利用する場合は，係数を 0.3 〜 0.5 くらいに設定し始める．

また，運動負荷試験ができない症例や心房細動，ペースメーカー植込み例など，Borg スケールを参考とする場合は 11 〜 13 程度とする．持続時間に関しても初期には 1 回 5 〜 10 分間に休憩を入れて 1 日 2 回程度から始め，1 カ月程度を目安に徐々に延ばしていき 1 回 20 〜 30 分，1 日 2 回程度まで増加させる．頻度に関しては週 3 回，軽症例では 5 回程度とする．期間は少なくとも 3 〜 6 カ月とする．運動療法に伴い運動耐容能は改善するため，開始 3 カ月，6 カ月後に運動負荷試験を行い運動処方の見直しを行う．

心不全患者に対する運動療法を安全かつ有効に行うために，運動負荷量が過大であることを示唆する指標がある（表 4-51）[4]．心不全の悪化徴候があれば運動療法を一時中断し，利尿薬などの追加を行う．慢性心不全で最も注意すべきは，心室性頻拍や心室細動といった不整脈の出現による急変であり，開始 2 〜 4 週間は心電図モニターによる監視型運動療法を行う．以後，安定例では在宅（非監視下）運動療法への移行も可能であるが，心機能高度低下例，重症不整脈合併例では外来通院型監視下運動療法を続けるのが望ましい．

なお，慢性心不全の運動療法を成功させるためには心不全の管理全般にわたる知識と実践技術を本人ならびに家族に十分指導・教育することが重要である．

4）心臓リハビリテーションの効果

HFrEF に対する運動療法を中心とした心臓リハビリテーションは，生命予後の改善，運動耐容能の改善，QOL の改善，すべての原因による再入院リスクの低下，および心不全による再入院リスクの低下に有効である[4]．HFpEF においても，運動療法が peak VO_2 を改善し QOL を向上させること，運動療法の実施が良好な長期予後と関連することが示されている[4]．わが国における多施設後ろ向き観察研究[6]では，HFpEF や軽度から中等度のフレイルを有する患者，年齢や性別，合併症の有無にかかわらず，心臓リハビリテーション参加がイベントリスク低下と関連することが明らかとなっている．

（伊藤 修）

19　冠動脈バイパス，弁膜症，大動脈疾患術後

高齢化および手術技術やデバイスなどの進歩により，高齢者に対する手術適応も拡大している．すなわち，フレイルやサルコペニア患者に対して手術が施行される機会が増えており，術後のリハビリテーションはもちろん，術前評価も重要な役割を担う．

1）心臓術後のリハビリテーション

術後は急性期から介入することで身体的デコンディショニングや合併症の発症を予防する効果が期待でき，ICU 在室日数，入院日数の短縮にも寄与することになる．離床開始基準，標準的なリハビリテーション進行プログラムについて**表 4-52，53**[1]に示す．離床開始後のステップアップ基準（**表 4-54**）[1]に基づいて運動内容を段階的に拡大していく．

一般に 200 m 歩行負荷が可能になったら運動器具を使用した有酸素運動主体の運動療法を開始する[1]．開始時の注意点について**表 4-55**[1]に示す．有酸素運動を行う場合は可能な限り心肺運動負荷試験（CPX）により嫌気性代謝閾値（AT）を設定する．ただし，初回 CPX は時速 2.5 km の歩行が息切れなく可能になった時点（＝ 2.2 METs ＝自転車エルゴメーターにおける 15 W）で行うのが望ましい[2]．CPX が実施できない場合は Karvonen の式を用いた心拍処方を用いてもよい．いずれも実施できない場合は Borg スケール 11

表 4-53　心臓手術後リハビリテーションの標準的な進行

ステージ	病日	リハビリテーション内容	経口	清潔	排泄	その他
0	0〜1	手足の自他動運動 受動座位・呼吸練習	氷片 飲水	清拭	ベッド上	気管チューブ抜管 嚥下機能の確認
I	1〜2	端座位 10 分×1〜2 セット	食事・内服開始	清拭	ベッド上	カテーテル・動脈圧ライン抜去 ICU 退室
II	1〜2	立位・足踏み×1〜2 セット	食事・内服開始	清拭	ポータブル	ドレーン・尿管抜去，体重測定の開始
III	2〜3	室内歩行×1〜2 セット	心臓病食	清拭・洗髪	室内トイレ	室内フリー，退院後の計画を立案
IV-1	3〜4	病棟内歩行（100 m）×1〜2 セット	心臓病食	清拭・洗髪	棟内トイレ	棟内フリー，ペーシングワイヤー抜去
IV-2	4〜6	病棟内歩行（200〜500 m）×1〜2 セット	心臓病食	シャワー	院内トイレ	院内フリー，運動負荷試験
V	7〜	階段昇降（1 階分）機能訓練室	心臓病食	入浴可（許可あれば）	院内トイレ	有酸素運動を中心とした運動療法 退院後の生活指導

（わが国の複数の施設を参考に作表）
（日本循環器学会 / 日本心臓リハビリテーション学会．2021 年改訂版 心血管疾患におけるリハビリテーションに関するガイドライン．https://www.j-circ.or.jp/cms/wp-content/uploads/2021/03/JCS2021_Makita.pdf．2024 年 10 月閲覧）

表 4-52　心臓手術後の離床開始基準

以下の内容が否定されれば離床を開始できる．
1. 低心拍出量症候群（low output syndrome：LOS）により
    ①人工呼吸器，大動脈内バルーンパンピング装置，経皮的心肺補助装置などの生命維持装置が装着されている．
    ②ノルアドレナリンなどのカテコラミン製剤が大量に投与されている．
    ③カテコラミン製剤の投与下で収縮期血圧が 80 〜 90 mmHg 以下．
    ④四肢冷感，チアノーゼを認める．
    ⑤代謝性アシドーシスを認める．
    ⑥尿量 0.5 〜 1.0 ml/kg/h 以下が 2 時間以上続いている．
2. スワン・ガンツカテーテルが挿入されている．
3. 安静時心拍数が 120/min 以上．
4. 血圧が不安定（体位交換だけで血圧が下がる）．
5. 血行動態の安定しない不整脈（新たに発生した心房細動，Lown IVb 以上の心室期外収縮）．
6. 安静時の呼吸困難や頻呼吸（呼吸回数 30 回 /min 以上）．
7. 術後出血傾向が続いている．

（日本循環器学会 / 日本心臓リハビリテーション学会．2021 年改訂版 心血管疾患におけるリハビリテーションに関するガイドライン．https://www.j-circ.or.jp/cms/wp-content/uploads/2021/03/JCS2021_Makita.pdf．2024 年 10 月閲覧）

〜 13 を目安に十分な監視下で運動療法を行う必要がある．レジスタンス運動では等尺性運動ではなく複数の等張性運動を組み合わせることが推奨

表 4-54　離床開始後のステップアップ基準

1. 胸痛，強い息切れ，強い疲労感（Borg >13），めまい，ふらつき，下肢痛がない．
2. 他覚的にチアノーゼ，顔面蒼白，冷汗が認められない．
3. 頻呼吸（30 回 / 分以上）を認めない．
4. 運動による不整脈の増加や心房細動へのリズム変化がない．
5. 運動による虚血性心電図変化がない．
6. 運動による過度の血圧変化がない．
7. 運動で心拍数が 30/ 分以上増加しない．
8. 運動により動脈血酸素飽和度が 90％以下に低下しない．

（心血管疾患におけるリハビリテーションに関するガイドライン（2021 年改訂版）[1]，p50 を参考に作表）

表 4-55　運動療法開始時の注意点

1. 発熱がなく炎症反応が順調に改善傾向である．
2. 心膜液・胸水貯留が甚だしくない．
3. 新たな心房粗動がない．
4. 貧血はあっても Hb 8 g/dl 以上で改善傾向にある．

（心血管疾患におけるリハビリテーションに関するガイドライン（2021 年改訂版）[1]，p51 を参考に作表）

されている[1]．胸骨正中切開後の症例では術後 3 カ月間は過負荷となる上肢トレーニングを避けることが望ましい．また，胸骨正中切開後 5 〜 8 週間は上肢挙上時の負荷を 5 〜 8 ポンド（2.27 〜 3.63 kg）以下に制限するよう指導する[1]．本来肋

表 4-56　AS 患者の治療方針決定において弁膜症チームで協議すべき因子

	SAVR を考慮する因子	TAVI を考慮する因子
患者背景に関する因子	・若年 ・IE の疑い ・開胸手術が必要な他の疾患が存在する 　CABG が必要な重症冠動脈疾患 　外科的に治療可能な重症の器質的僧帽弁疾患 　重症 TR 　手術が必要な上行大動脈瘤 　心筋切除術が必要な中隔肥大 　など	・高齢 ・フレイル ・全身状態不良 ・開胸手術が困難な心臓以外の疾患・病態が存在する 　肝硬変 　呼吸器疾患 　　閉塞性肺障害（おおむね 1 秒量＜ 1 *l*） 　　間質性肺炎（急性増悪の可能性） 　出血傾向
SAVR, TAVIの手技に関する因子	・TAVI のアクセスが不良 　アクセス血管の高度石灰化，蛇行，狭窄，閉塞 ・TAVI 時の冠動脈閉塞リスクが高い 　冠動脈起始部が低位・弁尖が長い・バルサルバ洞が小さいなど ・TAVI 時の弁輪破裂リスクが高い 　左室流出路の高度石灰化があるなど ・弁の形態，サイズが TAVI に適さない ・左室内に血栓がある	・TF-TAVI に適した血管アクセス ・術野への外科的アプローチが困難 　胸部への放射線治療の既往（縦隔内組織の癒着） 　開心術の既往 　胸骨下に開存するバイパスグラフトの存在 　著しい胸郭変形や側弯 ・大動脈遮断が困難（石灰化上行大動脈） ・PPM が避けられないような狭小弁輪

SAVR/TAVI の治療の選択は患者の希望も十分に考慮して行う
（日本循環器学会 / 日本胸部外科学会 / 日本血管外科学会 / 日本心臓血管外科学会. 2020 年改訂版 弁膜症治療のガイドライン. https://www.j-circ.or.jp/cms/wp-content/uploads/2020/04/JCS2020_Izumi_Eishi.pdf. 2024 年 10 月閲覧）

骨骨折に用いる胸帯には胸骨固定効果はなく，逆に胸郭運動を制限することで呼吸機能に悪影響を及ぼすことがあるためルーチンに使用すべきではない[1].

　冠動脈バイパス術後患者では，リスクファクターや術後残存病変，グラフト採取部位を把握しておく．弁膜症術後患者では弁形成術なのか人工弁置換術なのかを確認しておく．弁形成術の場合は形成部位への圧負荷を避けるため血圧上昇に注意が必要である.

(1) TAVI 後のリハビリテーション

　経カテーテル大動脈弁留置術（transcatheter aortic valve implantation；TAVI）は，わが国では 2013 年に保険償還され，2018 年度の診療報酬改定において心大血管疾患リハビリテーション料の対象疾患として TAVI 後が明記された．TAVI は，外科的大動脈弁置換術（surgical aortic valve replacement；SAVR）を行うには耐術能の低下している高齢者やフレイル患者が適応になることが多く（表 4-56）[3]，身体機能だけではなく認知

機能，栄養状態，重複障害の有無，介護保険利用状況や居住形態など個々の患者について術前に多種職で十分な評価を行うことが重要である.

　TAVI 後のリハビリテーション施行において注意すべき合併症は，房室ブロック，弁周囲逆流，カテーテル挿入による解離などが挙げられる．特に房室ブロックは術後数日経過してから出現することもあり，リハビリテーション中は心電図モニターを装着し十分な監視下で行うようにする.

　TAVI は SAVR に比べて低侵襲であるため，術後早期から離床を進めることができる一方で，SAVR よりも早期退院することが多く術後のリハビリテーションに十分な時間がかけられないという問題点もある．冠動脈バイパス術後，弁膜症術後いずれにおいても退院後も外来でリハビリテーションを継続することが社会復帰や日常生活の自立，心不全予防のためにも重要である．特に高齢者では長期的なリハビリテーションが必要になることがあり，そういったケースでは回復期リハ病院や介護保険の利用も検討されるべきであ

表 4-57　経カテーテル大動脈弁留置術（TAVI）患者に対する心臓リハビリテーションの役割

	TAVI 前	術後急性期	回復期	維持期
問題	・高リスク高齢者 ・大多数はフレイル ・活動の制限	・周術期管理（麻酔・鎮痛） ・集中治療後症候群（せん妄・認知機能障害など）	・回復途上のままの退院（術後合併症，身体機能）	・術前の生活習慣の継続 ・身体機能の低下
目標	・ADL の維持 ・栄養状態改善	・早期離床 ・術前 ADL の再獲得 ・生活機能の再獲得	フレイルなし 　→運動耐容能向上 フレイルあり 　→筋力・バランス向上 ・生活機能の定着化 ・二次的合併症（転倒など）の回避	・QOL の維持と向上 ・地域医療福祉との連携 ・多職種との連携
対応	・フレイル評価 ・栄養介入 ・生活機能評価 ・信頼関係の構築 ・退院先および退院後の社会サービス検討	・円滑な早期離床 ・ADL 拡大 ・運動耐容能の改善	フレイルなし ・歩行距離延長 ・有酸素運動 ・筋力トレーニング フレイルあり ・筋力トレーニング ・バランストレーニング ・歩行練習	・在宅運動療法 ・活動範囲の拡大 ・余暇活動の充実 ・フレイルの定期的評価による悪化患者への対応 ・回復期リハビリテーション病院や在宅医療，介護保険のサービス，民間運動施設や自治体などが連携

（樋口 妙・他：日本臨床 77 増刊号：555-560，2019．を改変）

り，退院後も多職種との連携が重要である．TAVI 患者に対するリハビリテーションの役割について**表 4-57** に示す．

2）大血管疾患術後のリハビリテーション

大血管疾患術後のリハビリテーションについては，心臓手術後のリハビリテーションと比較するといまだエビデンスに乏しいのが現状である．特に大動脈解離では緊急もしくは準緊急で手術が施行されることが比較的多く，そういったケースでは術前評価が十分にできていないことになる．心臓手術と比較し，大動脈疾患手術症例は平均年齢が高く，COP 合併例が多い[1] ため，術後のリハビテーションもこれらに対応していく必要がある．

大動脈疾患術後のリハビリテーションにおいては，残存病変（残存瘤や残存解離）の有無について把握しておく必要がある．上行・弓部置換術後では脳梗塞や嚥下機能の評価が，下行・胸腹部大動脈置換術後では脊髄梗塞や呼吸状態の評価が重要である．腹部大動脈置換術後では消化器症状に注意する．近年は腹部大動脈瘤に対するステント内挿術（endovascular aortic repair；EVAR）や胸部動脈瘤に対するステント内挿術（thoracic

endovascular aortic repair；TEVAR）が標準的な術式となりつつある．EVAR や TEVAR 後ではエンドリークの有無について把握しておくことが重要である．エンドリークの分類について**図 4-58**[4] に示す．

大血管疾患術後リハビリテーションの開始基準は表 4-52 に準ずる．治療経過，全身状態に応じて早期からリハビリテーションを開始し，廃用症候群の予防や回復を目指す．血圧は低めに管理することが望ましく，基本的に安静時収縮期血圧 130 mmHg 未満を目標とする[4] が，個々の症例において術後の血圧目標値が異なることもあるため心臓血管外科医に相談する．リハビリテーションの中止基準（**表 4-58**）[4] に該当する場合は進行中止，もしくは実施しない．運動療法は基本的に有酸素運動を中心に行い，努責を伴う身体負荷は避ける．嚥下障害や呼吸障害のある症例では嚥下リハビリテーションや呼吸リハビリテーションも組み合わせて行うことで生命予後改善や入院日数短縮につながる．

（高橋麻子）

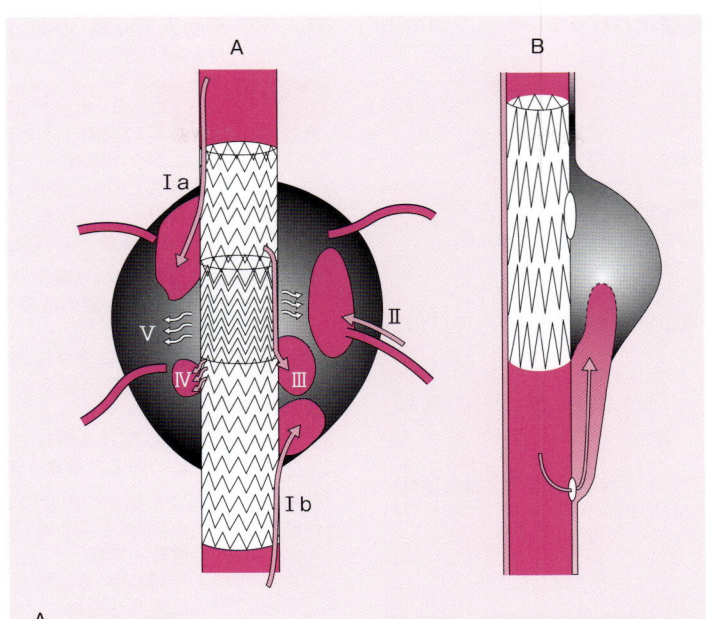

A
Ⅰ：動脈壁とステントグラフト（SG）の接合部分からの血液漏れで
　　瘤内に血液が流れ込むもの.
　　a：中枢側から
　　b：末梢側から
Ⅱ：大動脈瘤の側枝（肋間動脈，腰動脈，下腸間膜動脈，正中仙骨動
　　脈など）から血液が逆流して瘤内へ流れ込むもの.
Ⅲa：SG-SG間の接合部分からの瘤内への血液漏れ.
Ⅲb：SG-ファブリックの破損などにて瘤内に血液が流れ込むもの.
Ⅳ：SGのポロシティ（人工血管基布に開いている小孔）からの血液
　　漏れ：通常は抗凝血薬を中止すればなくなるはずのエンドリー
　　ク.
Ⅴ：瘤内に血流が認められないにもかかわらず，瘤が拡大傾向を示す
　　もの.
B
TEVARによるentry閉鎖後のre-entry flow

図4-58　TEVAR/EVAR 後のエンドリーク分類
（日本循環器学会 / 日本心臓血管外科学会 / 日本胸部外科学会 / 日本血管
外科学会. 2020 年改訂版 大動脈瘤・大動脈解離診療ガイドライン.
https://www.j-circ.or.jp/cms/wp-content/uploads/2020/07/JCS2020_Ogi-
no.pdf. 2024 年 10 月閲覧）

20　補助人工心臓

1）背景と効果

　内科的治療に抵抗性の重症心不全に対する治療
手段として，自己心を温存して心臓の機能の一部
を補って心臓のポンプ機能を代替する補助人工心
臓（ventricular assist device；VAD）が普及し
つつある．VAD の分類として体外設置型と植込
み型があり，体外設置型 VAD はポンプ本体が体
外にあり，送血・脱血カニューレがともに体表を
貫いて体外のポンプと接続されており，院内使用
限定である．一方で植込み型 VAD はポンプ本体
が体内にあり，ドライブラインで体外のコント
ローラーやバッテリーと接続されており，退院，
社会復帰が可能な治療手段である[1]．植込み型
VAD は 2011 年春からわが国でも保険償還され
ており，その数は急増している．当初適応は心臓

表 4-58 大血管疾患術後リハビリテーションの中止基準

1. 炎症
   - 発熱 37.5℃ 以上
   - 炎症所見（CRP の急性増悪期）
2. 循環動態
   - 新たな重症不整脈の出現
   - 頻脈性心房細動の場合は医師と相談する
   - 安静時収縮期血圧 130 mmHg 以上
   - 離床時の収縮期血圧 30 mmHg 以上の低下
   - あらたな虚血性心電図変化：心拍数 120/min 以上
3. 貧血
   - Hb 8.0 g/d*l* 以下への急性増悪
   - 無輸血手術の場合は Hb 7.0 g/d*l* 台であれば医師に相談
4. 呼吸状態
   - SpO$_2$ の低下（酸素吸入中も 92％以下，運動誘発性に SpO$_2$ が 4％以上低下）
   - 呼吸回数 40 回以上
5. 意識状態
   - 意識・鎮静レベルが RASS ≦−3
   - 鎮静薬の増量，新規投与が必要な RASS ＞ 2
   - 労作時の呼吸困難：患者の拒否

RASS：Richmond Agitation Sedation Scale
（日本循環器学会／日本心臓血管外科学会／日本胸部外科学会／日本血管外科学会. 2020 年改訂版 大動脈瘤・大動脈解離診療ガイドライン. https://www.j-circ.or.jp/cms/wp-content/uploads/2020/07/JCS2020_Ogino.pdf. 2024 年 10 月閲覧）

表 4-59 補助人工心臓（VAD）装着患者に対する心臓リハビリテーションの目的

時相	目的と意義
急性期	・長期の安静・廃用によるデコンディショニングの改善 ・自宅での生活が可能な日常生活動作能力の獲得 ・VAD 装着下での安全な日常動作の確立
前期回復期	・長期の VAD 装着下での社会復帰に向けた運動耐容能の改善と精神的健康・QOL の回復 ・VAD の安全な管理とドライブラインのケア，抗凝固療法の管理についての教育・支援 ・VAD 関連合併症やその予防・認識・対処についての教育と支援
後期回復期 〜維持期	前期回復期の内容に加えて， ・（介護者も含めた）VAD 装置の安全管理の教育・支援 ・（心臓移植待機患者の場合）心臓移植手術に備えた教育・支援

（日本循環器学会／日本心臓リハビリテーション学会. 2021 年改訂版 心血管疾患におけるリハビリテーションに関するガイドライン. https://www.j-circ.or.jp/cms/wp-content/uploads/2021/03/JCS2021_Makita.pdf. 2024 年 10 月閲覧）

くの報告があり，メタ解析でも運動耐容能と QOL の改善が認められている．**表 4-59**[1] に VAD 装着術後患者に対する心臓リハビリテーションの目的を示す．

2）適応

参加可能なすべての VAD 装着患者に心臓リハビリテーションが推奨され．VAD 装着患者に対するリハビリテーションは術後早期からの導入が望ましい．開始基準は心臓手術後のリハビリテーションに準じるが，それに加えて体外設置型 VAD の場合には送血・脱血カニューレやポンプ，植込み型 VAD の場合にはドライブラインが固定されていることを確認する．送血・脱血カニューレやドライブラインの皮膚貫通部からのコントロール困難な出血がないことの確認も重要である．

3）運動療法の実際

急性期はベッド上で可能な体位変換や関節可動域運動，呼吸訓練などから開始し，徐々に座位，立位，歩行訓練へと離床を進める．体外の身辺機

移植適応患者の BTT（bridge to transplantation；心臓移植までの待機）に限られていたが，2021 年春からわが国でも DT（destination therapy：長期在宅補助人工心臓治療）が保険償還され，「植込み型補助人工心臓」DT 実施基準が策定されている[2]．今後，植込み型 VAD を装着しながら在宅生活をする患者がますます増加していくことが予想される．

VAD の適応となる重症心不全患者では，術前に筋力や栄養状態が低下しており，運動耐容能も高度に低下していることが多い．VAD により循環動態が改善されても運動耐容能の改善には時間を要すること，VAD 装着の目的が心臓移植までの「橋渡し」であっても，わが国の移植待機期間は数年と長期に及ぶことから，その間の ADL や運動耐容能，さらに QOL の改善を目指した心臓リハビリテーションの必要性は高い．VAD 装着術後の運動療法の安全性と有効性については，多

器を常に身体の一部とみなして，安全な動作が可能になるように指導することが重要である．

VADを装着した状態での病棟歩行が安定したら，慢性心不全に対する運動プログラムに準じて，自転車エルゴメーターやトレッドミルを用いた有酸素運動とレジスタンストレーニングを組み合わせた運動療法を行う．ただし，ボート漕ぎのように腹部を大きく屈曲するなど腹筋を使うような運動，急激に体位を変換するような運動は控える．有酸素運動のほかに下肢を中心としたレジスタンストレーニングも推奨される．6分間歩行試験やCPXを行い，運動耐容能を評価して適切な運動処方を決定することが望ましい．VAD装着に関連した脳合併症による後遺症を伴う場合には，脳血管疾患リハビリテーションと心臓リハビリテーションの両方に精通した施設や担当者により行うことが望ましい．植込み型VADの場合には在宅での管理を目指し，VADの駆動状況や体重，バイタルサイン，自覚症状などのモニタリング，VADの安全な取り扱いとドライブラインのケア，抗凝固薬などの服薬管理，さらにはVAD装着に伴う合併症やその予防，認識，対処についての教育や支援も重要である．これらの教育と支援は多職種で行うことが望ましく，患者本人だけでなく介護者も含めて行う必要がある．

植込み型VAD装着後は自宅復帰後も，運動耐容能の維持・改善，QOLの改善のため心臓リハビリテーションを継続することが望ましい．活動量計などを用いて日々の運動量を把握し，退院後の自主訓練を促す．6分間歩行試験やCPXを定期的に行い，運動耐容能の経時的変化を評価して適切な運動処方を決定することが望ましい．

補助人工心臓（VAD）装着患者に対する心臓リハビリテーションでの注意点を**表4-60**[1]，補助人工心臓（VAD）装着患者に対する運動療法施行中の観察項目と管理目標，中止基準を**表4-61**[1]に示す．

（鈴木文歌）

表4-60　補助人工心臓（VAD）装着患者に対する心臓リハビリテーションでの注意点

	注意点
VADの取り扱い	・VADを装着した状態での安全な動作，体外の身辺機器の安全な取り扱いに注意する． ・VADのバッテリー残量の確認や外部電源への接続，運動療法中のVADの動作状況やアラーム発生に注意する． ・ドライブラインや送血・脱血カニューレの皮膚貫通部の固定を確認する．
患者の動作	・腹部の大きな屈曲動作を避け，ドライブラインやカニューレによる皮膚損傷や感染の危険性を最小限にする．
VADの動作状況の観察	・連続流のVADでは，血圧や脈拍，経皮的動脈血酸素飽和度（SpO_2）の測定が困難なことが多く，患者の意識レベルや呼吸状態，顔色，四肢冷感などに常に注意する．

（日本循環器学会／日本心臓リハビリテーション学会．2021年改訂版 心血管疾患におけるリハビリテーションに関するガイドライン．https://www.j-circ.or.jp/cms/wp-content/uploads/2021/03/JCS2021_Makita.pdf．2024年10月閲覧）

21　末梢動脈疾患のリハビリテーション

1）リハビリテーションの意義

末梢動脈疾患（peripheral arterial disease；PAD）は冠動脈以外の末梢動脈の閉塞性疾患であるが，下肢閉塞性動脈疾患については lower extremity artery disease（LEAD）と称する．動脈硬化性LEADは，従来からわが国で用いられてきた下肢閉塞性動脈硬化症（下肢 arteriosclerosis obliterans；下肢ASO）と同義である[1]．

間欠性跛行は動脈硬化性LEADの主要症状の一つであり，運動パフォーマンスや歩行能力を制限する．PADへの運動療法の目的は，歩行時の症状を軽減し，運動パフォーマンスや日常生活機能を向上させることにある．また，冠動脈疾患や脳血管障害などの全身の動脈硬化病変が生じていることが多いことから，運動療法は，PADだけでなく，他臓器循環障害の治療および動脈硬化性危険因子への対策でもある．包括的心臓リハビリテーションプログラムとして，完全禁煙，高血圧

表 4-61　補助人工心臓（VAD）装着患者に対する運動療法施行中の観察項目と管理目標，中止基準

観察項目	植込型 VAD および連続流体外設置型 VAD		拍動流体外設置型 VAD	
	管理目標	運動中止基準	管理目標	運動中止基準
自覚症状	Borg 指数 11 ～ 13	Borg 指数 15 以上 めまい，ふらつき，失神，頭痛，胸部不快，呼吸困難	植込型 VAD に同じ	
VAD 流量	運動前と比較して有意な低下がない	3 l/min 以下 低流量アラーム 機器トラブル	植込型 VAD に同じ	
血圧	平均血圧 80 mmHg 以下で低血圧症状なし	平均血圧 90 mmHg 以上または低血圧症状出現	130/85 mmHg 未満	収縮期血圧が 150 mmHg 以上 または 80 mmHg 以下 または運動前より 20 mmHg 以上低下
心電図モニター	頻脈性不整脈なし	頻脈性不整脈出現	植込型 VAD に同じ	
酸素飽和度	$SpO_2 \geqq 90\%$	$SpO_2 < 90\%$	植込型 VAD に同じ	
カニューレ，ドライブライン	固定良好 疼痛・出血なし	固定不十分 疼痛・出血あり	植込型 VAD に同じ	

（日本循環器学会 / 日本心臓リハビリテーション学会．2021 年改訂版 心血管疾患におけるリハビリテーションに関するガイドライン．https://www.j-circ.or.jp/cms/wp-content/uploads/2021/03/JCS2021_Makita.pdf．2024 年 10 月閲覧）

合併例への降圧薬と減塩による血圧管理，糖尿病の血糖管理，抗血小板薬やスタチンなどの適切な薬物治療を継続する．

2）適応

運動療法の適応となるのは，間欠性跛行を呈している慢性 PAD 症例（Fontaine 分類のⅡ度）である（**表 4-62**）．各種ガイドラインによれば[1-4]，跛行例には特に禁忌のない限り運動療法，それも監視下運動療法が推奨される．

重症度が中等症以下の症例には，監視下歩行による運動が第一選択として推奨される．間欠性跛行患者に対する治療戦略は第一選択として運動療法と薬物療法を行い，十分な効果が得られない場合に血行再建術を考慮する．安静時疼痛・潰瘍例には運動療法は禁忌となり，侵襲的治療（救肢）を優先する．近位病変が疑われる症例では，早期に下肢血行再建術を考慮する．

禁忌となるのは，運動により虚血の増悪をきたす可能性がある下肢虚血が高度な安静時疼痛や壊疽などの重症虚血肢および急性動脈閉塞（塞栓症・血栓症）であり，加えて注意が必要なのが膝下病変例である．

3）運動療法の実際

運動方法としては，監督下運動療法を推奨されている（**表 4-63**）[1-4]．通院しながら自宅で行う「在宅運動療法」（不規則な強度や時間となる）よりも，院内で監督下に実施する「監督下運動療法」がより高い効果が得られることが知られている．

運動の種類としては，トレッドミルによる歩行を行う[1-4]．体力トレーニング法よりも効果的であることから，トレッドミルによる歩行が推奨されている．運動トレーニングは，①ウォームアップ，②歩行運動，③クールダウンの順番でプログラムを行う．運動の強度を調節可能であるため，トレッドミルや自転車エルゴメーターなどの機器を使用するほうが実施しやすいが，ペースメーカ付きのトラック歩行をすることでもよい．

運動強度としては，はじめは傾斜 12%・速度 2.4 km/ 時で行い，「ややつらい」程度（Borg スケール 15 ～ 17）の下肢疼痛が生じるまで歩き，この強度で 10 分以上歩けるようなら，次いで速度を 3.2 km/ 時とするか，傾斜を強くする．さらに 4.8 km/ 時と速度を速めることもできる[2]．

表 4-62　症状に基づく末梢動脈疾患の分類と治療法

Fontaine 分類	Rutherford 分類	治療法
Ⅰ：無症候	0：無症候	動脈硬化リスク管理，抗血小板薬，運動療法，フットケア
Ⅱa：軽度跛行（＞ 300 m）	1：軽度跛行	動脈硬化リスク管理，運動療法，抗血小板薬，フットケア
Ⅱb：中等度〜高度跛行	2：中等度跛行	運動療法，抗血小板薬，血行再建術，動脈硬化リスク管理
	3：重度跛行	
Ⅲ：安静時疼痛	4：安静時疼痛	血行再建術，抗血小板薬，運動療法，，フットケア，動脈硬化リスク管理
Ⅳ：潰瘍，壊疽	5：組織小欠損	血行再建術＋創部処置，抗血小板薬，血行再建後に感染がなければ除圧し運動療法，動脈硬化リスク管理
	6：組織大欠損	

（日本循環器学会 / 日本心臓リハビリテーション学会．2021 年改訂版 心血管疾患におけるリハビリテーションに関するガイドライン．https://www.j-circ.or.jp/cms/wp-content/uploads/2021/03/JCS2021_Makita.pdf．2024 年 10 月閲覧）

表 4-63　末梢動脈疾患患者に対する監視下運動療法プログラム

1. 準備運動として，ストレッチを 10 分間実施する．
2. 初回運動強度の設定は，ガードナープロトコール・トレッドミルの最大歩行時間を参考にして，3 〜 5 分で跛行が出現する速度でトレッドミル歩行運動を実施する．Borg 指数 15 〜 17 の「かなりきつい」まで続けて歩かせる．
3. 数分間の休憩をはさんで，再び 2 のトレッドミル歩行運動を実施する．
4. このインターバル歩行トレーニングを約 30 〜 60 分続ける．
5. 整理体操を行い終了．

（日本循環器学会 / 日本心臓リハビリテーション学会．2021 年改訂版 心血管疾患におけるリハビリテーションに関するガイドライン．https://www.j-circ.or.jp/cms/wp-content/uploads/2021/03/JCS2021_Makita.pdf．2024 年 10 月閲覧）

持続時間・間隔としては，1 回に行う歩行時間は 30 分以上で，1 時間までとする．頻度は日に 1 〜 2 回行い，週 3 回以上は実施する（できれば 5 日以上 / 週）．運動時間中は，先の疼痛に達するまでの歩行と，疼痛が緩和するまでの休息（1 〜 5 分程度）を繰り返す．

治療期間としては，3 〜 6 カ月間が一般的である．報告では約 2 カ月間以上 3 カ月は続ける必要があり，運動の効果を維持するためには，監督下運動療法の合間での「自宅での継続した歩行練習」も欠かせない．

有害イベントの防止のため，運動療法の際には重要臓器の虚血出現の有無を監視する必要がある．冠動脈疾患，不整脈などの出現に対応できるように，心拍・脈拍数管理，血圧管理を必須として，心電図モニターによる監視も実施する．

4）リハビリテーションの効果

運動療法の効果としては，運動パフォーマンスの向上，運動時の痛みの軽減がみられる．メタアナリシスでは，間欠性跛行患者の介入前の疼痛出現距離は 125.9 ± 57.3 m，最大歩行距離は 325.8 ± 148.1 m であり，6 カ月以上の監視型運動プログラムを行うことにより，疼痛出現距離は 179%，最大歩行距離は 122% 延長する[2]．自宅での低強度の運動は，高強度の運動よりも効果が著しく低く，6 分間の歩行距離の改善は，運動をしない対照と有意な差はないことも報告されている[5]．

QOL への効果では，SF-36（Medical Outcome Study Short Forum 36-Item Health Survey）の検討で身体機能の改善がみられる．PAD の疾患特異的 QOL 尺度である WIQ（Walking Impairment Questionnaire）[6] においても，その改善効果が見られる．現時点では無作為化比較試験の報告はないが，リハビリテーション完遂群の心血管死亡を含む死亡率はリハビリテーション中断群に比べて低下しており，歩行距離が向上した PAD 患者の死亡率はさらに低下していた[7]．

22 高血圧症の運動療法

1) 運動療法の目的

2019年国民健康・栄養調査によると[1]，わが国の高血圧有病率（収縮期血圧140 mmHg以上または拡張期血圧90 mmHg以上，または降圧薬服用中）は40歳以上では男性61%，女性48%，75歳以上では男性65%，女性66%である．高血圧有病率は年齢が高いほど高く，50歳代以上の男性と60歳代以上の女性では50%を超えている．

高血圧の発症には遺伝的素因と環境的要因が関与している．身体活動の増加は血圧低下のみならず，体重，体脂肪，ウエスト周囲長の減少，インスリン感受性や血清脂質を改善させる．さらに，身体活動の低下は心血管病のリスクを上昇させる．生活習慣の修正といった非薬物療法はすべての高血圧患者に対して実施すべきであり，日本高血圧学会による「高血圧治療ガイドライン2019」[2]では，生活習慣の修正項目として，①食塩制限，②野菜・果物の積極的摂取とコレステロールや飽和脂肪酸の摂取制限，魚（魚油，fish oil）の摂取を増やす，③適正体重の維持，④運動療法，⑤アルコール制限，⑥禁煙の6つが推奨されている（表4-35）．これら生活習慣の修正は単独で行うよりも複合的に行うほうが，より明らかな降圧作用を示す．

2) 適応

運動療法の対象者はⅡ度以下の血圧値で心血管病のない高血圧患者であり，Ⅲ度を超える高血圧患者は降圧後に運動療法を施行する．リスクの高い患者は事前にメディカルチェックを行い，必要に応じて運動の制限や禁止などの対策を講じる．単に高齢者であるからといって運動を制限すべきではないが，高齢者では特に事前のメディカルチェックは必須である．

3) 運動療法の実際

運動の種類としては，有酸素運動である大きな骨格筋群を用いた軽度の動的な等張性運動があげ

られる．具体的には早歩き，軽いジョギング，自転車，自転車エルゴメーター，エアロビクス，水中歩行などが推奨されている[2]．軽度の運動とは最大酸素摂取量の50%くらいの運動で，自覚的にはBorgスケールで12〜13のややつらい程度である．運動量としては1日30分以上，1週間に3日以上の施行で降圧効果が期待できるが，1回の運動後の降圧効果が数時間持続することを考えると，できるだけ毎日の定期的な施行が望ましい．一般向けのACSM/AHAの勧告[3]では，少なくとも10分以上の運動で，合計して1日40分を超えればよいとされている．

一般に動的運動では収縮期血圧は運動強度に応じて上昇するが，拡張期血圧はあまり上昇しない．一方で，高血圧患者では正常血圧者に比べて運動による血圧の上昇度が大きい特性に注意する．高血圧患者では，運動中の心拍応答に影響を与えるβ遮断薬やカルシウム拮抗薬を投与されていることも多い．また，β遮断薬や利尿薬は高温・高湿度環境下での体温調節に影響を与えるので，運動時の服装や水分補給に留意する．$\alpha1$遮断薬やカルシウム拮抗薬などの血管拡張性の薬剤を投与されている場合には，運動後の過度の降圧に注意し，運動後にゆっくり歩くなどのクールダウンの時間を設けることが望ましい．

4) 運動療法の効果

有酸素運動の降圧効果は確立されている[4,5]．「ACC/AHA2013 心血管リスク低減のための生活習慣管理ガイドライン」では[6]，メタ解析の結果をもとに，運動療法は収縮期血圧で2〜5 mmHg，拡張期血圧で1〜4 mmHgの低下が期待されると記載されている．

有酸素運動に加えて，レジスタンス運動やストレッチ運動を補助的に組み合わせると，前者は除脂肪体重の増加や骨粗鬆症・腰痛の防止，後者は関節の可動域や機能の向上が期待でき，有用である．最近，レジスタンス運動に降圧効果があるというメタアナリシス[7]が報告されている．

（伊藤 修）

chapter 5 腎臓機能障害

I 腎臓の構造と生理

1 腎臓の構造

　腎臓は脊椎両側の後腹膜腔内にあり，第12胸椎から第3腰椎の高さで腹部大動脈と下大静脈を挟んで向かい合って位置している（**図 5-1**）．大きさは長径 10 ～ 12 cm，短径 5 ～ 7 cm，厚さ 3 ～ 4 cm で，重さは 100 ～ 130 g である．腎臓の断面はほぼ C 字型を呈し，内側には腎門とよばれる凹みがあり，腎動静脈，神経，リンパ管，尿管が入り込んでいる．腎臓の実質は外側の皮質と内側の髄質に分けられ，髄質とその周囲の皮質は発生学的単位であり，腎葉とよばれる．ヒトの腎臓は複数の腎葉をもつ多葉腎であり，隣り合う髄質の間に深く入り込んだ皮質部分は腎柱とよばれる．円錐体形の髄質の頂点である腎乳頭から尿が排泄され，平滑筋による蠕動運動によって腎杯，腎盂，尿管，膀胱へと移送される（**図 5-2**）．

　腎の血管系は腹部大動脈から左右の腎動脈に分岐した後，数本に分かれて腎門に入り（図 5-1），腎実質内で葉間動脈に分岐し，皮髄境界付近で走行を変え，弓状動脈となる．弓状動脈から皮質表層に向かって垂直に小葉間動脈が分枝し，さらに糸球体に向かって輸入細動脈に分枝する．毛細血管に枝分かれして糸球体係蹄を形成した後，再び合流して輸出細動脈になる．輸出細動脈は毛細血管に移行し，尿細管周囲毛細血管網を形成する．傍髄質の輸出細動脈の一部は直細動脈として髄質

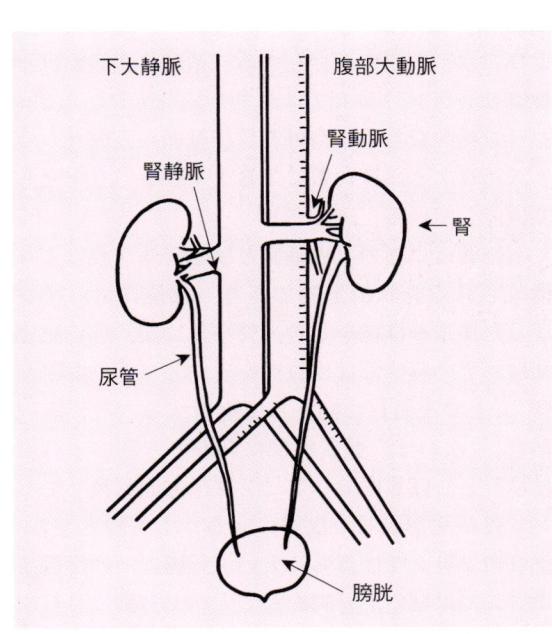

**図 5-1　後腹膜腔における血管，腎および尿路系の
　　　　シェーマ**　　　　　　　　　　（猪股茂樹，1999[1]）

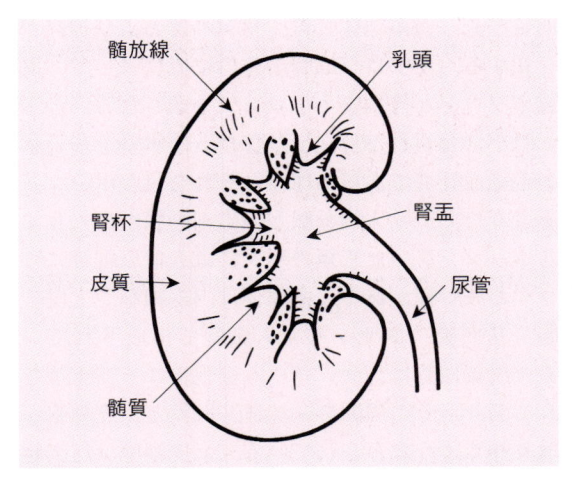

図 5-2　腎の割面　　　　　　　　　　（猪股茂樹，1999[1]）

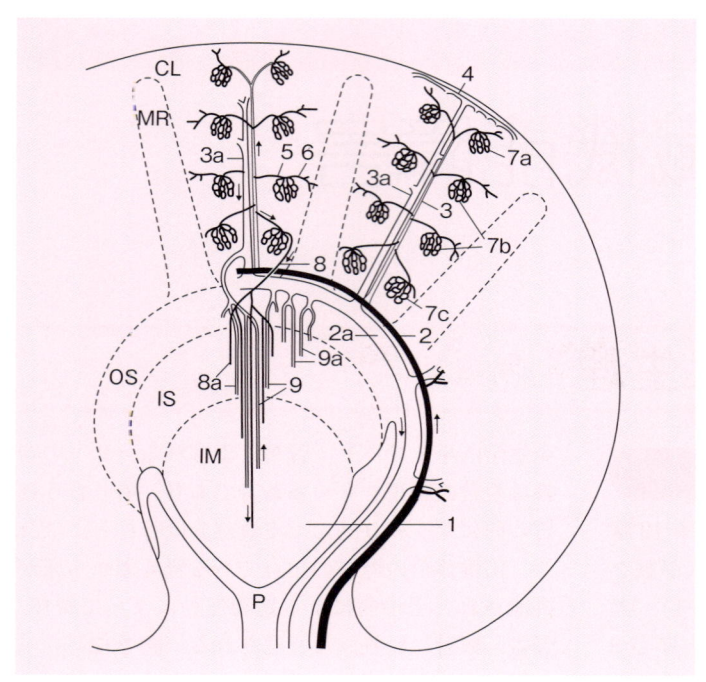

図 5-3　腎臓内の血管の走行と分布
尿細管周囲毛細血管は描いていない．描いた拡大は不均等である．皮質の中では，髄放線（MR）と皮質迷路（CL）の境界を点線で示す．OS：外帯，IS：内帯，IM：内層，P：腎盂．1，1a：葉間動脈と静脈，2，2a：弓状動脈と静脈，3，3a：皮質放射動脈と静脈，4：星状静脈，5：輸入細動脈，6：輸出細動脈，7a，7b，7c：表在，中皮質および傍髄質糸球体，8，8a：傍髄質輸出細動脈，下行直細血管，9，9a：上行直細血管（血管束の中を上るものと血管束と無関係なもの）．
（日本腎臓学会（編）：腎臓学用語集．p 241，南江堂，1988 より許諾を得て転載）

内を乳頭先端まで下行し，ヘアピン状に方向転換して直細静脈となって皮質まで上行する．直細静脈や皮質の尿細管周囲毛細血管網は小葉間静脈に移行し，弓状静脈，葉間静脈から腎静脈となり，下大静脈に合流する（図5-3）．

　腎臓の最小機能単位はネフロンとよばれ，腎小体とそれに続く尿細管によって構成され，一側腎に約100万個が存在する．これらネフロンの集合体に加えて，これに供給する血管系，間を埋める間質成分，傍糸球体装置，リンパ管および神経が存在する．ネフロンは腎小体の位置によって，皮質ネフロンと傍髄質ネフロンに分類される．

　腎小体は直径200 μm 程度の小球体で，糸玉状の毛細血管塊である糸球体とそれを包むボーマン嚢よりなる．輸入細動脈と輸出細動脈が出入りするボーマン嚢の血管極の反対には近位尿細管に移行する尿管極がある．糸球体は内皮細胞，上皮細胞，基底膜，メサンギウム細胞で構成されている．毛細血管はメサンギウム細胞によって支持されており，その周囲を糸球体基底膜と上皮細胞が取り巻くように存在している．上皮細胞は足突起を伸ばし，糸球体係蹄のボーマン腔側全表面を

覆っている．原尿が糸球体係蹄からボーマン腔に移動するためには，内皮細胞，糸球体基底膜，上皮細胞の三層の濾過障壁を通過する必要がある．内皮細胞間には 50 〜 100 nm の小孔があり，上皮細胞の足突起間には 25 〜 40 nm の濾過細隙およびスリット蛋白が存在する．糸球体基底膜はIV型コラーゲン，フィブロネクチン，ラミニン，ヘパラン硫酸などの細胞外基質線維網から成り，サイズバリアと陰性荷電によるチャージバリアとして機能している（図5-4）．

　尿細管は単層の上皮細胞と尿細管基底膜により構成される管状構造物であり，部位によって異なった構造や機能をもつ．腎小体に続く近位尿細管は，その起始部は皮質内を迂曲し（近位曲尿細管），その後髄質に向かって直行する（近位直尿細管）．次いで，髄質深部に向かって細い下行脚に移行し，髄質内でヘアピン状に方向転換してヘンレ係蹄を形成し，皮質に向かう上行脚となる．皮質ネフロンでは直ちに太い上行脚に，傍髄質ネフロンでは細い上行脚を経て太い上行脚に移行する．太い上行脚の緻密斑は自らの上流にある腎小体の血管極に接して傍糸球体装置を形成した後，

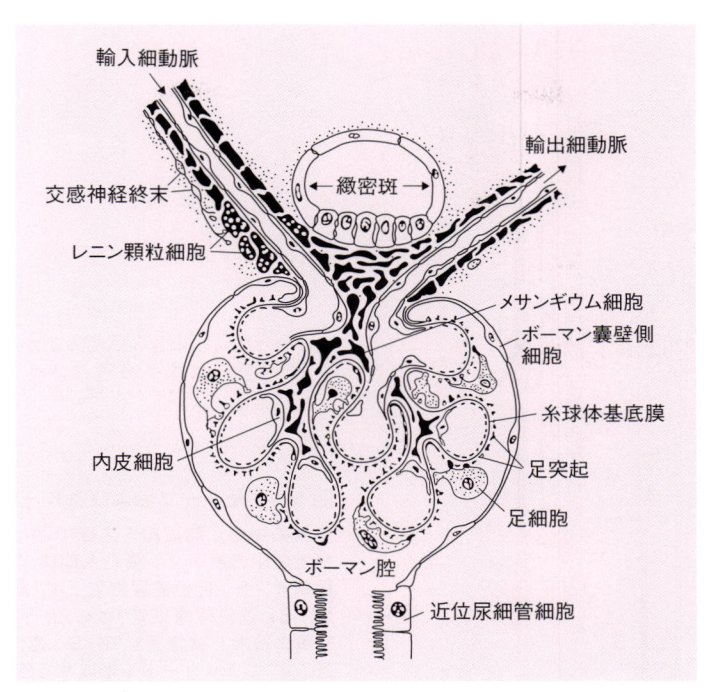

図5-4　糸球体と傍糸球体装置の模式図

遠位曲尿細管，接合尿細管となる．接合尿細管以後は吻合して，皮質集合管さらに髄質集合管となり，腎乳頭から腎杯に開口する（**図5-5**）．

傍糸球体装置は緻密斑，輸入細動脈血管壁でレニン分泌顆粒を有する傍糸球体細胞，輸入・輸出細動脈，両細動脈と緻密斑に挟まれたメサンギウム細胞からなる（図5-4）．傍糸球体装置はレニン分泌や後述する尿細管 − 糸球体フィードバック（TGF）により血圧，糸球体濾過量や体液量を調節している．

2　腎機能調節

腎の主要な働きは，尿の生成と排泄を通じて体液の量と組成の恒常性を保つことである．尿の生成は糸球体濾過に始まり，尿細管での再吸収と分泌によって尿量や尿電解質排泄が調節される．

腎には心拍出量の20%の血流が流れている．正常人の腎血流量は $1 \sim 1.2\,l/$ 分である．このうち約80%が腎皮質血流量，20%が腎髄質血流量であり，約 $1 \sim 3\%$ が腎乳頭部に達する．糸球体

では，通過する血漿の約20%，$100\,\mathrm{m}l/$ 分が限外濾過され，1日で約 $150\,l$ の原尿が生成される．

正常では，腎動脈圧 $80 \sim 180\,\mathrm{mmHg}$ 間の変動に関係なく糸球体内圧や糸球体血流量は一定に保たれ，腎血流量や糸球体濾過値もまた一定に保たれている．これは自己調節とよばれ，糸球体前血管，特に輸入細動脈が主たる調節部位としてその血管トーヌスを変化させている．この機序としては，輸入細動脈自体が灌流圧の上昇を感知して収縮する筋原反応と，TGF という2つの機構が関与している．

TGF は，尿細管へ流れる NaCl 量により輸入細動脈の血管トーヌスの調節が行われ，GFR を一定の値に維持しようとする機構である．緻密斑が尿細管管腔内の NaCl 濃度の変化を感知して，NaCl 濃度が増加すると輸入細動脈は収縮し，糸球体内圧が低下することにより GFR が低下する．逆に NaCl 濃度が減少すると輸入細動脈は拡張し，GFR が増加する．TGF は NaCl 濃度の比較的急性の変化に対する反応であり，NaCl 濃度の微少な変化にも敏感に対応している．緻密斑における

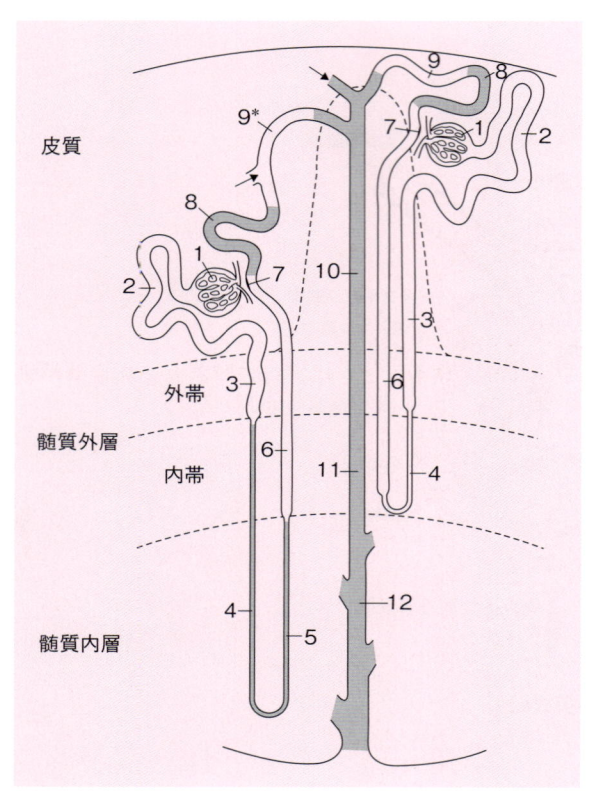

図5-5 短ループおよび長ループネフロン

皮質の中で，髄放線を点線で囲ってある．1：腎小体およびその中のボーマン嚢と糸球体（糸球体係蹄），2：近位曲尿細管，3：近位直尿細管，4：細い下行脚，5：細い上行脚，6：遠位直尿細管（太い上行脚），7：緻密斑，太い上行脚の終わりに位置する，8：遠位曲尿細管，9：結合尿細管，9＊：アーケードを形成する傍髄質ネフロンの結合尿細管，10：皮質集合管，11：髄質外層集合管，12：髄質内層集合管．

（日本腎臓学会（編）：腎臓学用語集　改訂第2版．p 212，南江堂，2007より許諾を得て転載）

NaCl濃度の変化には尿細管イオン輸送体が，輸入細動脈の収縮への情報伝達にはアデノシンやClイオンそのものが介在していると推定されている．

　腎髄質循環は腎血流量全体のわずか数％であるが，圧－利尿反応において重要であると考えられている．髄質の血流は自己調節機能に乏しく，腎灌流圧の上昇に伴い髄質血流量が増加し，腎間質圧が上昇する．この間質圧の上昇により細い下行脚の細胞間隙を経由するイオン透過性が阻害されることが圧－利尿反応に重要である．

　腎は尿生成によって水・電解質や酸塩基などの体液を調節し，それらの平衡を保持している．糸球体で濾過された水やNaの99％以上が尿細管において再吸収されている．したがって，尿細管での再吸収のわずかな変化でも尿中への水やNa排泄は著しく変化する．Na再吸収量は各ネフロン分画で異なり，近位尿細管では糸球体濾過量の60〜70％，ヘンレのループでは20〜25％，遠位尿細管では8〜10％，集合尿細管では3〜5％が再吸収されている．

　各ネフロン分画では血管側膜に存在するNa-K-ATPaseによって細胞内外の電気化学的勾配が形成され，各部位に特有なNa輸送系によりNa再吸収が行われている．水再吸収は近位尿細管，ヘンレの下行脚，集合管で行われる一方，ヘンレの上行脚，接合尿細管，遠位尿細管では水輸送が行われない．腎電解質や水輸送はレニン－アンジオテンシン－アルドステロン系，交感神経系，バソプレッシンや腎内分泌系などにより調節を受けている．

3 腎内分泌機能

　尿の生成と排泄に伴う水・電解質調節による体液の恒常性の維持という機能以外にも，腎は内分泌器官としての機能も有している．

　レニンは傍糸球体細胞で産生される酵素であり，腎動脈圧低下，カテコールアミンなどに刺激

されて分泌される．レニンが基質であるアンジオテンシノーゲンに作用し，アンジオテンシン I が生成され，さらに変換酵素によりアンジオテンシン II が生成される．アンジオテンシン II は強力な血管収縮物質であり，腎血行動態，尿細管作用，TGF への作用などの多彩な生理作用を有している．腎臓では循環レニン-アンジオテンシン（R-A）系とは独立した組織 R-A 系が存在している．その組織 R-A 系による腎機能調節はむしろ循環 R-A 系以上に強力であり，病態生理上も重要であることが明らかになっている．また，アンジオテンシン II は副腎皮質のアルドステロンの生成・分泌を促進し，このアルドステロンは遠位尿細管の Na 再吸収を亢進し，細胞外液量を増加させる．

カリクレインは腎内では不活性型のプレカリクレインとして存在し，活性化されると基質であるキニノーゲンに作用しキニンを生成する．不活性型および活性型カリクレインは接合尿細管に限局して存在する．キニンは血管拡張作用や遠位尿細管の Na 再吸収抑制作用があり，腎血行動態や尿中 Na 排泄の調節に関与している．

一酸化窒素（NO）は L-arginin から NO 合成酵素（NOS）によって生成される．NOS には常在型 NOS に属する内皮型 NOS（eNOS）と神経型 NOS（nNOS），各種サイトカインに誘導される誘導型 NOS（iNOS）の 3 種類がある．eNOS は，腎血管内皮および糸球体，近位尿細管，ヘンレの太い上行脚，集合管に，nNOS は髄質集合管，ボーマン嚢や緻密斑に発現している．NO は血管拡張作用の他，ヘンレの太い上行脚や集合管における水・Na 再吸収の阻害，TGF の減弱，腎交感神経活性低下，レニン分泌低下などの多彩な作用を有している．

エリスロポエチンは糖蛋白であり，赤血球幹細胞に作用して赤血球の増殖と成熟を刺激するホルモンである．腎における産生部位は皮質内層と髄質外層の尿細管周囲の間質細胞であり，腎エリスロポエチン産生は低酸素状態に反応して増加する．

ビタミン D_3 は，肝臓で 25-水酸化酵素により 25-OH-D_3 に水酸化され，次いで近位尿細管に存在する 1-水酸化酵素により 1.25-$(OH)_2$-D_3 に水酸化される．活性型ビタミン D_3 は腸管の Ca 吸収，遠位尿細管の Ca 再吸収を増加させ，副甲状腺ホルモンの分泌を抑制し，骨吸収・骨石灰化・骨形成を促進する．腎のビタミン D_3 活性化は，副甲状腺ホルモン，Ca，リンなどによって調節されている．

（伊藤 修）

II 腎臓機能障害の評価

1 尿タンパク

正常尿の尿タンパク排泄量は 150 mg/日以下である．これ以上のタンパク量は病的とされ，腎糸球体あるいは尿細管の異常を示唆する重要な所見であり，タンパク尿が腎障害の一般的かつ客観的指標と考えられている．

異常な尿タンパクは，糸球体基底膜の破綻などによって生じる高分子主体のタンパク（糸球体性タンパク尿），主として近位尿細管での再吸収障害によって生じる低分子タンパク（尿細管性タンパク尿），血中の過剰産生（骨髄腫，アミロイドーシス，マクログロブリン血症など）によって生じる異常タンパク（腎前性タンパク尿）に大別される．

また，近位尿細管の lysosome に存在する NAG（N-acetyl-β-glucosaminidase）や刷子縁に存在する γ-GTP は尿細管由来のタンパクであり，近位尿細管細胞障害の評価に有用である．L-FABP（Liver type-fatty acid binding protein）は近位尿細管細胞障害を伴う腎疾患の診断の補助を目的とした新たな尿バイオマーカーである．尿中 L-FABP を測定することにより，腎障害が新たに発症する危険や既存の腎疾患の悪化を

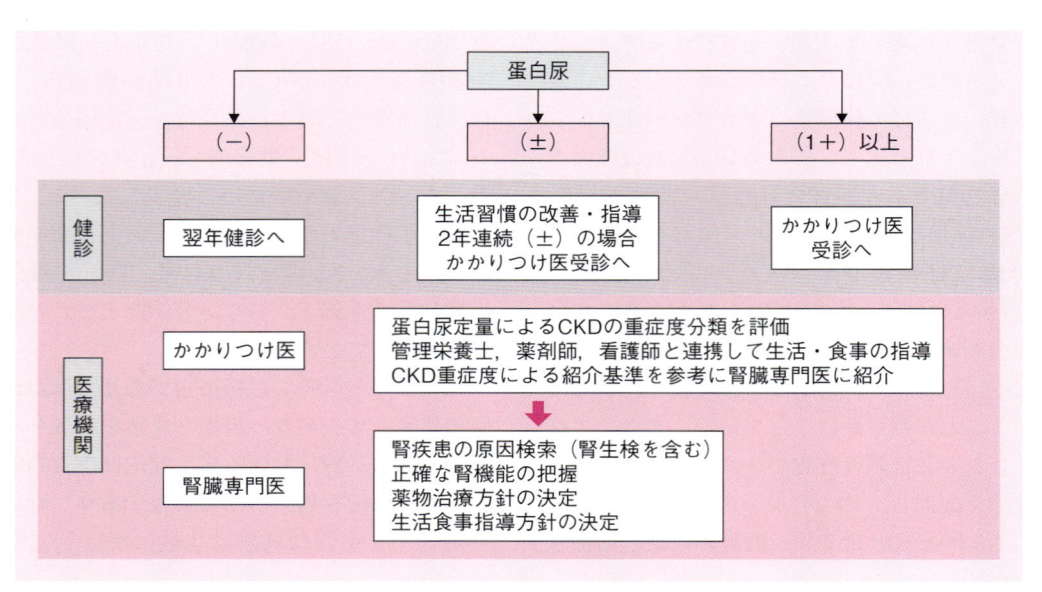

図 5-6　蛋白尿および血尿＋蛋白尿の評価法　　　　（CKD 診療ガイド 2024, 2024 [1], p 16 より）

モニターできる.

　尿タンパクの陽性者では, 早朝尿や蓄尿によるタンパク尿の定量を行う. 蓄尿が不可能な場合, 尿タンパク濃度と尿中クレアチニン濃度との比（UP/Ucr）を計算する. タンパク尿, 血尿がともに陽性の場合は腎生検を含めた精査が必要である. 高度タンパク尿もしくはタンパク尿・血尿ともに陽性の場合には腎生検を考慮する [1]（**図 5-6**）.

2　血液検査

　クレアチニン, 尿素, 尿酸は非タンパク性含窒素物質の終末代謝産物とされ, 産生速度もほぼ一定であり, 主に腎を介して排泄されるため, これらの血中濃度は腎機能の指標として臨床上用いられる. 特に血清クレアチニンと血液尿素窒素（blood urea nitrogen；BUN）は糸球体機能の簡便な指標となる.

1）血清クレアチニン

　クレアチニン（creatinine；Cr）は筋肉に含まれるクレアチンが一定の割合で非酵素的に脱リン酸化されて生じ, 産生量はほぼ一定で, 外因性の影響を受け難い. 糸球体を自由に通過し, ある濃

度の範囲内では尿細管で再吸収や分泌をほとんど受けずに尿中に排泄される. クレアチニンの生成量は筋肉量に比例するため, 保有筋肉量（男女差, 年齢差が大きい）や肉類摂取量により変動を受ける.

　血清クレアチニン値をもとにして, 以下の推算式にて 18 歳以上の日本人の糸球体濾過量（GFR）を推定（eGFR）できる [1].

　●男性
　　eGFR（ml/分/1.73 m²）
　　　= 194 × $Cr^{-1.094}$ × 年齢（歳）$^{-0.287}$
　●女性
　　eGFR（ml/分/1.73 m²）
　　　= 194 × $Cr^{-1.094}$ × 年齢（歳）$^{-0.287}$ × 0.739
　　［Cr：血清 Cr 濃度（mg/dl）］

シスタチン C は新たな GFR マーカーとして保険適用となっており, 3 カ月に 1 回の測定が可能である. 18 歳以上では血清シスタチン C に基づく GFR 推算式により GFR が推定できる. 血清シスタチン C 値は筋肉量や食事, 運動の影響を受けにくいため, 血清 Cr 値による GFR 推算式では評価が困難な場合に有用である.

　●男性
　　eGFRcys（ml/分/1.73 m²）

$$= (104 \times \text{Cys-C}^{-1.019} \times 0.996^{\text{年齢(歳)}}) - 8$$

●女性

$$\text{eGFRcys} \ (\text{m}l/分/1.73 \ \text{m}^2)$$

$$= (104 \times \text{Cys-C}^{-1.019} \times 0.996^{\text{年齢(歳)}} \times 0.929) - 8$$

[Cys-C:血清シスタチン C 濃度 (mg/l)]

これらの GFR 推算式は簡易法であり，より正確な腎機能評価を要する場合にはイヌリンクリアランスやクレアチニンクリアランス検査を行うことが望ましい．

2）血液尿素窒素（BUN）

尿素はその大部分が肝の尿素サイクルによってアミノ酸のアミノ基からつくられ，腎を介して排泄される．したがって BUN はタンパク摂取量・タンパク代謝・腎機能の 3 つの因子によって規定される．BUN は腎機能の低下により上昇するが，腎機能以外にもタンパク摂取量，腸管内出血，組織異化などの因子によっても影響を受ける．健常人でも高タンパク食摂取により BUN は若干上昇するが，腎機能低下時にはその影響が著明に現れる．腸管内出血の場合は腸管内に出た赤血球，血清タンパクが窒素源となり，高タンパク摂取と同様に BUN が上昇する．組織の異化が亢進する外科的大手術，出血，火傷，異型輸血，重症感染症，がん，腹膜炎，腸閉塞，甲状腺機能亢進症などでは BUN が上昇する．

3　クリアランス試験

腎機能検査を評価するためには，しばしばクリアランス試験が用いられる．ある物質 A の腎でのクリアランス（CA）は以下のように算出できる．

$$\text{CA} \ (\text{m}l/分) = \frac{\text{UA} \times \text{V}}{\text{PA}}$$

[UA:尿中 A 濃度 (mg/dl)，V:分時尿量 (ml/分)，PA:血清 A 濃度 (mg/dl)]

この CA は腎において尿腔に流入する単位時間当たりの血漿量何 ml に含有されていたかを示していることになる．

ここで物質 A の腎での動態を利用して腎血漿流量（renal plasma flow；RPF）や GFR を測定

することができる．糸球体で限外濾過されるが，尿細管で分泌も再吸収もされない物質（GFR 物質）についてのクリアランス値は単位時間当たりに糸球体を通過した血漿量，すなわち GFR を表すことになる．一方，腎を灌流する過程において糸球体濾過および尿細管分泌により完全に尿中に排泄されてしまう物質（RPF 物質）のクリアランスを計算すると RPF を測定することができる．

1）クレアチニンクリアランス（CCr）

GFR 検査法のゴールドスタンダードはイヌリンクリアランスである．しかし，イヌリンクリアランスの測定は煩雑である一方で，クレアチニンクリアランス（creatinine clearance；CCr）は手技的に簡便であるため，最もよく使用されている GFR 検査法である．

測定法には 2 時間法と 24 時間法がある．クリアランス試験では正確な尿量の確保が必要で，2 時間法では利尿のために大量の水分摂取を要する．1 日当たりのクレアチニンの総排泄量は各人でほぼ一定であるため，一般的には 24 時間法を用いている．24 時間法では，①飲水負荷の必要がなく，心不全などの症例にも適している，②膀胱内残尿をある程度無視できる，③尿中クレアチニン排泄の日内変動の影響がなくなる，などの長所がある．CCr は以下のように算出する．

$$\text{CCr} \ (\text{m}l/分) = \frac{\text{UCr} \times \text{V}}{\text{PCr}}$$

[UCr:尿中 Cr 濃度 (mg/dl)，V:分時尿量 (ml/分)，PCr:血漿 Cr 濃度 (mg/dl)]

クレアチニンは糸球体濾過だけでなく，尿細管でも分泌されるため，CCr は eGFR より高い値をとることが多い．

2）腎血流量

パラアミノ馬尿酸（para-aminohippuric acid；PAH）は糸球体で濾過され，濾過を免れた PAH は尿細管で完全に分泌される．したがって，PAH はネフロンに供与された血漿から完全に除去される．実際の腎循環では腎髄質や腎盂，支持組織への血流が約 10% 含まれるため PAH クリア

ランス（CPAH）は有効腎血漿流量（ERPF）を示し，腎血漿流量（RPF）の約85〜90%である．

PAHは内因性物質ではないため静注することが必要であり，1回静注による簡便法と持続点滴による標準法がある．一般臨床の場では1回静注による簡便法を用いることが多い．PAHは血漿濃度5mg/dl以上では尿細管分泌能が飽和し完全には尿中に排泄されなくなるため，0.5〜3.0mg/dl程度の血漿濃度で測定する必要があり，投与量を体重とCCrから決定する．CPAH，腎血流量（RBF）は以下のように算出する．

$$CPAH（ml/分）= \frac{UPAH×V}{PPAH}$$

[UPAH：尿中PAH濃度（mg/dl），V：分時尿量（ml/分），PPAH：血漿PAH濃度（mg/dl）]

$$RBF = \frac{RPF×100}{100-Ht}$$

[Ht：ヘマトクリット値（%）]

4　画像診断

1）超音波検査

無侵襲なのでスクリーニング検査として汎用されている．特に超音波検査が有用な疾患は先天性腎疾患，腎周囲膿瘍，腎血腫，萎縮腎，水腎症，腎嚢胞，腎結石，腎腫瘍などである．

2）CT検査，MRI

CT（computed tomography）検査やMRI（magnetic resonance imaging）は腎臓の形態，特に皮質や髄質の厚さなどを知るのに有用である．腎腫瘍，腎過誤腫，腎嚢胞，腎外傷の診断でも有用である．また，造影剤を用いた三次元CTやMRアンギオグラフィでは腎血管も描出できる．これらの検査法は侵襲が少なく，病変のスクリーニングには適している．

3）経静脈腎盂造影

経静脈腎盂造影では，腎陰影長径の左右差，造影剤出現時間および消退時間の遅延，腎盂や尿管の拡張，患側腎での造影剤の矛盾性濃縮などを知ることができる．

4）血管造影

コンピューターの画像処理を用いたDSA（digital subtraction angiography）により動脈像を描出する．腎動脈病変の有無，病変の部位と程度と範囲を知ることができる．

5　核医学検査

レノグラムは，ラジオアイソトープで標識され，腎から選択的に排泄される[99m]Tc-mercapto-acetyltriglycine（MAG3）を急速に静注し，左右腎から排泄される放射能を記録する．血管相，機能相，排泄相に分け，そのピーク値とカーブパターンを検討する．

レノシンチグラムでは[99m]Tc-diethyltriamine-pentaacetic acid（DTPA）が用いられ，腎サイズや核医学的GFRの計測が行われる．

6　腎生検

腎生検の目的は，腎疾患を病理的に診断し，予後や治療効果を推定し，治療方針を決定することである．適応となる病態は，検尿異常（タンパク尿，血尿），ネフローゼ症候群，急性腎不全，移植腎などがある．一方，禁忌となる病態としては，出血傾向，機能的片腎，移植腎，管理困難な高血圧などであるが，絶対的なものではない．腎の探査法としては排泄性腎盂造影法や超音波法が用いられ，生検穿刺部位は腎下極やや外側が選ばれる．生検針としてはSilverman針やツルーカット針が用いられてきたが，最近では自動式生検針が主流となっている．腎生検では穿刺に伴う出血が必発であり，検査後に重大な合併症を惹起する可能性があることから，注意を要する．

（伊藤　修）

Ⅲ 腎不全

1 急性腎障害（AKI）

「腎機能が急激に低下し不全状態となった結果，体液の恒常性が維持できなくなった状態」を急性腎不全（acute renal failure；ARF）とよんできたが[1]，ARF の定義や分類，診断基準は統一されていなかった．ARF は生命予後が不良であり，早期診断・治療を行うためにも統一した診断基準が求められてきた．

一方，ARF のように血清クレアチニン値上昇で示される機能低下状態のみならず，「何らかの原因により，急激に腎臓の細胞に障害が加わり，機能不全に先行して比較的軽度の腎機能低下を示すにすぎない状態」があることが判明した．そのため，これと ARF を包含した概念として急性腎障害（acute kidney injury；AKI）が提唱されるようになった．その後，AKI を臨床的に診断するとともに，予後予測のための重症度分類を行う試みがなされ，血清クレアチニン値と尿量により診断する RIFLE 分類や AKIN 分類が示され，2012 年にこれらを統合した KDIGO 分類が提唱された．

AKI は KDIGO による基準で下記（1）〜（3）のいずれか 1 つを満たすことで定義される（**表 5-1**）[2]．

（1）血清クレアチニン値がそれ以前 7 日以内にわかっていたか，予想される基礎値より 1.5 倍以上の増加がある．

（2）48 時間以内に血清クレアチニン値が 0.3 mg/dl 以上上昇する．

（3）尿量が 6 時間にわたって 0.5 ml/kg/ 時間未満に減少する．

すなわち，血清クレアチニン値の増加率が重要であるものの腎機能低下が診断に必須ではなく，尿量基準つまり乏尿のみで診断が可能であることが示された．また，血清クレアチニン値を経時的に測定し，その上昇の程度と尿量の変化で AKI の重症度の分類を行うことが示されている．AKI の概念図を**図 5-7** に示す[2]．GFR が低下するにつれて，臓器障害のダメージが増加し，合併症が生じる．さらに進行すると腎不全や死亡に至る．血清クレアチニン値基準，尿量基準が増悪するにつれてステージが上がる（**表 5-2**）[2]．

さらに，比較的急速な腎障害の進行は認めるが，AKI や慢性腎臓病（chronic kidney disease；CKD）の定義にあてはまらない状態が存在する

表 5-1　AKI，CKD，AKD の定義

	機能的基準	構造的基準
AKI	7 日以内の血清 Cr ＞ 50% or 2 日以内の血清 Cr ≧ 0.3 mg/dl or 乏尿	なし
CKD	3 カ月以上にわたる GFR ＜ 60 ml/min/1.73 m^2	3 カ月以上にわたる腎傷害
AKD	AKI or 3 カ月未満の GFR ＜ 60 ml/min/1.73 m^2 or 3 カ月未満の GFR ≦ 35% or 3 カ月未満の血清 Cr ＞ 50%	3 カ月未満の腎傷害
NKD	GFR ≧ 60 ml/min/1.73 m^2 血清 Cr 安定	腎傷害なし

Cr；クレアチニン，AKI；acute kidney injury，AKD；acute kidney disease and disorder，CKD；chronic kidney disease，GFR は実測あるいは推算 GFR により判断する．
AKI では推算 GFR は CKD のように実測 GFR を反映しない．
（原典 KDIGO Clinical Practice Guideline for Acute Kidney Injury[2] を引用改変したものを藤垣嘉秀，2014[1] より）

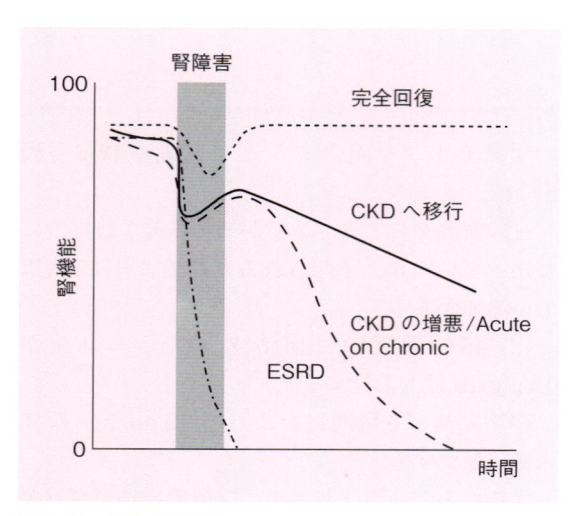

図 5-7　AKI の経過

AKI 後に次のいずれかの経過をたどる．（1）腎機能が完全に回復する，（2）CKD へと移行する，（3）既存の CKDが増悪する，（4）非可逆的な腎機能障害を生じ ESRD へ至る．（Creda J,et al., 2008 を改変したものを柏原直樹・他，2014[5] より）

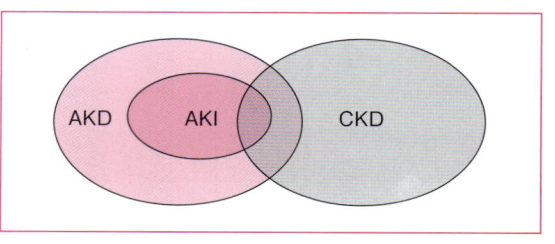

図 5-8　AKI，CKD，AKD の関係

AKD，AKI，CKD のどれにも含まれない場合を NKD（no known kidney disease）とする．
AKD：acute kidney diseases and disorders，AKI：akute kidney injury，CKD：chronic kidney desease.
（KDIGO Clinical Practice Guideline for Acute Kidney Injury[2]）

表 5-2　KDIGO 分類

ステージ	血清 Cr	尿量
1	基礎値の 1.5 〜 1.9 倍 or ≧ 0.3 mg/dl の増加	< 0.5 ml/kg/ 時（6 〜 12 時間持続）
2	基礎値の 2.0 〜 2.9 倍	< 0.5 ml/kg/ 時（12 時間以上持続）
3	基礎値の 3 倍 or ≧ 4.0 mg/dl の増加 or 腎代替療法開始 or 18 未満の患者では， eGFR < 35 ml/min/1.73 m² の低下	< 0.3 ml/kg/ 時（24 時間以上持続） or 無尿（12 時間以上持続）

Cr；クレアチニン，eGFR；推算糸球体濾過量
AKI は，血清 Cr 値が ≧ 0.3 mg/dl 上昇は 48 時間以内に，基礎 Cr より ≧ 1.5 倍の増加は 7 日以内に判断する．（原典 KDIGO Clinical Practice Guideline for Acute Kidney Injury[2] を引用改変したものを藤垣嘉秀，2014[1] より）

ことが明らかになった．このため，新しい概念として急性腎臓病（acute kidney disease and disorder；AKD）が付記され，また，運用上の定義としてこれらにあてはまらない no known kidney disease（NKD）を設けた（表 5-1）[2]．すなわち，AKI は AKD に含まれ，他の CKD に伴って発症する場合を含む（図 5-8）[2]．つまり 3 カ月を挟んで，3 カ月未満であれば AKD，3 カ月以上の期間で腎障害が持続するものを CKD と考える．さらに AKD のうち，AKI の定義を満たすものを AKI と診断し加療を行うことになる（図 5-9）[2]．

1）AKI の予後

AKI における腎機能障害は一過性であり，完全に正常値に復するものと考えられてきた．しか

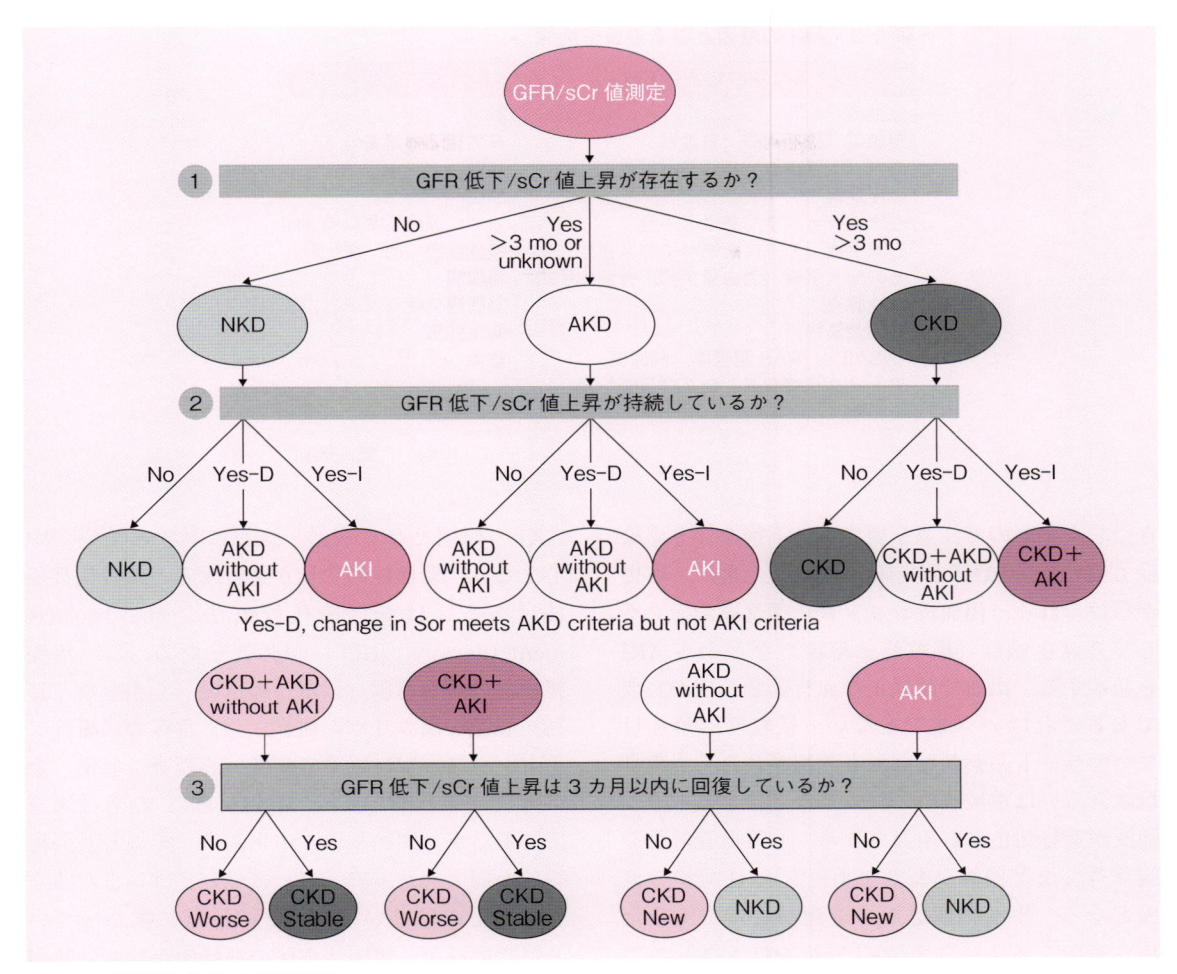

図 5-9　腎機能障害の鑑別診断
（原典 KDIGO Clinical Practice Guideline for Acute Kidney Injury[2] を改変したものを柏原直樹・他, 2014[5] より）

しながら，腎機能予後についても決して良好ではないことが判明した．観察研究では AKI から CKD への移行率は予想以上に高く，AKI 生存者のなかで 20 ～ 50％がいずれかの時点で CKD へ移行することが判明した．

AKI が CKD へと進展する経路には，① AKI 発症後，末期腎不全（end stage renal failure；ESRD）へと至り，維持透析へ移行する（AKI to ESRD），②腎機能の回復が不完全で CKD へ移行する（AKI to CKD），③ AKI 発症からいったん前値まで腎機能は回復するが，その後，CKD へ移行する（AKI to subclinical CDK）という 3 パターンがある[4]．AKI 発症後，CKD への移行危険因子として高齢，糖尿病，高血圧，心不全，CKD，Charlson 併存疾患指数，血清低アルブミン血症などがある．したがって，これらリスク因子を有する患者に AKI を発症した場合は，CKD への移行，既存 CKD の増悪に十分注意する必要がある[5]．

2) AKI の予防

AKI を発症する危険性の高い状況として，まず敗血症を含む重症感染症が挙げられる（**表 5-3**）[6]．敗血症では，全身性炎症反応症候群（systemic inflammatory response syndrome；SIRS）を呈し，AKI が発症する．急性腎盂腎炎も敗血症を

表 5-3　AKI の原因となる侵襲や病態

AKI を惹起する侵襲	AKI を起こしやすい病態
敗血症 感染症（重症肺炎，腎盂腎炎） 外傷（大量出血，横紋筋融解症） 高度熱傷 心原性ショック，急性心不全 心臓手術（とくに心肺バイパス術） その他大手術（大血管手術，骨盤内手術） 急性膵炎 腎毒性薬物 （NSAIDs，RAS 阻害薬，利尿薬， アミノグリコシド，シスプラチン） 造影剤	脱水 有効循環血漿量低下 高齢 CKD すでに発症している AKI 慢性疾患（心，肺，肝） 糖尿病 動脈硬化症 悪性腫瘍 貧血

（丸山彰一・他，2014[6]）

きたしやすいので注意を要する．下痢を伴う感染症も脱水から AKI を発症しやすい．次に，外傷が挙げられる．出血性ショック，創部感染症，そして挫滅症候群（横紋筋融解症）などから AKI を発症する．出血では適正な血行動態管理が必要であることはいうまでもない．横紋筋融解症はフィブラート系薬剤などでも惹起される．生理食塩水あるいは重炭酸ナトリウムなどによる十分な補液が進行防止に有用とされる．心臓血管外科や胸部外科など侵襲が大きな手術も AKI 発症の原因となる．事前に腎虚血の予測が可能であるため，適切な予防策にて AKI 発症を低下させることが可能と考えられる．また，すでに腎機能が低下した患者では腎還流圧の自己調節能が衰えていることから，軽度の血行動態の異常が直接腎虚血につながる．よって，CKD 患者やすでに AKI が起こっている患者では AKI が惹起されやすい．腎毒性のある薬物や造影剤も AKI 発症のリスクとなる．AKI 発症リスクの高い患者にやむを得ず使用する場合には，事前に十分補液を行うなど，可能な予防策を施す必要がある．こうした薬物の場合，尿量が低下しない（非乏尿性）AKI を呈するため，あらかじめ発症を予測し適切な時期に検査を行うことが必要となる[6]．

3）AKI の治療

　AKI に対する薬物療法をまとめた（**表 5-4**）[6,7]．AKI の治療に関しては根本的な治療法はなく，

AKI の原因となる病態・疾患に対する治療が中心となり，腎機能の悪化が進行すると，腎代替療法（あるいは腎機能代行療法：renal replacement therapy：RRT）が必要となる．（1）治療抵抗性の体液過剰（溢水，肺水腫，心不全など），（2）急激な高カリウム血症，（3）重症の代謝性アシドーシス，（4）尿毒症症状（心膜炎，痙攣，意識障害など）は AKI に対する RRT の絶対的適応であるが，開始基準や中止基準，その方法（持続的か間欠的か，モード）についてはいまだ確立されたものはない[8]．RRT の治療に携わっている腎臓内科医，集中治療医の経験的な判断に基づいて RRT が施行されているのが現状である[8]．

2　慢性腎臓病（CKD）

1）CKD の定義

　慢性腎臓病（chronic kidney disease：CKD）は，GFR で表される腎機能の低下があるか，もしくは腎臓の障害を示唆する所見（代表的なものはタンパク尿をはじめとする検尿異常，片腎や多発性嚢胞腎などの画像異常，血液異常，病理所見などの存在）が慢性的に持続するものすべてを包含する．具体的な診断基準は以下のごとくである[9]．

　1）尿異常，画像診断，血液検査，病理診断で腎障害の存在が明らか．特に 0.15 g/gCr 以上のタンパク尿（30 mg/gCr 以上のアルブミン尿）

表 5-4　AKI の予防と治療（急性腎障害のための KDIGO 診療ガイドライン）

3.1.1：出血性ショックではない場合，AKI の高リスク患者や AKI では患者の血管内容量増量のための初期治療には膠質液（アルブミンやスターチ）ではなく等張性晶質液を使用するのが望ましい．（2 B）
3.1.2：AKI の高リスクか AKI である患者が血管作動性ショックになっている場合には輸液とともに昇圧薬を投与することを推奨する．（1 C）
3.1.3：周術期（2 C）または敗血症ショック（2 C）による高リスク患者において AKI の発症または悪化を防ぐために，血行動態と酸素化パラメータのプロトコール管理を行うことが望ましい．（2 C）
3.4.1：AKI を予防する目的での利尿薬の投与は行わないことを推奨する．（1 B）
3.4.2：体液過剰の治療以外では，AKI を治療する目的での利尿薬の投与は行わないことが望ましい．（2 C）
3.5.1：AKI の予防または治療目的では低用量ドーパミンを使用しないことを推奨する．（1 A）
3.5.2：AKI の予防または治療目的ではフェノルドパムを使用しないことが望ましい．（2 C）
3.5.3：AKI の予防（2 C）または治療（2 B）目的では心房性 Na 利尿ペプチド（ANP）を使用しないことが望ましい．
3.6.1：AKI の予防または治療目的では遺伝子組換えヒト IGF-1 を使用しないことを推奨する．（1 B）
3.7.1：重症の周産期仮死を来たし AKI のリスクが高い新生児に対してテオフィリンを単回投与するのが望ましい．（2 B）
3.8.1：他に適切でより腎毒性が少ない他の治療が得られない場合を除いて，アミノグリコシドを用いて感染症の治療を行わないことが望ましい．（2 A）
3.9.2：血圧低下を伴う重症患者の AKI を予防する目的で N アセチルシステイン（NAC）を投与しないことが望ましい．（2 D）
3.9.3：術後 AKI を予防する目的で経口または経静脈的に NAC を投与しないことを推奨する．（1 A）

急性腎障害のための KDIGO 診療ガイドライン【推奨条文サマリーの公式和訳】3 章からステートメントを抜粋．

（丸山彰一・他，2014[6]）

の存在が重要

2）GFR 60 ml/ 分 /1.73 m^2 未満

このいずれか，または両方が 3 カ月を越えて持続することで CKD と診断される．

CKD は世界中で増え続ける末期腎不全（end-stage kidney disease；ESKD）の予備軍として注目されている．日本腎臓学会の調査によると，わが国の成人人口における CKD 患者数は約 1,480 万人と推計される．その内訳は GFR が 60 ml/ 分 /1.73 m^2 未満の CKD ステージ 3 ～ 5 が約 1,098 万人，GFR は 60 ml/ 分 /1.73 m^2 以上だがタンパク尿が陽性となる CKD ステージ 1 ～ 2 が 232 万人である（表 5-5，6）[6, 9, 10]（G5 には透析 5 D，腎移植 5 T は含まれない）．わが国の成人慢性腎臓病（CKD）患者数は 1,480 万人で，国民の 7 人に 1 人が罹患する国民病であり，糖尿病患者 1,000 万人を遥かに凌ぐ．しかも，70 歳代の 4 人に 1 人，80 歳以上の 2 人に 1 人は CKD である．

一般的に，CKD では検尿異常から始まり，徐々に腎機能が低下して ESKD（末期腎不全）に進行する（図 5-10）．ハイリスク群の CKD 患者では，心血管疾患（CVD）の発症率は高くなるが，CKD の進行に伴って CVD の発症率は加速的に高まる（合併症に向かう矢印の太さで示し

た）．ESKD に至るよりも心血管系の合併症で死亡する患者が多い．すなわち，腎機能障害は，CVD の危険因子として重要である．腎機能の低下の程度に従って（CKD のステージが進むほど），CVD の発症リスクが高まり，原因のいかんを問わない総死亡や総入院の相対危険も高くなることが報告されている（図 5-11）．

CKD 発症あるいは腎障害進行のリスクファクターを表 5-7 に示す．CKD 発症の危険因子として，高齢，CKD の家族歴，過去の健診における尿異常や腎機能異常，および腎形態異常，脂質異常症，高尿酸血症，NSAIDs などの常用薬，急性腎不全の既往，高血圧症，耐糖能異常や糖尿病，肥満およびメタボリックシンドローム，膠原病，感染症，尿路結石などがある．このなかでも糖尿病，高血圧症，脂質異常症，高尿酸血症，肥満およびメタボリックシンドロームなどは，日頃の食生活習慣に注意すればある程度は予防，治療可能な疾患であり，それぞれのガイドラインに基づく食習慣をはじめとする生活習慣の修正が求められる．

2）CKD の治療の目的

CKD 治療の第 1 の目的は，患者の QOL を著

表5-5 日本におけるCKD患者数（%）（20歳以上）

GFR ステージ	GFR (ml/分/1.73 m²)	尿蛋白 －～±	尿蛋白 1＋以上
G1	≧ 90	2,803万人	61万人（0.6%）
G2	60 ～ 89	6,187万人	171万人（1.7%）
G3a	45 ～ 59	886万人（8.6%）	58万人（0.6%）
G3b	30 ～ 44	106万人（1.0%）	24万人（0.2%）
G4	15 ～ 29	10万人（0.1%）	9万人（0.1%）
G5	＜ 15	1万人（0.01%）	4万人（0.03%）

■ のところが，CKDに相当する．
（平成23年度厚生労働省CKDの早期発見・予防・治療標準化・進展阻止に関する研究班）

（CKD診療ガイド2012，2012[10]，p 6）

表5-6 CKD重症度分類

原疾患	蛋白尿区分		A1	A2	A3
糖尿病関連腎臓病	尿アルブミン定量 （mg/日） 尿アルブミン/Cr比 （mg/gCr）		正常	微量アルブミン尿	顕性アルブミン尿
			30未満	30 ～ 299	300以上
高血圧性腎硬化症 腎炎 多発性囊胞腎 移植腎 不明 その他	尿蛋白定量 （g/日） 尿蛋白/Cr比 （g/gCr）		正常	軽度蛋白尿	高度蛋白尿
			0.15未満	0.15 ～ 0.49	0.50以上
GFR区分 （ml/分/1.73 m²）	G1	正常または高値 ≧ 90			
	G2	正常または軽度低下 60 ～ 89			
	G3a	軽度～中等度低下 45 ～ 59			
	G3b	中等度～高度低下 30 ～ 44			
	G4	高度低下 15 ～ 29			
	G5	末期腎不全（ESKD）＜ 15			

重症度は原疾患・GFR区分・蛋白尿区分を合わせたステージにより評価する．CKDの重症度は死亡，末期腎不全，心血管死亡発症のリスクを■のステージを基準に，■，■，■の順にステージが上昇するほどリスクは上昇する．
（KDIGO CKD guideline 2012を日本人用に改変）

注：わが国の保険診療では，アルブミン尿の定量測定は，DMまたはDM性早期腎症であって微量アルブミン尿を疑う患者に対し，3カ月に1回に限り認められている．DMにおいて，尿定性で1+以上の明らかな尿蛋白を認める場合は尿アルブミン測定は保険で認められていないため，治療効果を評価するために定量検査を行う場合は尿蛋白定量を検討する．

（CKD診療ガイド2024，2024[10]，p 8より）

しく損なうESKDへ至ることを阻止する，あるいはESKDへ至る時間を遅らせることである．CKD治療の第2の目的は，CVDの発症危険因子であるCKD治療により，CVDの新規発症を抑制する，あるいは既存のCVDの進展を阻止することである．CKDの進行に伴って心血管疾患CVDの発症率は加速的に高まる．末期腎不全に至るよりも心血管系の合併症で死亡する患者のほうが多い（図5-12）[10]．すなわち，腎機能障害は，CVDの危険因子として重要である．

ESKDは血液透析，腹膜透析あるいは腎移植といった腎代替療法を必要とする．CKD対策・治療は，国民の健康と健全な医療経済を維持するためにも必須である．

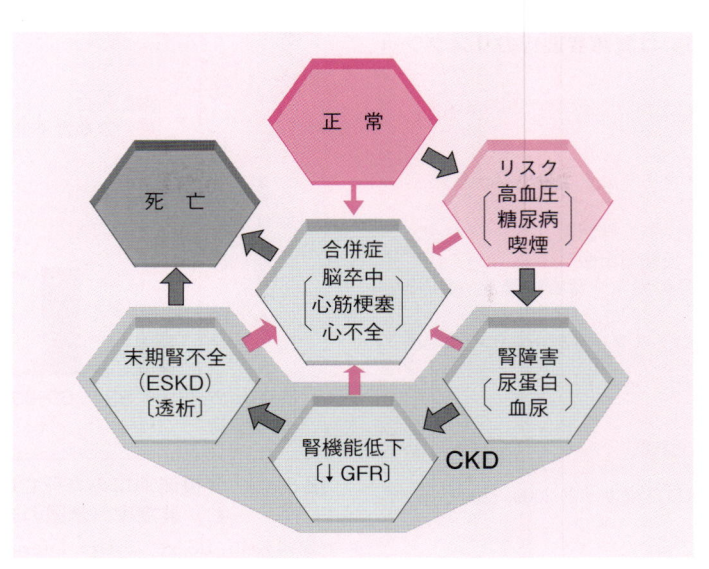

図 5-10　CKD の発症と進行の概念

（CKD 診療ガイド 2009, 2009, p 19）

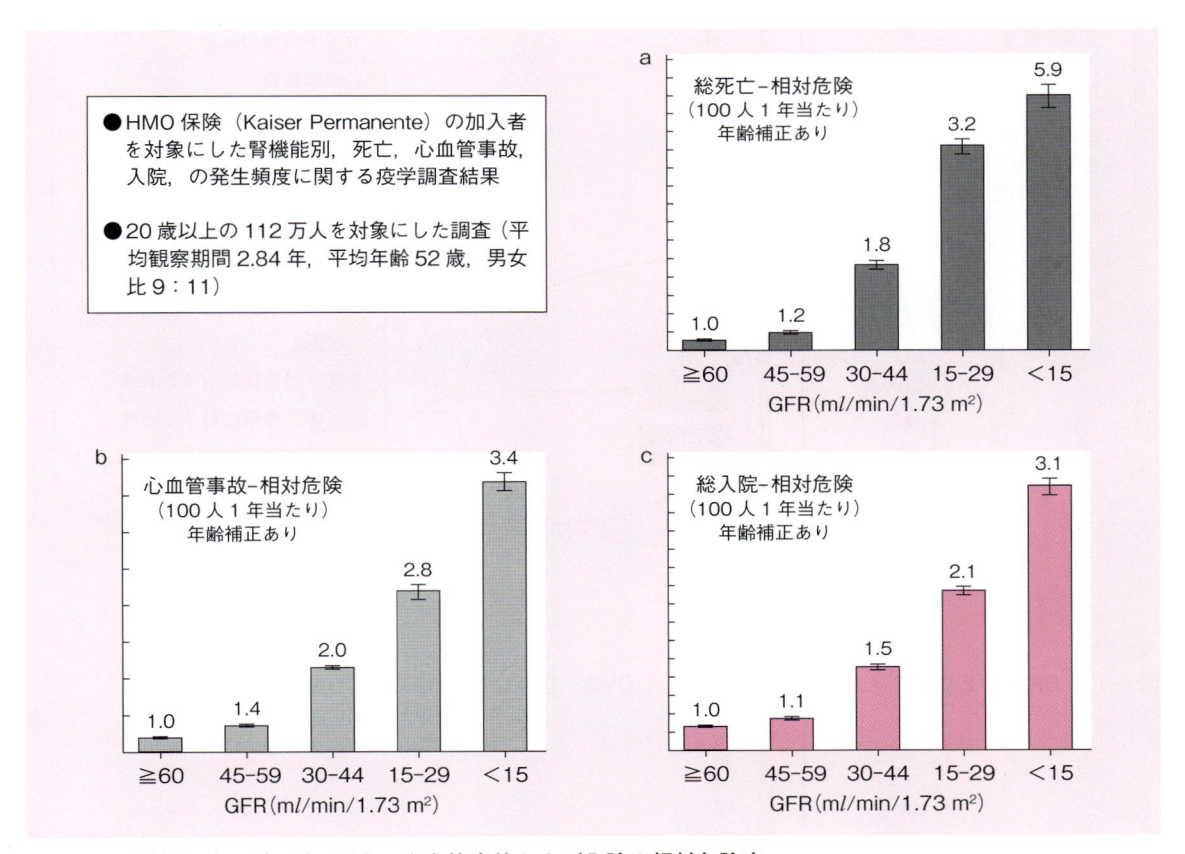

図 5-11　腎機能（GFR）別の死亡，心血管事故および入院の相対危険度
（原典 Go AS, et al.: N Engl J Med, 351: 1296-1305, 2004.[4] を引用改変したものを CKD 診療ガイド 2009, 2009, p 10 より）

表5-7 CKD 発症あるいは腎障害進行のリスクファクター

- 高血圧
- 耐糖能異常，糖尿病
- 肥満，脂質異常症，メタボリックシンドローム
- 膠原病，全身性感染症
- 尿路結石，尿路感染症，前立腺肥大
- 慢性腎臓病の家族歴・低体重出産
- 過去の健診での尿所見の異常や腎機能異常，腎の形態異常の指摘
- 常用薬（特に NSAIDs），サプリメントなどの服用歴
- 急性腎不全の既往
- 喫煙
- 高齢
- 片腎，萎縮した小さい腎臓

（CKD 診療ガイド 2009，2009，p 38）

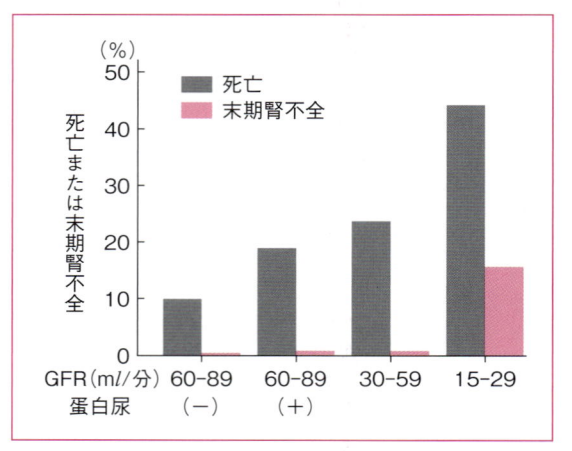

図5-12 腎機能別にみた死亡率と ESKD（移植を含む）発症率（米国の成績）

（原典 Keith DS, et al.: Arch Intern Med, 164: 659-663, 2004. を引用改変したものを CKD 診療ガイド 2012，2012[10]，p 12 より）

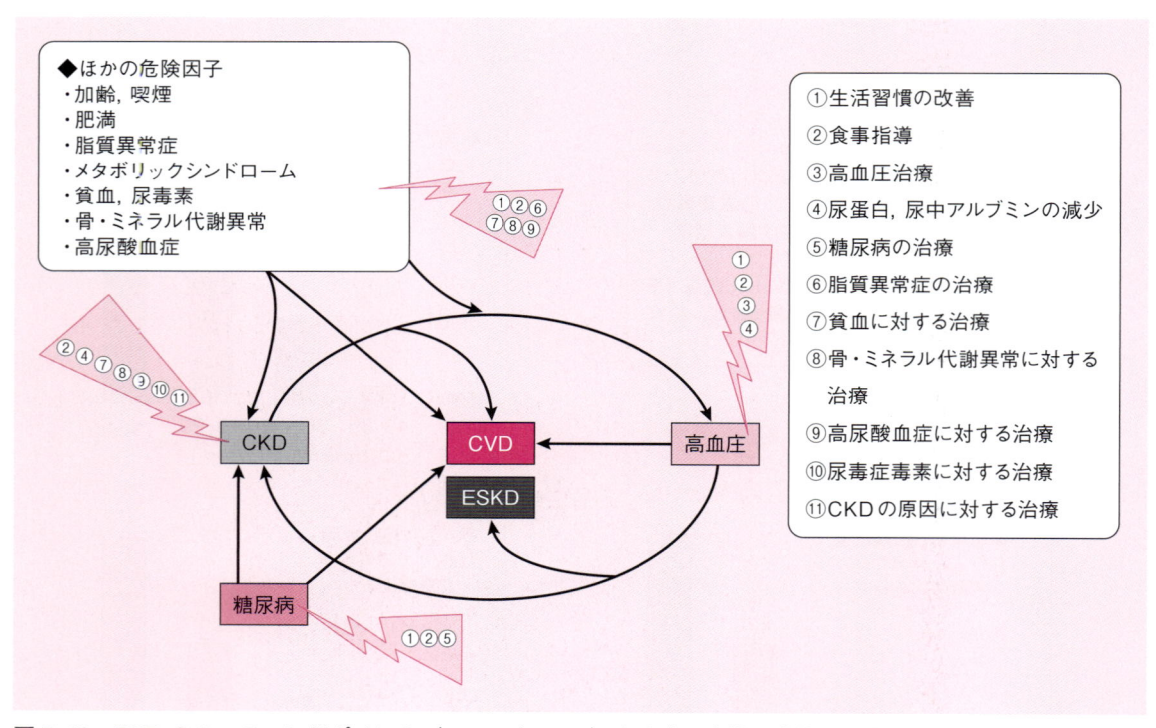

図5-13 CKD の2つのエンドポイント（ESKD と CVD）をめぐる病態の連鎖と治療的介入

（CKD 診療ガイド 2012，2012[10]，p 50）

　CKD のエンドポイントである ESKD や CVD を抑制するためには，病態の連鎖を断ち切る集学的治療が必要である（**図5-13**）[10]．

（上月正博）

1 透析患者の疫学

1）わが国の透析療法の現況と原因疾患

わが国の慢性透析患者数は年々増加している（**図 5-14**）[11]. 2022 年末の透析人口全体 347,474人（国民 359.6 人に 1 人）の平均年齢は 69.87 歳，2022 年新規導入透析患者 39,683 人の平均年齢は71.42 歳で，年々増加し，医療経済的にも大きな財政負担をかけている．透析導入患者を年齢層でみてみると，男性は 70 ～ 74 歳，女性は 80 ～ 84歳が最も多い（**図 5-15**）[11].

1997 年までは新規透析導入患者は，慢性糸球体腎炎を原疾患とする患者が最も多かった．1998年に糖尿病腎症が最も多い原疾患となったが，最近減少傾向にあり，2022 年には 38.7％に達している．一方，慢性糸球体腎炎の割合も年々減少し

ており，2022 年には 14.0％であった．一方，腎硬化症（18.7％）の割合は増加しており，これは透析導入患者の高齢化と関連していると考えられる．透析人口全体の腎不全原疾患の割合においても，慢性糸球体腎炎の減少，糖尿病腎症の増加がみられ，2011 年から糖尿病腎症が透析人口全体で最も多い腎不全原疾患となっている[11].

2）透析患者の生命予後

透析人口全体の死亡原因としては感染症（22.6％）が最も多い．次いで，心不全（21.0％），悪性腫瘍（7.6％），脳血管障害（5.4％），心筋梗塞（3.3％）の順である．感染症死の背景には，抵抗力の減弱した高齢者や糖尿病患者が関与していると考えられる[11]. 2022 年導入患者の導入年内の死亡原因は，全体では感染症が 25.9％と最も多く，次いで心不全が 19.0％，悪性腫瘍が 8.8％，

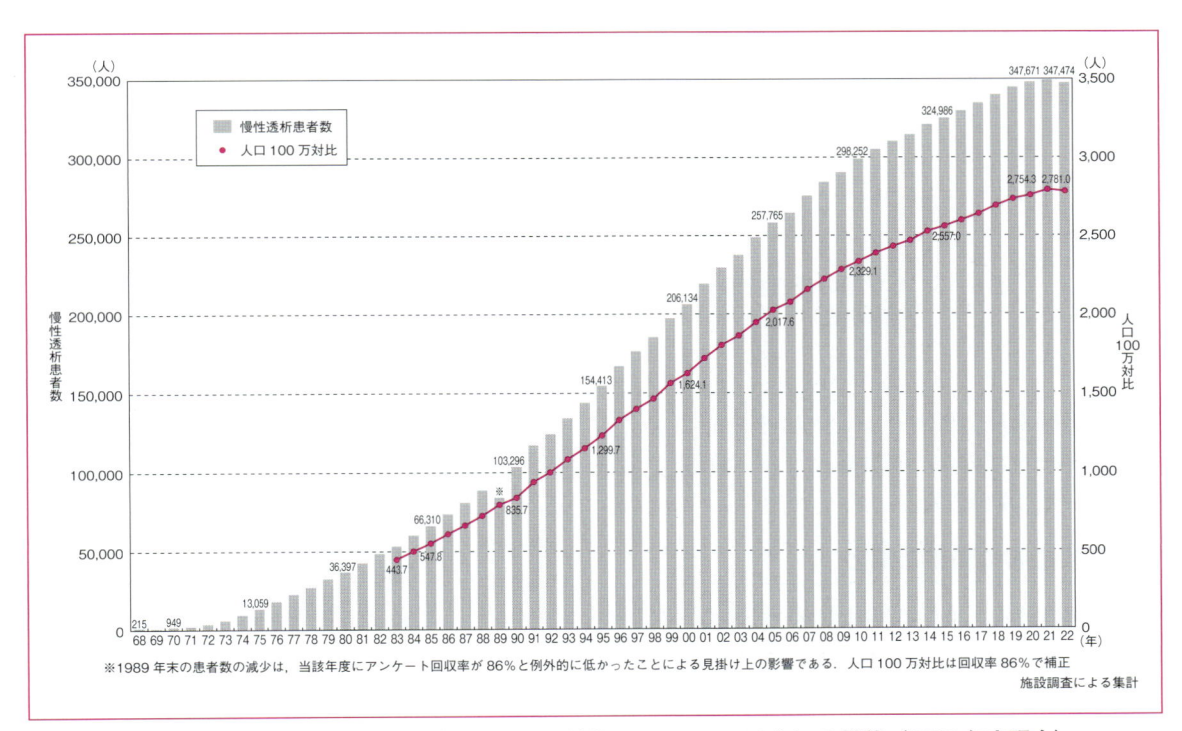

図 5-14　わが国の透析患者数と有病率（人口 100 万対比，1983 ～ 2022 年）の推移（2022 年末現在）

（日本透析医学会ホームページ[11]）

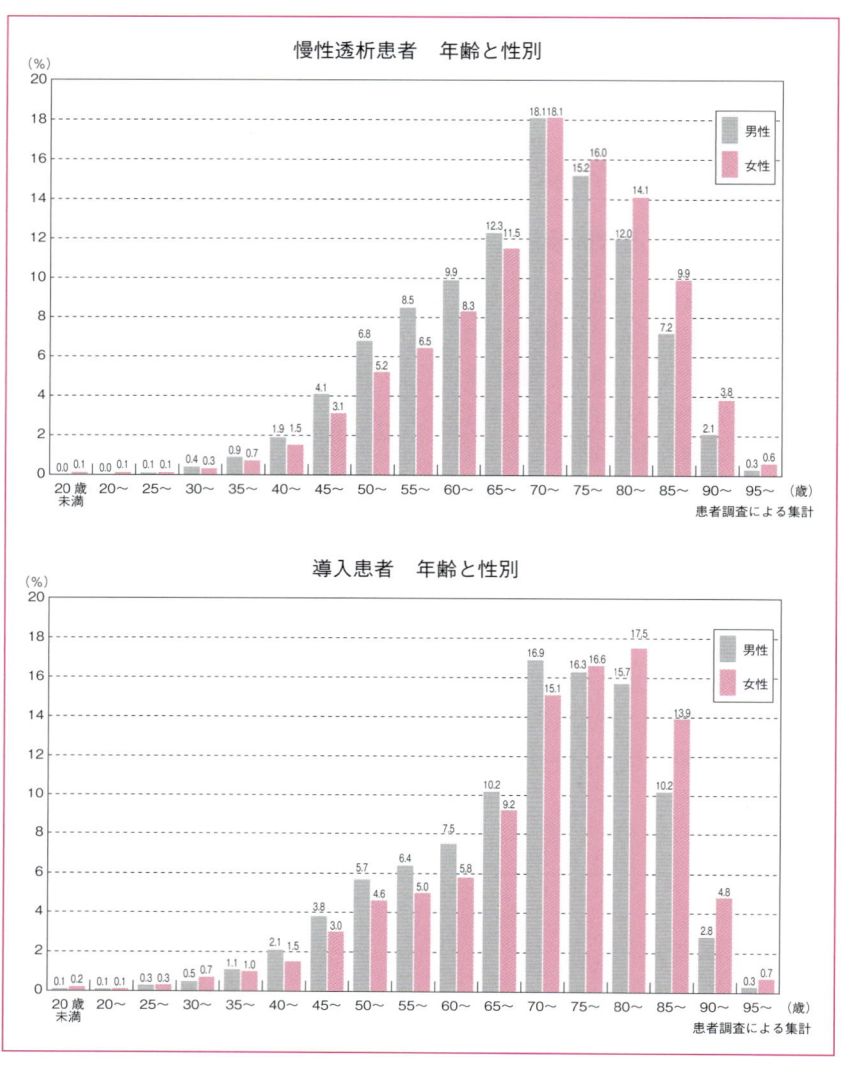

図5-15　わが国の総透析患者および新規透析導入患者の男女別年齢分布（2022年末現在）
（日本透析医学会ホームページ[11]）

悪液質／尿毒症／老衰等が4.8％，脳血管障害が4.7％，心筋梗塞が2.8％であった．心血管死の合計は26.4％に漸減した[11].

3）透析患者の特徴と障害

わが国の透析医療の水準は世界一であり，最長52年以上の生存例など長期延命に成功している．しかし，透析患者では，腎性貧血，尿毒症性低栄養（タンパク質経口摂取量の低下と透析に関連したタンパク異化の亢進による），骨格筋減少と機能異常，筋力低下，運動耐容能の低下，易疲労感，活動量減少，quality of life（QOL）低下が認められる．長期間透析を行っていると，心不全や低血圧などの合併症が発生し，それが透析患者のQOLをいっそう低下させてしまうことが少なくない[12]．このような背景のもと，透析患者のQOLを向上させたり，廃用症候群を防止・改善させたりするための方策が求められている．

2　透析患者の問題点

1）透析患者の ADL と運動耐容能

透析患者では，同年代の健常者と比較して歩行速度の低下（66.1％），立ち上がり・座りの速度低下（25％）が報告されている[13]．透析患者の運動耐容能は心不全患者や慢性閉塞性肺疾患（COPD）患者のものと同レベルまで低下している[13]．しかし，全国腎臓病協議会の調査[14] は ADL に相当する「300 m 歩行」に介助を要するのは 10.5％，「入浴」では 7.3％，「着替え」では 4.8％，「排便」では 3.1％であり，手段的 ADL に相当する「ビンや缶のふたを開ける」では 11.7％，「隣近所に一人で外出できる」では 12.6％と報告しており，血液透析（hemodialysis；HD）患者の日常生活動作の自立度は脳卒中患者などに比較して高いと評価している．Brodin ら[15] の腹膜透析（peritoneal dialysis；PD）患者での報告でも，同年代の健常者と比較して歩行速度が 85％，heel-lifts が 49％，身体活動レベルが 56％に著明に減少しているが，自立度に関してみると，79％が患者の ADL，手段的 ADL ともに自立していたことを報告している．

透析患者で運動耐容能の低下があるにもかかわらず ADL が比較的保たれている要因として，透析患者は決して楽に動作を遂行しているわけではなく，ADL 動作を不完全・不十分ながらも創意工夫して各々の方法で代償させ，何とか自立させているためと考えられる．この原因として，長期間 HD により心不全や低血圧などの合併症が発生し，安静を余儀なくされ，さらなる運動耐容能の低下を招き，廃用症候群に陥ってしまうこと[16] が考えられる．さらに，加速度計を用いた検査で，身体活動レベルが 1 カ月ごとに 3.4％ずつ低下するといった報告[17] もある．この現象は，心不全や COPD など内部障害患者に共通にみられるものである．HD 患者に対して，その運動機能の維持・改善といった目的からも，早期から包括的リハビリテーションの介入を行うことの重要性が増している．

3　透析患者の就労の現状

1）透析患者の社会復帰，就労，雇用の現状

透析療法の発達に伴い，透析患者でも社会復帰が十分可能な状況となっている．健常者と比べて体力的に劣る点はあっても，大きな合併症がなければ，透析患者でも対等に仕事をすることができ，その人なりの社会生活を送ることもできる．それゆえ，透析患者の就労，雇用の確保は，日常生活のうえで重要な課題である．

全国腎臓病協議会の調査[14] では，就労（収入のある仕事に就いている）者は，全年齢層の男性で 41.0％，女性で 17.3％である．男性の就労している割合は，1986 年から調査ごとに減少している．このうち，稼働年齢といわれる 65 歳未満の就労者は，男性で 56.4％，女性で 21.2％である．年齢別にみた就労率は男性が女性に比べて高いが，女性の場合は「家事・家事手伝い」が労働形態として多いのが特徴で，これを就労に含めれば，ほぼ男性に近い就労率のレベルとなる．

透析患者の就労率は「1 級の身体障害者」としては高いものの，その就労による年間の収入は非常に低い．国民の平均所得金額を下回る年収 200 万円以下の就労者は男性では 35.5％，女性では 65.1％である．一方，年収 300 万円以上の就労者は男性では 35.4％，女性では 9.3％である．透析患者のハンディキャップが表れており，特に女性の低収入が顕著である．

非就労者が収入を伴う仕事をしていない主な理由として，「仕事に就きたいと思うが，仕事につけないでいる」と回答した割合は男性 47.3％，女性 37.7％であった．仕事に就けないでいる最大の理由としては，65 歳未満の男性では「体調が悪い」や「職を探しているが，自分に適した職場がない」が多く，65 歳未満の女性では「体調が悪い」や「家庭の事情」が多い．65 歳以上の男女では「高齢だから」や「体調が悪い」が多い．有職者の職業階層で比較的多くを占めていたのは，男性では「公務員以外の正規の勤め人」と「商工・サービス業の自営業者または家族従業員」で，

女性では「パート・アルバイト」と「商工・サービス業の自営業者または家族従業員」であった.

2）透析患者の社会復帰，就労，雇用における留意点

透析患者であっても交替勤務は可能であるが，長期出張が多い職場は定期的な透析を可能にするための病院の手配が必要となる．鋭利な刃物などを扱う職場では手首に装着された透析用のシャントを傷つけない配慮が必要である.

透析治療でも，腹膜透析治療とそれ以外の血液透析は治療に要する時間が大きく異なる．腹膜透析以外の透析治療には，1回当たり5時間程度の治療を週に3回必要とする．これを反映して，じん臓機能障害の1級では，週2〜3回の治療のための早退や時間内通院，透析日の残業免除，フレックスタイム，短時間勤務，重労働を避ける，時間外労働や夜勤などを制限することなどの配慮が行われている．事業所内での産業医・産業保健師などの常駐，健康管理室，診察室などの設置，相談員などの配置を行っている企業もみられる.

一方，腹膜透析者では腹部の屈伸や圧迫，腹筋の頻用を要する職種は適さないものの，時間的な制約は少ない．本人による1日に3〜4回短時間の操作が必要なだけである．腹膜透析を行っている者への配慮としては，昼休みなどに30〜40分程度，腹膜透析の処置を行う時間と場所の確保の配慮が必要である.

3）就労に影響する要因

就労，雇用に影響を与える要因としては，社会的要因，身体的要因，精神的要因に分類される.

社会的要因としては，会社からの解雇，再就職の困難さ，給与の減額，地位の凍結，経済的不安，通院や送迎などの問題がある．以前は，腎不全期の失職と透析を始めてからの就労困難の結果，無職者が多数を占めていた．しかし，今日では，職場の理解により腎不全期の失職が比較的防止されていること，夜間透析が普及してきたこと，身体障害者雇用促進法による支援などによって離職率の低下が図られる一方，不況そのものによるリス

トラといった新たな問題が起きている[18]．最も有効な就労の確保は，従来の就労を継続することであり，透析前腎不全保存療法期からの患者指導や支援体制が重要と考えられる[18].

身体的要因としては，ブラッドアクセス，運動耐容能低下，高齢化，貧血，糖尿病合併症，透析療法合併症（心循環器系合併症，骨関節合併症，視力障害，感染症，栄養障害，消化器合併症，出血傾向，続発性副甲状腺機能亢進症，食事管理，悪性腫瘍）などがある[18].

精神的要因としては，長期延命の不安，死の恐怖，合併症やシャントトラブルの心配，医療スタッフとの人間関係，家庭内や社会からの孤立感，家族に対する役割や責任への自信喪失，生き甲斐や意欲の喪失，通院に対する時間的，経済的，身体的不安，加齢に伴う要介護への不安などがある[16, 18].

4 透析患者と介護保険

透析患者では，医療費の減免や障害年金の受給などさまざまな補償がなされてきた．しかし，介護保険制度の適用後は，介護保険制度が利用できるサービスについては原則として介護保険が優先して適用されることになり，身体障害認定をもつ透析患者といえども，介護保険制度と無関係ではいられない状況となっている.

40歳以上65歳未満の第2号被保険者に相当する透析患者では，介護保険を取得している患者は6.5%にすぎない[19]．これは若年層では要介護や要支援状態に陥る患者が少ないこと，介護保険の受給が特定疾病に限定されていることなどが関与しているものと推測されている．一方，65歳以上の第1号被保険者に相当する透析患者では，介護保険を取得している患者は31.3%に上っていた[19].

65歳以上の透析患者の社会復帰状況と介護保険取得状況の関係については，常勤職あるいは非常勤職に従事している患者では介護保険を取得している患者は極めて少数であった．家事従事と回答した患者では要支援，要介護1，2の介護保険

を取得している患者は認められるものの，要介護3以上の介護保険を取得している患者はごく少数にとどまっている．一方，就労・家事とも行っていない患者では，要介護3以上の高い介護度で介護保険を取得している患者が比較的多く認められた[19]．

以上から，身体活動が低下した65歳以上の透析患者にとっては，家事従事を含めた社会復帰は困難な状況にあり，通院や家庭での日常生活の支援や透析患者の入所が可能である介護老人保健施設や長期療養型病床群の充実の必要性が増している．

（上月正博）

Ⅴ 腎臓リハビリテーション

1 CKD患者とフレイル，サルコペニア

CKD患者は早期老化モデルの典型であり，暦年齢よりも老化が早く，フレイルやサルコペニアの割合が極めて高い[20]．CKD患者におけるフレイルの発症には，食事療法のアドヒアランス低下に基づく栄養摂取不足に加えて，尿毒症，全身性の炎症，糖尿病や心血管病などの併存疾患，代謝性アシドーシスやインスリン抵抗性などの代謝・内分泌的異常も関与している[21]．さらに，透析を始めると，透析による栄養素の喪失（アミノ酸やタンパク質の透析液中への流出）や透析治療に関連した因子（透析液中のエンドトキシンや透析膜の生体適合性など）も加わり，フレイル・サルコペニアを非常にきたしやすくなる[21]．

CKD患者におけるフレイルは，透析，入院，死亡のそれぞれ独立した危険因子である[22]．腎機能〔推算糸球体濾過量（estimated glomerular filtration rate；eGFR）〕が低いほどフレイルやサルコペニアの割合が高くなる[23]．CKDの進行に伴って心血管疾患の発症率が加速的に高まり，末期腎不全に至るよりも心血管系の合併症で死亡する患者が多い[24]．

2 CKDと運動

1）保存期CKD患者

腎臓は，安静時には心拍出量の5分の1の血液供給を受けており，組織単位体重当たりの血液灌流量は他のどの臓器よりも多い．しかし，運動時には，筋肉，心臓，肺への血液分配率が高まるため，腎血流量は低下する．このように，腎血流量は運動により顕著な影響を受け，運動強度や心拍数と逆相関し，激しい運動時にはRBFは50～75%も低下する．短期的に運動を行うと尿タンパク排泄量が増加し，腎血流量や糸球体濾過量（GFR）が低下することなどにより，腎機能障害者が運動強度の高い運動を行うと腎機能障害や腎病変が増悪する危険がある．

このような背景から，保存期CKD患者の運動については，腎病変を悪化させる心配があるとして，社会生活や学校における活動が過度に制限されていることが少なくなかった[25]．事実，激しい運動中は腎血流量や糸球体濾過量の低下をきたし[26,27]，腎機能を低下させる臨床例がある．しかし，腎障害患者の日常や社会生活における活動を過度に制限し，長期間にわたって安静を強いると，QOLを大きく損なうのみならず，運動耐容能の低下やインスリン抵抗性の増加を介して心血管系合併症を増加させ，さらに，腎疾患そのものの進行速度を増す危険性もある．CKD患者の身体機能はその生命予後に関係する[28]．具体的には，歩行速度が遅く，6分間歩行距離が短く，握力の小さいCKD患者は死亡率が高い[28]．

2）透析患者

運動をしない透析患者や運動耐容能の低い透析患者は生命予後が悪い[29]．一方，定期的な運動

習慣のある透析患者は，非運動患者に比較して明らかに生命予後がよく，週当たりの運動回数が多いほど生命予後がよい[30]．また，定期的な運動習慣をもつ透析患者の割合が多い施設ほど，施設当たりの患者死亡率が低い[30]．

CKD 透析患者では，腎性貧血，protein-energy wasting（PEW），骨格筋減少・筋力低下，骨格筋機能異常，運動耐容能低下，易疲労，活動量減少，QOL 低下などが認められる[25]．透析患者の運動耐容能は心不全患者や COPD 患者と同レベルまで低下している．透析患者はあまり運動をしない[31]．透析患者は潜在的心不全状態であり，貧血もあり，また透析直前は心不全や高血圧を，透析直後は起立性低血圧などを合併しており，積極的に運動を行う状況ではないようにみえる．しかし，運動をしない透析患者は生命予後が悪く[29]．透析患者の運動不足は低栄養・左室肥大と同程度に生命予後に影響する[29]．すなわち，腎不全患者においても積極的に運動することが推奨されるようになってきた．

3）CKD 動物モデルと運動の関係

1995 年までは，腎障害動物モデルにおいて，長期的運動が腎保護作用を有するかどうかに対しては，一定の結論には至っていなかった．その原因として，用いる動物モデルが異なること，運動負荷の手段，運動強度，運動期間がそれぞれまちまちであることなどが考えられた．筆者らは，ラット専用トレッドミルでの運動という方法を選択し，同じ動物モデルに対して異なる運動強度が腎機能に与える影響やさまざまな CKD 動物モデルに対するトレッドミル運動の影響を研究した．その結果，週 5 日，1 日 1 時間のトレッドミル運動では，多くの CKD 動物モデルで長期的運動が腎保護作用を有することが明らかになっている（**表 5-8**）[32]．そのいくつかを紹介する．

(1) 5/6 腎摘 SHR 高血圧慢性腎不全モデル（表 5-8 A）

非運動群と中強度運動群に分け，運動群をさらに，薬物非投与群と ACEI エナラプリル，AⅡA ロサルタン持続投与群に分け，4 週間検討した．

その結果，ACEI エナラプリルや AⅡA ロサルタンは，運動のタンパク尿減少作用や腎糸球体硬化指数増加抑制などの腎保護作用をさらに増強することが明らかになった[33]．

(2) 5/6 腎摘 WKY 慢性腎不全モデルでの検討（表 5-8 B）

長期的なトレッドミル運動により有意な血圧降下，タンパク尿の減少，血清クレアチニンと BUN の低下，糸球体硬化病変の改善，腎皮質間質容積の減少を認めた．また，運動によりヒラメ筋筋線維のタイプⅠ線維比は上昇し，その毛細血管密度は増加した．腎保護作用を有する各種降圧薬と運動の相互作用も検討した．運動に ACEI エナラプリルを併用すると，運動の効果が増強した[34]．また，運動に ARB オルメサルタン，CCB アゼルニジピンを併用すると，互いに相加的な腎保護作用を示し，三者併用が一番強力であった[35]．腎組織分析により，腎保護作用は，①腎糸球体へのマクロファージの侵入の減少，②腎糸球体メサンギウム細胞の活性化や線維芽細胞の増殖の抑制，③腎生成や足突起の分化促進などを介している可能性が明らかになった[36]．

(3) Thy-1 1/2 腎摘 WistarMPGN モデルでの検討（表 5-8 C）

特異的抗 Thy-1 抗体 OX-7 を投与して膜性増殖性糸球体腎炎（MPGN）モデルを作成し，長期的にトレッドミル運動を行った．運動群の腎機能，タンパク尿，腎病変に増悪傾向を認めた．一方，運動にエナラプリルを併用すると，運動のみでは増悪傾向を示したタンパク尿は減少し，腎皮質間質容積比は改善した[37]．

(4) ADR1/2 腎摘 Wistar ネフローゼ症候群モデルでの検討（表 5-8 D）

アドリアマイシン（ADR）を投与して ADR 1/2 腎摘 Wistar ネフローゼ症候群モデルを作成し，長期的にトレッドミル運動を行った．運動により有意な血清中性脂肪の低下，糸球体脂肪沈着スコアの改善を認めた．また，タンパク尿，糸球体硬化病変，腎皮質間質容積比に改善傾向を認めた．運動にエナラプリルを併用すると運動による腎皮質間質容積比改善効果は増強した[38]．

表 5-8　各種腎不全モデルラットにおける長期的運動の効果

モデル	A 5/6 腎摘 SHR 高血圧慢性腎不 全モデル	B 5/6 腎摘 WKY 慢性腎不全 モデル	C Thy-1 1/2 腎摘 Wistar MPGN モデル	D ADR 1/2 腎摘 Wistar ネフロー ゼ症候群モデル	E 1/2 腎摘 後藤・柿 崎糖尿病腎症モデル	F Zucker 糖尿病 肥満モデル
運動法	トレッドミル	トレッドミル	トレッドミル	トレッドミル	トレッドミル	トレッドミル
強度	20 m/分 60 分間/日	20 m/分 60 分間/日	20 m/分 60 分間/日	20 m/分 60 分間/日	20 m/分 60 分間/日	20 m/分 60 分間/日
頻度	5 回/週	5 回/週	5 回/週	5 回/週	5 回/週	5 回/週
期間	4 週間	12 週間	8 週間	8 週間	12 週間	8 週間
腎機能	改善傾向	改善	増悪傾向	不変	不変	改善
タンパク尿	改善	改善	増悪傾向	不変	改善	改善
血圧	改善傾向	改善	増悪傾向	不変	不変	不変
腎組織病変	糸球体硬化改善	糸球体硬化改善，皮質間質容積比改善	糸球体硬化増悪傾向	糸球体脂肪沈着減少，糸球体硬化と皮質間質容積比が改善傾向	糸球体硬化改善，皮質間質容積比改善	糸球体硬化不変，糸球体足細胞傷害抑制，尿細管間質傷害抑制
骨格筋組織	未検討	ヒラメ筋のタイプⅠ線維比上昇と毛細血管密度増加	未検討	未検討	未検討	未検討
運動耐容能	未検討	未検討	未検討	未検討	運動負荷試験時の総走行距離延長	未検討
降圧薬との併用効果	エナラプリルまたはロサルタンの併用で有意な降圧と糸球体硬化改善	エナラプリルの併用で腎組織病変改善効果が増強	エナラプリルの併用で有意な降圧，タンパク尿減少，糸球体硬化改善	エナラプリルの併用で有意な降圧，腎皮質間質容積比の改善	ロサルタンの併用で糸球体硬化改善効果が増強，糸球体マクロファージ浸潤・線維芽細胞増殖・足細胞傷害抑制，メサンギウム細胞活性化	未検討

（上月正博，2022[32]）

(5) 1/2 腎摘 後藤・柿崎糖尿病性腎症モデルでの検討（表 5-8 E）

　長期的なトレッドミル運動によりタンパク尿，糸球体硬化，皮質間質容積比，運動負荷試験時の総走行距離は改善し，運動にロサルタンを併用すると運動による糸球体硬化改善効果が増強した．免疫組織学的検討では，長期的運動とロサルタンはいずれも糸球体でのマクロファージ浸潤や線維芽細胞増殖を抑制し，メサンギウム細胞の活性化や足細胞の分化に影響を与えて腎保護効果を発揮する可能性が示唆された[39]．

(6) Zucker 糖尿病肥満モデルでの検討（表5-8 F）

　長期的なトレッドミル運動により運動負荷試験

時の総走行距離は改善した．また，運動により，腎臓での eNOS を増加し，NO 産生を増加させ，タンパク尿増加，糸球体硬化，糸球体過剰濾過を防止した．免疫組織学的検討では，長期的運動はいずれも糸球体でのマクロファージ浸潤や線維芽細胞増殖を抑制し，メサンギウム細胞の活性化や足細胞の分化に影響を与えて腎保護効果を発揮する可能性が示唆された[40]．

　以上の基礎的検討から，CKD の病態下において長期的に運動を行っても腎機能や腎病変は必ずしも増悪せず，むしろ腎を保護する可能性のあることが示唆された．また，長期的運動による腎保護作用は腎障害の原因により異なる可能性があること，降圧薬が運動療法による腎保護効果を増強

し，運動への認容性を高める可能性が示唆された．これらの CKD モデル動物における成績をそのままの形で臨床に応用することはできないが，運動による腎保護という新たな局面からの保存期腎不全治療法の開発となり得るものと考えた[25, 40, 41]．

表 5-9　CKD 透析患者における運動療法の効果

1. 最大酸素摂取量の増加
2. 左心室収縮能の亢進（安静時・運動時）
3. 心臓副交感神経系の活性化
4. 心臓交感神経過緊張の改善
5. PWV（pulse wave velocity）の改善
6. AI（augmentation index）の改善
7. PEW（protein energy wasting）の改善
8. 貧血の改善
9. 睡眠の質の改善
10. 不安・うつ・QOL の改善
11. ADL の改善
12. 前腕静脈サイズの増加（特に等張性運動による）
13. 透析効率の改善
14. 死亡率の低下

（上月正博，2023[48]）

3　腎臓リハビリテーション

1）腎臓リハビリテーションの定義

　腎臓機能障害のある患者においては，これまで安静が治療の一つと考えられてきた．しかし，過度の安静によるデコンディショニングの問題，社会復帰の遅延，QOL の低下，運動耐容能の低下と死亡率増加の関係などが明らかになった．それに対応するために，腎臓リハビリテーション（renal rehabilitation：以下，腎臓リハビリと略）という概念が生じた．腎臓リハビリという用語は以前より散発的に認められるが，体系付けたのは 1994 年の Life Options Advisory Council（LORAC）が最初である[42]．LORAC では腎臓リハビリを 5 つのコア，すなわち，encouragement（励まし），education（教育），exercise（運動療法），employment（雇用促進），evaluation（評価）にまとめている．今でいう包括的リハビリということができよう．しかし，その後の活動は活発とはいえない．2011 年に筆者らは「日本腎臓リハビリテーション学会」を設立し[43]，「腎臓リハビリテーション」（医歯薬出版，2012 年発行）という成書を出版した[44]．そこで初めて腎臓リハビリの定義を「腎疾患や透析医療に基づく身体的・精神的影響を軽減させ，症状を調整し，生命予後を改善し，心理社会的ならびに職業的な状況を改善することを目的として，運動療法，食事療法と水分管理，薬物療法，教育，精神・心理的サポートなどを行う．長期にわたる包括的なプログラムである」[44-46]と定めた．

2）腎臓リハビリテーションの対象疾患

　対象患者は CKD 透析患者および透析まで至らない保存期 CKD 患者である．

3）腎臓リハビリテーションのエビデンス

(1) 透析 CKD 患者に対する腎臓リハビリテーションの効果

　腎臓リハビリの中核の一つである運動療法のエビデンスに関して，透析患者では「運動耐容能，歩行機能，身体的 QOL の改善効果が示唆されるため，行うことを推奨する」が 1 B と最高である[47]．最近，運動療法は，透析患者に対して運動耐容能改善，PWV 改善，Augmentation index 改善，PEW 改善，タンパク質異化抑制，QOL 改善などさまざまな効果をもたらすことが明らかにされている（表 5-9，図 5-16，17）[48, 49]．また，定期的な運動習慣のある透析患者は，非運動患者に比較して生命予後がよく，週当たりの運動回数が多いほど生命予後がよい．さらに，定期的な運動習慣をもつ透析患者の割合が多い施設ほど，施設当たりの患者死亡率が低い（図 5-18）[30]．

(2) 保存期 CKD 患者に対する腎臓リハビリテーションの効果

　保存期 CKD 患者における運動療法は，以前はタンパク尿や腎機能障害を悪化させるという懸念から推奨されなかった．しかし，運動療法によるタンパク尿の増加は一過性（1 ～ 2 時間）で，長期的に増加することはない．運動療法時に GFR は一時的に低下するが，長期的には腎機能に悪影

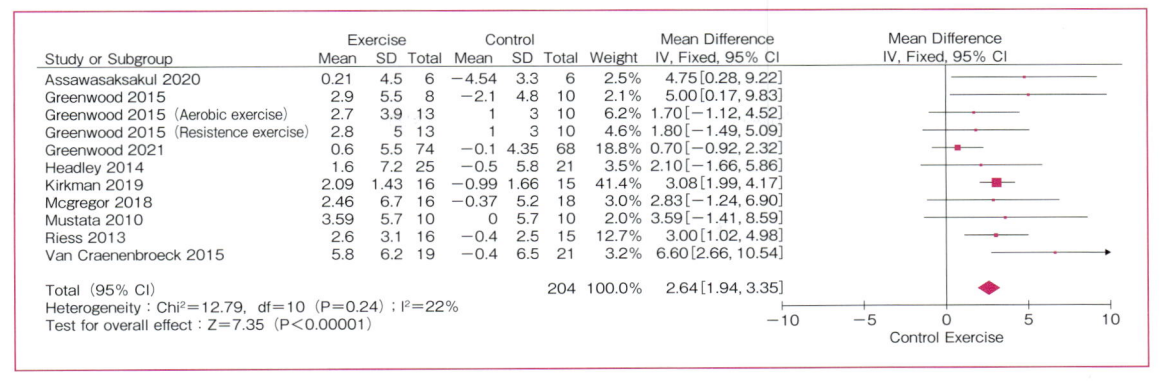

図 5-16　CKD 透析患者に対する腎臓リハビリテーション・運動療法による peakVO₂ への影響

（Wang H, et al, 2022[49]）

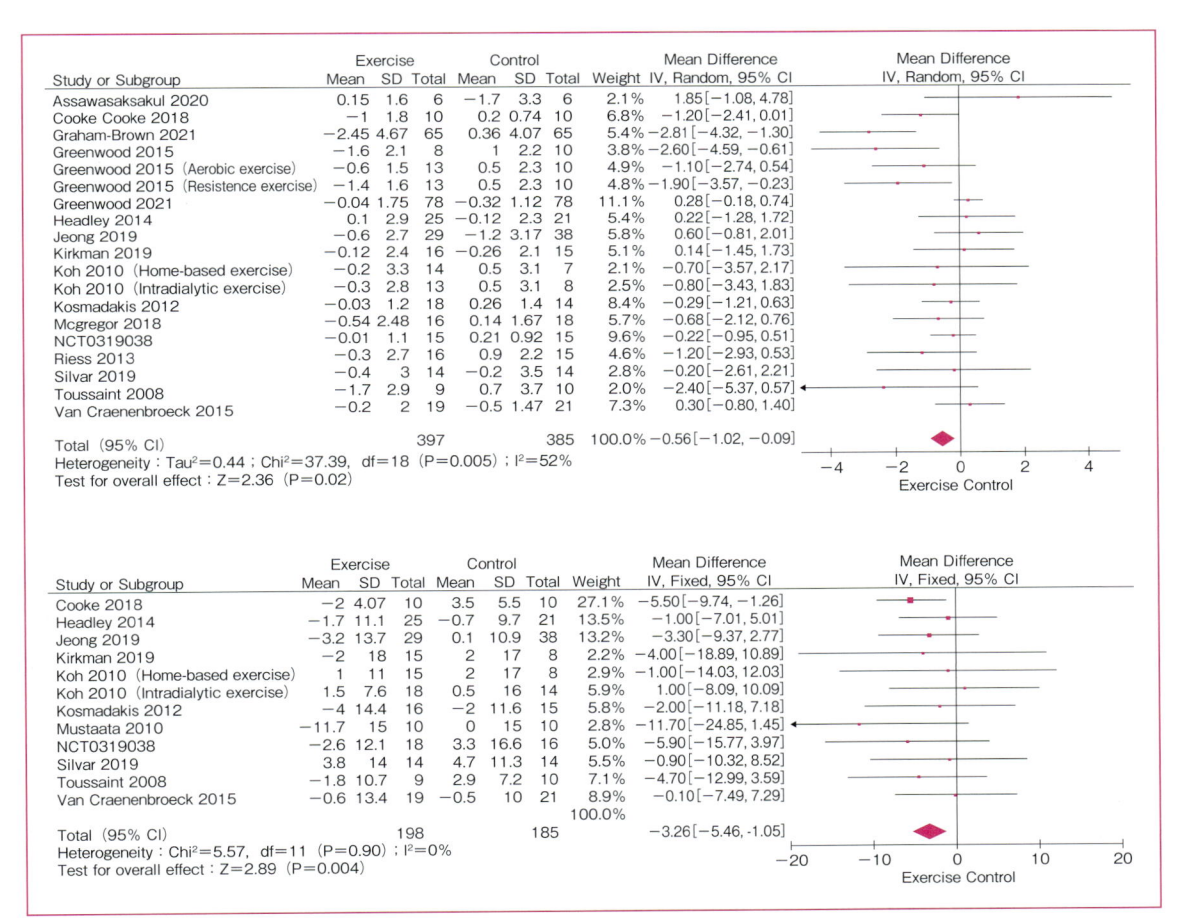

図 5-17　CKD 透析患者に対する腎臓リハビリテーション・運動療法による PWV や AI への影響

（Wang H, et al, 2022[49]）

響はない.

　保存期 CKD 患者では，CKDstage3 ～ 4 の患者が，1 回 40 分，週 3 回，12 カ月の有酸素運動（エルゴメーター中心）で，eGFR 低下スロープが改善するという無作為対照比較試験をはじめとして（**図 5-19**）[50]，メタアナリシスで運動耐容

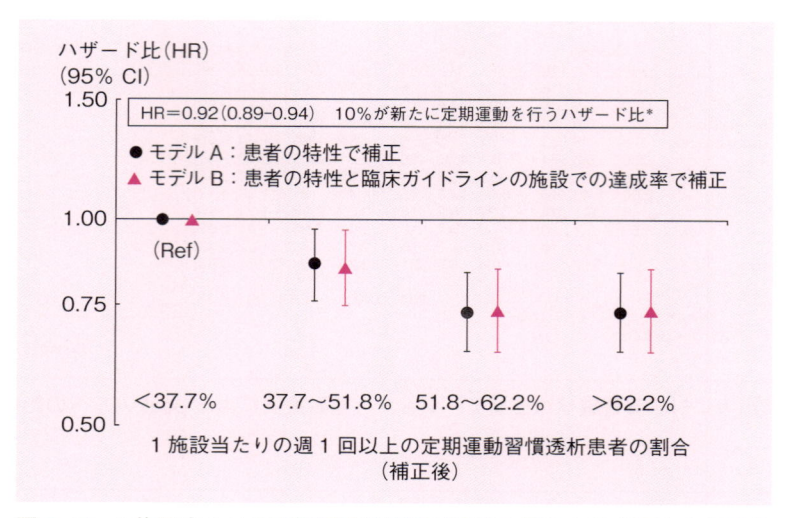

図5-18　1施設当たりの定期運動習慣透析患者の割合と患者死亡率の関係

（Tentori F, 2010[30]）

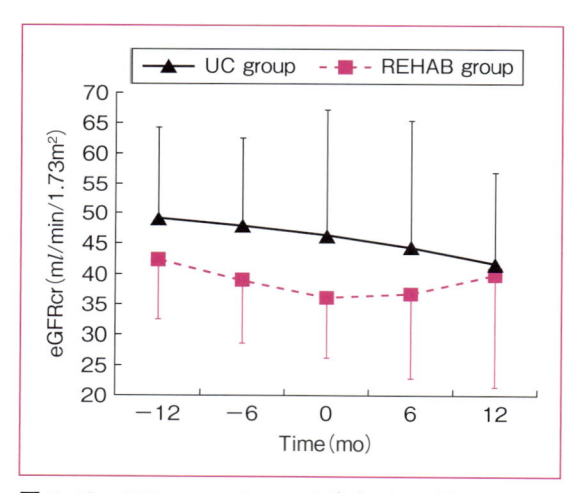

図5-19　CKD stage 3〜4の患者が，1回40分，週3回，12カ月の有酸素運動（エルゴメーター中心）で，eGFR低下スロープが改善する

Mean change in creatinine-based estimated glomerular filtration rate (eGFR_cr) (ml/min/1.73 m^2) comparing the usual care (UC) group with the rehabilitation (REHAB) group for the 12-month period prior to the start of the intervention (−12 to 0 months) and the intervention period (0 to 12 months). The intervention was associated with a significant mean difference in eGFR_cr (ml/min/1.73 m^2) (*P=0.03) at 12 months postintervention compared to −12 months of the preintervention period.

（Greenwood SA, et al, 2015[50]）

能向上，QOL改善のみならず，eGFR改善，血清クレアチニン低下，尿タンパク排泄量減少，血液尿素窒素低下などの効果があることが確認された（図5-20〜23）[47,51]．運動療法による腎臓保護メカニズムに関しては，eNOS産生増加，糸球体高血圧の改善，尿タンパク増加抑制，腎糸球体へのマクロファージの侵入抑制，線維芽細胞増殖抑制などが主に基礎的研究で示されている[52]．ウォーキングが10年間の全死亡リスクを33%，透析などの腎代替療法移行率を21%低下させる（図5-24）[53]．すなわち，腎臓リハビリ・運動療法が腎機能改善・透析移行防止のための新たな治療として大きな役割が期待されている[52]．

4）CKD患者に対する各国の運動療法ガイドラインとリハビリテーションプロトコール

CKD患者におけるCKD発症あるいは腎障害進行のリスクファクター（表5-7）と透析患者の死亡原因としては心不全が最も多いこと[9]を勘案し，心不全患者に対するリハビリテーションプロトコール[54]に準じて行われることが多い．さらに，以下のような準備体操やガイドラインが推奨されている．

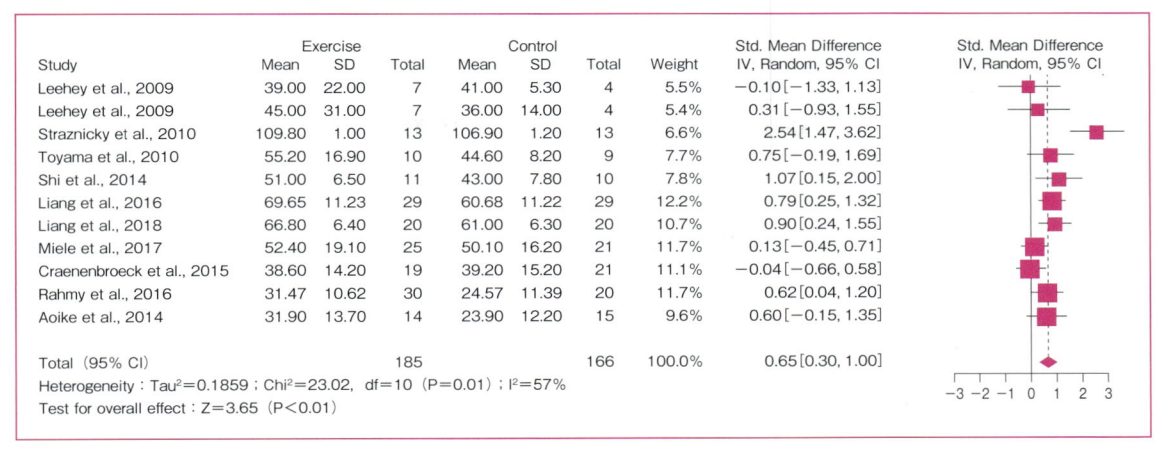

図 5-20　保存期 CKD 患者に対する腎臓リハビリテーション・運動療法による eGFR への影響 （Ma Q, et al, 2022[51]）

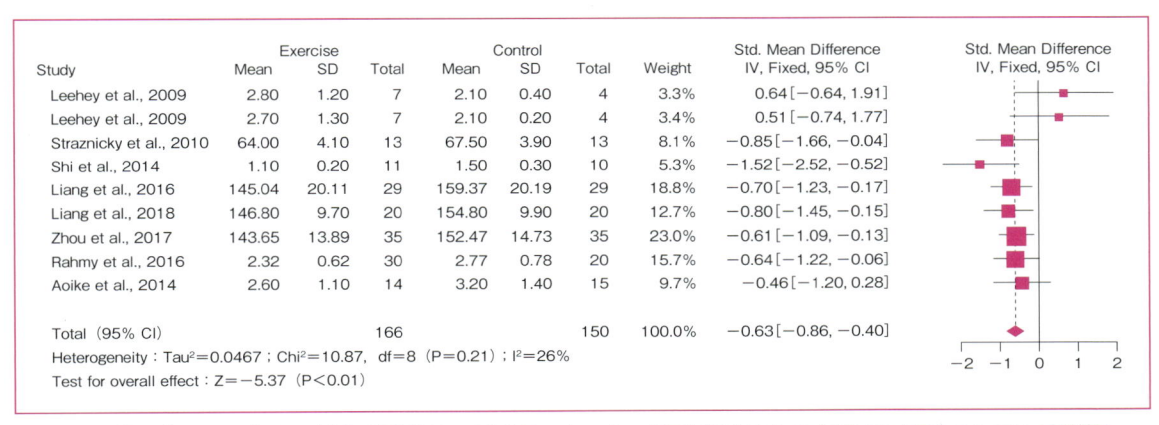

図 5-21　保存期 CKD 患者に対する腎臓リハビリテーション・運動療法による血清クレアチニン値への影響

（Ma Q, et al, 2022[51]）

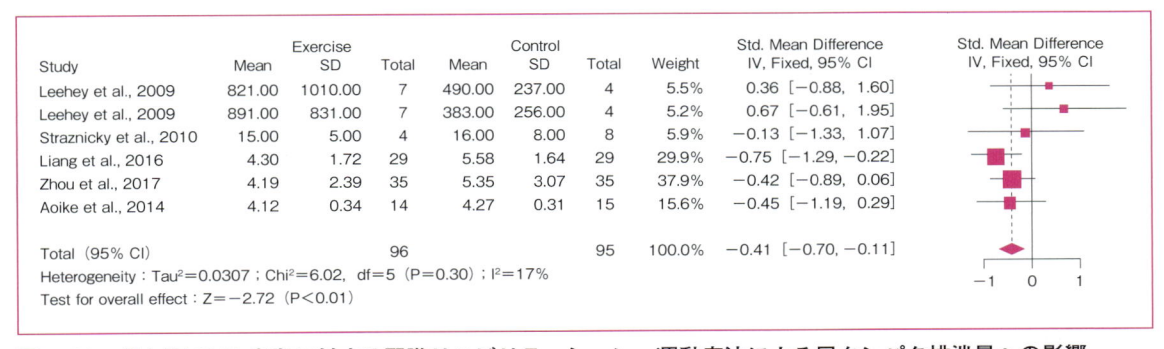

図 5-22　保存期 CKD 患者に対する腎臓リハビリテーション・運動療法による尿タンパク排泄量への影響

（Ma Q, et al, 2022[51]）

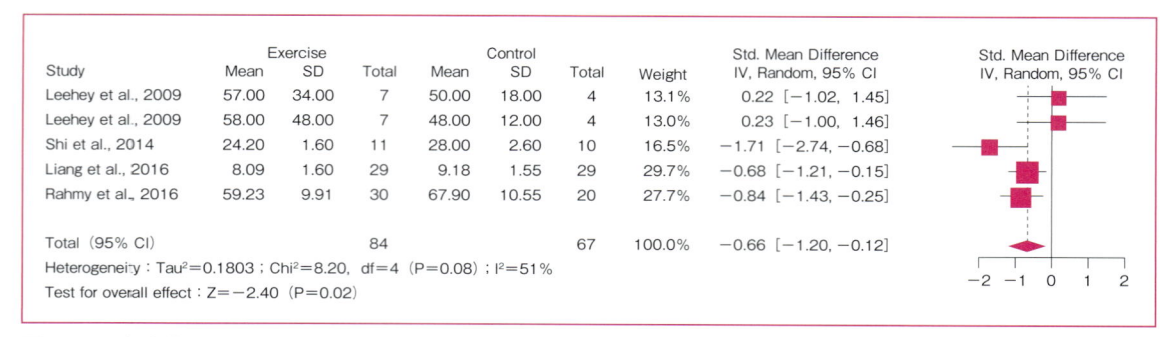

図 5-23　保存期 CKD 患者に対する腎臓リハビリテーション・運動療法による血液尿素窒素への影響

(Ma Q, et al, 2022[51])

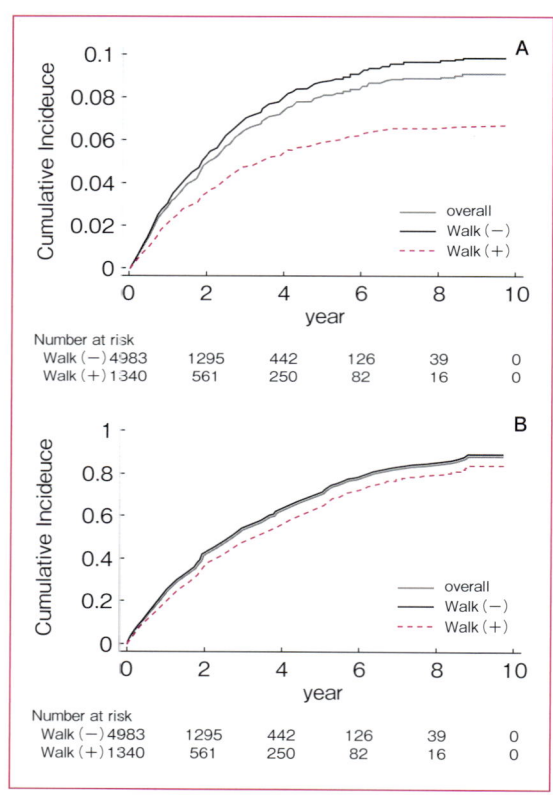

図 5-24　CKD stage 3 〜 5 の患者が，運動療法を行うと総死亡率（A）や腎不全代替療法移行（B）を抑制する

(Chen IR, 2014[53])

(1) 保存期 CKD 患者に対する各国の運動療法ガイドライン

ACSM（American College of Sports Medicine）は 2017 年に『Guidelines for Exercise Testing and Prescription Tenth Edition』のなかで，CKD 患者に対する運動処方の指針を示した（**表 5-10**）[47, 55]．

本指針では，運動開始時の運動強度を軽度から中等度とし，患者の能力に応じて徐々に強度を修正していくことを推奨している．

ESSA（Exercise and Sports Science Australia）は 2013 年に ESKD 患者に対する有酸素運動とレジスタンストレーニングの運動処方に関する指針を発表した[56]．本指針では，透析患者と非透析患者それぞれについて有酸素運動とレジスタンストレーニングの具体的な方法について詳細に記しており，転倒リスクのある患者に対してはバランストレーニングの実施も勧めている．

(2) 日本腎臓リハビリテーション学会のガイドライン

既述したように，日本腎臓リハビリテーション学会は 2018 年に「腎臓リハビリテーションガイドライン」を発刊し，保存時 CKD 患者や透析患者に対する運動療法を推奨している[47]．特に，透析患者では「運動耐容能，歩行機能，身体的 QOL の改善効果が示唆されるため，行うことを推奨する」が 1 B と最高である[47]．

4 腎臓リハビリテーションの実際

1）運動療法の実際

(1) 運動療法・リハビリテーションの実際

表 5-10 に示すように，原則として，週 3 〜 5 回，1 回に 20 〜 60 分の歩行やエルゴメーターなどの中強度あるいは Borg スケール 11（楽である）〜 13（ややきつい）での有酸素運動が中心

表 5-10　CKD 患者に推奨される運動処方

	有酸素運動 （Aerobic exercise）	レジスタンストレーニング （Resistance exercise）	柔軟体操 （Flexibility exercise）
頻度（Frequency）	3 〜 5 日／週	2 〜 3 日／週	2 〜 3 日／週
強度（Intensity）	中等度強度の有酸素運動［酸素摂取予備能の 40 〜 59％, ボルグ指数（RPE）6 〜 20 点（15 点法）の 12 〜 13 点］	1-RM の 65 〜 75％［1-RM を行うことは勧められず, 3-RM 以上のテストで 1-RM を推定すること］	抵抗を感じたりややきつく感じるところまで伸長する
時間（Time）	持続的な有酸素運動で 20 〜 60 分／日, しかしこの時間が耐えられないのであれば, 3 〜 5 分間の間欠的運動曝露で計 20 〜 60 分／日	10 〜 15 回反復で 1 セット. 患者の耐容能と時間に応じて, 何セット行ってもよい. 大筋群を動かすための 8 〜 10 種類の異なる運動を選ぶ	関節ごとに 60 秒の静止（10 〜 30 秒はストレッチ）
種類（Type）	ウォーキング, サイクリング, 水泳のような持続的なリズミカルな有酸素運動	マシン, フリーウエイト, バンドを使用する	静的筋運動

RPE：rating of perceived exertion（自覚的運動強度）, 1-RM：1 repetition maximum（最大 1 回反復重量）.

運動に際しての特別な配慮
1）血液透析を受けている患者
　・運動は非透析日に行うのが理想的である.
　・運動を透析直後に行うと, 低血圧のリスクが増えるかもしれない.
　・心拍数は運動強度の指標としての信頼性は低いので, RPE を重視する. RPE を軽度（9 〜 11）から中等度（12 〜 13）になるように目指す.
　・患者の動静脈シャントに直接体重をかけない限りは, 動静脈接合部のある腕で運動を行ってよい.
　・血圧測定は動静脈シャントのない側で行う,
　・運動を透析中に行う場合は, 低血圧を防止するために, 透析の前半で行うべきである.
　・透析中の運動としては, ペダリングやステッピングのような運動を行う.
　・透析中には動静脈接合部のある腕の運動は避ける.
2）腹膜透析を受けている患者
　・持続的携帯型腹膜透析中の患者は, 腹腔内に透析液があるうちに運動を試みてもよいが, 不快な場合には, 運動前に透析液を除去して行うことが勧められる.
3）腎移植を受けている患者
　・拒絶反応の期間中は, 運動自体は継続して実施してよいが, 運動の強度は軽くする.

（American College of Sports Medicine, 2017[55]）

となるが, 低体力者の場合は 1 回に 3 〜 5 分程度の運動から始め患者自身の運動耐容能に基づいて, 時間をかけて徐々に回数や時間を増やす（図 5-25）[47,55]. さらに, サルコペニア対策のための筋力増強運動や, 怪我の防止のためのストレッチングも重要である（図 5-26）.

CKD 患者は心血管疾患の合併症が多いので, 心臓リハビリテーションの運動療法実施中の中止基準に従う[54]. 特に初めて運動を開始する際には運動開始前からリスク管理を行い, 運動中, 運動後も自覚症状, 血圧, 脈拍数, 心電図などを監視する. 初回に問題なく次回以降同じ負荷を行う場合は, 自覚症状の有無や運動前後の脈拍数自己計測で行うが, 負荷を上げる場合には, 初回と同様の注意が必要である.

①準備体操・ストレッチング

運動前後のストレッチング, ROM 維持・改善訓練, 軽度の筋力増強訓練として図 5-27 に挙げるような体操を行う[57].

②運動療法

表 5-10 に準じる[47,55]. 運動処方の考え方としては, 基本的には慢性心不全患者や高血圧患者の運動療法メニューに準じたものである.

運動の種類としては, 有酸素運動, レジスタンストレーニング, またはそれらを組み合わせたプログラムを推奨する. 身体機能や ADL 能力が低下している者は, バランストレーニングなどと適宜組み合わせて, 個別のプログラムを作成するこ

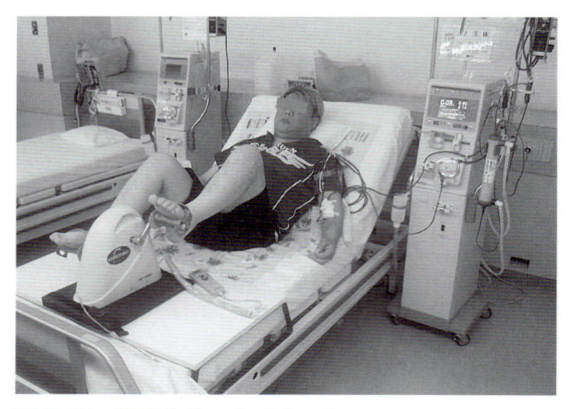

図 5-25　透析中のエルゴメーター

とが望ましい．運動の負荷は，疲労の残らない強度で短時間，少ない回数から導入し，心拍数や自覚症状に基づいて徐々に強度時間，回数を増加させることが望ましい．また，自宅で行うことができるようなプログラムにすることも効果を上げるためには重要である．

有酸素運動では，週 3 日以上の実施を目安としてウォーキングやエルゴメーターを使用した運動を処方する．運動の強度の目安は，心肺運動負荷試験による最高酸素摂取量の 40 〜 60% あるいは嫌気性代謝閾値以下とする．心肺運動負荷試験が

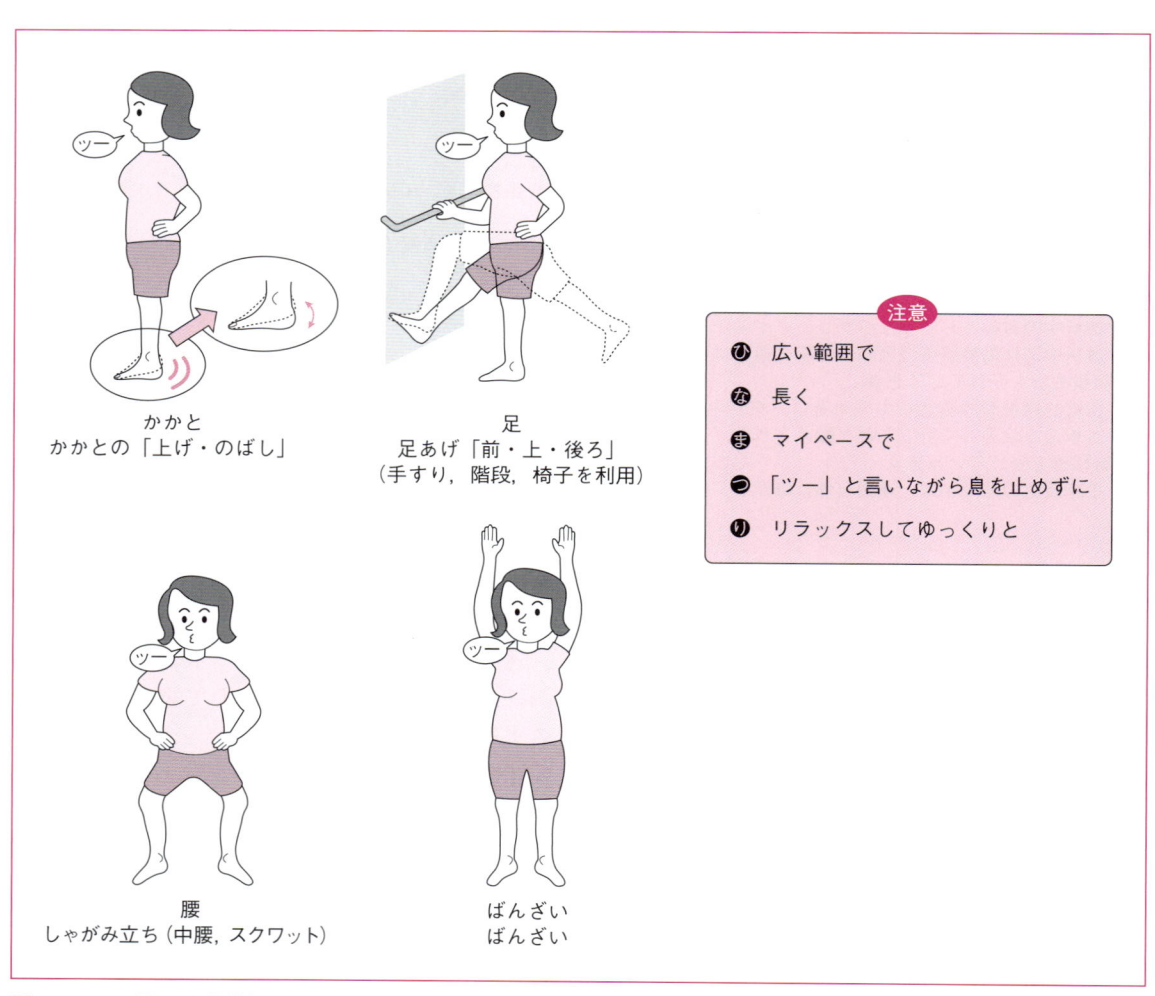

図 5-26　上月の腎臓体操

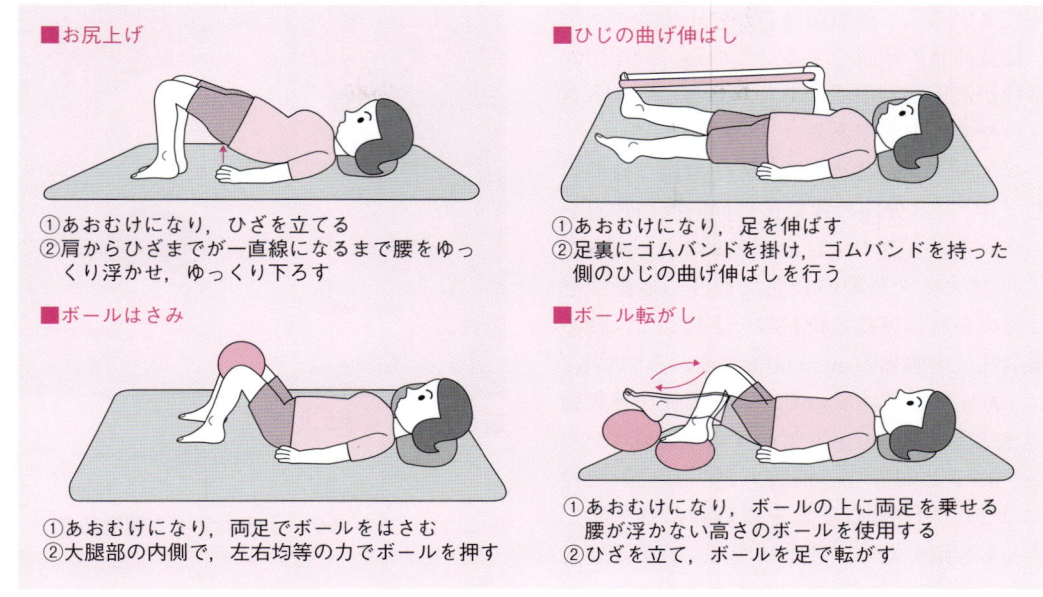

■お尻上げ
①あおむけになり，ひざを立てる
②肩からひざまでが一直線になるまで腰をゆっくり浮かせ，ゆっくり下ろす

■ひじの曲げ伸ばし
①あおむけになり，足を伸ばす
②足裏にゴムバンドを掛け，ゴムバンドを持った側のひじの曲げ伸ばしを行う

■ボールはさみ
①あおむけになり，両足でボールをはさむ
②大腿部の内側で，左右均等の力でボールを押す

■ボール転がし
①あおむけになり，ボールの上に両足を乗せる　腰が浮かない高さのボールを使用する
②ひざを立て，ボールを足で転がす

図 5-27　寝てできる筋力増強訓練　　　　　　　　　　　　　　（上月正博，2022[57]）

不可能な場合には，実測最大心拍数の 50 ～ 70%，もしくは Karvonen 法 ［目標心拍数＝（最高心拍数 － 安静時心拍数）× k ＋ 安静時心拍数）］を用いる場合は k ＝ 0.3 ～ 0.5 に設定する．しかし，心房細動の患者や心拍数応答に影響を与える β - 遮断薬などの服用患者，また心不全患者では心拍数を目安にすることは推奨できない．また，安全域が広いと考えられる患者においては，自覚的運動強度（Borg スケール）が「楽である」から「ややつらい」の 11 ～ 13 になるような強度の運動を処方することも可能である．なお，上記の方法により設定した運動強度は，血圧や心電図の虚血性変化，不整脈の有無により適宜運動強度を下げる必要がある．3 ～ 5 分程度の短い時間から開始し，20 ～ 60 分を目標に進めるとよい．

　レジスタンストレーニングは，週 2 ～ 3 日の実施を目安として，自重もしくは重錘，ゴムチューブ，ウエイトマシンなどの器具を用いた運動を処方する．運動の負荷を決定する際には，1 RM（最大 1 回反復重量）を用いることは，骨関節系や心血管系への負担が大きくリスクが高いため避けるべきである．運動の負荷は 1 つの動作を 10 ～ 15 回反復可能な強度を設定したうえで，1 セット 10 ～ 15 回，1 日 1 ～ 3 セットを行う．レジスタンストレーニングの強度を設定する際にも，自覚的運動強度の 11 ～ 13 を目安にすることができる．

　バランストレーニングは，身体機能の低下している患者では転倒のリスクが高くなるため，必ず固定された物につかまることができる環境で行うようにする．

　ACSM では，運動療法は透析直後に行うべきでないとしている[47, 55]．また，もしも運動療法が透析中に行われるのであれば，低血圧反応を避けるために，治療の前半に試みられるべきであるとしている[47, 55]．

　透析患者にリハビリテーションの一つである運動療法をいかにして習慣づけるかは難題である．なぜなら，週 3 回透析施設に通院するだけでも負担を感じている透析患者にとって，運動のために病院や運動施設にさらに通うのはとても大変だからである．筆者らは，2005 年から透析をしている最中にベッド上の器械（エルゴメーター）で行う運動療法の普及に努めてきた．医師が運動の頻度・強さ・時間・種類の設定を行い，運動療法を透析時間帯の前半に行うものである．透析の際に運動を行うことで，運動の時間を他に改めて設定

しなくてよいこと，医療関係者が血圧モニターや自覚・他覚症状の確認をすることから，効率的かつ安全性が高い運動療法であり，患者に取り入れてもらいやすい方法である.

エルゴメータ運動は透析開始から原則2時間以内とし，10〜15分間の運動後に同時間の休息をとり，それを繰り返す．レジスタンストレーニングはエルゴメータ運動の合間に行う．運動強度は，可能であれば運動負荷試験を実施して，得られた嫌気性代謝閾値の40〜60%程度から開始し，徐々に100%に近づけていく．より簡便な運動強度設定法として，Borgスケールの13/20（ややきつい）以下と安静時心拍数＋30（β遮断薬投与例では20）拍／分以下とを組み合わせて設定することも有用である．運動頻度は，疲労が翌日にまで残らないならば週3回の透析時とする．電動アシスト付きエルゴメーターは運動負荷としては軽すぎる場合が多いために，効果を上げるために足首に重りを装着してそのエルゴメーターを漕ぐ手間が必要であった．最近は，安価・軽量で，患者の体力に合わせて軽度〜中程度の負荷量を調節できるエルゴメーター（てらすエルゴⅡ）（**図5-28**）が開発され，利便性が高まった[58].

極度に激しい運動は腎機能の悪化を招く可能性があり，特に腎機能が重度低下している患者やネフローゼ症候群などのタンパク尿が多い患者には不適当であるとされ，CKDのGステージごとの運動強度について，日本腎臓学会から示されたガイドラインを参考とした対応メッツ表を示す（**表5-11，12**）[59].CKD患者の運動能力は個人差が大きいため，具体的な運動の実施は個々の身体機能を考慮したうえで設定すべきである.

③運動療法の禁忌と中止基準

透析患者の運動療法の禁忌や中止基準については，心血管疾患におけるリハビリテーションに関するガイドラインに示されている表2-10〜13を参照されたい[54].高齢，左室駆出率低下は必ずしも禁忌でない．初回訓練時および強度再設定時には，症状や徴候の有無のみならず，血圧測定や心電図モニターによる安全確認が必要である.

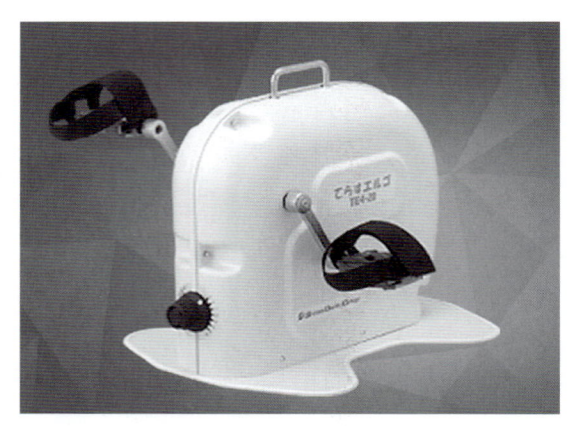

図5-28　てらすエルゴ

（昭和電機ホームページ[58]より）

表5-11　CKDステージと対応する運動強度

CKDステージ	運動強度
G1	5〜6メッツ以下
G2	
G3a	4〜5メッツ以下
G3b	
G4	3〜4メッツ以下
G5	

（医師・コメディカルのための慢性腎臓病生活・食事指導マニュアル，2015[59]，p 60）

④運動療法の注意点

・関節痛など運動器障害や息切れ，胸痛など循環器障害の症状の出現や進展に注意する.

・尿毒症の症状の出現や進展に注意する.

・運動することで腎機能が低下していないかをチェックする.

⑤腎臓保護効果の判定指標

糖尿病性腎症に対する腎臓リハビリ（運動療法）の「高度腎機能障害患者指導加算」の効果判定基準は，以下のとおりである.

運動療法の介入前と介入後3カ月程度のアウトカムとしては，

（ⅰ）血清クレアチニンまたはシスタチンCの不変・低下

（ⅱ）尿タンパク排泄量の軽減（20%以上）

（ⅲ）血清クレアチニン推定GFR（eGFRcr）または血清シスタチンC推定GFR（eGFRcys）の

表 5-12　運動のメッツ表

メッツ	3 メッツ以上の運動の例
3.0	ボウリング，バレーボール，社交ダンス（ワルツ，サンバ，タンゴ），ピラティス，太極拳
3.5	自転車エルゴメーター（30〜50 ワット），自体重を使った軽い筋力トレーニング（軽・中等度），体操（家で，軽・中等度），ゴルフ（手引きカートを使って），カヌー
3.8	全身を使ったテレビゲーム（スポーツ・ダンス）
4.0	卓球，パワーヨガ，ラジオ体操第 1
4.3	やや速歩（平地，やや速めに＝93 m/分），ゴルフ（クラブを担いで運ぶ）
4.5	テニス（ダブルス）*，水中歩行（中等度），ラジオ体操第 2
4.8	水泳（ゆっくりとした背泳）
5.0	かなり速歩（平地，早く＝107 m/分），野球，ソフトボール，サーフィン，バレエ（モダン，ジャズ）
5.3	水泳（ゆっくりとした平泳ぎ），スキー，アクアビクス
5.5	バドミントン
6.0	ゆっくりとしたジョギング，ウエイトトレーニング（高強度，パワーリフティング，ボディビル），バスケットボール，水泳（のんびり泳ぐ）
6.5	山を登る（0〜4.1 kg の荷物を持って）
6.8	自転車エルゴメーター（90〜100 ワット）
7.0	ジョギング，サッカー，スキー，スケート，ハンドボール*
7.3	エアロビクス，テニス（シングルス）*，山を登る（約 4.5〜9.0 kg の荷物を持って）
8.0	サイクリング（約 20 km/時）
8.3	ランニング（134 m/分），水泳（クロール，ふつうの速さ，46 m/分未満），ラグビー*
9.0	ランニング（139 m/分）
9.8	ランニング（161 m/分）
10.0	水泳（クロール，速い，69 m/分）
10.3	武道・武術（柔道，柔術，空手，キックボクシング，テコンドー）
11.0	ランニング（188 m/分），自転車エルゴメーター（161〜200 ワット）

メッツ	3 メッツ未満の運動の例
2.3	ストレッチング，全身を使ったテレビゲーム（バランス運動，ヨガ）
2.5	ヨガ，ビリヤード
2.8	座って行うラジオ体操

（医師・コメディカルのための慢性腎臓病生活・食事指導マニュアル，2015[59]，p 61）

低下率の軽減（30% 以上）（③では介入 3 カ月前，介入開始時，介入後 3 カ月の 3 回の採血検査が必要）

のいずれかが 50% 以上の患者で認められることである．したがって，身体機能評価に加えてこれらの検査を必須とすることが望ましい[52]．

⑥運動負荷試験・運動耐容能試験

　透析患者は高齢であることが多く，狭心発作，心不全などに気づきにくい．運動療法を安全にかつ効果的に行うために，運動負荷試験を行うことは望ましい．運動負荷試験は，標準的な運動負荷試験の中止基準の適応とその運動負荷試験の解釈法をよく知っている医療関係者によって監視されるべきである．運動耐容能試験としては，心血管系フィットネス，筋力テスト，バランス能力テストなどがあるが，一般的にはトレッドミルや自転車エルゴメーターのプロトコールが使用される．

　透析患者では，運動負荷試験は透析を実施しない日に計画すべきであり，血圧はシャントのない腕のほうで測定する．ピーク時心拍数は，年齢別予測最大心拍数の 75% までにすべきである．一方，持続的携帯型腹膜透析を受けている患者は，

腹腔に透析液がない状態で運動負荷試験を受けるべきである[55]．運動負荷試験ができない場合は，無理をしない程度の強度の運動が安全である．その際の運動強度は，原則として施設まで歩いてきたそのスピードでの歩行程度を勧める．

(2) 具体的運動処方例

①保存期CKD患者の場合

（ⅰ）準備体操・柔軟体操：上月の腎臓体操の4種類の体操をそれぞれ5～10回を1セットとし，1日2回行う（週5回）

（ⅱ）有酸素運動：Borgスケール12～13で平地歩行10分を1セットとし，1日2回行う（週5回）（低体力の場合は平地歩行を3分1セットから始めてもよい）

（ⅲ）レジスタンス運動：スクワットを10回1セットとし，1日2回行う（週3日）

②血液透析患者の場合

＜透析日＞

（ⅰ）準備体操・柔軟体操：透析前に，上月の腎臓体操の4種類の体操をそれぞれ5～10回1セットを行う（図5-26）．

（ⅱ）有酸素運動：Borgスケール12～13でベッド上での自転車エルゴメーター10分1セットとし，透析前半2時間以内に3回行う（低体力の場合は平地歩行3分を1セットから始めてもよい）（図5-25）．

（ⅲ）レジスタンストレーニング：透析中のベッド上でのゴムバンドでの運動を10回1セットとし，透析前半2時間以内に2回行う（低体力の場合は3回を1セットから始めてもよい）（図5-27）

＜非透析日＞

（ⅰ）準備体操・柔軟体操：上月の腎臓体操の4種類の体操をそれぞれ5～10回1セットとし，1日2回行う（図5-26）．

（ⅱ）有酸素運動：Borgスケール12～13で平地歩行10分1セットとし，1日2回行う（週5回）（低体力の場合は平地歩行3分1セットから始めてもよい）．

（ⅲ）レジスタンストレーニング：スクワットを10回1セットとし，1日2回行う（週3日）（低体力の場合は3回を1セットから始めてもよい）．

CKD患者の運動能力は個人差が大きいため，具体的な運動の実施は個々の身体機能を考慮したうえで設定する[52]．また，極度に激しい運動は腎機能の悪化を招く可能性があり，特に腎機能が重度低下している患者やネフローゼ症候群などのタンパク尿が多い患者には不適当であるとされている[52]．

2）食事療法の実際

(1) 栄養評価

体重やBMIの変化，食事内容，BUN，Scr，血清アルブミン，プレアルブミンなどを指標に，栄養状態を評価する．肥満を合併しているCKD患者では，末期腎不全に至るリスクが報告されており，肥満の回避も重要である．

尿毒症物質の蓄積やアシドーシスは，細胞のインスリン感受性を低下させ，糖の利用障害を生じ，その代償として筋タンパクの分解が起こる．炎症性サイトカインも筋肉を融解する．さらに，透析患者の場合には，透析による栄養素の喪失やさまざまな原因による摂食低下の影響も加わりエネルギー不足となりやすい．その結果，筋タンパクの崩壊が起こり，異化亢進状態となる．また，安静や活動性低下による廃用，尿毒症性ミオパチーやニューロパチーなどによってもサルコペニアをきたしやすい．

(2) 栄養指導

日本腎臓学会の『慢性腎臓病に対する食事療法基準2014年版』におけるCKDステージG1～G5の食事療法基準を**表5-13**[60]，ステージG5D（透析）の食事療法基準を**表5-14**に示す[60]．

①水分・食塩摂取量

CKD患者では，水分の過剰摂取や極端な制限は有害である．食塩摂取量の基本は3g/日以上6g/日未満とするのが基本である．ただし，CKDステージG1～G2で高血圧や体液過剰を伴わない場合には，食塩摂取量の制限緩和も可能である．健常者および保健指導レベルの者を対象とする「日本人の食事摂取基準2020年版」の目標量は，男性では7.5g/日未満，女性では6.5g/日未満である．逆に，ステージG4～G5で，体液過

表 5-13　CKD ステージによる食事療法基準（保存期）

ステージ（GFR）	エネルギー (kcal/kgBW/日)	たんぱく質 (g/kgBW/日)	食塩 (g/日)	カリウム (mg/日)
ステージ 1 (GFR ≧ 90)	25 ～ 35	過剰な摂取をしない	3 ≦ ＜ 6	制限なし
ステージ 2 (GFR 60 ～ 89)		過剰な摂取をしない		制限なし
ステージ 3a (GFR 45 ～ 59)		0.8 ～ 1.0		制限なし
ステージ 3b (GFR 30 ～ 44)		0.6 ～ 0.8		≦ 2,000
ステージ 4 (GFR 15 ～ 29)		0.6 ～ 0.8		≦ 1,500
ステージ 5 (GFR ＜ 15)		0.6 ～ 0.8		≦ 1,500
5 D (透析療法中)	別表			

注）エネルギーや栄養素は，適正な量を設定するために，合併する疾患（糖尿病，肥満など）のガイドラインなどを参照して病態に応じて調整する．性別，年齢，身体活動度などにより異なる．
注）体重は基本的に標準体重（BMI = 22）を用いる．

（慢性腎臓病に対する食事摂取基準 2014 年版，2014[60]，p 564）

表 5-14　CKD ステージによる食事療法基準（透析）

ステージ 5 D	エネルギー (kcal/kgBW/日)	たんぱく質 (g/kgBW/日)	食塩 (g/日)	水分	カリウム (mg/日)	リン (mg/日)
血液透析 (週 3 回)	30 ～ 35[注1,2]	0.9 ～ 1.2[注1]	＜ 6[注3]	できるだけ少なく	≦ 2,000	≦たんぱく質(g) × 15
腹膜透析	30 ～ 35[注1,2,4]	0.9 ～ 1.2[注1]	PD 除水量(l) × 7.5 +尿量(l) × 5	PD 除水量 +尿量	制限なし[注5]	≦たんぱく質(g) × 15

注 1）体重は基本的に標準体重（BMI = 22）を用いる．
注 2）性別，年齢，合併症，身体活動度により異なる．
注 3）尿量，身体活動度，体格，栄養状態，透析間体重増加を考慮して適宜調整する．
注 4）腹膜吸収ブドウ糖からのエネルギー分を差し引く．
注 5）高カリウム血症を認める場合には血液透析同様に制限する．

（慢性腎臓病に対する食事摂取基準 2014 年版，2014[60]，p 564）

剰の徴候があれば，より少ない食塩摂取量に制限しなければならない場合がある．

②体重

　CKD 患者の BMI と総死亡率との関係は複雑で，透析患者では，死亡リスクの低い BMI は 22 を含む幅広い範囲にあると考えられる一方で，保存期 CKD 患者では体重や体格の大きいほうが，生命予後が良好という肥満のパラドックス（reverse epidemiology ともいう）の存在がある．また，腎機能障害の程度やタンパク尿の有無によっても結果が異なる可能性がある．目標とする体重は，尿タンパクの有無，腎予後と生命予後のリス

ク，合併症の有無などを考慮して，個々の症例で設定するべきと考えられる．

③摂取エネルギー量

　摂取エネルギー量は，性別，年齢，身体活動レベルで調整するが 25 ～ 35 kcal/kg 体重 /日が推奨される．摂取タンパク質量は，CKD ステージ G1 ～ G2 では，過剰にならないように注意する．

④摂取タンパク質量

　タンパク質は生体のエネルギー物質の一つであるとともに，筋肉の合成には必須のものである．しかし，タンパク質の過剰摂取は，尿毒症の原因となる尿素窒素の増加や腎糸球体での過剰濾過に

表 5-15　サルコペニア・フレイルを合併した保存期 CKD の食事療法

CDK ステージ（GFR）	たんぱく質 （g/kgBW/日）	サルコペニアを合併した CKD におけるたんぱく質の考え方 （上限の目安）
G1　（GFR ≧ 90）	過剰な摂取 を避ける	過剰な摂取を避ける （1.5 g/kgBW/ 日）
G2　（GFR 60〜89）		
G3a　（GFR 45〜59）	0.8〜1.0	G3 には，たんぱく質制限を緩和する CKD と，優先する CKD が混在する （緩和する CKD：1.3 g/kgBW/日，優先する CKD：該当ステージ推奨量の上限）
G3b　（GFR 30〜44）		
G4　（GFR 15〜29）	0.6〜0.8	たんぱく質制限を優先するが病態により緩和する （緩和する場合：0.8 g/kgBW/日）
G5　（GFR < 59）		

注）緩和する CKD は，GFR と尿蛋白量だけではなく，腎機能低下速度や末期腎不全の絶対リスク，死亡リスクやサルコ
ペニアの程度から総合的に判断する．　　　　　　　　　　　　　（慢性腎臓病に対する食事療法基準 2014 年版の補足）
（日本腎臓学会，2019[62]）

つながり，腎機能低下の一因にもなるために，CKD 患者では腎機能低下が進行するほど摂取タンパク質の制限が必要である．

　低タンパク食では，肉，魚，卵，大豆を摂取することにもつながり，「おいしいおかずが出てこない」ことで，食欲が低下し，エネルギー摂取量が低下し，低栄養につながる恐れがある．また，低栄養が存在すると，サルコペニアにつながり，活力低下，筋力低下・身体機能低下を誘導し，活動度，消費エネルギー量の減少，食欲低下をもたらし，さらに栄養不良状態を促進させるというフレイル・サイクルが構築される．最近は，タンパク調整ごはん・パン・もち，でんぷん加工製品など，治療用特殊食品も市販されているので，積極的に利用するように指導するのが望ましい[57,61]．

　ステージ G3 では 0.8 〜 1.0 g/kg 体重 /日のタンパク質摂取を推奨する．ステージ G4 〜 G5 ではタンパク質摂取を 0.6 〜 0.8 g/kg 体重 /日に制限することにより，腎代替療法（透析，腎移植）の導入が延長できる可能性がある．しかし，十分なエネルギー摂取量確保と，医師および管理栄養士による管理が不可欠である．エネルギーが不足すると，身体中のタンパク質が分解されエネルギー源になり（異化作用），体内の尿素窒素が増えるため，タンパク質を多く食べたことと同じ状態になり，タンパク質を制限する意味がなくなってしまう．

　フレイル・サルコペニア対策として CKD 患者においても運動療法に加えて，食事療法としてのタンパク質摂取の重要性が指摘され，**表 5-15** のように保存期 CKD 患者や透析患者でのタンパク質制限は若干緩和の方向に修正された[62]．一方，非糖尿病の血液透析患者では，十分なエネルギー量を摂取していれば，現在のタンパク質推奨量（0.9 〜 1.2 g/kg/ 標準体重 /日）で骨格筋量は減少しない[63]．タンパク質摂取量が 1.2 g/kg/ 標準体重 /日では，内臓脂肪の増加や高カリウム血症のリスクが高い．また全死亡リスクも高い可能性がある[63]．一方，糖尿病または恒例の透析患者における食事摂取量と骨格筋量の関連は明らかでない[63]．

　このため，きちんと摂食状況をモニターするとともに，定期的に血清クレアチニン，eGFR，血中のアルブミン，体重，筋量・筋力などをモニターしながら，個々の食事処方を調整していく必要がある．

3）腎臓リハビリテーションの留意点

（1）本人の希望や社会的背景の考慮

　リハビリテーションでは，個々の患者の身体的，精神・心理的，社会的背景および本人の希望の個人差を十分考慮して，個々に治療目標を立て，包括的に診療にあたることが肝要である．同時に，重複障害を呈する患者の機能予後や生命予後を改善するための FITT（頻度，強度，時間，種類）に関して，従来の臓器別リハビリテーションの FITT を見直すとともに，今後十分な検証

が必要である.

　重複障害によりリハビリテーションを積極的に行えない患者やリハビリテーションを行ってもらえない患者が増加することを避けるために，スタッフは重複障害のリハビリテーションに臨機応変に対応する知識と経験を有する必要がある.

　このような腎臓リハビリテーションのいっそうの普及・発展を目的として，職種を超えた学術団体である「日本腎臓リハビリテーション学会」が設立された[43]. 多くの方々の参加を期待したい.

(2) 心不全の合併

　「心腎連関」という言葉があるように，心不全と腎不全は共通の基盤で病態機序があり，互いに影響し合っている. 腎不全患者の水分摂取量が多いと，体内の水分量が増え，心不全になりやすい.

　腎臓リハビリを考えるうえで，ぜひ知っておいてほしいのは心不全リハビリテーションのエビデンスである. 最近の心臓リハビリテーションの著しい進歩により，心不全患者に対する運動療法は，生命予後を改善する「有効な治療」としての地位を確立した. すなわち，安定期にある慢性心不全に対して運動療法を実施することにより，運動耐容能が増加するのみならず，生存率の改善，心不全入院の減少，健康関連 QOL の改善，血管内皮依存性血管拡張反応の改善，左室駆出率の改善など，その効果はまさに全身に及んでいる.

　心不全を伴う場合でも，安定期にあるコントロールされた心不全で，NYHA Ⅱ～Ⅲ度の患者であれば運動療法の適応となる. 「安定期にある」とは，少なくとも過去１週間において心不全の自覚症状（呼吸困難，易疲労性など）および身体所見（浮腫，肺うっ血など）の増悪がないことを指す. 「コントロールされた心不全」とは体液量が適正に管理されていること，具体的には，中等度以上の下肢浮腫がないこと，および中等度以上の肺うっ血がないことなどを指す. 詳細は成書を参考にされたい[54].

(3) 重複障害

　いかなる臓器も単独では存在し得ず，臓器は相互に影響を及ぼし合っている. これを臓器連関と

いう.

　わが国は世界がこれまで経験したことのない超高齢社会となった. 超高齢社会では多疾患患者が増えるため，障害も単一ではなく，重複障害という新たな課題に直面している. 重複障害を有する患者では，安静・臥床が長くなり，身体活動は不活発になりがちである. これは身体諸器官における廃用症候群，すなわち，全身臓器の機能低下，能力低下や QOL の悪化，肥満・インスリン抵抗性・糖尿病・脂質異常症・動脈硬化につながり，心血管系疾患などに罹患して寿命を短縮するという悪循環に陥りやすい. その悪循環を予防し，断ち切るために，積極的にリハビリテーションを行う必要がある.

　腎臓機能障害患者では，合併症や重複障害を理由に安静を余儀なくされている場合も少なくなく，リハビリテーション専門職の積極的な参入が期待される. 一般的に，低体力者ほどリハビリテーションの効果が大きい可能性が高い. 事実，虚血性心疾患のために冠動脈バイパス術を行った CKD 透析患者がリハビリテーションを行うことで，全死亡率・心死亡率ともに 30% 以上も低下したとの報告[64] や，保存期 CKD 患者が心筋梗塞になり，回復期心臓リハビリテーションを行った結果，eGFR が改善したとの報告（**図 5-29**）[65-68] もあり，重複障害リハビリテーションの有効性が大いに期待できる.

4）日常生活指導

　CKD の重症度は，原因（cause：C），腎機能（GFR：G），タンパク尿（アルブミン尿：A）による CGA 分類で評価する. 腎機能区分は GFR により定められる. タンパク尿区分は，保険適用の関係で，糖尿病で 24 時間尿アルブミン排泄量，または尿アルブミン／クレアチニン比（ACR），糖尿病以外で 24 時間尿タンパク量，または尿タンパク／クレアチニン比により定められる（表5-6）[24]. 糖尿病 G2A3，慢性腎炎 G3bA1，などのように表記する. 「医師・コメディカルのための慢性腎臓病生活・食事指導マニュアル」における生活習慣改善，食事指導などを**表 5-16**[59] にま

表 5-16　CKD 診療ガイド―治療のまとめ

CKD 病期	方針	生活習慣改善	食事指導	血圧管理	血糖値管理
ハイリスク群	生活習慣によるリスク因子の軽減	禁煙 BMI<25	高血圧があれば減塩 6 g/日未満，3 g/日以上	高血圧ガイドライン2014 に従う 糖尿病（＋）および糖尿病（－）蛋白尿ありでは，130/80 mmHg 未満，RA 系阻害薬を選択：糖尿病も蛋白尿も（－）では，140/90 mmHg 未満，RA 系阻害薬，Ca 拮抗薬，利尿薬を選択	HbA1c は 7.0%（NGSP 値）未満
ステージ　G1 A2 　　　　　G1 A3	専門医と協力して治療（一般医＞専門医） 腎障害の原因精査 腎障害を軽減させるための積極的治療	禁煙 BMI<25	高血圧があれば減塩 6 g/日未満，3 g/日以上	130/80 mmHg 未満 原則的に ACE 阻害薬や ARB を処方	HbA1c は 7.0%（NGSP 値）未満
ステージ　G2 A2 　　　　　G2 A3	専門医と協力して治療（一般医＞専門医） 腎障害の原因精査 腎障害を軽減させるための積極的治療	禁煙 BMI<25	高血圧があれば減塩 6 g/日未満，3 g/日以上	130/80 mmHg 以下 原則的に ACE 阻害薬や ARB を処方	HbA1c は 7.0%（NGSP 値）未満
ステージ　G3a A1 　　　　　G3a A2 　　　　　G3a A3	専門医と協力して治療（一般医＞専門医） 腎機能低下の原因精査 腎機能低下を抑制するために集学的治療	禁煙 BMI<25	減塩 6 g/日未満，3 g/日以上 たんぱく質制限食*1（0.8〜1.0 g/kg体重/日）	130/80 mmHg 未満 原則的に ACE 阻害薬や ARB を処方	HbA1c は 7.0%（NGSP 値）未満 インスリンおよび SU 薬による低血糖の危険性
ステージ　G3b A1 　　　　　G3b A2 　　　　　G3b A3	専門医と協力して治療（一般医＞専門医） 腎機能低下の原因精査 腎機能低下を抑制するために集学的治療	禁煙 BMI<25	減塩 6 g/日未満，3 g/日以上 たんぱく質制限食*1（0.6〜0.8 g/kg体重/日）	130/80 mmHg 未満 原則的に ACE 阻害薬や ARB を処方	HbA1c は 7.0%（NGSP 値）未満 インスリンおよび SU 薬による低血糖の危険性 ビグアナイド薬*2 は禁忌
ステージ　G4 A1 　　　　　G4 A2 　　　　　G4 A3	原則として専門医での治療 腎機能低下の原因精査 腎機能低下を抑制するために集学的治療 透析などの腎代替療法の準備 腎不全合併症の検査と治療（CVD 対策を含む）	禁煙 BMI<25	減塩 6 g/日未満，3 g/日以上 たんぱく質制限食*1（0.6〜0.8 g/kg体重/日） 高 K 血症があれば摂取制限	130/80 mmHg 以下 原則的に ACE 阻害薬や ARB を処方	HbA1c は 7.0%（NGSP 値）未満 インスリンによる低血糖の危険性 ビグアナイド薬，チアゾリジン薬，SU 薬は禁忌
ステージ　G5 A1 　　　　　G5 A2 　　　　　G5 A3	専門医による治療 腎機能低下の原因精査 腎機能低下を抑制するために集学的治療 透析などの腎代替療法の準備 腎不全合併症の検査と治療（CVD 対策を含む）	禁煙 BMI<25	減塩 6 g/日未満，3 g/日以上 たんぱく質制限食*1（0.6〜0.8 g/kg体重/日） 高 K 血症があれば摂取制限	130/80 mmHg 以下 原則的に ACE 阻害薬や ARB を処方	HbA1c は 7.0%（NGSP 値）未満 インスリンによる低血糖の危険性 ビグアナイド薬，チアゾリジン薬，SU 薬は禁忌
注意事項	＊1　エネルギー必要量は健常人と同程度（25〜35 kcal/kg 体重/日）． ＊2　メトグルコ® に関しては慎重投与． ＊3　鉄欠乏があれば鉄剤投与を検討． 　　　特に ESA を使用していれば，フェリチン≧100 ng/m*l*，鉄飽和度≧20%．				

脂質管理	貧血管理	骨・ミネラル対策	K・アシドーシス対策	尿毒素対策	そのほか
食事療法・運動療法 LDL-C 120 mg/dl 未満	腎性貧血以外の原因検索（腎機能的に腎性貧血は考えにくい）	ステロイド薬治療中や原発性副甲状腺機能亢進症では通常治療			
食事療法・運動療法 LDL-C 120 mg/dl 未満	腎性貧血以外の原因検索（腎機能的に腎性貧血は考えにくい）	ステロイド薬治療中や原発性副甲状腺機能亢進症では通常治療			
食事療法・運動療法 LDL-C 120 mg/dl 未満 薬物による横紋筋融解症への注意	腎性貧血以外の原因検索 鉄欠乏対策[*3] 腎性貧血は赤血球造血刺激因子製剤（ESA）[*4] で Hb10～12 g/dl	P, Ca, PTH：基準値内 低アルブミン血症では補正 Ca で評価 リン制限食	高 K 血症，アシドーシスの原因検索 ループ利尿薬・陽イオン交換樹脂[*6] で体外へ排泄 重炭酸 Na によるアシドーシス補正		腎排泄性薬剤の投与量・間隔の調整
食事療法・運動療法 LDL-C 120 mg/dl 未満 薬物による横紋筋融解症への注意	腎性貧血以外の原因検索 鉄欠乏対策[*3] 腎性貧血は赤血球造血刺激因子製剤（ESA）[*4] で Hb10～12 g/dl	P, Ca, PTH：基準値内 低アルブミン血症では補正 Ca で評価 リン制限食	高 K 血症，アシドーシスの原因検索 K 制限（1,500 mg/日） ループ利尿薬・陽イオン交換樹脂[*6] で体外へ排泄 重炭酸 Na によるアシドーシス補正		腎排泄性薬剤の投与量・間隔の調整
食事療法・運動療法 LDL-C 120 mg/dl 未満 薬物による横紋筋融解症への注意 フィブラート系はクリノフィブラート以外は禁忌	腎性貧血以外の原因検索 鉄欠乏対策[*3] 腎性貧血は赤血球造血刺激因子製剤（ESA）[*4] で Hb10～12 g/dl	P, Ca, PTH：基準値内 低アルブミン血症では補正 Ca で評価 高 P 血症では CaCo3 などのリン吸着薬 PTH が基準値を超える際は活性型ビタミン D[*5]	高 K 血症，アシドーシスの原因検索 K 制限（1,500 mg/日） ループ利尿薬・陽イオン交換樹脂[*6] で体外へ排泄 重炭酸 Na によるアシドーシス補正	球形吸着炭[*7]	腎排泄性薬剤の投与量・間隔の調整
食事療法・運動療法 LDL-C 120 mg/dl 未満 薬物による横紋筋融解症への注意 フィブラート系はクリノフィブラート以外は禁忌	腎性貧血以外の原因検索 鉄欠乏対策[*3] 腎性貧血は赤血球造血刺激因子製剤（ESA）[*4] で Hb10～12 g/dl	P, Ca, PTH：基準値内 低アルブミン血症では補正 Ca で評価 高 P 血症では CaCo3 などのリン吸着薬 PTH が基準値を超える際は活性型ビタミン D[*5]	高 K 血症，アシドーシスの原因検索 K 制限（1,500 mg/日） ループ利尿薬・陽イオン交換樹脂[*6] で体外へ排泄 重炭酸 Na によるアシドーシス補正	球形吸着炭[*7]	腎排泄性薬剤の投与量・間隔の調整

*4　ESA 使用は腎臓専門医に相談.
*5　活性型ビタミン D の投与量に注意.
*6　陽イオン交換樹脂は便秘を起こしやすいので注意.
*7　球形吸着炭はほかの薬剤と同時に服用しない. 便秘や食思不振などの消化器系合併症に注意.

（日本腎臓学会，2015[59]）

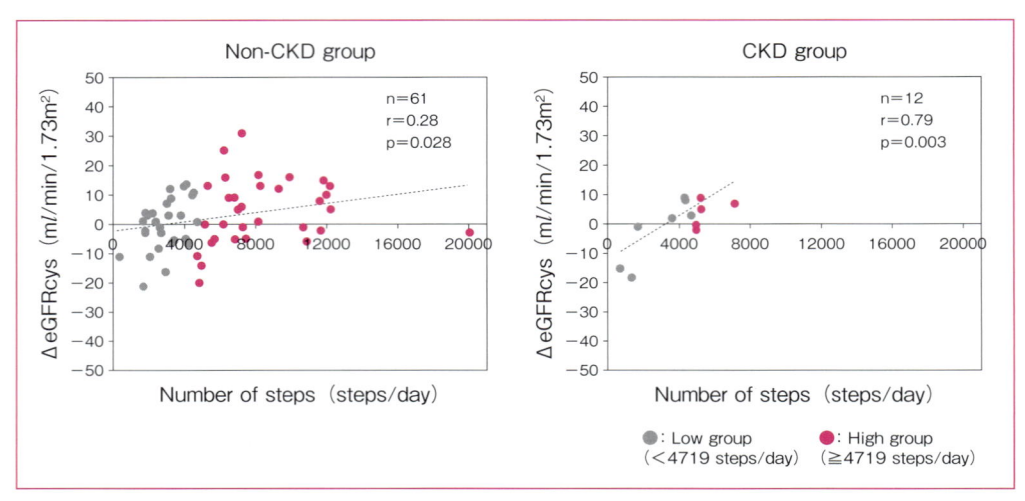

図 5-29　重複障害における腎臓リハビリテーションの効果—心筋梗塞患者の在宅 1 日歩数と 6 カ月後の eGFR 変化との関係
(Sato T, et al, 2021 [66])

とめた.

5）アドヒアランスを上げる方法

　運動療法の指導がされた後は，自宅での継続が重要である．日常生活での運動を長続きさせるコツを**表 5-17** に示す[69]．

6）腎臓リハビリテーションの活動

　腎臓リハビリに関しては，2011 年の日本腎臓リハビリテーション学会の設立に加えて，腎臓リハビリテーション指導士（2018 年設立），「腎臓リハビリテーションガイドライン（和文 2018年 [47]，英文 2019 年 [70]）」がマイルストーンに相当する．また，平成 28 年度（2016 年）診療報酬改定では，腎不全期患者指導加算（月 1 回 100点）が糖尿病保存期 CKDG4-5 患者に対して認められ，平成 30 年度（2018 年）の高度腎機能障害患者指導加算として G3b まで対象が拡大された．さらに，令和 4 年度（2022 年）診療報酬改定では，透析時運動指導等加算として腎臓リハビリの対象が透析患者にも拡がった．学会設立から診療報酬までのマイルストーンのすべてが世界初の出来事であり，日本腎臓リハビリテーション学会は世界の腎臓リハビリをリードしているといっても過言ではない [32, 71]．本学会の第 1 回学術集会開催時の会員数は 80 名とつつましいものであったが，

表 5-17　日常生活での運動を長続きさせるコツ

日常生活に運動を取り入れる工夫
- 遠回りをして歩きましょう．
- エレベーターやエスカレーターをなるべく使わないで歩きましょう．
- 仕事中はなるべく階段を使いましょう．
- 昼食を外食する場合は，遠くの店に歩いて行きましょう．
- バス停や駅を 1 つ手前で降りて歩きましょう．
- 高層ビルなら，行き先階の 2 〜 3 階手前でエレベーターを降りて階段を昇りましょう．
- 休日は買い物ついでにウインドーショッピングをしましょう．

運動を長読きさせるコツ
- 万歩計を付けて毎日の記録を残しましょう．
- 景色のよいところを散歩しましょう．
- 音楽を聴きながら散歩しましょう．
- 運動仲間をつくりましょう．
- 服装など，ファッションをいつもより派手めにして変化をつけましょう．
- 栄養や睡眠を十分とりましょう．

運動を行う際の注憲点
- 他人と話をしながら続けられる強さの運動で，運動中や終了後に苦しさや痛みを覚えないようにしましょう．
- 最初から頑張りすぎないで，自分の体調に合わせてマイペースで運動しましょう．
- 運動も週休 2 日程度にしましょう．
- 体調の悪いときには休みましょう．
- 頭痛・胸痛・冷や汗・脱力感などがあれば，ただちに運動をやめて主治医に相談しましょう．
- 運動中や運動後には，水分補給を忘れずに行いましょう．

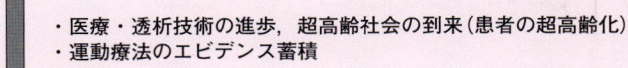

これまでの CKD 患者：運動制限

| 保存期 CKD 患者 | → | 腎機能を悪化させないために安静が治療の一つ |
| CKD 透析患者 | → | 透析前後は疲労が出やすく，安静にしがち |

・医療・透析技術の進歩，超高齢社会の到来（患者の超高齢化）
・運動療法のエビデンス蓄積

これからの CKD 患者：運動療法

保存期 CKD 患者 → ・運動療法では腎機能は悪化しない，むしろ改善する
・透析移行を防止するための治療法の一つとして運動療法が必要
・運動療法は心血管疾患の予防に有効
・サルコペニア，フレイル，Protein-Energy Wasting（PEW）の予防に有効

CKD 透析患者 → ・運動療法では透析効率が改善する
・ADL の改善，降圧薬・心不全治療費の減少のための治療法の一つ
　として運動療法が必要
・運動療法は心血管疾患の予防に有効
・サルコペニア，フレイル，Protein-Energy Wasting（PEW）の予防に有効

図 5-30　腎臓リハビリテーションの考え方　　　　　　　　　　　　　　（上月正博，2015[72]）

その後順調に発展し，2022 年 11 月には会員数 2,941 名に増加し，2022 年に本学会が開催した腎臓リハビリテーションガイドライン講習会には 6,594 名の参加があった．その間，CKD 患者に対する腎臓リハビリ・運動療法の考え方が大きく変わった（**図 5-30**）[72]．

　これまでのリハビリテーション医療は，"adding life to years"（生活機能予後や QOL の改善）を主目的に発展してきた．しかし，腎臓リハビリに積極的に取り組むことにより CKD 患者の"adding life to years and years to life"（生活機能予後や QOL の改善のみならず生命予後の延長）を達成できる．このように，慢性腎臓病・透析患者に対して「運動制限から運動療法へ」のコペルニクス的転換を果たした腎臓リハビリは，フレイルの予防・改善，ADL・QOL の改善，心血管疾患予防による生命予後改善のみならず，腎機能改善・透析移行防止のための新たな治療としての大きな役割が期待されている．

　腎臓リハビリに関する学会は本学会が世界初であることは先に述べた．最近は，Global Renal Exercise Group（GREX）というバーチャルな組織が，腎臓病患者の身体活動を増やし，健康状態を改善するために不定期に webinar を行っている．2021 年に筆者らが参加して Journal of Renal Nutrition にステートメントを発表したが[70]，学会や学術集会は開催していない．ステートメントにも記載されているが，わが国が，学会組織，ガイドライン，指導士制度，診療報酬化の 4 点で世界をリードしている．2020 年には日本腎臓リハビリテーション学会が主導して国際腎臓リハビリテーション学会（ISRR）を設立し，これまで 3 回の学術集会を開催した．

（上月正博）

chapter 6 肝臓機能障害

I 肝臓の構造と生理

1 肝臓の構造

　肝臓は腹腔内で右季肋部から左季肋部にわたって存在する体内最大の実質臓器で，重さは成人男性平均 1,500 g，女性 1,350 g と体重の約 2％を占めている．肝臓は横隔膜直下に位置し，形は楔形を呈し，上面は横隔膜に接し横隔面とよばれ，下面はさまざまな臓器に接し臓側面とよばれている．肝臓は解剖学的には肝鎌状間膜によって左葉と右葉に分けられており，左葉は小さく肝臓全体の約 1/5 であり，右葉は大きく全体の約 4/5 を占めている．臨床的には血管支配と胆管走行に基づいて，カントリー線（Cantlie's line）を結ぶ線を境に機能的に左右二葉に分けられ，さらに 4 つの肝区域と 8 つの亜区域（S1 ～ S8，尾状葉を 2 つに分け S9 とする場合もある）に分けられている（図 6-1）[1]．

　肝臓は肝動脈と門脈という 2 つの血管により血液を供給されており，他の臓器とは異なる特徴的な血管支配がある．肝門から進入する固有肝動脈と門脈が肝臓に約 1,500 ml/ 分の血流を供給し，最終的には類洞となり肝臓内を還流し肝小葉の中心静脈へと続く．中心静脈は左・中・右 3 枝の肝静脈に集まり，下大静脈に流入する．固有肝動脈は酸素に富む動脈血が流れている栄養血管で，肝臓に供給される血液量の 20 ～ 30％を占めている．門脈は消化管（主に小腸）で吸収された栄養分を肝臓に運ぶ重要な機能血管であり，肝臓を流れる全血液量の 70 ～ 80％を占める[2]．

　門脈系には肝臓を経由しないで大静脈系に達する側副血行路が複数存在し，正常では機能的意義をもたないが，肝硬変などで門脈圧が亢進すると側副血行路の血流が増え，食道静脈瘤や肝性脳症の原因となり得る点で重要である．

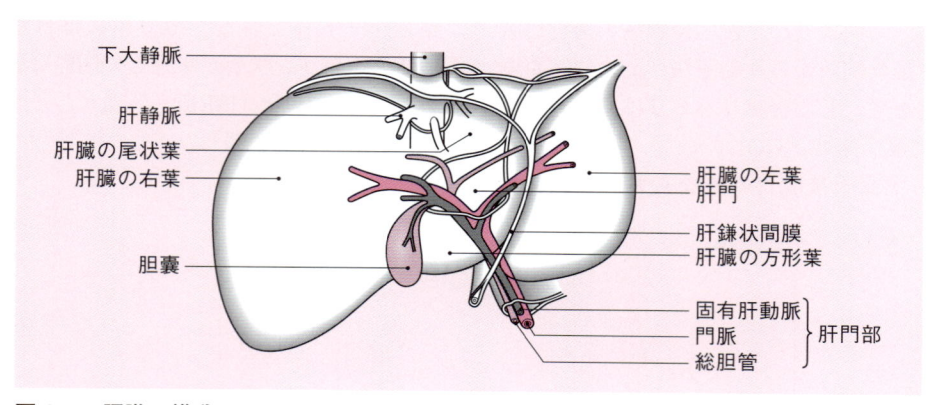

図 6-1　肝臓の構造

　　　　　　　　　　　　　　　　　　　　（Rohen・他，2004[1]，p289）

肝臓のリンパ管は動脈に沿って肝門にある3〜4個の肝リンパ節に注ぐ．臨床的な問題点として，胃がんが幽門リンパ節から逆行性に肝リンパ節を経て肝臓にリンパ行性転移を生じることもある．また，肝リンパ節が腫瘍の転移や胆道の炎症で腫大すると，門脈や総胆管を圧迫し閉塞性黄疸を呈することがある．肝臓のリンパ管は横隔膜を貫いて胸腔のリンパ節に至るものもあり，この経路で肝臓がんがリンパ行性に胸腔へ達し，後縦隔リンパ節に転移することもある．

肝臓で生産される胆汁はまず毛細胆管へと分泌され，門脈域付近で Hering 管を経て，左肝管と右肝管に集められ，総肝管となって肝門から出ていく．

肝臓は約100万個の肝小葉から成り立っており，個々の小葉は直径 0.7 〜 2.0 mm の六角形を呈する．小葉の中心には中心静脈が位置し，六角形の角には小葉間結合組織である門脈域（Glisson 鞘）が位置し，門脈枝・動脈枝・胆管が並走している．肝細胞が中心静脈に向かい索状（放射状）に配列する肝細胞索を形成し，肝細胞間に毛細胆管をつくる．肝細胞は寿命約 150 日，大きさは 18 〜 30 μm 径で，肝臓を構成する細胞の約 6 割，容積としては約 8 割を占めている．また，肝細胞は再生能力が著しいことでも知られている．

肝臓を構成する細胞は他に，類洞内皮細胞，胆管細胞，Kupffer 細胞（肝臓固有のマクロファージ），Pit 細胞（NK 細胞），NKT 細胞，星細胞（伊東細胞，脂肪貯蔵細胞）などがある．

2　肝臓の生理

肝臓は代謝，解毒作用，胆汁の生成と分泌，生体防御という 4 つの機能を有する．

代謝は糖・タンパク・脂質の三大栄養素のみならず，ビリルビン代謝やビタミン代謝，ホルモン代謝においても重要な機能をもつ．

1）糖代謝

①小腸で吸収されたグルコースを取り込む．
②グリコーゲンを合成・貯蔵・分解する．
③グルコースを血中へ放出する（血糖調節）．
④必要に応じ糖新生（グルコースの合成）により他臓器（細胞）にグルコースを供給する．

2）タンパク代謝

①血漿タンパクおよび血液凝固因子の合成・貯蔵・分泌：アルブミン，トランスフェリン，α1－アンチトリプシン，血液凝固因子などγグロブリン以外の血清タンパクのほとんどが，また，フィブリノーゲン，リポタンパク，セルロプラスミン，アンチトロンビンⅢ，C 反応性タンパク質（CRP）なども肝臓で合成される（γグロブリンは B 細胞由来である抗体成分を有する）．
②アミノ酸代謝（アミノ酸分解およびアミノ基転移によるアミノ酸合成）
③タンパク質は最終的に脱アミノ化されてアンモニアとなるが，肝臓は毒性の強いアンモニアを肝細胞の尿素回路（オルニチン回路）において尿素に合成して血液に放出する（アンモニア代謝）（図 6-2）．

3）脂質代謝

①脂肪酸の合成・酸化，ケトン体の生成，コレステロール，リン脂質，中性脂肪などの血清脂質の合成．
②血清脂質の輸送体であるアポタンパクの合成，リポタンパクの分泌．
③胆汁酸の合成（異化）や体外排泄．

4）ビタミン代謝

①各種ビタミンの活性化・貯蔵，ビタミン結合タンパクの合成：星細胞（伊東細胞）によるビタミン A の貯蔵．

5）ホルモンなどの代謝

①インスリン，グルカゴン，女性ホルモンなどの不活性化，分解．
②血小板増殖因子，肝細胞増殖因子などの産生．

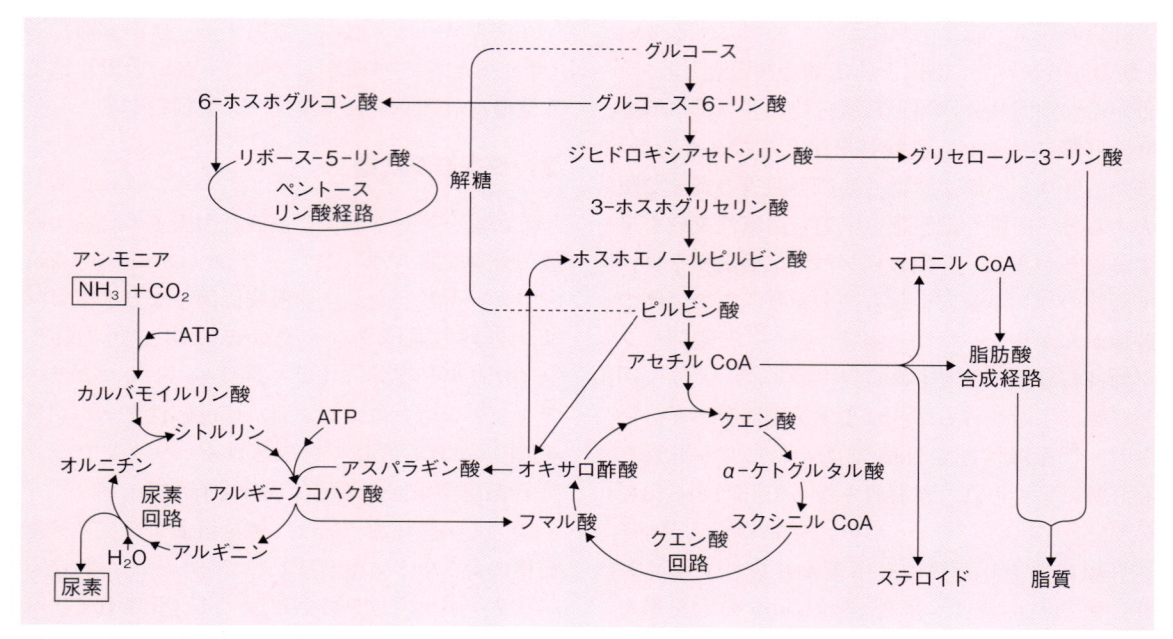

図6-2　糖・アミノ酸・脂質・代謝経路
（国立天文台編：理科年表 平成28年．p 926，p 930 および石川統編：生物学．東京化学同人社，p 55，2003 より作成）

6）ビリルビン代謝・胆汁の生成と分泌

ビリルビンは約80％が崩壊（老廃）赤血球ヘモグロビンのヘムに由来し，主に脾臓で生成され，残りは筋由来のミオグロビン，チトクロームなどのヘムの代謝産物や骨髄での無効造血由来で，非水溶性の非抱合型（間接）ビリルビンとなる．これは，肝細胞内でグルクロン酸抱合を受け，水溶性の抱合型（直接）ビリルビンとなり，胆汁に溶け毛細胆管から排出される．その後腸管から小腸へと排泄され細菌により還元されてウロビリノーゲンとなり，糞便中へと排泄される．約20％が再度肝臓に戻りグルクロン酸抱合を受け，ビリルビンとなる（腸肝循環）．ウロビリノーゲンの一部は尿中に排出される．

7）解毒作用

肝臓はさまざまな薬物や化学物質，有害な体内代謝産物を分解，不活性化する．

①薬物代謝：水溶性薬物は尿中に排泄されるが，脂溶性の薬物はそのままの形では排泄されない．そのために，肝臓では脂溶性薬物を取り込み水溶性物質に代謝し，胆汁中に排泄する．薬物はチトクローム P450 酵素により酸化反応を受け，硫酸抱合やグルクロン酸抱合反応により親水性となり胆汁中に排泄される．

②アルコール代謝：体内に吸収されたアルコール（エタノール）は，酵素（アルコールデヒドロゲナーゼ）によってアセトアルデヒドに，さらに別の酵素（アセトアルデヒドデヒドロゲナーゼ）によってアセテートへと酸化処理される．

③アンモニア代謝：タンパク代謝の③を参照．Krebs らによって発見された尿素回路によってアンモニアは肝臓で尿素に合成される．

④過酸化物質の還元分解．

8）生体防御機構

① Kupffer 細胞による異物貪食や Pit 細胞（NK細胞）による細胞障害作用：Kupffer 細胞は肝臓に常在する食細胞（マクロファージ）であり，貪食能，抗原提示など免疫機能をもつ．

②門脈域における IgA の局所産生による局所免疫機能．

（中澤ちひろ）

Ⅱ 肝臓機能障害の評価[3,4]

肝臓機能検査は，肝細胞変性の有無・程度，肝細胞の合成および排出機能，胆汁うっ滞など肝疾患において肝臓の働き具合の異常の有無を調べるために行われる．血液・尿検査の他，超音波検査，CT，MRI などの画像検査，肝生検による組織診断などがある．

近年では超音波検査や MRI の発達により，超音波によって肝臓の線維化の程度を評価できる ARFI（acoustic radiation force impulse）測定法や SWV（shear wave velocity）が登場し，MRI で肝臓の硬さ（線維化）を測定できるフィブロスキャンが多くの施設で使用されるようになった．また，肝臓の線維化と脂肪化を同時に半定量的に測定できる技術（controlled attenuation parameter；CAP）も進み，軽度の脂肪肝でも検出可能で，組織の脂肪化ともよい相関があることからある程度までは肝生検を行わなくても経時的に患者をみることが可能となっており，近年特に増加している脂肪肝の診断において有用である．

1 肝細胞変性の指標[5-7]

トランスアミナーゼとは，主にアミノ酸代謝の過程でα-アミノ基を転移する酵素群の総称であるが，特にAST（aspartate aminotransferase, glutamate oxaloacetate transaminase；GOT），ALT（alanine aminotransferase, glutamate pyruvate transaminase；GPT）は肝実質内に存在するため，肝細胞障害時に類洞内に逸脱する．その結果として血液中の AST や ALT が基準値を超えた場合，肝細胞障害を生じる肝疾患を疑う．しかし，AST は心筋や骨格筋細胞にも存在するため，AST のみが異常高値を示す場合心筋梗塞や筋疾患を考慮する必要がある．

血清 LDH（lactic dehydrogenase：乳酸脱水素酵素）は細胞内で糖が代謝されるときに働く酵素であり，細胞の変性や壊死を反映する．特に急性ウイルス性肝炎で上昇し，他にアルコール肝炎，脂肪肝，肝臓がんでも上昇する．肝細胞以外にも全身にわたって存在しており，心筋梗塞，筋疾患，血液疾患（白血病や悪性リンパ腫，悪性貧血），肺塞栓・肺梗塞，悪性腫瘍など種々の疾患や激しい運動後など骨格筋が破壊された後でも高値を示す．LDH1 〜 5 のアイソザイムを測定することが診断に役に立つこともある（LDH4 と 5 が肝臓に多く含まれる）．LDH が上昇する場合は AST，ALT と合わせて肝疾患を診断する必要がある．

2 肝細胞合成能の指標

肝細胞の合成能は，合成するタンパクや脂質で判断するが，それはアルブミン，コリンエステラーゼ，総コレステロール，プロトロンビン時間（PT）の 4 項目である．

1）アルブミン

血清中には約 80 種類のタンパクが存在し，血清電気泳動を行うとアルブミン，α1-グロブリン，α2-グロブリン，βグロブリン，γグロブリンの 5 分画に分離される．分画の形状の変化により，肝疾患（主に肝硬変），ネフローゼ症候群，白血病や多発性骨髄腫などの血液疾患，高リポタンパク血症などの疾患の鑑別の補助となる．アルブミンは血漿タンパクの約 60％を占め，ほとんどが肝臓で合成されるため，肝疾患時は血清アルブミン値が低下する．一方グロブリン値は上昇するため，アルブミン値（A）／グロブリン値（G）比は低下し，A/G 比の低下は肝疾患の存在を示唆する．

2）コリンエステラーゼ（ChE）

ChE は，コリンエステルをコリンと有機酸に加水分解する酵素であり，生体内には 2 種類存在する．一つは真性コリンエステラーゼとよばれ，神経，筋肉，赤血球に存在し，コリン作動性神経

でアセチルコリンを分解し神経系の刺激伝達に関
与する．もう一方は偽性コリンエステラーゼとよ
ばれ，アセチルコリンの他，種々のコリンエステ
ルを加水分解する酵素で，肝臓で合成され，血
清，肝臓，膵臓に多く存在する．検査で測定する
ChE は後者であり，血清中の ChE 値は肝臓での
代謝機能を反映する．

低値の場合は肝硬変や肝細胞がん，慢性肝炎，
劇症肝炎，敗血症，各種の悪性腫瘍の重症度や治
療の経過をみる指標として用いる．特に非対償性
の肝硬変においては極度の持続低値を示す．一
方，高値の場合は脂肪肝，有機リン中毒，甲状腺
機能亢進症，糖尿病などを疑う．

3）総コレステロール

コレステロールは細胞膜の主要な構成成分であ
るだけではなく，ステロイドホルモンや胆汁酸の
前駆物質として重要な脂質である．肝臓はコレス
テロールをエステル化する酵素（LCAT）の生合
成と分泌，脂肪酸の伸長や不飽和化，リポタンパ
クの取り込み，コレステロールの胆汁酸への異化
や体外排泄を行っている．非対償性肝硬変や重症
肝炎，（肝硬変を合併した）肝細胞がん，甲状腺
機能亢進症，低栄養状態では血清総コレステロー
ル値の低下がみられる．一方，胆汁うっ滞では胆
汁排泄が障害されるため総コレステロール値の上
昇がみられ，アルコール性肝障害，甲状腺機能低
下症でも高値となる．肝細胞がんで高値がみられ
る場合は腫瘍随伴症候群と考える．

4）プロトロンビン時間（PT）

肝臓では，第Ⅷ因子以外の血液凝固因子と血液
線溶に関する因子すべてが合成される．肝障害で
は凝固因子合成が低下し，出血傾向が出現する．
PT は外因性凝固活性の指標となり，30％以下を
示した場合は肝不全を疑い，40％以下は劇症肝炎
の診断基準の一つとなる．凝固因子は肝細胞での
みつくられるタンパクであること，半減期が3〜
5時間と非常に短いこと，アルブミンと違い栄養
状態の影響を受けないことから凝固因子は急性肝
障害の診断指標として優れている．

3　肝細胞排出機能の指標

肝細胞から毛細胆管膜の輸送タンパクによって
胆汁中に血清ビリルビン，リン脂質，胆汁酸が排
泄される．また，コレステロールも胆汁中に排泄
される．前述のように，ビリルビンは肝細胞内で
抱合を受け，間接型から直接型に変換され，毛細
胆管から排出される．通常の肝細胞障害では直接
型ビリルビン優位の高ビリルビン血症となるが，
大量輸血で大量のヘムが生じ抱合が間に合わない
場合や，劇症肝炎などで抱合し得る肝細胞数が異
常に減少した場合，間接型ビリルビンが高値とな
る．閉塞性黄疸は胆道疾患により胆道が閉塞し，
直接型優位に高ビリルビン血症を呈する．閉塞性
黄疸と次項の肝内胆汁うっ滞ではリン脂質−総コ
レステロールの差（正常では約 30 mg/dl）が増
加する．

慢性肝疾患（特に肝硬変）の診断，重症度判
定，予後推定や外科手術に対する肝予備能評価と
して，ICG（indocyanine green）色素を静注し，
肝への流入，摂取，肝内処理，胆汁への排泄の異
常の有無をみる ICG 試験がある．ICG は肝細胞
に一定量が取り込まれ抱合や代謝を受けることな
く毛細胆管から胆汁内に排泄される．ICG の血中
からの除去をみることで，有効肝血液量と肝細胞
の色素摂取能を知ることができる．しかし，ビリ
ルビンが高値（T-Bil > 3.0 mg/dl，文献によっ
ては 2.0 mg/dl）の場合は結果の信頼性がなくな
る．

4　胆汁うっ滞の指標

胆汁うっ滞の指標は γ-GTP，ALP などの胆道
系酵素で，これらは胆汁うっ滞と並行して上昇す
る．

γ-GTP（γ-glutamyl transpeptidase）は薬物
代謝に関与する酵素であるが，肝胆道系では肝細
胞から総胆管，膵管にまで分布するのでこれらの
部分の障害では基準値を超えた値を示す．胆汁
うっ滞により上昇するが，肝細胞障害，薬物，ア
ルコールでも上昇するため黄疸を疑った場合には

ALP を同時測定する．ALP（alkaline phospha-tase）はリン酸エステルを加水分解する酵素でほとんどの臓器に存在し，特に骨，小腸粘膜上皮，肝（肝細胞毛細胆管側，胆管上皮），胎盤などに多く存在する．健常者で測定される ALP のほとんどは肝由来である．したがって，異常値を示した場合は肝内胆汁うっ滞や閉塞性黄疸など胆管上皮障害を考える．ALP は 1 ～ 6 のアイソザイムがあり，どのアイソザイムが上昇しているかでどの場が障害されているか推測することが可能である．

（中澤ちひろ）

Ⅲ 肝不全

　肝臓機能障害の基礎疾患として，ウイルス性肝疾患，自己免疫性肝炎，原発性胆汁性肝硬変，アルコール性肝障害，非アルコール性脂肪性肝疾患（NAFLD），薬剤性肝疾患（テガフール・ウラシル，アミオダロン塩酸塩など），代謝性肝障害（ウィルソン病，ヘマクロマトーシス），内分泌疾患（下垂体機能低下症，成長ホルモン分泌不全症，多嚢胞性卵巣症候群，甲状腺機能低下症など）などがある．

　肝臓機能障害の特徴は，脱力感・全身倦怠感・易疲労感，掻痒感，骨格筋の有痛性痙攣，体重減少，腹水による腹部の膨満感・腹痛，腹壁静脈怒張，黄疸，クモ状血管腫，手掌紅斑，浮腫，門脈圧亢進に伴う食道・胃静脈瘤およびその破綻による吐下血，肝性口臭（アンモニア臭），脳症による意識障害（精神神経症状・羽ばたき振戦）・昏睡，睡眠の異常（昼夜逆転），食思不振・悪心・嘔吐などである．このような症状により日常生活活動が制限される．肝臓機能障害患者では ADL や運動耐容能の低下を認め，運動耐容能と寿命は相関関係にある．

　肝臓機能障害が重症化し，治療による症状の改善が見込めず回復困難になるが，肝不全とは，肝機能障害を基礎として，高度の黄疸・肝性脳症・腹水をきたす症候群と定義され，最も重要な症状が肝性脳症である[8]．

　肝不全の大部分は無症状で経過し緩徐に進行する慢性型だが，急性型は肝性昏睡（肝性脳症）を臨床症状とする劇症肝炎の例が多い．

　肝不全は，数日～数週間のうちに進行する急性肝不全と，数カ月～数年かかって進行する慢性肝不全に二分される．急性肝不全の成因は，ウイルス性肝炎，アルコール，薬物性肝障害，自己免疫性肝炎，毒素（ポリ塩化ビニルや四塩化炭素，アフラトキシン），循環障害，その他（Wilson 病，ライ症候群）に分けられるが，最も頻度が高いのは成因不明で全体の 1/3 程度を占めている．急性肝不全で成因が判明しているもののなかでは HBV（B 型肝炎ウイルス）が多い．肝炎以外の成因ではうっ血・ショック肝・DIC（播種性血管内凝固症候群）の臓器症状などの循環障害が多い[9, 10]．

　黄疸は色素（ビリルビン）代謝能の障害によって，肝性脳症はアンモニア，分岐鎖アミノ酸の低下と芳香族アミノ酸の上昇による脳内神経伝達物質代謝の異常，短鎖脂肪酸などの代謝障害によって，腹水（浮腫）はタンパク（アルブミン）合成能の障害によって発症する．

　肝不全の病態として，肝細胞自体が壊死によって失われ肝臓自体も萎縮し肝予備能（機能的肝細胞量）が著減して発症する壊死型と，肝予備能は保たれているが，血流が門脈大循環シャントのため肝臓をバイパスし結果的に肝臓が機能を十分に果たしえなくなって発症するシャント型の 2 つに分けられる[11]．

　肝機能障害と慢性炎症が進行するとやがて肝硬変に至る．肝硬変の原因は国と地域により頻度は異なる[12, 13]．わが国の 2018 年の肝硬変成因別調査では C 型肝炎が 48.2 ％と最多であるが近年減少傾向にあり，NASH など非 B 非 C 型が増加傾向にある[14-16]．

　肝臓機能障害の身体障害認定基準は，肝臓機能

障害の重症度分類として国際的に認知されている Child-Pugh 分類（**表6-1**）による評価を基本として，補完的な肝機能の検査数値，病状に影響する病歴，日常生活活動に関する症状を総合的に勘案する（**図6-3**）[17]．すなわち，Child-Pugh 分類のスコア7点以上の状態に一定期間あって，回復困難なものが相当する．

障害等級は，1～4級とする（**表6-2**）[17]．身体障害認定要領に関して，表14-8（p 417）に障害程度の認定についての注意事項を示した．

身体障害者福祉法における身体障害は，原則として障害となった原因を問わないこととしており，肝臓機能障害についても同様の取り扱いとする．しかし，肝臓機能障害には薬剤やアルコールなどの物質を継続的に摂取することにより生じ，その摂取を止めれば改善が見込まれる場合もある．アルコールはアルコール性肝障害以外であっても悪化要因となることからアルコールによる影響を除いた状況において認定するため，診断時において180日以上アルコールを摂取していないことを条件とする．

2016（平成28）年4月1日に，身体障害認定基準等の一部改正が行われ，肝臓機能障害の対象を Child-Pugh 分類 C（10～15点）に加えて，分類 B（7～9点）に該当する者にも拡大した．ただし，初めて肝臓機能障害の認定を行う者で，分類 B の状態である場合は，1年以上5年以内の

表6-1　Child-Pugh 分類

（Child-Pugh 分類）		1点	2点	3点
項目	脳症	なし	軽度（Ⅰ・Ⅱ）	時々昏睡（Ⅲ以上）
	腹水	なし	少量	中等量
	血清ビリルビン値（mg/dl）	2.0 未満	2.0～3.0	3.0 超
	血清アルブミン値（g/dl）	3.5 超	2.8～3.5	2.8 未満
	プロトロンビン活性値（%）	70 超	40～70	40 未満

Child-Pugh 分類	A	5～6点
	B	7～9点
	C	10～15点

（日本肝癌研究会編：臨床・病理　原発性肝癌取扱い規約　第5版補訂版．金原出版，2009 より一部改変）

表6-2　肝臓機能障害の認定基準

1級	肝臓の機能の障害により日常生活活動がほとんど不可能なもの
2級	肝臓の機能の障害により日常生活活動が極度に制限されるもの
3級	肝臓の機能の障害により日常生活活動が著しく制限されるもの（社会での日常生活活動が著しく制限されるものを除く）
4級	肝臓の機能の障害により社会での日常生活活動が著しく制限されるもの

（厚生労働省[17]）

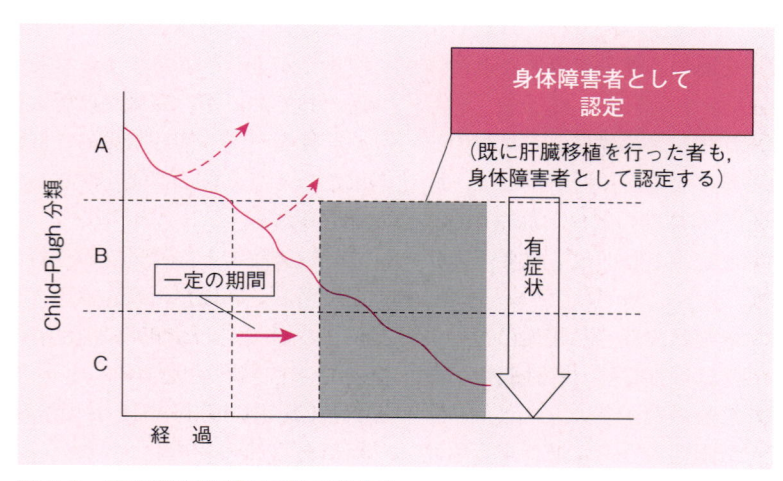

図6-3　肝臓機能障害の認定の考え方

期間内に再認定を実施することが必要である．等級表1〜4級に該当するには，Child-Pugh 分類の合計点数が7点以上であって，肝性脳症，腹水，血清アルブミン値，プロトロンビン時間，血清総ビリルビン値の項目のうち，肝性脳症または腹水の項目を含む3項目以上が2点以上の状態が，90日以上の間隔をおいた検査において連続して2回以上続くものでなくてはならない．Child-Pugh 分類のスコアの測定については，肝臓機能障害の改善のための内科的な治療を行っている状態で行う．そのうえで等級表1級，2級に該当する障害は，血液検査項目（血清アルブミン値，プロトロンビン時間，血清総ビリルビン値）のうち1項目以上が3点の状態が，90日以上の間隔をおいた検査において連続して2回以上続き，表14-8（p 417）の1（2）の項目（a〜g）（補完的な肝機能診断 a〜c，症状に影響する病歴 d〜

f，日常生活活動に関係する症状 h〜j）のうち，等級表1級ではaからgまでの1つを含む5項目以上が認められるもの，等級表2級では，aからgまでの1つを含む3項目以上が認められるものをいう．

一方，等級表3級，4級に該当する障害は，3級はa〜gまでの1つを含む3項目以上，4級はa〜jまでの1項目以上が認められるもので，Child-Pugh 分類の合計スコアが7点以上の状態が90日以上の間隔をおいた検査において連続して2回以上続けていればよい．

さらに，肝臓移植を行った者については，抗免疫療法を要しなくなるまでは，障害の除去（軽減）状態が固定したわけではないので，抗免疫療法を必要とする期間中は，当該療法を実施しないと仮定して，1級に該当するものとする[18]．

（中澤ちひろ）

Ⅳ　疾病と病態

1　ウイルス性肝炎

肝炎ウイルスは，経口感染で一過性に経過するA型とE型，持続感染化して経血液感染で慢性肝炎や肝硬変へ移行する可能性を有するB型，C型，D型に大別される．

急性肝炎は，主に肝炎ウイルスが原因で起こる急性のびまん性疾患であり．前駆症状は，いわゆる感冒様症状（発熱，咽頭痛，頭痛）で，病初期はしばしば感冒と診断される．この時点での急性肝炎の診断は困難である．肝障害の特異的症状は黄疸である．通常，眼球結膜，皮膚の黄染が出現する数日前から褐色尿が観察される．黄疸出現と同時期に食欲不振，全身倦怠感，悪心・嘔吐などの症状が出現する．

急性肝炎の重症度分類として，通常型，重症肝炎，劇症肝炎の3つがある．プロトロンビン時間40%以下の値を呈したものを重症肝炎，それに加えて意識障害の程度（昏睡度）が2度以上の肝性脳症を呈したものを劇症肝炎，プロトロンビン時

間40%以上で意識障害を伴わないものを通常型と区分する．急性肝炎の予後は一般に良好だが，約1〜2%の患者は劇症化し，劇症化すると高率に死亡する．急性肝炎が重症化，劇症化して死亡する確率は，B型と non-ABC 型では1〜2%，C型とA型では0.5%以下と考えられている．一般的に高齢者では重症化の頻度が高い．

2　B型肝炎

B型肝炎ウイルス（hepatitis B virus；HBV）感染のインパクトは強く，世界人口の 1/4〜1/3（約20億人）は HBV に感染したことがある．HBV 感染症は，急性肝炎，無症候性キャリア，慢性肝炎・肝硬変，肝発がん，潜伏感染・再活性化などの多彩な臨床像を示す[1]．HBV 持続感染者は世界で約4億人存在すると推定されている[2,3]．わが国における HBV の感染率は約130万〜150万人と推定されている．出産時ないし乳幼児期において HBV に感染すると，9割以上の症例は持

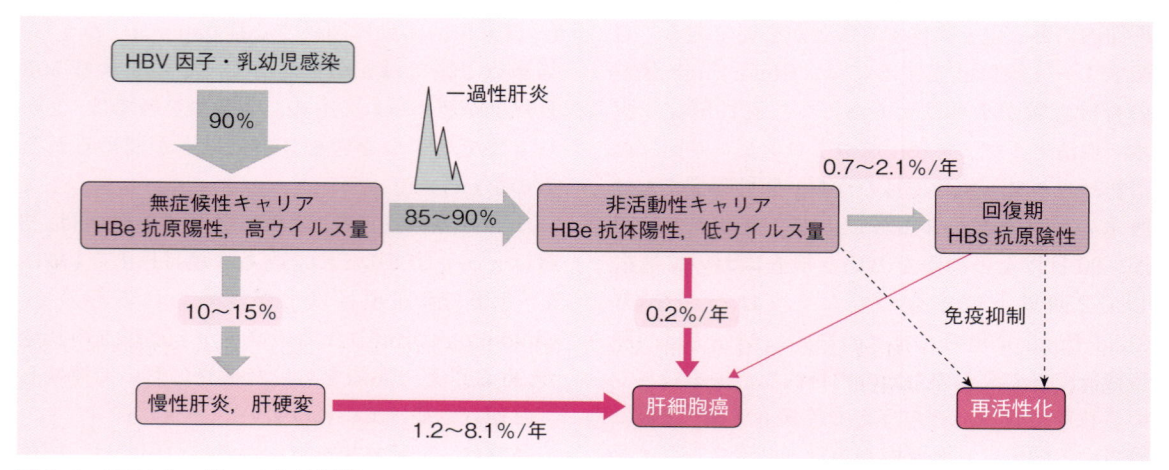

図 6-4　HBV キャリアの自然経過　　　　　　　　　　　　　　　　　（日本肝臓学会，2016[2]，p 11）

表 6-3　HBV キャリアの病期と検査所見

病期			ALT 値	血液中		
JSH		AASLD		DNA 量	HBe 抗原	HBs 抗原
免疫寛容期	無症候性キャリア	immune tolerant CHB	正常	高値	++	+++
免疫応答期	HBe 抗原陽性慢性肝炎	immune-active CHB	持続高値	高値	+	++
低増殖期	HBe 抗原陰性慢性肝炎		変動	低〜高値	−	+〜++
	非活動性キャリア	inactive CHB	正常	低値	−	+
寛解期	臨床的寛解	resolved CHB	正常	未検出	−	−

JSH：日本肝臓学会，AASLD：米国肝臓病学会，CHB：B 型慢性肝炎.　　　（日本肝臓学会，2019[1]，p 9）

続感染に移行する．そのうち約 9 割は若年期に HBe 抗原陽性から HBe 抗体陽性へと HBe 抗原セロコンバージョンを起こして非活動性キャリアとなり，ほとんどの症例で病態は安定化する．しかし，残りの約 1 割では，ウイルスの活動性が持続して慢性肝炎の状態が続き，年率約 2％で肝硬変へ移行し，肝細胞がん，肝不全に進展する（**図 6-4**）[1, 4-6]．わが国では 1986 年から B 型肝炎母子感染防止事業による感染防止処置が行われており，これ以降に生まれた国民のキャリア率は極めて低い．

1）HBV 持続感染者の自然経過

HBV 持続感染者の病態は，宿主の免疫応答と HBV DNA の増殖の状態により，主に 4 期に分類される（**表 6-3**）[1]．

(1) 免疫寛容期（immune tolerance phase）

乳幼児期は HBV に対する宿主の免疫応答が未発達のため，HBV に感染すると持続感染に至る．その後も免疫寛容の状態，すなわち HBe 抗原陽性かつ HBV DNA 増殖が活発であるが，ALT 値は正常で肝炎の活動性がほとんどない状態が続く（無症候性キャリア）．感染力は強い．多くの例では乳幼児期における感染後，免疫寛容期が長期間持続するが，その期間は数年から 20 年以上までさまざまである．

(2) 免疫応答期（immune clearance phase）

成人に達すると HBV に対する免疫応答が活発となり，免疫応答期に入って活動性肝炎となる．HBe 抗原の消失・HBe 抗体の出現（HBe 抗原セロコンバージョン）に伴って HBV DNA の増殖が抑制されると肝炎は鎮静化する．しかし肝炎が持続して HBe 抗原陽性の状態が長期間続くと，

肝病変が進展する（HBe抗原陽性肝炎）．

(3) 低増殖期（low replicative phase（inactive phase））

HBe抗原セロコンバージョンが起こると多くの場合肝炎は鎮静化する（非活動性キャリア）．しかし10〜20%の症例では，HBe抗原セロコンバージョン後，HBe抗原陰性の状態のままHBVが再増殖し，肝炎が再燃する（HBe抗原陰性肝炎）．また4〜20%の症例では，HBe抗体消失ならびにHBe抗原の再出現（リバースセロコンバージョン）を認める．

(4) 寛解期（remission phase）

HBe抗原セロコンバージョンを経て，一部の症例ではHBs抗原が消失しHBs抗体が出現する．寛解期では，血液検査所見，肝組織所見ともに改善する．HBV持続感染者での自然経過におけるHBs抗原消失率は年率約1%と考えられている．このように，HBV持続感染者はその自然経過においてHBe抗原陽性の無症候性キャリアから，HBe抗原陽性あるいは陰性の慢性肝炎を経て，肝硬変へと進展し得る．肝硬変まで病期が進行すれば年率5〜8%で肝細胞がんが発生する．

一方，自然経過でHBe抗原セロコンバージョンが起こった後にHBV DNA量が減少し，ALT値が持続的に正常化したHBe抗原陰性の非活動性キャリアでは，病期の進行や発癌のリスクは低く，長期予後は良好である．HBV持続感染者の治療にあたっては，HBV持続感染者のこのような自然経過をよく理解しておくことが必要である．なお，成人に達してからの感染では，感染後早期に免疫応答が起こり，急性肝炎後にウイルスが排除され肝炎が鎮静化するのが一般的であるが，HBVゲノタイプAの増加により近年は成人期の感染でも慢性肝炎に移行する症例が増えている．

2）治療

現在，HBV持続感染者に対する抗ウイルス治療において用いられる薬剤は，インターフェロン（IFN）と核酸アナログ製剤である．

HBV持続感染者に対する抗ウイルス療法の治療目標は，肝炎の活動性と肝線維化進展の抑制による慢性肝不全の回避ならびに肝細胞がん発生の抑止，およびそれによる生命予後ならびにQOLの改善である．この治療目標を達成するために最も有用なsurrogate markerはHBs抗原であり，抗ウイルス療法の長期目標はHBs抗原消失である．HBs抗原消失に至るまでの抗ウイルス療法の短期目標は，ALT持続正常化，HBe抗原陰性かつHBe抗体陽性，HBV DNA増殖抑制の3項目である．

核酸アナログ製剤治療中の目標は，慢性肝炎・肝硬変にかかわらず，HBV DNA陰性である．IFN治療では，治療終了後のHBe抗原セロコンバージョンやHBs抗原量の低下・消失が期待できることから，治療中のHBV DNA量低下という目標を設定せず，一定期間（24〜48週）の治療を完遂することが望ましい．

3　C型肝炎

C型慢性肝炎はC型肝炎ウイルス（hepatitis C virus；HCV）が肝臓に持続感染し，炎症を起こす疾患である．厚生労働省の肝炎ウイルス検診および献血から推定されるHCV抗体陽性率は0.6%（約80万人）である．これに現在C型慢性肝疾患で医療機関に通院中の者，HCVに感染しているものの医療機関に通院していない者を加えた数がわが国のHCV感染者数と考えられ，150万〜200万人と推定される．わが国の慢性肝疾患（慢性肝炎，肝硬変，肝細胞がん）の約7割がHCVによるとされている[7]．

HCVが持続感染している症例のほとんどが，組織学的に肝炎を伴っている．肝細胞の破壊・再生が繰り返されるため，肝線維化が進展して肝硬変に至り，また，肝細胞がんを高率に合併する．ウイルスタンパクによる直接の発がん作用，破壊・再生を繰り返すことによる宿主遺伝子の変化が原因と考えられる．

C型慢性肝炎と診断した場合，線維化の進展度，活動性の評価を行い，治療法を決定することが重要である．

持続する肝機能異常がある場合，C型慢性肝炎を疑い，HCV抗体検査を行う．HCV抗体陽性の場合，ウイルスの感染が現在も持続しているかどうかをHCV RNAの測定により判定する．HCV RNAが陽性でウイルスの感染が持続していると判定した場合，ウイルス量と血清型を測定する．HCV抗体陽性，HCV RNA陰性の場合，肝炎が治癒し，ウイルスは排除されたと考えられる．

C型肝炎では肝線維化の進展度の判定が重要である．慢性肝炎と肝硬変の識別には判別式が，慢性肝炎内での線維化の進展度の判定には血小板数が特に有用である．フィブロスキャン（FibroScan®）による肝硬度の測定も判定に有用である．

C型急性肝炎における肝細胞障害は，A型肝炎やB型急性肝炎よりも軽い．劇症肝炎はまれである．しかし，急性肝炎の約70％は持続感染に移行する．急性肝炎が持続感染に移行した後，多くの症例ではALTが正常近くまで低下する．しかしながら，ALT持続正常例（persistently normal ALT；PNALT）のなかにも線維化進展例が存在することに注意する必要がある．慢性肝炎からの肝発がんは10年間で12.4％，肝硬変からの肝発がんは平均観察期間9.2年で53.9％と報告されている．わが国では年間約3万4千人が肝がんで死亡しているが，原発性肝がんの99％は肝細胞がんであり，肝細胞がんの70〜75％はC型肝炎が原因である．肝線維化の進展を促進する因子は，高齢での初感染，男性，飲酒，糖尿病などであるので，肝硬変・肝細胞がんへの移行を防止するためには，節酒，糖尿病の予防が重要である．

C型肝炎治療の目標は，HCV持続感染によって惹起される慢性肝疾患の長期予後の改善，すなわち，肝発がんならびに肝疾患関連死を抑止することにある[1]．この治療目標を達成するため抗ウイルス療法を行い，HCVの排除を目指す．C型肝炎に対する坑ウイルス療法は，genotypeを問わず，初回治療・再治療とも直接型抗ウイルス薬（direct acting antiviral；DAA）併用によるインターフェロン（interferon；IFN）-free治療が推奨される[1]．現在IFNと併用して使用されるDAAは製造販売されておらず，IFN-based治療

は行われなくなった[1]．抗ウイルス治療によってHCVが排除された後でも，長期予後改善のため肝発がんに対するフォローアップを行う必要がある．ことに高齢かつ線維化が進行した高発がんリスク群では肝発がんに対する厳重な注意が必要である[1,7]．

4 肝硬変

肝硬変とは，慢性の肝障害が進行した結果，肝細胞が死滅・減少し，線維組織によって置換され，結果的に肝臓が硬く変化し，肝機能が減衰した状態を指す．肝組織は再生能力の非常に強い組織ではあるが，ある程度以上肝臓の線維化が進行すると，その変化は非可逆的となる．ウイルス性肝炎（B型肝炎，C型肝炎など），アルコール性肝障害，原発性胆汁性肝硬変，ヘモクロマトーシス，自己免疫性肝炎，NASHなど，あらゆる慢性肝疾患が原因となり，あるいはこれらの疾患が進行した終末像である（**図6-5**）[1]．病理組織学的には，以下の所見が認められる．①肝全体に及ぶびまん性の病変，②肉眼的結節の形成，③グリソン鞘と中心静脈間を結ぶ間質性隔壁の形成，④再生結節の形成による肝小葉構造の改築（偽小葉形成）．

代償期の肝硬変では線維化が高度に進行するまで，無症状あるいは非特異的な脱力感，掻痒感，筋肉痛，体重減少などの症状が多い．病期が進行し非代償期に入ると合併症により多彩な症状を呈する．すなわち，食思不振，悪心，嘔吐，黄疸，腹水による腹部の膨満感，浮腫，胸水，浮腫，下腿の点状出血を認める．肝性脳症を合併した場合，羽ばたき振戦を認め，意識障害や昏睡状態となることもあり，日常生活は大きく制限される．門脈圧亢進症に伴い，食道静脈瘤，腹部の血管の怒張（メデューサの頭）や痔核を認めることがある．食道静脈瘤破裂による消化管出血（吐下血）のため死に至ることもある．男性ではインポテンツや性欲減退，女性化乳房，女性では月経不順を認めることがある．

表6-4に肝硬変の総合的な治療方針を示す[8]．

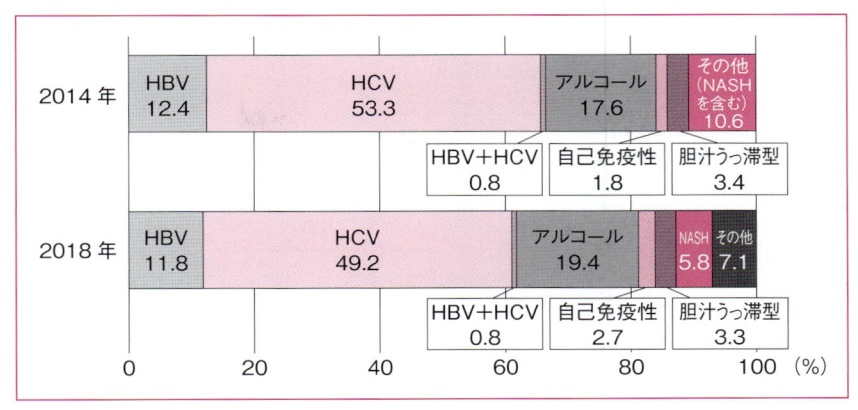

図 6-5　肝硬変の成因別頻度（2014 年と 2018 年の比較）
（原典 第 54 回日本肝臓学会総会 ポスターシンポジウムを引用改変したものを日本肝臓学会，2019[1]，p 53 より）

表 6-4　肝硬変の治療方針

肝硬変の進行抑制	原因の除去	ウイルス性肝硬変：抗ウイルス療法
		アルコール性肝硬変：断酒
		自己免疫性肝炎：免疫抑制療法
	抗炎症療法	
栄養療法	食事療法	
	肝不全用経口栄養製剤	
合併症対策	肝性脳症	
	浮腫・腹水	
	カルニチン欠乏症	
	皮膚掻痒症	
	門脈圧亢進症	
	消化管出血	
発癌対策	早期発見（スクリーニング）	
	治療（「肝癌診療ガイドライン」参照）	
肝移植		

（日本肝臓学会，2017[8]）

「肝硬変は慢性肝疾患の終着点であり，肝細胞がんに進行することはあっても肝硬変が戻ることはない」というのが従来の考え方であるが，原因とそれに伴う慢性炎症をきちんとコントロールできた場合には肝硬変／肝線維化の少なくとも一部は可逆性であるという視点から，まず原因の治療，抗炎症療法が重要である．

1）肝硬変の特殊な合併症

　肝硬変の特殊な合併症として，肝肺症候群，肝腎症候群，cirrhotic cardiomyopathy が挙げられる．

(1) 肝肺症候群 (hepato-pulmonary syndrome)

　肝肺症候群は，肝疾患，低酸素血症（動脈酸素分圧 $PaO_2 < 70$ mmHg）あるいは肺胞気－動脈酸素分圧較差の上昇（$A\text{-}aDO_2 > 20$ mmHg），肺内血管の拡張を三徴とし，著しく予後不良な症候群である．その原因は肺内の動脈－静脈シャントによる肺血管異常によるものである．症状として

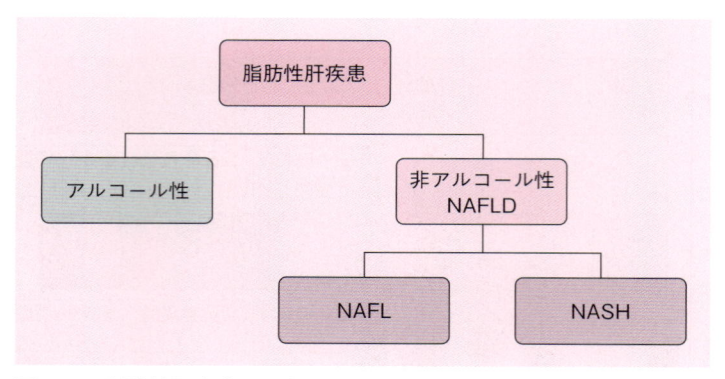

図 6-6　脂肪性肝疾患の分類

NAFLD：nonalcoholic fatty liver disease：非アルコール性脂肪性肝疾患
NAFL：nonalcoholic fatty liver：非アルコール性脂肪肝
NASH：nonalcoholic steatohepatitis：非アルコール性脂肪肝炎
（日本肝臓学会，2021[9]，p 3）

は他の低換気疾患と同様に，チアノーゼ，ばち指，息切れなどの症状を示す．さらに進むと常に酸素吸入が必要となり，日常生活は大きく制限され包括的呼吸リハビリテーションが勧められる．

(2) 肝腎症候群（hepato-renal syndrome）

肝腎症候群は，高度の肝硬変や劇症肝炎に伴って発症する急性腎前性腎不全で，肝硬変の患者の転帰を左右する重篤かつ急激に進行する病態である．腎臓の血管を拡張させる物質の減少，腎臓の血管を収縮させる物質の増加によって生じる腎血管抵抗の増大や腎の糸球体血流量の低下が根底にあると考えられている．根本的には肝移植以外の有効な手段がないのが現状である．

(3) cirrhotic cardiomyopathy

cirrhotic cardiomyopathy は収縮性・拡張性機能障害，電気生理学的異常を有し，肝硬変由来の心不全を引き起こす．

5　脂肪性肝疾患

脂肪性肝疾患（fatty liver disease）とは，肝細胞に主に中性脂肪が沈着して肝障害をきたす疾患の総称である．画像診断では，20%以上の肝細胞に脂肪滴が沈着した場合に脂肪肝と診断できる．

脂肪性肝疾患の病因は，過剰飲酒，肥満や糖尿病などのインスリン抵抗性内分泌疾患（主にイン

スリン抵抗性が関与する病態），極度の低栄養薬物などが挙げられ，大きくアルコール性脂肪性肝疾患と非アルコール性脂肪性肝疾患（nonalcoholic fatty liver disease；NAFLD）に分類される（図6-6）[9]．純アルコールで男性 30 g/日，女性 20 g/日以上の飲酒量でアルコール性肝障害を発症し得るので，NAFLD の飲酒量はそれ未満となる．

1）アルコール性肝障害

過剰飲酒（1日平均純エタノール換算で男性 60 g 以上，女性で 40 g 以上の飲酒）が肝障害の主な原因と考えられる病態である．禁酒による血清 AST，ALT，γ-GTP 活性の改善が条件である．アルコール性脂肪肝や軽症の肝炎は，2～4週間程度の断酒で軽快する．症状は，肝不全によりビリルビンを中心とした老廃物の代謝・排泄障害から，易疲労感，黄疸などが生じる．肝腫大から，腹痛，腹部膨満感，発熱を認めることがある．また，手掌紅斑，クモ状血管拡張，腹水，吸収障害による下痢を認めることが多い．離脱症状として振戦，幻覚を認める．

治療の基本は禁酒である．栄養不良を認める場合は，ビタミンBの補給を栄養療法と同時に行う．禁酒により改善しない肝不全症例や Child-Pugh 分類 C の非代償性の肝硬変では，断酒後も合併症や肝発がんにより死亡率が高いため肝移植

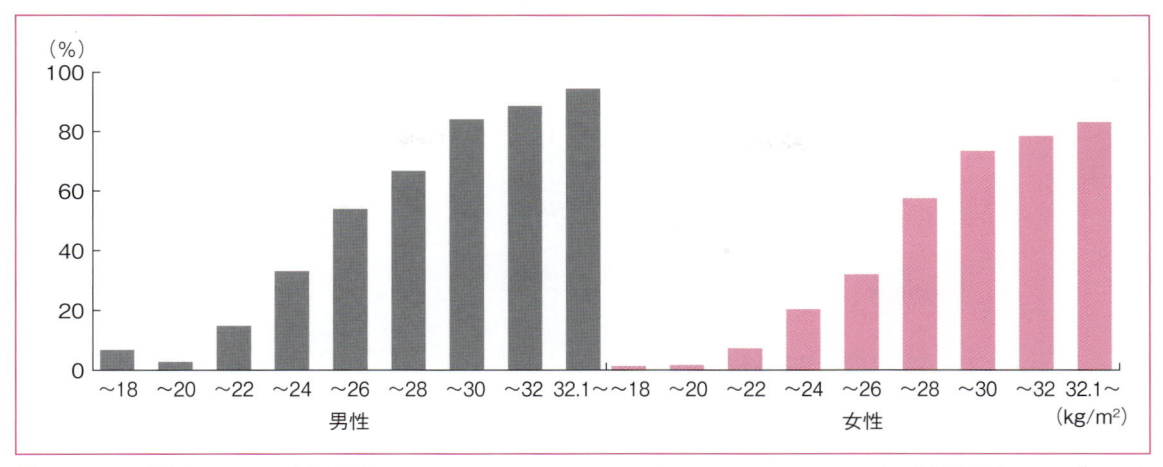

図 6-7　BMI 別の NAFLD 合併頻度　　　　　　　　　　　　　（日本肝臓学会，2021[9]，p 9）

も検討すべきであるが，移植後の再飲酒の評価や予防が重要である．

　重症アルコール性肝炎の死亡率は，以前は70％以上であったが，治療法が進歩した現在でも40％近くあり，特に消化管出血や腎不全，敗血症などを合併すると予後不良である．代償性のアルコール性肝硬変で飲酒を継続した群の5年生存率は30％程度であるが，断酒した群では90％近くである．

2）非アルコール性脂肪性肝疾患（NAFLD）

　非アルコール性脂肪性肝疾患（nonalcoholic fatty liver diseasel；NAFLD）は，組織診断あるいは画像診断で脂肪肝を認め，アルコール性肝障害など他の肝疾患を除外した病態である．NAFLD は，肥満，糖尿病，脂質異常症，高血圧を合併することが多く，また，これらの疾患や心血管イベントの独立した発症リスクでもある（**図6-7**）[9]．

　NAFLD は，病態が進行することのまれな非アルコール性脂肪肝（non-alcoholic fatty liver；NAFL）と，肝硬変や肝細胞がんに進行することのある非アルコール性脂肪肝炎（nonalcoholic steatohepatitis；NASH）からなる．NASH は10年の経過で約20％が肝硬変へと進展し，時に肝細胞がんをも発症する進行性の疾患である[9]．NASH は NAFLD 全体の1～2割で脂肪変性，

炎症性細胞浸潤，肝細胞傷害（風船様変性）が特徴である．健診受診者における NAFLD の有病率は，男性で約40％，女性で約20％である．NASH の頻度は成人の2～3％と推定される．NASH の頻度に男女差はないが，脂肪肝からNASH へ進行する率は，女性が男性より高く，脂肪肝から NASH に至るまでの期間は男性に比して短いと推定される．

　日本消化器病学会・日本肝臓学会（編）の「NAFLD/NASH 診療ガイドライン 2020（改訂第2版）」の治療指針を（**図6-8**）にフローチャートとして示す[10]．NAFLD の多くは，内臓脂肪蓄積とそれに伴うインスリン抵抗性が発症や病態の進展に関与している．内臓脂肪蓄積を認める症例では特に積極的な食事療法と運動療法を行う（**表6-5**）[9]．NASH の肥満症例では食事療法と運動療法により減量を図り，効果不十分の場合は薬物療法・外科療法を考慮する．脂質異常症，糖尿病，高血圧の治療薬のなかには NASH に対して有効性が示唆されているものがあり，これら生活習慣病を合併する場合には積極的に薬物療法を考慮する．

3）NAFLD，NASH の病名変更
——SLD，MASLD，MASH

　欧州肝臓学会（EASL）は米国肝臓病学会（AASLD），ラテンアメリカ肝疾患研究協会

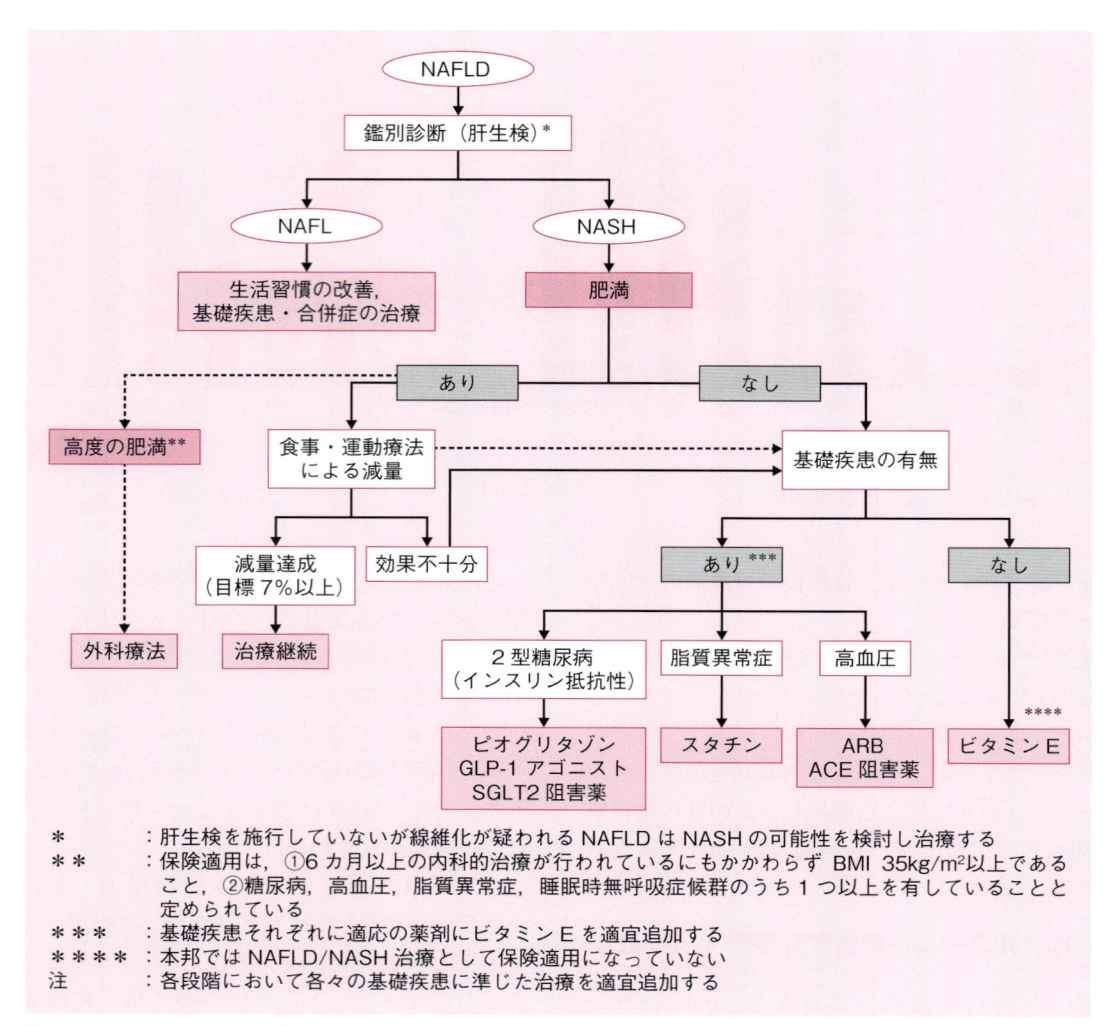

* ：肝生検を施行していないが線維化が疑われる NAFLD は NASH の可能性を検討し治療する
** ：保険適用は，①6カ月以上の内科的治療が行われているにもかかわらず BMI 35kg/m²以上であること，②糖尿病，高血圧，脂質異常症，睡眠時無呼吸症候群のうち1つ以上を有していることと定められている
*** ：基礎疾患それぞれに適応の薬剤にビタミン E を適宜追加する
**** ：本邦では NAFLD/NASH 治療として保険適用になっていない
注 ：各段階において各々の基礎疾患に準じた治療を適宜追加する

図6-8　NASH/NAFLD 治療フローチャート　　　　　（日本消化器病学会，日本肝臓学会，2020[10]）

表6-5　食事療法の基本

- ・一般に，標準体重あたり 30 kcal/kg/日程度の低カロリー食が処方される．超低カロリー食の報告もみられるが推奨できない．
- ・炭水化物のエネルギー比率は 50〜60% が妥当であるが病態に応じて増減を考慮する．極端な炭水化物制限食の報告もみられるが，推奨できない．
- ・脂質はエネルギー比率 20〜25% に制限する．

（日本肝臓学会，2021[9]）

（ALEH）と合同で，非アルコール性脂肪性肝疾患（NAFLD），非アルコール性脂肪肝炎（NASH）などの脂肪性肝疾患の病名を変更することを，2023年6月に発表した（**図6-9**）[11, 12]．"alcoholic"

および "fatty" は不適切用語と見なされることが名称変更の理由である．

　同発表では，脂肪性肝疾患を steatotic liver disease（SLD）と総称し，従来の NAFLD，NASH はメタボリック症候群の基準の一部を満たす場合〔①肥満（人種差を考慮した BMI あるいは腹囲），②耐糖能以上（空腹時血糖 100 mg/dl 以上，食後2時間血糖 140 mg/dl 以上，HbA1c 5.7% 以上，2型糖尿病の診断あるいは治療のいずれか），③血圧 130/85 mmHg 以上あるいは高血圧の治療，④トリグリセライド（TG）150 mg/dl 以上あるいは高脂血症の治療，⑤HDL コレス

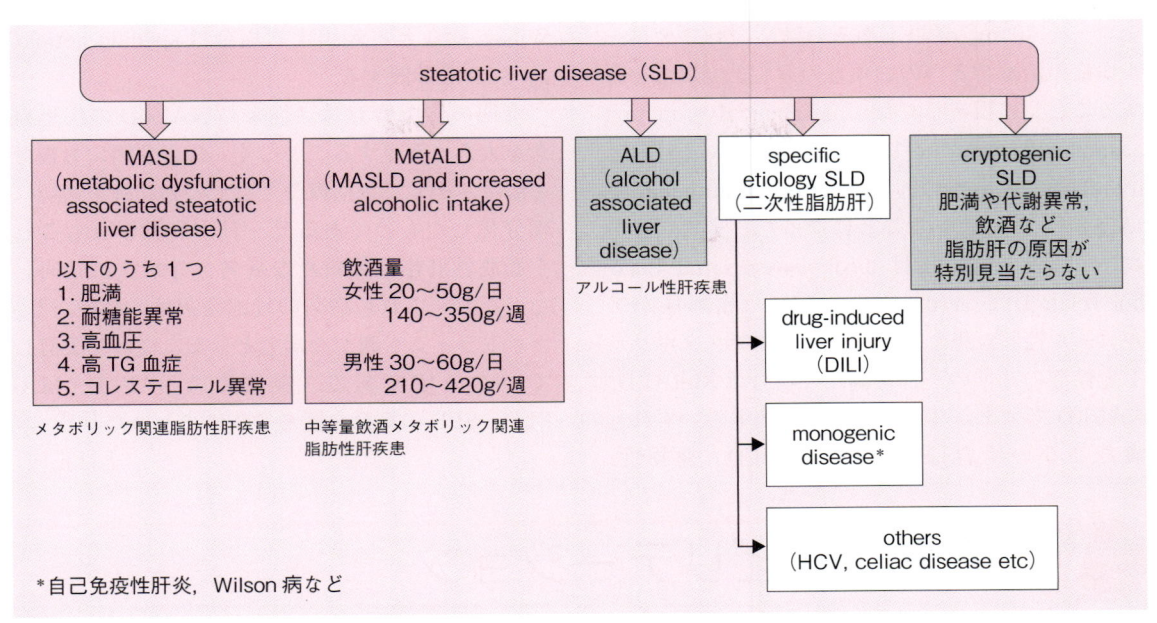

図 6-9　新しく提唱された SLD の疾患概念　　（原典 Rinella ME et al, 2023[11]）（中島 淳・他, 2023[12] より）

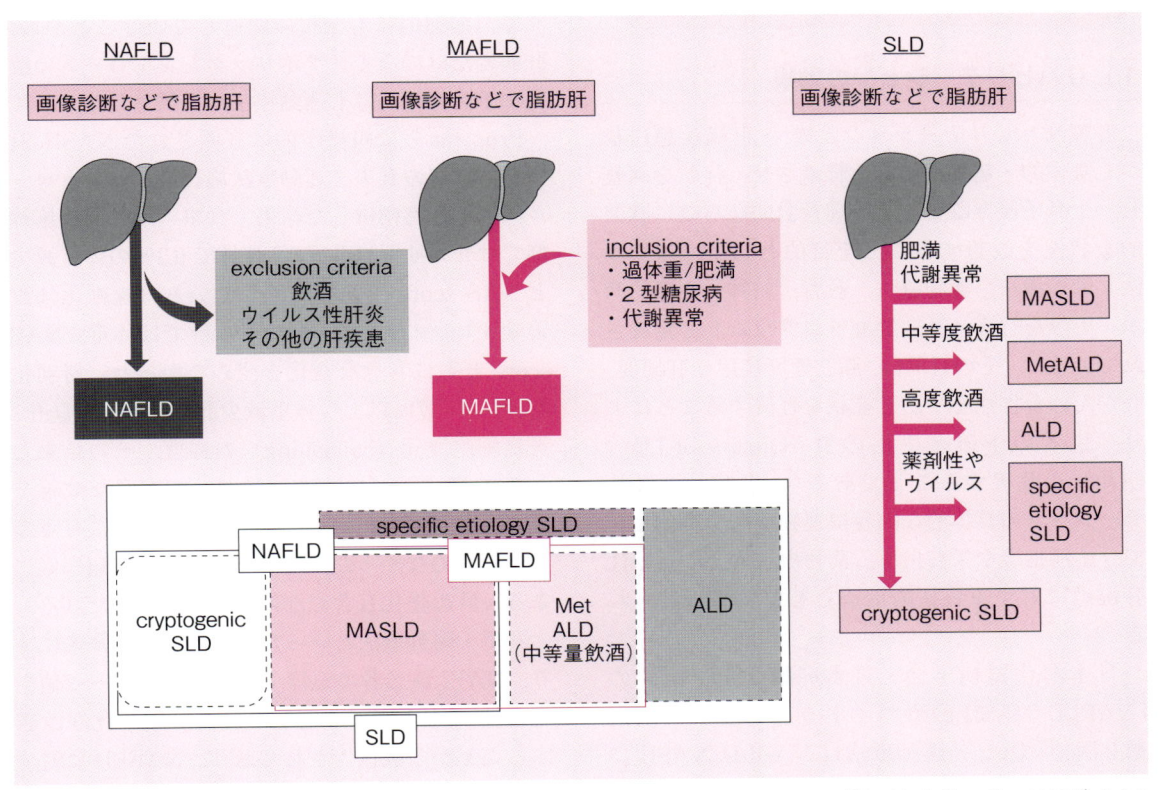

図 6-10　NAFLD, MAFLD, SLD の概念図　　（原典 Rinella ME et al, 2023[11]）（中島 淳・他, 2023[12] より）

テロール 40 mg/d*l* 以下あるいは高コレステロール血症の治療の5つのお項目のうち1つ以上を有すること〕に限定して[13]，metabolic dysfunction associated steatotic liver disease（MASLD），metabolic dysfunction associated steatohepatitis（MASH）と診断することになった．また，アルコール性肝疾患は alcohol-associated（alcohol-related）liver disease（ALD），飲酒量がアルコール性肝疾患と NAFLD の中間でメタボリック症候群の基準の一部を満たす場合は MetALD，NAFLD でメタボリック症候群の基準のいずれも満たさない場合は cryptogenic SLD，薬物性，

Wilson 病などに起因する場合は specific aetiology SLD と診断する．

今回の国際合意は，従来の NAFLD の疾患概念を大きく変更することなく，代謝要因にも視野を広げ，そして包括概念としての脂肪肝を適切に細分化したものである[13]．日本肝臓学会もこれら脂肪性肝疾患の新たな病名と分類法に賛同した．なお，これら病名の日本語訳は今後検討し，ガイドラインも新たな病名と分類に従って改訂していく予定である．現状での NAFLD，MAFLD，SLD の概念を**図 6-10** にまとめた[12, 13]．

（上月正博）

 Ⅴ 肝臓リハビリテーション

1 NAFLD・NASH のリハビリテーション

1）リハビリテーションの効果

肝臓リハビリテーションとは，「肝臓疾患に基づく身体的・精神的影響を軽減させ，症状を調整し，生命予後を改善し，心理社会的ならびに職業的な状況を改善することを目的として，運動療法，栄養療法，薬物療法，教育，精神・心理的サポート等を行う，長期的なプログラム」と定義されている[1]．その目的は，脂肪性肝疾患や肝硬変，肝がんの合併症を予防し症状を軽減することにより，患者の予後と生活の質（Quality of Life；QOL）を改善することである[2]．肝臓リハビリテーションの具体的な内容は運動療法を主体として，生活指導や栄養指導，薬物療法も含めた慢性肝疾患に対する包括的治療として位置づけられる[2]．

日本消化器病学会・日本肝臓学会（編）の「NAFLD/NASH 診療ガイドライン 2020（改訂第2版）」では，「運動療法は NAFLD/NASH に有用か？」という問いに対して，エビデンスレベル：強・B の評価をしており（**表 6-6**）[3]，運動療法は NAFLD・NASH の基本的治療となって

いる．臨床現場では，2型糖尿病，脂質異常症，高血圧などの生活習慣病や心血管疾患のリスクが高く，病態的にも密接に関連していることから，肝病変だけでなくメタボリックシンドロームの改善や予防のためにも運動療法が推奨される[2]．

Promrat らは組織学的に証明された NASH 31例を，48週の食事＋運動療法施行群とコントロール群に無作為割付した結果，食事＋運動療法施行群では介入期間は 3～12 カ月で 9.3% の体重減少と NAS score 改善を提示している（線維化は改善せず）．一方，コントロール群では体重，NAS score ともに有意な変化を認めなかった．層別化解析にて，7% 以上の体重減少群では，肝脂肪化，炎症細胞浸潤（ballooning）の程度，その結果として NAS score のすべてにおいて有意な改善を認めたのに対し，7% 未満群ではこれらに有意な変化を認めなかった[4]．今後はより長期観察例による，肝線維化も含めた効果の検証が待たれる．

食事・運動療法といった生活習慣への介入により，NAFLD 患者の血清トランスアミナーゼ値や超音波，MRI により測定された肝脂肪化が改善することが多数報告されており，NAFLD に対する運動療法の効果は広く受け入れられている．また，組織学的に証明された NASH 患者に対して，低カロリー食の摂取，有酸素運動を指導し，体重

表 6-6　日本消化器病学会・日本肝臓学会（編）「NAFLD/NASH 診療ガイドライン 2020（改訂第 2 版）」の運動療法に関する記述

BQ4-1　食事・運動療法による減量は NAFLD/NASH に有用か？
　食事や運動療法による体重減少は NAFLD/NASH の肝機能および組織像を改善する．
※ BQ とは，コンセンサスが得られたクエスション（background question）．

CQ4-2　運動療法は NAFLD/NASH に有用か？
　運動による肝の組織学的変化は明らかになっていないが，運動療法単独でも NAFLD 患者の肝機能，肝脂肪化は改善するため行うことを推奨する．
推奨の強さ（合意率）・エビデンスレベル：強（100%）・B
※〈推奨の強さ（コンセンサス会議にて決定）〉，〈エビデンスレベル〉入る

＜推奨の強さ（コンセンサス会議にて決定）＞
1（強い推奨）："実施する" ことを推奨する．
2（弱い推奨）："実施する" ことを提案する．
＜エビデンスレベル＞
A：質の高いエビデンス（High）：真の効果がその効果推定値に近似していると確信できる．
B：中程度の質のエビデンス（Moderate）：効果の推定値が中程度信頼できる．真の効果は，効果の効果推定値におおよそ近いが，それが実質的に異なる可能性もある．
C：質の低いエビデンス（Low）：効果推定値に対する信頼は限定的である．真の効果は，効果の推定値と，実質的に異なるかもしれない．
D：非常に質の低いエビデンス（Very Low）：効果推定値がほとんど信頼できない．真の効果は，効果の推定値と実質的におおよそ異なりそうである．

（NAFLD/NASH 診療ガイドライン 2020（改訂第 2 版），2020[3] より抜粋）

減少に伴い肝組織所見が改善することがランダム化試験により示された[4,5]．

　また，食事療法を行わず運動療法単独で介入を行い，肝脂肪化の変化を検討した報告がみられる．主に肥満を合併した NAFLD を対象に，30 〜 60 分，週 3 〜 4 回の有酸素運動を 4 〜 12 週間継続することで，体重減少を伴わなくても肝脂肪化が改善することが示されている[6,7]．

　2023 年 4 月に日本肝臓学会より「肝臓リハビリテーション指針」が公開された．そのなかで NAFLD・NASH に関して，サルコペニアとの関係とサルコペニア対策の重要性が述べられている．わが国には BMI 23.0 kg/m^2 未満のやせ型（Lean）の症例やサルコペニアの NAFLD 症例も多数存在し，サルコペニア肥満は，サルコペニアと高体脂肪（肥満）の両方を特徴とした状態である．肥満は高齢者に虚弱を引き起こし，一方体重減少は加齢に伴う筋肉と骨量の減少を加速し，その結果生じるサルコペニアと骨量減少を加速する可能性があり，Lean NAFLD になる可能性がある．サルコペニア肥満はサルコペニアまたは肥満のみの人々よりも代謝性疾患および身体障害のリスクが高く[8]，肝臓リハビリテーションは，肥満とサルコペニアの両方に効果的である．

2）成人 NAFLD・NASH の治療

　NAFLD・NASH の場合には運動療法が有効であることが知られている．ただ，そのメニューもいまだ定まっていない．したがって，現時点では一般の肥満や糖尿病への食事療法や運動療法に準ずるものにすぎない．

　運動療法は内臓脂肪の減少やインスリン抵抗性の改善に有効であり，特に有酸素運動は筋肉・脂肪組織の代謝改善に役立ち，中性脂肪が低下，HDL コレステロール値が増加し，NAFLD の病態改善効果が期待できる．有酸素運動としてウォーキング，ジョギング，水中運動などがあり，運動の強さは自分の運動能力の 5 割程度にして，軽く汗ばむ程度にする．短距離全力疾走，重量挙げ，腕立て伏せは無酸素運動であり，NAFLD 患者には勧められない．

　成人 NAFLD・NASH への食事療法と運動療法の報告に関して，**表 6-7** にまとめた[9]．近年，週当たりの運動消費カロリーが同程度であって

表6-7 成人 NAFLD・NASH への食事療法と運動療法の効果

報告者（報告年）	治療	n	期間	肝逸脱酵素	組織検査
Palmer（1990）	食事（600 ～ 800 kcal） フィットネス運動	39	16 カ月	改善	未施行
Ueno（1997）	食事（25 kcal/kg ×標準体重） 10,000 歩 /日の歩行 20 分× 2 回 /日のジョギング	25	3 カ月	改善	改善 （脂肪肝）
Suzuki（2005）	食事（脂質制限） フィットネス運動 （20 ～ 30 分×最低 2 ～ 3 回 / 週）	348	12 カ月	改善	未施行
Huang（2005）	食事（糖質と脂質制限） 身体活動性増加 （目標心拍数の 70％に到達）	23	12 カ月	改善	改善 （脂肪肝，炎症）
Baba（2006）	エアロビック運動 （45 分×最低 5 回 / 週）単独 もしくは 食事（25 kcal/kg ×標準体重）併用	69	3 カ月	運動療法単独 もしくは 食事療法併用で改善	未施行

（伊藤　修，2009[9]）

も，6 METs 以上の高強度運動を実施することにより NASH の治療効果がより高いことが報告されており[10]，NAFLD に適切な運動療法メニューは一般の肥満や糖尿病へのメニューとは異なる可能性がある．今後は，NAFLD の代謝，肝機能，肝病理を長期的に改善できる，より効果的な運動プロトコール（運動様式，強度，持続時間）に関するエビデンスの集積が待たれる．

3）小児 NAFLD・NASH の治療

小児においても NAFLD・NASH が肝硬変まで進展した症例が報告されている．小児 NAFLD・NASH の治療の基本は，成人の治療と同様に生活習慣の改善にある．イタリアや中国の臨床研究では，食事療法に加え，中等度運動の実施で，BMI，空腹時血糖，インスリン，脂質，肝逸脱酵素，肝超音波像が改善したことを報告しているが（**表6-8**）[9]，わが国の小児例では 5％以上の減量で肝逸脱酵素値が正常化することが多く，身長の増加がある場合は体重の維持や軽度増加でも同様の効果が得られることが多い[11]．

患者本人や両親には肥満に対する病識が乏しいことが多く，厳格な治療は受け入れられがたい．また，過度な食事制限を行うと成長期に必要な栄養素まで欠乏する危険もある．①炭水化物・脂質制限（アイスクリームやジュース類の制限），②有酸素運動による運動量の増加，③テレビやテレビゲーム時間の短縮，④体重の計測と記録，⑤同居家族全員を含めた生活習慣の改善などを一般的に行う．

しかしながら，外来型治療ではほとんどの患者が脱落し，また入院型であっても糖尿病食を取り入れた食事療法で標準体重まで減量しても退院後に NAFLD が再燃する症例が多く，小児科医のみの対応では困難であり，多職種による包括的な取り組みが必要であることが指摘されている[12]．

伊藤らは，肥満を有する小児 NAFLD 症例に対して，食事療法，運動療法，生活習慣是正教育をプログラムに加えた入院型包括的リハビリテーションを実施し，1,900 kcal という普通給食（すなわち非常に軽度の食事制限）であっても，適切な運動療法を加味することで肝逸脱酵素値の著明な改善効果を認めている[11]．

4）運動療法の注意点と日常の生活管理

・運動療法は，食事療法，薬物療法，教育などとともに包括的リハビリテーションとして行う．
・運動療法の介入の際には，肥満合併 NAFLD・NASH 患者では，併存症との関係から，虚血性心疾患の有無や，骨・関節疾患の有無，それ

表6-8 小児 NAFLD・NASH への食事療法と運動療法の効果

報告者（報告年）	治療	n	期間	肝逸脱酵素	組織検査
Vajro（1994）	食事（1,200 ～ 1,400 kcal） エアロビック運動 （6 時間 / 週）	9	30 カ月	改善	改善 （脂肪肝，炎症）
Franzese（1997）	食事（1,200 ～ 1,400 kcal） エアロビック運動 （6 時間 / 週）	38	6 カ月	改善	未施行
Nobili（2006）	食事（25 ～ 30 kcal ×標準体重） 中等度運動 （30 ～ 45 分×最低 3 回 / 週）	84 （完了 57）	12 カ月	改善	介入前のみ施行
Wang（2008）	食事（1,300 ～ 1,600 kcal） エアロビック運動 （3 時間 /日×毎日）	19	1 カ月	改善	未施行

（伊藤　修，2009[9]）

らの運動による悪化に注意する[13].

・日本消化器病学会・日本肝臓学会（編）の「NAFLD/NASH 診療ガイドライン 2020（改訂第 2 版)」[3] での治療フローチャートについては図 6-8（p244）を参照されたい．また，日常生活の指導として，日本肝臓学会（編）「NASH・NAFLD の診療ガイド 2021」での食事療法の基本については表 6-5（p244）を参照されたい[14].

・NASH の肥満症例では食事療法と運動療法により減量を図り，効果不十分の場合は外科療法を考慮する.

・脂質異常症，糖尿病，高血圧の治療薬のなかには NASH に対して有効性が示唆されるものがあり，これら生活習慣病を合併する場合には積極的に薬物療法を考慮する.

・NAFLD の多くは，内臓脂肪蓄積とそれに伴うインスリン抵抗性が発症や病態の進展に関与している．肥満，糖尿病，脂質異常症，高血圧などのメタボリックシンドロームと関連する合併症を伴う場合には，合併症と NAFLD の薬物治療を並行して行う.

・脂質は飽和脂肪酸の摂取を抑える.

・精製された糖類，果糖は控えめにし，穀類などからの炭水化物の摂取に勧める.

（三浦平寛）

2　肝硬変のリハビリテーション

1）リハビリテーションの効果

　肝硬変では身体能力の低下が一般的であり，明らかに有害な転帰と関連している．肝硬変患者への運動療法についてはいくつかの無作為化比較試験（randomized controlled trial；RCT）が報告されており，運動療法による身体機能，運動耐容能，QOL の改善効果が示され，運動療法の安全性も示唆されている[1,2].しかし，ほとんどの RCT の対象には Child-Pugh C の患者は含まれておらず，また長期予後への効果については不明である．現時点では，エビデンスは少なく，運動療法の実施に関して強い推奨はないが，適切な安全性スクリーニングの後，肝硬変患者に何らかの運動の実施が望ましいと考えられる.

　Child-Pugh A/B の肝硬変患者 20 人を運動群と非運動群に割り付けた RCT では[3]，トレッドミルまたは自転車エルゴメーターでの 60 分，週 3 回，12 週間の運動介入後，6 分間歩行距離は運動グループで 365 m から 445 m に有意に増加したが，対照群では 305 m から 321 m と変化はなかった．2 分間ステップ数は，運動群で 100 歩から 150 歩に有意に増加したが，対照群では変化はなかった．健康関連 QOL の SF-36 は，運動群で全体的健康感，活力，社会生活機能の下位尺度で有意な改善を認めたが，対照群では変化はなかっ

た.

Child-Pugh A/B の肝硬変患者 19 人を運動群と対照群に割り付けた RCT では[4],運動群には自転車エルゴメーターを 30 分,週 3 回,8 週間実施し,対照群には,通常活動を行った.運動群では,最高酸素摂取量が 5.3 ml/kg/ 分増加,6 分間歩行距離が 23.5 m 増加,大腿周囲径が 1.2 cm 増加したが,対照群では変化はなかった.

平均 Child-Pugh スコア 5.4 の肝硬変患者 23 人を運動群とリラクセーション群に無作為に割り付けた RCT では[5],自転車エルゴメーターまたはトレッドミルでの 60 分,週 3 日,12 週間の運動介入後,心肺運動負荷試験の総努力時間と無酸素性作業閾値は増加したが,最高酸素摂取量は有意な変化はなかった.運動群では,脂肪体重は減少し,除脂肪体重,四肢除脂肪体重,下肢除脂肪体重が増加した.運動群では Timed Up and Go 試験は,ベースラインと比較して改善したが,リラクセーション群では変化なかった.

Child-Pugh A/B の肝硬変患者 29 人に対する自転車エルゴメーターによる有酸素運動とレジスタンス運動 / ストレッチ運動の両方からなる 14 週間の運動介入の RCT では[6],門脈圧亢進を意味する肝静脈圧較差(HVPG)は,活動群では-2.5 mmHg と有意に減少したが,対照群では 4 mmHg と有意に上昇した.心肺運動負荷試験では,運動群で換気効率を表す $\dot{V}E/\dot{V}CO_2$ が有意に改善したが,その他のパラメータに変化はなかった.運動負荷終了直後および終了 2 時間後の血中アンモニア上昇は,運動群で有意に抑制された.

Child-Pugh A/B の肝硬変患者 39 人をレジスタンス運動群 20 人と対照群 19 人に割り付けた RCT では[7],試験期間 3 年間でレジスタンス運動群の 9 人と対照群の 15 人が入院した(調整ハザード比 0.40,95%CI [0.17, 0.92],P=0.03).また,レジスタンス運動群の 1 人と対照群の 6 人が死亡し,レジスタンス運動群で全死因死亡率が低下した(調整ハザード比 0.06,95%CI [0.01, 0.66],P=0.02).

2) リハビリテーションの実際

肝臓疾患患者は自覚症状に乏しく,日常生活の制限がどの程度必要かを判断することが困難であり,自覚症状に加えて症状や検査値の推移もみながら運動を施行する必要がある.肝臓疾患患者の運動への参加・禁止事項を**表 6-9** に示す[8].

代償期には特段の生活制限は不要であり,規則正しい生活を心掛け,便秘,過労を避けるように指導する.安静は食後 30 分で十分であり,適切な有酸素運動(たとえば 1 回 30 分,週 3 回の散歩)を指導する.

非代償期には日常生活レベル以上の運動は禁忌である.門脈圧亢進を伴う肝硬変患者では,運動負荷により門脈圧が上昇するとの報告があり,破綻性出血の危険性がある食道静脈瘤の患者では中等度以上の運動は避けるべきである.

サルコペニア合併例は非合併例と比較して生存率が有意に低下し,サルコペニアは肝硬変においても予後不良因子であると考えられている[9].分岐鎖アミノ酸(branched chain amino acid;BCAA)は必須アミノ酸のなかでもタンパク同化作用を強く有する.筋肉中の必須アミノ酸における BCAA の割合は約 35% であり,骨格筋のタンパク合成における BCAA の役割は大きい.肝硬変患者では,血液中の BCAA 濃度が低下した状態では,筋肉量が減少しやすいことが示されている[9].

3) 日常生活の指導[10]

・肝硬変では早期からアルブミンが低下し,血清アルブミン値を維持することが腹水,脳症などの合併症の予防に有用である.血清アルブミン値の維持には日常の食事も重要である.

・代償期には,食事は 25 ～ 30 kcal/kg(標準体重)/日,タンパク質 1.2 ～ 1.3 g/kg(標準体重)/日,脂肪エネルギー比 20% を目安とする.食塩は 5 ～ 7 g/日,鉄分は血清フェリチン値が基準値以上の場合には 7 mg/日以下とする.管理栄養士による指導が望ましい.

・サルコペニアを合併している場合には,総カロリー量の増加を目的として BCAA を多く含む肝不全用経腸栄養製剤を開始する.

・非代償期には,食塩は 5 ～ 7 g/日,タンパク

表 6-9　肝臓疾患患者のスポーツ参加・禁止基準

<table>
<tr><td>

非接触性スポーツ
1．絶対的禁止基準
  1）原因の如何にかかわらず，非治癒期急性肝炎・
    急性増悪期慢性肝炎・非代償期肝硬変，食道静
    脈瘤
  2）眼球結膜の黄染（ただし体質性黄疸は除く）を
    認めた場合
  3）次の①または／および②の検査値のいずれかを
    認めた場合（なお②に関しては，まれに各検査共
    に真の肝機能障害に基づかない異常値を示す場
    合があり，2種類以上の検査の実施が望ましい）
    ①血清 GPT 値：150 mIU/m*l* 以上
    ②血清アルブミン値：2.8 g/d*l* 以下
      血清コリンエステラーゼ値：0.6 Δ pH 以下
      血清ヘパプラスチンテスト値：60％以下
      血清 LCAT 値：350 U 以下
      血清ビリルビン値：2 mg/d*l* 以上

</td><td>

2．血液検査後に判断が必要な場合
  1）原因の如何にかかわらず，肝障害・急性肝炎治癒期
    慢性肝炎・肝硬変
  2）左記の 1.2)，1.3) であった者の許可条件：
    1～2週間の間隔で血液検査が共に左記 1.3) で示し
    た値より基準値に近い値である場合
    スポーツの継続は，①自覚症状として倦怠・疲労感
    の出現や食欲低下がない，および②1～2カ月ごと
    の検査結果で悪化が認められない場合

接触性スポーツ
1．禁止基準
  1）非接触性スポーツの禁止項目に該当する場合
  2）HBs 抗原陽性の場合は，必ず HBV・DNA 値を測定
    し，HBV・DNA 陽性の場合は禁止し，専門機関にて
    治療を行う[i]
  3）HCV 抗原陽性の場合は HCV・RNA 値を測定する[ii]

</td></tr>
</table>

[i] HBV・DNA 陽性血液は，極めて感染力が強いため
[ii] HCV・RNA 陽性血液は，感染力は HBV・DNA 陽性血液に比べ著しく弱いことから，接触性スポーツ参加に際しては現場で出血に対する処置を十分に行うこと

（日本臨床スポーツ医学会学術委員会内科部会勧告，2005[8]）

　質は不耐症がある場合 0.5 ～ 0.7 g/kg/日とし，
肝不全用経腸栄養製剤を併用する．

（伊藤　修）

chapter 7 小腸機能障害

I 小腸の構造と生理

1 解剖学的構造[1]

消化管は人体のなかで最も長い臓器であり，この長さに進化したのは，食物を効率よく消化し，さまざまな栄養素を吸収するためである．小腸は胃から入り大腸へと続く消化管で，十二指腸・空腸・回腸に分けられる．十二指腸は後腹膜に固定されている部分が多く，可動性があまりないのに対して，空回腸は腸間膜で腹腔後壁にぶらさがるように存在しているため可動性がある．

栄養素の体内への輸送のほとんどが，小腸で行われており，大腸では水分と電解質の輸送が主な役割である．ヒトでは小腸は長さ約6m，直径2.5〜3.0cm，大腸は長さ約1.5m，直径6.0〜7.5cmといわれているが，実際には腸の平滑筋が収縮しているため，生体内では小腸は約3mまで短くなっている．

小腸内壁には腸絨毛とよばれる突起が発達し，腸絨毛の表面には微絨毛とよばれるさらに小さな突起が無数に存在している．小腸全体にわたるケルクリング皺襞により小腸の表面積は約3倍となり，絨毛の存在により約30倍，微絨毛の存在により約600倍にまで拡大され，消化吸収効率を上昇させている．

腸絨毛は長さ約0.5〜1.6mmで，その表面は単層円柱上皮細胞に覆われている．そのほとんどが栄養を吸収する吸収上皮細胞で，他に杯細胞とよばれる分泌細胞が一部存在している．小腸は腸管内腔側から順に，粘膜，粘膜下組織，筋層，漿膜の4層構造となっている．粘膜は，上皮細胞層，粘膜固有層，粘膜筋板に分かれており，筋層は外側の縦走線維層と内側の輪走線維層に分かれ，どちらも平滑筋である．円柱状の吸収上皮細胞が並ぶ上皮細胞層には，杯細胞が点在し，絨毛のくぼみである腸腺窩には分化の盛んな吸収上皮細胞層に混じって，杯細胞，内分泌細胞（ホルモン産生），パネート細胞（抗菌物質産生）などが点在する．

血管，リンパ管，神経などは，絨毛を支持する粘膜固有層を走行している．

2 小腸活動のエネルギー源

小腸活動のエネルギー源は，TCAサイクル（tricarboxylic acid cycle：クエン酸回路）によって供給される．酸化される基質としては，小腸粘膜血流中にあるブドウ糖，遊離脂肪酸，アミノ酸が挙げられる．他に小腸細胞中のグリコーゲンやトリグリセリドがピルビン酸や脂肪酸に代謝された後に，基質として利用される．TCAサイクルにより生成されたATPがATPaseによって脱リン酸化される過程においてエネルギーが供給され，小腸平滑筋の蠕動運動や小腸粘膜における濃度勾配に逆らっての輸送（能動輸送）を可能とする．

アミノ酸はタンパク質の基質として使用されるが，腸管機能維持にもかかわっている．グルタミン，グルタミン酸，アスパラギン酸は，小腸で吸収され大部分がそのまま小腸粘膜で代謝される．これらのアミノ酸は代謝燃料として小腸上皮細胞

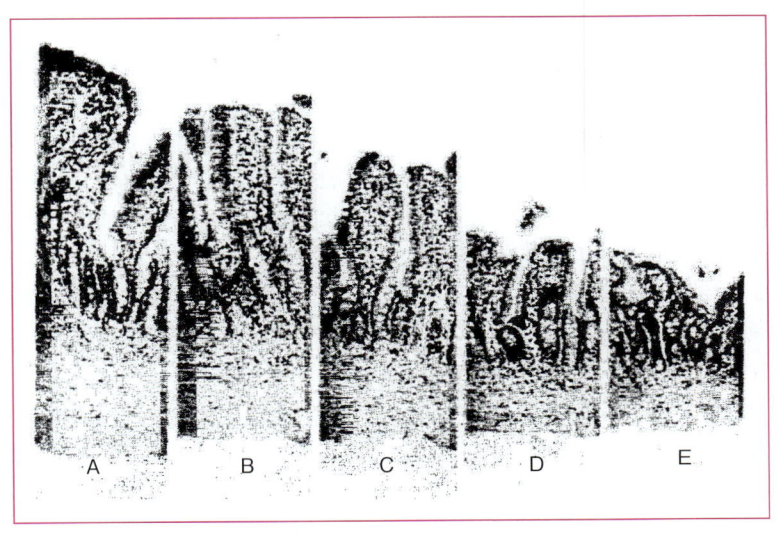

図7-1 腸管粘膜の廃用性萎縮
A：ラット用標準飼料，B：経腸栄養剤＋食物繊維，C：経腸栄養剤，D：成分栄養剤，E：中心静脈栄養.

そのもののエネルギー源となっており，その割合はグルコースよりも多いと考えられている.

3　小腸の免疫機能

腸管は個体の内外を分け隔てる物理的境界として存在しているため，外部環境と常時接触している状態であり，変化する外部環境に応じて適切な応答をする必要がある. その一つが免疫応答であり，腸上皮は物理的バリアとしての機能だけではなく，生体外環境（腸内細菌や食事抗原）に対する免疫寛容の誘導と病原体の排除機構を両立させ，腸管免疫として機能している.

小腸は，胃酸や胆汁酸などの消化液，腸管蠕動運動，腸管上皮の構造や機能などにより，バリア機能が働いている. しかしながら，中心静脈栄養法（total parenteral nutrition；TPN）などの非経腸栄養管理の長期化による腸管粘膜の萎縮，ショック・低栄養などの全身性の侵襲，炎症性腸疾患，放射線照射などにより，腸管粘膜への接触および腸管粘膜透過性の亢進が起こり，病原微生物の腸管粘膜への侵入を許す[2]. 消化管内の生菌が消化管粘膜上皮層を通過し，体内に侵入することが観察される. このような現象は bacterial translocation（BT）とよばれている. BT の機序として，腸管バリア機能の破綻の他に，腸内細菌叢の異常や宿主の免疫低下が挙げられる.

人体の腸管内には数々の細菌や真菌が存在して腸内細菌叢を形成している. 重度の侵襲や感染に対する抗生物質の投与によって，平衡状態であったこれら腸内細菌叢のバランスが崩れ，細菌の異常増殖やその毒素（toxin）の腸管内移行を引き起こす.

腸管には好中球やマクロファージといった免疫細胞により免疫学的バリアが形成されており，局所的免疫機構として人体最大のリンパ節組織である回腸末端部の腸管関連リンパ組織（gut-associated lymphoid tissue；GALT）が存在している. 非経腸栄養管理によって GALT 内の免疫細胞の減少[3]や腸管上皮での IgA 分泌障害が生じ，腸管粘膜から病原体の侵入を許す. また，宿主自体の免疫低下[4]によって，腸管内より侵入した病原体への免疫応答が低下することも原因の一つと考えられる.

TPN を行うことにより，先に挙げた免疫応答の低下以外に，実際に小腸で粘膜，筋層を含めた，いわゆる gut mass の減少が認められ（**図7-1**）[5]，他にも絨毛の短縮，細小化，酵素活性の

低下がみられる．ヒトではこの変化は2〜3週間のTPNの実施で起こるといわれている．外科患者を対象とした臨床試験では，早期から経腸栄養（enteral nutrition；EN）を施行すると経静脈栄養（parenteral nutrition；PN）を施行した患者と比べ，肺炎や腹腔内膿瘍などの感染症が有意に抑制されたとの報告[6]があり，BTの予防に早期からのENの重要性が示唆されている．また，プロバイオティクス療法として生菌製剤（ビフィズス菌や酢酸菌など）の投与や，免疫能の増強を目的とした特殊な栄養素である免疫賦活栄養剤の投与がBTの予防や治療として行われている．

4　消化管運動[7,8]

　小腸は，栄養素の主たる消化・吸収の場である．液状になった内容物を消化液と混和して，これをさらに前進させ，小腸吸収面である絨毛ないし微絨毛に接触させる．内容物を絞り出すように前進させる運動は蠕動とよばれ，小腸では十二指腸上部近傍から開始される．消化管運動を構成する要素として，消化管平滑筋，カハール介在細動，消化管神経系が挙げられる．

　蠕動運動は，小腸平滑筋の収縮・弛緩によるが，平滑筋細胞はイオン勾配によって膜の内側が負に帯電しており，消化管の部位によって固有のリズムで脱分極を繰り返している．そのリズムは3〜10秒間ごとで，electrical control activity（ECA）とよばれている．この電位変化の頻度は，上部小腸において毎分11〜12回程度で，回腸部に近づくに従って頻度は少なくなる．ECAだけでは収縮は生じず，バースト状に発生する活動電位（electrical response activity；ERA）がECAに重なって初めて平滑筋の収縮が生じる．

　カハール介在細胞（interstitial cells of Cajal；ICC）は，消化管においてペースメーカー細胞としての役割をもっている．ICCは消化管の筋層に網状に分布しており，律動的変動電位をつくり出す．また，ICCは消化管神経系から平滑筋への伝達を仲介している．

　さらに小腸の運動には自律神経系が大きくかかわっており，外来性の交感神経系と副交感神経系の他に，内在性の腸管神経系により調節されている．副交感神経の興奮を伝える迷走神経の遠心性線維は，広く小腸に分布しており，食事やストレスに反応して小腸運動を亢進させる．また，小腸壁に内在している神経叢は，迷走神経刺激や腸管伸展に反応してアセチルコリンを遊離し，腸管平滑筋活動を亢進する．一方，交感神経の遠心性線維の興奮により腸管運動は減弱し，腸管からの情報は迷走神経の求心性線維を介して伝達される．これら神経支配の他に，消化管ホルモン（セロトニン，ガストリン，コレシストキニン，インスリンなどで亢進，グルカゴン，セクレチンなどで抑制）や局在物質（サブスタンスP，NOなど）によっても腸管運動が調節されている．また，消化管ホルモンにより胃酸や膵液などの消化液の分泌が調節されている．

5　消化吸収

　消化管では毎日，多量の栄養素や電解質を含む約8〜10 l の水分が扱われており，その水分や電解質のほとんどが小腸で吸収されている．便中に排泄される約100 mlの水分を残して，残りの約1.5 l の水分は大腸で吸収される．これら水分，栄養素，電解質の吸収には，いくつかの様式が存在しており，腸管の刷子縁に存在している複数の輸送タンパクによるのはもちろんだが，水分の吸収においては，Naイオン，Clイオン，重炭酸イオンなどの電解質の能動輸送の結果として生じるところが大きい．

　また，小腸の部位によって吸収されやすい物質が異なっているため，外科手術で切除された部位によって，吸収障害が生じる物質に偏りが生じることになる．胃に近い十二指腸から空腸にかけては，2価の電解質であるFe，Ca，Mgなどが吸収され，空腸では糖質や水溶性ビタミン類が吸収される．小腸の中間部分では消化に時間のかかるタンパク質や脂肪，脂溶性ビタミンが吸収される．回腸ではビタミンB_{12}や胆汁酸塩が吸収される（**図7-2**）．

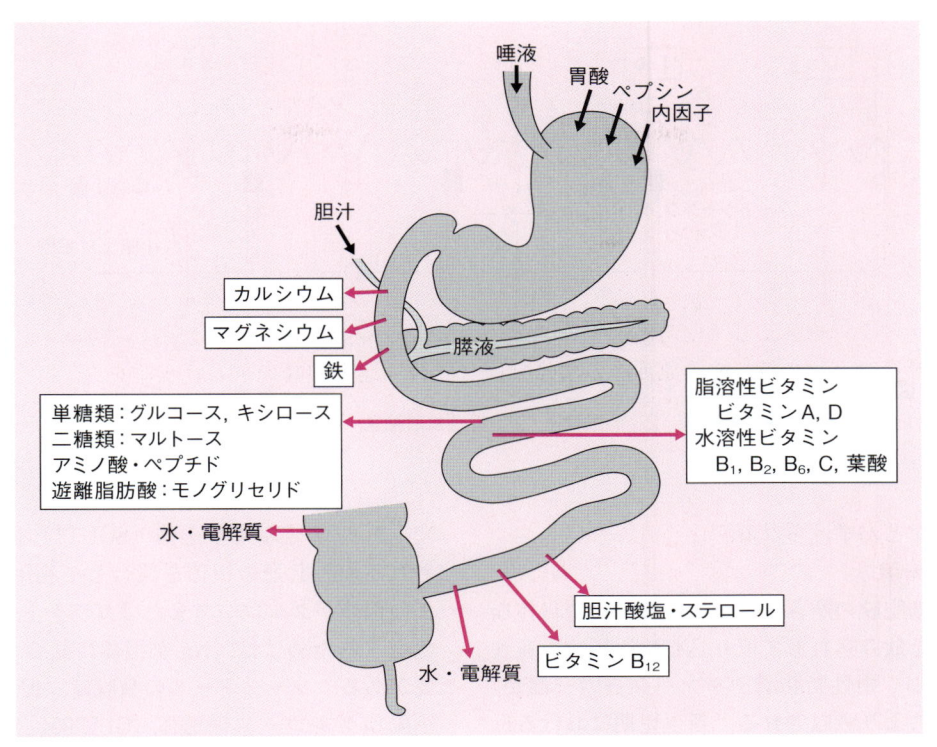

図 7-2　栄養素の消化・吸収部位

（高久史麿・他，2009[14]）

1）輸送様式（図7-3）

(1) 単純拡散輸送

　小腸粘膜において，細胞膜内外の濃度勾配に従って受動的に輸送（吸収）する方法であり，エネルギーを必要とせず，膜内外での濃度勾配が大きいほど，拡散速度は速くなる．受動輸送ともいわれる．

　この様式で吸収される物質は，脂溶性物質のほとんどのものである．脂質，脂溶性ビタミン，薬物，水分などが挙げられる．

(2) 能動輸送

　小腸管腔内の物質を，その電気化学的勾配に逆らって（管腔内の低い濃度側から細胞内の高い濃度側へ）輸送する方法である．電気化学的勾配に逆らって輸送するため，単純拡散輸送とは異なり，エネルギー（主にATP）を必要とする．膜に存在する担体タンパクは腸管内腔で輸送される物質と結合し，この結合した状態で膜を通過す

る．このように輸送には担体タンパクが必要であるため，輸送する物質濃度が高濃度の場合には飽和現象が認められる．

　この様式で吸収される物質には，Na，K，Ca，Feなどの電解質，グルコース，ガラクトース，アミノ酸，ジペプチド，ビタミンB12，胆汁酸などが挙げられる．

(3) 促進拡散輸送

　物質によっては濃度勾配によって細胞膜を通過できないため，小腸管腔側の膜に存在する担体と結合することで，その物質は膜を通過する．この膜輸送を促進拡散輸送とよぶ．単純拡散輸送と同様，濃度勾配に従った移動であり，同じく担体を必要とする能動輸送と違いエネルギーを必要としない．担体を使用するため，飽和現象がみられるが，単純拡散輸送の数倍～数十倍速く平衡に達する．

　この様式で吸収される物質には，グルコース，フルクトース，ガラクトース，アミノ酸，水溶性

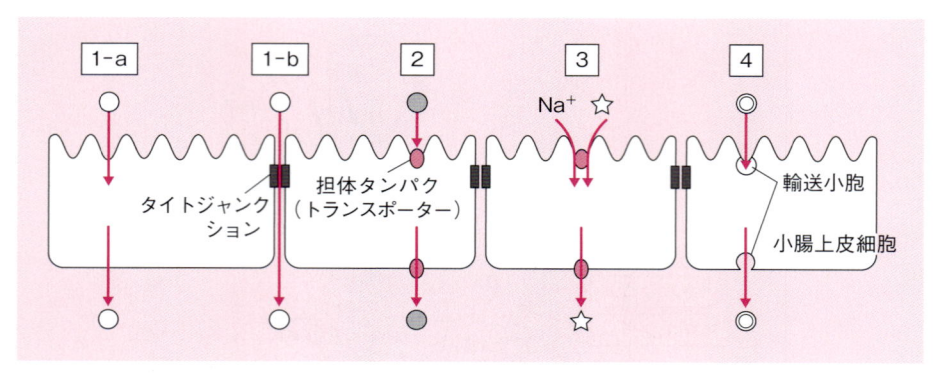

図7-3 吸収の様式
1-a, 1-b：単純拡散輸送，2：能動輸送，3：促進拡散輸送，4：貪食作用.

ビタミンなどが挙げられる.

(4) 貪食作用

　小腸の細胞膜の巻き込みによって，物質自体ないし溶液を飲み込む形で取り込む輸送様式を貪食作用とよぶ.　中性脂肪滴やタンパク質の一部が，この様式により吸収される.　新生児期における母乳からの免疫グロブリン（IgA）の吸収や，成人における特定のアレルギーの発生において重要な役割を担っている.

2）炭水化物の消化吸収

　成人が摂取する炭水化物の 2/3 以上はデンプンの形である.　その他の消化可能な炭水化物としては，ショ糖，乳糖，フルクトース（果糖）などがある.　デンプンはアミロペクチンとアミロースからなり，唾液中の α-アミラーゼによって，α-デキストリン，マルトトリオース，マルトースに分解される.　これらはいずれもそのままでは吸収されず，小腸吸収上皮細胞の刷子縁にある二糖類分解酵素およびオリゴ糖分解酵素によって加水分解され，グルコース（ブドウ糖）が生じる.　二糖類であるショ糖はグルコースとフルクトースに，乳糖はグルコースとガラクトースに，それぞれ分解・吸収される.

　糖質の吸収は，能動輸送と促進拡散輸送を示す特異的な糖輸送体（グルコーストランスポーター）によって極めて速やかに行われる.　グルコースとガラクトースは能動輸送系の糖輸送担体である

Na^+グルコース共輸送体（SGLT1）により吸収されるが，共通の担体を競合して利用している.　この担体がグルコースまたはガラクトースを能動輸送するためには，Na が担体に結合している必要がある.　フルクトースの吸収は，促進拡散系の小腸型グルコース輸送体（GLUT5）により行われる.　さらに，経細胞内輸送を経て基底膜に運ばれた単糖は，広い基質特異性をもつ促進拡散系の肝型グルコース輸送体（GLUT2）により毛細管へ輸送される.

3）タンパク質の消化吸収

　小腸では摂取された食物中のタンパク質のみならず，遊離や剥離によって腸管腔に存在するタンパク質をも吸収する.　通常，タンパク質吸収のためには，あらかじめアミノ酸や小ペプチドに分解されている必要がある.　胃酸の低 pH によってペプシノーゲンはペプシンに活性化され，ペプシンによりタンパク質はペプチドやアミノ酸に分解される.　それらは胃から十二指腸に運ばれ，膵から分泌されるトリプシン，キモトリプシン，エラスターゼ，カルボキシペプチダーゼにより，タンパク質はジペプチドやトリペプチドまで分解される.　さらに小腸吸収上皮細胞の刷子縁にあるジペプチダーゼ，アミノペプチダーゼにより遊離アミノ酸にまで分解される.　生じたアミノ酸は，Na 依存性および Na 非依存性の担体によって吸収される.　ジペプチドとトリペプチドは，小腸刷子縁

に存在する H^+ 勾配を使用して輸送するペプチドトランスポーター（peptide transporter 1；PEPT1）によって吸収される[9]．

4）脂質の消化吸収

脂質はまず舌・咽頭リパーゼにより分解が開始され，胃リパーゼに続くが，主には十二指腸での膵リパーゼと胆汁によるところが大きい．さらに脂質は，吸収しやすいように水溶化する必要があり，この水溶化のことを乳化（エマルジョン化）とよぶ．乳化は，リパーゼによる消化（遊離長鎖脂肪酸とモノグリセリドに分解）と，抱合胆汁酸塩が小粒子内に取り込み可能な状態にすること（ミセル化）による．ミセル化された後，腸管より単純拡散輸送により吸収される．また，膵から分泌される補因子のコリパーゼは，リパーゼと胆汁酸塩の複合体形成に関与するとともにpH調節の役割も担っている．

吸収された長鎖脂肪酸は脂肪酸結合タンパクと結合して滑面小胞体に輸送され，そこでモノグリセリドを経由してトリグリセリドにまで再合成される．トリグリセリドからカイロミクロンが形成され，さらに糖タンパクが加わったカイロミクロンは，エクソサイトーシス（逆貪食作用）によって放出され，リンパ管を経由して循環血液中に入ることになる．

中鎖および短鎖中性脂肪の消化では，小腸リパーゼが重要な役割を果たし，必ずしもミセル形成を必要とせずに中鎖および短鎖脂肪酸の形で吸収され，また中性脂肪に再合成されることなく大部分が直接門脈に入り血清アルブミンと結合し，肝臓まで運ばれる．

胆汁酸の一部は単純拡散輸送によって再吸収されるが，ほとんどは遠位回腸において Na^+/胆汁酸共輸送担体である apical sodium-dependent bile acid transporter（ASBT）によって再吸収され，約95%が門脈血流中に入り肝臓で再利用される．これを胆汁酸腸肝循環という．

5）水・電解質の吸収

水・電解質を吸収する過程で最も重要な役割を果たすのは，Naイオンの能動輸送とこれに伴う水分および電解質（特に陰イオン）の吸収である．Naイオンの吸収は，主に小腸粘膜の電気化学的勾配に逆らって行われる能動輸送により行われており，これに伴いClイオンが電気化学的勾配に従って受動的に輸送される．水分の吸収は，NaイオンとClイオンによって生じた浸透圧勾配に従って受動的に輸送されることになる．

小腸でのNaイオンの輸送は3つに分けられ，①糖質やアミノ酸のNa依存性のトランスポーターによる共輸送，②Naイオン/Hイオン交換体（Na^+/H^+ exchanger；NHE）による電気的中性な NaCl 輸送[10]，③主に大腸においてであるがNaイオンチャネルによるもの[11]，が挙げられる．糖質やアミノ酸との共輸送体によりNaイオンが吸収されるため，糖質やタンパク質を摂取することで，Naイオンの吸収が促進されることになる．また，NHEには複数のアイソフォームが存在しており，Naイオンと水分の吸収にはNHE3が最も重要であることがわかっている．NHE3の遺伝子異常が，先天性ナトリウム下痢症と関連しているとされる[12]．

Clイオンの輸送もNaイオン同様大きく3つに分けられる．①電気化学的勾配による単純拡散輸送，②NHEとClイオン/重炭酸イオン交換体による輸送，③重炭酸イオン依存性によるもの，である．小腸においては，単純拡散輸送が最も重要な輸送方法となるが，大腸では主に交換輸送によるなど，腸管部位によって輸送方法が異なる．

6）2価イオンと微量元素の吸収[1, 13]

カルシウム（Ca）は十二指腸で能動輸送により吸収されるが，Caは中性の状態でイオン化しておらず，胃酸によって可溶化され十二指腸で吸収可能な状態になる．十二指腸にはCa結合タンパクとCa-ATPaseがあり，腸管からは促進拡散輸送によって細胞内に吸収され，エネルギーを使った能動輸送により血液中などに移行する．脂肪の吸収不全状態では，脂溶性であるビタミンDの吸収が減少し，Caは吸収されずに残存する脂肪酸との間に不溶性の複合体をつくるので，この

2つの理由により Ca の吸収が減少する.

　鉄（Fe）は，通常経口摂取される多くは不溶性の3価イオンであり，胃酸，内因子などにより可溶化され，さらに2価イオンへと還元されて十二指腸で吸収可能な状態になる．2価の Fe は腸管腔より能動輸送により上皮細胞に吸収され，次いで血漿中のタンパクであるトランスフェリンに結合する．Fe が十分にある状態ではさらに3価イオンに酸化されて，貯蔵鉄のフェリチンとなり肝臓などに貯蔵される．

　マグネシウム（Mg）の吸収は，主に空腸と回腸において，単純拡散輸送と能動輸送の両方でなされている．亜鉛（Zn）の吸収は，大腸を含む腸管全体で行われるが，主に十二指腸と空腸の近位において吸収される．銅（Cu）は，胃と小腸で吸収されるが，主に十二指腸において2価から1価に還元され輸送される．マンガン（Mn）は，腸管で単純拡散輸送と能動輸送で吸収される．セレン（Se）はアミノ酸トランスポーターが輸送に関与しており，細胞間輸送もアミノ酸と近い方法で行われていると考えられている．クロム（Cr）はまず胃において3価の状態に変換されてから小腸（特に空腸）で吸収され，その吸収には鉄吸収の機序が関与している．

吸収の亢進に伴う臨床上の病態としては，鉄の吸収亢進によるヘモクロマトーシスと，銅の吸収亢進による Wilson 病が知られている．

7）ビタミンの吸収 [1]

　ビタミン類は成長と発達に不可欠であるものの，生体内で合成されないか，合成されても必要量に達しないため，腸管からの吸収が大変重要である．

　水溶性ビタミンのビタミン B 群，ビタミン C の吸収は空腸で行われる．ビタミン C は刷子縁にある Na 依存性の担体（vitamin C transporter-1, -2：SVCT1, 2）により吸収される．ビタミン B_{12} は胃から分泌された内因子と結合して，内因子 – ビタミン B_{12} 複合体を形成し，複合体は回腸の受容体に結合して，エンドサイトーシスにより吸収される．ビタミン B_1，ビタミン B_2，葉酸などはそれぞれ専用の担体により吸収される．

　脂溶性ビタミンであるビタミン A, D, E, K は，脂肪とともに小腸粘膜において単純拡散輸送により吸収される．胆汁酸不足や脂質の吸収障害がある場合，消化管からの脂溶性ビタミンの吸収は障害される．

（三浦平寛）

Ⅱ 疾患と小腸機能検査

1 小腸機能検査の実際 [14]

　吸収障害は，さまざまな原因に基づく幅広い状態や種々の臨床症状を示す（**表7-1**）[15]．そのため障害の有無，原因疾患，吸収障害の部位，障害の重症度などを把握することが治療において重要であり，吸収不良に対する各種検査に精通していなければならない．

　小腸機能障害の血液検査所見としては，総タンパク＜ 6.0 g/dl，アルブミン＜ 3.5 g/dl，コレステロール＜ 120 mg/dl などがあり，貧血や電解質異常も認められる．肝臓で合成され，半減期の短い rapid turnover protein（トランスフェリン，

プレアルブミン，レチノール結合タンパク）の低下などもみられる．

　血清シトルリン値は腸管機能を反映し，腸管機能評価および TPN 離脱時期の判断に有用である [16]．シトルリンはタンパク質合成に使用されないアミノ酸で，1914 年に日本でスイカの果汁に含まれていることが発見された．食物には基本的にほとんど含まれていないため，生体内のものはほぼ内因性である．小腸細胞内において，アルギニン，グルタミンはオルニチンに変換され，さらにシトルリンに合成されるが，これら変換酵素は肝臓と小腸に存在し，血清シトルリンの値は十二指腸以下の残存小腸の長さと強い相関があ

表7-1 主な栄養素の吸収部位および欠乏症状

部位	栄養素	欠乏症状
十二指腸～上部空腸	Fe, Ca, Mg, Zn	鉄欠乏性貧血, テタニー, 皮疹, 口内炎など
空腸	水分	脱水
	糖	下痢, 衰弱
	蛋白質	浮腫
	脂肪	脂肪性下痢, 衰弱
	脂溶性ビタミン ビタミンA ビタミンD ビタミンE ビタミンK	 夜盲症 くる病, 骨軟化症 溶血性貧血 凝固機能異常
	水溶性ビタミン ビタミンB_1 ビタミンB_2 ビタミンB_6 ニコチン酸	 脚気, Wernicke脳症 口角炎, 舌炎など 末梢神経障害 ペラグラ
	葉酸	巨赤芽球性貧血
回腸末端	ビタミンB_{12}	巨赤芽球性貧血
	胆汁酸塩	脂肪吸収障害, 下痢

（大久保秀則・他, 2013[15]）

り, さらにタンパク質および脂肪の消化吸収量とも有意に相関する[17]. 具体的な評価としては, 血清シトルリン値が20 nmol/ml以上である症例はTPNから離脱できる可能性があり, 10～20 nmol/mlでは間欠的なTPNが検討されるが, 10 nmol/ml以下ではTPN離脱は困難である[18].

糞便中脂肪の定量は, 約50 gの脂肪を含む常食摂取時の糞便を3日間連続採取し, 糞便中の脂肪量を測定する検査である. 吸収不良を確定するのに最も信頼度の高い検査であり, 吸収不良の明白な証拠となる. 1日糞便中の脂肪が6 g以上で消化吸収障害があると判定する.

吸収不良のときの糞便は, 腐敗臭を有し, 灰白色で光沢を帯びており, 粥状または泥状便で量も多い. 中性脂肪を含む脂肪便では, 未消化の筋線維が混じっている. ズダンⅢ染色による便塗抹標本染色は, 比較的簡単で直接的な便脂肪のスクリーニング検査である. オレンジ色の比較的大きな脂肪滴が1視野（×100）に10個以上みられる場合が異常である.

D-キシロース吸収試験は, 絶食した患者にD-キシロース25 gか5 gを経口摂取させ, 続く5時間の尿中排泄キシロース量を測定する検査であり, 特に空腸の機能を反映する. 5 gでは25 gに比べやや感度は劣るが, 嘔気や下痢などの副作用は起こりにくい. 尿量が十分でGFR（糸球体濾過率）が正常だと仮定すると, 5 gのときの正常排泄量は1.5 g以上であり, それより低い場合は異常である.

血中胆汁酸濃度を測定することで, 肝・胆道系の胆汁酸腸肝循環が障害されていない場合, 回腸末端における胆汁酸吸収機能を推測できる. 胆汁酸代謝に異常がある場合には, 経口胆汁酸負荷試験を実施する. 回腸末端部の吸収障害では, 負荷試験での最高胆汁酸濃度は低値であり, さらにピークが遅れて出現する.

ビタミンB_{12}吸収試験（シリングテスト）は, 回腸末端の吸収能を反映する. ビタミンB_{12}の吸収不良の原因を確かめるのに効果的であり, 放射線で標識されたビタミンB_{12}の尿中排泄が減少していれば吸収不良を示す. 内因子と結合した標識ビタミンB_{12}により排泄が正常値に修正されれば, 吸収不良は胃の内因子活性の喪失によるものである. 内因子と結合したビタミンB_{12}で排泄が

修正されなければ，慢性膵炎，薬物（アミノサリチル酸など），小腸疾患（盲係蹄症候群，空腸憩室，回腸疾患）が疑われる．

呼気テストにて消化・吸収障害や腸内細菌叢の異常を推測することができる．非放射性同位元素 ^{13}C をラベルした物質を経口投与させ，呼気中の ^{13}C 二酸化炭素を測定することにより，その物質の消化・吸収の程度を推測する．ただし，呼吸機能や代謝異常がある場合には，結果の信頼性は低下する．また，腸内細菌の異常増殖では，水素の発生が増えるため，呼気中の水素を測定することで腸内細菌の異常増殖を推測できる．

小腸造影では，粘膜ヒダの薄くなった膨張した小腸係蹄や憩室の存在，肥厚した粘膜ヒダ，レリーフの粗大断裂，腸管運動の低下や拡張を認めることがあり，吸収不良を示唆する所見である．また，腹部 X 線において，慢性膵炎の徴候として膵臓の石灰化がみられる．

腹部 CT では，絨毛の萎縮を検出することはできないが，腹腔内リンパ節腫大，腸管壁の肥厚，腸管の拡張，炎症性変化などを診断できる．また，膵疾患の同定にも有用である．小腸 MRI は，CT 同様に微細な粘膜の変化を描出することはできないが，小腸の部分的な粘膜肥厚，敷石状隆起，潰瘍形成，瘻孔などは診断可能である．

小腸の生検は，絨毛の形態や炎症細胞浸潤などの他に，小腸細菌叢の微生物学的検査に用いる空腸液標本が同時に採取できる．疾患によっては，病変部位や特徴的な組織所見により生検診断が有用となる．採取された粘膜標本は，酵素活性検査も行われる．酵素活性検査により，Whipple 病，リンパ肉腫，腸リンパ管拡張症，ランブル鞭毛虫症などが診断可能である．これまでの内視鏡では小腸の観察は困難であったが，近年，小腸カプセル内視鏡検査の開発によって小腸全体の観察が可能となってきている．

（三浦平寛）

Ⅲ 短腸症候群

吸収不良症候群はさまざまな機序や疾患によって起こり（表7-2），各疾患および病態に対し個別な対応が求められる．この吸収不良症候群のなかで，小腸機能障害のリハビリテーションを実践するうえで，短腸症候群（short bowel syndrome；SBS）の理解が不可欠である．SBS は小腸が広範に切除され，吸収面積が減少して，消化吸収が妨げられた病態である．その特徴は術直後期から安定期までの時間経過によって症状が変化することと，小腸の部位により吸収する栄養素が異なっているため，切除される部位によって発生する障害が異なることである．栄養管理法の威力が最も発揮される病態であり，在宅栄養療法の進歩とともに，長期生存のみならず，家庭・社会復帰を見据えた管理が必要となる．また，成人と小児では SBS を引き起こす疾患が異なり（表7-3），小児では成長に伴う長期的な問題，成人では背景疾患による違いがあるため，残存小腸の状況などの患者個々の病状に応じて対応する必要がある．

1 短腸症候群の定義と原因となる基礎疾患

残存小腸の長さにより，小児では 75 cm 未満，成人では 150 cm 未満または正常小腸長の 1/3 以下の場合に SBS と定義される．その原因疾患は，成人と小児で異なり，成人では腸間膜動脈閉塞症，絞扼性および癒着性イレウス，外傷，クローン病，悪性腫瘍などであるが，小児では腸回転異常に伴う腸軸捻転，先天性多発性小腸閉塞，壊死性腸炎などが挙げられる（表7-3）.

2 腸管大量切除の病態

病態の中心は，小腸の吸収面積の減少と小腸通

表 7-2　吸収不良症候群の原因分類

消化不良
- 胃切除後
- 膵酵素の欠乏または不活化
- 膵外分泌不全：慢性膵炎，膵臓癌，囊胞性線維症，膵不全（先天性または後天性）
- ガストリノーマ：リパーゼの酸による不活化
- 薬物：orlistat（リパーゼ阻害薬）

十二指腸内の胆汁酸の濃度低下／ミセル形成障害
- 肝疾患：肝実質病変，胆汁うっ滞性病変
- 小腸内細菌異常増殖：解剖学的うっ滞；流入係蹄うっ滞，盲係，狭窄，瘻孔
- 機能的うっ滞：糖尿病，強皮症，腸管偽性閉塞症
- 胆汁酸の腸肝循環の阻害：回腸切除，Crohn 病
- 薬物（胆汁酸と結合あるいは沈殿させる）：neomycin，cholestyramine，炭酸カルシウム

粘膜吸収障害
- 腸管切除またはバイパス
- 炎症，浸潤，感染：Crohn 病，アミロイドーシス，強皮症，リンパ腫，好酸球性腸炎，肥満細胞症，熱帯性スプルー，セリアック・スプルー，collagenous sprue，Whipple 病，放射線腸炎，葉酸とビタミン B_{12} 吸収障害，感染症（サルモネラ，ジアルジア），GVHD
- 遺伝的疾患：二糖類分解酵素欠損症，無 γ グロブリン血症，無 β リボタンパク血症，シスチン尿症

栄養素の腸管への移送の障害，または腸管からの移送の障害，あるいはその両者
- リンパ管閉塞：リンパ腫，リンパ拡張症
- 循環障害：うっ血性心不全，収縮性心外膜炎，腸間膜動脈硬化症，血管炎

内分泌・代謝障害
- 糖尿病，副甲状腺機能低下症，副腎不全，甲状腺機能亢進症，カルチノイド症候群

表 7-3　短腸症候群を引き起こす主な原因疾患

	原因疾患
小児	壊死性腸炎 腸回転異常・中腸軸捻転 多発の小腸閉鎖 腹壁破裂 内ヘルニア 広範囲型ヒルシュスプルング病 ヒルシュスプルング病類縁疾患　　など
成人	外傷 腸間膜動脈血栓，塞栓症 クローン病 悪性腫瘍 放射線性腸炎 外科切除　　など

（荒金英樹，2015[16]）

過時間の短縮のために，種々の栄養素の吸収障害（表 7-1）が起こることであり，その状態を腸管不全（intestinal failure；IF）とよぶ．SBS のように小腸の消化・吸収面積の減少によるものを物理的 IF，ヒルシュスプルング病や炎症性腸疾患のように消化・吸収・腸管運動機能が障害されるものを機能的 IF と分類する．

空腸が切除されるとタンパク質，脂肪の吸収が著しく障害される．また，水溶性ビタミンや脂溶性ビタミン，鉄，カルシウム，マグネシウム，亜鉛の吸収障害を認める．

回腸が切除されると，脂肪，ビタミン B_{12}，胆汁酸塩の吸収障害をきたし，水様性下痢，脂肪便，胆石・腎結石を生じやすくなる．回腸末端での胆汁酸塩再吸収が障害されると腸管循環が途絶え，進行性脂肪吸収障害が起こる．回腸末端で吸収されない胆汁酸が結腸に直接流入することで下痢の原因にもなり得る[15]．

回盲弁が切除されると腸通過時間が短縮され，小腸内での bacterial overgrowth が起こり，水分，電解質および栄養素の吸収が障害される．いわゆる腸内細菌異常増殖症候群を呈する．

大腸が切除されると水分，電解質の吸収が障害されるため，下痢，脱水，循環血液量減少，低ナ

トリウム・低カリウム血症をきたす.

消化管ホルモンの分泌の場が切除された結果,消化液の分泌に異常をきたし,胃酸分泌の亢進,膵液分泌の減少,胆汁量の減少などを認める.また,先にも述べたように消化吸収には種々の消化酵素がかかわっており,消化酵素活性の低下は消化吸収障害を引き起こす.特に,脂肪酸をミセル化する作用が低下し,脂肪を主体とした消化吸収障害が起こる[19].

3 合併症

1) 腸管不全合併肝障害[20, 21]

腸管不全合併肝障害（intestinal failure-associated liver disease；IFALD）は,静脈栄養合併肝障害（parenteral nutrition associated cholestasis；PNALD）または静脈栄養合併胆汁うっ滞（parenteral nutrition-associated cholestasis；PNAC）とよばれ,これらは肝硬変,肝不全に進行する致死的合併症であり,栄養障害やSBSをもつ小児の治療において重要な問題の一つである.

IFALDの原因は,PNに関連したものとその他のものに分けられるが,PNに関連した原因としては,栄養不足（タンパク質,必須脂肪酸,カルニチン,コリン,ビタミンE,セレン,グルタミン,タウリン）,栄養過剰（ブドウ糖,脂質,アミノ酸,特にメチオニン）,または毒性物質（フィトステロール,マンガン）が考えられている.その他の原因として,腸管細菌叢の異常などに伴うBT,敗血症,肝臓の循環不全による肝細胞障害,全身状態の悪化などが挙げられる.

IFALDの予防ならびに治療は,①可能な限り原因となるPNへの依存度を軽減し,残存する腸管を最大限に利用すること,②個々の症例の病態を的確に評価し,適切なPNを実施すること,③SBSや腸管内容のうっ滞に伴う腸内細菌叢の異常と合併するBTや敗血症を最大限に予防すること,である.

2) カテーテル関連血流感染症（表7-4）

カテーテル関連血流感染症（catheter related blood stream infection；CRBSI）は,中心静脈カテーテルが留置されている患者において,突然の発熱を認めた場合に必ず疑う必要性がある疾患である.基本は「カテーテル留置期間中に発熱,白血球増多,CRP上昇などの感染徴候があって,カテーテルを抜去することによって解熱,その他の臨床所見の改善をみたもの」と定義される[22].CRBSIそのものが致死的合併症であり,さらに敗血症はIFALDの独立した危険因子であるため,CRBSIの予防が重要である.また,CRBSIが疑われた場合は,血液培養を提出し,カテーテル抜去と抗菌薬による治療を速やかに行う.CRBSIであるかを確認するために,抜去カテーテル先端の培養も行うべきである.

3) 慢性期合併症

小児の場合,特に問題となるのは,成長発育障害（低身長や骨障害）であり,これらは栄養障害,ビタミンD,カルシウム,マグネシウム,リン酸塩などの吸収障害などにより発生する.マグネシウムは,血清値が正常であっても欠乏状態である場合があり,24時間尿中マグネシウムを測定することが望ましい.また,リン酸塩の欠乏はほとんど起こらないと考えられている.

胆汁酸吸収障害,bacterial overgrowthなどを原因に,水様性下痢および脂肪便が頻発し,胃酸分泌の亢進のため酸性下痢便となる.回腸切除（特に回腸末端）症例では,ビタミンB_{12}の吸収障害による巨赤芽球性貧血,空腸切除症例では,鉄の吸収障害による低色素性貧血が発生する.したがって,それらを予防するためにビタミンB_{12}の筋肉注射や鉄剤の静脈投与にて補給する必要がある.ただし,微量元素製剤の長期投与例では,血清鉄およびフェリチンが異常高値を示す症例が存在し,ヘモクロマトーシスを防ぐためにモニタリングを行うべきである[23].

D-乳酸アシドーシスは炭水化物の過剰摂取とbacterial overgrowthに関連して発生する.未消

表7-4　カテーテル感染症の分類と定義

localized catheter-related infection：LCRI（局所的カテーテル感染）
　カテーテル局所の感染で，全身性感染症状を伴わない．
　　1．localized catheter colonization（微生物定着カテーテル）
　　　発熱等の臨床症状はないが，抜去したカテーテル先端の培養で微生物が検出される．
　　2．exit-site infection（刺入部感染）
　　　カテーテル刺入部から2cm以内に発赤，圧痛，硬結，膿汁排泄を認める．
　　3．tunnel infection（皮下トンネル感染）
　　　カテーテル刺入部から2cm以上離れた部位に発赤，圧痛，硬結を認める．Broviac/Hickman catheter などの
　　　皮下トンネルに感染を認める．
　　4．pocket infection（皮下ポケット感染）
　　　完全皮下埋め込み式カテーテルのポートを埋め込んだ皮下ポケット部分の皮膚の発赤や皮膚壊死，または膿汁
　　　の貯留を認める．

systemic catheter-related bloodstream infection：SCRBSI（カテーテル関連血流感染症）
　発熱，その他，全身性感染症状を伴う．
　　1．microbiologically confirmed catheter-related bloodstream infection：MCRBSI（微生物学的 CRBSI）
　　　他に明らかな感染源がなく，カテーテル先端培養で微生物が検出される．臨床的にはカテーテル抜去により感
　　　染徴候が消退する．
　　2．clinical catheter-related bloodstream infection：CCRBSI（臨床的 CRBSI）
　　　カテーテル抜去により感染徴候が消退するが，カテーテル先端培養では陰性，または未提出．血液培養の結果
　　　とは合致しなくても，臨床的症状の消退をみれば，この範疇に入れる．
　　3．cathter-associated bloodstream infection：CABSI（カテーテル関係血流感染症）
　　　カテーテルを抜去しても感染徴候は消退せず，全身性感染徴候が持続している．カテーテル先端培養は陽性の
　　　場合も，陰性の場合もある．感染徴候が出現する48時間以内にカテーテルが留置されている場合，この範疇
　　　に入れる．全身的感染症に対する治療が必要である．

（静脈経腸栄養ガイドライン　第3版，2013[22]）

化炭水化物が異常発酵されることで，D-乳酸が多量に産生されるためである．一時的に絶食にすることで軽快するが，重症である場合や頻回に生じる場合には，一度 PN への移行を考慮する必要がある[22]．

　脂肪・タンパク質の消化吸収障害により，体重減少，低タンパク血症，低アルブミン血症，低コレステロール血症が発生する．胆汁酸低下や脂肪の吸収障害に伴う脂溶性ビタミン欠乏症により，夜盲症（ビタミン A 欠乏），骨軟化症・骨粗鬆症（ビタミン D 欠乏），出血傾向（ビタミン K 欠乏）などが発生し，これらビタミン剤の静脈注射が必要となる．対して水溶性ビタミンは主に近位小腸で吸収されるため，ビタミン剤の経口投与で十分補充可能なことが多い．また，腸管血流の減少に伴い門脈血流は減少し，胆汁酸プールの減少や消化管ホルモンの喪失とともに，TPN などが原因となって脂肪肝，肝機能障害，胆石症を引き起こしやすくなる．胆石予防のために利胆薬の投与を行う場合もある．

　腎シュウ酸結石も同様に脂肪酸吸収障害，胆汁酸吸収障害により起こる．通常，シュウ酸は Ca と結合して便中に排泄されるが，脂質吸収障害により腸内で増加した脂肪と Ca が優先的に結合してしまうために腸管からのシュウ酸の吸収が促進され，シュウ酸の尿中排泄量が増加し，シュウ酸結石が生じやすくなる[16]．

4　術後経過と管理

　小腸大量切除後の経過は，**表7-5** のようにその病態により3期に分類される．すなわち，第Ⅰ期（postoperative period：術後期），第Ⅱ期（recovery and adaptation period：回復期），第Ⅲ期（stabilized period：安定期）であり，それぞれ術直後～1カ月，術後1カ月～数カ月，Ⅱ期以降数年であり，それぞれの時期に応じた栄養管理が必要となる．第Ⅰ期は頻回の下痢をきたし，電解質

表 7-5　短腸症候群の臨床病期

	名称	時期	病態	主な栄養経路
第Ⅰ期	術後期	術直後〜1カ月程度	術後の腸管麻痺に続いて腸蠕動の亢進，多量の水様性下痢をきたし，水分・電解質を中心にすべての栄養素の喪失を引き起こしやすい	TPN
第Ⅱ期	回復期	術後1カ月〜数カ月	小腸の機能が代償期に入り吸収能も改善し，水様性下痢の回数は徐々に減少	TPN 経腸栄養 経口摂取
第Ⅲ期	安定期	数カ月後〜	下痢症状はある程度コントロールされ，腸管の適応能は改善，安定した時期	TPN 経腸栄養 経口摂取

（荒金英樹，2015[16]）

表 7-6　Harris-Benedict の式

Harris-Benedict の式　基礎エネルギー消費量（BEE：kcal/日）
● 男性　[66.47 + 13.75 W + 5.0 H − 6.76 A]
● 女性　[655.1 + 9.56 W + 1.85 H − 4.68 A]

W：体重（kg），H：身長（cm），A：年齢（歳）

異常も認められ，エネルギー投与とともに水・電解質の補正が重要である．第Ⅱ期は小腸の拡張，小腸の絨毛の過形成などの適応によって，小腸機能が回復してくる時期である．切除範囲によっては，第Ⅰ期を呈さず第Ⅱ期に移行することもあれば，小腸切除が広範囲に及ぶときなどは適応が第Ⅱ期で停止することもある．

　水様性下痢が長期にわたってコントロールを要する場合には，ロペラミドなどの止痢剤や，効果がない場合には麻薬系止痢剤の投与が行われる．また，SBS の術後には，胃酸分泌過剰となるため，H₂ ブロッカーやプロトンポンプインヒビター（PPI）が胃液分泌を抑制し，下痢を抑えるのに有効である[22]．

1）第Ⅰ期の管理

　この時期は術後の早期であり，小山の分類[24]では腸管麻痺期（paralytic ileus）から腸管蠕動亢進期（intestinal hurry）にあたる．術後腸管麻痺に続き，腸蠕動が亢進，さらにホルモン環境の変化が加わるため，多量・頻回の下痢をきたす．そのため，尿量や便量をモニタリングして，水分・電解質バランスを維持するために，厳重な

管理が必要である．投与熱量については，間接カロリメトリーにより安静時エネルギー消費量を算出し，Harris-Benedict の式（**表7-6**）などを用いて生体のエネルギー需要に対して必要十分量のエネルギー投与を行う．ただし，過剰な糖質負荷は IFALD をきたしやすく，肝機能異常に注意しながら緩徐に投与熱量を上昇させることが必要である．経口摂取は下痢を悪化させるため，TPN による栄養管理が必要不可欠な時期でもある．

2）第Ⅱ期の管理

　代償機能が働き始める時期であり，水様性下痢の回数も徐々に減少する．消化吸収障害による栄養障害が存在するため，栄養管理が継続して必要であるが，下痢に留意しながら経口摂取を含めた EN を開始する時期である．EN は残存小腸の代償機能を促す効果も期待できる．また，EN を開始する場合は，小腸大量切除に伴う脂肪吸収障害が想定されるため，脂肪含量の少ない成分栄養剤を使用することが推奨されている．ただし，成分栄養剤や消化態栄養剤の有用性は確立されておらず，患者個々の病態，状態を考慮して，徐々に増量していくことが必要である．

3）第Ⅲ期の管理

残存小腸の代償機能が完成される時期であり，EN や経口摂取を進めていくと，症例により栄養療法の選択に大きな差が出る時期である．成人の場合，小腸の長さ，大腸の残存，回盲弁の有無などにもより，空腸回腸吻合で残存小腸が 30 ～ 35 cm 以下，空腸結腸吻合で 60 cm 以下，空腸瘻で 115 cm 以下の場合には TPN からの離脱が困難な場合が多いとされている．そのような例では在宅静脈栄養（home parenteral nutrition；HPN）が適応であり，HPN を導入して社会復帰を目指す．血清シトルリン値の測定を行うなどして TPN から離脱可能と判断された症例では，EN による栄養管理を行う．通常は成分栄養剤から開始して，半消化態栄養剤，普通食への切り替えを順次行う．経口栄養で栄養状態が維持できない場合は，在宅経腸栄養（home enteral nutrition；HEN）の導入を行う．

（三浦平寛）

Ⅳ　小腸機能障害のリハビリテーション

小腸機能障害のリハビリテーションは，小腸機能障害を有する患者において，消化管粘膜の増殖を促し，消化吸収能を増加させ，経静脈栄養から経腸栄養，経口摂取へと栄養投与経路を移行させていくことが目的である[25]．さらに，そのような小腸機能の改善に加えて，患者に包括的にかかわり社会生活・活動の支援をしていくこともまたリハビリテーションに含まれる．したがって，後述する intestinal rehabilitation program，在宅静脈経腸栄養や immunonutrition を理解することは腸管リハビリテーションを行ううえで重要である．

小腸機能障害をもった患者は，容易に栄養障害に陥りやすく，またサルコペニアをきたすことが多い．栄養素の欠乏を招かないように常にアセスメントし，適切な栄養管理を行っていく必要がある．

さらには，在宅静脈経腸栄養には各種デバイスが必要であるため，医療サイドのみならず，患者を取り巻く環境に関連するすべての要因に対する配慮が必要である．すなわち，家庭や勤務先などの生活環境に関連する人たちを含めた協力体制が必要となる．

1　intestinal rehabilitation program

SBS ならびに腸管運動異常などによる消化吸収障害に対する EN，PN などの栄養管理から小腸移植までの一連の管理プログラムを，最近では intestinal rehabilitation program（IRP）としてとらえるようになってきた．

IRP は，罹患年齢，背景疾患，残存小腸の状況などにより多彩な病状を呈することから，個別化したきめ細かい対応が求められる．こうした対応には他疾患におけるリハビリテーションと同様に，専門医師だけではなく，専門看護師，管理栄養士，薬剤師，社会福祉士などの多職種による専門チームの編成が必要である．さらにチームで共有したプログラムの実践と患者・家族への教育が合併症を減少させ，さらには患者・家族の QOL の改善に大きく影響すると報告されている[16, 26]．また，小児の腸管機能障害において，多職種によるチームプログラムは，罹患率と死亡率を有意に改善したとの報告もある[27]．小児では成長の問題に加え，さまざまな社会的な問題も加わることから，栄養だけではなく，多職種連携によるチームで多面的な支援に取り組むことがいっそう求められている．

IRP にはもともと運動療法は含まれておらず，運動療法の有効性は，腸管機能不全患者の栄養管理法，肝機能障害の予防と治療，小腸移植の成績向上とともに検討されるべき項目であった．しかし，近年では腸管機能障害のある患者では，低栄養やサルコペニアを認めることが多いため，リハ

表 7-7　サルコペニアの原因と小腸機能障害

加齢	高齢の小腸機能障害者では認めることがある. 後期高齢者ではより認めやすい.
活動	中心静脈栄養もしくは経腸栄養の場合，活動量が少なくなりやすい. 入院ではベッド上安静，在宅では閉じこもりのことがある.
栄養	中心静脈栄養もしくは経腸栄養を行っていてもエネルギータンパク質投与量が不十分なことがある. 重度の小腸機能障害では下痢のために低栄養や微量栄養素欠乏となりやすい.
疾患	短腸症候群の場合，手術による侵襲を認める. クローン病や腸管ベーチェット病の場合，悪液質を認めることがある. ビタミンD欠乏によるミオパチーを認める可能性がある.

（若林秀隆，2016[29]）

ビリテーション栄養（リハ栄養）の考え方が重要となっている[28]．リハビリテーション栄養とは，①低栄養や不適切な栄養管理下におけるリスク管理，②リハビリテーションの時間と負荷を考慮した栄養管理，③筋力・持久力のさらなる改善，の3つを目的としている[29]．サルコペニアの主な原因を**表 7-7**に示すが，小腸機能障害患者では，これらの原因が複合的に関連していることが多いと考えられる．サルコペニアは，進行性に筋肉量の減少と筋力低下を生じ，身体機能障害やQOLの低下，死亡リスクと関連がある[30]ため，早期から適切な介入を行い，サルコペニアを防ぐことが重要となる．サルコペニアの原因が栄養の場合，1日エネルギー必要量＝1日エネルギー消費量＋エネルギー蓄積量（1日200〜750 kcal）として栄養改善することが必要となるが，静脈栄養での達成は難しい．原因が侵襲の場合，タンパク異化期か同化期かにより治療法が異なり，栄養状態の悪化防止を目標として，1日エネルギー投与量は15〜30 kcal/kg程度とする．同化期では，先に示したようなエネルギー蓄積量を考慮した栄養管理を行う．筋肉量増加を目的とした場合は，同化期に開始することが重要である[29]．また，小腸機能障害患者への運動療法の効果として，骨粗鬆症の予防が挙げられる[31]．

2　在宅栄養療法[22]

小腸機能障害をもった患者にかかわらず，近年わが国では医療費高騰や超高齢社会などに対する対策として，在宅医療が推進されており，在宅栄養療法もその政策の一つである．在宅栄養療法には，在宅静脈栄養法（HPN）と在宅経腸栄養法（HEN）があり，経口摂取のみでは必要な栄養量を満たさない患者が，家庭・社会復帰を実現する方法として使用される．

SBSなどの良性疾患患者では年余にわたる在宅栄養療法が必要であり，QOL向上に欠かせない治療である．HENの適応としては，原因疾患のいかんにかかわらず，HEN以外に栄養維持が困難な者で，当該療法を行うことが必要であると医師が認めた者，である．HPNの適応は，①何らかの原因で腸管吸収面積が減少または機能低下しているため，長期にわたってHPNが必要で，原疾患が安定しており，栄養量も安定している症例，②末期がん患者で経腸栄養が困難で，かつ本人および家族がHPNを希望する症例などである．

在宅栄養療法の条件としては，①患者自身のみならず，家族を含めた介護者の同意を得ていること，②患者自身，家族，介護者が在宅栄養療法について十分理解したうえで，安全に確実に管理できること，③地域連携などの患者支援の協力体制が整備されていること，が挙げられる．そのため清潔操作の重要性やトラブル時の対応について，患者・家族への教育・指導が必須となる．

在宅栄養療法においては，原則として，消化管からの栄養補給が可能である場合はENを選択することは通常の場合と同様である．症例によっては，HPN施行下に経口摂取を進める場合が有利なこともあり，患者の病態のみならず，社会的環

境を考慮しながら，患者の希望を尊重しつつ一人ひとりに対して最も適切な方法を検討することが重要である．

HPN のデバイスには，中心静脈（CV）ポートなど皮下トンネルを介して留置する長期留置型のカテーテルを用いるべきである．短期用カテーテルでは重要な合併症の CRBSI のリスクが高いためである．

在宅栄養療法における注意点としては，栄養療法の効果や合併症の有無をモニタリングすることであり，栄養アセスメントに応じて投与成分を調整する必要性がある．モニタリングする項目としては，体重や上腕周囲径などの身体測定，血清アルブミン，肝機能，腎機能，電解質，末梢血などの血液生化学検査，年に 1 回のビタミンや微量元素の測定が挙げられる．また，来院時や往診時など定期的に栄養投与経路の状態の観察を行い，合併症の早期発見に努める必要がある．

HEN において，経鼻カテーテルを使用している場合には，カテーテルの詰まり，挿入長，カテーテルの固定法，カテーテルによる皮膚障害，胃食道逆流所見の有無，誤嚥性肺炎の徴候がないかなどを確認する．胃瘻や腸瘻が留置されている患者の場合には，カテーテルの劣化，カテーテルの詰まり，固定位置，挿入部周囲の皮膚障害，胃食道逆流や誤嚥性肺炎の症状などを確認する．また，HEN では下痢や便秘，腹部膨満などの消化器症状には常に留意し，適宜，投与栄養剤の種類，投与量，投与速度の変更を行うべきである．

HPN においては，カテーテルに関連した合併症に注意することが重要である．カテーテル先端位置異常が起こった場合には，位置の速やかな修正や，場合によってはカテーテル入れ替えを考慮しなければならない．カテーテルやポートの閉塞，カテーテル関連の静脈血栓などがあるが，やはり最も注意を要するのは CRBSI である．

3　immunonutrition

腸管，および全身の免疫能の増強を目的とした特殊な栄養素として免疫賦活栄養剤（immunonu-trition，免疫調整栄養剤：immune-modulating diet ともよばれる）が注目され，現在，グルタミン，アルギニン，ω-3 系多価不飽和脂肪酸，核酸などを添加した経腸栄養についての研究が進められている．

グルタミンは，侵襲時に腸管，免疫細胞のエネルギー源や核酸合成の基質としての役割を果たし，小腸上皮細胞や腸粘膜組織のリンパ系細胞にエネルギー供給を促し，上皮細胞の増殖促進効果とアポトーシス抑制効果があるとされる．グルタミンの投与には，小腸の絨毛高や粘膜の回復作用があることがわかっており，腸管粘膜の構造と機能の保持に有効であることが報告されている[32]．

アルギニンは，一酸化窒素（NO）やポリアミン，クレアチンの合成にかかわる必須アミノ酸である．アルギニンから産生される NO は，消化管において，過剰である場合には炎症を惹起する方向に働くものの，基本的な作用として，血管拡張作用，感染防御，腸分泌物増加など消化管バリア機能改善作用があるとされ，他にもインスリン抵抗性改善作用，侵襲による BT 阻止作用，創傷治癒を促進する作用をもつ．侵襲時では NO による血管拡張作用による血流増加が循環障害を改善し，局所免疫機能の亢進ならびに組織障害回復を促進する．

ω-3 系多価不飽和脂肪酸からは，抗炎症や抗血栓作用的に働くエイコサノイド（プロスタグランジン E3，トロンボキサン A3，ロイコトリエン B5 など）が生成される．また，エイコサペンタエン酸（EPA）とドコサヘキサエン酸（DHA）からそれぞれ生成されるレゾルビンとプロテクチンは，それ自体に抗炎症作用がある脂質メディエーターである．

核酸は，タンパク質合成の亢進ならびに細胞分裂の維持により免疫能を高めることが知られている．感染症などの侵襲時には細胞分裂が亢進し，核酸需要が増加するため，外因性に核酸を投与することが有効と考えられている．

immunonutrition 添加経管栄養の投与効果について多くの臨床試験が実施されており，その効果に関するエビデンスが蓄積されてきた．1985 ～

表 7-8　immunonutrition の効果

	immunonutrition 群	コントロール群	オッズ比
合併症	338/956 人	495/957 人	0.46（0.38〜0.57）
感染症	177/956 人	306/957 人	0.47（0.38〜0.59）
在院日数（1,837 人）	−	−	−2.26（−2.65〜−1.88）*
死亡率	13/797 人	13/803 人	1.01（0.46〜2.23）

* 平均差を日数で示す.

(Cerantola Y et al, 2011[33])

2009 年までに実施された 21 のランダム化比較試験をメタ解析した結果, 胃腸外科手術における immunonutrition の使用は, 術前, 術前後, 術後いずれにおいても合併症, 感染症, 入院期間を有意に減少させたと報告されている (**表 7-8**)[33]. 重症患者を対象にした 24 のランダム化比較試験をメタ解析した報告によれば, 死亡率や入院期間への影響はなかったが感染症発症を有意に減少させ, 特に ω-3 系多価不飽和脂肪酸を含む魚油の使用は, ICU 患者における死亡率や感染症, 入院期間を有意に減少させた[34]. また, IFALD 患者に対し, ω-3 系多価不飽和脂肪酸を含んだ脂肪乳剤が, 減黄効果があり, 肝酵素の上昇を抑えることが報告されている[35]. ただし, immunonutrition の効果については, 疾患・病態・重症度などにより結果に違いがあるため, 今後さらなる検証が必要である.

4　ホルモン治療[25]

前述の栄養素投与による治療の他に, 小腸成長促進ホルモンであるグルカゴン様ペプチド -2 (glucagon-like peptide-2；GLP-2) とヒト成長ホルモン (growth hormone；GH) を用いた治療が研究されている. GLP-2 は, 遠位小腸および大腸の L 細胞から分泌されるペプチドホルモンで, 小腸の重量や表面積, 絨毛高, 陰窩細胞増殖, 空腸タンパク含量を増加させる. わが国においては, 2021 年 8 月より GLP-2 アナログ製剤であるテデュグルチド (遺伝子組換え) の薬価収載が開始された. 適応は「短腸症候群」で用法用量は「1 日 1 回 0.05 mg/kg 皮下注射」となっている. 臨床試験において静脈栄養量の減少と静脈栄養からの離脱症例を有意に増加させたと報告されている. テデュグルチドを SBS の小児患者 17 名に投与したところ, 1 年後には 17 名中 12 名が静脈栄養から離脱でき, 離脱まで至らなかった他の患者においても 1 名を除いて静脈注射の量を半減できたと報告されている[36]. テデュグルチドには長期予後の検討や投与法の確立, 薬価の問題などまだ課題は残っているが, 症例によっては HPN からの離脱や投与量の減少が期待できるため, SBS にとって有効な薬剤であると考えられる. また, GH は, グルタミンとの併用療法で静脈栄養からの離脱を促進し, 静脈栄養量を有意に減少させたと報告されている[37]. これらによる残存する腸管機能増強作用が, 水分・栄養管理治療における一つの選択肢となることが期待される.

(三浦平寛)

chapter 8 代謝障害

Ⅰ 糖尿病

1 糖尿病の疫学

　IDF（International Diabetes Federation）Diabetes Atlas 7th edition[1] によると，2019 年時点での世界の 20 〜 79 歳の糖尿病有病者数は 4 億6,300 万人（有病率 9.3 ％）で，耐糖能異常（impaired glucose tolerance；IGT）有病者数は 3 億7,390 万人（有病率 7.5 ％）と推定されている．なお，2040 年には，糖尿病有病者数は 6 億 4,200 万人（有病率 10.4 ％），IGT 有病者数は 4 億 8,100万人（有病率 7.8 ％）に増加すると予想されている[1,2]．

　わが国に目を向けると，厚生労働省発表の令和元（2019）年度国民健康・栄養調査結果によると，糖尿病が強く疑われる者の割合は，男性19.7 ％，女性 10.8 ％であり，2009 年からみても男女ともにあまり変化がみられなかった（図8-1）[3]．一方，先ほどの IDF Diabetes Atlas によれば，2019 年時点での日本の糖尿病有病者数は 739 万人で 2017 年以後は上位 10 位から外れている．しかし，65 歳以上の糖尿病有病者数は 490万人と世界第 6 位である[5]．

　わが国では特に高齢者での糖尿病例が明らかな増加を示し，世界的にもまだまだ増加の一途であ

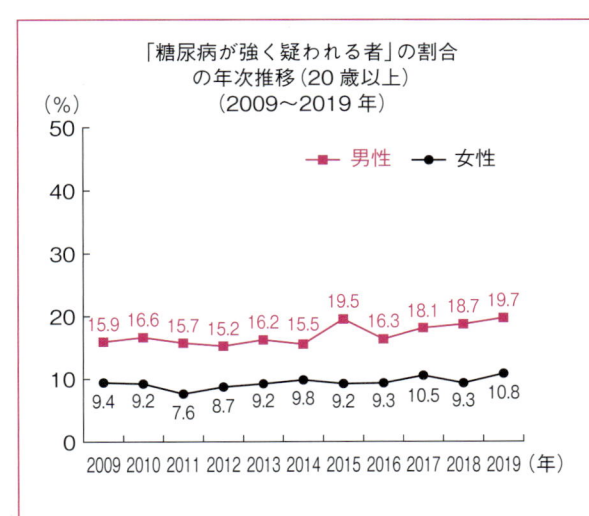
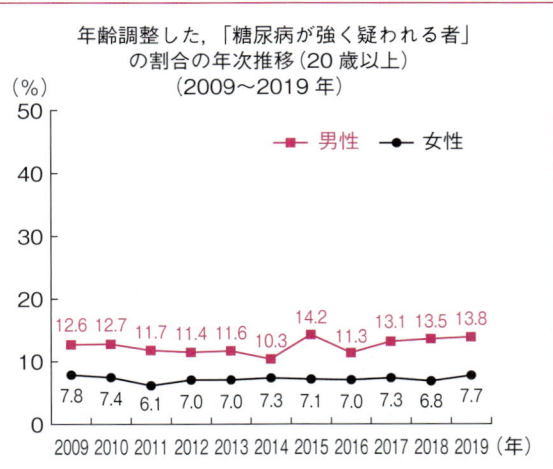

図 8-1　「糖尿病が強く疑われる者」の状況

ヘモグロビン A1c の測定値があり，身体状況調査票の問診において「これまでに医療機関や健診で糖尿病といわれたことの有無」，「現在，糖尿病治療の有無」および「現在の状況」が有効回答である者のうち，ヘモグロビン A1c（NGSP）値が 6.5 ％以上（平成 23 年まではヘモグロビン A1c（JDS）値が 6.1 ％以上）または「糖尿病治療の有無」に「有」と回答した者．

（厚生労働省[3]）

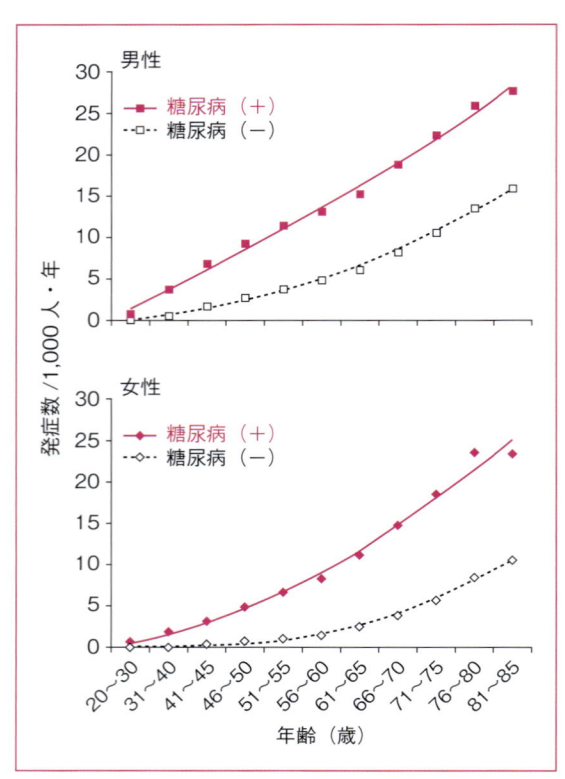

図 8-2 糖尿病の有無と性別による，年齢と心筋梗塞発症率の関係

(Gillian LB, et al., 2006[2])

るといえる．では，なぜこのような増加が問題となるのか？ それは，三大合併症および心血管疾患をはじめとする大血管合併症などの糖尿病合併症に罹患する患者およびこれらで亡くなる患者が増加しているからである．心血管イベントの発症状況を糖尿病の有無で検討したカナダで行われた大規模スタディでは，心筋梗塞の発症平均年齢は，糖尿病群で糖尿病なし群に比し約15年早いことが明らかとなった．心筋梗塞・脳卒中に関しても同様に約15年発症年齢が低いことが明らかとなった（**図8-2**）[2]．この報告からもわかるように，糖尿病例では健康寿命が短くなる可能性が大きいのである．さらに，世界の糖尿病に関連した死亡数は2015年に約500万人で，6秒に1人が亡くなる計算になる[1]．

わが国でも，先述の2004年の厚生労働省調査結果によって，糖尿病大血管障害に関連した心疾患に罹患した人は15.8（6.1）％，同じく脳卒中に罹患した人は7.9（3.1）％と糖尿病は心血管疾患の明らかな危険因子となっている（カッコ内は健常者での数値）．さらに糖尿病の可能性を否定できない人でも心疾患は10.0%，脳卒中で5.3%と，日本人においてもいわゆる予備群の段階から，糖尿病は心血管疾患の危険因子であることが認められたといえよう[6]．三大合併症すなわち網膜症・腎症・神経障害からみても，中途失明の原因疾患の1位が糖尿病網膜症であったり，血液透析導入の原因疾患の1位が糖尿病腎症であったりと，その合併症が糖尿病患者の種々の障害を引き起こす可能性が，コントロール不良の状況では大きいからなのである．

このように，健康寿命の点からだけでなく，医療経済の点からも，世界的な見地からも糖尿病の予防・適切なコントロールの維持は急務とされているのである．

2 糖尿病の病態

糖尿病は，インスリン作用の不足により生じる慢性の高血糖を主徴とする代謝疾患群である．

成因論的には，1型糖尿病と2型糖尿病に分類される[5]．1993年の日本糖尿病学会小児糖尿病委員会の発表によると，1型糖尿病の年間発症率は対10万人当たり1.5で地域格差はないと報告された．2型糖尿病に比べると発症率は圧倒的に低い．一方，2型糖尿病は，インスリンの絶対的欠乏はないものの，その作用が相対的に不足し，慢性の高血糖状態を呈する者である（**図8-3**）[6]．

インスリン作用とは，膵臓のランゲルハンス島β細胞から分泌されたインスリンによって体の組織（特に肝臓・骨格筋・脂肪組織）でブドウ糖を中心とした代謝調節がなされることである．インスリン作用の不足の原因としては，インスリンの分泌不足や，末梢組織でのインスリン感受性の低下（インスリン抵抗性）などが挙げられる．また，この両者が組み合わされることによっても生じる[5]．インスリン抵抗性とは，血中のインスリン濃度に見合ったインスリン作用，すなわち血糖効用が得られない状態を示す．原因としては，イ

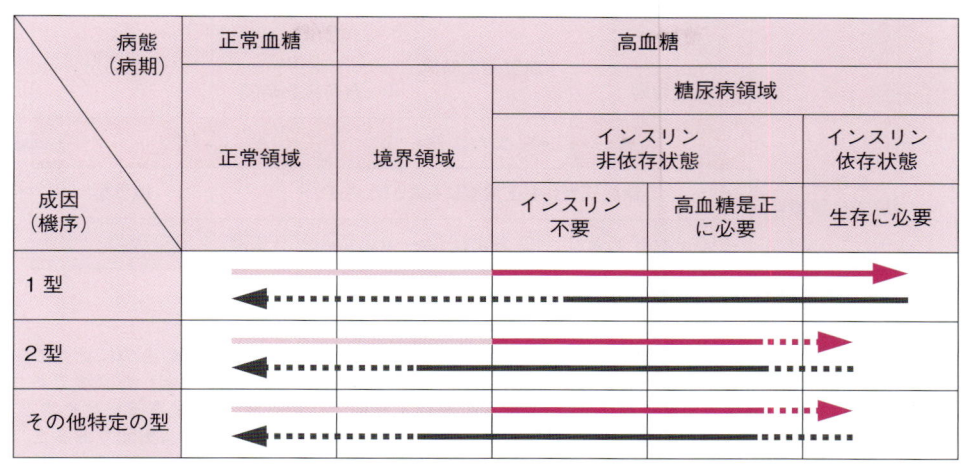

図 8-3　糖尿病における成因（発症機序）と病態（病期）の概念

図右への移動 ➡ は糖代謝異常の悪化（糖尿病の発症を含む），図左への移動 ⬅ は糖代謝異常の改善を示す．━━，━━ の部分は「糖尿病」と呼ぶ状態を示し，頻度が少ない病態（病期）は破線 ━ ━ ━，━ ━ ━ で示している．

（日本糖尿病学会糖尿病診断基準に関する調査検討委員会：糖尿病の分類と診断基準に関する委員会報告（国際標準化対応版）．糖尿病，55：489，2012 より引用）

（日本糖尿病学会（編著）：糖尿病治療ガイド 2022-2023．p 19，文光堂，2022）

表 8-1　HOMA-R

HOMA-R ＝空腹時インスリン値（μU/m*l*）×空腹時血糖値（mg/d*l*）/405
この値が，1.6 以下の場合は正常．2.5 以上の場合にインスリン抵抗性があると考えられる．ただしインスリン治療中の患者には用いない．

（日本糖尿病学会（編著）：糖尿病治療ガイド 2022-2023．p 17，文光堂，2022）

ンスリン拮抗物質の存在，インスリン受容体の減少，またはインスリン受容体を介する細胞内での情報伝達能力の障害などが考えられる．このインスリン抵抗性の簡便な指標の一つとして，早朝空腹時の血糖値と血中インスリン濃度（IRI）から算出される HOMA-R がある（**表 8-1**）．早朝空腹時の IRI が 15 μU/m*l* 以上を示す場合には，明らかなインスリン抵抗性の存在が考えられる[6]．

このインスリン作用不足により，高血糖を代表とする種々の代謝異常が引き起こされる．糖代謝のみならず，脂質・タンパク質代謝のうえでも代謝異常が惹起される．この代表的な糖代謝障害である慢性の高血糖状態をはじめとする全身での代謝障害が長期間続くことにより，合併症である細小血管障害・大血管障害が引き起こされるのである．その成因の詳細については成書に譲るが，糖毒性などに加え高血圧症も関与しているとされて

いる．

3　診断

日本糖尿病学会が 2012 年に発表した糖尿病の判定基準を**図 8-4**[6] に示す．次に，診断の進め方であるが，まず初回検査で①空腹時血糖値≧126 mg/d*l*，② 75 g OGTT の 2 時間値 ≧ 200 mg/d*l*，③随時血糖値≧ 200 mg/d*l* のうち，いずれかを満たし，さらに別の日に行った検査で①〜③のいずれかもしくは HbA1c が 6.5%（NGSP）を示せば，糖尿病と診断してよい（**図 8-5**）[6]．境界型は 75 g OGTT で，糖尿病型にも正常型にも属さない血糖値を示す群である．WHO 分類での IGT と IFG（impaired fasting glucose：空腹時血糖異常）がこの群に相当する（**図 8-6**）[6]．

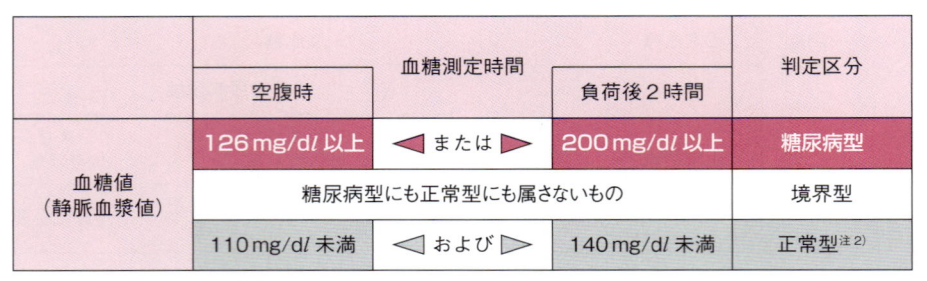

血糖測定時間			判定区分
	空腹時	負荷後2時間	
血糖値 (静脈血漿値)	126 mg/d*l* 以上 ◀または▶	200 mg/d*l* 以上	糖尿病型
	糖尿病型にも正常型にも属さないもの		境界型
	110 mg/d*l* 未満 ◁および▷	140 mg/d*l* 未満	正常型[注2]

図 8-4 空腹時血糖値[注1] および 75 g OGTT による判定区分と判定基準

注 1) 血糖値は，とくに記載のない場合には静脈血漿値を示す．

注 2) 正常型であっても 1 時間値が 180 mg/d*l* 以上の場合は，180 mg/d*l* 未満のものに比べて糖尿病に悪化する危険が高いので，境界型に準じた取り扱い（経過観察など）が必要である．また，空腹時血糖値が 100 ～ 190 mg/d*l* は正常域ではあるが，「正常高値」とする．この集団は糖尿病への移行や OGTT 時の耐糖能障害の程度からみて多様な集団であるため，OGTT を行うことが勧められる．

（日本糖尿病学会糖尿病診断基準に関する調査検討委員会：糖尿病の分類と診断基準に関する委員会報告（国際標準化対応版）．糖尿病，55：492，2012 より一部改変）

（日本糖尿病学会（編著）：糖尿病治療ガイド 2022-2023．p 24，文光堂，2022）

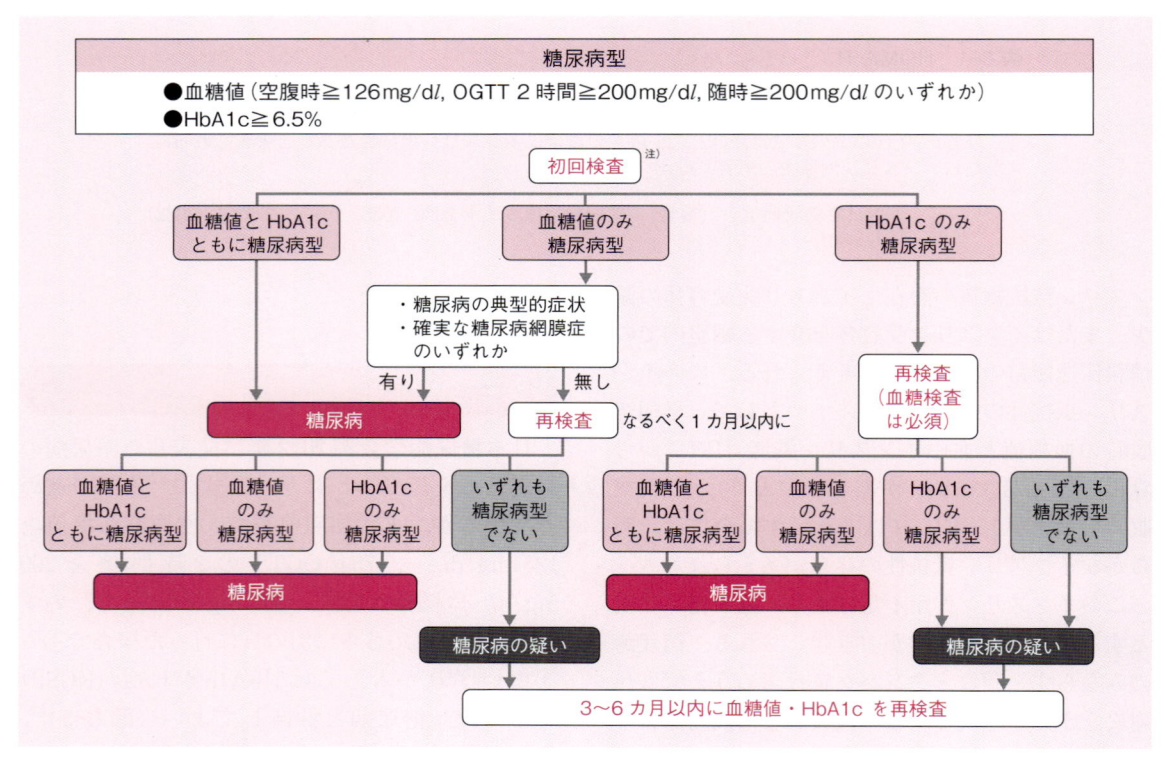

図 8-5 糖尿病の臨床診断のフローチャート

注）糖尿病が疑われる場合は，血糖値と同時に HbA1c を測定する．同日に血糖値と HbA1c が糖尿病型を示した場合には，初回検査だけで糖尿病と診断する．

（日本糖尿病学会糖尿病診断基準に関する調査検討委員会：糖尿病の分類と診断基準に関する委員会報告（国際標準化対応版）．糖尿病，55：494，2012 より一部改変）

（日本糖尿病学会（編著）：糖尿病治療ガイド 2022-2023．p 26，文光堂，2022）

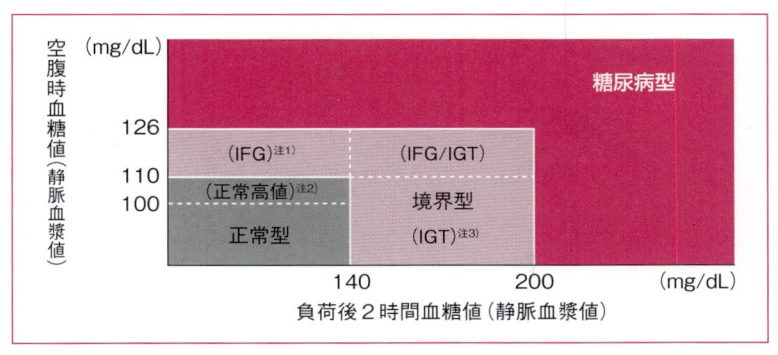

図 8-6　空腹時血糖値および 75 g OGTT による判定区分

注 1) IFG は空腹時血糖値 110 ～ 125 mg/d*l* で，2 時間値を測定した場合には 140 mg/d*l* 未満の群を示す（WHO）．ただし ADA では空腹時血糖値 100 ～ 125 mg/d*l* として，空腹時血糖値のみで判定している．

注 2) 空腹時血糖値が 100 ～ 109 mg/d*l* は正常域ではあるが，「正常高値」とする．この集団は糖尿病への移行や OGTT 時の耐糖能障害の程度からみて多様な集団であるため，OGTT を行うことが勧められる．

注 3) IGT は WHO の糖尿病診断基準に取り入れられた分類で，空腹時血糖値 126 mg/d*l* 未満，75 g OGTT 2 時間値 140 ～ 199 mg/d*l* の群を示す．

（日本糖尿病学会（編著）：糖尿病治療ガイド 2022-2023．p 28，文光堂，2022）

4　治療の目標とコントロール指標

1）治療の目標

　糖尿病の治療の最大の目標はいうまでもなく，合併症の予防ならびに進展の抑制である．それによって，健常者と変わらない生活を送ることができ，寿命を全うでき，QOL を維持できると期待されるからである（**図 8-7**)[6]．この観点から，**図 8-8**[6] に示すように HbA1c 7.0% 未満を目指すべきである．また，個々の症例の年齢・合併症・社会的環境などの状況に応じ，適切な治療計画を立案すべきである．合併症が重篤な場合やコントロール不良期間が長期にわたっている症例（特に高齢者）などでは，急激な血糖値の低下により，網膜症や神経障害などの合併症が悪化する場合があるので，慎重に血糖値を下げていくことが望ましい．特に超高齢社会である現在，高齢者に合わせた血糖コントロール目標が 2016 年 5 月に日本老年医学会と日本糖尿病学会から提言された（**図 8-9**)[6]．これは，低血糖症状に乏しい（自覚しにくい）ないし非特異的な症状を呈する高齢者を，重篤あるいは無自覚性の低血糖から守ることをその最も大きな目的としている．また，合併症のみならず，現状の認知機能や日常生活動作（activities of daily living；ADL）などに即した血糖コントロールを用いるべきとされた[6]．

2）コントロール指標

　コントロール指標としては，空腹時血糖値・随時血糖値（特に食後 2 時間値）と HbA1c が頻用されている．HbA1c は過去 1 ～ 2 カ月間の平均血糖値を反映する指標であり，血糖コントロール状況の最も重要な指標といえる．

　血糖のコントロールの他の指標としては，グリコアルブミン（GA）（基準値：11 ～ 16%），1,5-アンヒドログルシトール（1,5-AG）（基準値：14.0 μU/m*l* 以上）がある[6]．

　生活指導や薬物療法によっても HbA1c が 8% 以上の状態が 3 カ月以上続く場合は，専門医に紹介するか専門医の助言を受ける．

3）その他のコントロール指標

(1) 体重

・標準体重（kg）＝身長（m）×身長（m）× 22
・BMI（body mass index）

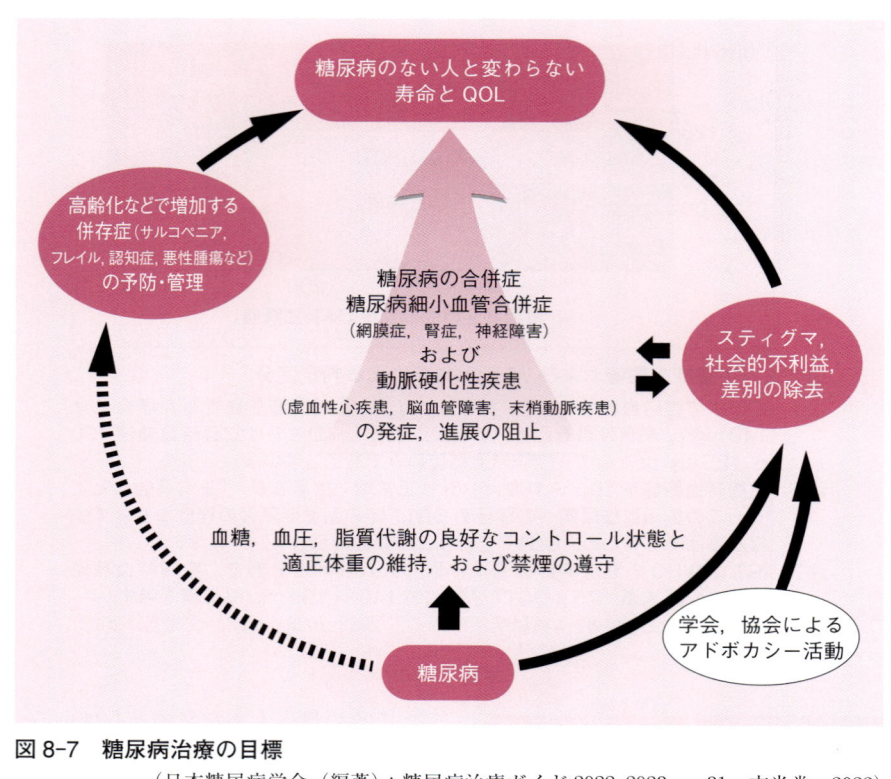

図 8-7　糖尿病治療の目標
（日本糖尿病学会（編著）：糖尿病治療ガイド 2022-2023．p 31，文光堂，2022）

目　　標	コントロール目標値[注4]		
	血糖正常化を 目指す際の目標[注1]	合併症予防 のための目標[注2]	治療強化が 困難な際の目標[注3]
HbA1c（%）	6.0 未満	7.0 未満	8.0 未満

図 8-8　血糖コントロール目標（65 歳以上の高齢者については図 8-9 を参照）
治療目標は年齢，罹病期間，臓器障害，低血糖の危険性，サポート体制などを考慮して個別に設定する．
注 1）適切な食事療法や運動療法だけで達成可能な場合，または薬物療法中でも低血糖などの副作用なく達成可能な場合の目標とする．
注 2）合併症予防の観点から HbA1c の目標値を 7%未満とする．対応する血糖値としては，空腹時血糖値 130 mg/d*l* 未満，食後 2 時間血糖値 180 mg/d*l* 未満をおおよその目安とする．
注 3）低血糖などの副作用，その他の理由で治療の強化が難しい場合の目標とする．
注 4）いずれも成人に対しての目標値であり，また妊娠例は除くものとする．
（日本糖尿病学会（編著）：糖尿病治療ガイド 2022-2023．p 34，文光堂，2022）

＝体重（kg）／身長（m）／身長（m）

　体重は，BMI 22 前後で長命であると報告されている．わが国では BMI 25 以上が肥満とされ，現体重の 5% 減を目安とする[8]．

(2) 血圧

・収縮期血圧　130 mmHg 未満
・拡張期血圧　80 mmHg 未満

患者の特徴・健康状態 [注1]		カテゴリーⅠ ①認知機能正常 かつ ②ADL自立	カテゴリーⅡ ①軽度認知障害〜軽度認知症 または ②手段的ADL低下, 基本的ADL自立	カテゴリーⅢ ①中等度以上の認知症 または ②基本的ADL低下 または ③多くの併存疾患や機能障害
重症低血糖が危惧される薬剤(インスリン製剤, SU薬, グリニド薬など)の使用	なし [注2]	7.0%未満	7.0%未満	8.0%未満
	あり [注3]	65歳以上75歳未満 7.5%未満 (下限6.5%) / 75歳以上 8.0%未満 (下限7.0%)	8.0%未満 (下限7.0%)	8.5%未満 (下限7.5%)

図 8-9　高齢者糖尿病の血糖コントロール目標（HbA1c 値）

治療目標は，年齢，罹病期間，低血糖の危険性，サポート体制などに加え，高齢者では認知機能や基本的 ADL，手段的 ADL，併存疾患なども考慮して個別に設定する．ただし，加齢に伴って重症低血糖の危険性が高くなることに十分注意する．

注 1）認知機能や基本的 ADL（着衣，移動，入浴，トイレの使用など），手段的 ADL（IADL：買い物，食事の準備，服薬管理，金銭管理など）の評価に関しては，日本老年医学会のホームページ（http://www.jpn-geriat-soc.or.jp/）を参照する．エンドオブライフの状態では，著しい高血糖を防止し，それに伴う脱水や急性合併症を予防する治療を優先する．

注 2）高齢者糖尿病においても，合併症予防のための目標は 7.0% 未満である．ただし，適切な食事療法や運動療法だけで達成可能な場合，または薬物療法の副作用なく達成可能な場合の目標を 6.0% 未満，治療の強化が難しい場合の目標を 8.0% 未満とする．下限を設けない．カテゴリーⅢに該当する状態で，多剤併用による有害作用が懸念される場合や，重篤な併存疾患を有し，社会的サポートが乏しい場合などには，8.5% 未満を目標とすることも許容される．

注 3）糖尿病罹病期間も考慮し，合併症発症・進展阻止が優先される場合には，重症低血糖を予防する対策を講じつつ，個々の高齢者ごとに個別の目標や下限を設定してもよい．65 歳未満からこれらの薬剤を用いて治療中であり，かつ血糖コントロール状態が図の目標や下限を下回る場合には，基本的に現状を維持するが，重症低血糖に十分注意する．グリニド薬は，種類・使用量・血糖値等を勘案し，重症低血糖が危惧されない薬剤に分類される場合もある．

【重要な注意事項】糖尿病治療薬の使用にあたっては，日本老年医学会編「高齢者の安全な薬物療法ガイドライン」を参照すること．薬剤使用時には多剤併用を避け，副作用の出現に十分に注意する．

高齢者糖尿病の治療向上のための日本糖尿病学会と日本老年医学会の合同委員会
（日本糖尿病学会（編著）：糖尿病治療ガイド 2022-2023．p 107，文光堂，2022）

(3) 血清脂質

・LDL コレステロール　120 mg/d*l* 未満（冠動脈疾患がある場合は 100 mg/d*l* 未満）
・中性脂肪　150 mg/d*l* 未満（早朝空腹時）
・HDL コレステロール　40 mg/d*l* 以上

5　治療

　糖尿病発症後はもちろんであるが，近年の研究報告から，境界型（特に耐糖能異常）の段階から大血管障害が発症後とほぼ変わりなく認められることが明らかとなっている[8-10]．このため，いわゆる予備群だからと放っておくことは厳禁であり，ただちに医療機関を受診し，医師の指導を仰がなくてはならない．

　糖尿病治療の柱は，食事，運動，薬物療法である．

1) 食事療法

　3 つの柱のなかで食事療法は根幹であり，これをおろそかにしては運動・薬物療法の治療効果は，十分には発揮されない．食事療法の基本は，①適正なエネルギー摂取量と，②バランスよく種々の食品を摂る，ということである．

表 8-2　摂取エネルギー量の算出

摂取エネルギー量（kcal）＝標準体重［身長（m）² × 22）×身体活動量（kcal/kg 標準体重）
↓
25 〜 30　軽労作（デスクワークが多い職業）
30 〜 35　普通の労作（立ち仕事が多い職業）
35 〜　　　重い労作（力仕事が多い職業など）

(1) 適正なエネルギー摂取量の設定

表 8-2 のように設定する.

ただし, 肥満度や合併症の有無や病期（stage）などによって総合的に判断することが望ましい. 実際, 米国糖尿病学会（ADA）の食事療法に関する 2006 年版のガイドラインでは, 境界型糖尿病例, 糖尿病治療例, そして糖尿病合併症の予防・進展抑制を図っている例などに対し, それぞれ異なる勧告を出している. つまり, 個々人に最適化された医学的栄養指導を受けるべきである, としているのである[11].

(2) バランスを考えた食品構成

食事に際しては, 摂取カロリーさえ遵守すれば何を食べてもよいわけではない. 三大栄養素である, 炭水化物・タンパク質・脂質をバランスよく摂取し, 加えてビタミン・ミネラルも過不足なく摂取すべきなのである. 構成を考えるうえで参考になるのが, 食品交換表である.

先述の ADA ガイドラインでは, 糖尿病例に対しては, 炭水化物を主として果物・全粒・豆類・低脂肪乳から摂取すること, 食物繊維を多く含む食べ物を摂取すること, 飽和脂肪の摂取を総摂取カロリーの 7% 以下に抑えること, 揚げていない魚料理を週 2 回以上摂取すること, コレステロールの摂取量を 200 mg/ 日以下に抑えること, trans 脂肪酸を制限することを推奨している[11]. これらをすべてわが国でも適応すべきかには疑問の余地があるが, 参考にはすべきであろう.

2）運動療法

(1) 運動療法の有効性

「高齢者糖尿病診療ガイドライン 2023」[12] によると, 「高齢者糖尿病において運動療法は血糖コントロール, 脂質異常, 高血圧, 体組成, 身体機能, 生命予後の改善に有効か」という CQ（クリニカルクエスチョン）に対し, 以下のステートメントが述べられている.

・高齢者糖尿病においても運動療法は血糖コントロール, 脂質異常, 高血圧の改善に有効である.（推奨グレード A）（合意率 96%）
・運動療法は下肢筋力を増強させる. レジスタンス運動は筋力を増強させ筋肉の質が改善し, 有酸素運動は BMI を低下させ脂肪量を減らす.（推奨グレード A）（合意率 100%）
・運動療法はバランス能力などの転倒関連の身体機能改善に有効で, レジスタンス運動やバランス運動およびそれらを組み合わせたマルチコンポーネント運動も有効である.（推奨グレード A）（合意率 100%）
・生命予後の改善を直接示したエビデンスはないが, 観察研究から身体活動を含む運動量が上がると死亡率が低下することが示されている.（推奨グレード B）（合意率 100%）

上記のように運動療法の有効性は近年ますます明らかとなっている. しかしながら, 米国での第 3 次国民健康および栄養調査（NHANES Ⅲ）によれば, 対象となった 17 歳以上の 2 型糖尿病患者 1,480 例のうち, 31% は定期的運動習慣をもたず, 運動を行う例でも 38% は推奨された運動量に達していないことが明らかとなった[13]. すなわち, 少なくとも米国においては, 運動療法は十分徹底して行われていないことがわかったのである. また, わが国の令和元年（2020 年）国民健康・栄養調査報告によると, 1 日の歩数の平均値は男性で 6,793 歩, 女性で 5,832 歩であり, この 10 年間でみると, 男性では優位な増減はなく, 女性では有意に減少していることが報告されている[14]. このようにわが国においても, 運動療法

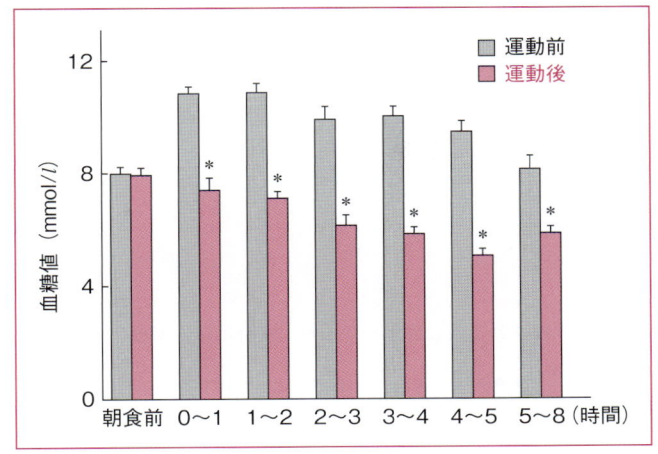

図8-10 運動の有無による食事後一定時間での血糖値レベル
＊：$p < 0.001$，運動前対運動後
（原典 Poirer P, et al., 2000 [15]）（原田 卓・上月正博, 2004 [4] より）

はまだまだ普及途上といえる．したがって運動療法のプログラムをつくる際には，実際に継続可能かという観点に立ち，開始後も3カ月あるいは6カ月に一度は運動負荷試験などを実施し，安全性・効果を確認することが望ましい．効果に応じては，プログラムの修正・変更を求められることもあり得るであろう．これらの実行・把握には医師のみでは限界があり，理学療法士や看護師を介した指導や効果に関するフィードバックを得ながら継続することが重要である．

(2) 運動療法の効果

①運動の急性効果

インスリンが十分に作用し，糖代謝が良好に保たれている糖尿病例では，食後血糖値が上昇する時間帯に合わせて20～30分程度でも持続して運動を施行すると，しない場合に比べ血糖値上昇の幅が小さくなる．また，血糖値が安定した時間帯でも同様に血糖値は運動前よりも低下する．これに関し，Poirier P らは，19例（うち18例は経口血糖降下薬加療，1例は食事療法のみ）の2型糖尿病患者で，食後時間と運動による血糖値低下の関係を報告している．運動は，最大酸素摂取量の60％の強度での自転車エルゴメーターを1時間とした．この運動施行時間を一晩の絶食後および食直後から食後5～8時間後までいくつかに設定し，血糖値との関連を評価した（**図8-10**）．その結果，食後であれば，20～40％前後の血糖値の低下が認められた [15]．このような運動による

血糖値減少は，運動が急性に骨格筋へのブドウ糖取り込みを促進するためであるが，運動による糖取り込み促進作用はインスリンの作用機序とは異なっている．糖の取り込みは糖輸送担体（glucose transporter；GLUT）を介して行われている．骨格筋細胞にある糖輸送担体としては，GLUT4が最も多いが，運動（筋収縮）はこのGLUT4の細胞内から表面へのトランスロケーションを活性化することで，糖の取り込みを促進するのである．これが運動によるインスリン感受性の改善である．運動終了後も糖取り込み効果は2～3日間持続するとされている．

②運動の長期効果

継続的な運動トレーニングにより，長期効果が出現してくる．糖代謝系においては，骨格筋GLUT4の総量が増加し，またインスリンに反応してトランスロケーションするGLUT4が増加する [16, 17]．運動トレーニングはさらに，2型糖尿病例や肥満例における脂質代謝にも影響を及ぼす．具体的には，中性脂肪値が低下し，HDL-コレステロール値が上昇する．

(3) 運動療法の実際

①運動療法の適応および禁忌

禁忌となる例は，血糖コントロールが落ち着いていない場合，網膜症・腎症などの合併症が著しく進んでいる場合や，重篤な心血管疾患，急性炎症などの場合である．また骨関節疾患が進んでいる場合も制限される．高齢者ではもちろんである

表 8-3　運動療法を禁止あるいは制限したほうがよい場合[注1]

①糖尿病の代謝コントロールが極端に悪い場合（空腹時血糖値 250 mg/d*l* 以上，または尿ケトン体中等度以上陽性）．
②増殖網膜症による新鮮な眼底出血がある場合（眼科医と相談する）．
③腎不全の状態にある場合（糖尿病腎症生活指導基準 参照）．
④虚血性心疾患[注2]や心肺機能に障害のある場合（専門の医師の意見を求める）．
⑤骨・関節疾患がある場合（専門の医師の意見を求める）．
⑥急性感染症
⑦糖尿病壊疽
⑧高度の糖尿病自律神経障害

注 1）これらの場合でも日常生活における体動が制限されることはまれであり，安静臥床を必要とすることはない．
注 2）糖尿病の場合には，とくに無症候性（無痛性）心筋虚血への注意が必要である．
（日本糖尿病学会（編著）：糖尿病治療ガイド 2022-2023．p 58，文光堂，2022）

が，心血管リスクの高い場合（35 歳以上，2 型糖尿病罹病期間が 10 年以上，1 型糖尿病罹病期間が 15 年以上，その他の危険因子をもつ場合，細小血管合併症のある場合，末梢血管障害や自律神経障害のある場合など）は，運動療法開始前に運動負荷試験を実施し，血圧・心電図といった循環器の反応を調べ，安全性を確認することが望ましい（**表 8-3**）[6]．

②運動の種類・強度・頻度

実際には，どのような運動を，どのような強度で，どのくらいの頻度で行えば効果が得られるのであろうか？　広く認められているのは，散歩・ジョギング・水泳といった，全身の骨格筋を使う有酸素運動であろう．

「高齢者糖尿病治療ガイド 2021」[18] では，高齢者に適した運動療法として，有酸素運動，レジスタンス運動，バランス運動，ストレッチングを挙げている．米国糖尿病学会では，運動強度を最大酸素摂取量の 50 〜 74%，1 回 20 〜 60 分で週 3 〜 5 回行うことを勧めていた[19]．しかし近年では，中等度の運動で十分とされており，最大酸素摂取量の 40 〜 60% となっている．この際，トレッドミルによる運動負荷試験を実施できれば，安全な目標心拍数を設定できる．できない場合の目安としては，50 歳未満では 100 〜 120 bpm，50 歳以降は 100 bpm までとすれば大きなずれはないだろう[6]．しかし，いきなり最大酸素摂取量 60% の運動から開始するのは危険が伴う場合も想定されるため，まずは 40 〜 50% 程度から開始す

るのが安全である．

一方，2 型糖尿病患者においては自律神経障害を有している場合もあり，むしろ自覚症状で運動強度を推定するのが有用と考えられている[20, 21]．この場合の目安は自覚的には「やや楽である」と感じる程度である．「ややきつい」を目安としている場合もあるが，特に高齢者を考えた場合，先述の十分な評価が必要となり，それが施行できない場合には「楽である」から開始し，最終的に「やや楽である」で止めておくほうが安全ではないかと考える．

「高齢者糖尿病診療ガイドライン 2023」[12] では，

①有酸素運動として，運動強度としては最大酸素摂取量 50% 前後のもので，患者自身の「楽である」または「ややきつい」といった体感を目安とする．回数は 3 〜 7/ 週で運動しない日が 2 日間以上続かないようにする，としている．

②レジスタンス運動としては，具体的にはスクワット，踵上げ，つま先上げなどがある．立位困難な場合には，座位での膝伸ばし運動や足踏み運動といった低負荷の運動から始め，徐々に負荷を上げていくとよいだろう．頻度としては少なくとも連続しない 2 〜 3 日 / 週，8 〜 10 種類の運動を行い，負荷は 1 回に 10 〜 15 回程度行える反復運動を 1 〜 3 セットで行うことを目標とする．

③バランス運動は，具体的には片足立位保持，ステップ運動，体幹バランス運動などがある．転倒予防のために壁の近くや棒などつかまるものがある場所で行うのがよいだろう．回数は 2 〜 3 回

/ 週以上とする.

④ストレッチングとしては,「楽である」「やや苦痛を感じる」程度で行う.静的あるいは動的ストレッチング10〜30秒／回を2〜4回繰り返す.回数は2〜3回／週以上とする.

3）薬物療法

1型糖尿病と2型糖尿病では,その病態上,薬物使用のうえでのアプローチが最初から全く異なる.共通点は,できるだけ低血糖を招かないようにするということである.

(1) 2型糖尿病

まずは,食事療法と運動療法の徹底であるが,それでもコントロールが目標に達しない場合は,薬物療法となる.

健診などで指摘され,受診時に症状がない場合も多い.しかし,なかには空腹時でも血糖値が200 mg/dl を超えており,口渇を訴え体重が減少していくなど,明らかな糖毒性を認める場合がある.こういった場合は,速やかな糖毒性の解除を図るために,入院のうえしばらくの間インスリン強化療法を用いることがある.糖毒性がすっかり解除され,自己の膵β細胞を十分回復させた後に食事療法と運動療法を徹底すれば,それだけで良好なコントロールが得られる場合がある.

(2) 1型糖尿病

自己の膵β細胞からの分泌はほとんどないので,基礎分泌・食事ごとの分泌の両者に関しての注射による補充が基本となる.初回入院時に,家族を含めての糖尿病教育をいかにしっかりと行うかが,その後のコントロールの継続にかなり影響を及ぼすと考えられる.年齢の問題もあるが,糖尿病を理解し,受容してもらったうえで,「自分の命は自分で守る」という意識をなるべく早い段階からきちんともってもらうように,継続的に診療・教育すべきと考える.専門医による加療が望ましい.

6 低血糖およびシックデイ

1）低血糖

腸管や肝臓からのブドウ糖の供給よりも,インスリンの作用が強くなりすぎ,正常範囲よりも血糖値が下がった状態である.ただし,急激に下がった場合には,正常範囲内でも症状が出る場合がある.インスリン製剤や経口血糖降下薬使用中に起こり得る.2型糖尿病でも自己血糖測定の保険適用が認められたので,低血糖の既往がある場合には自己血糖測定を身につけ,低血糖を疑った場合には測定することが望ましい.

(1) 症状

交感神経症状:発汗(冷や汗),動悸,頻脈,手足のふるえなど.

中枢神経症状:頭痛,激しい空腹感,眠気(生あくび),さらには痙攣や昏睡に陥ることもある.

(2) 誘因

薬剤性:インスリンや経口剤の量が多い場合.

食事性:量が少ない場合や摂取時間の遅れ.

運動効果:普段より強い運動や運動量の多い場合.

その他:飲酒など.

(3) 対応

経口摂取が可能な場合は,ブドウ糖(10 g程度)を溶かして飲ませるか,相応するブドウ糖を含む飲料水を摂取させる.砂糖では10〜20 gを飲ませるとよい.ただし,α-GIを服用中の場合は必ずブドウ糖とする.

経口摂取が困難な場合には,グルカゴンがあれば家族が1バイアルを筋肉注射するとともに,ただちに主治医と連絡をとり,医療機関に運ぶ[6].

2）シックデイ

急性炎症性疾患などで発熱・下痢・嘔吐などをきたし,または食欲不振のため食事ができないときをシックデイとよぶ.このような状態では,インスリン拮抗ホルモンの増加などにより,普段は血糖コントロール良好な2型糖尿病例でも著しい高血糖が起こったり,ケトアシドーシスに陥る場

合がある．1型糖尿病患者では主治医への連絡が必須である．

対応としては，インスリン治療中の場合には，食事が摂れなくても自己判断でのインスリン中止は，高血糖をきたしやすく危険である．まずは十分な水分摂取により，脱水を防ぐことが大事である．食欲のないときは，お粥・アイスクリームなど口当たりがよく消化のよい食物を摂取するようにする．

嘔吐や下痢が止まらず，あるいは高熱が続き脱水が進むような場合や，高血糖が続くような場合は，入院加療が必要となる[6]．

7　急性合併症

1）糖尿病ケトアシドーシス

糖尿病ケトアシドーシス（diabetic ketoacidosis；DKA）とは，インスリン作用の急激な減弱により生じる高度の代謝失調状態である．1型糖尿病患者では，この状態で初めて診断されることや，インスリンを独断で中止した場合，急性感染症の合併を機に発生することが多い．血糖値400〜1,000 mg/dl 程度，脱水，尿ケトン強陽性，アシドーシス（pH 7.30 未満），意識混濁〜昏睡，嘔吐，腹痛などが主な所見である．適正な補液とインスリンの持続点滴投与などにより回復し得るが，専門医のいる医療機関への速やかな搬送を考慮すべきである．

2）高浸透圧性高血糖症候群

普段はコントロール良好な2型糖尿病患者が外科手術後高カロリー輸液を受けたり，ステロイド治療を受けたりして医原性に発生する場合も多い．血糖値は800〜1,500 mg/dl 程度と著しい高値，著明な脱水による高 Na 血症（150 mEq/l 以上），血漿高浸透圧（350〜450 mOsm/l）を示すにもかかわらず，尿ケトンは陰性か疑陽性程度である．治療はケトアシドーシスの場合と同様である．

表8-4　Davis 分類（改変）

病期	眼底所見
単純糖尿病網膜症	毛細血管瘤，点状・斑状出血，火焔状出血，少数の軟性白斑
増殖前糖尿病網膜症	多発する軟性白斑，網膜内細小血管異常，静脈異常，無灌流野（蛍光眼底造影）
増殖糖尿病網膜症	新生血管，硝子体出血，線維血管性増殖組織，牽引性網膜剥離

8　慢性合併症

糖尿病の合併症は，いわゆる三大合併症と大血管症が有名である．三大合併症は，細小血管症ともいわれ，血糖コントロールを良好に保つことで，発症やその進展を抑制することが可能である[22-25]．

1）三大合併症

(1) 網膜症（retinopathy）

糖尿病網膜症の成因は，慢性の高血糖持続による細小血管障害である．網膜症の病期分類としては，Davis 分類を改変したものが広く用いられている（**表8-4**）[5]．これは，単純性，増殖前性，増殖性と3期に分かれている．

最も早期に検出される所見は微少血管瘤（microaneurysma）である．これはすでに糖尿病細小血管障害の存在を示唆する重要な所見である．その後網膜の中間層の出血ではしみ状出血（**図8-11**）[26]，網膜表層の出血では線状，火焔状出血となる．軟性白斑はその部位の高度な循環障害あるいは梗塞の結果であり，網膜症の増殖化の前徴ともいわれる．軟性白斑が少数の間は単純性とされるが，これが多発していたり，網膜血管の拡張や変形などの網膜内細小血管異常（intraretinal microvascular abnormalitiy；IRMA），あるいは血管閉塞領域（non-perfusion area；NPA）を示していたりする段階は前増殖性とされている．さらに進むと新生血管が出現し，これが硝子体に入り込み出血を起こすと硝子体出血，網膜剥離などに至り視力低下，ついには失明に至る．視力低下とは，矯正視力が 0.1 以下の人や，視野の極端に

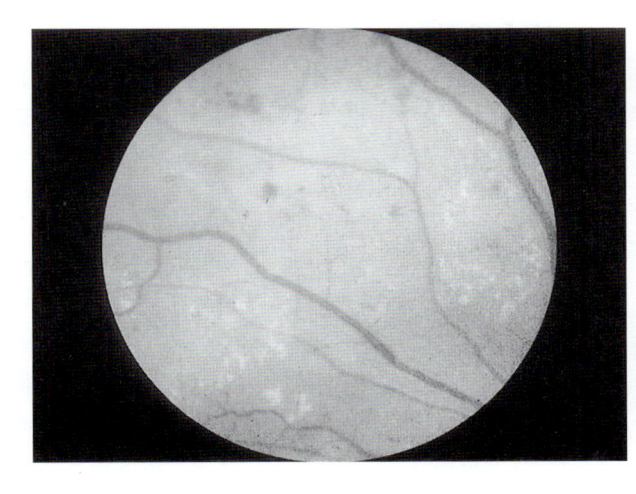

図 8-11　しみ状出血
出血は散在し硬性白斑もみられるが,
まだ単純性網膜症である.
（猪股茂樹, 1999[26])

狭い人を指す. 成人後発生する失明（中途失明）の原因疾患のなかで糖尿病網膜症は第 1 位である.

これらの的確な診断には眼底検査, 蛍光眼底撮影（FAG）, 網膜電図検査（ERG）が必要である. 治療上重要な点は時期を逸せず光凝固（黄斑症, 前増殖性, 増殖性網膜症）を実施することである. 仮に失明寸前になっても硝子体手術（硝子体出血, 網膜剝離の治療）の機会を逃してはならない.

視力障害・失明に至った患者には, 健診などで糖尿病の疑いを指摘されながらも放置していた患者, 何らかの理由で長期間治療を自己中止していた患者あるいは民間療法を選択した患者などがいまだに多く含まれている. したがって, 視力障害のある患者は単に視力が低下しているのみならず, 腎症・神経障害といった合併症も抱えている場合が多い. それゆえに腎症治療のための食事療法やインスリン自己注射・低血糖の危険性など非常に複雑化した治療を実践しなければならない. さらには, 失業といった社会的問題も発生してくる.

このような患者のための社会資源として身体障害者手帳がある. 等級別に交付を受け, それによって障害者年金の受給, 医療費助成, 税金の控除・免除, 盲導犬の貸与などの援助を受けることができる. 加えて 40 歳以上であれば, 介護保険の利用, 40 歳未満であれば障害者総合支援法の利用も必要であろう. 社会復帰のための視覚障害者更生施設入所は困難な場合が多い. 特にインスリン治療者（特に頻回注射例）を受け入れる施設はほとんどない. したがって, 社会復帰の最初のステップはペン型注射器による自己注射手技の獲得である. さらには, 視覚障害者施設をもっと各地域に増設し, 社会復帰の訓練を受けられるようにする行政側の努力が必要不可欠であることはいうまでもない. ここで点字やパソコン技術の会得, 屋外歩行訓練, 職業訓練を受けつつ, 専門医による治療も継続しなくてはならない. このような状況では絶望感が生まれ, 治療を放棄する患者も出てくる. 日常生活の介護だけでなく, 心理面の十分なケアも必要となってくる.

(2) 腎症（nephropathy）

ブレンナー（Brener）らの hyperfiltration 仮説が有名である. 糖尿病では, 腎血漿流量（renal plasma flow；RPF）が増加し hyperperfusion の状態にあるが, さらには輸入細動脈が輸出細動脈に比し, より拡張するため糸球体内高血圧が生じる. こういった状況が続くと糸球体機能が障害され, 微量あるいはマクロアルブミン尿が検出されるようになり, 血圧も上昇傾向を示す. この血圧上昇（糸球体内高血圧も含めて）をうまく抑制できなければ, 腎機能は着実に低下し腎不全に至る. しかし, 微量アルブミン尿（腎症第 2 期）あるいはマクロアルブミン尿（腎症第 3 期 A）の初期に厳格な血糖・血圧管理を行うと腎病変の進

表 8-5　糖尿病腎症の早期診断基準

> 1. 測定対象
> 尿蛋白陰性か軽度陽性（＋1程度）の糖尿病患者
> 2. 必須項目
> 尿中アルブミン値：30〜299 mg/g Cr　3回測定中2回以上
> 3. 参考事項
> 尿中アルブミン排泄量：30〜299 mg/24 時間または，20〜199 μg/分
> 尿中IV型コラーゲン値：7〜8 μg/g Cr 以上
> 腎サイズ：腎肥大

検尿条件：
なるべく午前中の随時尿を用いる．通院条件によっては容易に上記の基準を上回る可能性があるため，来院後一定の時間を経て採尿する．早朝尿を用いるなどの工夫も必要である．

測定法：
アルブミンを免疫測定法で測定し，同時に尿中クレアチニン（Cr）値も測定する．

注意事項：
1）高血圧（良性腎硬化症），高度肥満，メタボリックシンドローム，尿路系異常・尿路感染症，うっ血性心不全などでも微量アルブミン尿を認めることがある．
2）高度の希釈尿，妊娠中・月経時の女性，過度な運動後，過労，感冒などの条件では，検査を控える．
3）定性法で微量アルブミン尿を判定するのはスクリーニングの場合に限り，後日必ず上記定量法で確認する．
4）血糖や血圧コントロールが不良な場合，微量アルブミン尿の判定は避ける．

（糖尿病性腎症合同委員会，2005[27]）

行を阻止することができる．この時期での維持に努めなければならない．

　診断には一般検査（糖，タンパク，潜血，沈渣）に加えて午前中の随時尿アルブミン値（mg/gCr）を3回測定中2回以上30〜299 mg/gCrであれば微量アルブミン尿と判定できる．また300 mg/gCr以上を繰り返し証明できればマクロアルブミン尿と判定できる（**表 8-5**）[27]．腎機能の指標として糸球体濾過量（GFR）は正確に測定すべきであるが，実行できないことも多いため最近は血清クレアチニン値や血清シスタチンC値を一定の式に代入してGFRを算定する推定糸球体濾過量（estimated-GFR；eGFR）を取り入れる方向になっている．

　治療に関しては高血圧の十分なコントロール（管理目標 130/80 mmHg 未満）は腎症の進行を遅らせることができる．日本高血圧学会による「高血圧治療ガイドライン 2019」では糖尿病合併高血圧症患者に対する降圧薬の第一選択としてACE阻害薬，ARBのみならずCa拮抗薬，サイアザイド系利尿薬が推奨されている．

　腎症が著しく進み，透析に至ってしまった場合，網膜症による視力障害・失明と同様，身体障害者手帳の交付が受けられる．透析患者は腎機能障害1級の手帳が交付され，更生医療（福祉事務所）や育成医療（保健所），重度障害者医療（区・市役所などの福祉課）などの制度によって援助を受けることができる．また障害基礎年金（区役所，社会保険事務所など）から国民年金，厚生年金などの障害給付が受けられる．また障害手当金は透析患者が休職したとき，しかも会社から給料が出ないときに支給される．透析療法を受ける糖尿病患者の多くは視力障害もあわせもっており，経済的および社会的援助そして心理的援助によって治療を無理なく継続できるよう支援することが最も重要である．

（3）神経障害（neuropathy）

　糖尿病神経障害には，多発神経障害（広汎性左右対称性神経障害）と単神経障害がある．糖尿病三大合併症のなかで最も早期に発症するとされる．

　多発神経障害の自覚症状は特に足のしびれ，ほてり，足底に何か張り付いた感じ，痛み，腓腹筋の有痛性痙攣（こむらがえり）などを特に夜間に認める傾向がある．これらの症状は糖尿病発症後比較的早期に出現する．一方，自律神経障害は病状がかなり進行してから自覚し，便秘，下痢（diabetic diarrhea），神経因性膀胱（neurogenic bladder），起立性低血圧（orthostatic hypotension），インポテンツ，発汗異常，頻脈などをきたす．また自律神経障害による下肢静脈シャントは末梢の酸素不足を招く．さらに多発神経障害によって足の小さな傷は無痛性となり見逃されやすいことから，感染症を伴った下肢潰瘍・壊疽の誘因となることがある．

　単神経障害には，眼瞼下垂で気づく動眼神経麻

表 8-6　糖尿病性神経障害の分類と主な症状

分類	症状
多発神経障害 　感覚運動神経障害 　自律神経障害	しびれ感，錯感覚，冷感，自発痛，アロディニア，感覚鈍麻 瞳孔機能異常，発汗異常，起立性低血圧，胃不全麻痺，便通異常（便秘，下痢），胆嚢無力症，膀胱障害，勃起障害，無自覚低血糖など
単神経障害 　脳神経障害 　体幹・四肢の神経障害	外眼筋麻痺（動眼・滑車・外転神経麻痺），顔面神経麻痺など 手根管症候群，尺骨神経麻痺，腓骨神経麻痺，体幹部の単神経障害など
神経根症または多発性神経根症	糖尿病性筋萎縮症など（典型例は片側〜両側性の臀部・大腿部筋萎縮・筋力低下を呈し疼痛を伴う）

（日本糖尿病学会編・著：糖尿病診療ガイドライン 2024．p 209，南江堂，2024）

表 8-7　糖尿病性多発神経障害の簡易診断基準

必須項目：以下の 2 項目を満たす 1．糖尿病が存在する 2．糖尿病性多発神経障害以外の末梢神経障害を否定し得る
条件項目：以下の 3 項目のうち 2 項目以上を満たす場合を"神経障害あり"とする 1．糖尿病性多発神経障害に基づくと思われる自覚症状 2．両側アキレス腱反射の低下あるいは消失 3．両側内踝の振動覚低下（C128 音叉にて 10 秒以下）
注意事項 糖尿病性神経障害に基づくと思われる自覚症状とは （1）両側性 （2）足趾先および足底の「しびれ」「疼痛」「異常感覚」 （3）上肢のみの症状は取らない
参考項目（以下のいずれかを満たす場合は条件項目を満たさなくても神経障害ありとする） 1．神経伝導検査で 2 つ以上の神経でそれぞれ 1 項目以上の検査項目（伝導速度，振幅，潜時）の異常を認める 2．臨床的に明らかな糖尿病性自律神経障害がある（自律神経機能検査で異常を確認することが望ましい）

糖尿病性神経障害を考える会　2002 年 1 月 18 日改訂

（Tesfaye S, et al：Diabetes Care 33: 2285-2293, 2010 および糖尿病性神経障害を考える会：末梢神経 23：109-111，2012 より引用）

痺，複視で気づく外転神経麻痺や滑車神経麻痺，顔面の変形や兎眼で発見される顔面神経麻痺，また筋萎縮を伴う近位運動神経障害がみられる（**表 8-6**）[28]．

多発神経障害の診断基準は**表 8-7** のとおりである．また，以下のような検査を実施することもある．

・知覚異常の有無（問診）
・アキレス腱，膝蓋腱反射の有無
・C128，256 音叉あるいは TM-31 を用いた振動覚検査
・運動神経，知覚神経伝導速度の測定（MCV，SCV）
　一方，自律神経障害の診断には以下の検査が必要である．

・深呼吸時心拍変動：1 分間 6 回の深呼吸負荷時の RR 間隔最大変動幅（R-R interval variation）が小さい場合，副交感神経障害を疑う．
・[123]I metaiodobenzylguanidine（MIBG）を使用した心筋シンチグラフィ（SPECT）で心臓交感神経機能を画像的に把握する方法もある．すなわち，MIBG は交感神経末端の主としてノルエピネフリン貯蔵顆粒に取り込まれること，[201]Tl（塩化タリウム）は心筋局所血流に依存して筋活動の活発な心筋に取り込まれること，を応用した画像検査[19] である．
・臥位と立位の血圧を比較する（15 秒以内）．
　これら神経障害の治療に関しては，特効的な薬

物はないのでビタミン B_{12} 製薬，AR 阻害薬，プロスタグランジン E1 製薬，抗血小板薬，鎮痛薬，抗うつ薬，抗てんかん薬，抗不整脈薬などを個々にあるいは組み合わせて使用する．ときに劇的な症状の改善をみることがある．起立性低血圧には下肢弾性包帯，昇圧薬，エルゴタミン，ミドドリンなどを，また糖尿病性下痢には止痢薬以外にミノサイクリンも有効である．神経因性膀胱にはコリンエステラーゼ阻害薬や α-blocker などを使用するが，薬物に全く反応しない症例には間欠的自己導尿を指導する．

2）大血管症

大血管症としてあげられることが多いのは，冠動脈疾患，脳血管障害，末梢動脈疾患の 3 疾患だろう．

冠動脈疾患については，欧米の前向き研究では，糖尿病患者は非糖尿病者に比較して冠動脈疾患の発生頻度が 2 〜 4 倍に増加するとされている[5, 29-31]．わが国でも状況は同じである．久山町研究では，1,000 人・年当たりの冠動脈疾患の発生頻度は 5.0（健常者 1.6）と報告されている[5, 32]．

脳血管障害については，わが国でも久山町研究から，脳血管障害の発症率は糖尿病例で約 3.2 倍と高まることが報告されている[33]．しかしながら，これら大血管症については，特にある程度罹病年数が経過した例では細小血管障害と異なり，血糖コントロールのみでの抑制効果には一定の見解が得られていないのが実情だろう．

3）糖尿病と障害の関係

糖尿病合併症によってもたらされる障害として，前述のように，末梢動脈疾患からは①網膜症からくる視力障害，②糖尿病腎症から起こる血液透析，③神経障害による感覚障害，自律神経障害などが問題となる．さらに，大血管症によってもたらされるものとして，心筋梗塞，脳卒中，下肢壊疽などが挙げられる．これらにより，まず機能的予後に大きな影響が生じ，ADL や QOL が大きく損なわれることになる．

三大合併症については先述のとおりだが，大血管症については，脳卒中の場合は片麻痺や高次脳機能障害などから，平成 26 年度内閣府の報告では要介護認定者の原因の 1 位として報告されている．末梢動脈疾患については，歩行障害にとどまらず，潰瘍が重症化し下肢切断に至ると，義足が必要となる．また，機能予後のみならず，これらの合併症がきわめて重篤な場合は，生命予後にも大きな影響を及ぼす．久山町研究では，脳卒中の再発率は 5 年間で 35％，10 年間で 51％と報告されており[33, 34]，さらに糖尿病患者では，非糖尿病者に比較し，再発率が 2 倍という報告がある[35]．このように，脳卒中例は，初発後も高い再発リスクにさらされているのである．冠動脈疾患は，糖尿病における死因の第 1 位である[5, 36-38]．加えて，糖尿病患者では，非糖尿病者に比べ心筋梗塞後の死亡率も高く予後不良である[5, 39]．これらのように，糖尿病は放っておけば，合併症の発症から機能的予後の障害，ひいては生命予後にも重篤な影響を及ぼす疾患であり，健康寿命を全うするために，良好な血糖コントロールを維持するだけにとどまらず，血圧や脂質代謝，体重を適正に保つことが望まれる．そのためにもやはり，不断の食事療法ならびに運動療法が必須とされるのである．

9　リハビリテーションの実際

実際の症例を以下に示す．これは，1998 年 10 月から 1999 年 7 月までに東北大学病院内部障害学リハビリテーション科に入院された 2 型糖尿病患者での例である．男性 4 例，女性 6 例の計 10 例で平均年齢は 60.2 ± 12.2 歳，罹病期間は 16.9 ± 8.6 年，body mass index は 23.7 ± 3.8 であった．1 泊 2 日という短期入院で糖尿病教育を含めたリハビリテーションを施行した．入院前に運動負荷試験を含む評価を施行し，表 8-8 に示すプログラムに則って医師・看護師・栄養士・理学療法士による講義・実技・自主学習などを施行した．この結果，空腹時血糖値には明らかな変化は認めなかったが，退院 6 カ月の HbA1c の有意な低下を認めた（この間の薬剤の変更はなし）（表 8-9）．

表8-8　短期糖尿病教育入院タイムスケジュール

初　日		最終日	
10：00	入院説明，万歩計装着，テスト	7：00	起床，万歩計装着
10：30	ビデオ1：「友達から－糖尿病とともに」	7：30	血糖測定
11：00	運動療法　院内歩行	8：00	朝食
11：30	手技チェックと血糖測定	8：30	休憩
12：00	昼食	9：00	ビデオ5：「日常生活の心得」
12：30	ビデオ2：「糖尿病の運動療法」	9：30	血糖測定
13：00	運動療法のための評価	10：00	体組成と運動能評価の説明
14：00	血糖測定	10：30	運動療法
14：30	ビデオ3：「糖尿病の食事療法」	11：00	自習
15：00	教室：「食事療法」	11：30	手技チェックと血糖測定
15：30	ビデオ4：「合併症を知る，合併症を防ぐ」	12：00	昼食
16：00	教室：「低血糖」「シックデイ」	12：30	休憩
16：30	運動療法　院内歩行	13：00	栄養指導
17：00	休憩または自習	14：00	血糖測定，万歩計終了
17：30	血糖測定	15：00	総括，テスト
18：00	夕食	15：30	退院
18：30	休憩		
19：00	医師への質問		
19：30	血糖測定		
20：00	万歩計終了		
22：00	血糖測定		

表8-9　糖尿病コントロール状態の変化

		全体（n＝10）	男性（n＝4）	女性（n＝6）
FBS（mg/dl）	入院時	180 ± 28	178 ± 17	180 ± 35
	6カ月後	169 ± 50	177 ± 53	163 ± 53
HbA1c（%）	入院時	8.8 ± 1.2 ⎤*	8.7 ± 0.9	8.9 ± 1.4
	6カ月後	8.2 ± 1.3 ⎦	8.0 ± 1.1	8.3 ± 1.5

（*p＜0.05 mean±SD）

　1泊2日という短期間の入院であっても，知識の向上を図り，運動療法・食事療法に対する意識の向上ならびに行動変容を認め，結果としてコントロールの改善を果たした，まさに糖尿病患者に対する内部障害学的アプローチによるリハビリテーションの典型例といえよう．

（原田　卓）

Ⅱ　メタボリックシンドローム

1　メタボリックシンドロームとは

　メタボリックシンドロームとは，「インスリン抵抗性，動脈硬化惹起性リポタンパク異常，血圧高値を個人に合併する心血管病易発症状態」である[40]．実は，この概念に該当する病態は80年以上前から報告されている．最初の報告は1920年代にスウェーデンのKylinらによって発表された高血圧・高血糖と痛風の集積である．のちに1947年になって，Vagueらは上半身型肥満を2型糖尿病や心血管疾患と関連する代謝異常と密接に結びついた肥満として注目した[41]．こういった概念は，1980年代になって，「シンドロームX」や「死の四重奏」「内臓脂肪症候群」という名称で提唱された．当時は総括してマルチプルリスク症候群とよばれることもあった．1999年になっ

て WHO がこのような病態を「メタボリックシンドローム」とよぶことを提案した.

20 世紀も後半になってから，なぜこのような新しい疾患概念を打ち立て，予防・治療に取り組む必要が生じてきたのか？　それは，冒頭で述べたようにこの病態は，高血圧症・糖代謝異常・脂質代謝異常といった危険因子が複数個重なって，冠動脈疾患・脳卒中といった心血管疾患のリスクが乗数効果的に増加するものであり（**図 8-12**）[42, 43]，また日常生活での運動量の減少ならびに食生活上での過剰なカロリー，動物性タンパク質・脂質の摂取などの生活習慣の変貌から，欧米・日本などで患者数の急激な増加を示しているからである.

2　疫学

令和元年（2020 年）国民健康・栄養調査結果によると，メタボリックシンドロームと深く関連している肥満者（body mass index ≧ 25）の割合は，男性では平成 25 ～令和元年まで有意に増加している（**図 8-13**）[3].　一方女性では，有意な増減はみられない.　メタボリックシンドロームについては，同じく令和元年の結果によると，20 歳以上においてメタボリックシンドロームが強く疑われる割合は，男性は 28.2%，女性は 10.3%，予備群は男性が 23.8%，女性が 7.2% と，少なくとも減少傾向は認められないといえるだろう.　また，40 ～ 74 歳でみると，現在も男性の 2 人に 1 人，女性の 5 人に 1 人でメタボリックシンドロームが強く疑われる者または予備群であるということになる（**表 8-10**）[3].

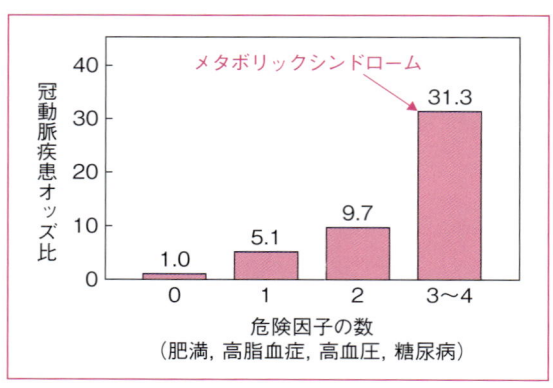

図 8-12　危険因子の数と冠動脈疾患の発症

厚生労働省による全国 12 万人の労働者の 10 年間の検診データを基に冠動脈疾患発症のオッズ比を計算したもの．肥満，高脂血症，高血圧，糖尿病の危険因子を 3 つ以上もつと，危険因子をもたない人に比べてオッズ比が 30 倍以上になる.

（前田和久・下村伊一郎，2005 [43]）

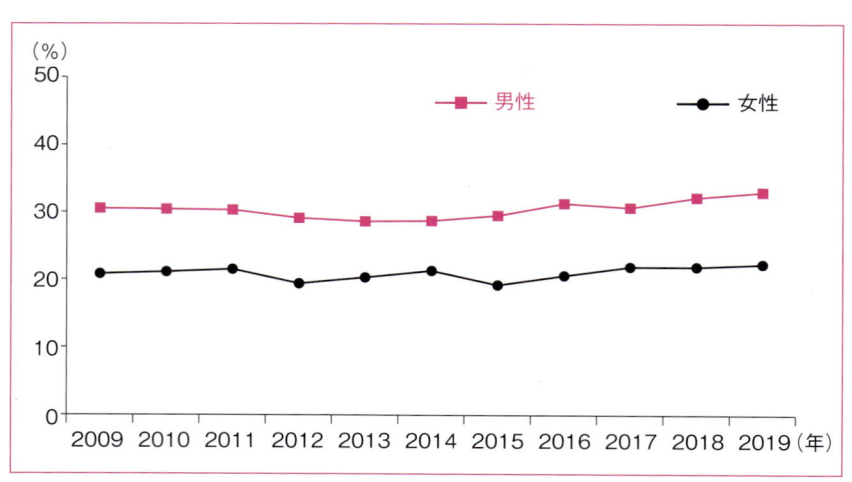

図 8-13　肥満者（BMI ≧ 25 kg/m²）の割合の年次推移（20 歳以上）（2009 ～ 2019 年）
（厚生労働省 [3]）

表8-10 令和元年国民健康・栄養調査結果報告 メタボリックシンドローム（内臓脂肪症候群）の状況

		総数		20～29歳		30～39歳		40～49歳		50～59歳		60～69歳		70歳以上		（再掲）40～74歳		（再掲）65～74歳		（再掲）75歳以上	
		人数	%	人数	%	人数	%	人数	%	人数	%	人数	%	人数	%	人数	%	人数	%	人数	%
総数	総数	2,383	100.0	97	100.0	171	100.0	324	100.0	345	100.0	573	100.0	873	100.0	1,596	100.0	715	100.0	519	100.0
	メタボリックシンドローム（内臓脂肪症候群）が強く疑われる者	425	17.8	0	0.0	5	2.9	23	7.1	54	15.7	115	20.1	228	26.1	284	17.8	172	24.1	136	26.2
	メタボリックシンドローム（内臓脂肪症候群）の予備群と考えられる者	337	14.1	10	10.3	13	7.6	40	12.3	40	11.6	100	17.5	134	15.3	229	14.3	108	15.1	85	16.4
	上記以外	1,621	68.0	87	89.7	153	89.5	261	80.6	251	72.8	358	62.5	511	58.5	1,083	67.9	435	60.8	298	57.4
男性	総数	1,002	100.0	54	100.0	62	100.0	115	100.0	127	100.0	248	100.0	396	100.0	652	100.0	327	100.0	234	100.0
	メタボリックシンドローム（内臓脂肪症候群）が強く疑われる者	283	28.2	0	0.0	4	6.5	18	15.7	40	31.5	73	29.4	148	37.4	194	29.8	119	36.4	85	36.3
	メタボリックシンドローム（内臓脂肪症候群）の予備群と考えられる者	238	23.8	10	18.5	11	17.7	31	27.0	22	17.3	73	29.4	91	23.0	161	24.7	77	23.5	56	23.9
	上記以外	481	48.0	44	81.5	47	75.8	66	57.4	65	51.2	102	41.1	157	39.6	297	45.6	131	40.1	93	39.7
女性	総数	1,381	100.0	43	100.0	109	100.0	209	100.0	218	100.0	325	100.0	477	100.0	944	100.0	388	100.0	285	100.0
	メタボリックシンドローム（内臓脂肪症候群）が強く疑われる者	142	10.3	0	0.0	1	0.9	5	2.4	14	6.4	42	12.9	80	16.8	90	9.5	53	13.7	51	17.9
	メタボリックシンドローム（内臓脂肪症候群）の予備群と考えられる者	99	7.2	0	0.0	2	1.8	9	4.3	18	8.3	27	8.3	43	9.0	68	7.2	31	8.0	29	10.2
	上記以外	1,140	82.5	43	100.0	106	97.2	195	93.3	186	85.3	256	78.8	354	74.2	786	83.3	304	78.4	205	71.9

注：血圧、腹囲、ヘモグロビンA1c、血清HDLコレステロール値の測定を行い、身体状況調査の問診において血圧を下げる薬、コレステロールを下げる薬および中性脂肪（トリグリセライド）を下げる薬の服用状況にすべて回答し、かつインスリン注射または血糖を下げる薬を有効回答とみなした20歳以上の者を集計対象とした。なお、女性は妊婦2名を除外した。

（厚生労働省：令和元年国民健康・栄養調査報告[3]）

1）その変遷

メタボリックシンドロームの研究が進むにつれ，その上流因子として「インスリン抵抗性」と「内臓脂肪」の2つが認められてきた．そこで，一方こそが上流だとする各々の立場から診断基準が作成された．1999年にWHOは「インスリン抵抗性」こそがその最も本質的構成要素であるとの立場から診断基準を発表した．それに対し，2001年米国NCEP（National Cholesterol Education Program）は，心血管疾患に焦点を当て，より臨床上有用に，かつより「内臓脂肪」の概念を組み入れつつ，診断基準を構成した[41]．すなわち，WHOの定義では，インスリン抵抗性は必須であり，他に肥満などの要素から2つ以上満たせばよい，というものであった．これに対し，NCEPでは必須項目はなく，5要素のなかから3項目以上満たせばよい，という設定である．しかしながら，この両者においては概念のうえでも，臨床上の立場から

も，実際上の統一は得られず，混乱を招く結果に至った[41]．

（1）わが国での確立

このような流れのなかで，わが国でも日本人のエビデンスに基づいた診断基準を作成する動きが起こり，2004年より日本動脈硬化学会，日本糖尿病学会，日本高血圧学会，日本肥満学会，日本循環器学会，日本腎臓病学会，日本止血血栓学会そして日本内科学会が合同でメタボリックシンドローム診断基準検討委員会が構成された．そして2005年4月に日本内科学会誌上にメタボリックシンドロームの診断基準が発表された[40]．

その特徴としては，内臓脂肪がメタボリックシンドロームの源流にあるとの立場を明確にしていることである[40]．すなわち，**表8-11**に示されるように内臓脂肪蓄積が必須項目であり，内臓脂肪蓄積が高血圧症，高トリグリセライド血症，低HDLコレステロール血症，高血糖を惹起する．そしてこれらの集積により動脈硬化が進行し，心血管疾患のリスク上昇につながる，ということである（**図8-14**）[44]．その値については，日本肥

表8-11 "メタボリックシンドローム（内臓脂肪症候群）の疑い"の判定

国民健康・栄養調査の血液検査では，空腹時採血が困難であるため，メタボリックシンドローム（内臓脂肪症候群）の診断基準項目である空腹時血糖値および中性脂肪値により判定はしない．したがって，本報告における判定は以下のとおりとした．

メタボリックシンドローム（内臓脂肪症候群）が強く疑われる者
腹囲が男性85cm，女性90cm以上で，3つの項目（血中脂質，血圧，血糖）のうち2つ以上の項目に該当する者．

メタボリックシンドローム（内臓脂肪症候群）の予備群と考えられる者
腹囲が男性85cm，女性90cm以上で，3つの項目（血中脂質，血圧，血糖）のうち1つに該当する者．
※ "該当する"下記の「基準」を満たしている場合，かつ／または「服薬」がある場合とする．

腹囲	腹囲（ウエスト周囲径）　男性：85cm以上　　女性：90cm以上		
項目	血中脂質	血圧	血糖
基準	・HDLコレステロール値 40mg/dL未満	・収縮期血圧値130mmHg以上・拡張期血圧値85mmHg以上	・ヘモグロビンA1c（NGSP）値6.0%以上
服薬	・コレステロールを下げる薬服用・中性脂肪（トリグリセライド）を下げる薬服用	・血圧を下げる薬服用	・血糖を下げる薬服用・インスリン注射使用

（参考）厚生労働科学研究 健康科学総合研究事業「地域保健における健康診査の効率的なプロトコールに関する研究～健康対策指標検討研究班中間報告～」平成17年8月
厚生労働省健康局がん対策・健康増進課／厚生労働省保険局総務課「平成25年度以降に実施される特定健康診査・特定保健指導における特定保健指導レベル判定値，受診勧奨判定値及びメタボリックシンドローム判定値等の取扱いについて」平成24年11月13日

（厚生労働省：令和元年国民健康・栄養調査報告[3]）

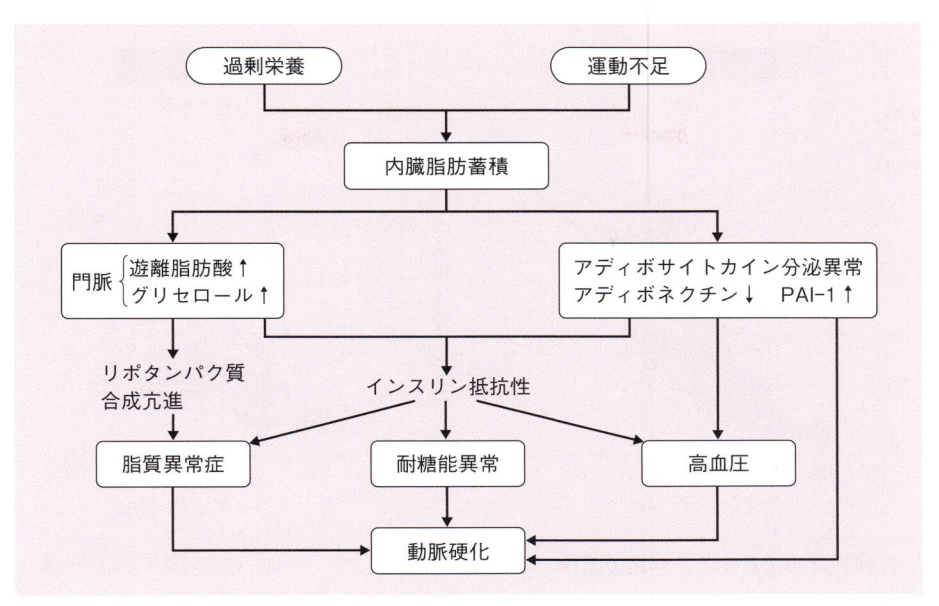

図 8-14　内臓脂肪蓄積と動脈硬化との関連の病態　　　　　　　　　　　　（徳永勝人，2011[44]）

満学会が定めた肥満症診断基準に示されているように，臍高レベル腹部 CT スキャンによって判定した腹腔内脂肪面積 100 cm² 以上が男女共通したカットオフ値である．100 cm² 以上としたのは，**図 8-15** で明らかなようにリスクファクターが有意に増加するからである[40]．実際にこの値に対応するウエスト周囲径は，男性 559 名，女性 196 名で検討された結果，男性 85 cm，女性 90 cm となった（**図 8-16**）．また，血糖値については日本糖尿病学会の正常型の値が，動脈硬化惹起性リポタンパク異常に関しては日本動脈硬化学会による「動脈硬化性疾患の予防と治療の必要な対象を集団からスクリーニングするための血清脂質値」が，そして高血圧については日本高血圧学会の「高血圧治療ガイドライン 2004」の正常血圧の値が採用された[40]．

(2) IDF からの発表

　国際糖尿病連合（International Diabetes Federation；IDF）は，WHO と NCEP に代表されるメタボリックシンドロームをめぐる混乱した状況から，世界中のあらゆる国で用いることのできる実際的な診断基準の確立に差し迫られていた．結果として，わが国より若干遅れた 2005 年 9 月のLancet 誌に新たなる診断基準が発表された．そ

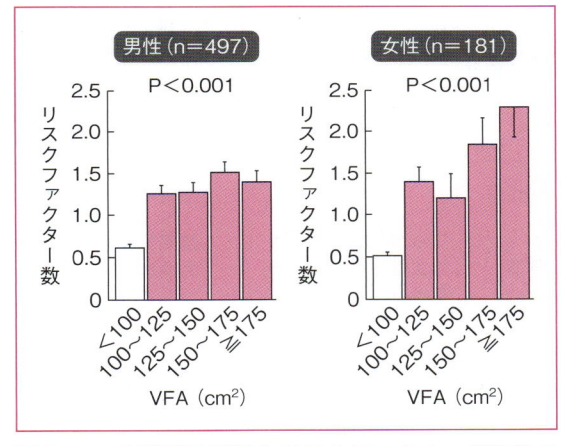

図 8-15　内臓脂肪面積とリスクファクター保有数の関係

内臓脂肪面積（VFA）と今回の診断基準によるリスクファクター数．Kruskal-Wallist 検定（Mean ± SE）
（メタボリックシンドローム診断基準検定委員会，2005[40]）

れまでの基準との相違点は，インスリン抵抗性を強調しすぎていたことを認め，中心性肥満（日本でいうところの内臓脂肪）がその上流と認めたことである．そのため，中心性肥満の指標として，ウエスト周囲径が採用され，必須項目となっている．その他，血糖・脂質・血圧に関する基準値もおよそ NCEP の値を踏襲しているが，ウエスト

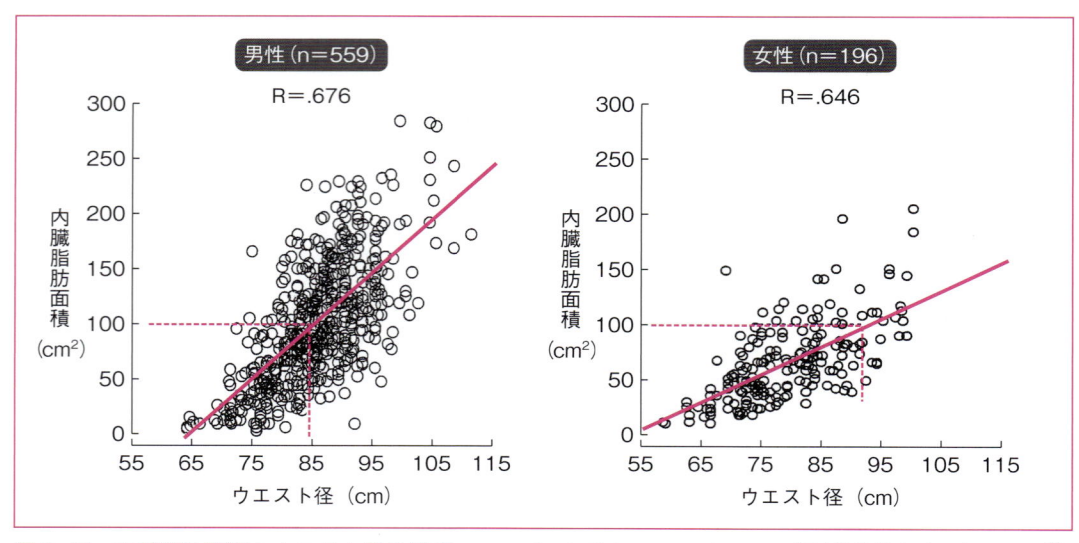

図 8-16　内臓脂肪面積とウエスト径の関係　（メタボリックシンドローム診断基準検定委員会，2005[40]）

表 8-12　メタボリックシンドローム診断基準の変遷

	WHO, 1999	European Group for the Study of Insulin Resistance, 1999	ATP Ⅲ, 2001	IDF, 2005
必須項目	糖尿病（耐糖能障害含む）もしくはインスリン抵抗性	インスリン抵抗性（高インスリン血症）	なし	腹部肥満（人種差あり）
	上記に加え，以下のうち2項目以上	上記に加え，以下のうち2項目以上	以下のうち，3項目以上	以下のうち，2項目
糖代謝		空腹時血糖値≧110 mg/d*l*	空腹時血糖値≧110 mg/d*l*	空腹時血糖≧100 mg/d*l* もしくは2型糖尿病
肥満	BMI 30以上またはウエスト・ヒップ比男性＞0.9，女性＞0.85	腹部肥満：ウエスト周囲径男性≧94 cm 女性≧80 cm	腹部肥満：ウエスト周囲径男性＞102 cm 女性＞88 cm	表8-13参照
脂質代謝	TG≧150 mg/d*l* またはHDL　男性＜35 mg/d*l* 女性＜40 mg/d*l*	TG＞177 mg/d*l* もしくはHDL＜40 mg/d*l*	TG≧150 mg/d*l* HDL　男性＜40 mg/d*l* 女性＜50 mg/d*l*	TG＞150 mg/d*l* HDL　男性＜40 mg/d*l* 女性＜50 mg/d*l* もしくは抗脂質異常症薬の服用
血圧	＞140/90 mmHg	≧140/90 mmHg かつ，または降圧薬服用	≧135/85 mmHg もしくは降圧薬服用	収縮期圧≧130 mmHg 拡張期圧≧85 mmHg 降圧薬服用
その他	微量アルブミン尿			

（Eckel RH, et al., 2005[411]）

周囲径は人種ごとに設定し，血圧は収縮期圧が135から130 mmHg，血糖値が110から米国糖尿病協会（ADA）の基準値である100 mg/d*l* と引き下げられている（**表8-12，13**）[41, 45]．

　注意すべきは，わが国でもIDFの基準でも，肥満症と異なりBMIを診断基準に採用しなかったことである．まさにそこに，全体としての脂肪の量ではなく，脂肪の分布（内臓脂肪）が重要であることが示されているのである．

4　分子基盤（病態）

　メタボリックシンドロームの背景にある機序については，そのすべてが明らかになったわけでは

表8-13　人種別のウエスト周囲径の基準（IDF）

国／人種		ウエスト周囲径
ヨーロッパ*	男性	≧ 94 cm
	女性	≧ 80 cm
南アジア	男性	≧ 90 cm
	女性	≧ 80 cm
中国	男性	≧ 90 cm
	女性	≧ 80 cm
日本**	男性	≧ 90 cm
	女性	≧ 80 cm
南米	男性 女性	固有のデータが集まるまで南アジアの基準を推奨
アフリカ	男性 女性	固有のデータが集まるまでヨーロッパの基準を推奨
東地中海と アラブ	男性 女性	固有のデータが集まるまでヨーロッパの基準を推奨

*：米国については ATPⅢ の基準の適応が引き続き推奨される．
**：日本については異なった基準が提案されていたが，新しいデータにより今回
　　の基準が勧められる．

(IDF，2005 [45])

なく，諸説あるがここではその一部を紹介する [41]．**図 8-17** に示すように，主要な基質として遊離脂肪酸（free fatty acid：FFA）とアディポネクチンと，TNF-α をはじめとする内臓脂肪から分泌される易炎症性サイトカインが挙げられるだろう．

過剰に蓄積した内臓脂肪組織から FFA が大量に放出され，その結果肝臓からのブドウ糖と中性脂肪（TG）そして very low density lipoprotein（VLDL）の放出が促進される．このような脂質代謝異常により，HDL コレステロールの減少と LDL コレステロールの増加がもたらされる．このような FFA はまた，インスリンを介した糖取り込みを阻害することで骨格筋におけるインスリン感受性を低下させる．これらにより，肝臓におけるブドウ糖からのグリコーゲン合成が抑制され，中性脂肪への変換が促進される．さらに血糖値の上昇はインスリンの分泌を促進し，高インスリン血症を生じさせる．これがインスリン抵抗性を惹起する要因になっているのである．また高インスリン血症は交感神経系の緊張を高め，高血圧の発生に関与している可能性がある．

同様に内臓脂肪組織の脂肪細胞や単核球由来の

マクロファージなどから interleukin-6（IL-6）や tumor necrosis factor alpha（TNF-α）などの易炎症性サイトカインの分泌が亢進し，さらなるインスリン抵抗性や血中 FFA の上昇をもたらすというサイクルを形成する．これらのサイトカインは肝臓での plasminogen activator inhibitor-1（PAI-1）の産生を促進し，易血栓性状態をもたらし，動脈硬化を増悪させる．その一方で，抗炎症性かつインスリン感受性を改善する作用をもつサイトカイン「アディポネクチン」の産生低下が引き起こされる．これもメタボリックシンドロームに関与していると考えられている [41]．

5　治療

1）治療の進め方 （**図 8-18**）[46]

当然のごとく体重減少を図るが，脂肪量の減少が目的であって，除脂肪体重は維持されなければならない．しかも，内臓脂肪が皮下脂肪より多く減少することが重要である．後述する食事療法と運動療法の原則を守って減量が得られる場合，まず内臓脂肪が優位に減少することが明らかとなっ

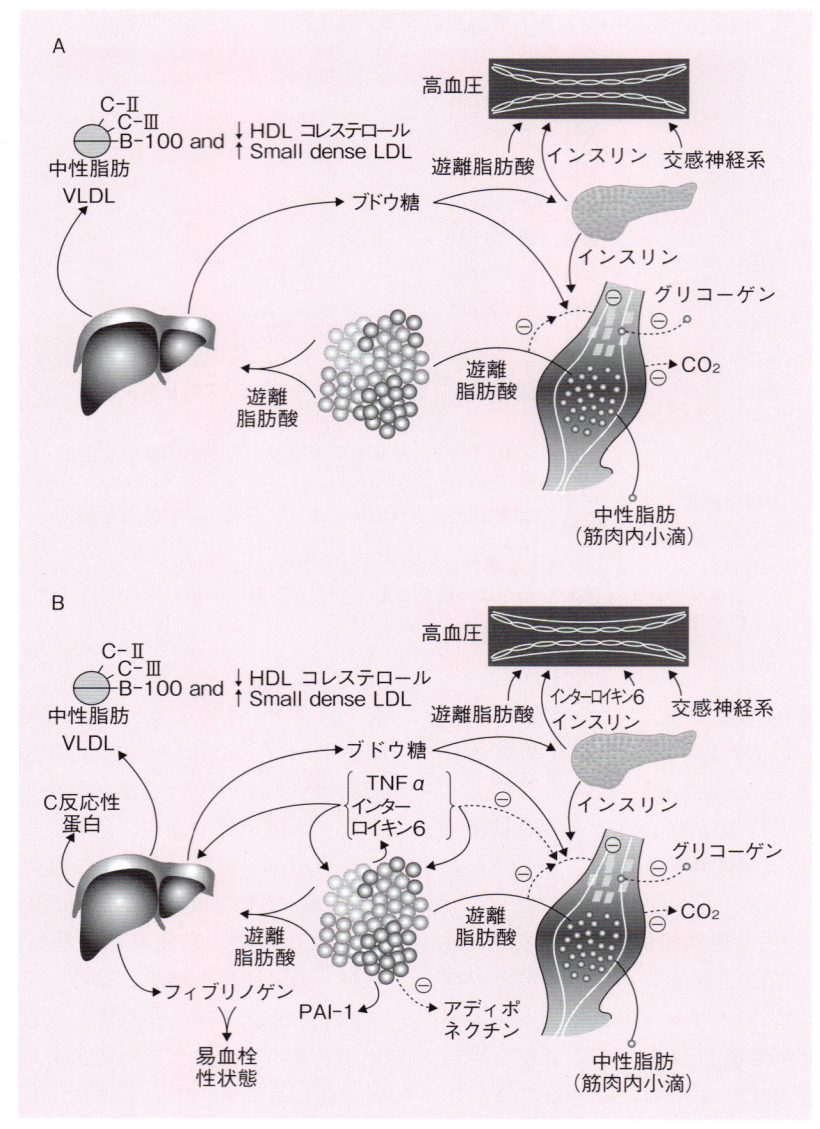

図8-17　メタボリック症候群の病態（インスリン抵抗性を中心に）

PAI-1；plasminogen activator inhibitor 1　　　　　　　　（Eckel RH, et al., 2005[41]）

ている．減量の目安としては，半年間〜1年間で5〜10%が目標とされる．このくらいの減量で種々の代謝学的改善がもたらされることが報告されているからである[47]．しかも，いったん得られた減量がリバウンドしないように定期的な指導・確認が必要である．なぜなら，内臓脂肪は代謝サイクルが早いので，分解されやすく，また蓄積されやすいという特徴をもつからである．まさに生活習慣病といわれる所以である[48]．

2）食事療法と運動療法

詳細は後述されるため原則のみを述べるが，食事療法は，1,800〜1,000 kcal/日の肥満治療食と600 kcal/日の超低エネルギー食が用いられる．運動療法は，散歩・ジョギングなど全身の筋肉を用いる有酸素運動を中等度以下の強度で10〜30分/日，週3日以上（できれば毎日）行うことが望ましい．運動療法の前には，運動負荷試験を実

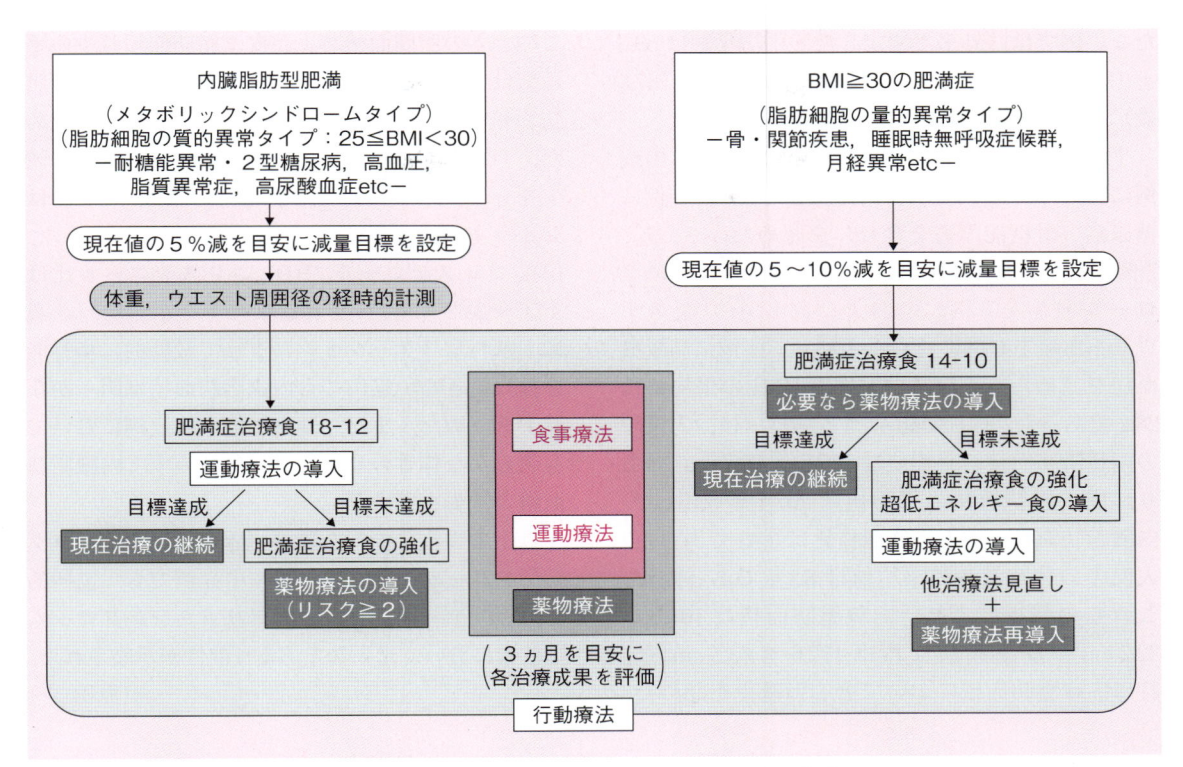

図 8-18　脂肪細胞の質的異常（内臓脂肪型肥満），量的異常による肥満症の治療

（原典 日本肥満学会：肥満症治療ガイドライン 2006．日本肥満学会雑誌，12：42-48．を引用改変したものを武城英明・齋藤　康：メタボリックシンドロームと肥満．臨床栄養，108(6)：675，2006 より）

施し，血圧や心電図といった循環器の反応を検査・確認のうえで施行することが望ましい．

　肥満症に関連する疾患に対し，運動療法の降圧，血清脂質の改善，血糖コントロールの改善などがメタアナリシスにより数多く報告されている．これらを検証し，わが国の複数の学会より，肥満症に関連する運動療法に関するガイドラインが示されている．日本動脈硬化学会，日本高血圧学会，日本糖尿病学会，日本老年医学会の運動療法の推奨についてまとめた．4 学会の見解は，それぞれの疾患の特性に応じた部分もあるが，共通する内容が多く，「有酸素運動を中心に（レジスタンス運動の併用も望ましい）」「軽〜中強度の運動を」「1 日 30 分間以上（短時間の積み重ねでも良い）」「毎日あるいは週 150 分間以上」といった項目が運動療法のガイドラインとなる．これらの基準は米国スポーツ医学会（American College of Sports Medicine；ACSM），WHO のガイドラインおよび本学会の「肥満症診療ガイドライン 2016」の内容と同様であり，国際的なコンセンサスとされる[49]．

6　リハビリテーションの実際

　以下に筆者らの経験した実際例を示す．

　症例は 2005 年 10 月から 2007 年 7 月に当院に入院した 95 例の脳卒中症例のなかでメタボリックシンドロームを合併していた 12 例である．メタボリックシンドロームの診断には 2005 年日本内科学会発表の基準を用いた．これらのうち 9 例は入院時歩行不能であった．リハビリテーションは週 5 日間の理学療法と作業療法を訓練室で施行した．食事療法は，25 kcal/kg/ 理想体重とした．採血による代謝学的指標測定に加え，CT scan を用いた腹部脂肪面積測定を入院時，入院 1 カ月後ならびに退院前に施行した．入院が 3 カ月に満

たない例では，外来で測定した．平均年齢は 59.3 ± 10.4 歳で，男性 7 例（53.3 歳），女性 5 例（67.8 歳）と，男性例において若い傾向がみられた．

　平均入院期間は 81 日間であった．これらの症例において，12 例全例に高血圧症を認め，8 例に糖尿病（耐糖能障害を含む）を認めた．さらに，7 例に高中性脂肪血症を認め，低 HDL コレステロール血症を 8 例に，および高 LDL コレステロール血症を 6 例に認めた．加えて 4 例に高尿酸血症を認めた．入院時における BMI の平均値は 28.2 であった．CT scan による解析では，入院時の内臓脂肪面積の平均値は $162.5 ± 30.7 \, cm^2$ であり，皮下脂肪面積の平均値は $207.4 ± 60.5 \, cm^2$，内臓脂肪面積・皮下脂肪面積比は 0.85 であった．入院中の体重減少の平均値は 8.3 ％ であったが，これらの減少により，内臓脂肪面積は $108.2 ± 22.2 \, cm^2$，皮下脂肪面積は $172.6 ± 63.6 \, cm^2$ と，特に内臓脂肪面積において著しい減少を認めた．

このときの脂肪面積および皮下脂肪面積減少の平均値はそれぞれ 31.8 ％ と 18.1 ％ であった．内臓脂肪面積・皮下脂肪面積比も明らかな減少を認めた．TG 値も $171.5 → 119.2 \, mg/dl$ へと有意な減少を示した．一方，HDL コレステロール値は $35.8 → 41.0 \, mg/dl$ へと明らかな増加を認めた．LDL コレステロール/HDL コレステロール比は 3.43 → 2.62（n=7）と有意な低下を示した．さらに，リハビリテーションによって最終的に歩行能を獲得できない症例でも内臓脂肪面積は明らかな減少を認めた．また，外来加療中の症例においても明らかな体重のリバウンドは認めず，内臓脂肪面積の減少を認めた．

　以上のように歩行を獲得できないメタボリックシンドロームを合併した脳卒中症例でも，包括的リハビリテーションはメタボリックシンドロームの改善において効果的である可能性が示唆された．

（原田　卓）

Ⅲ　脂質異常症

　2007 年 4 月に今までの高脂血症は，日本動脈硬化学会により新たに「脂質異常症」と名称が変更された．同時に「動脈硬化性疾患予防ガイドライン 2007 年版」[50] が発刊された．その後，2012 年と 2022 年に同ガイドラインが改訂[51,52]され，また同学会によって，「動脈硬化性疾患予防のための脂質異常症治療ガイド 2013 年版」[53] が発刊されたので，これらの流れを踏まえたうえで，概説したい．

1　疫学

　近年の日本人における，脂質異常症の割合はどうだろうか？　「令和元（2019）年国民健康・栄養調査報告」によると，血清総コレステロール（total cholesterol；TC）値が 240 mg/dl 以上の者の割合は男性 12.9 ％，女性 22.4 ％ である．この 10 年間でみると，男性では有意な増減はみられないが，女性では有意に増加している．血清 non HDL

コレステロール値の平均値でみると，男女ともこの 10 年間で有意な増減はみられない[54]．また，HDL コレステロール値では，「平成 29（2017）年国民・健康栄養調査報告」では，40 mg/dl 未満の割合が男性で 10.8 ％，女性で 2.9 ％ であるのに対し[55]，令和元年では男性で 8.2 ％，女性で 1.9 ％ と低 HDL コレステロール血症の割合の増加は少なくともみられていない．さらに中性脂肪（triglyceride；TG）値では，平成 29 年は，150 mg/dl 以上の割合が男性 39.7 ％，女性 23.9 ％ であるのに対し，令和元年は，男性 39.9 ％，女性 26.4 ％ と，こちらは総コレステロール値と同様の結果といえるかもしれない．

2　脂質代謝と動脈硬化

1）脂質代謝

　血清脂質はコレステロール，中性脂肪などとし

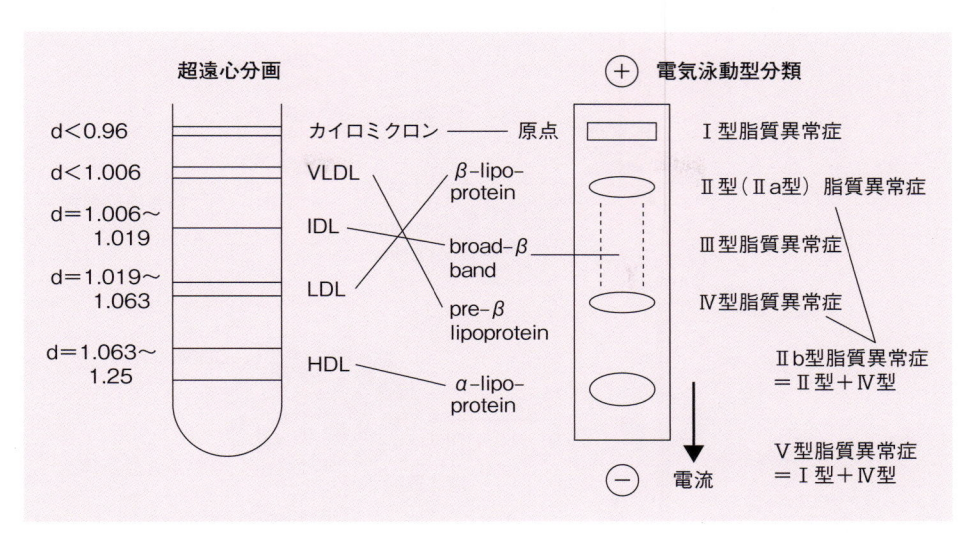

図 8-19 超遠心分画と電気泳動型

（松島照彦, 2009[56]）

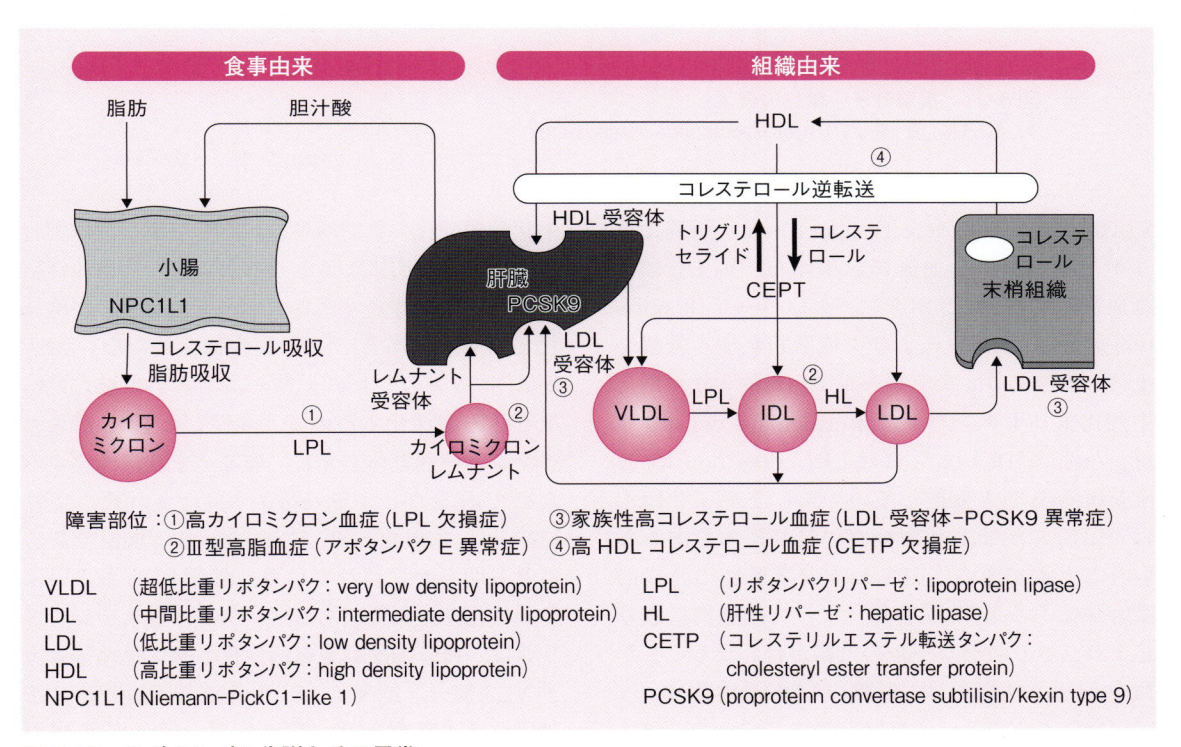

障害部位：①高カイロミクロン血症（LPL 欠損症）　③家族性高コレステロール血症（LDL 受容体-PCSK9 異常症）
　　　　　②Ⅲ型高脂血症（アポタンパク E 異常症）　④高 HDL コレステロール血症（CETP 欠損症）

VLDL	（超低比重リポタンパク：very low density lipoprotein）		LPL	（リポタンパクリパーゼ：lipoprotein lipase）
IDL	（中間比重リポタンパク：intermediate density lipoprotein）		HL	（肝性リパーゼ：hepatic lipase）
LDL	（低比重リポタンパク：low density lipoprotein）		CETP	（コレステリルエステル転送タンパク：
HDL	（高比重リポタンパク：high density lipoprotein）			cholesteryl ester transfer protein）
NPC1L1	(Niemann-PickC1-like 1)		PCSK9	(proproteinn convertase subtilisin/kexin type 9)

図 8-20 リポタンパク代謝とその異常

て測定されるが，水に不溶性である脂質は血液中ではリポタンパクを構成して運搬・代謝されている．リポタンパクは脂質の由来や産生部位などにより，異なるサイズ，脂質組成，アポタンパクを有し，それぞれ特異的な代謝を受ける heteroge-

neous な集団である．超遠心分離，電気泳動，クロマトグラフィーなどを用いて分画される（**図 8-19**）[56]．このリポタンパクは体内で**図 8-20** に示すような代謝経路を辿る．すなわち食事性に由来する経路と組織に由来する経路である．肝臓は

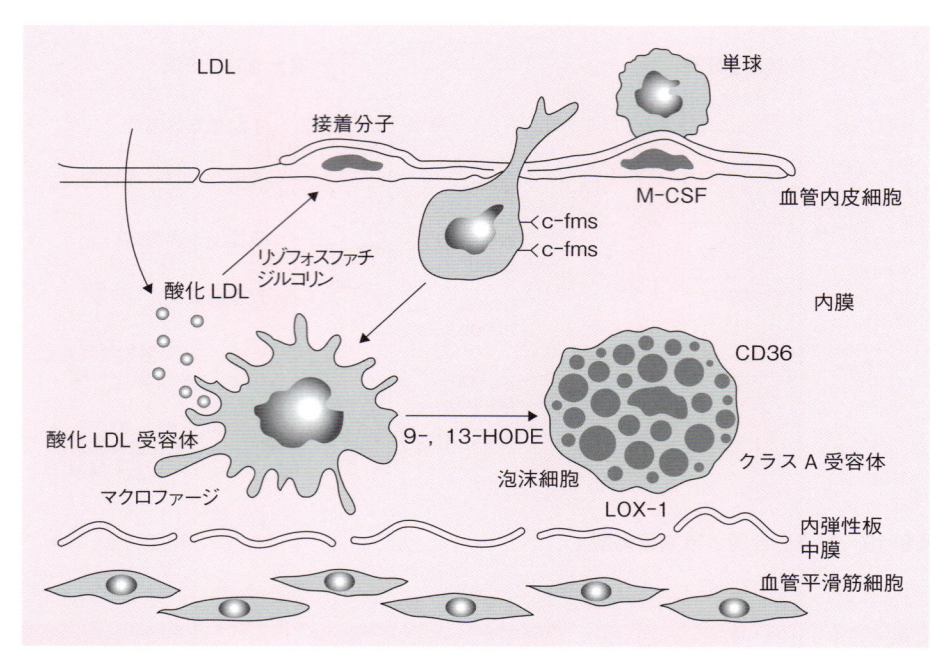

図 8-21 接着分子，単球の侵入
9–, 13-HODE : 9–, 13-hydroxyoctadecadienoic acid

（山田信博・他，2003[57]）

VLDL（very low density lipoprotein：超低比重リポタンパク）を血流に放出する．VLDL は毛細血管内皮表面のリポタンパクリパーゼ（lipoprotein lipase；LPL）により中性脂肪が加水分解を受け，次第にコレステロールの相対的含量が増え中間比重リポタンパク（intermediate density lipoprotein；IDL）さらには LDL（low density lipoprotein）へと変換していく．したがって LDL は VLDL に始まる代謝経路の最終産物であるということができる．LDL は全身各臓器の特異的受容体である LDL 受容体によって細胞内に取り込まれ，コレステロールの供給が行われる．また血中 LDL の大部分は，肝臓の LDL 受容体によって再回収されるという経路を形成している．LDL の運搬するコレステロールは，生命体の構築や生命維持に必須である一方，過剰に存在すると粥状動脈硬化をきたすという二面性をもつ[53]．

2）動脈硬化

では高 LDL 血症はどのような機序で粥状動脈硬化を引き起こすのであろうか？　この解明は，粥状動脈硬化の早期病巣の中心をなす，泡沫細胞形成過程の解明によるところが大きい．泡沫細胞は主として単球／マクロファージ（Mφ）が泡沫化したものである．LDL 受容体を持たない Mφ が LDL 由来のコレステロールエステルを大量に取り込み泡沫化するのは，変性した LDL がスカベンジャー受容体を介して取り込まれ泡沫化するためであることが *in vitro* で検証された．変性 LDL として酸化 LDL が *in vivo* では重要であることも明らかにされている．酸化 LDL あるいはその酸化リン脂質であるリソフォスファチジルコリンは，血管内皮細胞を活性化させ，単球接着因子 VCAM-1，ICAM-1，平滑筋細胞増殖因子 PDGF-A，B 鎖，HB-EGF などの遺伝子発現を促しさらにマトリックスメタロプロテアーゼ（MMPs），組織因子（TF）の発現を誘導させる．また血管平滑筋細胞に働き，MMPs，CD40，CD40 L などの発現誘導を起こしアポトーシスを起こす，など粥状動脈硬化進展を促進させる作用が数多く証明されてきた（**図 8-21**）[57]．

一方 HDL は，末梢組織の過剰なコレステロー

表 8-14　脂質異常症診断基準

表 8-14　脂質異常症診断基準

LDL コレステロール	140 mg/dl 以上	高 LDL コレステロール血症
	120 ～ 139 mg/dl	境界域高 LDL コレステロール血症**
HDL コレステロール	40 mg/dl 未満	低 HDL コレステロール血症
トリグリセライド	150 mg/dl 以上（空腹時採血*）	高トリグリセライド血症
	175 mg/dl 以上（随時採血*）	
Non-HDL コレステロール	170 mg/dl 以上	高 non-HDL コレステロール血症
	150 ～ 169 mg/dl	境界域高 non-HDL コレステロール血症**

* 基本的に 10 時間以上の絶食を「空腹時」とする．ただし水やお茶などカロリーのない水分の摂取は可とする．空腹時であることが確認できない場合を「随時」とする．

**スクリーニングで境界域高 LDL-C 血症，境界域高 non-HDL-C 血症を示した場合は，高リスク病態がないか検討し，治療の必要性を考慮する．

・LDL-C は Friedewald 式（TC-HDL-C-TG/5）で計算する（ただし空腹時採血の場合のみ）．または直接法で求める．

・TG が 400 mg/dl 以上や随時採血の場合は non-HDL-C（＝TC-HDL-C）か LDL-C 直接法を使用する．ただしスクリーニングで non-HDL-C を用いる時は高 TG 血症を伴わない場合は LDL-C との差が +30 mg/dl より小さくなる可能性を念頭においてリスクを評価する．

・TG の基準値は空腹時採血と随時採血により異なる．

・HDL-C は単独では薬物介入の対象とはならない．

（動脈硬化性疾患予防ガイドライン 2022 年版[52]，p22）

ルを引き抜き肝まで運ぶ．これをコレステロール逆転送系とよぶ．肝に運ばれたコレステロールはリポタンパクの原料として利用されたり，胆汁酸へと代謝され体外に排泄される．近年 HDL 受容体とその機能が明らかになりつつある．HDL 受容体[57]あるいは結合タンパク[58]と推定されているものには scavenger receptor（SR）-BⅠ[59-62]，SR-BⅡ[63]などがある．これらのなかで，SR-BⅠを介したコレステロール取り込みの特徴は，LDL 受容体などと異なり，結合した HDL から選択的にコレステリールエステルのみが取り込まれることである．詳細な機構はまだ明らかではないが，HDL 粒子そのものが取り込まれても，HDL はそこで異化されることはなく，コレステロールの出し入れののち細胞外に再分泌されることが示されている[64]．こうした過程は SR-BⅠのもう一つの機能である細胞から HDL へのコレステロールの汲み出しにも関与し，SR-BⅠが HDL をもって細胞へのコレステロール供給に機能するか，細胞からの汲み出しに機能するかは，HDL と細胞環境におけるコレステロール濃度に依存して起こると考えられる．この汲み出し機構は特に動脈壁マクロファージからのコレステロール流出に効果を発揮し，マクロファージの泡沫細胞への転換を抑制して HDL の抗動脈硬化作用に関与する[65]．

3　診断

2022 年に改訂された「動脈硬化性疾患予防ガイドライン 2022 年版」では，脂質異常症の診断基準を**表 8-14**[52]のように設定した．この値に決まった背景としては，LDL コレステロール値，空腹時コレステロール（以下，TC）値，non-HDL コレステロール値，TG 値が高いほど，また HDL コレステロール値が低いほど，冠動脈疾患の発症頻度が高いことが欧米のみならずわが国においても疫学調査で示されているからである．一方，脳卒中のうち脳梗塞（主にアテローム血栓性脳梗塞）に関しては，ほぼ冠動脈疾患と同様の関連が得られているが，出血性脳卒中（主に脳内出血）に対しては，逆に LDL コレステロールや TC の低いレベルでの発症率や死亡率が高くなっている．

診断の手順としては，まず空腹時の TC，TG，HDL コレステロール値を測定し，Friedewald の式（LDL コレステロール＝TC－HDL コレステロール－TG/5）より LDL コレステロールの値を算出するが，直接法での測定でも許容される．ま

表 8-15　リスク区分別脂質管理目標値

治療方針の原則	管理区分	脂質管理目標値（mg/d*l*）			
		LDL-C	Non-HDL-C	TG	HDL-C
一次予防 まず生活習慣の改善を行った後薬物療法の適用を考慮する	低リスク	<160	<190	<150（空腹時）*** <175（随時）	≧ 40
	中リスク	<140	<170		
	高リスク	<120 <100*	<150 <130*		
二次予防 生活習慣の是正とともに薬物治療を考慮する	冠動脈疾患またはアテローム血栓性脳梗塞（明らかなアテローム****を伴うその他の脳梗塞を含む）の既往	<100 <70**	<130 <100**		

- ＊ 糖尿病において，PAD，細小血管症（網膜症，腎症，神経障害）合併時，または喫煙ありの場合に考慮する．
- ＊＊「急性冠症候群」，「家族性高コレステロール血症」，「糖尿病」，「冠動脈疾患とアテローム血栓性脳梗塞（明らかなアテロームを伴うその他の脳梗塞を含む）」の４病態のいずれかを合併する場合に考慮する．
- 一次予防における管理目標達成の手段は非薬物療法が基本であるが，いずれの管理区分においても LDL-C が 180 mg/d*l* 以上の場合は薬物治療を考慮する．家族性高コレステロール血症の可能性も念頭に置いておく．
- まず LDL-C の管理目標値を達成し，次に non-HDL-C の達成を目指す．LDL-C の管理目標を達成しても non-HDL-C が高い場合は高 TG 血症を伴うことが多く，その管理が重要となる．低 HDL-C については基本的には生活習慣の改善で対処すべきである．
- これらの値はあくまでも到達努力目標であり，一次予防（低・中リスク）においては LDL-C 低下率 20 ～ 30％も目標値としてなり得る．
- ＊＊＊ 10 時間以上の絶食を「空腹時」とする．ただし水やお茶などカロリーのない水分の摂取は可とする．それ以外の条件を「随時」とする．
- ＊＊＊＊頭蓋内外動脈の 50％ 以上の狭窄，または弓部大動脈粥腫（最大肥厚 4 mm 以上）

（動脈硬化性疾患予防ガイドライン 2022 年版[52]，p71）

た，食後や TG400 mg/d*l* 以上の時には non-HDL コレステロールか LDL コレステロール直接法を使用する．ただし，直接法は TG が 1,000 mg/d*l* 以上の場合，non-HDL コレステロールは TG が 600 mg/d*l* 以上の場合は正確性が担保できないので，他の方法での評価を考慮する．なお，TC や HDL コレステロール，LDL コレステロール直接法は空腹時でない場合（随時）もそのまま基準値を用いるが，TG は空腹時と随時で基準が異なる[52]．

4　管理目標

「動脈硬化性疾患予防ガイドライン 2022 年版」では，脂質管理目標値を**表 8-15** のように設定した[52]．一次予防では原則として 3 ～ 6 カ月間は生活習慣の改善を行ってその効果を評価した後に，薬物療法の適用も検討すべきである．しかしいずれの管理区分においても LDL コレステロール 180 mg/d*l* 以上が持続する場合は，生活習慣の改善とともに薬物療法を考慮してもよい．LDL コレステロールの管理目標値は，観察研究および介入研究のシステマティック・レビューによって決定された．すなわち，高リスク区分では 120 mg/d*l* 未満とし，低リスク・中リスク区分で 2017 年版ガイドラインの管理目標値を引き継ぎそれぞれ 160 mg/d*l*，140 mg/d*l* 未満とした．また，糖尿病は高リスク区分であるが，細小血管症を伴うなど特にリスクの高い糖尿病の場合は一次予防でも管理目標値は 100 mg/d*l* とした．なお，これらの目標値は到達努力目標である[52]．

5　治療

まず挙げられる基本中の基本は生活習慣の是正・改善である．これは一次予防・二次予防を問わず，動脈硬化性疾患の発症・進展阻止を目的とした治療の基本である．具体的には，以下の 5 項目となる[52]．

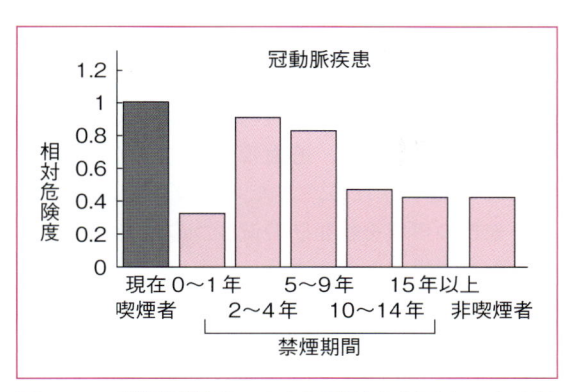

図 8-22　禁煙期間別にみた冠動脈疾患死亡の多変量調整相対危険度

対象：日本人の男性 41,782 人，女性 55,592 人，年齢：40〜79 歳，調査期間：1988〜1990 年から 1999 年まで

(Iso H, et al., 2005[71])

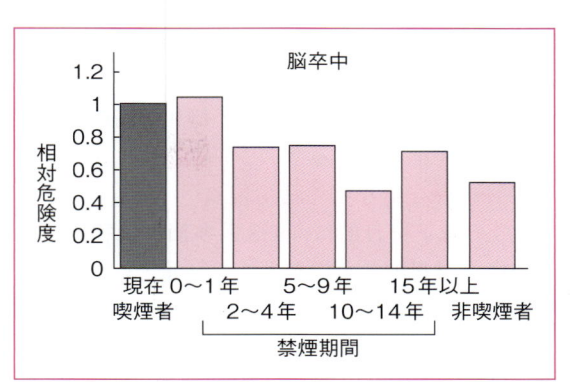

図 8-23　禁煙期間別にみた脳卒中死亡の多変量調整相対危険度

対象：日本人の男性 41,782 人，女性 55,592 人，年齢：40〜79 歳，調査期間：1988〜1990 年から 1999 年まで

(Iso H, et al., 2005[71])

1）禁煙

禁煙は冠動脈疾患の既往の有無にかかわらず，疾患の進展や罹患・死亡リスクの低下をもたらし，その効果は年齢や性別を問わない[66-69]．また，禁煙の効果は，動脈硬化性疾患に対しては禁煙開始とともに比較的速やかに現れ，高齢者を含め禁煙期間が長くなるほどリスクは更に低下することが知られている（**図 8-22，23**）[70,71]．動脈硬化性疾患の予防にあたってはすべての年齢層に対して禁煙を勧めるべきである[52]．

2）飲酒対策

多量飲酒者の場合には，高 HDL コレステロール値であっても，禁酒・減酒の指導を行うことができる．動脈硬化性疾患の一次・二次予防のために，飲酒者は飲酒頻度やアルコール摂取量をより減らすことが重要である．また，非飲酒者に飲酒を推奨する必要はない[52]．

3）肥満対策

適正な体重やウエスト周囲長を達成し維持することは，生活習慣の大切な要素である．内臓脂肪蓄積は動脈硬化の独立した危険因子であり，ウエスト周囲長測定の重要性も世界的に認められている．肥満およびメタボリックシンドロームは，脂質異常，耐糖能異常，高血圧を介して間接的に，あるいはアディポサイトカインの作用などにより直接的に動脈硬化を促進する[52]．

4）食生活の是正

(1) 総エネルギー

肥満者においては，総エネルギー摂取量を制限して減量し，適正な体重を維持することにより血清脂質が改善するため推奨される．肥満者においては，総エネルギー摂取量を制限することによって減量し血清脂質異常を含む代謝異常の改善を図ることが，動脈硬化性疾患の発症を予防できる可能性がある[52]．

(2) 脂肪エネルギー比率

LDL コレステロール低下を目的に，適正な総エネルギー摂取量のもとで脂肪エネルギー比率を制限することが推奨される．肥満者では適正な総エネルギー摂取量のもとで，減量に加えて脂質の摂取内容を修正して制限，または非肥満者においても脂質の摂取内容を修正して制限することにより血清脂質が改善されて，動脈硬化性疾患の発症を抑制できる可能性がある[52]．

(3) 脂肪酸：飽和脂肪酸

適正な総エネルギー摂取量のもとで飽和脂肪酸を減らすこと，または飽和脂肪酸を多価不飽和脂肪酸に置換することは血清脂質の改善に有効であ

り，冠動脈疾患の予防のために推奨される．適正な総エネルギー摂取量のもとで，血清脂質の改善を目的に，飽和脂肪酸を一価不飽和脂肪酸に置換することが推奨される[52]．

(4) n-3系多価不飽和脂肪酸

TGの低下を目的に，n-3系多価不飽和脂肪酸のうち魚油摂取量を増やすことが推奨される．食事による魚油の摂取を増やすことは，冠動脈疾患発症の抑制が期待できることが提案されている[52]．

(5) n-6系多価不飽和脂肪酸

血清脂質の改善を目的に，適正な総エネルギー摂取量のもとでn-6系多価不飽和脂肪酸の摂取を増やす，あるいは飽和脂肪酸をn-6系多価不飽和脂肪酸で置換することが推奨される．適正な総エネルギー摂取量のもとで，飽和脂肪酸をn-6系多価不飽和脂肪酸，なかでもリノール酸で置換することを，動脈硬化性疾患の予防のために提案されている[52]．

(6) 一価不飽和脂肪酸

血清脂質の改善を目的に，適正な総エネルギー摂取量のもとで一価不飽和脂肪酸の摂取量を増やす，あるいは飽和脂肪酸を一価不飽和脂肪酸で置換することが推奨される．一価不飽和脂肪酸の摂取量を増やすことによる動脈硬化性疾患の予防効果は明らかでないが，適正な総エネルギー摂取量のもとで，飽和脂肪酸を植物食品由来の一価不飽和脂肪酸で置換することが提案されている[52]．

(7) トランス脂肪酸の制限

血清脂質の改善を目的に，トランス脂肪酸を一価不飽和脂肪酸もしくは多価不飽和脂肪酸に置換することが推奨される．冠動脈疾患予防のために，トランス脂肪酸の摂取を控えることが推奨される[52]．

(8) コレステロール摂取量の制限

高コレステロール血症の患者では，コレステロールの摂取を200 mg/日未満に制限することでLDLコレステロールを低下させ，動脈硬化性疾患の発症を予防できる可能性があるため，コレステロール摂取制限が推奨される[52]．

(9) 食物繊維摂取量の増加

血清脂質の改善のために，食物繊維の摂取を増やすことが推奨される．食物繊維の摂取を増やすことを総脂肪の減少，心血管疾患，脳卒中の予防のために提案される．また，全粒穀物および野菜・果物の摂取を総脂肪の減少，心血管疾患の予防のために提案される[52]．

(10) 果糖を含む加工食品の制限

果糖を含む加工食品の摂取過剰は，動脈硬化性疾患のリスクを高める可能性があり，果糖を含む加工食品の摂取量を減らすことでTGの低下が期待できるため，その摂取を減らすことが推奨される[52]．

5) 適切な身体活動の施行

(1) 有酸素運動

成人では，1日合計30分間以上を週3回以上（可能であれば毎日），または週に150分間以上中強度以上の有酸素運動を実施することは血清脂質を改善するため，推奨される．**表8-16**に運動療法指針を示す．日常生活の中で身体活動を増やす工夫を行うとともに，ここに適した運動を生活に取り入れるよう心がける．中強度以上（3メッツ以上）の有酸素運動を一日合計30分間以上，週3回以上（可能であれば毎日），または週に150分間以上実施することを目標とする[52]．

表8-16　運動療法指針

種　類	有酸素運動を中心に実施する（ウォーキング，速歩，水泳，エアロビクスダンス，スロージョギング，サイクリング，ベンチステップ運動など）
強　度	中強度以上を目標にする*
頻度・時間	毎日合計30分以上を目標に実施する（少なくとも週に3日は実施する）
その他	運動療法以外の時間もこまめに歩くなど，できるだけ座ったままの生活を避ける

*中強度
・通常速度のウォーキング（＝歩行）に相当する運動強度
・メッツ（METs）（安静時代謝の何倍に相当するかを示す活動強度の単位）では一般的に，3メッツ（歩行）であるが個々人の体力により異なる．
・運動中の主観的強度としてボルグ・スケール11〜13（楽である〜ややきつい）
（動脈硬化性疾患予防ガイドライン2022年版[52]，p102）

(2) レジスタンス運動

成人では，レジスタンス運動は血清脂質の改善があり提案される．レジスタンス運動プログラムは，研究間でのばらつきが大きく，実施方法について述べたガイドラインはほとんど存在しないが，最大重量（1回は実施可能だが2回は連続実施できない重量）の 50 ～ 85%（平均 70% 程度）重量で可能な最大反復数（平均的には 12 回程度）の運動を 1 ～ 2 分間程度の休憩時間を挟み，1種目当たり 1 ～ 5 セット（平均 3 セット程度）を約数種目行うトレーニングを継続的に 2 ～ 3 回行うことが多い[52]．

(3) 食事療法と運動療法の併用

成人では食事療法に加えて運動療法を併用すると血清脂質の改善がより期待でき提案される[52]．

6）薬物療法

次に挙げられるのは，やはり薬物療法となろう．

(1) LDL コレステロール低下療法

日本人においても冠動脈疾患およびアテローム血栓性脳梗塞を包括したアテローム性動脈硬化症（ASCVD）の予防に対する LDL コレステロール低下療法の有用性は示されており，管理目標値を目指した LDL コレステロール管理が推奨される[52]．

(2) 高 TG 血症に対する薬物療法

冠動脈疾患や脳梗塞の既往，糖尿病など高リスク患者で，スタチンで LDL コレステロールが適切に管理された条件において，脳心血管のイベントの予防目的として，高 TG 血症に対するイコサペント酸エチルの併用投与が推奨される．高 TG 血症，かつ，低 HDL コレステロール血症を示す脂質異常症では，スタチン内服の有無にかかわらず，脳心血管イベントの予防目的として TG 低下療法が推奨される[52]．

(3) 冠動脈疾患の二次予防における最大耐容量のストロングスタチン

冠動脈疾患の二次予防においては，治療開始前の LDL コレステロールにかかわらず，発症早期より最大耐容量のストロングスタチンを第一選択にした薬物療法が推奨される．さらに，個人リスクに鑑みての，LDL コレステロール管理目標値達成のための薬物療法の強化が推奨される[52]．

(4) 併用療法

PCSK9 阻害薬のスタチンへの追加併用療法は動脈硬化性疾患既往患者における動脈硬化性疾患の再発抑制効果があり，多剤併用療法にても LDL コレステロール管理目標値未達成の場合に推奨される．エゼミチブのスタチンへの追加併用療法は急性冠症候群患者における動脈硬化性疾患の再発抑制効果があり，LDL コレステロール管理目標値未達成の場合に推奨される[52]．

(5) 薬物療法のフォローアップ

薬物療法開始後は，副作用に関連する症状に留意するとともに薬剤効果の確認と用量調節，生化学的検査による副作用確認と生活指導への活動のため，投与開始後半年間は 2 ～ 3 回程度，その後は 3 ～ 6 カ月に 1 回程度，定期的に検査を行うのが望ましい[52]．

6　リハビリテーションの実際

以下に筆者が経験した脳卒中での実例を示す．

症例は某回復期リハビリテーション病棟に 2000 年 3 月から 2004 年 8 月に入院した 62 名で，回復期脳卒中症例における脂質代謝解析およびリハビリテーションがそれらに及ぼす影響を移動能力別に比較検討した研究である．スタチンならびにフィブラートなどの脂質改善薬を投与されている例はあらかじめ除外した．これらの症例に対し，リハビリテーション前後での脂質を中心とする解析を，退院時歩行不能群（A 群；20 例），入院時歩行不能→退院時歩行獲得群（B 群；22 例），入院時歩行可能群（C 群；20 例）の 3 群に分けて施行した．結果を**表 8-17** に示すが，入院期間は歩行可能群で有意に短く，歩行不能群と歩行獲得群ではほぼ同期間であった．入院時脂質代謝解析では，HDL コレステロール値は歩行可能群のみが 40 mg/dl を上回っていたが，歩行不能ならびに歩行獲得群では 40 mg/dl 未満と低 HDL 血症を示す例が多かった．しかし，LDL コレステ

表 8-17　入院時の諸指標

	入院までの期間（日）	入院期間（日）	BMI	TC（mg/dl）	HDL（mg/dl）	LDL（mg/dl）	TG（mg/dl）
A：歩行不能群（20）							
平均値	82.6 *	103.8#	19.7#	183.3	38.9 *	122.2	123.6
標準誤差	14.1	7.2	0.6	7	1.7	6.1	11.2
B：歩行獲得群（22）							
平均値	45.3	105.2#	22.3	178.5	36.9#	116	132
標準誤差	4.8	5.4	0.8	6.4	1.5	5.2	10
C：歩行可能群（20）							
平均値	46.4	77	22.6	186.3	45.8	120.1	106.3
標準誤差	6.1	5.9	0.7	9.2	2.2	8.3	8.5

＊：p ＜ 0.05 vs C 群　　＃：p ＜ 0.01 vs C 群

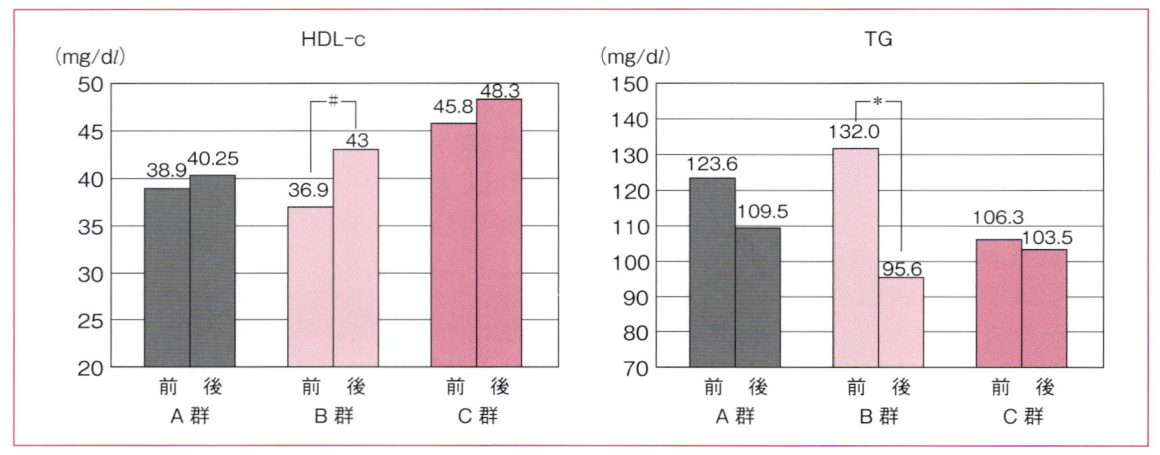

図 8-24　リハビリテーション前後での指標の変化
＃：p ＜ 0.01　　＊：p ＜ 0.05

ロール値ならびに TG 値では明らかな差を認めなかった．また入院時 BMI は歩行不能群では低値を示した．これらの症例が図 8-24 に示すように平均 3 カ月のリハビリテーションにより，HDL 値は歩行獲得群で明らかな増加を示したが，他の 2 群では著変を認めなかった．中性脂肪値も HDL 値と同様，歩行獲得群で有意な減少を示した．T-CHO 値ならびに LDL コレステロール値では 3 群とも有意な変化を示さなかった．加えて，歩行獲得群で HDL 値の変化率は，Berthal Index（BI）および Motor age（MOA）の変化率と有意な相関を示した（表 8-18）．

　以上の結果より，脳卒中症例で歩行が不能から

表 8-18　HDL-コレステロールの変化率と BI および MoA の変化率との相関

	△ HDL-C		
	A 群	B 群	C 群
△ B. Index	.599	.049	.165
△ Mo. Age	.103	.021	.238

可能になる群では，リハビリテーションによる脂質代謝の改善がもたらされる可能性が示唆された．すなわち，リハビリテーションにより運動量が増えると，脂質代謝の改善がもたらされる可能性があると考えられる．

（原田　卓）

 高尿酸血症・痛風

1 疫学と病態

1）疫学

　わが国では，食生活の欧米化に伴って高尿酸血症・痛風の患者数は増加し続けており，高尿酸血症の頻度は全人口の男性で20%，女性で5%とされ[1]，痛風患者数は130万人を超えている[2]．高尿酸血症・痛風は圧倒的に男性に多く，女性は閉経後に尿酸値が上昇するためやや頻度が増加するものの男性と比べるとかなり少ない．また，痛風患者の年齢分布は60歳代が最も多く，次いで70歳代，50歳代の順で多い[2]．

2）尿酸の動態

　尿酸はヒトにおけるプリン体の最終代謝産物であり，食事由来または内因性（核酸の崩壊や生合成）のプリン体は，主に肝で尿酸にまで変換され

る．体内には，成人男性で約1,200 mg，成人女性で約600 mgの尿酸がプールされており，1日当たり約700 mgの尿酸がプールに入ってくるが，ほぼ同量の尿酸が体外に排泄されることにより体内の尿酸プール量は一定に維持されている．体外に排泄される尿酸の約2/3は腎から尿中に排泄され，残りは腸管などから排泄される（**図8-25**）[1]．

3）高尿酸血症の病態と要因

　血清尿酸値は尿酸の産生と排泄のバランスにより規定されており，尿酸の産生が亢進したり排泄が低下したりすると，体内の尿酸プールが増大し高尿酸血症を生じる．尿酸の産生亢進や排泄低下には遺伝要因とさまざまな環境要因が関連している[1,3]．

　遺伝要因としては，尿酸合成亢進をきたすヒポキサンチン-グアニンホスホリボシルトランスフェラーゼ（HGPRT）欠損（Lesch-Nyhan症候

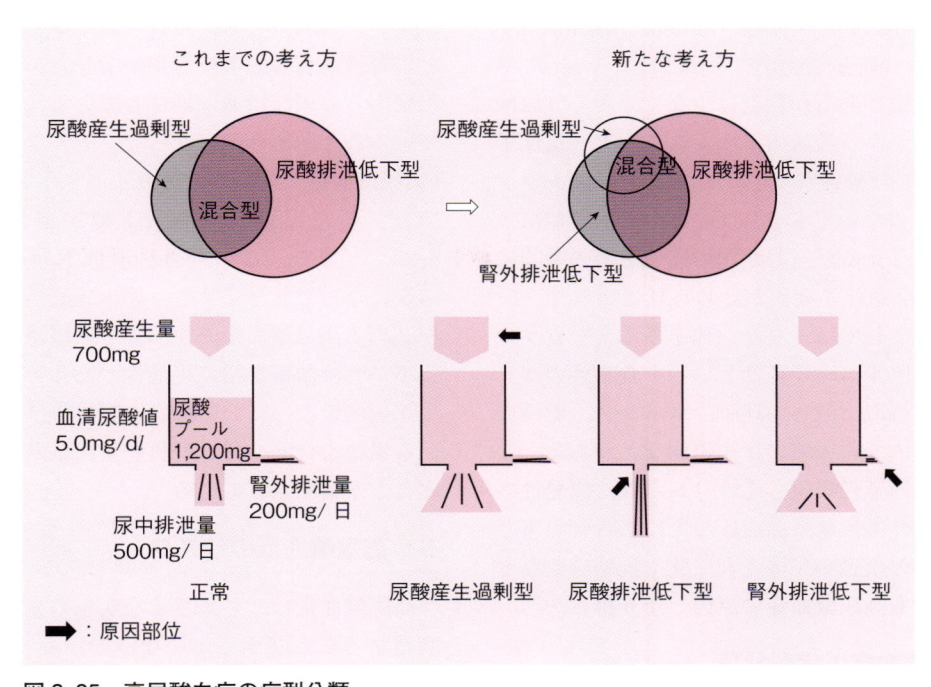

図8-25　高尿酸血症の病型分類

(高尿酸血症・痛風の治療ガイドライン　第3版，p.46，2018[1])

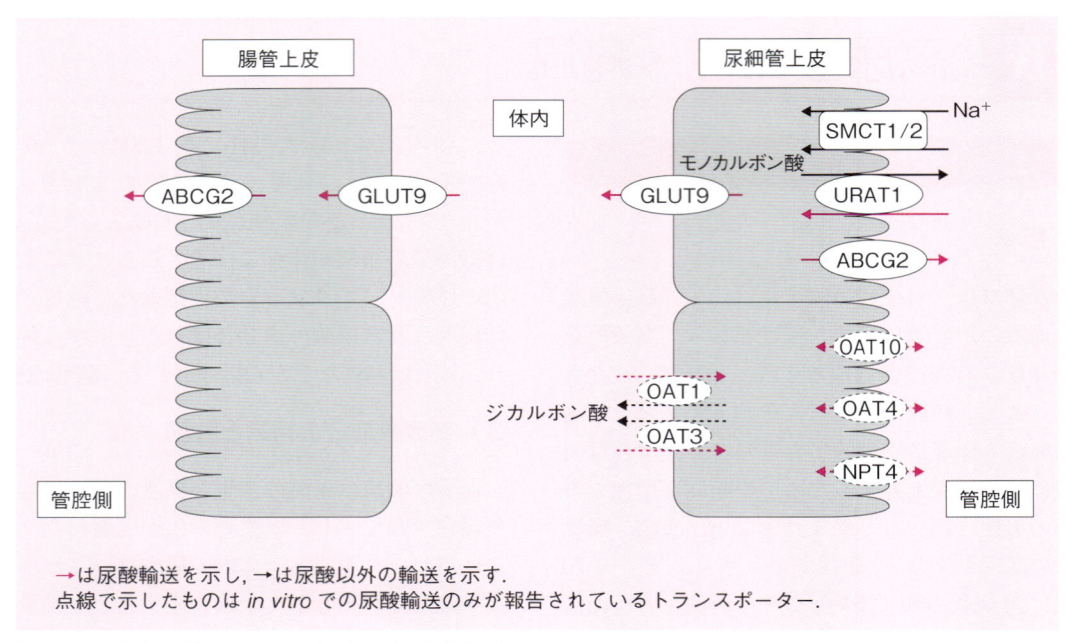

図 8-26　各種尿酸トランスポーターと尿酸輸送

（高尿酸血症・痛風の治療ガイドライン 第 3 版［2022 年追補版］，p20，2022[4]）

群，Kelly-Seegmiller 症候群）やホスホリボシル
ピロリン酸（PRPP）合成酵素過剰症，ウロモ
ジュリン異常により尿酸排泄低下をきたす家族性
若年性高尿酸血症性腎症（familial juvenile hy-
peruricemic nephropathy；FJHN）といった単
一遺伝子疾患があるが頻度は少なく，多くは尿酸
の輸送にかかわる複数のトランスポーター遺伝子
（**図 8-26**）[4] の変異（多型）である．尿酸トラン
スポーターのなかでも ABCG2 は血清尿酸値に大
きな影響を与えるが，わが国の痛風患者の多くに
この ABCG2 遺伝子変異が認められている[5]．

　環境要因としては，プリン体を多く含む食品の
食べすぎやアルコール多飲といった食事性のプリ
ン体の過剰摂取，激しい運動，ストレス，肥満な
どによる体内での尿酸の産生過剰などがある．こ
の他，骨髄増殖性疾患，悪性リンパ腫，原発性多
血症，続発性多血症，高血圧などによる腎障害と
いった特定の疾患や，降圧利尿薬や抗結核薬など
薬物の使用も高尿酸血症の原因となり得る．

4）高尿酸血症の病型分類

　高尿酸血症は，これまで尿酸産生過剰型，尿酸

排泄低下型，および両者の混在した混合型の 3 つ
に大別され，尿中排泄量が増加している場合には
尿酸産生過剰型に分類されてきた．しかし近年，
尿酸産生過剰型と考えられていたなかに，腸管な
どの腎外からの尿酸排泄が減少した結果，見かけ
上腎からの尿酸排泄が増加している病型が含まれ
ていることが明らかになった．そのため，最新の
「高尿酸血症・痛風の治療ガイドライン　第 3 版」
では，新たに腎外排泄低下型が加わった（図
8-25）[1]．また，この腎外排泄低下型の存在が明
らかになったことにより，尿中尿酸排泄量の増加
を認める高尿酸血症のすべてを尿酸産生過剰型と
よぶことは誤解を招く可能性があるとし，尿酸産
生が過剰となっている場合と腎外排泄が低下して
いる場合を合わせて「腎負荷型高尿酸血症」とよ
ぶことが提唱されている[1]．

5）高尿酸血症のリスク

　高尿酸血症は，さまざまな疾患の発症や進展に
関連することが明らかになっている[1,3]．高尿酸
血症は，それ自体による自覚症状はほとんどない
が，長期間持続すると体液中に溶けきれなくなっ

た尿酸が尿酸塩結晶となって析出してくる．高尿酸血症の合併症には，この析出した尿酸塩結晶に基づくものと基づかないものがある．

(1) 痛風

痛風関節炎は尿酸塩結晶が関節内に沈着することによって生じる．中年男性に好発し，24 時間以内にピークに達する急性単関節炎で，痛風発作ともよばれる．下肢，特に第一中足趾節（metatarsophalangeal；MTP）関節に好発し，疼痛，腫脹や発赤が強く歩行困難になるが，7 〜 10 日で軽快する．高尿酸血症を放置すると次第に痛風発作が頻発して慢性関節炎に移行し，さらには，痛風結節とよばれる尿酸塩を中心とした肉芽組織が耳介，肘頭，母趾基関節などに出現する．

(2) 腎障害

析出した尿酸塩結晶が尿細管や間質といった腎組織に沈着し，間質性腎炎，腎硬化症，腎結石などの腎病変を生じる．これらの腎病変の総称を痛風腎という．痛風腎は慢性の経過をたどり，最終的に腎不全に至ることもある．また近年，高尿酸血症が尿酸塩結晶の沈着を介さずに尿酸の直接作用（酸化促進作用，内皮機能障害，レニン・アンジオテンシン系の活性化，糸球体前の血管障害，腎尿細管細胞の上皮間葉転換など）によっても腎障害を引き起こすことが明らかになってきている．

(3) 尿路結石

尿路結石は尿路に尿酸塩結晶が沈着することにより生じる．尿路結石の危険因子は，尿量低下あるいは水分摂取不足，持続する酸性尿，尿中尿酸排泄量の増加であり，さらに尿酸産生を亢進する二次性の病態やプリン体過剰摂取などの食事要因が加わると発生リスクが上昇する．また，高尿酸血症や痛風は，尿酸結石だけでなく，尿路結石で最も頻度が高いシュウ酸カルシウム結石の形成を促進して，尿路結石の頻度を増加させる．

(4) メタボリックシンドローム

高尿酸血症がメタボリックシンドロームの原因となり得るかどうかは明らかになっていない．しかし，血清尿酸値が高いほどメタボリックシンドロームの頻度が高く，メタボリックシンドロームの因子数が多いほど血清尿酸値が高いことから，

両者の間には密接な関係があることが示唆されている．

(5) 高血圧と脳・心血管病

血清尿酸値と高血圧，脳・心血管病との関連については，血清尿酸値が高いと，高血圧を発症しやすい（特に若年者，肥満者，女性），心血管病（cardiovascular disease；CVD）の罹患率と死亡率が高い（特に女性），心不全の発症や心不全患者における増悪および死亡率が増加する，とされている．一方，脳卒中の発症や死亡への血清尿酸値の影響は明らかではない．ただし，血清尿酸値と高血圧，脳・心血管病のリスクとの関連性については十分に解明されておらず，研究結果の解釈には注意が必要である．

(6) 総死亡（悪性腫瘍を含む）

血清尿酸値と総死亡との関連については，血清尿酸値は総死亡リスクと関連することが複数の研究で報告されており，特に女性においてより強い関連が示されている．一方，血清尿酸値高値は悪性腫瘍リスクの低下，特に肺がんリスクを低下させる可能性が示唆されている．尿酸は体内に最も高濃度で存在する抗酸化物質であることから，臓器によってはこの尿酸の抗酸化活性が悪性腫瘍の発症に抑制的に働いている可能性が考えられている．

2 診断

血中の尿酸値は，高尿酸血症の診断を行ううえでの必須項目であるとともに，治療の指標としても重要である．尿酸の測定法には，還元法，酵素法，高速液体クロマトグラフィー（high performance liquid chromatography；HPLC）を用いた分離分析法，簡便な多層フィルム法などがあるが，一般の臨床検査では，特異性が高く，かつ正確な測定値が得られるウリカーゼとペルオキシダーゼを用いた酵素法が広く使用されている．

1）高尿酸血症の診断

「高尿酸血症・痛風の治療ガイドライン 第 3 版」では，性別・年齢を問わず血清尿酸値が 7.0 mg/

表 8-19　痛風・高尿酸血症における尿中尿酸排泄量と C_{UA} による病型分類

病型	尿中尿酸排泄量 (mg/kg/ 時)		C_{UA} (ml/ 分)
腎負荷型	> 0.51	および	≧ 7.3
尿酸排泄低下型	< 0.48	あるいは	< 7.3
混合型	> 0.51	および	< 7.3

（高尿酸血症・痛風の治療ガイドライン　第 3 版，p.97，2018 [1]）

dl を超えるものを高尿酸血症と定義している [1]．尿酸の体液中の溶解濃度は 7.0 mg/dl とされており，これを超えると結晶化して析出し，尿酸塩沈着症を生じる可能性があるからである．ただし，血清尿酸値には日内変動や季節変動があり，飲酒，食事，運動，精神活動などでも変動する．したがって，高尿酸血症のスクリーニングを目的とする場合の採血は空腹時でなくてもよいが，複数回の測定により恒常的に血清尿酸値が高い状態が持続しているかどうかを判断する必要がある．

高尿酸血症の病型分類は，治療開始前に数回，尿酸排泄量と尿酸クリアランス（C_{UA}），および腎機能について補正するためのクレアチニンクリアランス（C_{Cr}）を測定することにより可能である．尿酸産生量および腸管からの尿酸排泄量の直接の定量は困難なので，通常，尿中尿酸排泄量より推測し，高プリン食制限下絶食飲水負荷時の尿中尿酸排泄量が 0.51 mg/kg/ 時より多ければ腎負荷型（尿酸産生過剰型と腎外排泄低下型），尿中尿酸排泄量または C_{UA} が低ければ尿酸排泄低下型，両病型の基準に合致すれば混合型と判定する（**表 8-19**）[1]．

2）痛風の診断

痛風の診断は，特徴的な症状，高尿酸血症の既往，関節液中に白血球に貪食された尿酸ナトリウムの針状結晶を認めることによりなされる．また，わが国では欧米に比して遭遇する頻度は低いが，明らかな痛風結節があれば確定診断となる．注意すべき点は，痛風発作中の血清尿酸値は発作前よりも低値となることがあり，高尿酸血症は痛風診断の十分条件ではないということである [6]．

痛風の診断においては，炎症の主座が関節なのか，あるいはその周囲の局所軟部組織なのかを区別する必要がある．鑑別は主に触診で行うが，関節エコーや dual energy CT，MRI などの非侵襲的画像診断も有用である．鑑別診断としては，外反母趾，爪周囲炎，蜂窩織炎，靱帯損傷，滑液包炎，偽痛風，化膿性関節炎などが挙げられる．

3）二次性高尿酸血症・痛風の診断

高尿酸血症・痛風の多くは明確な原因は認められない原発性であることが多いが，基礎疾患や薬物投与など明らかな原因が見出される二次性痛風もある．高尿酸血症・痛風の診断に際しては，二次性の可能性を必ず念頭に置き，詳細な問診，服薬歴，身体所見，検査所見などより基礎疾患の存在や薬物の服用に気づくことが重要である．特に，急性白血病や悪性リンパ腫など造血器腫瘍の急性期未治療時や化学療法開始直後に起こる急性腎不全（急性尿酸性腎症），化学療法に感受性の高い腫瘍，造血器腫瘍や肺がんにて生じやすい大量の腫瘍細胞が崩壊することによって起こる腫瘍崩壊症候群は緊急対応を必要とするので留意する．

3　治療と運動指導

高尿酸血症の治療目標は，高尿酸血症が持続することにより生じる体組織への尿酸塩沈着を解消し痛風関節炎や腎障害などの尿酸塩沈着症状を回避することと，CVD のリスクが高い高尿酸血症・痛風患者の生命予後を改善することである．

1）高尿酸血症・痛風の治療

高尿酸血症・痛風の治療ガイドラインにおける高尿酸血症の治療指針を**図 8-27** [4] に示す．高尿酸血症の多くは食事・アルコールを中心とする生活習慣に起因しており，肥満，高血圧，耐糖能異常などを合併していることも多い．したがって，高尿酸血症の治療でまず行うべきは生活習慣の是正のための生活指導である．

痛風関節炎や痛風結節をきたしている高尿酸血症の治療においては，尿酸塩結晶を体組織から消

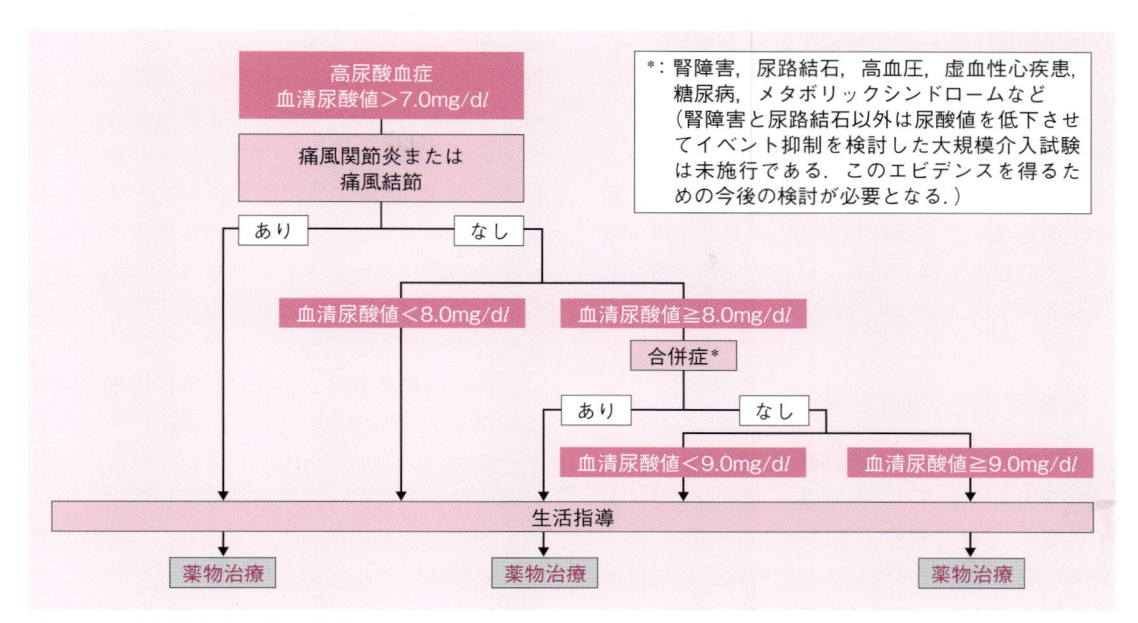

図 8-27　高尿酸血症の治療指針

（高尿酸血症・痛風の治療ガイドライン 第 3 版［2022 年追補版］，p30，2022[4]）

失させるため，血清尿酸値を 6.0 mg/d*l* 未満に維持することが目標となる．しかし，痛風関節炎を繰り返す患者や痛風結節を認める患者は生活指導の実践だけでは治療目標値を達成することは難しく，尿酸降下薬を用いた薬物治療の適応となる．尿酸降下薬開始時の急激な血清尿酸値の低下は痛風関節炎の誘因となるので，初めて痛風関節炎を起こした患者では関節炎が完全に鎮静化した後に尿酸降下薬を最小量の投与量から開始し，必要に応じてコルヒチンカバー（少量のコルヒチンの連用）を併用する．尿路結石の既往や尿路結石を保有している場合には尿酸生成抑制薬を使用して尿中の尿酸排泄も抑制する必要がある．

　痛風関節炎や痛風結節をきたしていない無症候性高尿酸血症では，血清尿酸値 8.0 mg/d*l* 以上で，かつ腎障害，尿路結石，高血圧，虚血性心疾患，糖尿病，メタボリックシンドロームなどの合併症を有する場合に薬物治療を考慮する．合併症を有する無症候性高尿酸血症に薬物治療を導入する際には合併症の治療を優先するが，その際には尿酸降下作用を有する薬物（高血圧ではロサルタンカリウム，高 LDL 血症ではアトルバスタチン，高中性脂肪血症ではフェノフィブラート，糖尿病で

は SGLT2 阻害薬やピオグリタゾン，など）を選択し，血清尿酸値の低下を図る．合併症を有していない場合には血清尿酸値 9.0 mg/d*l* 以上で薬物治療の導入を考慮する．ただし，血清尿酸値を下げることで臓器障害の発症や進展を抑制できるかどうかについてはエビデンスが十分ではないため[7]，薬物治療の適応は慎重に決定すべきである．

2）痛風発作・痛風結節の治療

　一般に，痛風発作は疼痛が激しく，患者の生活の質（quality of life；QOL）や労働生産性を著しく低下させる．患者の苦痛を除去し QOL を改善するために，できるだけ早く治療を開始し，症状が軽快したら中止する．痛風発作の治療は薬物治療が主体であり，非ステロイド性抗炎症薬（non-steroidal anti-inflammatory drug；NSAID），コルヒチン，グルココルチコイドを臨床経過，重症度，薬歴，合併症，併用薬を考慮して用いる．グルココルチコイドは経口投与だけでなく，関節内投与や筋肉内投与も可能である．また，痛風発作中はできるだけ患部の安静を保つことを勧める．患部の冷却は疼痛軽減に効果がある．関節炎が持続している間は禁酒を指導する．なお，痛風

発作は尿酸降下薬の開始後に生じることがあるので，尿酸降下薬を開始する際には予防策を講じておく．

痛風結節は血清尿酸値を長期間十分に低下させることで縮小あるいは消失が可能であるため，尿酸降下薬を用いて血清尿酸値を 5.0 mg/dl 以下にすることが勧められている．外科治療が考慮されることもあるが，その場合も薬物治療は必要である．

3）尿酸降下薬の種類と選択

尿酸降下薬は，尿酸生成抑制薬，尿酸排泄促進薬（非選択的尿酸再吸収阻害薬，選択的尿酸再吸収阻害薬），尿酸分解酵素薬に分けられる．

尿酸生成抑制薬はプリン体代謝経路の最終段階に働く酵素であるキサンチン酸化還元酵素（xanthine oxidoreductase；XOR）を阻害することにより尿酸産生を抑制する．わが国で使用可能な尿酸生成抑制薬は，プリン型 XOR 阻害薬のアロプリノールと，近年新たに創出された非プリン型 XOR 阻害薬のフェブキソスタットとトピロキソスタットである．アロプリノールは XOR により酸化されオキシプリノールとなるが，このオキシプリノールも XOR 阻害作用をもつ．アロプリノールおよびオキシプリノールはその構造的特徴から XOR だけでなく，プリン・ピリジン代謝系の種々の酵素を阻害する可能性が指摘されている．また，オキシプリノールは腎から排泄されるため，腎障害時には血中濃度が上昇し，皮膚粘膜眼症候群（Stevens-Johnson 症候群），中毒性表皮壊死症（toxic epidermal necrolysis；TEN），薬剤過敏性症候群といった重篤な副作用が生じやすい．このため，アロプリノールを腎機能低下患者に使用するときには腎障害の程度に合わせて用量を調節する必要がある．さらに，アロプリノールはシクロスポリン，テオフィリン，ワルファリンといった治療濃度域が限定されている薬物との相互作用にも注意が必要である．一方，フェブキソスタットとトピロキソスタットはその構造にプリン骨格をもたないことからアロプリノールより XOR への選択性が高く，ほかのプリン・ピリジ

ン代謝酵素を阻害しない．また，どちらの薬剤も腎排泄だけでなく胆汁からの排泄経路も有するため，中等度までの腎機能低下患者に対しては減量の必要がない．ただし，プリン型と非プリン型のいずれの XOR 阻害薬にもメルカプトプリン水和物またはアザチオプリンとの相互作用があり，特にフェブキソスタットとトピロキソスタットではこれらの薬物との併用は禁忌となっているので注意しなければならない．

尿酸排泄促進薬は，主に腎の近位尿細管において尿酸の再吸収を担っている尿酸トランスポーター 1（urate transporter 1；URAT1）の作用を抑制することによって尿酸排泄を促進する．わが国で使用可能な尿酸排泄促進薬は，3 種類の非選択的尿酸再吸収阻害薬（ベンズブロマロン，プロベネシド，ブコローム）と，2020 年に製造承認された選択的尿酸再吸収阻害薬（selective urate reabsorption inhibitor；SURI）のドチヌラドである．このうち，現在わが国で最も多く使用されているのはベンズブロマロンであるが，ベンズブロマロンには肝障害リスクや CYP2 C9 阻害による薬物相互作用の懸念がある．この問題を克服するために開発されたのがドチヌラドで，既存の尿酸排泄促進薬に比べ URAT1 阻害が強く，かつ他の尿酸トランスポーターに対する阻害作用が弱いため，腎外排泄を抑制しにくく，腎負荷を減らす可能性があるとされている[8]．いずれの尿酸排泄促進薬においても投与中には尿中の尿酸排泄の増加により尿路結石を生じやすくなるので，これらの薬剤を使用する際には尿路結石予防のための尿路管理が重要である

尿酸分解酵素薬には，遺伝子組み換え型の尿酸オキシダーゼであるラスブリカーゼがあり，腫瘍崩壊症候群に対してのみ適応となっている．

尿酸降下薬の選択については，従来は高尿酸血症の病型分類に基づいて，尿酸産生過剰型には尿酸生成抑制薬を，尿酸排泄低下型には尿酸排泄促進薬を用いることが原則とされていた．しかし近年，腎外排泄低下型という新たな病型が加わったり，尿酸生成抑制薬と尿酸排泄促進薬の併用療法や尿酸排泄低下型に対する尿酸生成抑制薬の有用

性が報告されたり，さらには標的に対する選択性が高められた薬剤が開発されていることから，病型による薬剤の使い分けが必要であるかどうかについてはさらなる検討が必要とされている．

4）運動指導とリスク管理

　強力な尿酸降下薬の開発により血清尿酸値のコントロールが容易になったため，生活指導が軽視されがちである．しかし，合併症の危険性も考慮し，血清尿酸値の正常化だけにとらわれることなく，マルチプルリスクファクター全般の改善を目指し，そのなかで血清尿酸値も低下させるように心がける必要がある．運動は肥満を是正しメタボリックシンドロームを改善することで血清尿酸値を低下させることが期待される．また，運動は，高尿酸血症・痛風に合併しやすい高血圧，脂質異常症，耐糖能異常などの改善にも有効である．その一方で，運動は血清尿酸値を上昇させる原因ともなり得ることに留意しなければならない．特に，高強度の運動では，骨格筋への血流が大幅に増加するため，腎への血流が減少する．その結果，尿量が減少したり，腎尿細管での尿酸の再吸収が抑制されたりすることにより尿からの尿酸の排泄が減少する．また，エネルギー貯蔵物質である ATP の分解が増加したり，筋細胞が破壊されたりすることにより尿酸の産生が増加する．このため，血清尿酸値を上昇させるような高強度の運動は高尿酸血症・痛風には不適であり，血清尿酸値に影響を及ぼさず，高尿酸血症に合併しやすい種々の病態を改善させる有酸素運動が望ましい（**表 8-20**）．

　また，有酸素運動とレジスタンス運動の併用は肥満の是正や糖代謝障害改善に有効であるとされているが，痛風患者はレジスタンス運動により血清尿酸値が上昇しやすいため，レジスタンス運動を併用する場合には軽い負荷で実施する．

表 8-20　高尿酸血症・痛風の運動療法

強度	嫌気性代謝閾値（anaerobic threshold；AT）の 40 ～ 50% 脈が少し速くなる程度
種類	歩行，ジョギング，サイクリング，社交ダンスなどの有酸素運動
時間	少なくとも 10 分以上の運動を，1 日 30 ～ 60 分程度

（高尿酸血症・痛風の治療ガイドライン 第 3 版［2022 年追補版］，2022[4]）を基に作成

　運動実施時の注意点としては，運動による脱水は高尿酸血症を増悪させ，痛風発作を誘発するので，運動時には十分な水分摂取を心がけるようにする．また，痛風の既往がある場合には，関節に負担がかかることにより痛風を誘発する危険性があるので注意する．さらに，高尿酸血症・痛風患者は CVD を合併している可能性もあるため，事前に心機能の評価を含めたメディカルチェックを実施するとともに，運動強度の決定を慎重に行う必要がある．

　運動の効果を得るためには運動を継続することが不可欠であり，患者の運動に対する意欲を高め自発性を維持するような指導やサポートが重要である．また，近年の研究では，身体活動や座位時間が血清尿酸値と関連し，身体活動と血清尿酸値との間には正の相関が，座位時間と血清尿酸値との間には負の相関があり[9,10]，さらに座位時間が長いと高尿酸血症に対する身体活動の効果が減弱してしまうことが報告されている[10]．したがって，座位時間を減らし，身体活動を増やしていくような働きかけも大切である．

（小川佳子）

Ⅴ　代謝障害の栄養指導・日常生活指導

　「日本人の食事摂取基準 2020 年版」[1] における，高齢者のフレイル予防の観点から総エネルギー量に占めるべきタンパク質由来エネルギー量の割合（%エネルギー）について，65 歳以上の目標量の下限が 13%エネルギーから 15%エネルギーに引き上げられた．また，若いうちからの生活習慣病

予防を推進するため，飽和脂肪酸，カリウムについて，小児の目標量が新たに設定された．ナトリウム（食塩相当量）については，成人の目標量を0.5 g/日引き下げるとともに，高血圧および慢性腎臓病（CKD）の重症化予防を目的とした量として，新たに6 g/日未満と改定された．コレステロールについては，脂質異常症の重症化予防を目的とした量として，新たに200 mg/日未満に留めることが望ましいとされた．

1 糖尿病

1）糖尿病の日常生活指導

糖尿病治療においては，日常生活における健康管理が重要である．

（1）フットケア

糖尿病神経障害や血管障害が認められると糖尿病足病変の危険は高まるが，ない場合でも予防ケアを習慣化させることが，後の足病変の予防には大切である[2]．足病変の基礎病態である神経障害や血管障害があると，足病変の痛みがわかりにくく，早期発見が困難である．足病変のリスクが高い糖尿病患者に対し，家庭における足病変の予防的フットケアも指導する．具体的には，足の観察，清潔保持，爪の手入れ，外傷の予防，受診すべき状態などについて，具体的に指導する．

（2）喫煙

禁煙を指導する．喫煙が糖尿病腎症の進展増悪に関与するという報告は多い[3,4]．糖尿病の患者がたばこを吸い続けると，治療の妨げとなるほか，脳梗塞や心筋梗塞，糖尿病性腎症などの合併症のリスクが高まることがわかっている[5]．治療の妨げとなる喫煙による影響として，インスリン治療を行っている糖尿病患者は，非喫煙の場合よりも多くのインスリンを必要とすることが挙げられる．また，喫煙はインスリンの皮下の吸収も遅らせる．一方で禁煙すると，体重増加がみられてもインスリン抵抗性が改善する．喫煙関連疾患など喫煙の健康障害を教育し，ニコチン依存症にはニコチンガムやニコチンパッチ，禁煙補助薬を利用する．また，喫煙の健康障害を教育し，気分転換の方法を支援する．

（3）口腔ケア

糖尿病患者では，糖尿病の代謝異常に伴い，歯周疾患がみられる．これは，唾液および歯肉溝液中のブドウ糖の上昇と唾液分泌量の減少により，歯垢形成が助長され，歯の自浄性も低下してくると考えられているためである．歯を健康に保ち，よい状態を維持するために，十分な血糖コントロールとブラッシングを行うように指導する．また，歯科医の定期的検診による歯石の除去などにより，口腔内を清潔に保つようにする．抜歯が必要な場合，薬物療法中または血糖値が高い患者では，担当医にその可否を確認する．患者に抜歯後の内科受診を勧め，高血糖，低血糖を確認する．

（4）シックデイ

シックデイは糖尿病患者が発熱，下痢，嘔吐により，血糖コントロールが著しく困難に陥った状態で，高度の脱水，電解質の喪失を伴うことが多い（p279参照）．感染症，消化器疾患，外傷，ストレスなどを併発する．食事や内服，インスリン量についても特別の配慮が必要になり，低血糖にも注意する．しかし，食欲不振のため食事摂取量が低下しても，血糖は高めのことが多い．ストレスで血糖が上昇するため，インスリン治療中の患者であれば，通常よりも多くのインスリンが必要になることがある．食事が摂れていなくても，自己判断でインスリンを中断しないように指導する．食事は絶食にならないようにし，自己血糖測定を行いながら，インスリン量を調整する．

（5）低血糖

食事の不足，アルコールの多飲，過激な運動，入浴などでインスリンの吸収が促進されたときなどに低血糖を起こす場合が多い．低血糖が疑われる場合には，可能な限り血糖自己測定を行い，血糖値と症状との関係を確認し，速やかに対応する．低血糖が確認できれば，ただちにブドウ糖または砂糖10〜20 g，またはそれに相当するジュースなどを摂る．15分以内に症状の回復がなければ，同じ対応を繰り返す．規則正しい生活に努め，その時の血糖値に応じてむやみに自己判断で

インスリン量を調節しない.

(6) 妊娠

母体の高血糖は，児にも影響を及ぼす．奇形，巨大児，新生児低血糖，黄疸，多血症，低カルシウム血症，呼吸障害を起こしやすい．妊娠前に血糖コントロールの指標が正常化されていることが望ましいが，HbA1c 7.0％未満が妊娠を許容できる目安となる．妊娠を希望している糖尿病患者，糖尿病妊婦は血糖コントロールに対する意欲が高いので，医師と十分に連携して食事療法をしっかり指導する．

(7) 旅行

メディカルチェックを忘れずに，スケジュールはゆとりある日程にする．糖尿病手帳は，持ち込み手荷物とする．服薬中のすべての薬品とインスリンなどの注射薬，注入器具一式を旅行日数より多めに持つ．車中，機内での間食，アルコール類や現地でのお土産品試食，名物料理，飲み物でのエネルギー摂取量，脂肪量に注意する．インスリンは旅行中，常温保存し，車のトランクやダッシュボード，夏季の車内への放置は厳禁とする．運動量が増えて，低血糖になることもあるので，補食，ブドウ糖などの準備も必要になる．

海外旅行では，インスリン注入器具一式は余分に持参し2つのバッグに分散携帯する．インスリン注入器具一式は，空港の保安検査で主治医のサイン入り証明書を要することがある．時差が大きい場合は，基礎インスリンの効果が途切れないように，食事に合わせて適宜，超速効型か速効型インスリンで調節する．機内食は予約をすれば糖尿病食に変更してくれる航空会社もある．

2）食事療法の基本

(1) 適正なエネルギー量

エネルギー摂取量は，適正体重を保ちながら日常生活を送るための必要量にとどめ，余分な摂取を避けることが大切である．それによって，インスリンの需要を減らすことができ，インスリン作用不足が改善され，代謝がよくなる．

(2) 栄養素のバランスがよい食事

必要な栄養素の不足や偏りがなく，バランスが

よい献立は，血糖コントロールや重症化予防，ひいては合併症予防のために有用である．炭水化物，タンパク質，脂質の三大栄養素のエネルギー比率を適正に保ち，動物性脂肪や食塩の摂りすぎに注意するとともに，ビタミン，ミネラル，食物繊維の適正な摂取も大切である．さらに，献立は日本人の食文化である和食を基軸としながらも，外食やコンビニなどの現代の食生活にも柔軟に対応し，日々の食生活を楽しみながら根気よく食事療法を続けることが大切となる．

(3) 規則的な食事習慣

食事療法を効果的に行うには，通常1日の指示エネルギー量を，朝食，昼食，夕食の3回の食事にほぼ均等分割する．食事時間も一定の間隔をあけて規則的に摂るようにする．そうすることで，食後血糖値の変動を少なくすることができ，著しい高血糖や低血糖を避けることに役立つ．このように栄養指導は，エネルギー摂取量のみならず，いつ，どのような食べ方をするかを日常の食生活で実践できるように教育，指導，支援するものである．

3）摂取栄養素量の設定

長期にわたる継続を可能にするためには，食文化あるいは患者の嗜好性に対する配慮が必須である．しかし，各栄養素についての必要量の規定はあっても，相互の関係に基づく適正比率を定めるための十分なエビデンスには乏しい．また，特定の栄養素の摂取比率が糖尿病の管理に有効であるとする根拠は認められない[6]．

日本糖尿病学会による「糖尿病治療ガイド 2022-2023」では，炭水化物を50〜60％エネルギー，タンパク質20％エネルギー以下，脂質20〜30％を目安とし，脂質が25％エネルギーを超える場合は，多価不飽和脂肪酸を増やすなど，脂肪酸の構成に配慮を要するとしている[7]．また，炭水化物摂取量にかかわらず，食物繊維は20 g/日以上摂ることを推奨している．しかし，食事療法を長く継続するためには，個々の食習慣を尊重しながら，病態に基づいて柔軟な対応をすることが求められる．それぞれの患者のリスクを評価

し，医学的齟齬のない範囲で，食を楽しむことを最も優先させるべきである．

(1) 炭水化物

炭水化物の摂取量と糖尿病の発症率との関係を検討した例は少なく，両者の関係は明らかではない．メタアナリシスの結果では，総炭水化物摂取量と糖尿病発症リスクに有意な関係を認めなかったと報告されている[9]．2型糖尿病の血糖コントロールに対して，消化性炭水化物の制限が及ぼす効果については議論がなされている．もともと，1日当たりの炭水化物摂取量を100 g以下とする炭水化物制限が，肥満の是正に有効だとする研究結果から，糖尿病治療における炭水化物制限の有用性が注目された．2008年に発表されたDIRECT研究は，脂質を中心に総エネルギーを制限した群，総エネルギーを制限し地中海食とした群，エネルギーを制限なしとし炭水化物を40%エネルギーに制限した3群を設定し，その後2年間の体重の変化を追跡したところ，脂質制限群に比較して，地中海食群と炭水化物制限群で有意に体重減少効果が優っていたと報告している[10]．日本人の2型糖尿病を対象に，6カ月間130 g/日の低炭水化物食の効果を観察した研究でも，低炭水化物群で体重，HbA1cの低下を認めたが，同時に総エネルギー摂取量が減少しており[11]，その後1年間の追跡では差異はなくなったとしている[12]．一方，日本人を対象とし，炭水化物摂取量と合併症発症率との関係を検討した研究では，どの合併症においても関係は認められないと報告している[13]．その後のメタアナリシスでは，6〜12カ月以内に限ると，低炭水化物食によってHbA1cは改善傾向を示すが，体重減少効果は認められないとしている[14-16]．これらのメタアナリシスを解釈するうえでの問題点として，対象とする研究によって炭水化物摂取量（低炭水化物食の定義）が異なっていること，観察期間がまちまちで，他の栄養素，エネルギー摂取量の補正ができていないことなどが指摘されている[17]．糖尿病管理における低炭水化物食の長期的な効用は確認されておらず，これまでに報告されている体重減少効果は，総エネルギー摂取量の減量に伴うものと考え

られる．

一方，果糖はグリセミックインデックス（glycemic index；GI）が低いことなどから，糖尿病の管理には有効と考えられる反面，過剰の摂取は，血中中性脂肪や体重の増加をきたす懸念がある．先行研究では，果物の摂取（特にブルーベリー，ぶどう，りんごなどの果実含有換算）は有意に糖尿病発症率を低下させるが，果物ジュースは糖尿病発症のリスクを高めたとの報告もある[18, 19]．純粋な果糖の糖尿病状態への影響を検討した最近のメタアナリシスでは，1日100 g以内であれば，果糖摂取によって血糖，中性脂肪レベルは改善し，体重増加はきたさないとしている[20]．糖尿病では果物の摂取を勧めてよいが，その量は病態による個別化が必要である．GIおよびグリセミックロード（glycemic load；GL）と2型糖尿病の発症リスクの関係を検討したメタアナリシスでは，GIおよびGLの低い食材を摂ると，糖尿病の発症リスクが低減するとしている[21, 22]．日本人においても低GIおよび低GLの食品の摂取量が多いほど，糖尿病発症リスクが減少したとの報告もある[23]．しかし，糖尿病の管理，糖尿病における死亡率との関係については検討例が少なく，糖尿病患者の食事療法に積極的に取り入れるべきかどうかについては，現時点では十分な根拠があるとはいえない．

(2) タンパク質

タンパク質については，過量の摂取が腎障害を増悪させるとの観点から論じられてきたが，大規模なコホート研究では，タンパク質摂取量が多い集団でもeGFR低下速度には差異はみられなかったとしている[24]．現時点では，タンパク質摂取量が腎症の発症リスクになるとみなす根拠はない．ただし，腎機能障害を合併した場合，タンパク質摂取量が腎障害の増悪にかかわるとする報告がある[25, 26]．一方，前向きコホート研究では，1日当たり100 g超の赤身肉の摂取が糖尿病発症リスクを増加させることを，日本人を含めた調査によって報じている[27, 28]．最近のメタアナリシスでも，動物性タンパク質摂取量の増加が糖尿病発症リスクとなるが，この関係は植物性タンパク質で

は認められないことが確認されている[29]．このように，タンパク質摂取比率が20％エネルギーを超えた場合の有害事象として，糖尿病発症リスクの増加が挙げられるが，タンパク質そのものよりも，含有される脂質の影響を受けている可能性もある．また，糖尿病の管理状態に及ぼすタンパク質摂取量の影響については，報告例がない．

糖尿病において関連が注目されている事象のうち，タンパク質の過剰摂取との関係が報告されているものには，耐糖能障害の他に，心血管疾患や脳卒中の増加[30,31]，がんの発症率の増加[32]などが挙げられる．2013年のシステマティック・レビューでは，これらの事象とタンパク質摂取量との関係を検討したこれまでの論文を検証し，どの事象についても明らかな関連を結論することはできないとしながら，タンパク質の摂取比率が20％を超えた場合の安全性は確認できないと述べ，注意を喚起している[33]．以上より，「糖尿病治療ガイド 2022-2023」[7]では，タンパク摂取比率は20％エネルギー以下を目安とすることを推奨している．

(3) 脂質

糖尿病患者は非糖尿病者に比べて，脂質の総摂取量，特に動物性脂質の摂取量が多いとの報告がある[34]．また，脂質摂取制限の体重減少効果を検証した最近のメタアナリシスでは，有意な効果を見出してはいない[35]．ただ，多くの研究が飽和脂肪酸の摂取量は糖尿病の発症リスクになり，多価不飽和脂肪酸がこれを低減するとしている[36-39]．また，2011年のメタアナリシスでは，多価不飽和脂肪酸の摂取量の増加は，HbA1cの低下をもたらすとしている[40]．脂質については，その量のみならず種類にも焦点を当てて論じなければならない．昨今のわが国における魚の摂取量低下とともに，n-3系脂肪酸と糖尿病との関係が注目されている．しかし，n-3系脂肪酸の摂取量と糖尿病発症リスクについての先行研究は，必ずしも一致した結果に至っていない．中国人を対象にした前向きコホート研究では，EPA，DHA摂取量は糖尿病発症リスクに関与しなかったが，α-リノレン酸はリスクを低下させること[41]，女性において 魚介類の長鎖 n-3 系脂肪酸は糖尿病発症リスクを低減すること[40]などが，報告されている．n-3系脂肪酸の目標量の設定に足る科学的根拠は，いまだに不足しているといわざるを得ない．糖尿病における脂質および飽和脂肪酸摂取比率を，日本人の食事摂取基準におけるそれぞれの目標量（20～30％エネルギー，7％エネルギー以下）より厳格に設定する積極的根拠はない．しかし，糖尿病が動脈硬化性疾患の最大のリスクであることから，「動脈硬化症疾患ガイドライン2022年版」において，脂質が動脈硬化症予防のために示されている25％エネルギー[42]を上回る場合は，飽和脂肪酸を減らし，多価不飽和脂肪酸を増やすなど脂肪酸組成に留意する必要がある．

(4) 食物繊維

食物繊維と生活習慣病を中心とする慢性疾患発症率との関係については，古くから検討されてきた．最近のメタアナリシスでは，食物繊維との関係が認められる事象および疾患として全死亡率，心血管疾患，2型糖尿病，炎症性大腸疾患，全がん死亡率，なかでも大腸がん，膵臓がん，乳がんなど発症率に強い関連が報告されている[43]．糖尿病の発症リスクとの定量的解析を試みたメタアナリシスでは，食物繊維の平均摂取量は 20 g/ 日を超えた時点から，有意な低下傾向が認められ[44]，その内容を解析すると，果物，野菜の繊維と糖尿病発症リスクとの関係は認められないと報告されている[45]．これに関係して，穀物の食物繊維が糖尿病発症リスクを低減するとする報告が多くみられるが[46]，他の食物繊維との関係は明らかではない．また，食物繊維の研究は，他の栄養素を絡めた形で検討されている場合が多く，糖尿病発症にかかわる繊維の種類や量を特定することは困難であるが，食物繊維摂取を促すことは糖尿病の発症予防に有用と考えられる．

食物繊維の摂取が2型糖尿病患者の血清コントロールや重症化予防に及ぼす影響について，日本人を対象とした研究をみると，コホート研究として食物繊維が多いほどHbA1cのレベルが低いことが示されており[47]，合併症との関係を後ろ向きに追跡した研究では，心血管疾患の発症率が低

下することが明らかにされている[48]．食物繊維摂取量を増加させ，血糖値などの変化を観察した15の介入研究をまとめたメタアナリシスでは，平均18.3g/日の増加で平均15.3mg/dlの空腹時血糖の低下がみられた[49]．現在の日本人の平均摂取量が17～19g/日であることと，以上の研究成果から，「糖尿病治療ガイド2022-2023」[7]では，糖尿病における目標量を20g/日以上とすることを推奨している．

(5) アルコール

アルコールは，そのエネルギーのみならず中間代謝産物が他の栄養素の代謝に影響を及ぼすことから，糖尿病管理における摂取量の適正化は重要な課題である．また，アルコールのもつ精神心理学的効果は，アルコール依存症を含め，異なった視点から検討しなければならない問題である．従来からアルコール摂取量と糖尿病発症リスクとの関係が注目されており，最近のメタアナリシスでは24g/日以下の摂取であれば，アルコール摂取は糖尿病発症リスクを低下させると報じられている[50]．そのメカニズムとしては，インスリン感受性の亢進の関与が示唆されており[51]，発症リスク低減には，ワインのほうがビール，蒸留酒より優っているとする研究もあるが[52]，これには食事パターンが交絡因子として関与している可能性がある．

糖尿病でも中等度のアルコール摂取量は死亡率を低下させると考えられているが[53]，ADVANCE試験のサブ解析が，中等度の飲酒習慣がある群のほうが飲酒習慣のない群に比べて総死亡，心血管イベント，細小血管症が有意に少なかったとし[54]，日本人の糖尿病においても，全く飲酒習慣のない患者に比べ，飲酒習慣のあるほうが死亡率は低かったと報告されている[55]．しかし，注意すべきは，アルコール摂取量と糖尿病および関連病態のリスクがJ字型の関係にあることで，中等度のアルコールの摂取群において血糖コントロール状態が最もよいとされている[56]．1型糖尿病患者でも，アルコールの摂取量と細小血管症リスクも同様の関係を示し，中等度の飲酒者（週当たり30～70g）は増殖網膜症のリスクが40％減少し，神経

障害では39％，さらに腎症に関しては64％のリスク軽減が認められている[57]．「糖尿病治療ガイド2022-2023」[7]では，上限として20～25g/日までを目安としている．一方，アルコールの急性効果として低血糖をきたすことにも留意すべきで，特にインスリン療法中の患者の飲酒時には注意喚起を要する．適正な飲酒量の決定にはアルコール量のみならず，アルコール飲料に含有された他の炭水化物によるエネルギーも計算に入れ，患者の飲酒習慣を勘案しながら個別化した指導が求められる．

4）食事摂取パターンとシフトワーカー

食事療法は各栄養素の量のみならず，どのような食材から，どのような組み合わせで摂取するかが実際的な問題であり，これを食事摂取パターン（eating pattern）と称して，その意義が注目されている．アメリカにおける調査では，精製しない穀類，果物，ナッツを多く摂り，赤肉，ショ糖含有飲料の少ない食事を摂った場合，糖尿病や心血管疾患による死亡率が低下するとしている[58]．わが国でも，これまでの日本人の食事摂取基準で推奨された食材の摂取量と慢性疾患との関係が検討されており，推奨されている食材の摂取が多いほど，心血管疾患による死亡率が低下している[59]．

近年，食品の摂り方によって，食後の血糖上昇を抑制し得ることが注目されている（図8-28）[1]．特に，食物繊維に富んだ野菜を先に食べることで食後血糖の上昇を抑制し，HbA1cを低下させ，体重も減少させることができることが報告されている[60]．ただし，これは野菜に限らず，タンパク質などの主菜を先に摂取し，その後に主食の炭水化物を食べると食後の血糖上昇は抑制される[61]．また，咀嚼力と血糖コントロールとの関係も検討されており，50歳以上の者では，咀嚼力の低下により血糖コントロールを乱す可能性がある[62]．この他，わが国で増えている朝食の欠食，遅い時間帯の夕食摂取といった食習慣も肥満を助長し，糖尿病管理を困難にする．特に就寝前に摂る夜食は，肥満の助長，血糖コントロールの不良の原因となり，合併症をきたすリスクが高くなる[63]．

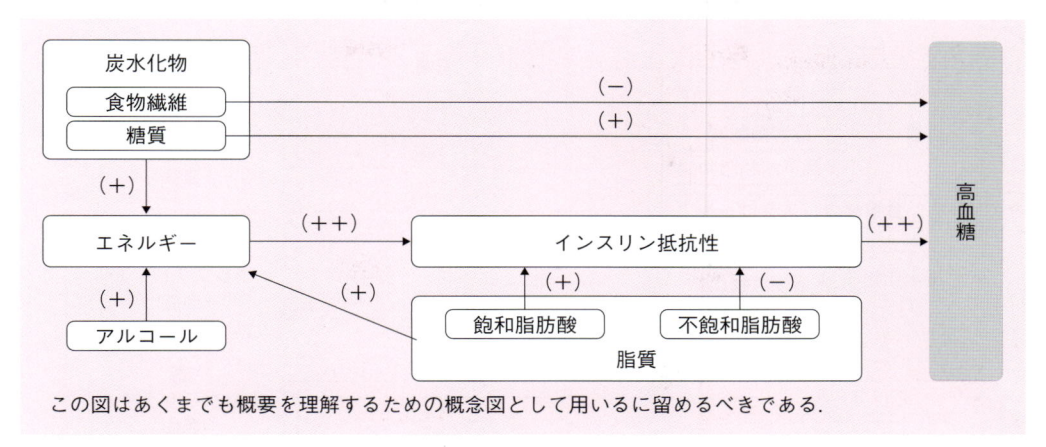

図 8-28 栄養素摂取量と高血糖に関する関連

この図はあくまでも概要を理解するための概念図として用いるに留めるべきである.

（厚生労働省[1]）

最近のメタアナリシスでは，朝食を抜く食習慣が，2型糖尿病のリスクになることが示されており[64]，さらに摂取時間の不規則なシフトワーカーでは，2型糖尿病の発症リスクが増すとされ[65]，日本人を対象とした研究でも，シフトワーカーでは有意な体重増加が認められると報告している[66]．横断研究において，朝食を欠食する群では動脈硬化のリスクが高まることが示されている[67]．

2 脂質異常症

1）栄養指導

(1) 炭水化物，脂質

炭水化物から，飽和脂肪酸，一価不飽和脂肪酸，多価不飽和脂肪酸の別にかかわらず，それぞれの脂肪酸に置き換えると，血清トリグリセライドが有意に減少することがメタアナリシスで示されている[68]．そして，その影響は互いにほぼ等しく，5%エネルギーの炭水化物をそれぞれの脂肪酸に置き換えると，血清トリグリセライドが10〜12 mg/dl 程度減少するとされている．研究数を増やした別のメタアナリシスでも，ほぼ同様の結果が得られている（**図 8-29**）[1,69]．さらに，飽和脂肪酸の炭素数別に検討したメタアナリシスでも，飽和脂肪酸の違い（炭素数による違い）は影響しないと報告されている（**図 8-30**）[1,69]．

一方，果糖などの糖類をはじめ，糖質の過剰摂取は，血清トリグリセライドの上昇をもたらすことが報告されている[42]．

(2) 多価不飽和脂肪酸，n-6 系脂肪酸，n-3 系脂肪酸

飽和脂肪酸の多価不飽和脂肪酸への置き換えでは，血清トリグリセライドに影響を与えない[70]．炭水化物の n-6 系脂肪酸への置き換えは，飽和脂肪酸や一価不飽和脂肪酸と同様に血清トリグリセライドを低下させる[68,69]．魚類由来長鎖 n-3 系脂肪酸をサプリメントとして負荷して血清脂質の変化を観察した 47 の介入試験をまとめたメタアナリシスでは，血清トリグリセライドは有意な減少を示している（**図 8-31**）[1,71]．この研究における摂取量の平均値は 3.25 g/ 日と，通常の食品からの摂取量としてはかなり多いものの，血清トリグリセライドの低下は平均 30 mg/dl であった．健康な者および脂質異常症者における RCT のメタアナリシスでは，魚油の摂取量の増加によりトリグリセライドが低下する[72,73]．また，RCT では食後トリグリセライドの上昇に対する抑制効果が得られた[74]．このように，n-3 系脂肪酸の摂取を増やすことは，トリグリセライド低下に有効である．

(3) その他

①食物繊維

67 の介入試験をまとめたメタアナリシスは，

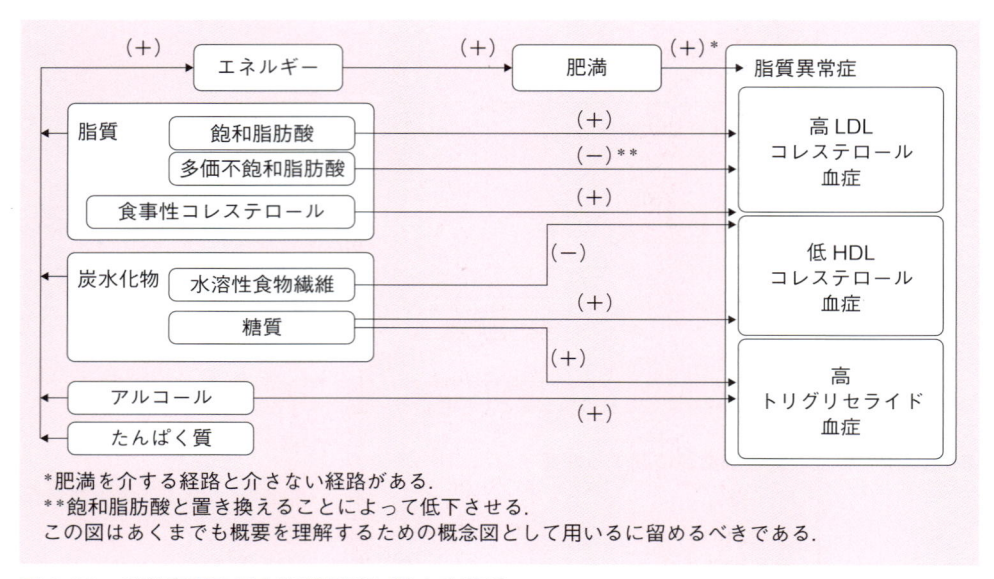

図 8-29　栄養素摂取量と脂質異常に関する関連

(厚生労働省[1])

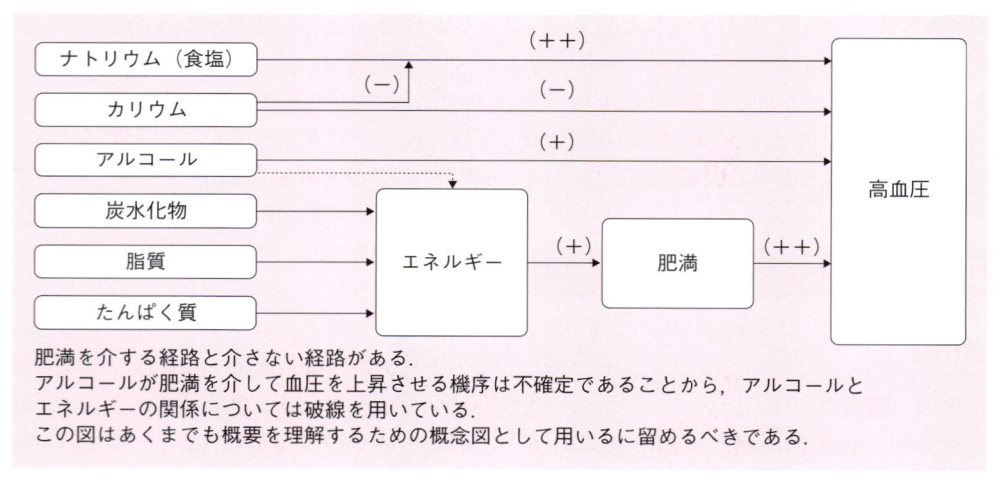

図 8-30　栄養素摂取量と高血圧に関する関連

(厚生労働省[1])

水溶性食物繊維摂取量は血清トリグリセライドに有意な関連を示さなかったと報告している[75].

②アルコール

アルコール摂取量と血清トリグリセライドとの間に正の関連を認めた研究があり[76]，白人を対象にしたメタアナリシスでは，アルコール摂取量は血清 HDL コレステロールと血清トリグリセライドを上昇させることを示していた[77]．また，韓国におけるコホート研究でも，アルコール摂取量が増えるほど血清トリグリセライドは増加していた[78]．最近の報告では，4 〜 30 g のエタノール / 日摂取群がそれ未満，それ以上の摂取群よりも最も血清トリグリセライドが低いという U 字型（もしくは J 字型）が示された[79]．9,584 人を対象とした研究においても，アルコール摂取量と食後トリグリセライドの関係は J 字型を示すことが，女性においてのみ観察されている[80]．HDL コレステロールについては，近年，その量だけで

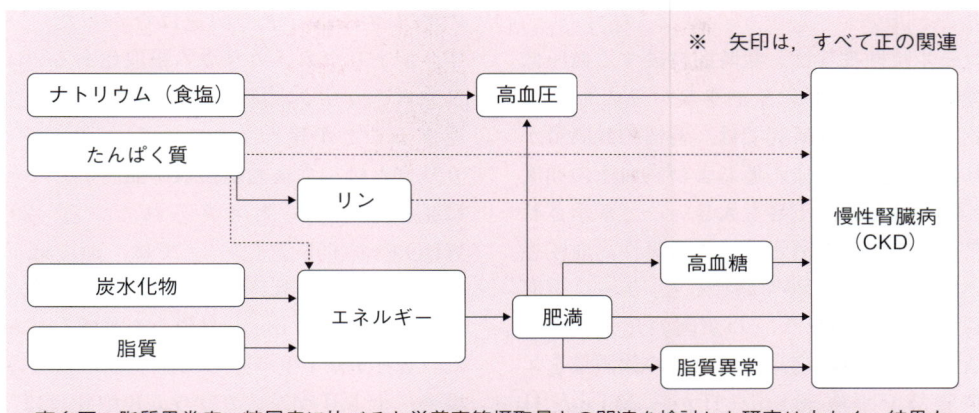

※ 矢印は，すべて正の関連

高血圧・脂質異常症・糖尿病に比べると栄養素等摂取量との関連を検討した研究は少なく，結果も一致していないものが多い．また，重症度によって栄養素等摂取量との関連が異なる場合もある．この図はあくまでも栄養素等の摂取と慢性腎臓病（CKD）の重症化との関連の概要を理解するための概念図として用いるに留めるべきである．

図8-31　栄養素摂取と慢性腎臓病（CKD）の重症化との関連

（厚生労働省[1]）

なく，機能が冠動脈疾患の発症に関与する可能性が示されている．そして，HDLコレステロールのコレステロール引き抜き能は，アルコール摂取量と正に，糖尿病や肥満とは負に相関することが報告されている[81]．適量のアルコール摂取は，冠動脈疾患発症予防効果が示されているが[82, 83]，過剰摂取は血圧を高め，高トリグリセライド血症の原因となり，さらに過剰のアルコール摂取に伴う高トリグリセライド血症は急性膵炎の危険因子[84]となることに注意が必要である．

3　高血圧

1）食生活

(1) ナトリウム（食塩）

ナトリウム（食塩）の過剰摂取が血圧上昇と関連があることは，多くの研究によって指摘されてきた．古典的なものでは，わが国のデータも含む世界各地の食塩摂取量と高血圧の頻度との関係をみた疫学研究[85]がよく知られている．食塩摂取量の少ない集団（エスキモー）では高血圧の発症頻度は非常に低いが，食塩摂取量の多い集団（東北地方の住民）では高血圧の頻度はきわめて高い

ことが示されている．また，大阪・栃木・富山を含む世界の52地域より得た成績を集めた疫学研究であるINTERSALT[86]では，各地域の食塩摂取量の中央値と加齢による血圧上昇度の中央値が正の相関を示した．

メタアナリシスでは，約4kgの減量により，収縮期で−4.5mmHg，拡張期で−3.2mmHgの血圧低下効果があると報告されている[87]．正常高値血圧者の減量による高血圧予防の系統的レビューによると，5〜10%の軽度の減量を持続して徐々に行うことが推奨されている[88]．日本高血圧学会の「高血圧治療ガイドライン2019」[89]では，高血圧患者の生活習慣修正として，肥満者はBMIで25kg/m²未満を目指して減量し，非肥満者はこのBMIのレベルを維持すべきであるとしている．また，急激な減量は有害事象をきたす可能性があり，4kg程度の減量でも降圧効果があることから，長期計画のもとに無理のない減量を行うべきとしている．さらに，内臓脂肪増加は高血圧，脂質異常症，高血糖を合併しやすいため[90]，ウエスト周囲長（男性85cm未満，女性90cm未満）[91]も考慮して減量を行うべきであるとしている．

（2） アルコール

アルコール単回投与は，数時間持続する血圧低下をきたすが[92]，長期に飲酒を続けると血圧は上昇する．多くの疫学研究では，習慣的飲酒量が多くなればなるほど，血圧値および高血圧の頻度が高く，経年的な血圧上昇も大きいことが示されている[93-95]．また，飲酒習慣のある男性高血圧患者において飲酒量を約80％減じると，1～2週間のうちに降圧を認めた[96]．わが国の介入試験では，飲酒習慣のある軽症高血圧患者の飲酒量をエタノール換算で平均56.1 ml/日から26.1 ml/日に減じると，収縮期血圧の有意な低下を認めた[97]．介入試験のメタアナリシスでもアルコール制限の降圧効果が確認されており[98,99]，29～100％のアルコール制限で有意な血圧低下を認め，アルコール制限の程度と血圧低下には量・反応関係を認めた[99]．わが国の「高血圧治療ガイドライン2019」[89]では，高血圧者の飲酒は，エタノールで男性20～30 ml/日以下，女性10～20 ml/日以下にすべきであるとされている．このアルコール摂取量の目標値は，先述のわが国の介入試験の報告[97]に近い値であり，海外のガイドラインでも同様である[100]．エタノールで20～30 mlはおおよそ日本酒1合，ビール中瓶1本，焼酎半合弱，ウイスキーダブル1杯，ワイン2杯弱に相当する．

一方，少量から中等量の飲酒により冠動脈疾患リスクが低下することが，内外において報告されている[101-103]．しかしながら，飲酒量が増加するほど脳卒中，特に脳出血のリスクが上昇することも報告されており[103-105]，脳卒中の多い日本人では高血圧予防の意味でも飲酒をしない者には少量の飲酒も勧めるべきではない．

（3） カリウム

野菜，果物，低脂肪乳製品が豊富な食事パターンであるDASH食[106,107]は，その血圧低下効果が証明されているが，カリウムはDASH食の主要な栄養素の一つである．介入試験のメタアナリシスでは，カリウム摂取量増加は高血圧者では有意な血圧低下効果を認めた[108-110]．コホート研究のメタアナリシス[111]では，カリウム摂取量が高いほど脳卒中のリスクが低下したが，冠動脈疾患

のリスクには有意の関連はなかった．一方，近年，ナトリウム／カリウム摂取比あるいは尿ナトリウム／カリウム排泄比が循環器疾患リスクと関連することが報告されている[112-114]．すなわち，カリウムは，食塩過剰摂取の血圧上昇などの作用に拮抗していると考えられている．2012年のWHOのガイドライン[115]では，血圧低下および脳卒中リスク低下のためにカリウム摂取量90 mmol（3,510 mg）/日以上を推奨しており，また，WHOガイドラインの推奨摂取量を達成した場合，ナトリウム／カリウム摂取比はほぼ1対1（単位はmmol/mmol）になり，健康への好影響をもたらすとしている．なお，腎障害を有する者では高カリウム血症をきたし得るので，カリウムの積極的摂取は避けるべきである．以上の点から「高血圧治療ガイドライン2019」[89]では，野菜・果物の積極的摂取を推奨している（カリウム制限が必要な腎障害患者を除く）．

（4） カルシウム

カルシウムも，DASH食[106,107]の主要な栄養素の一つである．これまで多くの疫学研究で，カルシウム摂取量の増加に伴い血圧が低下することが示されている[114,115]．2006年のメタアナリシス[116]では，平均1,200 mg/日のカルシウム摂取量で有意な血圧低下を示すことが報告されている．また，同年の別のメタアナリシス[117]でもカルシウム投与による有意の血圧低下作用は示されているが，その程度は大きくなく，わが国を含む各国の高血圧ガイドラインでは血圧低下のためのカルシウム投与は推奨されていない．

不飽和脂肪酸（一価および多価）が降圧作用を有する可能性がある．以上を受けて，「高血圧治療ガイドライン2019」[89]では，飽和脂肪酸，食事性コレステロールの摂取を控え，多価不飽和脂肪酸を積極的に摂取することを推奨している．

（5） 食物繊維

DASH食[106,107]では，野菜と果物の摂取量を増加させており，食物繊維は要素の一つとなっている．「高血圧治療ガイドライン2019」[89]では，野菜・果物の積極的摂取を推奨している．介入研究のメタアナリシスでは平均10.7 g/日の摂取量の

増加で血圧は低下傾向を示し，高血圧者対象の研究や8週間以上の介入期間の研究で有意な血圧低下を認めた[118].

(6) タンパク質

　INTERMAP では，植物性タンパク質摂取量と血圧の負の関連，また，植物性タンパク質に多いアミノ酸であるグルタミン酸の摂取量と血圧の負の関連が報告されている[119, 120]. OmniHeart 研究[121] では，食事の炭水化物の一部をタンパク質で置き換えると，軽度であるが有意な血圧低下を認めた（炭水化物が豊富な食事は炭水化物58%，タンパク質15%，タンパク質が豊富な食事は炭水化物48%，タンパク質25%）. この研究では，特に植物性タンパク質の増加の程度が大きかった. 未治療で 120 ～ 159/80 ～ 99 mmHg の者を対象にした PREMIER 研究のサブ解析[122] でも，植物性タンパク質の摂取量増加が18カ月後の高血圧リスクを減らした. 同様の血圧レベルの者で，40 g/ 日の大豆タンパクまたは 40 g/ 日の乳タンパクの負荷は 40 g/ 日の炭水化物負荷（対照群）に比べて，収縮期血圧の軽度の低下を示した[123]. 大豆タンパクの血圧低下効果についてはメタアナリシス[124] があり，大豆タンパクの中央値 30 g/ 日で有意な血圧低下を示した. 乳製品や低脂肪乳製品は，疫学研究のメタアナリシスで高血圧リスクを抑えることが示された[125]. DASH 食事パターンにおいて野菜や低脂肪乳製品が増加されていることは，以上の知見と整合性がある. タンパク質は，他の食事性因子との組み合わせも考えて，バランスよく摂取すべきである.

(7) 炭水化物

　食事の炭水化物の一部をタンパク質や不飽和脂肪酸で置き換えると血圧が下がるという OmniHeart 研究[121] の結果は，見方を変えると炭水化物が血圧を上げる可能性を示す. 観察研究では，思春期女児においてグリセミックインデックス，グリセミック負荷，炭水化物摂取量，糖類摂取量，果糖の摂取量は血圧上昇と正の相関を示したという報告がある[126]. また，INTERMAP では，甘味飲料に多い果糖の摂取量と血圧の正の関連を報告している[127].

(8) 栄養素の複合的な摂取

　単独では血圧低下効果が弱い栄養素でも，組み合わせて摂取することによって大きな血圧低下効果を示すと考えられる. 野菜，果物，低脂肪乳製品が豊富な食事パターンである DASH 食事パターンは飽和脂肪酸と食事性コレステロールが少なく，カリウム，カルシウム，マグネシウム，食物繊維が多いが，大きな血圧低下効果のエビデンスがあり，多くの高血圧治療ガイドラインで取り上げられている. DASH 食事パターンは，さらに減塩と組み合わせることにより相乗的な作用を有している[121]. ただし，本食事パターンはアメリカの食事を想定してつくられており，わが国の食事における同様の食事パターンの確立は不十分である. 類似の食事パターンとして地中海食があるが，血圧低下効果のエビデンスは乏しい.

4　高尿酸血症[128]

1）肥満解消

　まず，肥満指数の上昇とともに，高尿酸血症が上昇するので，肥満は無視できない. 逆にいえば，内臓脂肪の蓄積に伴って血清尿酸値は上昇し，その血清尿酸値の上昇に伴ってメタボリックシンドロームの頻度は増加する. したがって，適切な時間，食事の質，量を心がけるようにする. 以前，痛風の治療食といえば，体の中で尿酸に変化するプリン体の摂取制限がかなり厳しく行われていた. ところが近年の研究で，プリン体は食べ物から取り入れる量よりも体内でつくられる量のほうが多く，しかも食事から摂取するプリン体はそのまま尿酸値の上昇に結びつかないことがわかってきた.

　そこで，肥満が尿酸の排泄を抑制し尿酸値を上げるため，食べすぎないことが指導の基本となる. 肥満傾向にある高尿酸血症患者に対しては，糖尿病治療に準じた摂取エネルギーの適正化が挙げられている. しかし，短期間で急激に体重を落とすのは逆効果になるので，1カ月1～2kg減のゆっくりとしたペースで少しずつ理想に近づけ

ることが重要となる．一般的には，標準体重1kg当たり25〜30kcalが適正エネルギーとされている．

適正な体重を維持するために，まず，高エネルギー食品を遠ざけることが重要になり，よって摂取エネルギーを減らす調理のポイントは，油の使い方となる．「蒸す」「ゆでる」「煮る」「網で焼く」など，油を使わない調理法があるが，油は摂らないのではなく，摂りすぎないことが重要である．

2）プリン体の摂取制限

プリン体とは細胞の中の核酸を構成する成分であるが，プリン体はほとんどすべての食品に含まれ，細胞数の多い食品ほどプリン体の含有量が多いことになる．プリン体が分解されると代謝産物として尿酸が生じる．食品100g当たりプリン体を200mg以上含むものを高プリン体といい，動物の内臓，魚の干物，乾物などがある．食事療法では，プリン体の過剰摂取制限も行う．ただし，入院患者を除けば，厳密な低プリン体食品を毎日摂取することはまず不可能に近いため，高プリン体食品を極力控えるという指導が望ましいといわれている．1日の摂取量がプリン体として400mgを超えないようにするのが実際的と，ガイドライン[128]では示されている．さらに，プリン体に加えてアルコール飲料や果糖，ショ糖の過剰摂取を避けることが具体的に示され，プリン体の制限からむしろ総エネルギーの制限に移行された．

3）尿をアルカリ化する食品

尿路管理も重要である．尿酸は尿に溶けにくいという性質があるため，尿酸が尿中に排泄されるとき尿が酸性になっていると，尿酸が思うように溶けない．尿酸値の高い人の尿は酸性（pH6未満）を示しがちであるが，放置しておくと尿酸の結晶化が進み，尿路結石を合併するリスクが高まる．高尿酸血症の場合，尿は酸性とアルカリ性の中間，または弱酸性のpH6.5〜7.0くらいが最も適切と考えられている．

この尿の酸性度は食事の内容でも左右される．尿のアルカリ化を図る手助けをしてくれる食品は野菜や海藻などで，酸性にしてしまうのは肉類やアルコールといわれている．多くの野菜や海藻に共通する一般的な特徴として，①プリン体の含有量が少ない，②尿酸の排泄を促すために必要な水分を多く含んでいる，③低エネルギーなのでたくさん食べても肥満を招く心配がない，④ビタミン・ミネラル・食物繊維の供給源となる，などが挙げられる．

野菜は，健康日本21でも数値目標が示されているように，健常人でも1日350gの摂取が推奨されており，そのうちの1/3を緑黄色野菜で摂ることが望ましいとされている．外食が多い人は野菜が不足しがちになるので，外食の回数を減らすことや少しでも野菜の多いメニューを選ぶことがポイントとなる．

4）良質のタンパク質を摂取

痛風をはじめとする多くの生活習慣病の背景には，動物性食品の摂りすぎがある．動物性食品を多く摂取すると，動物性脂肪の摂りすぎにつながる．

脂質は，主に脂肪酸から構成され，脂肪酸は飽和脂肪酸と不飽和脂肪酸に分けられる．飽和脂肪酸は肉類の脂質に多く含まれ，血液中のコレステロールや中性脂肪を増やす．乳製品は血清尿酸値を低下させ，痛風のリスクも増加させないため，制限するものではない．不飽和脂肪酸は魚の脂肪などに含まれ，エイコサペンタエン酸（eicosapentaenoic acid；EPA）やドコサヘキサエン酸（docosa hexaenoic acid；DHA）がコレステロールや中性脂肪を減らす働きをもつ．そのため，肉を減らし，魚や大豆製品を多く摂取するように勧められている．魚は肉に比べて総じてプリン体が少ない傾向にあり，また，動脈硬化性疾患の予防に有用なEPA，認知症予防効果などが期待されているDHAをはじめ，善玉コレステロールを増やし，血圧を正常に保つ働きをするタウリンといった成分も含まれている．しかし，魚でも干物は塩分やプリン体が多く含まれているので控えめ

にするとよい.

一方, 大豆製品は肉と同様, ビタミンB群の供給源になる. 大豆の脂質の半分以上は, 血中コレステロール値を低下させるリノール酸が含まれている. リノール酸は酸化されやすいという弱点があるが, 同時に抗酸化作用のあるビタミンEも豊富に含んでいる. また, 過酸化脂質の生成抑制作用, 血中脂質の改善作用, 血圧降下作用などが認められているサポニン, 高血圧, 動脈硬化, 認知症などの予防に役立つレシチン, 閉経後の骨密度低下を抑えるイソフラボンを含んでいる.

5) 食物繊維, 水分を十分に

食物繊維は糖質の一種で, そのなかでも人間の消化酵素では分解されない成分のことをいう. 繊維質の食品はよく噛まないと飲み込めないため, 必然的に噛む回数が増え, このことによって, 満腹中枢が刺激され, 食べすぎによる肥満を予防・改善する効果がある. 厚生労働省で示されている「日本人の食事摂取基準2020」[1] による食物繊維の目標摂取量は, 1日20〜25gとされている.

また, 水分をたくさん摂っていると, 尿の量が増え, 尿が薄くなって尿酸が溶けやすくなる. 水分を多く補給することは, 腎障害や尿路結石の予防にもなる. 尿酸値の高い人は, 2,000 ml/日ぐらいの水分をこまめに補給する必要があるが, そ

の際は, 糖分の含まれたジュースや清涼飲料水ではなく, 水やお茶, ウーロン茶などの甘くない飲み物にし, スポーツドリンクは意外に高カロリーのものが多いので注意する. トマトジュースや野菜ジュースは, 食塩無添加や砂糖不使用を選ぶようにする.

6) 飲酒制限

アルコール飲料は, プリン体をあまり含まなくてもその代謝に関係し（内因性プリン体分解の亢進と腎における尿酸排泄低下）, 血清尿酸値を上昇させるため, アルコールは控えめにするか, できれば禁酒したほうがよい.

血清尿酸値への影響は, 日本酒1合, ビール500 ml, ウイスキー60 ml程度より現れると考えられている. 特にプリン体は, ビールに多量に含まれており, 大瓶1本（633 ml）を飲むと, 約1時間後に尿酸値が平均で1 mg/dl上昇することが報告されている. したがって, 休肝日を設けて, 尿酸値を上げないようにする努力が必要である. ビールはプリン体を多く含むばかりでなく, エタノール等量で比較すると他の酒類よりも高エネルギー飲料であるため, 肥満を助長する可能性があり, 注意すべきである.

（佐々木裕子）

chapter 9 直腸・膀胱機能障害

I 直腸・膀胱機能障害に関する解剖と生理

1 尿路系と尿の排泄

腎臓は後腹膜の左右に存在する150 gほどの臓器で，腎臓によって尿が通常1日に1,000〜1,500 ml程度生成される．尿は腎臓から尿管を通り膀胱で一時的に貯留され，尿道より排出される（図9-1）[1]．腎臓は腎動脈によって栄養され，膀胱は内腸骨動脈からの枝が栄養している．

尿が貯留し膀胱が拡張すると，骨盤神経求心性知覚線維を介して橋排尿中枢へと情報が伝達される（図9-2）[2]．その後大脳皮質で尿意として自覚される．

蓄尿する際には橋排尿中枢からの調節により，①陰部神経（第2〜4仙髄から分布）が外尿道括約筋を収縮させ，②交感神経（第11胸髄〜第2腰髄から分布）から直接，または排尿筋を収縮させる副交感神経を抑制することで排尿筋を弛緩させ，③交感神経が膀胱頸部内尿道括約筋を収縮させることで尿道括約筋圧が膀胱内圧を上回り蓄尿される．

尿貯留が進み膀胱緊張が増加すると，骨盤神経求心性知覚線維が橋排尿中枢へ情報を伝え，橋排尿中枢からの下降性の調節により排尿が行われる．①陰部神経が抑制されることによって外尿道括約筋が弛緩し，②交感神経緊張の低下により排尿筋を支配する副交感神経（骨盤神経）の抑制が解除され排尿筋が収縮し，③交感神経緊張の低下により膀胱頸部の弛緩が起こり内尿道口が解放されることで，膀胱内圧が尿道括約筋圧を上回り排尿される．腹筋，横隔膜の収縮などによる腹腔内圧の上昇も排尿の助けとなる．

2 小腸，大腸と便の排泄

小腸は十二指腸，空腸，回腸からなる6〜7 mほどの管腔臓器であり，盲腸へとつながっている．回腸と盲腸の間には回盲弁とよばれる一方向弁が存在し，大腸から小腸への便の逆流が起こらないようになっている．大腸は盲腸から肛門に至る約1.5 mの管腔臓器である．大腸は盲腸，上行結腸，横行結腸，下行結腸，S状結腸，直腸，肛

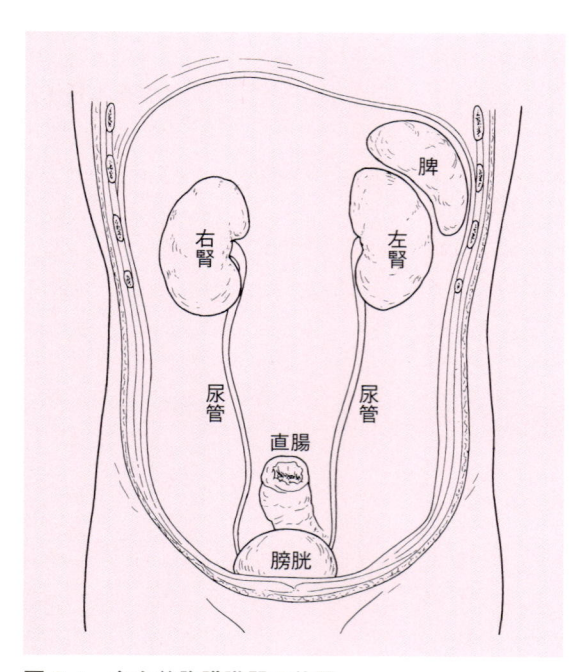

図9-1 主な後腹膜臓器の位置

（佐藤徳太郎，1999[1]）

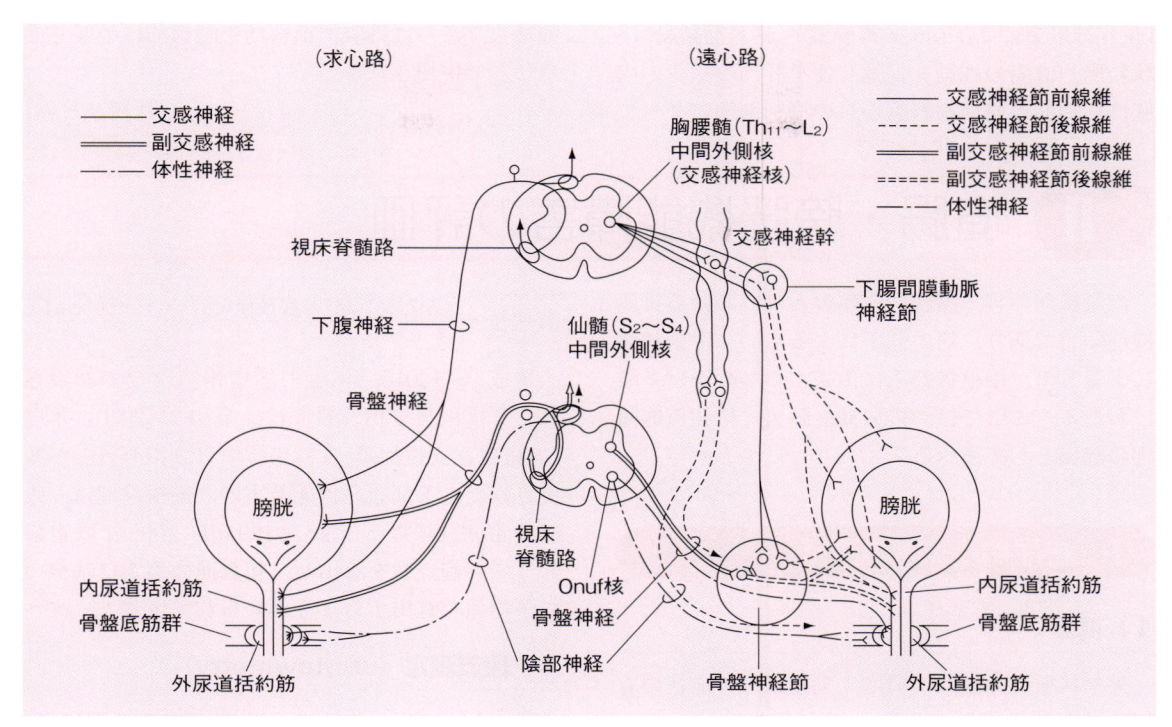

図 9-2　排尿の神経機構

（求心路）

―――― 交感神経
━━━━ 副交感神経
―・―・― 体性神経

（遠心路）

―――― 交感神経節前線維
------ 交感神経節後線維
━━━━ 副交感神経節前線維
===== 副交感神経節後線維
―・―・― 体性神経

胸腰髄(Th_{11}～L_2)
中間外側核
（交感神経核）

視床脊髄路

交感神経幹

下腸間膜動脈
神経節

下腹神経

仙髄(S_2～S_4)
中間外側核

骨盤神経

膀胱

膀胱

視床
脊髄路
Onuf核
骨盤神経

内尿道括約筋
骨盤底筋群

内尿道括約筋
骨盤底筋群

外尿道括約筋

陰部神経

骨盤神経節

外尿道括約筋

（石田　暉, 2005[2]）

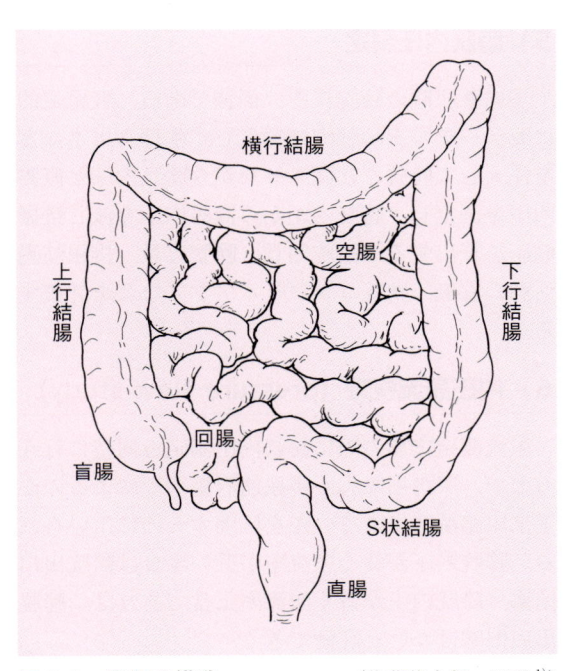

図 9-3　腸管の構造　　（佐藤徳太郎, 1999[1]）

横行結腸

空腸

上行結腸

下行結腸

回腸

盲腸

S状結腸

直腸

門管, 肛門へとつながる（**図9-3**）[1]. 小腸はその大部分が上腸間膜動脈からの枝である空腸動脈, 回腸動脈によって栄養されている. 大腸は上腸間膜動脈の枝である回結腸動脈, 右結腸動脈, 横行結腸動脈によって横行結腸までの右側結腸が栄養されている. 左側結腸と上部直腸は下腸間膜動脈の枝である左結腸動脈, S状結腸動脈, 上直腸動脈によって栄養されている. 下部直腸は内腸骨動脈からの枝である中直腸動脈, 下直腸動脈によって栄養されている.

　小腸は経口摂取された水分（約2l/日）や上部消化管からの分泌物（約7l/日）の大部分と各種栄養素の吸収を行っている. 大腸は主として水分の吸収を行っている. 小腸と大腸は蠕動運動によって内容物を肛門側へ移動させる.

　肛門には不随意性平滑筋からなる内肛門括約筋と随意性横紋筋からなる外肛門括約筋があり, 前者は自律神経からの, 後者は体性神経である陰部神経からの支配を受ける. 便が直腸へ入ると, 直腸壁が伸展され, 腸管壁内の筋間神経叢（Auerbach 神経叢や Meissner 神経叢）が下行結腸，S 状結腸，直腸の蠕動を促進し便を肛門へ送る．内肛門括約筋が筋間神経叢からの抑制調節によって

弛緩し，さらに外肛門括約筋を随意的に弛緩させることで排便される．

（片岡ひとみ）

II 直腸・膀胱機能障害の評価

直腸機能障害，膀胱機能障害とはいわゆる排泄機能障害であり，筋力低下によるもの，手術侵襲によるもの，中枢神経系に由来するものなど多岐にわたる．ここでは，排尿機能障害，排便機能障害の評価として述べる．

1 排尿機能障害の評価

1）問診

失禁状態の評価，困窮度，失禁以外の症状の有無，神経因性膀胱の原因となり得る既往歴の有無，下部尿路症状を起こす可能性のある薬剤の服用の有無を確認する．

2）排尿日誌

排尿時刻，1 回排尿量，起床と就寝の時刻，水分摂取量，尿意切迫，失禁の有無などを患者自身が記録する．簡便であるが，排尿障害のパターンの把握にきわめて有用である．患者自身のアドヒアランス維持や治療経過の観察にも役立つ．起床前後の早朝の排尿時から 24 時間（翌日の朝まで）を記録する．

3）残尿測定

超音波検査または導尿によって排尿後の残尿量を測定する．導尿による測定は侵襲性や尿路感染の危険から，超音波画像診断装置，超音波を用いた携帯式残尿測定専用機等によって測定することが推奨される．超音波画像診断装置での測定は，3.5 ～ 5 MHz の 2 D コンベックスプローブを恥骨結合の直上に当て，長軸と短軸の 2 方向で膀胱を抽出し，左右径（cm），前後径（cm），上下径（cm）の積を 1/2 にし算出する．

$$残尿量 = \frac{〔左右径(cm) \times 前後径(cm) \times 上下径(cm)〕}{2}$$

平成 28（2016）年度の診療報酬改定で新設された「排尿自立指導料」は，令和 2（2020）年度「排尿自立支援加算」「外来排尿自立指導料」へ変更された．下部尿路機能障害の評価項目では，残尿量を 49 ml 以下，50 ～ 199 ml，200 ml 以上に分けて評価点数を算出し，複数回の測定に基づいて平均値を算出するよう求められている[3]．

4）尿流測定（uroflowmetry）

最大尿流率（ml/ 秒），平均尿流量，排尿量，排尿時間を測定する．従来は外来検査室等での運用が主であったが，近年，通常の便器での排尿を可能とした機器が開発されている．最大尿流率が 15 ml/ 秒以下は排尿障害があると評価される．

5）膀胱内圧測定

主に蓄尿時の膀胱機能評価法である．経尿道的にカテーテルを膀胱内に挿入し，生理食塩水などを注入して膀胱を充満させながら膀胱内圧と直腸内圧を測定し，膀胱内圧から直腸内圧を減じ排尿筋圧を算出する．膀胱知覚，膀胱容量，排尿筋過活動の有無，膀胱コンプライアンスなどを評価する．

6）内圧尿流検査（pressure-flow study）

尿流測定実施の際に膀胱内圧測定も同時に行うもので，尿排出障害が排尿筋収縮不全によるのか下部尿路閉塞によるのかを区別するのに用いられる．膀胱内圧が高く尿流率が低い場合は膀胱出口閉塞，膀胱内圧が低く尿流率正常であれば，膀胱出口閉塞はないと評価できる．

7）尿道内圧測定

　安静時の尿道括約筋緊張を評価する検査で内尿道括約筋，外尿道括約筋を含む尿道抵抗を評価する．

8）ビデオウロダイナミクス

　X線透視下において膀胱の形態をみながら，膀胱の機能を検査することで，排尿機能について総合的に評価を行う．

2　排便機能障害の評価

1）問診，視診，指診，触診，聴診，打診，直腸指診

　問診によって実際の排便状況を把握し，排便困難で困っているのか，便失禁で困っているのか，または両方が混在しているのか確認することで，症状発現の要因をある程度想定することが可能である．さらに，視診，指診，触診，聴診，打診，直腸指診や身体所見を把握し，検査結果と統合し評価を行う．

2）排便日誌

　患者の排便状況を把握するうえで非常に重要な情報源となる．排便時間，排便回数，便性状，排便の量，便失禁の有無，便失禁の程度，便失禁時のエピソード（切迫性か漏出性か），下剤等の服用の有無等を患者自身が記録する[4]．

3）肛門内圧検査

　リラックスしたときや意識的に肛門を締めたときの肛門管内圧を測定し，最大静止圧（随意的に肛門を収縮させていないときの圧）や最大随意収縮圧を測定する．便失禁や便秘の際の肛門の弛緩／収縮異常の診断に利用される．

4）肛門管超音波検査

　肛門括約筋損傷，肛門周囲膿瘍および痔瘻を評価する検査である．内外肛門括約筋が描出されるため，外傷による肛門括約筋の評価や痔瘻・肛門周囲膿瘍と内外肛門括約筋との関係評価に有用である．

5）排便造影検査

　バリウムと小麦粉を混ぜてペースト状にした模擬便を肛門から注入し，透視下で排便の状態を観察する．便排出障害型便秘（いわゆる直腸性便秘）の病態を診断するために利用されるが，直腸脱や便失禁の患者の直腸や骨盤底の動態を観察するために施行する場合もある[5]．

（片岡ひとみ）

III　直腸・膀胱機能障害をきたす疾病と病態

1　膀胱腫瘍

　膀胱腫瘍はそのほとんどが悪性であり，そのうち9割以上が尿路上皮より発生する尿路上皮がんである．泌尿器系悪性腫瘍のなかで最多であり，50歳代以上の男性に多い．喫煙や化学物質（芳香族アミン）が危険因子として知られている．症状は無症候性肉眼的血尿がみられることが多い．診断は尿細胞診，膀胱鏡により行われる．粘膜から粘膜下層までの表在型のものは，膀胱鏡を用いた経尿道的腫瘍切除術（transurethral resection of the bladder tumor；TUR-Bt），膀胱内へのBCGや抗がん剤の注入療法が行われる．膀胱壁筋層浸潤を認めるものでは外科的切除が行われる．標準術式は根治的膀胱摘除術＋骨盤内リンパ節郭清および尿路変向術である．尿路変向術にはストーマ装具装着が必要となる回腸導管術（**図9-4**）[1]が一般的であるが，全身状態が悪い患者や腸管が使用できない場合には侵襲の少ない尿管皮膚瘻造設術や，禁制を保つためストーマ装具装着が不要な導尿型代用膀胱，自然排尿型代用膀胱などがある．

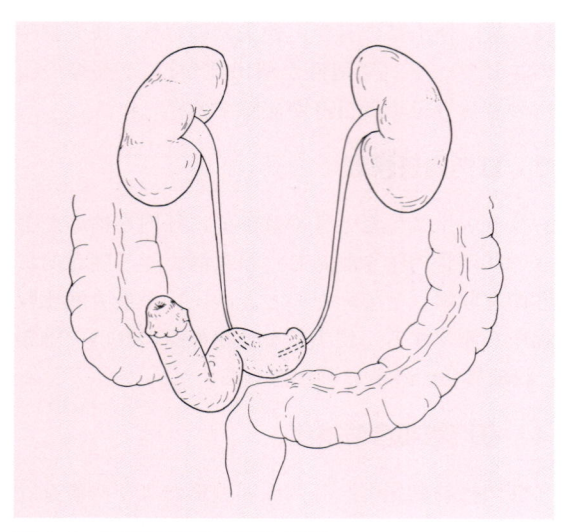

図9-4　尿管回腸皮膚瘻の構造

（佐藤徳太郎，1999[1]）

2　神経因性下部尿路機能障害（神経因性膀胱）

　下部尿路（膀胱，尿道，骨盤底筋）の機能を司る中枢あるいは末梢神経の疾患によって，下部尿路機能障害をきたしている状態を神経因性下部尿路機能障害（neurogenic lower urinary tract dysfunction；NLUTD）という．従来，神経因性膀胱と呼称されていたが，膀胱と尿道を含めた下部尿路の機能障害という観点から神経因性下部尿路機能障害という用語が用いられている[6]．仙髄より上位の障害（核上型・橋上型）の疾患（脳血管障害，アルツハイマー病，パーキンソン病，多発性硬化症，頸椎ヘルニアなど）では，排尿反射が亢進し，頻尿，尿意切迫感などが生じる．仙髄より末梢の障害（核・核下型）の疾患（腰部椎間板ヘルニア，子宮がん・直腸がん手術など）では，排尿反射が障害され，尿勢低下，排尿遅延，腹圧排尿，終末滴下，残尿などが生じる．核上型・橋上型神経因性下部尿路機能障害の急性期では，膀胱知覚低下，排尿筋低活動・無収縮となり，慢性期では排尿筋過活動収縮が反射的に起こり，尿失禁と残尿がみられる．この状態では，膀胱内圧は高圧状態（高圧排尿，高圧蓄尿）となるため，水腎症，膀胱尿管逆流症，腎機能障害，重症尿路感

染症などの合併症が起こり得る[7]．核・核下型神経因性下部尿路機能障害では，膀胱の低コンプライアンス，排尿筋低活動あるいは無収縮，尿道弛緩不全のため排尿困難になる場合もある．排尿日誌，残尿測定，尿流測定，ビデオウロダイナミクス等の検査を行い，蓄尿機能，排尿機能を総合的に判断する．排泄管理法として，蓄尿障害がある場合には，生活指導，骨盤底筋体操，バイオフィードバック訓練，電気・磁気刺激療法，膀胱の収縮を抑制させる抗コリン薬，β3刺激薬が使用される．排尿障害がある場合には，尿道カテーテルの留置，膀胱瘻の造設，清潔間欠（自己）導尿（clean intermittent catheterization；CIC），膀胱収縮を増加させる目的でコリン作動薬，尿道の抵抗を減弱させる目的でα1遮断薬が使用される．

3　骨盤内臓全摘術

　適応は隣接臓器への浸潤がある原発性直腸がん，直腸がん術後の局所再発，直腸と膀胱の間に位置する原発ないし再発性の婦人科領域がんなどであるが，直腸がんが最も多い[8]．大きな侵襲を伴う手術であり，直腸と隣接する臓器（男性では前立腺，膀胱，精嚢，女性では子宮，腟）を摘出する．術式の特性上，排尿および排便経路の変更が必須となり，消化管と尿路の2つのストーマ造設（ダブルストーマ）となることが多い．ダブルストーマを避けるため，結腸と肛門吻合を行い，消化管ストーマ造設を回避する術式や新膀胱を造設し尿道と吻合し尿路再建を行う手術も施行されている[8]．

4　放射線性腸炎

　前立腺がん，子宮頸がん，直腸がん，肛門がん等の腹腔内／骨盤内悪性腫瘍に対する放射線照射後に生じる疾患である．照射中に発症する早期障害と照射後に出現する晩期障害がある．早期障害の症状は，頻便や下痢のような便通異常を主体とし，肛門痛などの強い症状をきたすこともある．

照射終了後2〜3週間で改善されることが多く，対症療法で経過観察されることが多い．晩期合併症の症状は肛門出血（血便）が最も多く，次いで排便障害，肛門痛などの軽い症状から狭窄による腸閉塞や腸管穿孔，瘻孔形成など多岐にわたり軽症例でも対症療法が必要なことが多い．出現時期は最終照射より数カ月以降とされているが，9〜24カ月の間での報告が多い[9]．経過別，重症度別，病理学的な分類があり，各分類の特徴を把握し，効率的な治療戦略を立てることが重要である．

5 クローン病

主として若年者にみられる原因不明の慢性の炎症性腸疾患で，口腔から肛門まですべての消化管に病変を生じ得る．小腸と大腸を中心とし好発部位は小腸末端部である．炎症は粘膜よりも粘膜下層に強く，全層性の炎症をきたす．潰瘍性大腸炎と異なり，病変部の粘膜の間に正常粘膜が介在する非連続性の病変を呈する．症状として下痢，腹痛，発熱，体重減少などがみられ，合併症として腸閉塞，腸管穿孔，瘻孔，裂肛などがある．治療は栄養療法と薬物療法が中心で，腸閉塞，穿孔，膿瘍形成などが生じた場合には外科治療が必要となる．栄養療法には成分栄養や半消化態栄養剤を用いた経腸栄養と完全中心静脈栄養がある．薬物療法には5-アミノサリチル酸製剤，ステロイド，抗TNF-α抗体製剤，抗IL-12/23 p40抗体製剤などが用いられる．外科治療では，治療対象とする病変部位により術式が異なるが，難治性肛門病変，保存的治療で改善しない直腸肛門狭窄例，直腸腟瘻には人工肛門造設術も選択される．

6 潰瘍性大腸炎

潰瘍性大腸炎は主として大腸の粘膜と粘膜下層を侵し，びらんや潰瘍を形成する原因不明のびまん性非特異性の炎症性疾患である．連続性病変を呈し，病変の範囲により全大腸炎，左側大腸炎，直腸炎，右側あるいは区域性大腸炎に分類される．症状として，下痢，血便，腹痛，発熱，体重減少などがみられる．臨床経過による分類として，再燃寛解型，慢性持続型，急性劇症型（急性電撃型），初回発作型があり，急性劇症型はきわめて激烈な症状で発症し，中毒性巨大結腸症，穿孔，敗血症などの合併症を伴うことが多い[10]．5-アミノサリチル酸製剤，ステロイド，免疫抑制剤，抗TNF-α抗体製剤による内科的治療が中心となる．劇症型の経過をとる例，薬物療法抵抗性の例，中毒性巨大結腸症を呈する例，狭窄や穿孔，がん化などの例では外科的治療が適応となる．主な術式は①大腸全摘，回腸嚢肛門吻合術，②大腸全摘，回腸嚢肛門管吻合術，③大腸全摘，永久回腸人工肛門造設術，④結腸全摘，回腸直腸吻合術，⑤結腸亜全摘，回腸人工肛門造設術，S状結腸粘液瘻またはハルトマン手術である．

7 大腸がん（結腸がん，直腸がん）

大腸がんはわが国のがん死亡数において男性3位，女性1位（2021年人口動態統計）の悪性疾患である．大腸粘膜に生じる悪性腫瘍であり，結腸がんと直腸がんに細分類される．血便，便秘や下痢などの排便異常，腹痛などの症状で発見される例や健診での便潜血陽性を契機に発見される例，大腸閉塞をきたし緊急入院する例などがある．大腸内視鏡検査や注腸造影で診断する．遠隔転移の検索にはCT，MRI，PETなどが用いられる．

腫瘍が粘膜下層1mm未満にとどまりリンパ節転移の可能性がほとんどなく，かつ大きさが概ね2cm以下の場合には内視鏡的切除（内視鏡的粘膜切除術，内視鏡的粘膜下層剥離術）が行われる．腫瘍が粘膜下層1mm以上に広がっている場合，リンパ節転移の可能性が高いと判断される場合には外科的治療の適応となり，開腹手術もしくは腹腔鏡下手術を行い，腫瘍および腫瘍が広がっている腸管とリンパ節を切除する．結腸がんでは，腫瘍がある部位によって切除する腸管の範囲が決まり，回盲部切除術，結腸右半切除術，横行結腸切除術，結腸左半切除術，S状結腸切除術などの方法がある．直腸がんでは直腸の腹膜反転部

より上で腸をつなぐ高位前方切除術，腹膜反転部より下で腸をつなぐ低位前方切除術，下部直腸の腫瘍に対し，肛門から2cm程度直腸を残して切除する超低位前方切除術，直腸と肛門を切除する直腸切断術（マイルズ手術），内肛門括約筋の一部を切除し肛門を温存する括約筋間直腸切断術などの方法がある．マイルズ手術では永久的人工肛門の造設が必要となる．一方，永久的人工肛門を造設しない低位前方切除術や括約筋間直腸切断術後に便漏れや便を我慢できない等の排便機能障害（低位前方切除後症候群，low anterior resection syndrome；LARS）が9割の人に生じるとされる報告もあり，対策が求められている[11]．

（片岡ひとみ）

Ⅳ 直腸・膀胱機能障害のリハビリテーション

1 直腸・膀胱機能障害の問題点

　直腸機能障害，膀胱機能障害とはいわゆる排泄機能障害であり，筋力低下によるもの，手術侵襲によるもの，中枢神経系に由来するものなど多岐にわたる．先天性奇形によるものもあるが，多くは中途障害である．1984年，直腸・膀胱機能障害があり永久的ストーマを造設された患者は，身体障害者福祉法により「ぼうこう又は直腸機能障害」として内部障害の身体障害者に認定された．現在，永久的ストーマを造設された患者は手術直後から身体障害者手帳を申請し取得することができる．ここでは，直腸・膀胱機能障害のなかの主にストーマ保有者のリハビリテーションについて述べる．

　ストーマとは「消化管や尿路を人為的に体外に誘導して造設した開放口であり，前者を消化管ストーマ，後者を尿路ストーマという」と定義されている[12]．腹部にストーマが造設されると，ストーマから排泄物が不随意に排出されるため，ストーマ装具の装着が不可欠となり，不可逆的な形態変化によるボディイメージの変化を余儀なくされる．ストーマ保有者はストーマに対し，認知レベルと情意レベルの乖離が生じ，その結果，自尊感情が低下し，自己一貫性が失われる危険を体験する，といわれている[13]．医療従事者はストーマ造設に伴う身体的，精神的，社会的そして経済的影響を理解し，きめ細かい支援を行う必要がある．また，ストーマ保有者が遭遇するであろう問題にストーマ保有者自ら対応，行動できる能力を獲得できるような支援も必要である[13]．

2 直腸・膀胱機能障害のQOL

　近年，QOL改善に関する取り組みが進められており，対象者の主観的評価を求める信頼性と妥当性が検証されたQOL調査票を用いた調査が多数実施されるようになってきた．QOL質問票を用いた評価の目的は，患者のQOLに関連する問題を明らかにし，患者に何らかの介入を行い，QOL向上効果がみられたかどうかを検討することである．調査を行う前に，評価目的やフィードバック方法などを検討し実施する．

　疾患特異的測定尺度の例としては，がんに特異的な30項目の質問票であるEuropean Organization for Research and Treatment of Cancer（EORTC），Functional Assessment of Cancer Therapy-General（FACT-G）などがある．質問票はモジュール方式を採用しているため，腫瘍のタイプ，治療・状態に対応した多くの補完モジュールが利用できる[14]．

　ストーマ保有者を対象としたQOL調査票については，EORTC QLQ-C30/CR38[15]，Modified City of Hope Colorectal Cancer Quality of Life Questionnaire Ostomy（MCOHQOLQO）[16]，Stoma Quality of Life Questionnaire[17] などがあり，EORTC QLQ-CR38は日本語での信頼性と妥当性が検証されている[18]．Sylviaらはシステマティックレビューで，EORTC QLQ-CR38，MCOHQOLQO，Stoma Quality of Life Questionnaire を用いた14

の調査について報告し[19]，すべての調査においてストーマに関連する問題があるとして，ケアの必要性を述べている．Alenezi らはオストメイトの QOL に関する 37 文献のレビュー[20]で，運動，術前のストーマの位置決め，家族のサポート，社会的ネットワークの維持，教育，精神的および経済的な安定などが QOL を改善させる潜在的因子であると述べている．

日本人を対象とした QOL 調査票については，1994 年，オストメイト QOL 研究会によって「オストメイト QOL 調査票」が開発された[21]．「オストメイト QOL 調査票」はストーマ保有者の特異性に基づいた QOL と一般的な健康に関連する QOL が評価できるように構成されている．筆者らは本調査票を用いた消化管ストーマ保有者を対象とした横断的調査[22]にて，オストメイト QOL 研究会が提示している参考値と比べ，「活動性」以外の項目では QOL が高かったことを報告している．また，直腸がんを対象とした縦断的調査[23]では，ストーマ保有者のほうが非保有者に比べ，健康関連 QOL は低下しており，不安，抑うつ傾向については高かったものの，手術後 6 カ月ではストーマ保有者の健康関連 QOL は非保有者とほぼ同様のレベルにまで改善する項目があったことを報告している．

ストーマ保有者の困った経験に関する対処について，Karadag[24]，Coca[25] らはストーマに関する専門的な研修を受けた看護師によるケアを受けたストーマ保有者のほうが研修を受けなかったものに比べ QOL が高いことを報告している．入院期間が短縮化されている現状において，退院後のフォローとしてストーマ外来の受診が勧められる．日本創傷・オストミー・失禁管理学会ホームページのストーマ外来検索システムには，689 施設のストーマ外来が登録されている（2023 年 7 月現在）[26]．ストーマ外来は，医師や皮膚・排泄ケア認定看護師（ストーマに関する専門的な研修を受けた看護師）らが中心となり，さまざまな問題に対応している．ストーマ保有者の QOL 向上，高齢者，認知症のあるストーマ保有者のストーマケアなど，今後予測される問題解決のためにも，

ストーマ外来受診経験のないストーマ保有者に対するストーマ外来受診の重要性およびストーマ外来に関する情報提供が重要である．

3 ストーマの種類と特徴

1）消化管ストーマ

消化管に造られたストーマで，基本的には腹腔内の消化管が腹壁を通して体外に誘導され，腹部に開口された排出口である．排出（便）口が 1 つの場合，単孔式ストーマとなり，排出（便）する側の腸管と肛門側の腸管が挙上される場合には双孔式ストーマとなる．挙上する腸管の種類により小腸ストーマ，結腸ストーマと呼称される．

(1) 小腸（回腸など）ストーマ

回腸ストーマから排出される便は液状で量が多いため，それらに適応できるストーマ装具選択が必要である．

①単孔式回腸ストーマ

潰瘍性大腸炎の高齢者難治例など造設頻度は比較的少ない．

②双孔式回腸ストーマ

低位前方切除術，大腸全摘回腸嚢肛門吻合術および大腸全摘回腸嚢肛門管吻合術時のカバーリングストーマとして造設されることが多い．カバーリングストーマとは，吻合部を保護する目的で一時的に造設されたストーマである[12]．

(2) 結腸ストーマ

横行結腸と S 状結腸は後腹膜に固定されていないため，剥離操作なくストーマ造設が可能である．一方，盲腸，上行結腸，下行結腸は腸管の剥離操作が必要となる．ストーマが造設される部位によって盲腸ストーマ，上行結腸ストーマ，横行結腸ストーマ，下行結腸ストーマ，S 状結腸ストーマと呼称される．ストーマが造設された部位によって排泄物の量と性状が異なる．そのため，排泄物の量と性状をよく確認し，それらに適応できるストーマ装具選択が必要である．

①単孔式結腸ストーマ

直腸がんに対する腹会陰式直腸切断術，ハルト

マン手術などでは主にS状結腸ストーマが造設される.

②双孔式結腸ストーマ

低位前方切除術の際のカバーリングストーマ，大腸がんイレウスの解除・減圧を目的としたストーマ，結腸穿孔部分を用いたストーマ造設（S状結腸憩室穿孔など），がん終末期の緩和目的のストーマ造設などが適応となる[27].

2）尿路ストーマ

尿路の何らかの原因のため尿流障害を生じた場合，尿流確保のための新たな尿路を形成する手術を尿路変向術（urinary diversion）という．尿路変向術には，腎臓でつくられた尿を本来の尿路以外の新しいルートに導き，尿の排出を行うタイプと，腸管などを用いて尿路の一部を再建し，最終的には尿道からの自然排尿の形態をとるタイプに分けられる[28].

尿管皮膚瘻，回腸導管，腎瘻，膀胱瘻は尿路以外の新しいルートから尿が不随意に排出される．尿路ストーマが造設される尿管皮膚瘻，回腸導管ではストーマ装具の装着が不可欠となる．これに対し，腸管を用いた代用膀胱で尿路再建を行い，腹圧で自然排尿が可能な術式（回腸新膀胱，マインツパウチⅡ）では禁制が保たれる．尿路ストーマを造設する場合でも，尿路再建と組み合わせ，必要時カテーテルを挿入し，尿を排出する術式（コックパウチ，マインツパウチなど）では禁制が保たれる.

(1) 尿管皮膚瘻造設術

腹部の両側にストーマが造設される両側尿管皮膚瘻造設術，腹部の片側にストーマが造設される一側尿管皮膚瘻造設術がある．両側尿管皮膚瘻造設術は，尿管を直接皮膚に吻合してストーマとするもので，カテーテルが留置される場合と留置されない場合がある．両側に造設されたそれぞれのストーマにストーマ装具の装着が必要となる．カテーテルが留置される場合，定期的なカテーテル交換が必要となる．さらに，カテーテルの閉塞，カテーテルによる感染，結石形成などの問題が生じる可能性がある．カテーテルが留置されない場

合には，ストーマの狭窄が起こりやすくなる.

(2) 回腸導管造設術

尿管皮膚瘻造設術に比べ侵襲度が大きく，手技的にもやや高度である．回腸末端から20〜25 cmの回腸を20 cm程度遊離する．遊離した回腸の口側端は閉鎖し，肛門側端をストーマとして一般的には右下腹部に開口する．腹壁を貫く回腸が太く，ストーマ径は尿管皮膚瘻に比べ大きいため，屈曲や狭窄による尿路通過障害を起こしにくい．また，導管からの尿の再吸収は少なく，腎機能への影響も少ない．ただし，回腸末端部を利用するため，骨盤内放射線照射や腹膜炎の既往のある患者では造設が困難な場合がある.

(3) 腎瘻

開放的腎瘻造設術と経皮的腎瘻造設術があり，後者の術式が主に行われている．留置されたカテーテルを蓄尿袋に接続する.

(4) 膀胱瘻

前立腺肥大症，尿道狭窄や外傷による尿道断裂などで経尿道的にカテーテルの留置が不可能な場合，膀胱より直接尿を排出させる尿路変向術である．恥骨上カテーテル留置法と無カテーテル留置法がある.

4 直腸・膀胱機能障害の生活指導

1）食生活

疾患に関する食事制限がある場合にはストーマ造設前と同様に食事制限を続ける．一般的には特に食事制限をする必要はないが，以下の点に注意する.

(1) 結腸ストーマ

基本的に制限はないが，下痢や便秘を起こさないよう心掛けることが望ましい．食事内容によっては，便の性状や臭い，排ガスの量などに影響する場合がある．手術前に下痢や便秘の原因となっていた食品や，一般的に下痢しやすいといわれている食品を摂取した後の排便状況を観察する．下痢を起こしやすい食品としては，アイスクリーム，冷たい炭酸飲料，酒類，揚げ物，牛乳などが

ある．便の性状を整える食品としては，うどん，根菜類，芋類，バナナ，乳酸飲料などがある．ガスの発生を促すものには，炭酸飲料，ビール，山芋，さつまいも，甲殻類，ごぼうなどがあり，悪臭を伴いやすいものには，にんにく，ニラ，ねぎ類，アスパラガス，甲殻類などがある．これらの食品と排泄物の性状，臭い，排ガスとの関係には個人差があるため，各自で調理方法や食品との関係を理解しておくことが望ましい．

(2) 回腸ストーマ

回腸ストーマでは大腸での水分吸収機能がないため，水分と電解質（Na, K, Cl, P）の喪失に注意する．回腸ストーマからの排泄が1日1,500～2,000 ml ある場合には，脱水予防のため水分摂取の他に Na や K を含むスポーツ飲料や味噌汁，スープなどの塩分や糖分を含む水分を摂取するよう指導する．回腸は大腸に比べ腸管腔が狭いため，消化されない食物が塊となって詰まるフードブロッケージが起こることがある．そのため，残渣が多い海藻類，ごぼう，きのこ類などは一度に多量に摂取しないよう指導する．また，摂取する際はよく噛んで摂取する．

(3) 尿路ストーマ

尿路感染や尿路結石を予防するために，1日1,500～2,000 ml の排尿が保てるよう水分摂取をする．飲水量は尿量を確認しながら調節するよう指導する．尿がアルカリ性に傾くと尿臭が強くなり，結石ができやすくなる．特に回腸導管では腸粘液が混入し，尿がアルカリ性に傾きやすい．尿臭を抑えるものには，クランベリージュース，アセロラジュース，グレープフルーツジュースなどがある．一方，尿臭を強くするものには，アスパラガス，ニラ，にんにく，ネギ類などがある．

2）入浴

使用しているストーマ装具の種類によっては，皮膚保護剤が周囲に若干溶け出すことがあるため，入浴時のみ面板周囲を絆創膏で保護する．湯の温度が高い場合や，入浴時間が長いと，皮膚保護剤の溶解が進むため，通常より早めにストーマ装具交換を要する場合があるので，皮膚保護剤の

溶解程度を確認する．ストーマ装具を装着したまま入浴する場合には，ストーマ袋が邪魔にならないよう裾から巻き上げ小さくし，クリップや絆創膏などで留めておくと，湯船に入った場合でもストーマ袋が浮かばない．なお，入浴時はストーマ袋内の排泄物は排出しておく．入浴後はストーマ装具の水分をよく拭き取る．入浴用として小さめのストーマ袋やストーマを保護する絆創膏などが市販されているので，ストーマ外来などで使用方法を説明する．

S状結腸ストーマ，下行結腸ストーマでは，ストーマ装具を装着したまま，あるいは外した状態で湯船に入ることが可能である．体内圧は水圧より高いためストーマから湯が体内に入る心配はない．しかし，排泄物が不意に排出する場合があるため，ストーマにプラスチック製のカップを当てるなどの対応をするとよい．また，食後2時間程度は排泄がある可能性が高いため，食事前の入浴を勧める．その他の消化管ストーマでは，1日の生活リズムのなかで，比較的排泄がない時間帯があれば，その時間帯にストーマ装具を外し入浴することを勧めるとよい．しかし，公衆浴場や温泉などではストーマ装具を装着した状態で湯船に入るよう指導する．

尿路ストーマでは湯船に入る場合，基本的にストーマ装具を装着したまま入浴する．

3）衣服

衣服について特別な工夫や変更を指導する必要はない．しかし，ストーマが圧迫される場合や持続的に摩擦が生じるとストーマ粘膜を傷つけることがあるので注意する．たとえば，ベルトでストーマが圧迫される場合にはサスペンダーの使用を勧める．ストーマ装具が原因で蒸れる場合には，通気性のよい材質でパウチカバーを利用する．着物，ジーンズ，ガードルなど身体を締め付けるものについては，個人差もあるため，希望するものを身につけて不具合があるか心配な場合には，ストーマ外来で相談し対処法を考えることが大切である．

4）スポーツ

適度な運動は可能であり，術後，体力の回復とともに徐々に再開する．運動することにより，体温上昇，発汗などによって皮膚保護剤の溶解が進む場合があるため，ストーマ装具交換は通常より少し早めに行うか，運動終了後に行うとよい．運動する前にはストーマ袋の排泄物は排出する．腹部の皮膚のねじれや伸縮によってストーマ装具の密着性に不安を感じる場合には，ストーマ装具用ベルトを使用する．身体がぶつかりあう格闘技や鉄棒などはストーマが圧迫され粘膜を損傷する可能性があるため避けたほうがよい．また，急に腹圧がかかる動作はストーマ傍ヘルニアの原因となることがあるため腹帯使用が望ましい．水泳など水中で行う運動の場合は，水中でストーマ装具が剝がれないよう面板周囲を絆創膏で固定する．ストーマ装具交換間隔を短くするなどして調整する．

5）旅行

短期間の国内旅行であればストーマ装具交換間隔から必要枚数を計算し，さらに2，3枚多めにストーマ装具を準備する．環境や食事の変化による予期せぬ出来事に対応できるようストーマ装具交換時に使用している備品などを持参する．車を利用する場合，温度が高くなるトランクや日光が当たる場所には保管しない．海外旅行の場合には，通常の2倍または3倍のストーマ装具を準備する．預けた荷物が紛失する場合に備えて，ストーマ装具と交換に必要な備品は一部機内持ち込み用の手荷物に入れておく．

6）ストーマ装具の保管，廃棄方法

多くのストーマ用品は製品箱に製造年月日，使用期限，ロット番号などが記載されている．単品系装具，皮膚保護剤の使用期限は概ね3〜5年，ストーマ袋は概ね5年とされている．保管に関して，皮膚保護剤は温度や湿度の影響を受けやすいため，直射日光の当たらない場所で室温にて保管する．

廃棄方法について，病院では排泄物を排出した

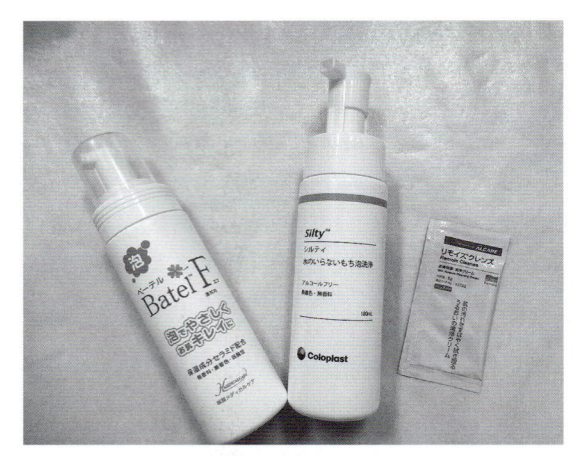

図9-5　水で洗い流す必要がない皮膚清拭剤

後，医療廃棄物として取り扱う．家庭においては，排泄物を排出した後，臭気が漏れにくいように折りたたんで密着させる．その後，紙類で包み，小さいビニール袋に入れて口を閉じ，居住地のごみの分別方法に従い廃棄する．

7）がん化学療法時のストーマ装具交換

がん化学療法開始後は排泄物の性状変化，悪心・嘔吐，倦怠感などの全身状態の変化，手足症候群，末梢神経障害，皮膚障害により，ストーマケアの負担感の増大，セルフケア困難となる．医療従事者は，ストーマ保有者の身体的状態，精神的状態，社会的状態，セルフケア能力，患者の周囲の状況などをよく理解し，適宜セルフケアに対する支援が必要である．

ストーマ装具交換は，治療開始の前日もしくは当日，抗がん剤投与前に実施する．次回の交換は投与後48時間以降になるよう設定する．排泄物を排出する際には排泄物が飛び散らないように座位で静かに排出する．

8）災害への備え

災害時非常持ち出し袋の中に約10日分のストーマ装具と交換用の備品を入れておく．水が使えない状況でも対応できるように，ウェットティッシュや水不要の皮膚洗浄料（**図9-5**），ごみ袋，はさみなどを準備する．ストーマ装具交換後の手洗いが難しい場合もあるため，アルコール

含有のウェットティッシュも準備する．また，使用しているストーマ装具の製品名，製品番号，サイズ，手術をした病院名，ストーマ装具販売店名および連絡先を記載したメモを作成し，災害時非常持ち出し袋内に入れておく．1年に1度は点検し，新しいものと交換する．

5 ストーマリハビリテーションの際のリスク管理

ストーマリハビリテーションとは「ストーマの障害を克服して自立するだけでなく，ストーマ保有者の心身および社会生活を回復させること，また，それを促進する技術と方法」と定義されている[12]．ストーマ造設による排泄経路の変更やボディイメージの変化は，身体的な障害のみならず，心理的障害となり，一時的に危機的状態に陥る場合もある．さらに，悪性腫瘍などの疾患に罹患した衝撃や経済的・社会的問題を抱えていることもある．そのため，患者の心理状態をアセスメントし，患者の不安を理解し，ストーマ造設後，ストーマとともに安全で快適な生活が送れるよう支援することが重要である．

厚生労働省は，チーム医療推進の効果には医療・QOLの向上，医療安全の向上，医療従事者の負担軽減があり，チームアプローチの質向上のためには互いに他の職種を尊重し，明確な目標に向かってそれぞれの見地から評価を行い，専門的技術を効率よく提供することが重要であると報告している[29]．ストーマリハビリテーションにおけるチーム医療効果[30]として，患者のQOL向上，患者のエンパワメントの促進，セルフケア早期確立，在院日数の短縮および早期社会復帰，合併症の予防と早期対処が期待される．

6 ストーマリハビリテーションの実際

1）ストーマリハビリテーションの課題

患者がストーマ造設の必要性を告げられたときか

らストーマ造設術を受けて退院し，術後3カ月くらいまでの患者教育および情報提供の重要性が言及されている[31,32]．医療や医療制度の変化に伴う在院日数短縮化の現状において，手術前からストーマリハビリテーションをいかに効果的に進めていくかが課題である．

2）術前管理

多くの患者は，外来でストーマ造設の必要性を告げられる．入院後は短期間で手術を受けることが多いため，入院後からではなく，入院前の外来においてストーマ造設術前ケアの実施が望まれる．松原らは，外来でチーム医療によるストーマ造設術前教育を受けた患者は，入院後に従来型の術前教育を受けた患者に比べて，セルフケア確立までの日数および装具交換回数が有意に少なかったと報告している[33]．ストーマに関する正しい情報を提供し，患者が手術後のストーマ管理，退院後の生活についてイメージできることが大切である．

ストーマ造設後，ストーマの自己管理が容易であり，生活への影響が少なく，合併症予防を目的にストーマの位置決め（以下マーキング）を実施する．マーキングを実施する前には，ストーマ造設が告知されている，患者がストーマ造設に同意している，患者がマーキングを行うことに同意している，マーキングによって術後のQOLが維持可能であることを理解している，ことを確認する．

マーキング実施にあたっては，クリーブランドクリニックの5原則（**表9-1**）を基準に実施する．この基準は主に消化管ストーマに適応されるもので，尿管皮膚瘻などの尿路ストーマの場合は，この基準に沿わない場合もある．肥満や高齢者特有の皮膚のたるみや細かいしわがあると，臍より下や腹部脂肪層の頂点の位置では患者にとって見にくいことが多いため，頭側の位置にマーキングされることが多い[34]．

マーキングについては，施設基準に適合している医療機関において，人工肛門または人工膀胱のケアに従事した経験を5年以上有する看護師など

表9-1 ストーマサイトマーキングの基準（クリーブランドクリニックの5原則）

1. 臍より低い位置
2. 腹直筋を貫く位置
3. 腹部脂肪層の頂点
4. 皮膚のくぼみ，しわ，瘢痕，上前腸骨棘の近くを避けた位置
5. 本人が見ることができ，セルフケアしやすい位置

で，人工肛門または人工膀胱のケアにかかわる適切な研修を修了した者が，手術を実施する医師とともに，手術前に療養上の必要性を踏まえマーキングを実施した場合，人工肛門・人工膀胱造設術前処置加算として診療報酬の算定が可能である．

Person らは術前にマーキングを実施した者と実施しなかった者を比較した結果，マーキングを実施した者のほうが術後 QOL が有意に高く，合併症の発生が有意に低かったと報告している[35]．マーキングはストーマ造設の可能性がある場合，緊急症例も含め可能な限り実施することが望ましい．

3）術後管理

手術後，腹部に造設されたストーマから実際に排泄物が排出されることは患者にとって大きな変化であり，身体的，精神的苦痛を伴う．さらにストーマ装具装着による違和感，ボディイメージの変化に戸惑い，ストーマ装具交換に関するセルフケアや退院後の社会生活に影響を及ぼす場合がある．そのため，術後の回復状況に合わせ，適切なケアを提供し，精神的サポートを行うことが重要である．

在院日数が短縮されている現状において，ストーマのセルフケア指導は術直後，看護師による排泄物の排出やストーマ装具交換から始まっている．患者の状態に合わせ，ストーマの特徴と機能，ストーマ装具交換方法の説明とともに，短時間で確実な手技でストーマ装具交換を行うことが重要である．ストーマ造設術後ケアの目標は，①合併症予防，②セルフケアの確立，③退院後の日常生活をイメージできることである．セルフケアの確立とは，患者自身が医療者の介助や助言なし

で排泄物の処理とストーマ装具交換が実施できることである．患者のセルフケア能力，ケアへの理解，身体状況をみながら指導を進めていく．

術後の主な早期合併症に，ストーマの消化管粘膜が皮膚接合部から離開するストーマ粘膜皮膚離開やストーマが壊死に陥るストーマ壊死などがある．このような合併症を早期に発見するためにはストーマおよびストーマ周囲皮膚の観察が重要である．ストーマの位置，ストーマの形，大きさ，粘膜の色，出血の有無，浮腫の有無，粘膜皮膚接合部，ストーマ周囲皮膚，排泄物の性状，排ガスの有無，ストーマ装具装着状況等について注意深い観察が必要である．

ストーマ装具について，結腸ストーマ，回腸ストーマでは，ストーマ粘膜の色，排泄物の観察が容易な透明なストーマ袋を使用する．回腸ストーマで1日1,000 ml 以上の排液がある場合には，排出口が筒状になっているストーマ袋を選択し，排液バックに接続しドレナージするとよい．尿路ストーマでは，尿管ステントが留置されていることが多いため，ステント管理が行いやすい二品系装具や単品系の窓付き装具を選択し蓄尿袋に接続する．また，逆行性感染を防ぐため，逆流防止弁付きのストーマ袋を選択する．

4）ストーマ装具交換

ストーマ装具交換の指導は，はじめに看護師が説明しながら実施し，次は適宜援助しながら患者にできるところを実施してもらい，最終的に援助なしで実施できるかどうかを確認する．アウトカム指標は，①トイレで排泄物が排出できる，②ストーマケアを行う準備ができる，③愛護的にストーマ装具を剥がすことができる，④ストーマ周囲皮膚のスキンケアができる，⑤ストーマに合わせて面板を貼ることができる，⑥一連の手技が一人でできる，である．ストーマ袋からの排泄物の排出は，退院後どのトイレでも実施できるように，一般のトイレでの指導が望ましい．

ストーマ装具交換時は，不足物がないように，あらかじめ必要物品を準備する．ストーマ装具を剥がす際には，適宜粘着剥離剤を使用する（**図**

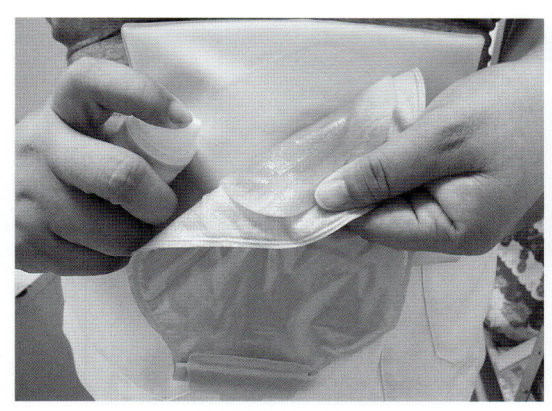

粘着剥離剤の使用

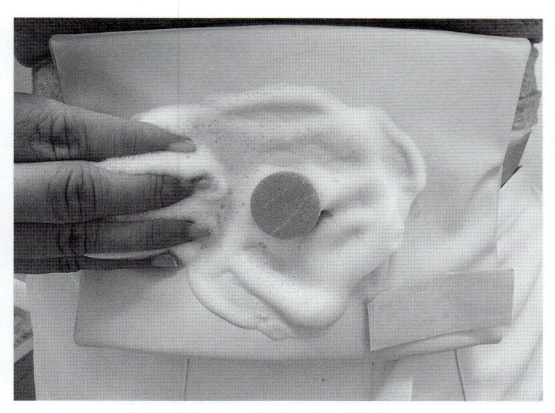

ストーマ周囲皮膚の洗浄

図9-6　ストーマ装具の剥がし方

9-6）．頭側から面板を少し剥離し，剥離面に粘着剥離剤を使用し指で腹部を押さえながらゆっくりと愛護的に剥がしていく．ストーマ装具を剥がした後は，皮膚保護剤の溶解度や排泄物もぐりこみの有無を確認する．皮膚保護剤の溶解度が5～8mm程度であれば適切な交換間隔であることを説明する．ストーマ周囲はぬるま湯と石けんを用い丁寧に洗浄する．弱酸性石けんなどの刺激の低い石けんを準備し，石けんを十分泡立てる，または泡状の石けんを使用する．皮膚をゴシゴシこするのではなく，泡をクッションにしながら洗浄する．柔らかいキッチンペーパーや布などを用い石けん成分が残らないようぬるま湯で優しく拭き取る．家庭ではシャワーで洗い流すのが望ましい．

　ストーマサイズより2～3mm大きめに穴を開けたストーマ装具を，ストーマ周囲皮膚が乾燥していることを確認した後装着する．ストーマ装具を貼付する際には，ストーマ保有者にとってストーマが見やすく，ストーマ周囲のしわが自然に伸びた状態（利き手と反対の手でストーマ頭側の腹壁を押すように引き上げ，しわを伸ばした状態）で装具を装着する．皮膚保護剤をなじませるため，ストーマ近接部をストーマ袋の上から指でなでるようにし，その後全体をしばらくの間手のひらで押さえる．

5）ストーマ周囲皮膚の予防的スキンケア

　ストーマ周囲皮膚は排泄物の付着，ストーマ装具交換による刺激を受け，皮膚障害を起こしやすい．さまざまな皮膚刺激から皮膚を守る皮膚保護剤については，皮膚保護性だけではなく皮膚障害性もある．皮膚障害を回避するためには，適切なストーマ装具交換間隔を設定するとともに，適切な大きさの面板開孔，適切なスキンケアの実施が重要である．

　ストーマ周囲に皮膚障害が起こった場合には，重症化を予防するために早期に適切なケアをする必要がある．ストーマ皮膚障害の重症度を客観的に評価できるツールとして，ABCD-Stoma® が開発されている[36]．

6）ストーマ用品

　ストーマ用品とは，ストーマを管理するのに用いる物品[12]であり，主なものに，ストーマ装具，ストーマ用腹帯／腹巻，尿路ストーマ袋用接続管，粘着剥離剤，ストーマ用消臭潤滑剤，皮膚洗浄料等がある．

（1）ストーマ装具の分類と特徴

①構造：単品系装具，二品系装具（図9-7）

　単品系装具は面板とストーマ袋が一体になっているもので，二品系に比べ装着が簡単である．嵌合部がないため面板全体が柔軟で装着時の違和感が少ない．しかし，面板を切る際にストーマ袋を切ってしまったり，不透明なストーマ袋の場合では貼付位置がずれたりすることがある．

　二品系装具は，面板とストーマ袋が分離してい

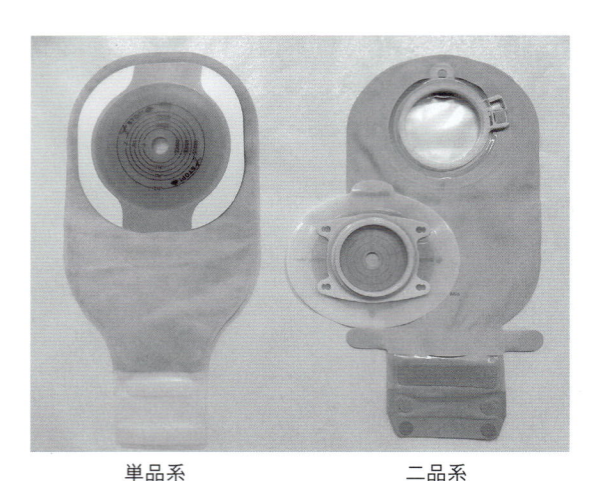

単品系　　　　　　　　二品系

図9-7　単品系装具，二品系装具

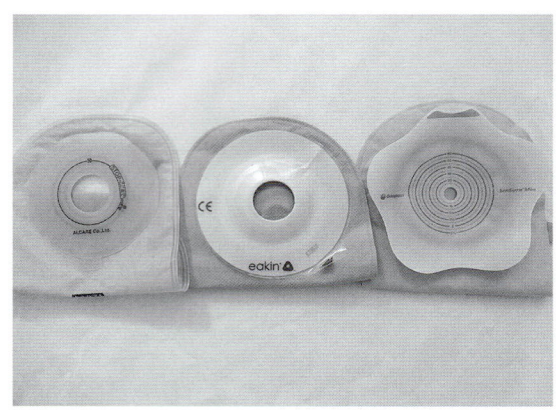

平面型　　　　　凸面型　　　　　凹面型

図9-8　面板の形状

るもので，面板を皮膚に貼付した後，ストーマ袋をはめ込む．入浴用や小さい袋などストーマ袋の交換が可能で，装着時にはストーマを直視できる．嵌合部の種類が製品によって異なるため，ストーマ袋をはめ込む手技の習得が必要となる．

②面板

・面板の形状：平面型，凸面型，凹面型（**図9-8**）

面板は，ストーマ袋を身体に固定する平板で，皮膚保護剤を使用しているものが多い．面板の形状は平面型，凸面型（硬性，軟性）と凹面型に分類される．凸面型とは凸面はめ込み具が内蔵された面板で，高さのないストーマ，ストーマ周囲にしわやくぼみがある場合，ストーマ周囲皮膚への面板の密着性を高める．ただし，製品によって凸面の形状，硬さ，面積が異なるため，ストーマ保有者の腹部の状況，生活状況や活動状況をよく確認し選択する．凹面型は膨らんでいる腹壁への面板の密着性を高める．

・面板の構造：全面皮膚保護剤，外周テープ付き

外周テープ付きとは，面板の皮膚保護剤周囲に絆創膏がついている．絆創膏は皮膚保護剤に比べ薄いため，皮膚の動きに追従しやすい．

・面板ストーマ孔：初孔，既製孔，自由開孔，自在孔（**図9-9**）

面板の中央の小さい孔を初孔，すでに一定のストーマサイズに合わせて開けてある面板ストーマ

孔を既製孔という．その他，ストーマサイズに合わせて自由に孔を開けることができる自由開孔，指で自由に成形できる自在孔がある．ストーマがほぼ円形でハサミの使用が難しい場合は既製孔が便利である．自由開孔はストーマサイズに合わせてカットできるので，術後でストーマサイズに変動がある場合便利である．自在孔は，やわらかい皮膚保護剤を，指でストーマの大きさまで孔を広げるタイプで，ストーマの形が楕円形や不整形の場合便利である．

③二品系接合部

・フランジ構造：固定型，浮動型

二品系装具の面板とストーマ袋を嵌合する部分をフランジといい，形状によって固定型と浮動型に分類される．固定型フランジはフランジが面板に固定されているため，ストーマ袋をはめ込む際，腹圧が必要である．浮動型フランジはフランジが面板から浮き上がっているため，フランジを指で挟んではめ込むことができる．

・接合方式：はめ込み式，粘着式

ストーマ袋をはめ込むものと粘着テープによって接合するものに分類される．

④ストーマ袋（**図9-10**）

・ストーマ袋の構造：消化管用開放型，消化管用閉鎖型，尿路用

便を収集する消化管用と尿を収集する尿路用に分類される．

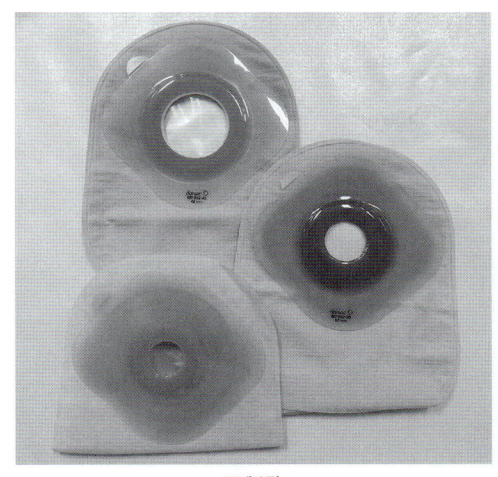
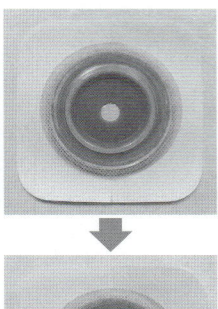

既製孔　　　　　　　　　　　　　自由開孔　　　　　　　　　自在孔

図 9-9　面板ストーマ孔の違い

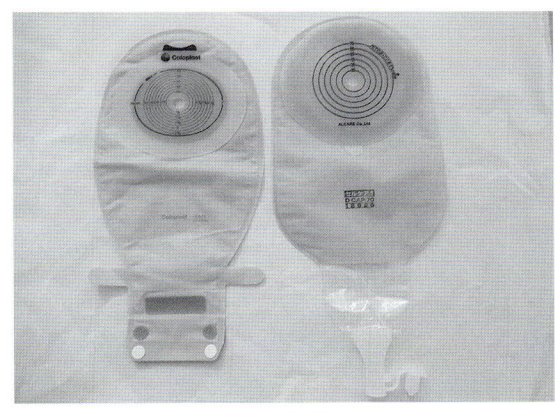
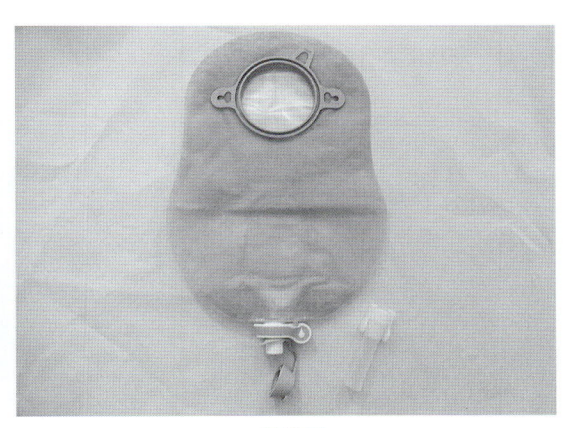

消化管用　　　　　　　　　　　　　　　　　　尿路用

図 9-10　ストーマ袋の構造

・排出口：閉鎖具分離型，閉鎖具一体型（巻き上げ式，キャップ式，コック式など）

　結腸ストーマ用は，固形便が排出しやすいようにストーマ袋の排出口が広くなっている．閉鎖具がストーマ袋に付帯している閉鎖具一体型ストーマ袋が多く販売されており，巻き上げ式，キャップ式などがある．また，ガス抜きフィルター付きのものもある．回腸ストーマ用は排出口が太い筒状になっている．

　尿路用は排出口が細い筒状になっており，キャップ式，パイプ式，コック式，回転式などがある．付属のコネクターを使用すると蓄尿袋や脚用蓄尿袋に接続できる．

(2) 皮膚保護剤

　排泄・分泌物の皮膚接触を防止し，皮膚の生理的状態を保つ作用がある吸水性粘着材[12]で，吸水作用，粘着作用，緩衝作用，細菌繁殖阻止作用，保湿作用がある．皮膚保護剤の成分や配合により，短期用（1～3日），中期用（3～5日），長期用（4～7日）に分類される．形状によって板状（シート状，リング状，スティック状），用手成形，練状，粉状皮膚保護剤に分類される（**図9-11**）．しわやくぼみがあると面板の密着性が低下し排泄物の漏れの原因となるため，局所の状態，ストーマ保有者の手指の巧緻性によって，板状，用手成形，練状皮膚保護剤を選択する．

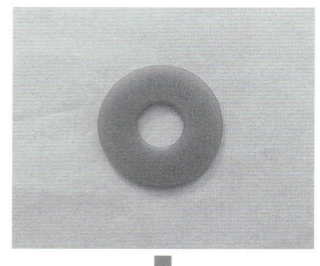

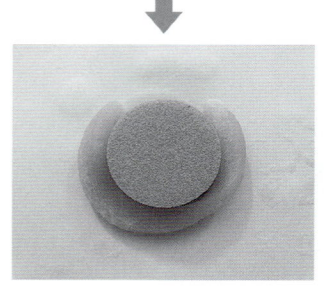

用手成形

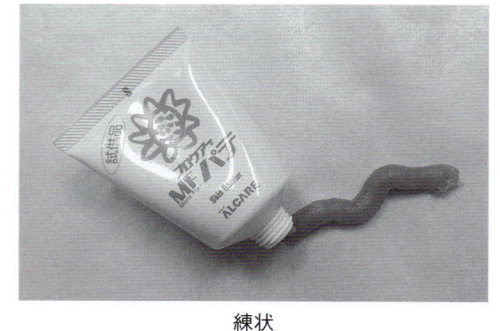

練状

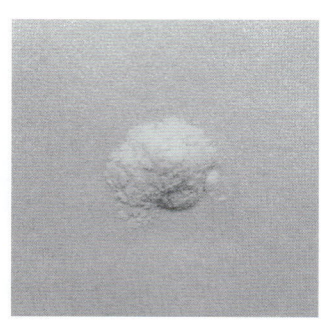

粉状

図 9-11　形状による皮膚保護剤の分類

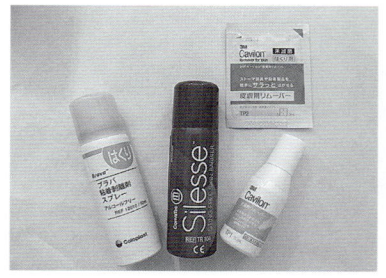

粘着剥離剤

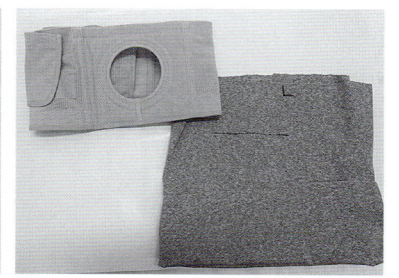

ストーマ用消臭潤滑剤

ヘルニア用ベルト / ストーマ用腹帯

図 9-12　主なストーマ用品例

（3）その他（図 9-12）

　ストーマ装具，皮膚保護剤以外のもので，すべてのストーマ保有者に必要なものではないが，適切な使用で快適性や QOL 向上につながる．主なものとして，粘着剥離剤，ストーマ用消臭潤滑剤，皮膚洗浄料，ストーマ用腹帯 / 腹巻等がある．

（4）ストーマ装具の選択

　ストーマの形状や腹部の状況はさまざまである．的確なストーマ装具をするためにはストーマおよびストーマ周囲の腹部状況の適切なアセスメントが必要である．ストーマ装具選択において重要となるストーマ局所状況を的確に評価するツールとして「ストーマ・フィジカルアセスメント

ツール（stoma physical assessment tool；SPA）」が開発されている [37]．

7）社会保障制度

（1）身体障害者福祉法

　永久的ストーマ造設者は，内部障害である膀胱・直腸機能障害者の 4 級認定を受けることができる．消化管ストーマと尿路ストーマの両方を造設した場合には 3 級の申請が可能である．身体障害者手帳を取得すると，申請により自治体から日常生活用具としてストーマ用品の給付を受けることが可能である．助成金額（月額）は概ね消化管ストーマ 8,858 円，尿路ストーマ 11,639 円であるが，自治体によって異なる．また，助成額の

10%を自己負担とする自治体が多いが，負担額も自治体によって異なる（2023年現在）.

(2) 介護職によるストーマ装具交換

2011年，厚生労働省の通知により医師や看護師以外に，介護サービス事業者などによるストーマ装具交換が認められた．日本ストーマ・排泄リハビリテーション学会では，介護サービス担当者を対象としたストーマケア講習会を各都道府県で開催している．介護サービス担当者によるストーマ装具交換実施にあたっては，一定の研修を受けることが望ましい．

（片岡ひとみ）

chapter 10 臓器移植

I 臓器移植におけるリハビリテーションの問題点

移植とは,「提供者(ドナー:donor)」から「受給者(レシピエント:recipient)」に組織や臓器を移し植える医療である.移植は,ドナーが脳死あるいは心死と判断された後に臓器を取り出して行われる「死体(脳死・心死)移植」と,生きているドナーから臓器が提供される「生体移植」に分類される.わが国では1997年10月16日に「臓器の移植に関する法律(通称 臓器移植法)」が施行されたことで,脳死での臓器提供による移植が可能になったが,海外に比較すると少数にとどまっている.一方,生体移植は主に親子や兄弟・夫婦など近親者により臓器のやりとりがなされ,脳死移植の件数の不足を補う形で普及してきた.

1 臓器移植を取り巻く動向

1)臓器移植の歴史

移植の歴史を**表10-1**にまとめた.わが国においては,1956年に腎臓,1964年に肝臓の移植が初めて行われた.また,1968年に初の心臓移植が行われ,レシピエントは83日間生存したが,レシピエントの死後に,ドナーの救命治療や脳死判定が適切に行われたか,本当に移植が必要だったかなど,厳密な脳死判定基準のなかった当時は多くの議論を呼んだ.日本では脳死をヒトの死と認めない傾向が根強かったため,その後はもっぱら心死移植のみが行われた.

1997年10月,臓器移植法が施行され,「本人が脳死判定に従い臓器を提供する意思を書面により表示しており,かつ家族が脳死判定並びに臓器提供に同意する場合に限り」,法的に脳死がヒトの死と認められ,脳死移植が可能となった.そして1999年2月,この法律に基づく脳死移植がわが国で初めて行われた.その後,2008年の国際移植学会で移植が必要な患者の命は自国で救える努力をすることという「臓器取引と移植ツーリズムに関するイスタンブール宣言」が出され,さらに,2010年には世界保健機関(WHO)で必要な臓器は各国内で確保する努力を求める「臓器移植に関する新指針」が採択され,各国の自助努力がいっそう求められるようになった.そこで,わが国では,①親族に対する優先提供のほか,②本人が生存中に書面による意思表示がないときも家族・遺族の書面承諾により提供が可能であることや③家族の書面承諾により15歳未満から臓器提供が可能であることを盛り込んだ改正臓器移植法が2009年7月に成立,2010年7月に施行された(**図10-1**)[1].その結果,脳死臓器提供数は約5倍に増加し,長らく閉ざされていた小児の心臓移植への門戸が開かれることとなった.しかし,心停止後の腎提供が激減し,腎臓移植を待つ人には大変な状況になってきている.

2)わが国の移植症例数,移植施設数

1997年から2022年9月末までに867名が脳死と判定され,脳死後の臓器提供をした.また,心臓が停止した死後に臓器を提供した人は1,713名である(**図10-2**)[2].臓器提供によって移植を受

表 10-1　臓器移植の歴史

1956（昭和 31）	日本初の腎臓移植
1963（昭和 38）	世界初の肝臓移植，肺移植
1964（昭和 39）	日本初の肝臓移植
1967（昭和 42）	世界初の心臓移植
1968（昭和 43）	日本初の心臓移植
1980（昭和 55）	「角膜及び腎臓の移植に関する法律」施行
1983（昭和 58）	厚生省「脳死に関する研究班」（竹内班）発足
1984（昭和 59）	日本人が初めて米国で心臓移植を受ける
1985（昭和 60）	厚生省脳死判定基準「竹内基準」発表
1989（平成 1）	日本初の生体部分肝移植
1990（平成 2）	臨時脳死及び臓器移植調査会（脳死臨調）設置
1992（平成 4）	1 月脳死臨調最終答申 10 月「臓器移植ネットワークのあり方等に関する検討会」発足 12 月「脳死および臓器移植に関する各党協議会」発足
1994（平成 6）	4 月臓器移植法案国会に提出
1995（平成 7）	4 月社団法人日本腎臓移植ネットワーク発足
1997（平成 9）	6 月臓器移植法成立 10 月臓器移植法施行，日本臓器移植ネットワーク発足
1999（平成 11）	2 月臓器移植法施行後，初の脳死ドナーからの臓器移植実施（心臓，肝臓，腎臓，角膜を移植）
2008（平成 20）	5 月国際移植学会で移植が必要な患者の命は自国で救える努力をすることという「臓器取引と移植ツーリズムに関するイスタンブール宣言」
2009（平成 21）	7 月改正臓器移植法が成立し，2010 年 7 月に全面施行
2010（平成 22）	5 月世界保健機関（WHO）で必要な臓器は各国内で確保する努力を求める「臓器移植に関する新指針」の採択

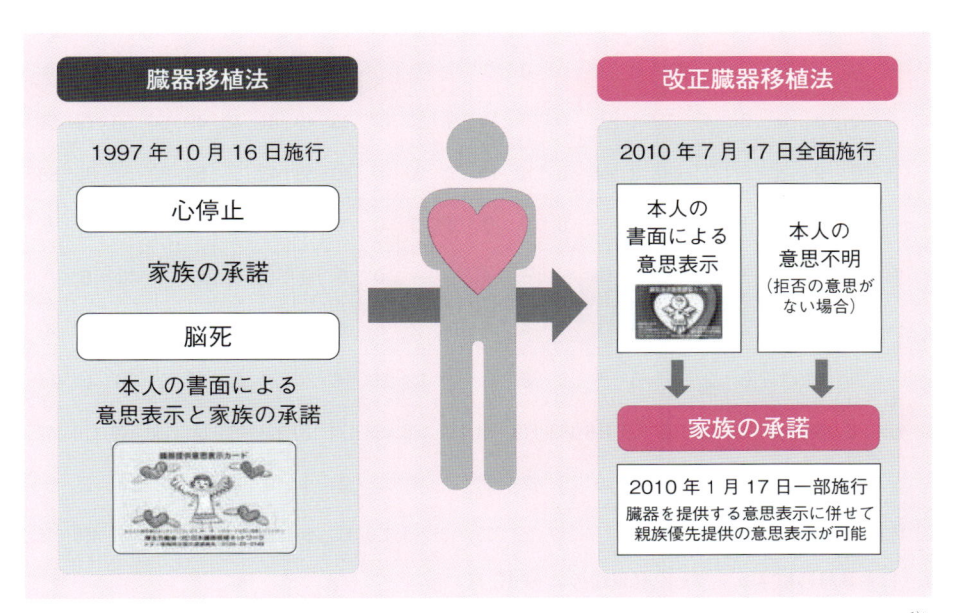

図 10-1　臓器移植法と改正臓器移植法　（（公社）日本臓器移植ネットワークホームページ[1]）

けた人は，心臓移植 684 名，肺移植 527 名，心肺同時移植 3 名，肝臓移植 740 名，肝腎同時移植 40 名，膵臓移植 73 名，膵腎同時移植 414 名，腎臓移植 4,251 名，小腸移植 27 名，肝小腸同時移植 1 名の計 6,958 名に上る（図 10-3）[2]．改正臓器移植法施行後の脳死下臓器提供 781 名（2010

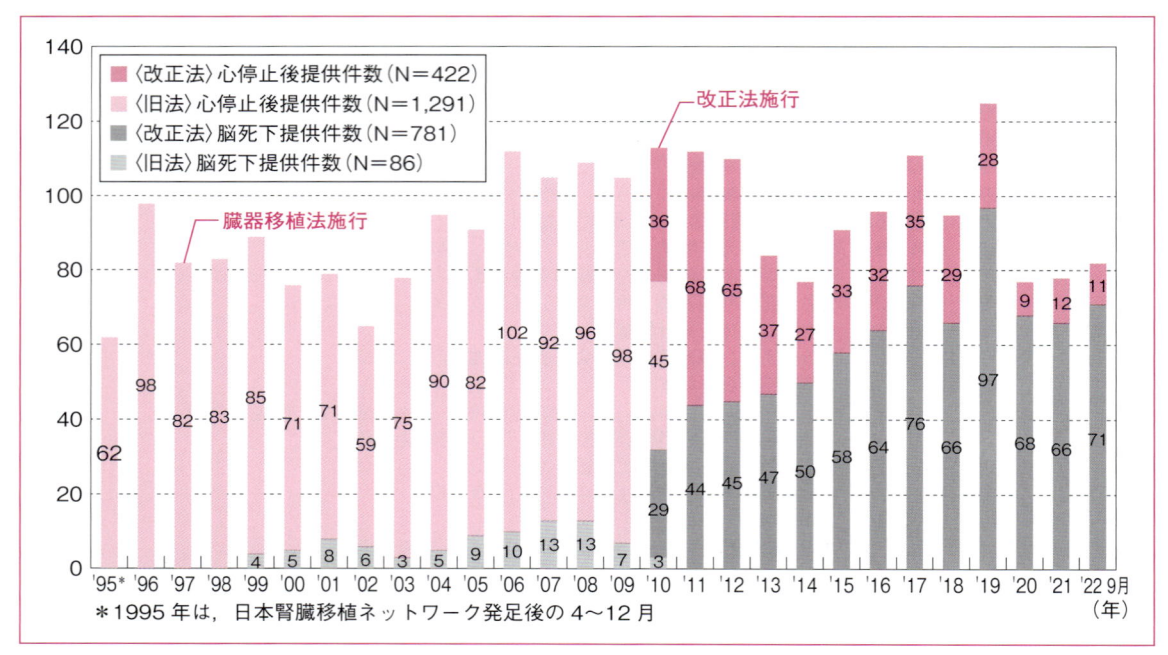

図 10-2　臓器提供件数の年次推移　　　　　　　　　　　　　　　（日本臓器移植ネットワーク[2])）

＊1995 年は，日本腎臓移植ネットワーク発足後の 4〜12 月（図中）

	'95	'96	'97	'98	'99	'00	'01	'02	'03	'04	'05	'06	'07	'08	'09	'10	'11	'12	'13	'14	'15	'16	'17	'18	'19	'20	'21	'22	合計
心臓	−	−	0	0	3	3	6	5	0	5	7	10	10	11	6	23	31	28	37	37	44	51	56	55	84	54	59	59	684
心肺同時	−	−	−	−	−	0	0	0	0	0	0	0	0	1	0	0	0	1	0	0	1	0	0	0	0	0	0	0	3
肺	−	−	0	0	3	3	3	4	2	4	5	6	9	14	9	25	37	33	40	41	45	49	56	58	79	58	74	68	725
肝臓	−	−	0	0	2	6	6	7	2	3	4	5	10	13	7	30	41	40	38	43	55	54	62	57	82	58	57	58	740
肝腎同時	−	−	−	−	−	−	−	−	−	−	−	0	0	0	0	0	0	1	1	2	2	3	7	3	6	5	3	7	40
肝小腸同時	−	−	−	−	−	−	−	−	−	−	−	−	−	−	−	−	0	0	0	0	0	0	0	0	0	0	0	1	1
膵臓	−	−	−	0	0	0	0	1	1	0	1	1	4	4	0	2	6	9	9	5	4	8	3	4	0	3	5	3	73
膵腎同時	−	−	−	−	0	1	6	2	1	5	5	8	8	6	7	23	29	18	24	24	32	33	35	31	46	24	23	23	414
腎臓	118	183	159	149	158	145	145	122	135	168	155	189	179	204	182	186	182	174	130	101	133	141	156	148	178	112	99	120	4,251
小腸	−	−	−	0	1	0	0	0	0	0	0	2	1	1	4	3	0	1	0	0	0	1	0	3	2	3	2	3	27
合計	118	183	159	149	163	158	170	141	141	185	177	219	222	253	213	293	329	303	281	253	315	338	380	358	480	318	317	342	6,958

＊ 1995 年は，日本臓器移植ネットワーク発足後の 4 〜 12 月

図 10-3　臓器移植件数（1995.4 〜 2022.9）　　　　　　　　　　（日本臓器移植ネットワーク[2])）

年 7 月 17 日〜 2022 年 9 月 30 日）のうち，611 名（78.2%）は本人の書面による臓器提供の意思表示がない事例であり，家族の承諾による脳死下臓器提供がほとんどとなっている．一方で，本人の意思表示があった 169 名（21.6%）は，意思表示カード，健康保険証意思表示欄，運転免許証意

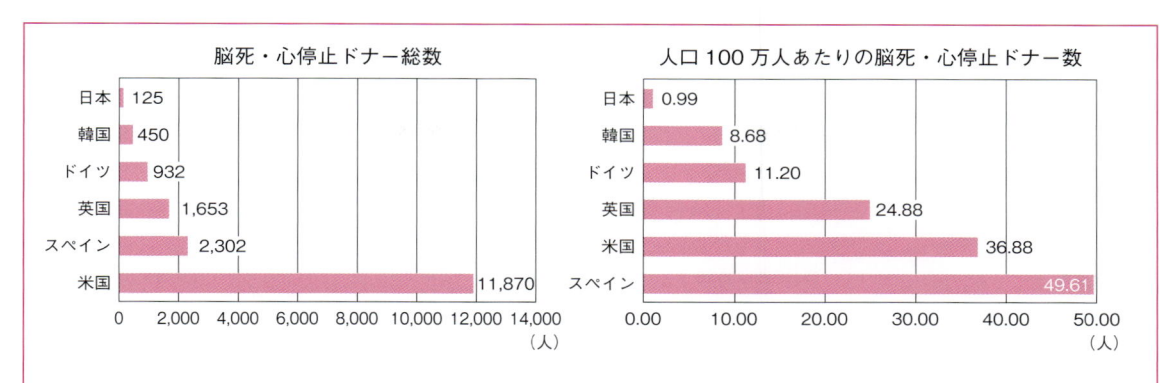

各国の脳死・心停止臓器移植数

脳死・心停止ドナー総数

日本	125
韓国	450
ドイツ	932
英国	1,653
スペイン	2,302
米国	11,870

人口100万人あたりの脳死・心停止ドナー数

日本	0.99
韓国	8.68
ドイツ	11.20
英国	24.88
米国	36.88
スペイン	49.61

各国の脳死・心停止臓器移植数

	心		肺		肝		膵		腎	
	移植数	人口100万人あたり	移植数	人口100万人あたり	移植数	人口100万人あたり	移植数	人口100万人あたり	移植数	人口100万人あたり
日本	84	0.67	79	0.63	88	0.70	49	0.39	230	1.83
韓国	194	3.74	157	3.03	391	7.54	75	1.45	794	15.31
ドイツ	344	4.10	361	4.30	776	9.30	94	1.10	1,612	11.20
英国	188	2.83	167	2.51	948	14.27	184	2.77	2,628	39.56
米国	3,587	10.93	2,759	8.38	8,372	25.44	1,015	3.08	17,406	52.89
スペイン	300	6.47	419	9.03	1,204	25.95	76	1.64	794	15.31

(International Registry in Organ and Transplantation WORLDWIDE ACTUAL DECEASED ORGAN DONORS 2019)

図 10-4　各国の脳死・心停止ドナー数　　　　　　　　　　　　　（日本臓器移植ネットワーク[2]）

思表示欄などへの記載があったが，近年は健康保険証意思表示欄，運転免許証意思表示欄への記載が増えており，複数に意思表示している事例も29名（3.7%）あった[2]．

前述したように2010年7月の改正臓器移植法施行に伴い小児の脳死下臓器提供が可能となったが，特に家族の心情に配慮しつつ，虐待の除外や厳密な法的脳死判定の実施など慎重な対応が求められている．そのような状況において，2022年9月末までに，18歳未満からの脳死下臓器提供が63名あった[2]．

ただ，脳死臓器提供者数が増えてきているとはいえ，1万5千人を超える移植希望登録者に対し，年間約300人，つまりわずか2%しか移植を受けることができていない．この状況は他国とは大きく異なり，わが国の重要な課題である．世界の臓器提供者数をみると2019年においては，人口100万人当たりの提供者数はスペインが世界で最も多く49.61人，アメリカが36.88人であるとこ

ろ，日本はわずか0.99人であり，諸外国と比べると十分な臓器の確保ができていない状況となっている（図 10-4）[3]．

3）移植者の現状

(1) 心臓移植

心臓移植レシピエントの原疾患（図 10-5）と心臓移植レシピエント生存者の社会復帰状況（図 10-6）を示す[4]．2020年12月末までに国内で心臓移植を受けた人の，登録日から移植日までの平均待機期間は1,101.6日（約3年）だった．また，心肺同時移植3件を含めて374件の心臓移植が実施されている．原疾患は拡張型心筋症が244件で最も多かった．移植後，同年12月末まで334名が生存している．また，40名が死亡したが，死亡原因は感染症が16名，悪性腫瘍が5名，移植臓器不全3名，脳血管障害3名，心疾患2名，腎不全1名，その他が3名，不明7名であった[4]．移植後5年後の生存率および生着率はそれ

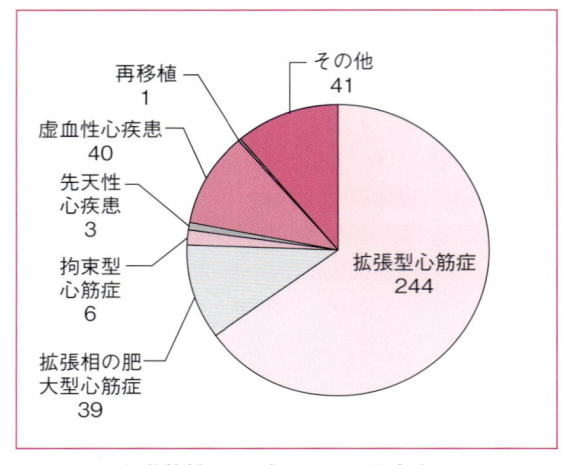

図 10-5　心臓移植レシピエントの原疾患
（厚生労働省[4]）

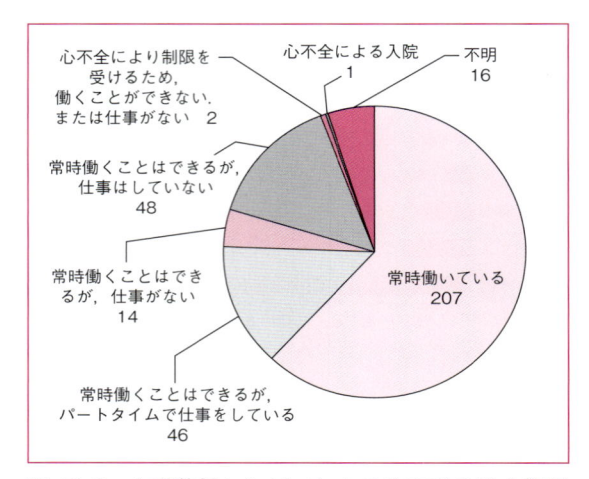

図 10-6　心臓移植レシピエントの生存者の社会復帰状況（2020 年 12 月末）
（厚生労働省[4]）

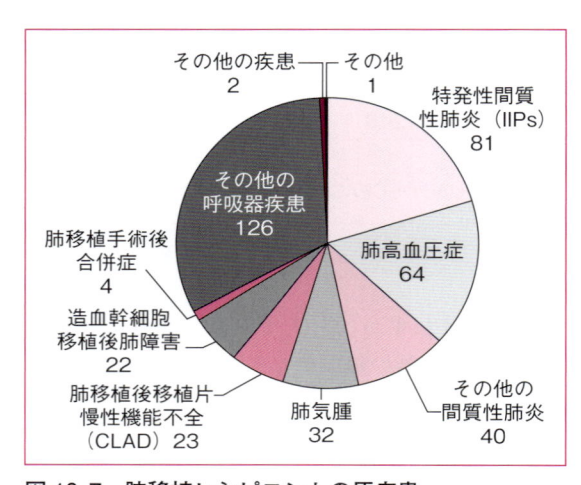

図 10-7　肺移植レシピエントの原疾患
（厚生労働省[4]）

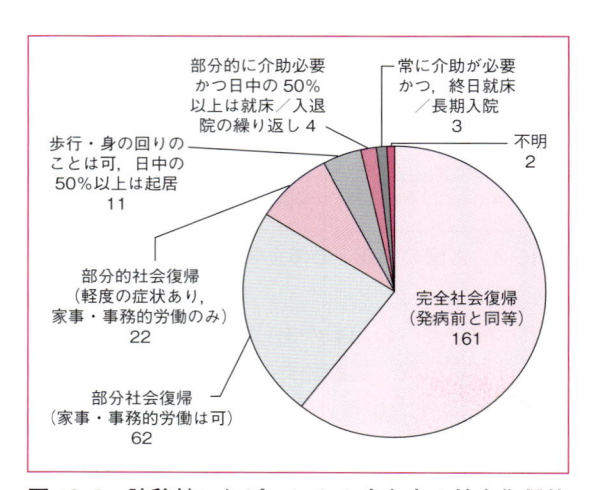

図 10-8　肺移植レシピエントの生存者の社会復帰状況（2020 年 12 月末）
（厚生労働省[4]）

ぞれ 93.1 ％であった[2].

(2) 肺移植

　肺移植レシピエントの原疾患（**図 10-7**）と肺移植レシピエント生存者の社会復帰状況（**図 10-8**）を示す[4]. 2020 年 12 月末までに国内で肺移植を受けた人の登録日から移植日までの平均待機期間は 395 日（約 1 年 1 カ月）だった. 原疾患は特発性間質性肺炎が 81 件で最も多かった. 移植後, 2020 年 12 月末まで 265 名が生存している. また, 130 名が死亡したが, 死亡原因は感染症が 42 名, 移植臓器不全が 38 名, 悪性腫瘍が 13 名, 腎不全が 2 名, 脳血管障害が 2 名, 消化

器疾患が 2 名, 心疾患が 1 名, 移植術関連合併症が 1 名, その他が 24 名, 不明が 5 名であった[4]. 移植後 5 年後の生存率は 74.4 ％, 生着率は 73.1 ％であった[2].

(3) 肝臓移植

　肝臓移植レシピエントの原疾患（**図 10-9**）と肝臓移植レシピエント生存者の社会復帰状況（**図 10-10**）を示す[4]. 肝臓の移植件数は, 全肝移植（縮小肝移植も含む）365 件, 分割肝移植 64 件, 肝腎同時移植 16 件の合計 445 件であり, 平均待機期間は 513 日（約 1 年 5 カ月）であった. 原疾患は劇症肝炎が 94 件で最も多かった. 移植後

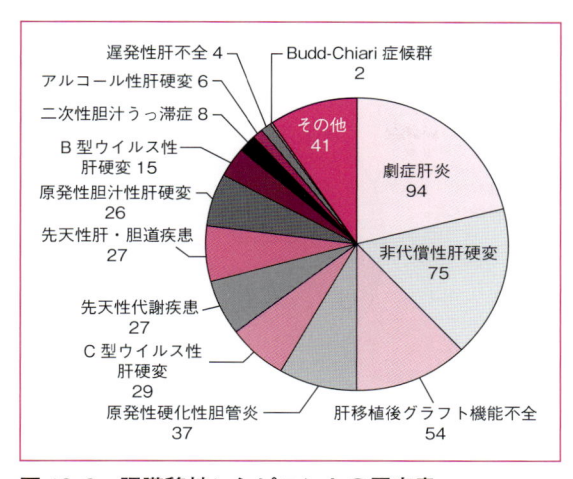

図 10-9 肝臓移植レシピエントの原疾患
（厚生労働省[4]）

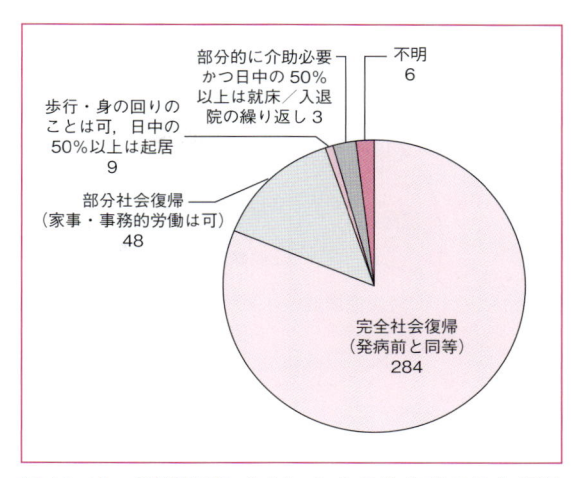

**図 10-10 肝臓移植レシピエントの生存者の社会復帰
状況（2020 年 12 月末）** （厚生労働省[4]）

2020 年 12 月末までに 345 名が生存している．また，95 名が死亡したが，死亡原因は感染症が 35 名，移植臓器不全が 13 名，悪性腫瘍が 12 名，脳血管障害が 6 名，肝・胆・膵疾患が 4 名，心疾患が 3 名，消化器疾患 3 名，移植術関連合併症が 1 名，その他が 15 名，不明が 3 名であった[4]．移植後 5 年後の生存率は，83.4％，生着率は 82.6％であった[2]．

（4）膵臓移植

　膵臓移植レシピエントの原疾患は全員が 1 型糖尿病であった[4]．**図 10-11** に膵臓移植レシピエント生存者の社会復帰状況を示す[4]．2020 年 3 月末までの膵臓の移植件数は，膵腎同時移植 266 件，腎移植後膵移植 36 件，膵単独移植 24 件，合計 326 件であり，平均待機期間は 1,293 日（約 3 年 7 カ月）であった．原疾患は全例が 1 型糖尿病であった．移植後令和 2020 年 12 月末まで 294 名が生存している．32 名が死亡しているが，死亡原因は悪性腫瘍が 5 名，感染症が 4 名，消化器疾患が 3 名，心疾患が 3 名，腎不全が 1 名，脳血管障害が 1 名，移植臓器不全が 1 名，その他が 11 名，不明が 3 名であった[4]．移植後 5 年後の生存率は 92.3％，生着率は 77.0％であった[2]．

（5）小腸移植

　小腸移植レシピエントの原疾患（**図 10-12**）と小腸移植レシピエント生存者の社会復帰状況

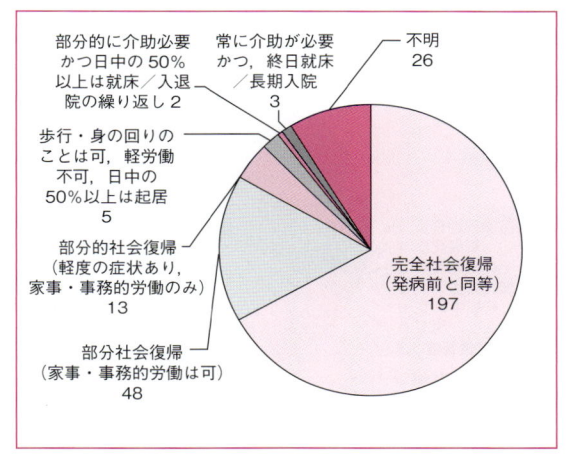

**図 10-11 膵臓移植レシピエントの生存者（膵腎同時
移植含む）の社会復帰状況（2020 年 12 月
末）** （厚生労働省[4]）

（**図 10-13**）を示す[4]．2020 年 3 月末までの小腸の移植件数は 14 件であり，平均待機期間は 371 日（約 1 年）であった．原疾患はヒルシュスプルング病類縁疾患が 7 件で最も多かった．移植後令和 2 年 12 月末まで 8 名が生存している．6 名が死亡したが，死亡原因は感染症が 3 名，肝・胆・膵疾患が 1 名，その他が 2 名であった[4]．移植後 5 年後の生存率は 77.6％，生着率は 70.6％であった[2]．

（6）腎臓移植

　腎臓移植レシピエントの原疾患（**図 10-14**）

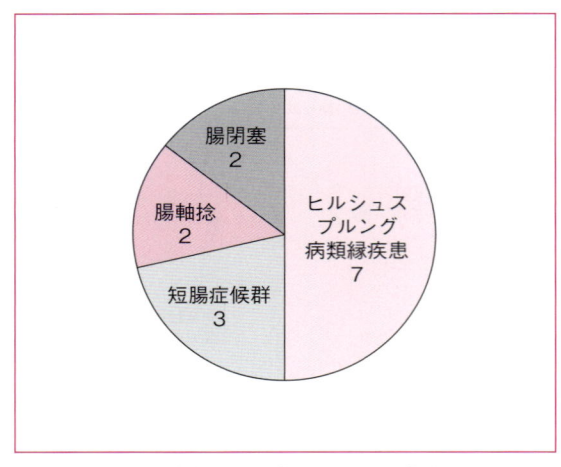

図 10-12　小腸移植レシピエントの原疾患
（厚生労働省[4]）

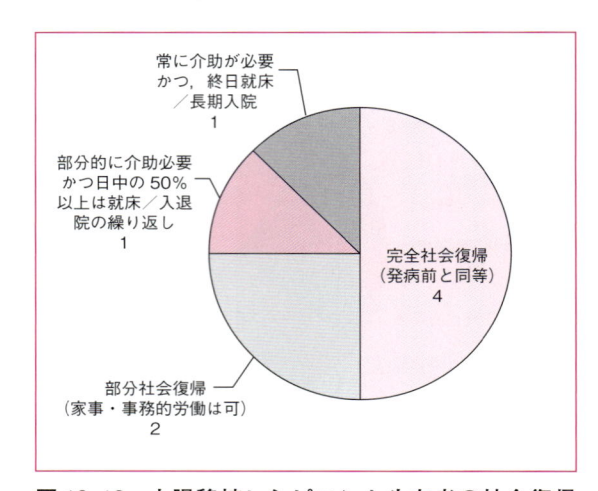

図 10-13　小腸移植レシピエント生存者の社会復帰状況（2020 年 12 月末）　（厚生労働省[4]）

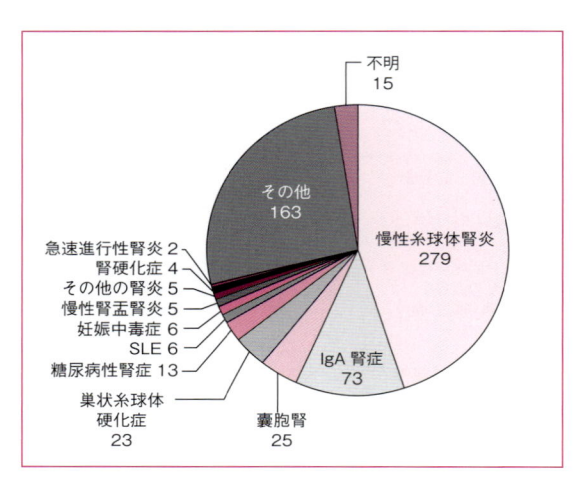

図 10-14　腎臓移植レシピエントの原疾患
（厚生労働省[4]）

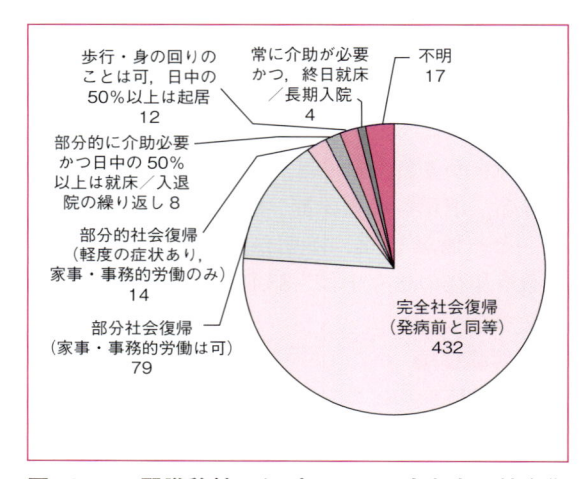

図 10-15　腎臓移植レシピエントの生存者の社会復帰状況（2020 年 12 月末）　（厚生労働省[4]）

と腎臓移植レシピエント生存者の社会復帰状況（**図 10-15**）を示す[4]．2015 年 3 月末までの腎臓の移植件数は，618 件であり，平均待機期間は 5,343 日（約 14 年 8 カ月）であった．原疾患は慢性糸球体腎炎が 279 件で最も多かった．移植後 2020 年 12 月末まで 564 名が生存している．54 名が死亡したが，死亡原因は悪性腫瘍が 10 名，感染症が 10 名，脳血管障害が 9 名，心疾患が 9 名，肝・胆・膵疾患が 4 名，消化器疾患 3 名，その他が 6 名，不明が 3 名であった[4]．移植後 5 年後の生存率は 91.2 ％，生着率は 79.1 ％であった[2]．2018 年に腎臓移植希望者（レシピエント）選択

基準が改正され，ドナーが 20 歳未満の場合には，20 歳未満の移植希望者に優先することとなった．

4）脳死の判定

　わが国の臓器移植法では「脳死での臓器提供を前提とした場合に限り脳死を人の死とする」とされている．「脳死」とは，頭部外傷や脳卒中などによって，呼吸などを調節している脳幹を含めて脳全体の機能が失われ，二度と回復しない状態をいう．一方，「植物状態」は，大脳の機能の一部または全部が損なわれ意識がない状態だが，脳幹の機能が残っていて，自発呼吸ができることが多

く，まれに回復することもあり，脳死とは基本的に異なる．

脳死の判定は，脳に器質的な傷害があって，その原因が明らかであることを前提条件とし，薬物中毒や低体温，内分泌代謝疾患などの人を対象から除外した後に，「1. 深い昏睡，2. 瞳孔の散大と固定，3. 脳幹反射の消失（咳反射，角膜反射，前庭反射，対光反射，咽頭反射，眼球頭反射，毛様脊髄反射の消失），4. 平坦な脳波，5. 自発呼吸の停止，6. 6時間以上経過した後の同じ一連の検査（2回目）で変化がないことの確認を必要な知識と経験をもつ2人以上の医師が行う」という基準を満たさなくてはならない．しかし，実際には人工呼吸器によって保たれている呼吸や血流がみられ，脊髄反射によって手足が動くこともあり，従来から心臓停止（1. 心拍動の停止，2. 自発呼吸の停止，3. 対光反射の消失・瞳孔散大の三徴候の認識）後を死としてきた日本人の一部にはいまだに「脳死を人の死」とすることが認めがたい場合もあり得る．自分にとっての死が脳死であるのか，心臓停止であるのかは，その人の死生観に基づいた個人的な判断によるものといえる．

5）生体移植とその問題点

わが国では脳死・死体移植を受ける機会が非常に少ないため，確実に移植を受ける手段として「生体移植」が注目されている．「生体移植」は臓器を提供したい人，移植を受けたい人，それぞれの意思があり，医学的に問題がなければ，自由に医療機関で行うことができる．特に腎臓は1人に2個あり，1個をレシピエントに移植するのに比較的抵抗が少ない．また，肝臓も再生能力が旺盛なため部分移植するのに比較的抵抗が少ない．

しかし「生体移植」は，あくまでもドナーの自発的な善意に基づくものであり，強制や圧力が働くことは望ましくない．一方，レシピエントにも，提供してくれた相手に負担をかけたという負い目の感情が生ずる場合がある．「生体移植」は健康な人の体から臓器を取り出すという特殊な医療である．臓器提供手術が安全に施行され，臓器提供後も健康な状態を維持できることが必須であ

り，レシピエントに対する詳細な術前検査が必要となる．また，レシピエントにも手術後は生涯にわたり定期的にフォローアップを続ける配慮が必要である．

6）臓器移植支援コーディネーター

臓器移植支援コーディネーターは，日本臓器移植ネットワークか大学病院や都道府県の臓器バンクに勤務している．具体的な業務としては，移植医療の普及啓発活動やレシピエントの登録，ドナー情報の収集，提供協力病院およびドナー家族への対応，ドナー血液検査，摘出チームの編成と調整，基準に基づいた適正かつ公平なレシピエントの選択，迅速な臓器搬送に伴う交通機関などの対応など多岐にわたる．臓器移植支援コーディネーターの適切かつ円滑な働きは移植医療には不可欠であるといえる．移植コーディネーターになるには，まず医師，薬剤師，看護師，臨床検査技師，臨床工学技士などの医療従事者の資格またはこれと同等の知識を有すると認められる必要がある．

7）普及啓発の必要

移植医療は，第三者の善意による死後の臓器提供があって初めて成り立つ医療である．今後の移植医療の発展に不可欠なのは，さらなる普及啓発である．運転免許証の意思表示欄の設置はほぼ完了し，健康保険証には臓器提供意思表示欄の設置が進んでいる．また，平成28年から始まったマイナンバーカードにも意思表示欄がある．インターネットを通じた意思表示については「臓器提供意思登録サイト」がある．登録すると臓器提供の際に本人の意思が確認できる対象の一つとなり，より確実に意思表示することができる．また，Facebookでも臓器提供の意思表示をしていることを表明できるページがあり，多くの方々と意思表示の共有ができるようになっている．

改正臓器移植法が全面施行され，本人の意思が不明な場合でも家族の承諾があれば脳死で臓器を提供できるようになった．家族が本人の生前の人柄や優しさを偲び，誰かの命を救う最期の行為を

誇らしく感じたり，体の一部がどこかで生き続けることを望み，多くの人を救える脳死下での臓器提供を承諾されるケースが増えている．もしものときに家族が判断に迷わないためにも，臓器提供について家族とよく話し合い，自分の意思を伝え，表示しておくことが大切である．

2 移植医療におけるリハビリテーションの役割

1）移植適応判定にはリハビリテーションが条件

移植の適応基準としては「治療に反応しない疾患で，移植以外に患者の生命を救う有効な治療手段が他にない」ことが条件になる．肺・心肺移植レシピエントの適応除外条件の一つに「リハビリテーションが行えない，またはその能力が期待できない症例」という項目がある．すなわち，リハビリテーションを行えなければレシピエントの条件を満たさない．すなわち，移植適応判定には，たとえば肺移植適応での6分間歩行試験など運動能力の評価とリハビリテーションができることが条件になっていることを強調したい[5]．

2）リハビリテーションにより移植が不要になる例がある

筆者らは肺移植待機患者に運動療法を中心としたリハビリテーションを施行したところ，フィジカルフィットネスの改善を認め，長期間移植を回避できたことを報告している[6]．また，心臓移植待機患者に運動療法を中心としたリハビリテーションを施行したところ，フィジカルフィットネ

スの改善を認め，多くの例で心臓移植の必要がなくなり，待機リストから外れたという報告がある[7]．このように，リハビリテーションにより移植が回避できる例もある事実を重く受け止め，臓器移植を考えるほどの重篤な患者に対しても，慎重かつ長期的なリハビリテーションを行うことが必要である．

3）移植後もリハビリテーションが重要

臓器移植を行っても運動機能の改善にはすぐ反映しない場合が少なくない．移植待機期間が長く，栄養状態が不良で廃用のある患者などでそれが顕著である[8,9]．移植前は運動機能維持のためのリハビリテーションが必要であり，術後も運動機能向上のためにはリハビリテーションが極めて重要である[8,9]．言い換えれば，移植後は免疫抑制療法とリハビリテーションの質がレシピエントの生命予後・生活機能予後に大きな影響を与える．また，移植患者の運動機能低下には廃用症候群以外の要素も認められるので，単なる廃用症候群に対するリハビリテーションでよいのだという考えは禁物であり，心臓移植における除神経の問題をはじめ，その特殊な病態を理解しておく必要がある．筆者らは，術前から肝肺症候群を合併していた生体肝移植患者では，立位時低酸素血症の増悪が遷延するため，座位・立位をできるだけ遅らせるとともに，仰臥位でのレジスタンストレーニングを重点的に進めることで，在宅復帰に成功した症例などを経験している[10,11]．さらに，レシピエントの心理的問題，復職・復学などでも，リハビリテーション医療従事者が臓器移植支援コーディネーターとともに望まれる役割は少なくない．

（上月正博）

II 心臓移植のリハビリテーションの実際

1 心臓移植患者の特徴

心臓移植は，病的心臓を切除し，提供されたドナー心臓を吻合する同所性の方法が通常用いられ

る．自己以外の心臓に変わるために，種々の因子が心機能に影響する（**表10-2**）[12]．移植に特異的なものとしては，手術操作により除神経となるため心臓に対する自律神経支配がなくなり，運動

表 10-2　移植心の心機能に影響する要因

血行動態
1.　ドナー／レシピエントの体格差
2.　ドナー／レシピエントの心房同調不能
3.　移植早期の拘束性障害
4.　移植後期の拘束性障害

除神経
1.　求心性除神経
末梢血管収縮／拡張の反射性調節の変化
中枢神経系を介する Na^+／水調節の変化
―バソプレッシン，レニン，アンギオテンシン，
アルドステロン分泌に依存―
虚血時狭心症状の欠如
2.　遠心性除神経
迷走神経調節の欠如
安静時の心拍数増加
運動時心拍応答の減弱
3.　血中カテコラミンに対する過剰反応

変化したホルモン環境
1.　心房性ナトリウム利尿ペプチド分泌の変化
2.　運動時血中カテコラミンの増加

心筋障害／適応障害
1.　臓器摘出／保存時の傷害
2.　移植手術時の合併症
3.　拒絶反応
4.　心室肥大
5.　高血圧（心室壁応力の増加）
6.　移植心冠動脈病変（虚血）

（原典 Young JB, et al., 1993[12]）
（心血管疾患におけるリハビリテーションに関するガイドライン（2012 年改訂版）[13]，p 78 より）

表 10-3　心移植における正常と異なる循環系の反応

1.　安静時心拍数の増加
2.　運動開始時における心拍数増加の遅れ
3.　運動終了後における安静時心拍数への回復の遅れ
4.　安静時左室駆出率低下
5.　運動時右室および左室駆出率低下
6.　運動時心拍出量低下
7.　運動時の動静脈血酸素較差増加
8.　最大酸素摂取量の低下
9.　最大運動能力の低下
10.　低強度運動時の酸素摂取動態
11.　嫌気性代謝閾値の低下
12.　酸素および二酸化炭素の運動時呼吸代謝率増加
13.　運動時の左室拡張末期圧上昇
14.　運動時肺動脈圧・肺動脈楔入圧・右房圧の上昇
15.　運動時左室収縮末期および拡張末期容積の増加

（原典 Pope SE, et al., 1980[14]）
（心血管疾患におけるリハビリテーションに関するガイドライン（2012 年改訂版）[13]，p 78）

により静脈還流が増加する．その結果，Frank-Starling 機序により 1 回心拍出量は増加する．その後運動を続けると，循環血中のカテコラミンによる変時性および変力性の反応により心拍出量が増加する．当初，運動時の心拍数上昇反応は通常心に比較して遅延しているが，経過とともに改善する．通常の日常生活を送る場合は特に問題がない[15]．国際心臓肺移植学会のレジストリー報告においても，90％以上の患者が制限のない生活を送っている[16]．また心臓移植後にフルマラソンを完走した症例も報告されている[17]．

2　心臓移植後リハビリテーションプログラム

1）急性期

褥瘡，関節拘縮，筋萎縮などの合併症予防やストレス軽減を目的として移植後早期から開始する．感染症を予防するため，移植後 3 週間程度はクリーンルームまたは移植専門病棟内でリハビリテーションを行う．運動強度は患者の体調や筋力などの運動能力に合わせて実施する．拒絶反応や感染などの合併症がなく，プレドニゾロンの内服

に対する心臓の反応が通常と異なることが挙げられる．さらに移植心とレシピエントのサイズマッチの問題，拒絶反応による心機能低下，ステロイドを含む免疫抑制剤による影響（血圧上昇など），長期の心不全や臥床による高度のデコンディショニング（身体脱調節），高度の身体的・精神的ストレスを経験することによる将来に対する強い不安など多くの特徴を有しており，これらを考慮した運動処方が必要となる．

移植心は表 10-3[14] のような特有の循環系反応を示す．したがって，それらを考慮したリハビリテーションが求められる．特に，除神経の状態であるために，安静時心拍数は高値で，運動開始時の心拍数や心収縮能の急激な変化はみられなくなる．移植患者が運動を開始すると，骨格筋のポンプ作用，呼吸の増大，末梢血管抵抗の低下など

表 10-4 心臓移植後の急性期リハビリテーションプログラム

	実施時期	環境	運動	移植後の経過期間
第1段階	循環動態安定後	ベッド上（クリーンルーム内）	自動体交，受動座位90°可 自動運動（筋力低下が著しい場合は他動的屈伸運動を行う）	
第2段階	端座位・立位負荷試験後	ベッド上（クリーンルーム内）	端座位で足踏み練習1日3回5分間	
第3段階	室内歩行（2分間）負荷試験後	病室（クリーンルーム）	病室内歩行練習1日3回10分間	
第4段階	100m歩行負荷試験後（プレドニゾロン内服量30mg/日以下）	病室（クリーンルーム）およびクリーンルーム内ロビー	100m歩行練習1日3回	おおむね1週間
第5段階	200m歩行負荷試験後（プレドニゾロン内服量20mg/日以下）	病棟内	200m歩行練習1日3回	おおむね3週間
第6段階	500m歩行負荷試験後（プレドニゾロン内服量15mg/日以下）	病棟内	500m歩行練習1日3回	おおむね5週間
第7段階	心臓リハビリテーション（退院前〜回復期リハビリテーションへ移行）	外来（運動は監視下で心臓リハビリテーション室にて行う）	自覚的運動強度（Borg指数13）または peak $\dot{V}O_2$ の40〜60%を目安とする．頻度は3〜5回/週，運動時間は1回20分から60分程度	

（日本循環器学会/日本心臓リハビリテーション学会．2021年改訂版 心血管疾患におけるリハビリテーションに関するガイドライン．https://www.j-circ.or.jp/cms/wp-content/uploads/2021/03/JCS2021_Makita.pdf．2024年10月閲覧）

量が15mg/日以下の条件下で500mの歩行を行えれば（**表10-4**）[18]，心臓リハビリテーション室での監視下運動療法への移行を検討する．

2）回復期

急性期に引き続き約3カ月間実施する．プログラムは運動療法や教育などからなり，心臓術後患者や心不全患者のリハビリテーションプログラムに準じたものである．移植心は除神経心であるため，心拍数を指標にした運動強度の設定が困難であり，強度はBorgスケールで12〜13程度に設定する．徐々に時間や強度を増加させるが，可能となれば心肺運動負荷試験を実施して運動耐容能を評価し，その結果に基づいて運動強度を最高酸素摂取量の40〜60%または嫌気性代謝閾値レベルに設定する．術後2カ月目までは胸骨の離開を避けるためにストレッチ体操は避けるが，その後にはエアロビクス運動やストレッチ体操を加える．運動頻度は週3〜5回，運動時間は1回20〜60分間が勧められる．退院時には運動指導を行い，退院後には通院型リハビリテーションや在宅運動療法を継続することが望ましい．

3）維持期

回復期リハビリテーションで得られた良好な身体的・精神的な機能を生涯にわたって維持し，質の高い生活を送ることを目的として，運動療法を在宅や施設で継続する．定期的な心肺運動負荷試験の結果に基づいて運動処方を行う．移植後冠動脈疾患は心臓移植後の死因の上位を占めているが，移植心は除神経されているので胸痛がなく，発見が遅れ，運動を継続すれば致死的な不整脈が発生することもあるので，運動療法中の心電図モニタリングは重要である．特に女性で発生率が高い[19]といわれている抗体関連型拒絶反応（antibody mediated rejection；AMR）は移植後冠動脈疾患と関連するともいわれるので[20]，AMRの既往がある場合には心電図により注意を払う．運動強度の設定はおおむね回復期に準じる．

3 心臓移植後リハビリテーションの実際

筆者らは，脳死心臓移植手術が施行された20歳代の症例に対してリハビリテーションを実施した．症例には左室補助人工心臓（left ventrcular assist system；LVAS）装着中からリハビリテーションを開始し，体力の回復と維持を図っていた．計2年9カ月間にわたるLVAS治療後に心臓移植手術が施行された．以下に術後リハビリテーションの概要を示す．心臓移植後患者においては，長期にわたるデコンディショニングのために運動療法が必須であり，特有な循環系反応などに配慮した運動の指導が必要となる．

術後1日：ベッド上関節可動域訓練を開始した．

6日：端座位訓練を開始した．

13日：病室内トイレ歩行を開始した．

10日：病室内で自転車エルゴメーター運動（5 W，10分間）を開始した．

28日：病棟内歩行訓練を開始した．自転車エルゴメーター運動を7 W，10分間とした．

40日：自転車エルゴメーター運動を10 W，10分間とした．

46日：階段昇降訓練（11段×3〜5回）を開始した．

50日：自転車エルゴメーター運動を20 W，10分間とした．

52日：自転車エルゴメーター運動を20 W，15分間とした．

60日：胸腔鏡下ブラ切除手術施行．以後27日間にわたり自転車エルゴメーター運動および階段昇降訓練を休止した．

80日：自転車エルゴメーター運動を10 W，15分間の強度で再開した．階段昇降訓練を再開した．屋外歩行訓練を開始した．

90日：自転車エルゴメーター運動を20 W，15分間とした．

91日：計4時間の外出訓練を実施した．

92日：自転車エルゴメーター運動を20 W，20分間とした．数日後には40 W，20分間が可能となった．

その後，拒絶反応，気胸，肺炎，股関節炎，足関節炎，骨粗鬆症などの合併症が発生し，それらの対策を行いながらのリハビリテーションが続いた．

合併症が軽快し，移植手術から128日目に退院した．自宅ではゴムバンドを使用した全身のレジスタンス運動や電動アシスト付き下肢エルゴメーターによる運動などの運動療法を継続した．

移植手術前の心肺運動負荷試験では，最高酸素摂取量が620 ml/min（3.8 METs）であったが，手術後9カ月では1,130 ml/min（6.5 METs）に増加した．

（上月正博）

Ⅲ 肺移植のリハビリテーションの実際 [21]

1 移植前のリハビリテーション

肺移植患者では移植前は重度の呼吸障害による息切れなどの症状があり，移植前の日常生活活動量が少ない[22]．移植前のリハビリテーションは移植前の身体機能を保ったり，可能な限り最高レベルの状態にしたりするのに役立つ．手術後は末梢筋機能や運動耐容能がさらに低下することもあるので，術前からなるべくよい状態にしておくことが非常に重要である[22]．事実，術前の運動耐容能の低下は術後成績，生存率にも関係しており[23]．ATS/ERSでも術前リハビリテーションの重要性を強調している[24]．

肺移植前リハビリテーションのガイドラインはないものの，週2〜3回，少なくとも6〜8週間，安全な範囲で最大強度の呼吸リハビリテー

ションを行うのが通例である[25]. 肺移植前のリハビリテーションの効果に関しては, メタアナリシスがなされるレベルにはないものの, システマティックレビューが報告されており[25], 高度の呼吸障害者においても呼吸リハビリテーションは重要であり, 適切に行われるならば運動耐容能改善や QOL 改善につながっている[25].

さらに, 移植前には患者教育も並行して行われなければならない. 内容としては, (1) 移植手術内容の理解, (2) 周術期のリハビリテーションの事前理解 (排痰訓練, コントロールされた咳訓練, インセンティブスパイロメトリー, 胸腔ドレナージ, 創傷と疼痛管理, 早期離床の重要性の理解), (3) 疾患特異的な教育 (症状の解剖学的および生理学的理解, 酸素投与の重要性の理解, 日常生活活動の管理の重要性の理解:一定ペース pacing エネルギー節約, 運動中止の条件), などが挙げられる[26].

2 移植後早期のリハビリテーション

移植後早期の入院中のリハビリテーションに関する研究報告は少なく, しかもコンセンサスあるいは症例報告のレベルである[27]. ICU 入室後早期に筋量や筋力が低下し, それが長期間の機能障害[28] や死亡率の増加に関係してくる[29]. ICU 入室後の筋量や筋力低下は, 人工呼吸管理, 鎮静剤使用, 神経筋遮断薬, ステロイド, 安静などで生じやすいため[29,30], 術後 24 時間での早期の ICU でのリハビリテーション開始, 特に筋力増強訓練 (特に下肢) が重要である[31]. しかし, 多くの症例では筋力増強訓練が困難な場合もあり, その際には一時的に経皮的電気刺激が代わりに用いられることもある[32]. ICU 退室後は下肢筋力増強を目指したより高強度のリハビリテーションが行われる (**表 10-5**)[26].

3 退院後 1 年未満のリハビリテーション

肺移植入院中には安静は長くなりがちで体力が

表 10-5　肺移植後入院中のリハビリテーションでの推奨メニュー

- 術後約 24 時間からリハビリテーションを開始する. 呼吸理学療法, 排痰訓練, 体位交換, 早期の運動療法, (ベッド上の自転車, 表面電気刺激など) などを行う.
- 周術期の呼吸リハビリテーションには, 十分な酸素投与下かつ神経障害性疼痛の管理のもとに呼吸理学療法, バランス運動, 上下肢の関節可動域訓練を行う.
- 切創痛や移植肺のための脱神経咳反射の障害のために, 患者が意識的に咳をするように指示する.
- 胸腔ドレーンや疼痛に注意しながら, ベッドから椅子への移動やウォーカーを用いての歩行訓練を行う.
- 徐々に下肢筋力増強訓練も組み込む.
- 手術アプローチに応じて最大 6 週間程度は上肢筋力増強訓練や関節可動域訓練を行う際は十分注意をして行う.
- 患者の安全確保や退院後の転倒の危険性を最小にするために, 下肢筋力増強訓練, バランス訓練, 歩行訓練は入院中に十分行う.
- 退院時までには必要な医療器具, リハビリテーション器具をそろえておく.

(Rochester CL, et al, 2014[26])

低下し, 退院時, 3 カ月後の運動耐容能も術前に比べて低いことが多い (**図 10-16, 17**)[33]. さらに, 術後 1 年での一日歩数, 立位時間, 中強度～強度の活動の割合も, 対照群に比較してそれぞれ, 42%, 29%, 66% と正常化せず, 運動耐容能の低下と QOL の低下に関連していると報告されている (図 10-16, 17)[33].

肺移植直後のリハビリテーションの RCT の報告は少ないが, Langer らは, 退院後直ちに, 週 3 回, 12 週間, 高強度の下肢持久力訓練と下肢筋力増強訓練を外来通院型呼吸リハビリテーションとして行った[33]. その結果, 図 10-16, 17 に示すように, 心肺運動負荷試験での運動耐容能向上, 6 分間歩行試験歩行距離延長, 大腿四頭筋力の増強, 日常生活活動の向上, QOL の向上が認められ, 1 年間にわたって効果が持続した[33].

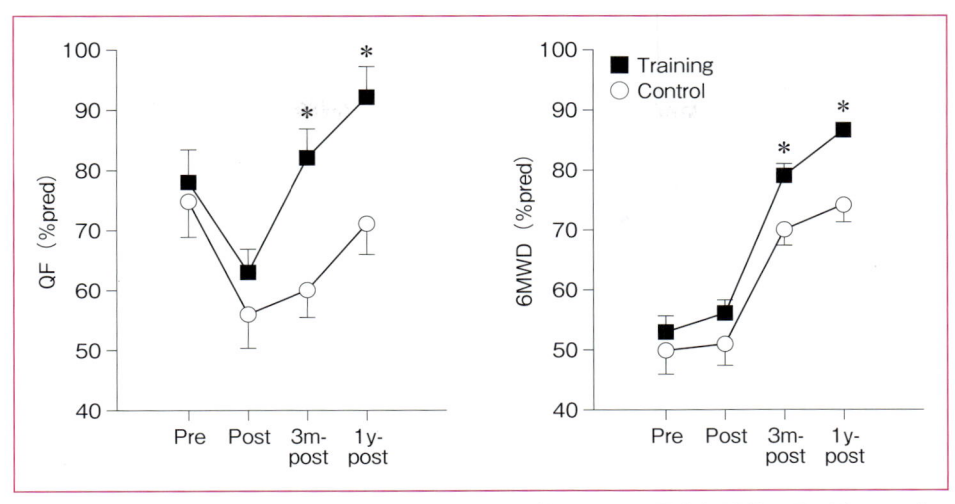

図 10-16　肺移植レシピエントの術前後の大腿四頭筋力と 6 分間歩行距離に及ぼすリハビリテーションの効果

(Langer D, et al, 2012[33])

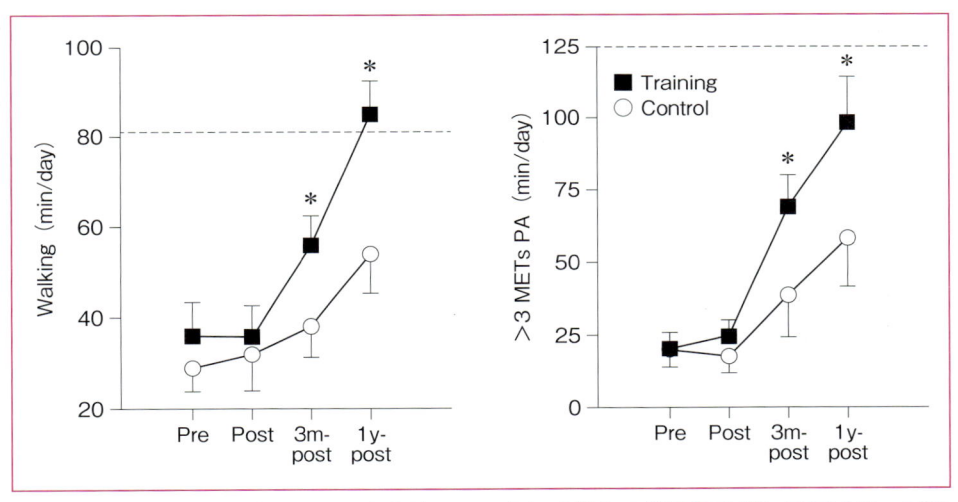

図 10-17　肺移植レシピエントの術前後の一日歩行時間と日常活動時間に及ぼすリハビリテーションの効果

(Langer D, et al, 2012[33])

4　退院後 1 年以降のリハビリテーション

　肺移植によりレシピエントの肺機能は予想肺活量まで大幅に改善しても，運動耐容能や QOL の改善は不十分で，移植後，年余にわたり，運動耐容能の低下や QOL の低下が持続する[27]．運動耐容能や QOL の改善が十分でない背景として，安静期間の長さや，術後拒絶反応の予防や治療で用いられる副腎皮質ステロイドや免疫抑制剤が筋萎縮を招くことなどが指摘されている．また，移植後の入院期間や ICU 滞在期間の長さ，安静時間の長さ，下肢筋機能不全，運動不足／廃用症候群，栄養不足，拒絶反応などが，運動耐容能の回復を遅延させるとされている[27]．

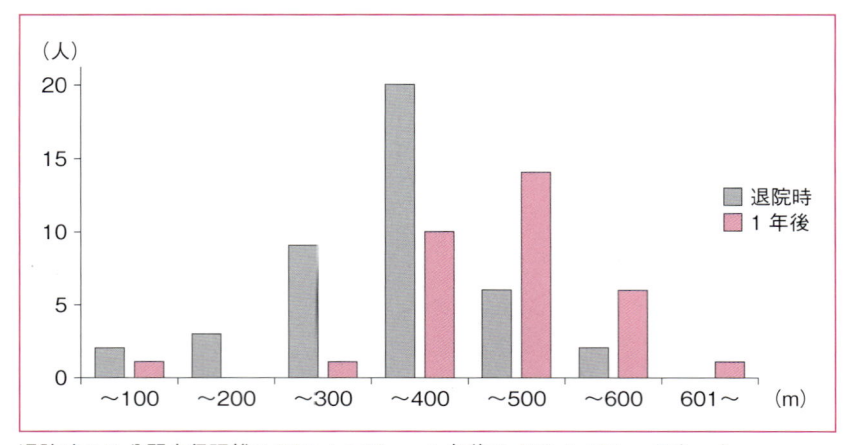

退院時の6分間歩行距離は324 ± 113 m，1年後は439 ± 121 mであった．

図 10-18　東北大学病院での脳死肺移植退院時および移植1年後の6分間歩行距離

（森 信芳，上月正博，2014[34]）

5　自験例の紹介

1）わが国初の肺移植例

東北大学は，わが国で最も早く1950年代から肺移植の研究を開始し，今日に至るまで肺移植の基礎的研究を継続してきた施設である．現在，脳死肺移植については日本で1，2の実施数となっている．

2000年に，わが国初の脳死肺移植が，東北大学と大阪大学で，同一ドナーの左右肺を分け合う左右片肺移植の形で行われた．筆者らはそのわが国初の脳死肺移植患者のリハビリテーションを術前から担当し，術後も引き続き1年間にわたり管理する機会を得た[8]．症例（レシピエント）はXX歳の女性で，肺リンパ脈管筋腫症患者である[8]．リハビリテーション開始時は，体重が39.6 kgと著明なるい痩を認め，5月の動脈血ガスは PO_2 68 Torr，PCO_2 42 Torr（4 l/min，鼻カニューラ）であった．FEV_1 0.42 l，FEV_1% 52.5%，6分間歩行試験（6 MD）73 m（4 l/min，鼻カニューラ，歩行器使用）であった．患者は高度の呼吸困難のため，仰臥位は不能で，起座位をとり，睡眠時も右上半側臥位しかとれなかった．連日の術前リハビリテーション処方による訓練の結果，134 m（リハビリテーション開始60日後）まで延長した

（4 l/min，鼻カニューラ）．2000年X月Y日にわが国初の脳死肺移植術（右片肺移植手術）が施行された[8]．ドナー肺は移植直後から順調に機能した．術後4日からベッド上座位可能になった．術後6日には人工呼吸器から離脱し抜管された．術後13日に部屋内歩行が開始された．術後21日より廊下歩行が開始（（3 l/min，鼻カニューラ）．6 MDは232 m（術後42日）へと改善した．術後70日には室内気下で歩行しても息切れがなくなり，6 MDでも222 mと改善し，運動中も酸素療法が完全に中止され，術後76日目に退院した．退院時には万歩計で2,000～4,000歩／日程度の活動量であった[8]．

術後5カ月の検査入院期間中の6 MDでは，400 mとさらに改善していた．運動負荷時にも SpO_2 が開始時96%から最低値93%，Borgスケールが開始時0から3.5までしか増悪しなかった．2階まで休まず昇ることが可能であり，駅での電車の利用も問題がない．ADLは完全に自立し，オートバイで通勤し，元気にフルタイムの仕事をこなすようになった[8]．

東北大学病院での脳死肺移植退院時および移植1年後の6分間歩行距離を**図 10-18**に示す[34]．

2）呼吸リハビリテーションにより肺移植を回避した症例

　呼吸リハビリテーションにより，肺機能は不変にもかかわらず，運動機能が著明に改善して移植待機患者リストから外れるようになった症例を報告する[6]．

　症例は特発性間質性肺炎の20歳代女性．主訴は呼吸困難（Fletcher-Hugh・Jones 分類 V 度）．X 年労作時の呼吸困難で発症した．X＋1 年に両親からの生体肺移植を希望し受診し，入院した．肺機能は FVC（努力肺活量）0.93 l（33.2％），FEV（1 秒量）0.73 l（43.5％），動脈血ガス所見の平均は安静時室内気条件下で，PaO_2 69.5 mmHg，$PaCO_2$ 40.9 mmHg であった．

　筆者チームによるリハビリテーションが開始された．症例は息切れのため歩行はほとんどできず，排尿もおむつ使用であり，排便時トイレに行く以外はベッド上の生活であった．整容・更衣でも呼吸困難の増悪と SpO_2 の低下が出現し，なかでも洗顔動作では SpO_2 が 80％未満まで低下した．SpO_2 をモニターしながら連日訓練を行ったところ，歩行が比較的安定し，1 カ月後からは車椅子押し監視歩行，自転車エルゴメーター，上肢の筋力訓練も追加し，2 カ月後には酸素ボンベカートを押しての独歩が可能となった．6 分間歩行試験（6 MD）では 1 l/分の酸素吸入下で歩行距離が 28 m から 184 m と著明に延長し，SpO_2 の変化も 97 → 92％から 99 → 94％に改善し，呼吸困難感（修正 Borg スケール）も 0 → 7 から 0 → 3 に改善した．肺機能検査では変化を認めなかったが，1 日歩数は入院直後の 314 〜 743 歩から 4,303 〜 4,895 歩まで増加した．運動機能の改善，肺機能の安定化により，緊急の生体肺移植手術はその時点では不要と判断され，郷里の病院に転院となった．そして結局 16 カ月間の長期にわたり肺移植を回避できた[6]．

6　運動耐容能を決定する5つの因子とは

　運動耐容能のゴールデンスタンダードである VO_2max や $peakVO_2$ は生命予後の強力な予測因子であり，これらは，心臓，肺，腎臓，筋肉，血液の 5 因子で規定される（p40，図 2-24 参照）[35]．5 因子のなかで肺の役割は大きく，肺移植により運動耐容能の改善が見込まれる．しかし，先に述べた自験例でみるように，筋肉の役割もまた極めて重要であり，長期的なリハビリテーションによる運動療法，筋力増強訓練，栄養管理が，肺移植前後の患者管理に必須のものであるといえよう．

（上月正博）

Ⅳ 肝臓移植のリハビリテーションの実際

　低酸素血症をきたす肝肺症候群（hepatopulmonary syndrome；HPS）は，慢性肝疾患の患者に稀に認められる重篤な合併症であり，肺血流の異常により低酸素血症をきたす症候群である．肝肺症候群は進行性で，診断後 2 年半で 41％が死の転帰をとる[36]．肝移植が肝肺症候群に対する唯一の根本的治療法である[37-39]．肝臓移植をした場合，通常，移植後数日〜数十日で立位時の低酸素血症は改善し，立位足踏み訓練や歩行訓練が開始できる．ただし，肝移植後の肝肺症候群の改善はさまざまで，酸素化能が正常化するには年単位の時間を要することも少なくない．術後死亡率および移植後から低酸素血症の改善までの期間は，肝肺症候群の重症度が高く，術前低酸素血症が重篤であるほど延長する．

1　症例と経過 [10, 11]

　17 歳の女性．患者は生後 49 日目に T 病院で先天性胆道閉鎖症の根治手術（Kasai's operation）を受けたが，7 歳頃から門脈圧亢進症をきたし，そのため門脈の選択的塞栓術や食道動脈瘤に対す

表 10-6　臨床経過表

手術後日数 Date	1997.4.28	3 1997.5.9	33 1997.6.9	41 1997.6.17	60 1997.7.4	83 1997.7.27	113 1997.8.26	137 1997.9.19	184 1997.11.4	289 1998.2.17	450 1998.7.27
O_2 (canula) l/min	0	10	2	2	0	0	0	0	0	0	0
O_2 (mask) l/min	0	10	10	0	0	0	0	0	0	0	0
pH	7.429	7.461	7.37	7.345	7.412	7.403	7.355	7.438	7.411	7.379	7.322
PCO_2 (Torr)	30.9	37.8	31.4	31.4	32.2	32.1	28.9	28.5	32.4	35.3	37.7
PO_2 (Torr)	37.2	49	35.9	23.5	30.3	43.4	60.5	78.3	89.5	82.7	99.8
SaO_2 (%)	73	85.4	68	38.9	59.6	79.8	90.2		96.9	96.1	97.1
Tbil (mg/dl)	3.4	3.9	0.9	0.9	0.8	0.5	0.5	0.4	0.6	0.4	0.9
GOT (IU/l)	185	187	15	30	24	25	27	26	26	59	46
GPT (IU/l)	152	195	16	35	27	20	33	33	33	86	33
RBC ($\times 10^4/\mu l$)	626	344	605	647	689	672	673	616	551	497	465
HB (g/dl)	11.3	8.7	13.8	14.3	14	13.5	14.6	14.6	14.8	13.8	11.7
HCT (%)	42.8	27.4	48.6	51.1	52.3	49	50.3	47.8	45.1	41.1	36.4
PLT ($\times 10^4/\mu l$)	10.9	6.9	15.6	13.2	15	14.8	16	12.6	16.7	16.7	17.8
Shunt	58.00%					49.90%			26.60%		13.40%

O_2 (canula)：鼻カニューラでの酸素流量，O_2 (mask)：マスクでの酸素流量，SaO_2：動脈血酸素飽和度，Tbil：total bilirubin, GOT：glutamic oxaloacetic transaminase (AST), GPT：glutamic pyruvic transaminase (ALT), RBC：red blood cell count, HB：hemoglobin, HCT：hematoclit, PLT：platelet count, Shunt：動脈シャント

（上月正博・他，1999[10]）

る内視鏡下硬化療法などを繰り返し施行してきた．また7歳時から低酸素血症を呈し，10歳頃から運動時息切れを生じたため，在宅酸素療法を開始した．バチ状指を認め，低酸素血症，多血症，重度の肝機能障害を認めるようになった（肝肺症候群）．息切れが次第に増強し，QOLも障害されてきたため，1997年T病院に再入院した．

胸部X線やスパイロメーターでは異常を認めなかった．動脈血ガスデータでは room air で PaO_2 37 Torr, $PaCO_2$ 31 Torr と著明な低酸素血症を認め，立位でさらに低下した（orthodeoxia）. 100％酸素を吸入しても PaO_2 はほとんど増加せず，著明な右左シャントの存在を示唆していた．肺動脈造影では両肺野に拡張した肺動脈と動静脈瘻を認めた．99 mTc アルブミンを用いての肺シンチグラムでは動静脈シャントは58％に達していた．肝肺症候群での低酸素血症は precapillary の肺動脈拡張と動静脈シャントの結果，換気血流不均衡や右左シャントが生じてきたものとされているが[38]，その機序に関しては不明である．総ビリルビンは 3.4 mg/dl, GOT (AST) 185 IU/l, GPT (ALT) 152 IU/l, RBC 626万/μl, 血小板

10.9万/μl と重篤な肝機能障害，多血症，脾機能亢進を認めた．このため，1997年に実父から生体肝移植を行った．生体肝移植後，肝機能は速やかに正常化したが，患者は依然として低酸素血症を呈していた（**表 10-6**）[10]．さらに廃用性萎縮で徒手筋力テスト（manual muscle test；MMT）は左右ともに上肢で近位部4＋，遠位部5−，下肢で近位部4−，遠位部4，胸腰部体幹3−，中等度の肩関節の拘縮とハムストリングスの短縮，総腓骨神経麻痺を認め，リハビリテーション科に紹介された．立位で息切れと頭痛，めまいを訴え，歩行はもちろん立位保持不能であった．また，総腓骨神経麻痺のために特に右足関節の背屈が困難であった．

2　リハビリテーション経過

本症例では，低酸素血症による呼吸不全および廃用症候群に対するリハビリテーションを行った．本症候群の特徴を考慮した場合，通常の呼吸不全および廃用症候群に対するリハビリテーションとは異なった対応が要求されることが明らかに

なった．すなわち，本症候群では立位で換気血流不均衡が増し，orthodeoxia を生じることから，運動はまず仰臥位で行うのが安全であろう．また，本症候群で認められる低酸素血症は 100％の純酸素吸入でもほとんど改善することはないため，運動療法の際には SpO₂ があまり下がりすぎないうちに小休止をとる必要があると考えられる．さらに，本症候群では通常のスパイロメーターでの肺機能データは正常であり，腹式呼吸や口すぼめ呼吸は PaO₂ の改善にはほとんど役立つことはない．

　長期間の安静臥床は換気血流不均衡をさらに悪化させ[39]，本症候群患者における立位時の低血圧や心血管系のデコンディショニングを進めるわけであり，長期間の安静臥床は避けるべきである．すなわち，仰臥位でとにかく上下肢の可動域訓練や運動を行うことで，心肺のデコンディショニングならびに筋骨格系の廃用を避ける必要があろう．具体的には，患者に対して仰臥位で両上下肢をそれぞれ伸展したまま 1 分間挙上する動作を，1 セット 10 回，1 日 3〜5 セット，また，仰臥位でアキレス腱の伸展動作を 1 分間，1 セット 3 回，1 日 3〜5 セット行うように指導した．

　また，毎日起立後の SpO₂ を記録するよう指導した．移植後 46 日目までには立位時の低酸素血症は改善したため，立位足踏み訓練や歩行訓練を開始した．移植後 103 日目までに低酸素血症は改善し，室内気での PaO₂ が 61 Torr となり，酸素療法を中止することができた．移植後 113 日目に退院し，外来リハビリテーションに切り替えた．退院時までには廃用性萎縮は著明に改善し，MMT は左右ともに上肢で近位部 5，遠位部 5，

下肢で近位部 5−，遠位部 5−，胸腰部体幹 4 まで改善し，ハムストリングスの短縮も軽減，肩関節の ROM（range of motion：可動域）制限も消失した．総腓骨神経麻痺に関しては一時足背屈バンドを使用したが，足関節背屈も 5 まで改善したため足背屈バンドなしでの歩行に切り替え可能であった．移植後 7 カ月目の当科外来での 6 分間歩行試験では 493 m まで延長した．移植後 14 カ月目の room air の PaO₂ は 99 Torr，動静脈シャントは 13％と著明に改善し，バチ状指も消失した．

　肝移植後の肝肺症候群の改善はさまざまで，本症例のように数カ月を要したり，長いもので 14 カ月を要したとの報告がある[40]．しかしながら，肝肺症候群で認められる低酸素血症が肝移植により完全に回復するか否かについては全く予想ができないことも報告されており[41]，今後の肝移植の適応の有無に関する慎重な検討が必要である．本症例では生体肝移植により肝機能は改善したが，肩関節の ROM 制限や総腓骨神経麻痺，歩行障害，呼吸障害が残存したため，リハビリテーション，主に ROM 訓練，立位訓練，歩行訓練などを行い著明な改善をみた．肝肺症候群では換気血流不均等が基礎に存在し，起立性の酸素化障害を認め，酸素療法に対しての反応も悪く，また肝移植後の低酸素血症の改善が遅延することが多いことから，肝肺症候群患者のリハビリテーションを行うにあたって，その病態の特殊性を考慮しなければならない．運動障害者や呼吸不全患者に対するリハビリテーションでは運動強度の点だけでなく，運動方法にも留意する必要がある．

（上月正博）

Ⅴ　腎臓移植のリハビリテーションの実際

1　腎臓移植とは

　腎臓移植は，末期腎不全で腎臓が機能しなくなった患者（レシピエント）に他人（ドナー）の腎臓を移植し，その腎臓がレシピエントの腎臓と

して働くようにさせる医療である．腎臓移植を行うには腎臓が提供されることが前提であり，誰から腎臓を提供されるかによって，死体腎臓移植と生体腎臓移植に分けられる．2009 年 7 月に臓器移植法が改正された．2010 年 7 月 17 日からは本

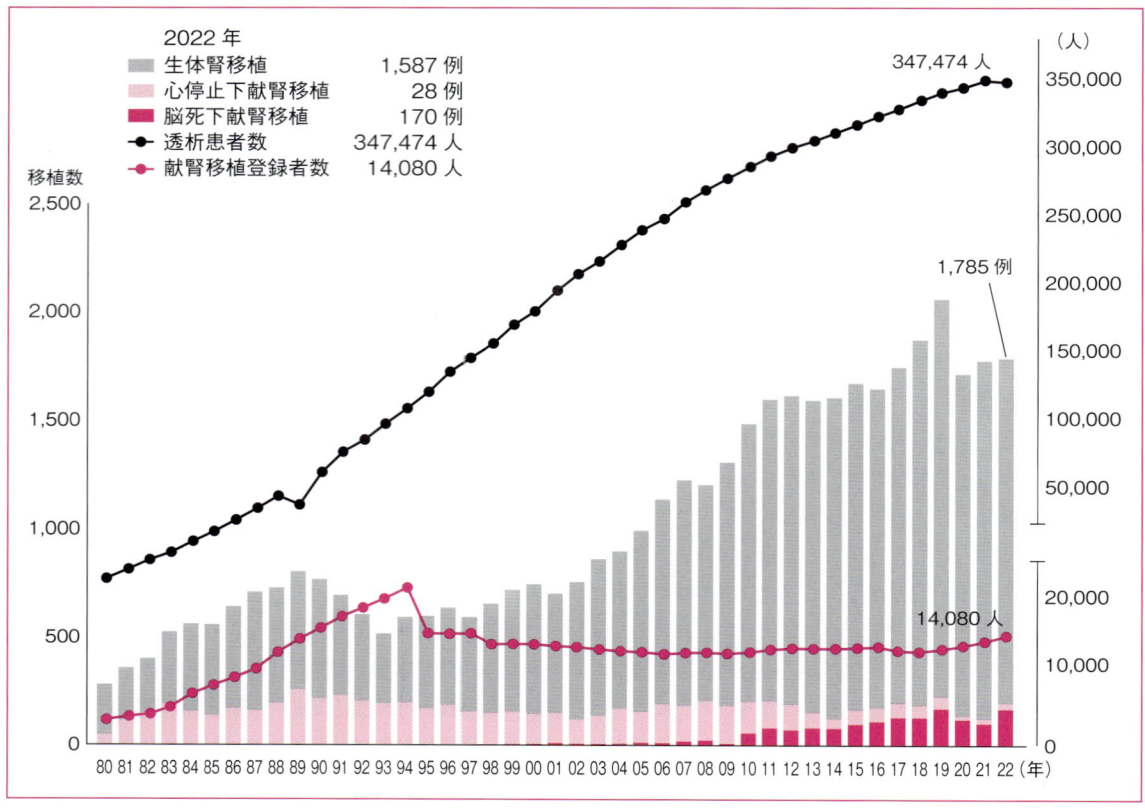

図 10-19　腎移植数の推移
（日本移植学会：臓器移植ファクトブック 2023. http://www.asas.or.jp/jst/pdf/factbook/factbook2023.pdf）

人の意思が不明な場合には，家族の書面による承諾で脳死臓器移植ができるようになった．その結果，脳死での腎提供はいくらか増加したものの心停止後の腎移植は激減し，脳死腎提供よりも少なくなった．また，脳死臓器提供の増加に伴い，膵腎・肝腎同時移植に腎が分配されてしまうため，腎単独の移植数はさらに減少してしまった．腎臓移植は日本ではおよそ 41,000 例（2023 年 6 月）が施行されている．現在，日本臓器移植ネットワークには移植希望者が 14,000 人程度登録しているが[1]，死体腎移植は年間 200 件程度であり待機期間は長い．待機中は人工透析が行われるため腎不全での死亡数は少なく，心血管系疾患や感染症，悪性腫瘍などによる死亡が多い．透析患者数はおよそ 35 万人にもかかわらず，死体腎臓移植希望者は 14,000 人前後で大きな増減はない（**図10-19**）．

日本では移植を受ける人が非常に少なく，透析を受ける人が圧倒的に多くなっている．透析患者で腎臓移植を希望する人の割合は年齢によって非常に違うことが全国腎臓病協議会[2] により示されている．移植を希望しない人の割合は 30 歳未満では 16.7 ％，30 歳代で 26.6 ％であり，年齢層が上がるにつれて移植を希望しないと回答する割合が増えている．

移植を希望しない理由として，最も多くの人が挙げているのは年齢であるが，次いで約半分の人が「透析がうまくいっている」という理由を挙げている．日本の透析医療の水準は世界一といわれているだけに，全体として透析を受ける現状に満足している人が大多数となっている．

それに対して移植後の患者では，腎臓移植を受けてよかったという人は 97 ％に達している．その理由としては，「透析を受けなくてもよい」が

表 10-7　各腎不全治療法の比較

	血液透析	腹膜透析	腎移植
腎機能の代償程度	部分的で 10％程度	部分的で 10％程度	かなり正常に近い
腎機能の代償時間	4 時間×3 回／週	連続的	連続的
内分泌機能	なし 投薬で不完全だが代償	なし 投薬で不完全だが代償	正常に近い
生活の制約	多い	やや多い	ほとんどない
社会復帰率	制約される	比較的よい	高い
食事・水分制限	強い	やや多い	少ない
免疫抑制剤	不要	不要	不可欠
通院回数	3 回／週	1 回／月	1 回／1〜2 カ月
出産	極めて難しい	極めて難しい	可能
必要な手術	シャント造設	カテーテル留置	腎移植
10 年以上の長期治療	可能	従来法では不可能	可能
最大の問題点	長期透析合併症	腹膜炎（硬化性被嚢症）	ドナーが必要
その他の問題	ブラッドアクセス （シャント）維持	カテーテルトラブル	拒絶反応の危険 重篤な感染の危険

最も多く，腎臓移植の効果はここに集約される．「食事・水分の制限がない」「時間の制約がない」も透析から解放されることによる．

　移植を受けた後の健康状態は，「体調が悪い」と「体調が非常に悪い」という人は合わせておよそ 10％である．同じ人たちの透析中の体調は，「悪かった」と「非常に悪かった」の合計が 33％であった．移植後に「体調が悪い」「非常に悪い」と答えた理由として，合併症，合併症以外の病気，拒絶反応が挙げられ，透析に戻るという人もなかにはいる．移植は 100％の人で成功するわけではないが，大多数の人は体調もよく，普通の生活に戻っていることがわかる（**表 10-7**）．

2　腎臓移植前後のリハビリテーション

　腎臓移植患者では，より早期に ADL や QOL を高めるためにも，移植前後に適切なリハビリテーションを行うことが望ましい．

1）移植前

　移植前の運動療法は透析時に行う場合と，非透析日に行う場合の 2 つの方法が考えられる．透析時に行う運動療法の利点は監視下で行えることと，透析後半の血圧の低下を予防する効果が期待できることである．ただし，ベッド上ででき，シャントのない部分（下肢となることが多い）の運動となる．ベッド上臥位，あるいは座位で行えるエルゴメーターやラバー製トレーニングバンド／チューブが使用される．それに対して透析時以外の運動療法は，シャント部の保護に注意が必要ではあるが全身運動が可能である．

　末期腎不全患者では，心血管系のリスクと代謝異常を抱えていることが多いので，事前の運動負荷試験が必要である．運動負荷試験に際しては心電図，血圧の他に酸–塩基のバランスもみておくべきといわれているが，日本では実際には血液ガス分析までは行われていないことが多いと思われる．

　導入はストレッチと簡単な低強度の運動を組み合わせて 1 回 15 分程度とする．徐々に運動負荷を強くし，運動量を増やしていき，合計 1 時間程度の運動を目標とする．運動量の増やし方としては繰り返しの回数を増やすことや，休憩時間を短縮する，運動の速度を速くする，抵抗を増やすことによって行われる．非透析日であれば運動の種類を増やすことも可能である．

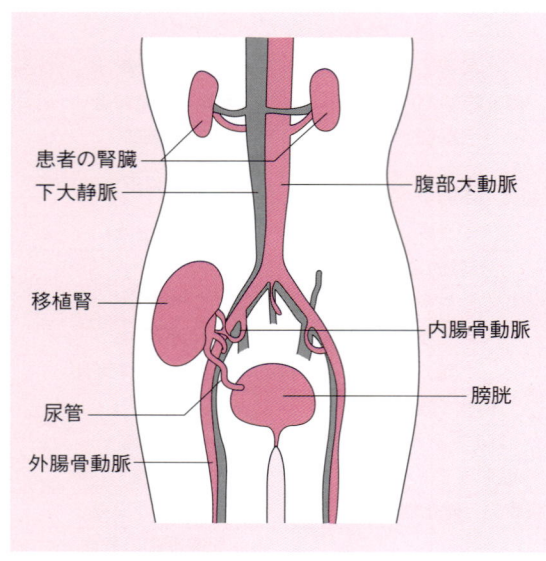

図 10-20　移植腎の位置

患者の腎臓
下大静脈
腹部大動脈
移植腎
内腸骨動脈
尿管
膀胱
外腸骨動脈

2）移植後

　移植後には歩行運動，自転車エルゴメーターが運動療法の中心となる．3カ月くらいまでは免疫抑制剤の量も多く，腎不全に伴う免疫能の低下の影響もあり感染症などに注意が必要である．同時に激しい運動も勧められない．その後6カ月くらいまでの期間は軽度から中等度の有酸素運動を1日30分以上行うよう心掛ける．その後は通常の運動が可能といわれるが，移植後3年くらいまでは骨塩量が減少を続けるため，足に大きな負担のかかる運動は4年目以降が望ましい．腹部の圧迫，激しい振動は腹腔内に移植した腎臓への影響を考えると望ましくない（**図 10-20**）．また，脱水は移植腎に悪影響であり，十分な水分摂取を心掛ける．運動前後はもちろん，1日を通して尿量が1,500 ml 以上となるようにする．同時に今までの高脂肪・高炭水化物の食事を低カロリー・高タンパク質の食事に変更し，カロリーの摂りすぎによる生活習慣病の発症・増悪を予防する．

　移植後のリハビリテーションで大切なことの一つは栄養状態の改善に伴う生活習慣病の予防である．重症の臓器不全であるほど食欲は低下しており，さらに腎不全では厳しい食事制限が誤されて

いるが，それらから開放され，食事をおいしく感じるようになり，カロリーの摂りすぎになる危険がある．急激な体重増加は生活習慣病のリスクであるが，さらに免疫抑制剤には交感神経系賦活作用があるものもあり高血圧を呈する患者も多い．食事療法と運動療法の継続が必要である[3]．

3　薬物療法

　薬物療法として，免疫抑制剤は必須である．特に移植後早期は服用量も多く，また低体力で免疫機能が低下していることもあり，感染には特に注意が必要である．免疫抑制剤には薬物相互作用や食品との相互作用がみられるものがあるので，服薬，食事内容には注意が必要である．また，人混みを避ける，マスクを使うなどの感染対策と，ペットとしては鳥類が重症感染症を媒介することがあるので避けるようにする．

　副作用としてはシクロスポリンの腎障害が有名であるが，長期投与では高コレステロール血症，高血圧症もみられる．患者は多毛症，歯肉肥厚を気にすることが多いが，これらは内服量が減るにつれ改善してくる副作用である．ステロイドの副作用の中心性肥満や，にきびも内服量が減るにつれて改善する．タクロリムスは糖尿病の引き金となることがあるといわれており，また手のふるえが出ることがある．急性の副作用としてミコフェノール酸モフェチルの下痢は難治性であり，投薬量の減量が必要となることもある．血中濃度のモニタリングが行われないので，吸収障害時や抗ウイルス薬による作用増強に注意を要する．シクロスポリンによる脳症は痙攣発作がみられることが多いが，抗痙攣薬はシクロスポリンの血中濃度に影響を与えるので注意が必要である．

4　腎移植患者の妊娠・出産

　生殖可能年齢の患者では移植後に妊娠・出産も行われる．臓器不全により月経不順・無月経となることも多い．生殖可能年齢の腎臓移植患者では，約半数の患者が移植後1年以内に正常月経に

表10-8　腎移植レシピエントの妊娠を考えるときの基準

1. 移植後2年，全身状態が良好である．
2. 腎機能が正常である．クレアチニンが2 mg/d*l* 以下，1.5 mg/d*l* 以下が望ましい．
3. 最近，急性拒絶反応やそれにつながると思われるものがない．
4. 血圧が正常である．
5. タンパク尿がないか，最小である．
6. エコー上移植腎が正常である（腎盂腎杯の拡張がない）．
7. 推奨される免疫抑制剤
   ・プレドニゾロン：15 mg 以下
   ・アザチオプリン：2 mg/kg 以下
   ・シクロスポリン，タクロリムスが治療レベルである．
   ・ミコフェノール酸モフェチルやシロリムスは禁忌である．
   ・ミコフェノール酸モフェチルやシロリムスは受胎を望む6週間前には中止しておくべきである．

（ERA-EDTA のものを一部改変）

復するといわれている．移植臓器機能が安定し，免疫抑制剤が維持濃度に達した状態であれば妊娠・出産は可能なことが多い．European Renal Association-European Dialysis and Transplant Association による腎臓移植患者のためのガイドライン[4] では免疫抑制剤の使用量を含めた基準をエビデンスレベルBあるいはCとして示している（**表10-8**）．アザチオプリンは母乳に移行するため授乳は勧められていない．現在，移植後2年以内の妊娠は，免疫抑制剤の量がまだ多く，移植臓器の機能の安定が不十分なため勧められていない．

妊娠時の問題点は，妊娠が移植臓器に与える影響と，免疫抑制剤が胎児発育に与える影響である．一般に妊娠により循環血液量は 40 ～ 50%増加するといわれ，免疫抑制剤の増量が必要となる

ことが多い．しかし，消化管運動や腎糸球体濾過率の変化もあるため，血中濃度を検査しながら調節する必要がある．アメリカ合衆国FDA 胎児危険度分類やADEC（オーストラリア薬物評価委員会）胎児危険度分類が妊娠時の投薬の参考になる．

5　その他

臓器移植が必要な患者においては複数科の診察が必要となる．原疾患が全身性の疾患であるかもしれないし，低栄養のためNST の介入が必要かもしれない．待機中や移植準備中から精神科的な加療が必要かもしれない．特に日本の腎臓移植に関しては，血縁者からの腎の提供に頼ることが多く，移植患者，提供者ともに葛藤を抱えることが多いことが考えられる．

移植の準備としては，悪性腫瘍の有無の検索や免疫抑制剤服用時の感染巣となり得る部位の検索・治療は必須である．女性に関しては出血のコントロールのために月経を調節する必要があることもある．

移植後に関しては複数の免疫抑制剤の的確な使用が，副作用を減らし拒絶反応を起こりにくくする．

全体を通して移植コーディネーターの果たす役割はとても大きい．移植待機中から患者，他の医療スタッフとの連絡を密にとり，情報提供に努め，患者の不安を軽減する．

そしてQOL の評価は，移植が生命予後を改善するだけでなく，本当に生活そのものを改善し得るのか，問題点として何が残されているのかを明らかとし，今後の移植医療に必要なものが何なのかを明確にする大切な手段と思われる．

（森　信芳）

Ⅵ　造血幹細胞移植のリハビリテーションの実際

1　造血幹細胞移植とは

造血幹細胞移植は，一部の造血器疾患に治癒を

もたらす治療法として確立されてきた．現在では治療法の選択にあたっては，自家移植，HLA（human leukocyte antigen）適合血縁者間移植，

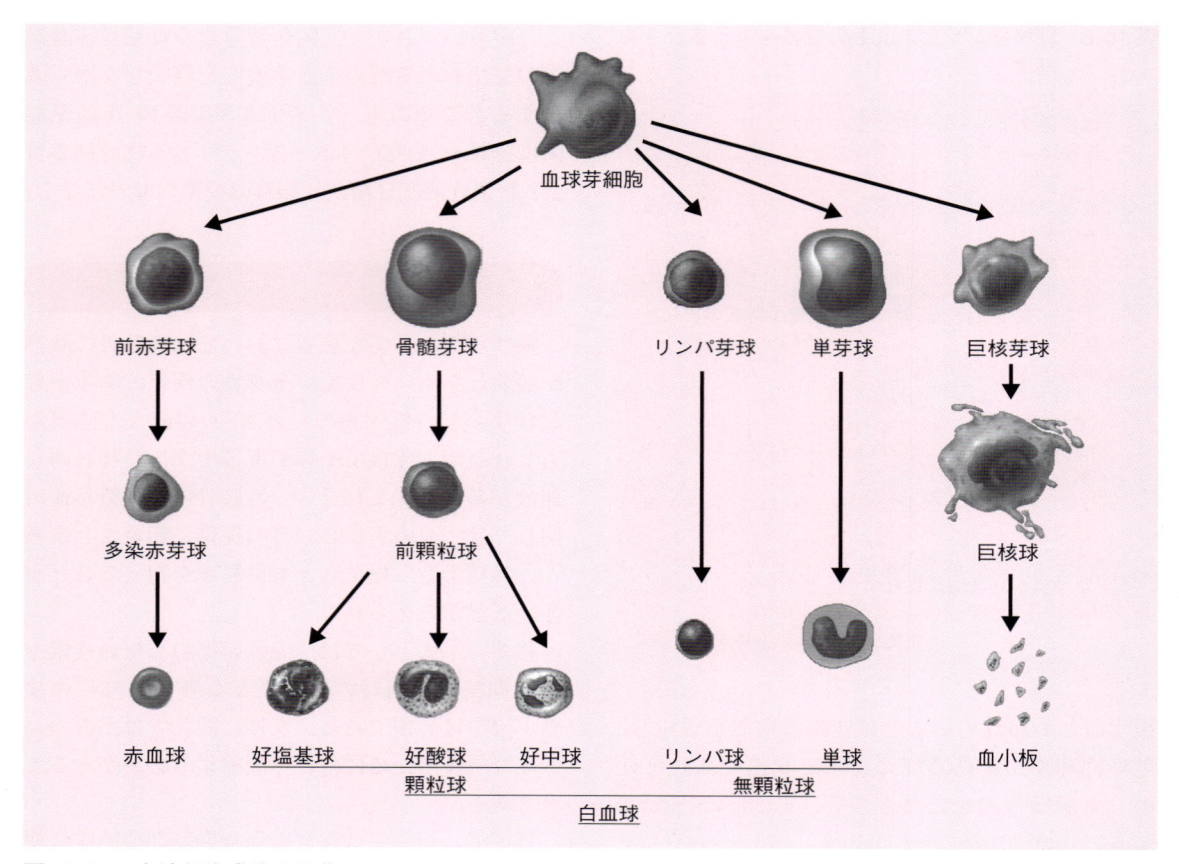

図 10-21　血液細胞成分の分化

非血縁者間骨髄移植，臍帯血移植，移植以外の治療法など，その選択肢が多様になってきた．慢性骨髄性白血病のように，他の有効な治療法が見出され絶対適応とはいえなくなった疾患もあるが，今まで用いられなかった疾患の治療にも有効性を見出されており，適応が拡大される可能性をもっている．

血液は，血漿とよばれる液体成分と，血球とよばれる細胞成分から成り立っている．血球には赤血球，白血球，血小板の3種類の細胞があり，それぞれ特有の役割を果たしている．これらの血球は，骨の中心部にある海綿状の骨髄という組織でつくられている．造血幹細胞は骨髄に存在し，赤血球，白血球，血小板をつくり出すもとになっている細胞である．

造血幹細胞は，骨髄のなかで細胞分裂を繰り返し，その一部は血球に分化していく（**図10-21**）．

本来は骨髄のなかでは自己複製により造血幹細胞が常に再生され，一生を通じて枯渇することはない．骨髄のなかで分化と自己複製の機能が巧みに調節されて造血が行われている．

造血幹細胞は基本的には骨髄に存在するが，G-CSF（顆粒球コロニー刺激因子：granulocyte colony stimulating factor）を投与したときなどの特殊な状況では，造血幹細胞が骨髄から血液中に流れ出すことがある．これを末梢血幹細胞という．また，臍帯と胎盤のなかに含まれる臍帯血にも，造血幹細胞は存在する．

造血幹細胞の採取は全身麻酔下での腸骨からの骨髄穿刺により 400 〜 1,000 ml 採取する方法，自己あるいは血縁者に G-CSF を皮下投与し数日後に 1 〜 3 日にわたり 1 回 3 時間程度かけて血液成分連続分離装置により 200 〜 300 ml 採取し凍結保存する方法，臍帯血 50 ml をそのまま凍結保

存する方法がある．採取された造血幹細胞は，強力な化学療法，放射線療法などによる前処置を行って造血幹細胞が定着しやすい状態の患者に対して，骨髄移植の場合はそのままで2〜4時間かけて点滴静注，また末梢血幹細胞移植，臍帯血移植では凍結パックを解凍し，30分〜2時間かけて点滴静注，静脈注射する．一般に白血球数500個/μl以上になると生着というが，生着には骨髄移植では平均18日，末梢血幹細胞移植では約14日，臍帯血移植では21日以上を要すると考えられている．

造血幹細胞移植の適応は，がんに対する強力な化学療法あるいは放射線療法により造血機能が低下した後の造血系の再構築（白血病，悪性リンパ腫，多発性骨髄腫などの造血器腫瘍，肺小細胞癌，胚細胞腫瘍など），造血機能や血球機能が低下する疾患の造血系の再構築（再生不良性貧血，骨髄異形成症候群，慢性肉芽腫症，Fanconi貧血，先天性代謝異常症など），移植された造血幹細胞から分化した白血球のがん細胞に対する免疫作用によるがん治療（腎細胞がん，大腸がん，膵がんなど）などの目的に行われている．また，従来の治療に抵抗性のある難治性の自己免疫疾患で，異常な免疫系を壊滅させた後の正常な免疫機能の再構築を目的に行うことが検討されている．

移植が行われた後は，自家移植，同系移植以外ではしばらくの間免疫抑制療法が必要である．生着した造血幹細胞から産生された白血球は，移植された患者の身体を異物と認識して免疫反応を起こすことがあり，移植片対宿主病（graft versus host disease；GVHD）とよばれる．また，産生された白血球は当初，数が十分であっても機能が不十分であり，ウイルス，真菌に対して十分な免疫機能を示さないこともある．患者の免疫系の抑制が不十分であれば拒絶反応も起こり得る．

2 リハビリテーションの実際

以上のような造血幹細胞移植の特殊な状態を考慮したリハビリテーションが必要とされる．

造血幹細胞移植を受けた患者では，廃用性筋萎縮が認められる．移植前後の数週間を無菌病室に閉じ込められるために生じ，白血病などの場合は寛解導入療法の期間も身体活動が制限されるため，より重度の廃用性筋萎縮をきたす．その結果，筋力が著しく低下し日常生活に支障をきたすこととなり，退院後の生活の質（quality of life；QOL）に大きく影響する．さらに造血幹細胞移植を受ける症例の年齢層が高くなったため，リハビリテーションの必要性がより高まってきている．リハビリテーションの目標は早期からの日常生活動作（activity of daily living；ADL）の自立とQOLの向上であり，多くの検討がなされてきている．患者，移植医師，看護師，理学療法士，リハビリテーション医師，そして家族がチームとしてリハビリテーションに取り組んでいくことが理想とされている．

現在当院では移植前の入院時から，リハビリテーション部門が各種評価と運動療法などに取り組んでいる．評価項目としては筋力，柔軟性，バランス能力，身体計測などである．評価のタイミングは初診時（移植前），移植後早期，退院前である．寛解導入など，原疾患治療のために移植前にすでに廃用に陥っていることが考えられる．Whiteらは移植前の6分間歩行試験で患者の58%が予測値の80%以下の歩行距離であったと報告している[1]．日本の高齢者のADLやIADL（手段的ADL）の自立と，下肢筋力，歩行能力，バランス能力との関係では，Azegamiらが移乗動作に関しては下肢筋力が，移動に関しては下肢筋力，歩行能力，バランス能力が，IADLに関しては歩行能力やバランス能力が相関していることを報告している[2]．また，患者からの聞き取りによると，天候の不順や人混みを避けたほうがよいなどの条件が，退院後の運動量の制限につながっていると考えられる．

1）移植前

造血幹細胞移植の適応の多くを占める造血器悪性腫瘍においては，寛解に至っていることが成績をよくする．また，原疾患による貧血，易感染性，出血傾向や易疲労性により，身体活動は減少

表 10-9　造血幹細胞移植患者に勧められる運動療法

運動の時期	運動メニュー
造血幹細胞移植前	有酸素運動と抵抗運動との両者（3〜5 回 / 週）
	1 回あたり最長 30 分
	強度：中等度（Borg スケールで 12〜14，最大心拍数の 70〜80%）
造血幹細胞移植中	有酸素運動（5 回 / 週，最大では毎日）で開始し，後半血小板数が増加すれば抵抗運動も週に 2 ないし 3 回可能
	開始時は 1 回当たり 10〜15 分（有効であれば間歇的に），最終的には最長 30 分
	強度：中等度（Borg スケールで 12〜14，最大心拍数の 70〜80%）
造血幹細胞移植後	有酸素運動と抵抗運動との両者（3〜5 回 / 週）
	1 回当たり最長 30 分あるいはそれ以上
	強度：中等度（Borg スケールで 12 〜 14，最大心拍数の 70〜80%）

（Wiskemann J, et al. 2008[4]，一部改変）

していることが多い．すなわち，患者は日常生活動作を行えるとしても廃用をきたしている．移植前には 1 週間程度の時間をかけて前処置が行われる．前処置とは，腫瘍細胞の撲滅と移植した造血幹細胞が生着しやすくするために行う強力な化学療法や放射線照射のことである．このとき前処置関連毒性がみられる．短期的には嘔気，脱毛などの他に，口内炎・下痢などの粘膜障害，腎障害，出血性膀胱炎，心筋障害，肝障害などが起こることがある．前処置により易疲労感は一段と増悪し，ベッドから起き上がることも困難となることがある．前処置関連毒性としては長期的には二次性発癌，性腺機能不全（不妊や更年期障害），白内障，間質性肺炎などが可能性として挙げられる．

(1) 評価

　問診では，一般的にリハビリテーション科で行うものと同様，生活場面に関しても聴取しておく．移植後に生活に戻る際の指導に重要である．心大血管疾患，甲状腺機能低下，転移性骨腫瘍，カヘキシー，発熱，好中球減少，貧血，血小板減少がある場合は運動療法に際して注意が必要である．造血器悪性腫瘍患者のなかには肺拡散能の低下がみられることが指摘されており，運動時の心拍数の急な上昇などがある場合は精密な呼吸機能検査も必要とする．

(2) リハビリテーションメニュー

　移植後早期の ADL，QOL 改善には，運動療法

表 10-10　造血幹細胞移植患者の運動療法の禁忌・慎重を要するもの

- ・血小板数　20,000/μl 以下
- ・発熱
- ・出血
- ・疼痛
- ・ヘモグロビン濃度　8 g/dl 以下

以下の場合も注意が必要である
- ・心血管疾患
- ・甲状腺機能低下
- ・下肢を含む骨転移
- ・BMI 18 以下のカヘキシー
- ・好中球数　1,000/μl 以下

（Wilson RW, et al. 2005[3]，Wiskemann J, et al. 2008[4]，一部改変）

（表 10-9）による身体機能の改善が重要である．移植直前・後は易疲労性が極めて強くベッド上の生活となるため，その前に少しでも体力増強を図り，運動の習慣づけが必要である．発熱の有無，採血による貧血，好中球減少，血小板減少の進行の有無，骨・関節痛に注意をしながら，中等度の強度の運動を 1 日 30 分程度，週に 3 回以上行うように努める．運動の種類は，筋力トレーニングと有酸素運動の両方を行うことが望ましい．ヘモグロビン 8 g/dl 以下，好中球数 1,000/μl 以下，血小板数 2 万 / μl 以下，出血，疼痛，38℃ 以上の発熱では，運動療法は原則禁忌と考えられる（表 10-10）[3,4]．

2）移植後

　日本では移植前後には無菌室への入室が一般的である．運動スペースとしては十分な広さを確保できないが，自転車エルゴメーターやゴムバンドを用いた抵抗運動が可能である．座位をとるように勧め，抗重力筋のトレーニングとする．無菌室中の早期から運動療法を行い，身体能力の維持，改善に努める．移植後の患者にはGVHD（移植片対宿主病）や拒絶反応，感染症のリスクがある．

　GVHDとは，白血球がもつ自分以外を敵とみなして攻撃する性質により，移植され生着した造血幹細胞がつくり出すドナーの白血球が，患者の体を「他人」とみなし，免疫反応を起こして患者の体を攻撃してしまうことである．移植後早期に起こるものを急性GVHDといい，皮疹，下痢，肝障害などをきたし，重症になると多くの内臓に障害が生じる．移植後100日を過ぎて，場合によっては数年にわたって生じるものを慢性GVHDといい，皮膚症状，目の乾燥，口内炎，肝障害など多彩な症状が出る．HLAの型（白血球の血液型）が合っていない場合や，血縁者以外からの移植の場合にGVHDの頻度が高くなることが知られている．一方，GVHDにより，ドナーの白血球が患者の体に残っている腫瘍細胞を攻撃するという効果も知られている．

　患者の免疫力は，移植前の化学療法や放射線療法によって抑制されているが，それでもある程度の確率で，移植されたドナーの造血幹細胞を異物とみなして攻撃してしまうことがある．この攻撃によってドナーの造血幹細胞が負けてしまうと拒絶されてしまうことがある．

　感染症は，造血幹細胞移植に伴う重要な合併症の一つである．患者は大量の化学療法や放射線療法で，一時的に白血球がゼロに近い状態になるので，細菌や真菌（カビ）やウイルスに極めて感染しやすい状態になる．通常，移植後2〜3週間で白血球数は回復してくるが，その後も免疫力の弱い状態が通常1〜2年は続くといわれている．最初の3カ月間は真菌やサイトメガロウイルスを中心としたウイルス疾患にかかりやすい時期があり，移植後半年を過ぎても2年程度までは免疫力の低下状態は続き，帯状疱疹などの疾患がしばしば生じる．GVHDが合併するとさまざまな感染症にかかりやすくなる．

　その他にも免疫抑制剤の副作用や放射線，ウイルスなどによる間質性肺炎など，移植の後にはさまざまな合併症に対応していかなくてはならない．

　また，さまざまな合併症を乗り越えても，移植後にもとの病気が再発してしまうことがある．病気の種類によっても異なるが，移植をしてから3〜5年間再発がなければ，その後に再発する確率は非常に低いといわれている．

（森　信芳）

摂食嚥下障害

I 摂食嚥下障害に関する解剖と生理

食物を認識して口腔へ取り込み，唾液を含む食物および液体を飲み込む嚥下は，解剖学と生理学からなる複雑な生体力学的相互作用で，先行期（食物の認識），準備期，口腔期，咽頭期，および食道期の5つの段階で構成される[1]．嚥下には中枢神経系と筋肉およびそれらをつなぐ脳神経が関与しており，神経学的または構造的な欠陥は嚥下に影響を及ぼすため，これらによって摂食嚥下障害を引き起こす可能性がある．摂食嚥下障害を理解するためには解剖学と生理学を理解することが重要である．

1 嚥下に携わる器官の解剖学（図11-1）[2]

1）口腔

口腔は口裂から口峡までのスペースで，前方を口唇，後方を口峡，側方を頬，上方を口蓋（硬口蓋・軟口蓋），下方を口腔底に囲まれる．この口腔は，歯列と口唇・頬との狭い間隙である口腔前庭と，上・下顎の歯列に囲まれたスペースである固有口腔とに分けられる．固有口腔の大部分は舌が占める．口腔の内面は，口腔粘膜で覆われ，口腔内は口腔内面に開口する唾液腺により常に湿潤している．口腔粘膜には，触・圧覚，温度感覚，痛覚などの受容器が存在する．

準備期・口腔期にかかわる筋には表情筋群，舌

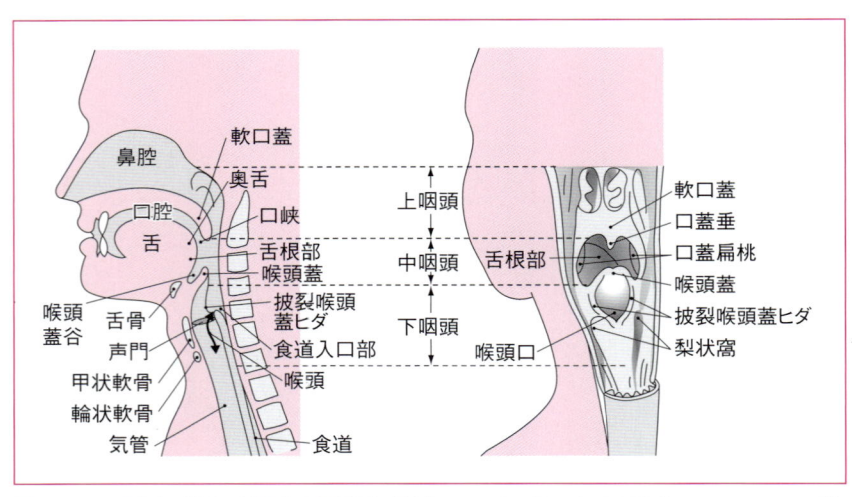

図11-1 嚥下に携わる器官の正常な解剖 　（聖隷三方原病院嚥下チーム，2011[2]）

を動かす舌筋，主に下顎運動を行う咀嚼筋群，軟口蓋を形成する口蓋筋がある．表情筋群は，口輪筋と頬筋に分けられる．口輪筋は，食物の取り込み時に口の開閉を行う．頬筋は食物が口腔前庭に落ちないように働く．

運動神経は，舌筋は舌下神経，咀嚼筋・口蓋筋は三叉神経第三枝，口唇は顔面神経の支配を受ける．感覚神経は，舌は舌神経・舌咽神経，口唇・口蓋・歯肉は三叉神経第一・二枝の支配を受ける．

血流は顔面動脈，蝶口蓋動脈，舌動脈（外頸動脈の分枝）から流入し，顔面静脈，内頸静脈へ流出する．

2）咽頭

咽頭は食物の通り道であるとともに空気の通り道でもあり，上方が鼻腔に，上前方が口腔に，下方が喉頭・食道に囲まれている．

咽頭壁は咽頭筋よりなり，運動神経は迷走神経，舌咽神経の支配を受け，感覚神経は三叉神経，迷走神経，舌咽神経で神経叢を形成している．

血流は上行咽頭動脈，上・下行口蓋動脈，顔面動脈，舌動脈から流入し，咽頭静脈叢を経て内頸静脈へ流出する．

3）喉頭

喉頭は上気道の最後の区域で，食物が気道へ流入しないように防ぐ働きとともに，発声器としての役割を果たす．喉頭の上部は喉頭口で，前方には喉頭蓋が位置する．舌根底部と喉頭蓋の間に存在する陥凹を喉頭蓋谷，両側の咽頭喉頭蓋ひだから食道上端までの陥凹を梨状窩とよぶ．喉頭の外枠は，軟骨により形づくられる．この軟骨には，喉頭蓋の中隔にある喉頭蓋軟骨，舌骨と筋で結ばれている甲状軟骨，気管の内腔を確保している輪状軟骨，声帯の開閉に関与する披裂軟骨などがある．

筋肉は外喉頭筋と内喉頭筋から構成されている．外喉頭筋は舌骨上筋と舌骨下筋から構成されている．内喉頭筋は声門閉鎖筋（側筋，内筋，横

筋）が，声門を狭くする働きがある．声門開大筋（後筋）が声門を広げる．

主な支配神経は，反回神経，迷走神経から分枝する下喉頭神経と，迷走神経から分枝する上喉頭神経である．上喉頭神経は内枝と外枝に分かれ，内枝は喉頭内に入り喉頭粘膜の知覚を支配し，外枝は運動を支配する．

血流は甲状腺動脈，上喉頭動脈，下喉頭動脈輪状甲状枝（上喉頭動脈の分枝）から流入し，上・中・下甲状腺静脈へ流出する．

4）食道

食道は輪状軟骨の後部の高さの食道入口部から胃噴門部の間に存在する管腔である．上部食道括約筋が弛緩することで，食物は咽頭，喉頭から食道へと送り込まれ，横紋筋と平滑筋による蠕動運動によって，食物は胃に運ばれる．支配神経は迷走神経とアウエルバッハ神経叢が存在し，運動を司る．

血流は頸部では下甲状腺動脈，胸部では下行大動脈，腹部では左胃動脈から流入し，左胃静脈へ流出する．

2　摂食嚥下に関する生理学
（図11-2）[1,2]

摂食嚥下の定義[1] は，食物の認知から始まり，食物が口腔→咽頭→喉頭→食道→胃に至るまでの過程のすべてである．

Leopold（1983）らは，食塊の位置から，先行期（食物の認識），準備期，口腔期，咽頭期，食道期の5期に分けており，現在ではこの分類が広く用いられている[1]．なお，嚥下は随意的な運動と不随意的な運動，脳幹反射による一連のプロセスであり，明確に区別することは難しいこともある．

1）先行期（食物の認識）

摂食を行うには食物を認識できなければならない．すなわち，認知には，視覚（目で見る：視神経），嗅覚（においをかぐ：嗅神経），聴覚（食器

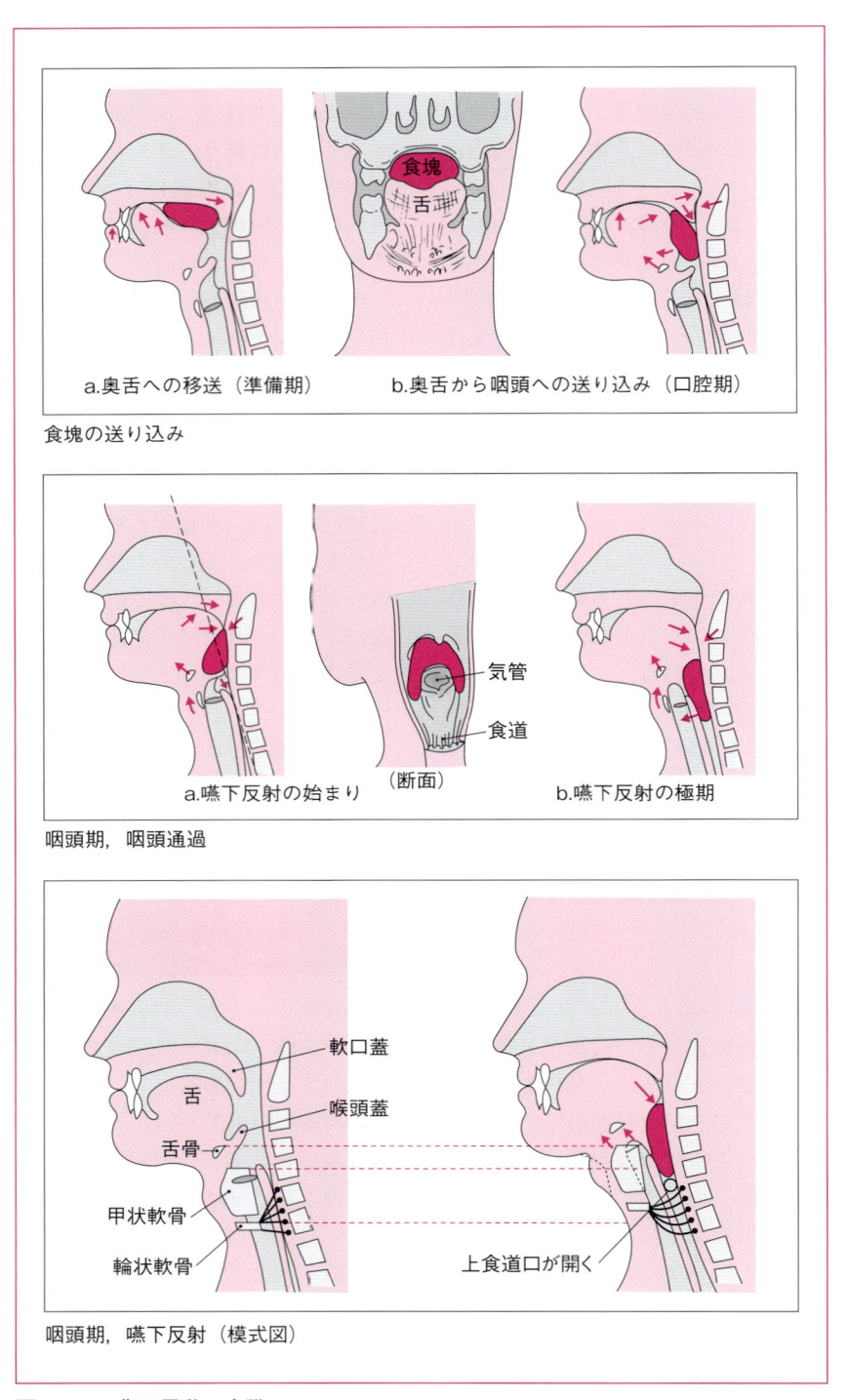

図 11-2 **嚥下運動の実際**
（聖隷三方原病院嚥下チーム，2011[2]より3つの図を1つにまとめた）

などの音を聞く：聴神経），味覚（味を認識する：顔面神経・舌咽神経），触覚（触感：三叉神経・舌咽神経）などの五感を総動員させる必要がある．その食物が食べたいものであれば，唾液が分

泌され，消化管の運動が亢進し食欲もわく．その一方で，嫌いな食べものや食べたくないものであれば，見ただけで嘔吐反射を催すこともある．意識障害などで食物の認知が不十分なまま摂食すると，嚥下の準備が不十分となり，誤嚥につながる可能性がある．

2）準備期・口腔期

食物を認知した後，口腔内に食物を取り込み（捕食），噛み砕き，飲み込みやすい形に処理・加工し（食塊形成），食塊を咽頭へ送り込む（送り込み）までの過程を広義の口腔期とよぶ．捕食と食塊形成を準備期とし，送り込みを狭義の口腔期に分類する．

(1) 捕食

口唇と前歯で食物を口腔内へ取り込む段階を意味する．重要なのは口唇の働きと顎の開閉運動との協調運動である．具体的には一口量として適切な量を取り込むための開口の調節，および食物を認知し，その性質や温度に従った口腔内への流入速度や量などの調整である．

(2) 食塊形成

捕食により食物を取り込むと，食物を飲み込みやすく加工・処理する必要がある．これを食塊形成という．

食塊を形成するためには，食物を砕き，唾液と混合して嚥下しやすい形態に整える咀嚼を行う必要がある．この過程がスムーズに行われるためには，口唇が閉鎖され，後方は，舌根と軟口蓋が面で接触・閉鎖することが必要である．咀嚼は咀嚼筋，顎関節，口腔粘膜，歯などからのさまざまな感覚情報が重要な役割を果たす．そのためには三叉神経，顔面神経，舌下神経などが協調して働くことが必要である．食物の咀嚼は脳神経を動員することによって行われ，脳幹網様体を賦活して覚醒レベルを上げる役割もあるといわれている．

この過程では，機能面に加えて，味や食感を楽しむといった面も重要である．これらの情報は，三叉神経や顔面神経を通じて大脳へ伝えられ，食物の認知に影響を与える．

(3) 送り込み

形成された食塊は，咽頭に送り込まれる．舌は，先端が自由に動けるようになっているが，筋力を発揮して食物を送るためには先端を固定させる必要がある．送り込みには，舌が口蓋全部についてしっかり固定されていることが重要である．口蓋前方部に接している舌尖部から舌の上方への運動が始まり，舌と口蓋の接触が後方に向かって連続した波動のように広がっていく．

3）咽頭期

咽頭期は嚥下反射が中心となり，喉頭蓋谷で形成された食塊が下方へと移動を始めた時点から，食道入口部に到達するまでの咽頭腔を通過する時期で，嚥下において重要なプロセスである．咽頭期嚥下は咽頭，喉頭の感覚刺激により惹起される．この刺激は上喉頭神経内枝あるいは舌咽神経を経由して延髄の孤束核に送られ，さらに延髄の疑核背側，孤束核腹側，両者間の介在ニューロン（小細胞網様体核）からなる嚥下中枢へ伝えられる．興奮が閾値を超えると，刺激は嚥下中枢から脳神経核を経て顔面神経，三叉神経，舌咽神経，迷走神経，舌下神経を介して各筋群に嚥下運動を発生させる[3]．こうして生じた嚥下反射により，舌骨，喉頭が前上方に挙上し，喉頭蓋は相対的に後方へと倒れ込み喉頭が閉鎖し，咽頭部の圧が上昇し上部食道括約筋が弛緩して，食塊は咽頭から食道へと送り込まれる．これらは，舌骨上筋，舌骨下筋，口蓋筋，咽頭筋の協調運動により達成される[4-7]（**表 11-1**）．また，同時に誤嚥防止機構が働く．喉頭蓋の尖端が下垂（喉頭蓋が反転）することにより喉頭口を塞ぎ，誤嚥を防ぐ．披裂が挙上することにより喉頭蓋に密着し，誤嚥を防ぐ．声帯と前庭ヒダは内転運動を行うことで声門を閉じ，一時的に無呼吸となり誤嚥を防ぐ．咳反射も誤嚥を防ぐ重要な機能である[8]．

4）食道期

食塊が食道へ入ると，蠕動運動が起こり胃に運ばれる．これに加えて食道粘膜，筋層におけるフィードバックが働き，新たな蠕動波が形成さ

表 11-1　嚥下反射に関与する筋肉

	筋の名称	作用	支配神経
舌骨上筋	顎二腹筋 前腹 　　　　 後腹 顎舌骨筋 オトガイ舌骨筋 茎突舌骨筋	舌骨を引き上げる 舌骨を前上に持ち上げる 舌骨を上方および前方に引っ張る 舌骨を後方および上方に引っ張る	前腹：下顎神経 後腹：顔面神経 下顎神経 舌下神経（頸神経） 顔面神経
舌骨下筋	胸骨舌骨筋 肩甲舌骨筋 胸骨甲状筋 甲状舌骨筋	舌骨を引き下げる 舌骨を引き下げる 甲状軟骨を下げる，下方に引く 舌骨を引き下げる 舌骨固定時：喉頭を引き上げる	頸神経ワナ
口蓋筋	口蓋帆張筋 口蓋帆挙筋 口蓋舌筋 口蓋咽頭筋 口蓋垂筋	軟口蓋を緊張 軟口蓋を持ち上げる 軟口蓋を下に引き寄せる 咽頭を上および前に引き寄せる 口蓋垂を引き上げる	三叉神経（内側翼突筋神経） 迷走神経
咽頭筋	茎突咽頭筋 耳管咽頭筋 口蓋咽頭筋 上咽頭収縮筋 中咽頭収縮筋 下咽頭収縮筋 輪状咽頭筋	咽頭の挙上 咽頭の挙上 咽頭の挙上 咽頭腔を狭くする（蠕動） 咽頭腔を狭くする（蠕動） 咽頭腔を狭くする（蠕動） 弛緩して輪状咽頭を開く	舌咽神経 迷走神経

れ，食塊輸送は促進される．食道には，途中で大動脈・気管支と交差するために生理的狭窄部が存在する．健常者でも大きなものを飲み込んだときに胸がつかえるが，これはそのためである．食道下部には下部食道括約筋があり，胃食道逆流を防止している．

（大国生幸）

Ⅱ　摂食嚥下障害の評価

手順としては，「①スクリーニング→②評価（VF）⇔③訓練→④ゴール（退院時指導）」の順で行われる（図 11-3）．

1　スクリーニング

日本摂食嚥下リハビリテーション学会で，2019年に『摂食嚥下障害の評価 2019』が作成された（表 11-2）[1]．具体的な記載方法は同文献を参照いただきたい．嚥下運動は外部から観察しにくいため，その診断・評価に苦慮することも多い．主な嚥下障害を示唆する症状，および注意するポイントは表 11-3 のとおりである[2]．

また，ベッドサイドで可能な嚥下機能テストとして表 11-4 のようなものが挙げられる[3]．反復唾液のみテスト（RSST）の，嚥下造影検査上の送り込み障害や誤嚥に対する感度は 80 〜 98%，特異度は 54 〜 66%[4] と報告されている．改訂水のみテストはカットオフ値を 3 点とした場合誤嚥に対して感度 55 〜 70%，特異度 81 〜 88% と報告されている[5,6]．また 30 ml 水飲みテストは，誤嚥に対する感度は 72%，特異度は 67% と報告されている[7]．食物テストは誤嚥に対してカットオフ値を 4 点とした場合，感度は 72 〜 83%，特異度は 26 〜 62% とばらつきがあり，食材により変動することが知られている[8]．臨床現場におい

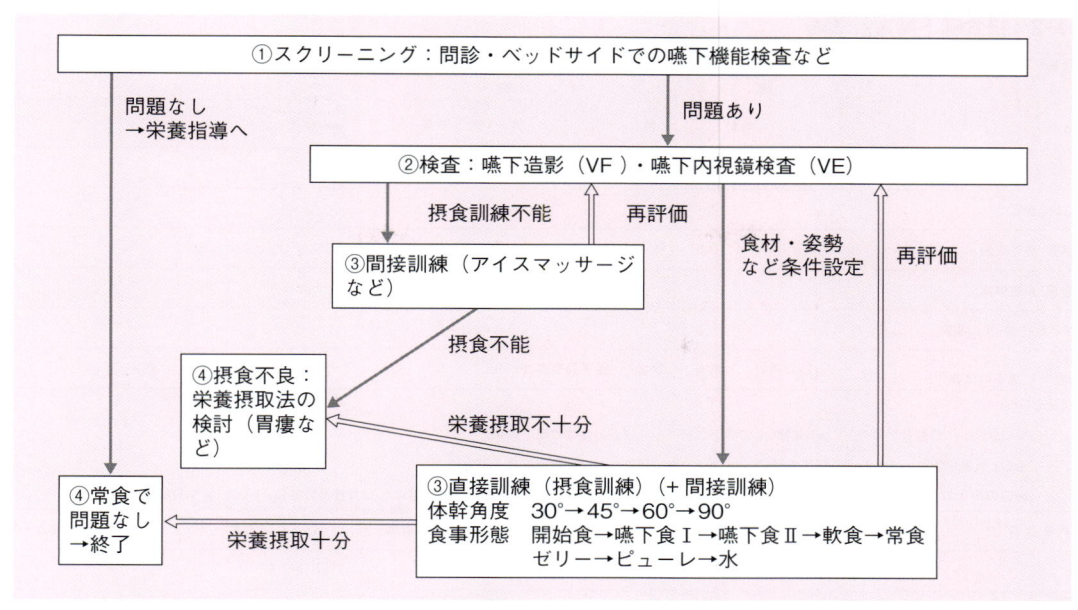

図11-3　摂食嚥下訓練の流れ

```
┌────────────────────────────────────────────────────────────┐
│ ①スクリーニング：問診・ベッドサイドでの嚥下機能検査など │
└────────────────────────────────────────────────────────────┘
```

問題なし
→栄養指導へ

問題あり

②検査：嚥下造影（VF）・嚥下内視鏡検査（VE）

摂食訓練不能　　　　　再評価

食材・姿勢
など条件設定　　再評価

③間接訓練（アイスマッサージなど）

摂食不能

④摂食不良：栄養摂取法の検討（胃瘻など）

栄養摂取不十分

④常食で問題なし→終了

栄養摂取十分

③直接訓練（摂食訓練）（＋間接訓練）
体幹角度　　30°→45°→60°→90°
食事形態　　開始食→嚥下食Ⅰ→嚥下食Ⅱ→軟食→常食
　　　　　　ゼリー→ピューレ→水

て再現性が高く感度や特異度が100％に近いスクリーニングテストが理想だが，現実的には存在しない．しかしながら，複数のスクリーニングテストを合わせて行うと感度や特異度が上昇することが知られている[6,9]．

2　評価

1）嚥下造影（VF）[2,10]

嚥下造影（video fluorography；VF）は，造影剤を混入したさまざまな食材を模擬食品として，実際の摂食場面をX線透視下で観察する検査法である．その際，口腔，咽頭，食道の動き，構造の異常，食塊の動きを総合的に評価する．2014年に日本摂食嚥下リハビリテーション学会より『嚥下造影の検査法（詳細版）』[10]が発表されたのでこれを参照して説明する．

(1) 食材

現在日本では「VF用の造影剤」と定められたものは市販されていない．一般的には硫酸バリウム懸濁液を各種の濃度に調整し，検査食に加えて使用する．重量％で30〜40％以上の濃度があれ

ば造影効果も十分である．現在入手可能な造影剤とその特徴はインターネットなどで調べられるが，バイエル社の『造影剤要覧　第28版』（2011年発行）がよくまとまっている．検査食の種類は**表11-5**[10]のとおりである．

(2) 検査体位

最初は，普段食事をしている体位で検査を行う．ただし長期間摂食していないなどのハイリスクな症例は，30度仰臥位・頸部前屈位で始める．造影の結果や臨床症状を観察しながら，体幹角度を徐々に上げたり，頸部を回旋させたりと，最適な条件を設定する．なお，検査時に使用する椅子については**表11-6**[10]を参照いただきたい．

(3) 検査手順

①造影剤の種類とアレルギーの確認・濃度

ヨードアレルギーの家族歴・既往歴の有無を確認する．ヨードアレルギーの既往歴・家族歴の確認がとれない場合，下口唇片側に2〜3倍希釈した造影剤をつけて口唇粘膜の腫脹発赤や他の部位に発疹が出ないかどうか，10分以上観察してから検査開始する．

②経口摂取を検討する症例

造影剤の量は少量から開始する．乳児では0.1

表 11-2　摂食嚥下障害評価表

摂食嚥下障害評価表1

				NO
	年　　月　　日		名前	

ID.　　　　　　　　　年齢　　　歳　　　　　　男・女 身長　　　　cm 体重　　　kg

血圧　　／　　脈拍　　回／分　SpO₂　　％（ルームエア・O₂投与　　ℓ）

主訴ないし症状	
原因疾患/併存疾患	
生活の場・家族構成	
関連する既往歴・使用薬剤	

栄養方法 （評価表2 10食事の項参照）	経口摂取：　常食・軟食・嚥下調整食コード（　　　　　　　）・その他（　　　　　）　絶食

摂食状況のレベル

　　　　経口なし（Lv1:口腔ケアのみ，　Lv2:食物なしの嚥下訓練，Lv3:少量の食物で嚥下訓練）

　　　　経口と代替栄養（Lv4:1食未満の嚥下食経口，　Lv5:1，2食の経口，　Lv6:3食嚥下＋不足補助）

　　　　経口のみ（Lv7:3食嚥下食経口.代替無し，　Lv8:特別食べ難い食物以外3食経口，　Lv9:医学的配慮のもと3食普通食経口，　Lv10:食物制限なし正常）

補助（代替）栄養	なし・経鼻経管（　　　　　）・胃瘻（　　　　　）・点滴（　　　　　）・その他：　　　　　（　　）内は剤名と一日量

コメント：

1.　認知		3.　発声・構音（気切：なし・あり）	
意識	JCS：	気管カニューレの名称とサイズ	
失語症	なし・あり（　　　失語）・不明	カフ	なし・あり
失行	なし・あり（　　　　　）・不明	カフ上吸引チューブ	なし・あり
注意障害・半側空間無視	なし・あり・不明	側孔	なし・あり
HDS-R / MMSE	／30点・施行困難・不明	発声	有声・無声・なし
食への意欲	なし・あり・不明	湿性嗄声	なし・軽度・重度
コメント：		構音障害	なし・軽度・重度
2.　口腔の状態と口腔機能		発話明瞭度	1・2・3・4・5
開口量	3横指・2横指・1横指以下	嗄声	なし・粗ぞう性・気息性・努力性・無力性
口腔感覚異常	なし・あり	開鼻声	なし・軽度・重度
口腔乾燥	なし・あり	最大発声持続時間	秒
口腔衛生状態	良好・不良（　　　　）	その他：	
口角下垂	なし・あり（右・左）	コメント：	
軟口蓋運動（短い/ア/連続発声時）	十分・不十分・なし		
口腔内食物処理	十分・不十分・すりつぶし・押しつぶし・不能	4.　頸部・体幹・握力	
舌萎縮	なし・あり（右・左）	頸部可動域 屈曲伸展 （自動・他動）	屈曲　自動　　　度・他動　　　度 伸展　自動　　　度・他動　　　度
口腔ジスキネジア	なし・あり	頸部可動域 回旋 （自動・他動）	右回旋　自動　　　度・他動　　　度 左回旋　自動　　　度・他動　　　度
舌圧	kPa	頸部可動域 側屈 （自動・他動）	右側屈　自動　　　度・他動　　　度 左側屈　自動　　　度・他動　　　度
その他：		Hoffer座位能力分類	分類1・分類2・分類3
		握力	右　　kg　　　　左　　kg
		その他：	
コメント：		コメント：	

（日本摂食嚥下リハビリテーション学会医療検討委員会，2019[1]）

表 11-3 嚥下障害を疑う主な症状

むせ：どういう食品でむせるか？食べ始めにむせるか？疲れるとむせるか？
咳：食事中や食後の咳は多くないか？夜間の咳はないか？
痰の性状，量：食物残渣はないか？食事を開始してから量は多くないか？
咽頭異常感，食物残留感：部位はどこか？
嚥下困難感：食品による差違はあるか？日内変動はないか？
声：食後に声の変化はないか，がらがら声ではないか？
食欲低下：むせたり，苦しいから食べないなど嚥下障害が原因のことがある
食事内容の変化：飲み込みやすい物だけを選んでいないか？
食事時間の延長：口の中にいつまでも食べ物をためている，なかなか飲み込まない
食べ方の変化：上を向いて食べる，汁物と交互に食べている，口からこぼれる
食事中の疲労：食事に伴う低酸素血症はないか？嚥下は努力性になっていないか？
口腔内の汚れ：ひどい歯垢，食物残渣，口臭は口腔期の問題と関連があるか？

(聖隷三方原病院嚥下チーム，2011[2])

表 11-4 ベッドサイドで可能な嚥下機能テスト

検査名	方法	判定
反復唾液のみテスト（RSST）	空嚥下を 30 秒以内にできるだけ多く行う	30 秒で 2 回以下で異常
改訂水飲みテスト	冷水を 3 cc 飲ませる	判定不能（無反応，口から出す） 1a 嚥下・むせなし，湿性さ声あり，呼吸変化あり 1b 嚥下なし，むせあり 2 嚥下あり，むせなし，呼吸変化あり 3a 嚥下あり，むせなし，湿性さ声あり 3b 嚥下あり，むせあり 4 嚥下あり，むせなし，湿性さ声なし，呼吸変化なし 5 4 に加えて追加嚥下運動が 30 秒以内に 2 回可能
食物テスト	スプーン 1 杯（3 g）のプリンを摂食した後空嚥下し，30 秒観察する	判定不能（無反応，口から出す） 1a 嚥下・むせなし，湿性さ声あり，または呼吸変化あり 1b 嚥下なし，むせあり 2 嚥下あり，むせなし，呼吸変化あり 3a 嚥下あり，むせなし，湿性さ声あり 3b 嚥下あり，むせあり，湿性さ声あり 3c 嚥下あり，むせなし，湿性さ声なし，呼吸変化なし，口腔内残留あり 4 嚥下あり，むせなし，湿性さ声なし，口腔内残留あり，追加嚥下で残留消失 5 嚥下あり，むせなし，さ声，呼吸変化なし，口腔内残留なし
パルスオキシメーター	摂食中に指先に装着して SpO_2 の変化をみる	SpO_2 90％以下あるいは，初期値より 1 分間の平均が 3％低下で，摂食中止
聴診	嚥下前後で頸部を聴診する	嚥下前後での呼吸音の変化・嚥下音の延長
着色水テスト	気切患者に対して，着色水を飲ませる	3 分以内に気切孔から色素が出れば異常

(金子芳洋・他，1998[3])

～ 0.2 ml というごく少量でも誤嚥する．誤嚥がなければ量を徐々に増やす．一般に粘度の低い液体よりも粘度の高い液体やペースト食品，ゼリー食品のほうが誤嚥は少ないので，粘度の高い液体やペースト状食品から開始して問題なければ粘度の低い液体を与えていく．ただし症例によっては，粘度の低い液体のほうが誤嚥されにくいこともあるので注意が必要である．

表 11-5 検査食の種類

検査食	組成，特徴
硫酸バリウム原液 （120～160%）	メーカーにより濃度も粘性も異なる製品が販売されている． 付着性があり，粘膜が造影される． 二重造影を行うと組織構造をみるのに好都合である． 誤嚥量が多いと排泄されずに残存する．
希釈硫酸バリウム液	原液はやや粘稠度が高い． 40%前後に希釈することで，水や汁物と同等の粘度となる． 誤嚥しても排出されやすい．
増粘剤加硫酸バリウム液	40%希釈硫酸バリウムに増粘剤を加えると，水や汁物に増粘剤を加えた状態に近くなる． とろみを付けた液体の嚥下動態を見るのによい．日本摂食嚥下リハビリテーション学会嚥下 調整食分類2013（注5-4）を参考に，「段階1 薄いとろみ」「段階2 中間のとろみ」「段 階3 濃いとろみ」などを検査する．ピューレタイプの検査食と考えることも可能である．
バリウムゼラチンゼリー	嚥下障害食として使用されるゼラチンゼリーの検査食． 作製後24時間，冷暗所で保存して使用する． 硫酸バリウム* 50 g，水100 ml，ゼラチン®* 2 g，砂糖20 g
バリウム寒天ゼリー	嚥下障害食として使用される寒天ゼリーの検査食． 硬めにつくると，砕いたゼリーがつぶつぶとなり，粒子（ご飯粒など）状食品の動態に近似 する． 硫酸バリウム* 50 g，水100 ml，粉寒天* 1.5 g，砂糖20 g
バリウムヨーグルト バリウムプリン	ヨーグルトとプリンも嚥下障害食として使用される． その場で造影剤を適宜添加して使用する． イソビストや硫酸バリウムは，ヨーグルトとプリンの味を損なわない．
バリウムクッキー	咀嚼，口腔内処理能力をみるのに最適．市販のクッキーに硫酸バリウム原液を塗って使用す ることも可能である． 以下のレシピを参考にあらかじめ作製しておくと大変便利である． バター125 g，砂糖110 g，卵黄1個，薄力粉100 g，バリウムパウダー25 g
バリウム蒸しパン	バター25 g，砂糖50 g，卵1/2個，薄力粉70 g， ベーキングパウダー 大さじ1杯，牛乳100 ml，バリウムパウダー80 g
バリウムうどん	強力粉100 g，塩6 g，湯60 ml，バリウムパウダー100 g
薬	バリウムをカプセルに入れる，薬剤シートに硫酸バリウムを入れて固める，散剤はバリウム パウダーをそのまま使用するなど．

*使用する硫酸バリウム，ゼラチン，寒天，増粘剤などでできあがりの物性がかなり変化する．
　検査者が実際の施設で使用しているものであらかじめ試作し，物性を確認する必要がある．
注5-1．日本摂食嚥下学会医療検討委員会嚥下調整食特別委員会：日本摂食嚥下リハビリテーション学会嚥下調整食分類
2013，日摂食嚥下リハ会誌，17（3）：255-267，2013．
注5-2．トロミスマイル®（ヘルシーフード），ネオハイトロミール®（フードケア），かんたんゼリーの素®（キユーピー），
ソフティア®（ニュートリー）など．
注5-3．藤島一郎，大熊るり，水口　文：バリウム速崩錠を用いた錠剤の嚥下造影検査，リハ医，37：70，2000．
注5-4．Varibar: Pudding，Nectar，Honey；E-Z-EM社製．

（日本摂食嚥下リハビリテーション学会医療検討委員会，2014[10]）

③現在経口摂取している症例

　平常摂取しているのと同じ性状の検査食を使用し，使い慣れた食具（スプーン）で摂取させて検査する．

(4) 評価

　評価項目は**表11-7**に示すとおりである[10]．得られた情報をもとに訓練法やゴールを再調整する．なお，詳細な評価については日本摂食嚥下リハビリテーション学会で出された『嚥下造影の検査法2014年度版』を参照いただきたい．

(5) メリット

・記録を残すことにより，スロー再生などを用いて再検討が可能である．
・不顕性誤嚥の発見に最適である．

(6) デメリット

・放射線に曝露される．

表11-6　検査用椅子に望まれる機能

機　能	目　的
1) バックレストとリクライニング機構（30度から90度）	姿勢調節
2) レッグレストの長さと角度調節機構（30度から90度）	姿勢調整
3) 着脱可能な枕	頸部角度調節
4) 全幅は60 cm程度，座幅は40 cm程度	良好な撮影範囲を得る
5) キャスターあるいは車輪（側面・正面の変換）車輪（キャスター）は座幅から大きくはみ出していないものが良好	側面・正面の変換撮影位置の微調整
6) 座面が50 cmから100 cm程度まで調節が可能	管球と被写体の位置が合わない場合に必要

注4-1：市販されている嚥下造影用椅子
コンバーVF-X（タカノ株式会社．定価65万円．http://www.takano-hw.com/products/stretcher/convfx.php）
VF検査用椅子VF-MT-2（東名ブレース株式会社．オープンプライス．http://www.tomeibrace.co.jp/catalog/pdf/wheel01.pdf）
VFチェアTK-5（ともみ工房．オープンプライス：実売65万円前後．http://tomomi-k.com/?page_id=27）

（日本摂食嚥下リハビリテーション学会医療検討委員会，2014[10]）

・バリウムと混ぜることにより，模擬食材と実際の食材の粘度が変わってしまう．

(7) 相関係数[11]と感度・特異度

・食道内圧曲線は，喉頭進入について70%所見が一致する．
・内視鏡：感度，特異度とも90%以上（咽頭進入76%，誤嚥82.6%）で所見が一致する．

2) 嚥下内視鏡（VE）[2, 11]

　嚥下内視鏡検査（videoendoscopic examination of swallowing；VE）は，鼻咽腔喉頭ファイバースコープを用いて嚥下諸器官・食塊の動態などを観察する方法である．VFと異なり，鼻咽頭や喉頭の直視が可能であるため，腫瘍などの器質的異常の診断，機能的異常の診断に優れており，特に咽頭期の障害の診断において有効である．日本耳鼻咽喉科学会より発表されている『嚥下障害診療ガイドライン2018年版』[12]の内容を参考にして以下に述べる．

(1) 食材

　造影剤は必要ない．検査食には，通常，着色水を用いる．1回量は3 ml程度だが，誤嚥の危険性が高い場合は1 mlから開始する．また，嚥下訓練の開始時に訓練食として用いられることの多

表11-7　VFの観察項目

検査食の動態	解剖学的構造の異常・動き
口唇からのこぼれ咀嚼状態食塊形成口腔残留（前庭部・口底部・舌背部）咽頭への取り込み	形態学的異常（口腔）口唇の開閉下顎の動き舌の動き舌軟口蓋閉鎖
早期咽頭流入咽頭通過誤嚥・喉頭侵入とその量口腔への逆流鼻咽腔への逆流咽頭残留・咽頭滞留（貯留）*（喉頭蓋谷・梨状陥凹）食道入口部の通過	形態的異常（咽頭）舌根部の動き鼻咽腔閉鎖舌骨の動き喉頭挙上喉頭蓋の動き喉頭閉鎖咽頭壁の収縮食道入口部の開大
食道残留食道内逆流胃食道逆流	形態学的異常（食道の蛇行・外部からの圧迫など）食道蠕動下食道括約筋の開大

*咽頭滞留（貯留）：嚥下反射が起こらずに，そのまま残った場合は「滞留」とする．
（日本摂食嚥下リハビリテーション学会医療検討委員会，2014[10]）

いゼリーやプリンも用いられる．経口摂取中の食物や今後試してみたい食物を用いることもある．

(2) 検査体位

　VFと同じ．

（3）検査手順

内視鏡挿入時の麻酔は必須ではないが，患者が不快感を訴えるときには鼻腔を軽度表面麻酔する．この場合，咽頭に麻酔液が流入しないように注意する．麻酔液による感覚鈍麻や嚥下運動低下を防ぐためである．嚥下内視鏡検査は特に検査室などで行う必要はなく，ベッド上でも実施可能である．ただし，臥位は軟口蓋や舌根が下に落ちることにより観察が困難になるため，上体を少しでも起こして検査することが望ましい．観察部位は主に上咽頭，中咽頭，下咽頭，喉頭である．嚥下を行わない状態での観察と，空嚥下や検査食を嚥下させた状態での観察を行う．正常な嚥下の瞬間には，一時的に視野が真っ白になって観察不能な状態になる．これを white out とよぶ．

（4）評価

兵頭は，4項目4段階のスコア評価法（**表11-8**）を報告している．この評価法は簡便でスコアの一致率も高く，臨床の現場に用いるには有用である[13]．また，日本摂食嚥下リハビリテーション学会の『嚥下内視鏡検査の手順2021』[14]には評価すべき項目をまとめた評価用紙が掲載されている（**表11-9**）．

（5）メリット

・放射線被曝がない．
・携帯性に優れ，ベッドサイド，在宅での検査が可能である．
・実際の摂食場面での観察が可能．粘膜，唾液の状態が直視下に観察可能である．
・ビデオテープに記録し，患者，家族，スタッフへの教育・指導などに活用できる．

（6）デメリット[2,15]

・技術に対する熟練が必要である．
・誤嚥の瞬間を捉えきれない（white out）．
・咽頭期以外の嚥下障害を捉えることができない．

（7）相関関係と感度・特異度

・食道内圧曲線とは，喉頭進入の所見が82.3%一致する[11]．嚥下造影検査に対する早期咽頭流入，咽頭残留，喉頭流入・誤嚥の感度は75〜92%である[16]．早期咽頭流入を除いて

嚥下造影検査よりも嚥下障害に関連する異常所見を鋭敏に検出できた[17]．

3）その他の一般検査

嚥下障害では，誤嚥性肺炎，脱水，栄養障害を伴うことが多い．嚥下障害患者では，低栄養で誤嚥性肺炎を生じやすいといわれている[18]．近年高齢者の栄養障害のスクリーニングとして，Geriatric Nutritional Risk Index score（GNRI）[19]やCONUT score（CONUT）[20]が注目されている．GNRIはアルブミン値と体重で，CONUTはアルブミン値，総コレステロール値，リンパ球数で求められるため，簡易的で安価に評価することが可能であり，GNRIは誤嚥性肺炎で入院した患者の想起の独立した予後予測因子となっている[21]．

神経学的所見も重要である．具体的には，認知症の有無，脳神経（特にV，VII，VIII，IX，X，XII），構音障害，口腔・咽頭の反射，麻痺・失調・感覚障害の有無についてのチェックをする必要がある[2]．

3　嚥下訓練

前記の評価をもとに訓練開始時の条件を決定し，嚥下訓練を開始する．具体的には後述する（「IV摂食・嚥下障害のリハビリテーション」）．訓練開始後も必要に応じて，前記評価を繰り返し行うこともある．

4　ゴール設定

最終的には，栄養，水分，薬剤をどのような方法で体内に取り込むかを決定しなくてはならない．これらの成分を体内に取り込む経路には，経口，経管，経静脈の3種類があり，これらを併用することもある．嚥下はその手段の一つに過ぎないが，最も生理的に自然な方法である．一度決定した後でも，常に経口摂取の可能性を模索することが重要である．

（宮城 翠）

表 11-8　嚥下内視鏡検査スコア評価表

評価項目	スコア
	正常→　　　　　　←高度障害
梨状陥凹などの唾液貯留	0 ・ 1 ・ 2 ・ 3
声門閉鎖反射・咳反射の惹起性	0 ・ 1 ・ 2 ・ 3
嚥下反射の惹起性	0 ・ 1 ・ 2 ・ 3
咽頭クリアランス	0 ・ 1 ・ 2 ・ 3
誤嚥	なし ・ 軽度 ・ 高度
随伴所見	鼻咽腔閉鎖不全 ・ 早期咽頭流入 声帯麻痺 ・ （　　　　　　　　）

（兵頭政光，2010[13]）

表 11-9　VE 評価用紙

VE 評価用紙

ID ___　録画機器No. ___

氏名 ___　（男・女）　年　月　日　（　）歳　検査医 ___

検査日 ___年___月___日（　回目）前回___年　月　日___科　主科主治医 ___

原疾患名 ___　科担当医 ___

障害名　嚥下障害　疑・確　（　他: ___）　発症日　年　月　日

意識レベル ___　気切　有・無　気切カニューレの種類: ___

摂食状況 ___　経管栄養　有・無　経管栄養の種類 :NG(Fr),PEG,その他( )

構造・機能の評価

鼻腔　衛生状態: 良・不良　その他: ___

軟口蓋　発声時　動き: 良・不良　左右差: 有・無　麻痺側: 左・右
　　　　嚥下時　動き: 良・不良　左右差: 有・無　麻痺側: 左・右

咽頭腔　衛生状態: 良・不良　出血: 有・無　その他: ___
　　　　唾液貯留: 無・少量・中等量以上　部位: 喉頭蓋谷・梨状窩・全体
　　　　発声時　壁の動きの左右差: 有・無　麻痺側: 左・右
　　　　空嚥下時　壁の動きの左右差: 有・無　麻痺側: 左・右
　　　　White out: 有・不明瞭・無

喉頭　前庭　唾液貯留: 無・有　唾液の誤嚥: 無・有
　　　披裂部　動き: 良・不良,左右差: 有・無　麻痺側: 左・右
　　　声門　動き: 良・不良,左右差: 有・無　麻痺側: 左・右

摂食・嚥下時の評価

食品の種類: ___
　咽頭残留: 無・少量・中等量以上
　喉頭侵入: 無・少量・中等量以上
　誤嚥: 無・少量・中等量以上
　その他: ___
　体位角度: ___
　部位: 喉頭蓋谷・梨状窩・全体
　喀出: 可・不可,自発的・要指示

食品の種類: ___
　咽頭残留: 無・少量・中等量以上
　喉頭侵入: 無・少量・中等量以上
　誤嚥: 無・少量・中等量以上
　その他: ___
　体位角度: ___
　部位: 喉頭蓋谷・梨状窩・全体
　喀出: 可・不可,自発的・要指示

食品の種類: ___
　咽頭残留: 無・少量・中等量以上
　喉頭侵入: 無・少量・中等量以上
　誤嚥: 無・少量・中等量以上
　その他: ___
　体位角度: ___
　部位: 喉頭蓋谷・梨状窩・全体
　喀出: 可・不可,自発的・要指示

食品の種類: ___
　咽頭残留: 無・少量・中等量以上
　喉頭侵入: 無・少量・中等量以上
　誤嚥: 無・少量・中等量以上
　その他: ___
　体位角度: ___
　部位: 喉頭蓋谷・梨状窩・全体
　喀出: 可・不可,自発的・要指示

総括・コメント

誤嚥　無 / 有(顕性・不顕性)

食品調整効果 ___ 無 / 有　姿勢調整効果 ___ 無 / 有　手技効果 無 / 有(___)

対策　訓練 ___

食事 ___

記載者 ___

（日本摂食嚥下リハビリテーション学会医療検討委員会，2021[14]）

Ⅲ 摂食嚥下障害をきたす疾病と病態

摂食嚥下機能障害は種々の原因によって発症し，病態も多岐にわたる．このため，摂食嚥下障害に対して適切に対応するには，原因疾患と病態を正確に診断する必要がある．摂食嚥下障害は，原因により器質的嚥下障害，運動障害性嚥下障害，機能性嚥下障害，医原性嚥下障害に分類できる（**表 11-10**）[1]．これらの原因が嚥下のどの段階に影響を及ぼし，摂食嚥下障害を引き起こしているかを踏まえて病態を考えるとよい．本項では，摂食嚥下障害を引き起こす代表的な疾患を示す．

1 脳血管障害 [2]

脳血管障害における摂食嚥下障害の病態を考える際には，疾患の種類（脳出血，脳梗塞，くも膜下出血など）と，脳の病変部位とその程度，発作回数などが重要となる．以下，部位別に障害の特徴を述べる．

1）脳幹部病変

脳幹部に位置する脳神経核や，神経伝導経路が傷害された場合には片側性の病変でも著明な摂食嚥下障害や構音障害をきたす．具体的には食塊の咽頭部残留や舌下神経異常，声門閉鎖不全，重度構音障害などが認められる．その一方で予後は比較的良好で，訓練で摂食可能となる割合は 80％を超える [2] とされている．脳卒中急性期の脳MRI の所見と，嚥下障害の関係を著した文献のメタアナリシスによると，嚥下障害の発症率は中脳で 6％，橋で 43％，延髄中央部で 40％，延髄外側で 57％であった．相対危険度は橋で 3.7，延髄中央部で 6.9，延髄外側で 9.6 と報告されている [3]．このうち嚥下障害に関与する部位としては，疑核と central pattern generator（CPG）が重要である [4]．また，両側性病変や重度の知覚障害を有すると予後不良である [2]．

2）片側性の大脳病変

一般的に，嚥下運動には咀嚼筋や舌筋，咽頭筋，喉頭筋など多くの筋が関与しているが，多くは両側の大脳皮質運動野から神経支配を受けている．片側のテント上梗塞の嚥下障害発症比率は，発症直後に 29％，1 週間後で 16％，1 カ月後で 2％，6 カ月後には 0.4％と報告されており [4]，大部分は改善する．嚥下障害発症と右・左半球の違

表 11-10　摂食嚥下障害の原因別分類

器質的嚥下障害	運動障害性嚥下障害
・腫瘍・腫瘤 ・外傷 ・異物 ・奇形（口唇口蓋裂など） ・瘢痕狭窄（炎症後） ・炎症（扁桃炎，咽頭炎，喉頭炎） ・その他（食道 web，Zenker 憩室，Forestier 病など）	・脳血管障害 ・神経変性疾患（パーキンソン病，脊髄小脳変性症，多系統萎縮症，多発性硬化症，筋萎縮性側索硬化症など） ・認知症 ・腫瘍（脳腫瘍，傍腫瘍症候群など） ・神経−筋接合部疾患（重症筋無力症など） ・末梢神経障害（ギランバレー症候群，糖尿病など） ・筋疾患（筋炎，筋ジストロフィー，代謝性筋疾患など） ・膠原病（関節リウマチ，強皮症，全身性エリテマトーデスなど） ・外傷 ・その他（アミロイドーシス，食道アカラシアなど）
機能性嚥下障害	医原性嚥下障害
・嚥下時痛をきたす疾患（急性咽喉頭炎など） ・心因性（ヒステリー・摂食障害など）	・手術 ・放射線療法 ・薬物療法

いについては，右半球の中心前・後回，縁上回，皮質下白質が損傷すると嚥下障害を発症しやすいとされている[5]一方で，左右差がない，個体により異なるという意見もあり[4]，今後の研究成果が待たれるところである．

嚥下障害発症と大脳部位による違いについてもいくつかの報告がある．大脳皮質・皮質下では高次脳機能障害を合併することが多く，注意を守れず不適切な食べ方をして誤嚥することが多い[6]．また，弁蓋部が障害されると高度の嚥下障害をきたす[7]．大脳基底核・内包が損傷を受けると誤嚥性肺炎を高率に合併する．原因としては，ドパミン作動性神経と迷走神経感覚枝の機能の低下によりサブスタンス P の放出が抑制され，嚥下反射・咳反射が低下し不顕性誤嚥が増加する[8]ためと考えられている．

3）小脳病変

小脳のみの病変では，摂食嚥下障害は重度にはならないと考えられている[2]．しかし，小脳は大脳運動皮質領域を調節し，正確でスムーズな協調的筋活動を保証する重要な役割を果たし，小脳病変により口腔期と咽頭期の両方で嚥下生理が損なわれる可能性があると報告されている．特に混合型脳卒中，小脳の多発性病変，85歳以上の高齢者では，嚥下障害を発症する可能性が高い[9]．

4）多発性脳梗塞[2]

梗塞巣が多発性に出現すると，両側の皮質運動野が障害されることにより摂食嚥下障害が起こり得る．これを仮性球麻痺という．

仮性球麻痺をきたす部位としては一定した見解はないが，主として前頭弁蓋，放線冠，内包膝などが挙げられる．片側の病変では多くは一過性であるが，両側性病変による仮性球麻痺は重症化しやすく予後不良である．

2　パーキンソン病

パーキンソン病による摂食嚥下障害の重症度は，Hoehn-Yahr 重症度分類などで示される運動機能障害と必ずしも相関しない[10]が，パーキンソン病患者の 30 ～ 80％程度が嚥下障害を自覚している[11]．また 15 ～ 33％程度で自覚症状のない不顕性誤嚥を繰り返している[11]．嚥下障害の特徴としては，準備期，口腔期，咽頭期のいずれも障害される．具体的には，口腔期では舌の食塊送り込み不全や食塊形成不全などが[2]，咽頭期では輪状咽頭筋弛緩不全，喉頭蓋反転不全，咽頭通過時間の延長が報告されている[12]．末期には誤嚥がみられる．実際，誤嚥性肺炎は，パーキンソン病の死因の第 1 位である[12]．それ以外にも嚥下機能低下が原因と考えられる流涎を 78％のパーキンソン病患者が経験しているという報告がある[13]．流涎そのものが肺炎を起こすわけではないが，誤嚥による窒息や肺炎の危険性が高いことを示唆する徴候として注意が必要である[13,14]．

薬物療法による嚥下障害への効果についてはいくつかの報告がある[10]．L-dopa については，行われたメタアナリシス解析では，嚥下改善効果のエビデンスは得られなかった[15]．Wearing-off の強い症例では非経口薬のロチゴチン貼付薬で嚥下障害が改善したという報告がある[16]．流涎に対するボツリヌストキシン B の唾液腺への注射の有効性が無作為化比較対照試験により証明されたと報告されている[17]が，わが国では現在，流涎に対する診療報酬は認められていない．非薬物療法や手術療法の効果については，無作為化臨床試験では Chin tuck 肢位とハチミツ状の増粘剤使用は誤嚥予防に効果がある[18]と報告されている．それ以外では Lee-Silverman Voice Treatment（LSVT）[19]，気道閉鎖法，Mendelsohn 法，食品調整，姿勢調整，expiratory muscle strength training（EMST）は有効であると報告されている[11]．

3　脊髄小脳変性症，多系統萎縮症[20]

脊髄と小脳に病理学的に変性をきたす疾患を総称して，脊髄小脳変性症という．孤発性がおおよそ 70％，遺伝性が 30％で，孤発性の大部分が多系統萎縮症（MSA）と考えられている．かつて

多系統萎縮症は，小脳失調症を呈するオリーブ橋小脳変性症（OPCA），自律神経症状を主とするシャイ・ドレーガー症候群（SDS），パーキンソニズムをきたす線条体黒質変性症（SND）という別々の疾患として報告されていたが，同じ疾患の症状の現れ方の違いであることがわかり，2003年より多系統萎縮症に統合された．遺伝性の脊髄小脳変性症は，小脳症候に限局する型（純粋小脳型）と，パーキンソニズム，末梢神経障害，錐体路徴候などを合併する型（多系統障害型）に大別される．前述したように孤発性の大部分はMSAで，いずれの病型においても，経過とともに小脳症候，パーキンソニズム，自律神経障害を重複し，さらに錐体路徴候を伴うことが多い．ある調査ではMSA患者のうち60〜70％が嚥下の異常を訴え，重症度とよく相関すること，また嚥下機能がMSA患者の予後を決定づけることが報告されている[20]．嚥下障害として，パーキンソニズムによる舌の運動亢進と硬直，輪状咽頭筋の弛緩の減少または欠如や，小脳の機能障害や体性神経の調節不良による舌運動の協調障害，舌骨上筋および胸咽頭筋の潜在的な筋力低下を引き起こす．また，食道運動障害も起こり得る[21]．

4 多発性硬化症（MS）

わが国では，視神経と脊髄が侵される症例が多く，嚥下障害はまれとされてきた[2]．一方，最近のシステマティックレビューでは，MS患者における嚥下障害の有病率は45％で，一般人口に比べて非常に高いことが示されている[22]．MS患者における嚥下障害には，嚥下の口腔期および咽頭期の障害がみられる．口腔期の症状は，咀嚼やボーラス形成の障害，感受性の低下，舌の力の低下などである．さらに嚥下反射の低下，舌根の後退の低下，咽頭収縮の低下，喉頭挙上の低下，咳反射の低下，上部食道括約筋の弛緩の低下や遅延，タイミングの問題などがみられる[23]．MSにおける嚥下障害の治療については，近年ボツリヌス療法，電気刺激療法，呼吸筋の筋力トレーニングに関する研究が報告されており，いずれも肯定

的な効果が示されているが，エビデンスとしてはいまだ十分とはいえない[23, 24]．

5 筋萎縮性側索硬化症（ALS）

ALSでは，摂食嚥下機能を司る三叉神経，顔面神経，舌咽神経，迷走神経，舌下神経が障害されるため，嚥下にとって必要な運動機能が低下し[25]，球麻痺症状が初発の症例は25％である[12]．末期においてはほぼ全例で嚥下障害が認められるようになる[12]．嚥下反射低下・誤嚥といった咽頭期の障害が先行する場合と，舌運動低下や舌萎縮などの口腔期障害が先行する場合がある[26]．また，呼吸機能低下とともに嚥下機能が低下する症例が多い．

症状が進行すると，舌の運動障害により口腔内移送が困難になるとともに咽頭筋の筋力低下や呼吸との協調不全などにより，咽頭から食道への移送困難をきたし誤嚥のリスクが高まる．その際は，経口摂取を中止または味覚を楽しむ程度として，胃瘻や経鼻胃管などによる経管栄養を主栄養摂取手段とする[27]．ALSにおける経管栄養の手段として経皮内視鏡的胃瘻造設術が最も一般的な方法である．病前体重の10％以上の体重減少，むせ・食事量の減少などの摂食嚥下障害の初期徴候が認められた場合で，かつ原則として努力肺活量50％以上となった際に胃瘻造設を検討する[27]．

6 末梢神経障害

末梢神経障害をきたす代表的疾患として，ギランバレー症候群が挙げられる．ギラン・バレー症候群をはじめとする炎症性多発性ニューロパチーでは，急性期において70％以上の症例に咽頭期の障害が認められるといわれている[12]．しかし神経症状の回復が良好な疾患のため，長期にわたって問題となる症例は少ない[12]．嚥下障害を主徴とするギラン・バレー症候群には，咽頭上腕型（pharyngeal-cervicalbrachial weakness；PCB)[28]と，acute oropharyngeal palsy（AOP)[29]が報告されている．また，ギラン・バレー症候群

や Fisher 症候群による咽頭筋麻痺は，抗ガングリオシド抗体と関係すると考えられている[30]．

そのほか末梢神経障害を併発する可能性の高い疾患として，糖尿病が挙げられ[2]，特に上部消化管の障害（胃・膵異常反射，食道アカラシア）や糖尿病性ニューロパチーがあると，嚥下障害を発症するといわれている[12]．これら以外に，アミロイドーシスやサルコイドーシスによる嚥下障害の報告もある[2,12]．術後の反回神経麻痺については，頸部の手術で 1 ～ 11％の頻度，再手術で 14％程度発症するといわれている[31]．食道がんの術後では，術直後は 50 ～ 80％，半年後は 10 ～ 20％程度みられると報告されている[32]．

7 筋炎

多発性筋炎・皮膚筋炎患者の 12 ～ 73％に嚥下障害を認めるという報告があり[12,33]，誤嚥性肺炎が主な死因とされている[11]．嚥下障害としては，すべての嚥下の段階において障害が認められる．口腔期では，舌による食塊送り込みの低下による口腔期の延長や，口腔内乾燥を認める．咽頭期・食道期では，自発的な嚥下反射誘発は正常と考えられているが，協調運動不全と輪状咽頭筋弛緩不全，筋力低下による嚥下障害が認められる．食道期の障害が嚥下障害の主要因の一つと考えられ，予後とのかかわりが大きいとされている[12]．治療法としては，封入体筋炎による嚥下障害には免疫グロブリン静注療法が有効と考えられている[34]．また，輪状咽頭筋弛緩不全にはバルーンブジー，ボツリヌス療法，輪状咽頭筋切断術などが有効との報告がある[35-37]．

8 強皮症

強皮症患者の約 90％に嚥下障害が認められる[12]．口腔期，咽頭期，食道期のいずれも障害される．食道平滑筋の進行性の萎縮と線維化が主因である．食道内圧が減少し，食道開口部の圧も低下する．その結果として胃食道逆流をきたす．これ以外にも肺障害由来の中咽頭部の障害，頻回の

薬剤投与による口腔乾燥などが問題となる[12]．

9 関節リウマチ

関節リウマチ患者では，輪状軟骨関節の破壊や歯状突起の破壊，咽頭筋の麻痺，頸椎亜脱臼，頸部のミオパチーが嚥下障害の原因となり得る．側頭下顎骨と披裂軟骨の障害により，咀嚼が困難となる．頸椎前部の大きなリウマトイドパンヌスがあると，嚥下障害を起こし得る[12]．さらに食道平滑筋の性質が変化して，食道内圧や蠕動が低下するが，その一方で嚥下障害の程度とは相関しないとの報告もある．約半数に口腔内乾燥を認め，また，気管や咽頭部のリウマトイド結節が大きくなると咽頭部を圧迫して，嚥下障害をきたすことがある[12]．

10 全身性エリテマトーデス

全身性エリテマトーデスをはじめとした結合組織疾患では，約半数に嚥下障害が認められる[12]．嚥下障害の主要因は，食道平滑筋の炎症で，その結果として食道内圧や蠕動が低下し，胃食道逆流を誘発する．また食道スパズムの出現による胸痛や，唾液腺の傷害により嚥下障害をきたすこともある[12]．

11 甲状腺機能亢進症

以下の 3 つの原因で嚥下障害を起こし得る[12]．すなわち，①腫脹した甲状腺による食道への物理的圧迫，②甲状腺ミオパチー，③術後の神経障害残存である．ただし，ミオパチーによる嚥下障害は 16.4％程度で[11]，多くは構音障害を伴う球神経障害で，甲状腺の治療とともに改善する症例が多い．また高 Ca 血症による食道蠕動の低下に伴うこともある[12]．甲状腺機能低下症の場合，神経因性の咽頭期障害型の嚥下障害をきたすことがある[12]．

12 神経筋接合部疾患

神経筋接合部に異常をきたす疾患としては、重症筋無力症、筋無力症候群（イートンランバート症候群）、ボツリヌス中毒症がよく知られている[2].

重症筋無力症患者のうち嚥下障害は40%以上にみられる[11]. 筋疲労が主要因であり、検査上、舌の動き、食塊の梨状窩への貯留、喉頭挙上範囲の低下、軟口蓋挙上不全による鼻腔への食塊逆流などがみられる[2, 11]. 日内変動や易疲労性に注意が必要である.

13 認知症

認知症は、さまざまな神経変性疾患に起因する一連の症状を表す用語で、食欲や摂食行動の異常など摂食障害の原因となる. 認知症には種々のタイプがあり、最も一般的なものはアルツハイマー型認知症・血管性認知症・レビー小体型認知症・前頭側頭型認知症である. 認知症患者における嚥下障害の有病率は13～57%と推定され[38]、認知症患者の93%が何らかの摂食嚥下障害を呈している[39]. 認知症患者における摂食嚥下障害の高い有病率は、神経病理学的変化に加えて加齢に伴う感覚および運動機能の変化の結果と考えられている[40].

認知症患者における嚥下障害の特徴として、嚥下時間の延長、咽頭期開始の遅延、喉頭蓋転位の減少、喉頭蓋運動の減少、咽頭クリアランスの不足などが報告されているが、嚥下障害の性質は認知症のタイプによって異なることが示唆されている[39].

認知症の進行は摂食嚥下障害の増悪因子になるため、体重変化、食事量を聴取し、栄養評価、誤嚥の予防、服用薬剤の見直し、経口摂取および経管栄養の是非について検討を行うことが大切である[41].

14 頭頸部腫瘍

頭頸部がんにおける嚥下障害は、鼻腔、副鼻腔、上咽頭、口腔、中咽頭、喉頭、下咽頭のがん患者における嚥下障害と定義されている. 正常な嚥下にとって重要な上部消化管組織に腫瘍が浸潤するため、診断時の嚥下障害は頭頸部がん患者によくみられる. また、嚥下障害は手術、放射線療法、化学療法が上気道消化管組織に与える影響により、頭頸部がん治療の急性および慢性の合併症でもある. そのため、嚥下障害の有病率は、一般的に発症から治療、長期にわたる治療後の経過観察期間に至るまで増加し、最終的には頭頸部がん生存者の45～75%である[42].

頭頸部がん患者では、運動性、感受性、生体力学的事象を含む生理的嚥下過程の全段階において障害される可能性がある. 準備期・口腔期：食物の口腔内への取り込み、食塊形成のための十分な口唇閉鎖と頬の緊張、咀嚼、食塊の送り込みに必要な舌機能、咽頭期：嚥下反射のタイミング、上部食道括約筋の弛緩と上部食道括約筋を開くための咽頭部の圧、食道期：蠕動運動の変化は、嚥下に影響を及ぼす可能性がある[43].

頭頸部がんに対する手術は、嚥下障害の部位特異的パターンを伴う解剖学的または神経学的障害をもたらす. 筋肉や神経の切断、感覚の喪失、瘢痕組織はすべて嚥下に不可欠な組織の機能に影響を及ぼす可能性がある. 外科的切除後に生じる嚥下障害は、腫瘍の部位、腫瘍の大きさ、外科的切除の範囲、再建の種類によって異なる. 一般に、切除範囲が広いほど嚥下機能が損なわれる. さらに舌、舌根部、喉頭など、食塊形成、食塊通過、気道保護に不可欠な構造の切除は、嚥下機能に最も大きな影響を及ぼす[44]. また、頭頸部がんの治療後に呼吸と嚥下の不調和が生じることが知られている[45]. 気管切開は通常、呼吸と換気を確保するために行われる. 頭頸部がん患者では、腫瘍そのもの、あるいは手術、放射線療法、化学療法などの腫瘍学的治療法、またはこれらの組み合わせによって気管切開術が必要となることがある. 気管切開による呼吸の解剖学的および生理学

的構造の変化は，気道消化管の生理機能と声門下圧力の生成を変化させ，飲み込みの安全性と効率，分泌物の処理に影響を及ぼす[42,43]．

放射線照射は，急速に増殖する腫瘍細胞の核内のデオキシリボ核酸に損傷を与え，周囲の細胞の正常な機能を妨げることにより，組織の恒常性を破壊することが知られている．そのため頭頸部がんにおける放射線療法は，隣接する正常組織に付随的な損傷を誘発し，皮膚炎や粘膜炎，浮腫，口腔乾燥などにより急性嚥下障害が生じる．また，放射線療法は，喉頭と咽頭の筋萎縮（放射線媒介性線維症と浮腫），嚥下筋系を神経支配する末梢神経および脳神経の放射線誘発性ニューロパチーなどが要因となり慢性嚥下障害をきたす．筋萎縮は，口腔咽頭筋系の不使用からも生じる可能性があり，放射線治療前や治療中から嚥下障害へアプローチすることが重要と思われる[46]．

頭頸部がんにおける化学療法の嚥下障害への影響の評価は，化学療法の時期（導入療法，同時併用療法，術後補助療法），投与量，特定の薬剤，嚥下評価方法，他の治療法（手術や放射線療法）の使用など多くの要因のために複雑である．したがって，化学療法が嚥下障害に影響をもたらすと適切に結論づけるデータは不足している．しかし，放射線療法や手術における化学療法の併用は，急性および慢性の嚥下障害のリスク増加と関連することが示されている[42]．細胞障害薬や分子標的薬の副作用として口腔内膜炎はよく知られている．

頭頸部がんにおける嚥下障害の発症に関与する症状として，開口障害，唾液の粘着性，嗅覚障害，味覚障害，口腔および咽頭痛，持続性咳嗽，嗄声が挙げられる[47]．がん患者の味覚と嗅覚の障害は，頭頸部がん患者の病気の症状としてだけでなく，化学療法の副作用としても非常に一般的であるが，しばしば見落とされている症状でもあ

る．味覚などの感覚情報は，舌咽神経や上喉頭神経を経由して嚥下中枢へ送られる．これらの情報は嚥下中枢で処理され，嚥下反射に影響する[46]．

がん患者における嚥下障害の有病率は，終末期ケアを受けている場合を除き，がんの治療（化学療法，放射線療法，および／または手術）を受けている患者を対象とした調査では54.4％である．がんの種類ごとの嚥下障害の有病率は，頭頸部（89％），肺（78％），骨および軟部組織（73％），上部消化管（67％），下部消化管（62％），皮膚／黒色腫（55％），血液（47％），産婦人科（42％），乳房（32％）で，頭頸部がん患者の有病率が最も高かったものの，すべてのがんの種類の患者の有病率も高かったと報告されている．また，すべてのがんの種類にわたる口腔症状は，味覚の変化（62％）が最も多かったとされている[48]．

嚥下障害は，さまざまながん患者，特に頭頸部がん患者にとって臨床的に関連のある，急性かつ長期の合併症である．がん患者における摂食嚥下障害は，腫瘍の直接的な影響，手術，放射線療法および化学療法などの要因が関連しており，避けることができないこともある．しかし心理社会的影響，嗅覚・味覚障害，サルコペニア，がん悪液質など複数のメカニズムに関連しているので，治療により予防・改善できる場合もある．具体的治療手段としては，呼吸器嚥下トレーニング，電気刺激療法，イオンチャネルアゴニストの補給，アロマテラピー，運動療法，代償的アプローチ，栄養サポート，心理社会的介入などが挙げられる[46]．がんの診断と治療においては，摂食嚥下障害の可能性を含めた包括的なスクリーニングと評価を行う必要がある．治療計画では，さまざまな専門家で構成されるチームが，患者のがんの長期的視野に立った治療プロセス全体に適応する多面的な検討が不可欠である．

（大国生幸）

Ⅳ 摂食嚥下障害のリハビリテーション

1 嚥下訓練

嚥下訓練について2021年に日本摂食嚥下リハビリテーション学会より『日本摂食嚥下リハビリテーション学会嚥下調整食分類2021』が発表された[1]．以下，食物を用いて行う直接訓練と食物を用いないで行う間接訓練に分け，『日本摂食嚥下リハビリテーション学会嚥下調整食分類2021』『訓練法のまとめ（2014版）』[2]を参考に説明する．

1）直接訓練

(1) 姿勢
①椅子の角度

ベッド上ギャッジアップ30度の姿勢が，口腔と咽頭が形成する角度の関係上，最も誤嚥しにくいと考えられている（**図11-4**）[2,3]．咽頭期の障害がメインの場合，この姿勢から開始する．また，胃の内容物が空になるまでに30分かかる[4]ため，嚥下訓練終了後もこの姿勢を保つ必要がある．うまくいくに従い，ギャッジアップの角度を徐々に上げていく[3]．一方，嘔吐や食道蠕動などの問題がメインの場合は，嘔吐後逆流性の誤嚥を予防する必要があるため，90度がベストであると考えられている[3]．ただしこれらを単純に一般化することは危険である．たとえばリクライニングが，頸部を含めた身体全体の筋肉の緊張，頭頸部（過）伸展，舌根沈下を誘発することもある．そのため患者ごとに嚥下造影などで適切な姿勢，

椅子の角度を確認することが重要である[2]．

②頭部の位置

図11-5[3]のように枕を載せることにより頸部前屈位をとることで咽頭部の距離を短くし，誤嚥を防ぐ[5]．特に頸部過伸展そのものが誤嚥のリスクとなる[4]と報告されている．ただし枕を入れすぎると嚥下運動が行いにくく，外部からの観察が難しいので注意が必要である[5]．また，安静時頸椎カーブや喉頭・頸椎の位置関係などが一人ひとり違うため，各人に応じた適切な頸部前屈位を検討する必要がある[2]．

(2) 嚥下方法[5]

障害の種類に適した対処法がある．咽頭部に残留した食塊をいかにして食道に落とすかが重要である．具体的には**表11-11**を参照されたい．文献では食塊の限界容量は，一側麻痺の患者の場合，麻痺側への横向き嚥下により67％の症例で向上が認められる[6]．また，両側麻痺の患者では頸部屈位により向上することが報告されている[6]．そのほか嚥下方法についての明らかなエビデンスは確認できなかった．

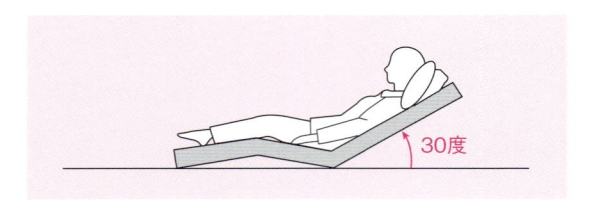

図11-4　30度リクライニング位
（日本摂食嚥下リハビリテーション学会医療検討委員会，2014[2]）

表11-11　摂食訓練（直接訓練）

1. 嚥下の意識化（think swallow）
2. 頸部回旋（neck rotation, head rotation）（別名；横向き嚥下）
3. 交互嚥下
4. ストローピペット法
5. 食品調整
6. スライス型ゼリー丸のみ法
7. 一口量の調整
8. 体幹角度調整
9. Chin down（頭部屈曲位・頸部屈曲位，chin tuck）
10. 健側傾斜姿勢（健側を下にした側屈位または傾斜姿勢）
11. 一側嚥下（健側を下にした傾斜姿勢と頸部回旋姿勢のコンビネーション）
12. 鼻つまみ嚥下
13. 複数回嚥下，反復嚥下

（日本摂食嚥下リハビリテーション学会医療検討委員会，2014[2]）

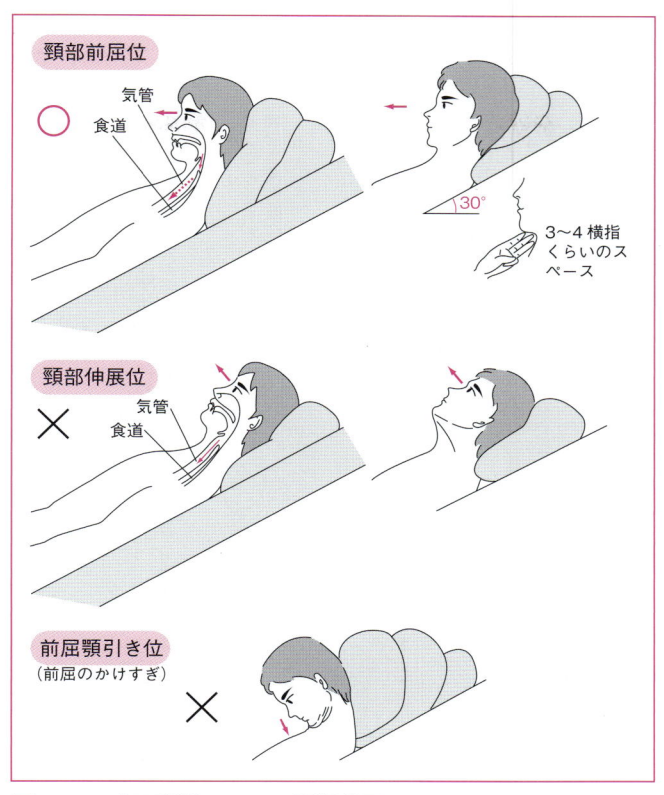

図 11-5　嚥下訓練における頸部前屈

（聖隷三方原病院嚥下チーム，2011[3]）

(3) 食材（嚥下食の選択）

　一般的にはゼリー→とろみ水→水の順に難易度が上がる．具体的な食材，とろみについては近年日本摂食嚥下リハビリテーション学会より『日本摂食嚥下リハビリテーション学会嚥下調整食分類2021』が発表された（**表 11-12, 13**）ので参照いただきたい[1]．ただし，例外もあり，前項「II 摂食嚥下障害の評価」で述べたとおりに評価を行い，直接訓練開始時の条件を設定する．同一条件で30分以内に7割摂取しかつ数日間の肺炎を認めない場合，食材のレベルや姿勢のレベルを上げていく[3]．

2）間接訓練

　間接訓練とは，食材を用いずに行う嚥下訓練方法（**表 11-14, 15**）[2]のことを指す．造影などで直接訓練の適応にならない症例（あらゆる姿勢，食材嚥下方法を試みても誤嚥を認める場合）

のみならず，直接訓練を行っている症例についても施行する[3]．ランダム化比較試験で間接訓練の有効性を示したエビデンスに Shaker らが考案した頭部挙上訓練がある[7,8]．頭部挙上訓練は食道入口部開大長の延長，喉頭前方移動距離の延長，咽頭残留の低下や誤嚥の軽減に効果がある．それ以外の間接訓練も有効である報告は散見されるが，多くは母集団が少なく方法論に改善すべき点がある[9]．

2　リハビリテーションの際のリスク管理

　ここでは誤嚥性肺炎の予防と気管切開の管理，窒息対策について述べる．

1）誤嚥性肺炎

　健常者の場合でも少量の誤嚥は認められる．誤

表 11-12　学会分類 2021（食事）早見表

コード【Ⅰ-8項】		名称	形態	目的・特色	主食の例	必要な咀嚼能力【Ⅰ-10項】	他の分類との対応【Ⅰ-7項】
0	j	嚥下訓練食品0j	均質で，付着性・凝集性・かたさに配慮したゼリー離水が少なく，スライス状にすくうことが可能なもの	重度の症例に対する評価・訓練用少量をすくってそのまま丸呑み可能残留した場合にも吸引が容易たんぱく質含有量が少ない		（若干の送り込み能力）	嚥下食ピラミッドL0えん下困難者用食品許可基準Ⅰ
	t	嚥下訓練食品0t	均質で，付着性・凝集性・かたさに配慮したとろみ水（原則的には，中間のとろみあるいは濃いとろみ＊のどちらかが適している）	重度の症例に対する評価・訓練用少量ずつ飲むことを想定ゼリー丸呑みで誤嚥したりゼリーが口中で溶けてしまう場合たんぱく質含有量が少ない		（若干の送り込み能力）	嚥下食ピラミッドL3の一部（とろみ水）
1	j	嚥下調整食1j	均質で，付着性，凝集性，かたさ，離水に配慮したゼリー・プリン・ムース状のもの	口腔外で既に適切な食塊状となっている（少量をすくってそのまま丸呑み可能）送り込む際に多少意識して口蓋に舌を押しつける必要がある0jに比し表面のざらつきあり	おもゆゼリー，ミキサー粥のゼリーなど	（若干の食塊保持と送り込み能力）	嚥下食ピラミッドL1・L2えん下困難者用食品許可基準ⅡUDF区分 かまなくてもよい（ゼリー状）（UDF：ユニバーサルデザインフード）
2	1	嚥下調整食2-1	ピューレ・ペースト・ミキサー食など，均質でなめらかで，べたつかず，まとまりやすいものスプーンですくって食べることが可能なもの	口腔内の簡単な操作で食塊状となるもの（咽頭では残留，誤嚥をしにくいように配慮したもの）	粒がなく，付着性の低いペースト状のおもゆや粥	（下顎と舌の運動による食塊形成能力および食塊保持能力）	嚥下食ピラミッドL3えん下困難者用食品許可基準ⅢUDF区分 かまなくてもよい
	2	嚥下調整食2-2	ピューレ・ペースト・ミキサー食などで，べたつかず，まとまりやすいもので不均質なものも含むスプーンですくって食べることが可能なもの		やや不均質（粒がある）でもやわらかく，離水もなく付着性も低い粥類	（下顎と舌の運動による食塊形成能力および食塊保持能力）	嚥下食ピラミッドL3えん下困難者用食品許可基準ⅢUDF区分 かまなくてもよい
3		嚥下調整食3	形はあるが，押しつぶしが容易，食塊形成や移送が容易，咽頭でばらけず嚥下しやすいように配慮されたもの多量の離水がない	舌と口蓋間で押しつぶしが可能なもの押しつぶしや送り込みの口腔操作を要し（あるいはそれらの機能を賦活し），かつ誤嚥のリスク軽減に配慮がなされているもの	離水に配慮した粥など	舌と口蓋間の押しつぶし能力以上	嚥下食ピラミッドL4UDF区分 舌でつぶせる
4		嚥下調整食4	かたさ・ばらけやすさ・貼りつきやすさなどのないもの箸やスプーンで切れるやわらかさ	誤嚥と窒息のリスクを配慮して素材と調理方法を選んだもの歯がなくても対応可能だが，上下の歯槽提間で押しつぶすあるいはすりつぶすことが必要で舌と口蓋間で押しつぶすことは困難	軟飯・全粥など	上下の歯槽提間の押しつぶし能力以上	嚥下食ピラミッドL4UDF区分 舌でつぶせる およびUDF区分歯ぐきでつぶせる およびUDF区分容易にかめるの一部

学会分類 2021 は，概説・総論，学会分類 2021（食事），学会分類 2021（とろみ）から成り，それぞれの分類には早見表を作成した．
本表は学会分類 2021（食事）の早見表である．本表を使用するにあたっては必ず「嚥下調整食学会分類 2021」の本文を熟読されたい．
なお，本表中の【　】表示は，本文中の該当箇所を指す．
＊上記0tの「中間のとろみ・濃いとろみ」については，学会分類 2021（とろみ）を参照されたい．
本表に該当する食事において，汁物を含む水分には原則とろみを付ける．【Ⅰ-9項】
　ただし，個別に水分の嚥下評価を行ってとろみ付けが不要と判断された場合には，その原則は解除できる．
他の分類との対応については，学会分類 2021 との整合性や相互の対応が完全に一致するわけではない．【Ⅰ-7項】

（日本摂食嚥下リハビリテーション学会医療検討委員会，2021[1]）

表 11-13　学会分類 2021（とろみ）早見表

	段 階 1 薄いとろみ 【Ⅲ-3 項】	段 階 2 中間のとろみ 【Ⅲ-2 項】	段 階 3 濃いとろみ 【Ⅲ-4 項】
英語表記	Mildly thick	Moderately thick	Extremely thick
性状の説明 （飲んだとき）	「drink」するという表現が適切なとろみの程度 口に入れると口腔内に広がる 液体の種類・味や温度によっては，とろみが付いていることがあまり気にならない場合もある 飲み込む際に大きな力を要しない ストローで容易に吸うことができる	明らかにとろみがあることを感じ，かつ「drink」するという表現が適切なとろみの程度 口腔内での動態はゆっくりですぐには広がらない 舌の上でまとめやすい ストローで吸うのは抵抗がある	明らかにとろみが付いていて，まとまりがよい 送り込むのに力が必要 スプーンで「eat」するという表現が適切なとろみの程度 ストローで吸うことは困難
性状の説明 （見たとき）	スプーンを傾けるとすっと流れ落ちる フォークの歯の間から素早く流れ落ちる カップを傾け，流れ出た後には，うっすらと跡が残る程度の付着	スプーンを傾けるととろとろと流れる フォークの歯の間からゆっくりと流れ落ちる カップを傾け，流れ出た後には，全体にコーティングしたように付着	スプーンを傾けても，形状がある程度保たれ，流れにくい フォークの歯の間から流れ出ない カップを傾けても流れ出ない （ゆっくりと塊となって落ちる）
粘度（mPa·s） 【Ⅲ-5 項】	50-150	150-300	300-500
LST 値（mm） 【Ⅲ-6 項】	36-43	32-36	30-32
シリンジ法による残留値（ml） 【Ⅲ-7 項】	2.2-7.0	7.0-9.5	9.5-10.0

学会分類 2021 は，概説・総論，学会分類 2021（食事），学会分類 2021（とろみ）から成り，それぞれの分類には早見表を作成した．
本表は学会分類 2021（とろみ）の早見表である．本表を使用するにあたっては必ず「嚥下調整食学会分類 2021」の本文を熟読されたい．
なお，本表中の【 】表示は，本文中の該当箇所を指す．
粘度：コーンプレート型回転粘度計を用い，測定温度 20℃，ずり速度 50 s^{-1} における 1 分後の粘度測定結果【Ⅲ-5 項】．
LST 値：ラインスプレッドテスト用プラスチック測定板を用いて内径 30 mm の金属製リングに試料を 20 ml 注入し，30 秒後にリングを持ち上げ，30 秒後に試料の広がり距離を 6 点測定し，その平均値を LST 値とする【Ⅲ-6 項】．
注 1．LST 値と粘度は完全には相関しない．そのため，特に境界値付近においては注意が必要である．
注 2．ニュートン流体では LST 値が高く出る傾向があるため注意が必要である．
注 3．10 ml のシリンジ筒を用い，粘度測定したい液体を 10 ml まで入れ，10 秒間自然落下させた後のシリンジ内の残留量である．
（日本摂食嚥下リハビリテーション学会医療検討委員会，2021[1]）

表 11-14　基礎訓練（間接訓練）

1．嚥下体操	12．バルーン法（バルーン拡張法，バルーン訓練法）
2．頸部可動域訓練	13．ブローイング訓練（blowing exercise）
3．開口訓練（舌骨上筋群強化目的）	14．呼吸トレーニング
4．口唇・舌・頰の訓練	15．LSVT（Lee Silverman Voice Treatment，リー・シルバーマンの音声治療）
5．口唇閉鎖訓練	
6．唾液腺のアイスマッサージ	16．プッシング・プリング訓練（Pushing exercise）/（Pulling exercise）
7．舌抵抗訓練	
8．氷を用いた訓練（氷なめ訓練）	17．冷圧刺激（Thermal-tactile stimulation）
9．前舌保持嚥下訓練（Tongue-hold swallow, Masako 法，舌前方保持嚥下訓練）	18．のどのアイスマッサージ
	19．体幹機能向上訓練
10．チューブ嚥下訓練	20．歯肉マッサージ（ガム・ラビング）
11．頭部挙上訓練（シャキア・エクササイズ，Shaker exercise, Head Raising exercise, Head Lift exercise）	21．バンゲード法（筋刺激訓練法）
	22．過敏除去（脱感作）

（日本摂食嚥下リハビリテーション学会医療検討委員会，2014[2]）

嚥物は，通常咳嗽反射や，気管や気管支の粘膜細胞の線毛運動により排泄される[3]．

しかし，嚥下機能が低下し誤嚥物が気管より排泄されない場合，唾液，胃内容物，口腔内細菌な

表 11-15　基礎訓練および摂食訓練

1. 息こらえ嚥下法（声門閉鎖嚥下法，声門越え嚥下法）〈supraglottic swallow〉
   強い息こらえ嚥下法（喉頭閉鎖嚥下法）〈super-supraglottic swallow〉
2. 顎突出嚥下法
3. 咳・強制呼出手技またはハフィング（Coughing, Forced expiration or Huffing），咳嗽訓練
4. 舌接触補助床（Palatal Augmentation Prosthesis；PAP）を用いた訓練
5. 前頸部徒手刺激による嚥下反射促通手技
6. 電気刺激療法（Electrical stimulation therapy）
7. 非侵襲的脳刺激法（rTMS, tDCS）
8. 努力嚥下（Effortful swallow, Hard swallow）
9. 軟口蓋挙上装置（Palatal Lift Prosthesis；PLP）を用いた訓練
10. バイオフィードバック（Biofeedback）
11. メンデルソン手技（Mendelsohn maneuver）
12. 昭大式嚥下法
13. K-point 刺激法

（日本摂食嚥下リハビリテーション学会医療検討委員会，2014[2]）

どの誤嚥物が肺実質まで到達することとなる．シンチグラムを利用した口腔内残留物の検討では，就寝後に気管支から肺内へと誤嚥する可能性が高い[10]．病理学的には口腔内の黄色ブドウ球菌やグラム陰性桿菌（肺炎桿菌や大腸菌）が肺実質に付着することが発症の契機となるが，高齢者の場合特に付着しやすいと報告されている[4]．専門家による口腔ケアは口腔内の細菌叢や真菌叢を減少させる効果があり，気道感染による発熱や肺炎による死亡率を減少させる[11]．口腔ケアは気道防御反射に有効である咳嗽反射の閾値低下や唾液中サブスタンス P 濃度の上昇を誘導すると報告されている[12, 13]．また高齢などが原因である．全身の免疫力の低下や胃食道逆流もリスクファクターとなる[5]．食後や夜間臥床時に仰臥位とはせずにリクライニング位にすることによって，ある程度逆流を防ぐことができると考えられている．また，日頃より呼吸訓練を行い喀出能力を高めておくことが，肺炎の予防に効果的である[5]．実際，嚥下造影上誤嚥を認めても，喀出能力がある患者の場合，誤嚥性肺炎まで進展しないこともある[10]．誤嚥した場合，体位交換も十分なドレナージ効果として期待できる[5]．

2）気管切開の管理

重症の脳卒中患者などで，多量の喀痰による気道閉塞や，それによる気道感染のリスクが高い患者に対して，その管理を容易にするため気管切開が実施されていることがある．しかし，嚥下機能にとってはデメリットが多い[3]．

具体的には，①気管カニューレそのものによる物理的な喉頭挙上制限，②大気圧と同一になるため声門下圧上昇不良[5]，③カフの頸部食道圧迫による通過障害，④カフの喉頭・気管への物理的刺激による分泌物増加，などである．特にカフ付きカニューレを使用する場合，カフの周囲気管への刺激による悪影響を予防するため，カフ圧を 25 mmHg 以下にすることが推奨されている[10]．

したがって，自発呼吸や喀痰排出が改善すれば，カフ付きカニューレ→スピーチカニューレ→レティナ®（図 11-6）[5]）の順で，徐々に咽頭部にかかる負担を減らしていき[3]，気管カニューレを早期に抜去する方向で考えることが重要である．

3）窒息[5]

窒息は命にかかわる重要事態である．食事内容に注意するのはもちろん，吸引器を常備しておく．窒息を発見したら，まず口腔，咽頭を視診し誤嚥物を吸引器で吸い出す．またハイムリッヒ法も練習しておく．対処後は抗生物質などを投与し肺炎を予防する．

窒息への対応は，当然一刻を争う事態であるため，冷静な対処が難しい．したがって，普段からスタッフのみならず介護者，家族にその危険性，

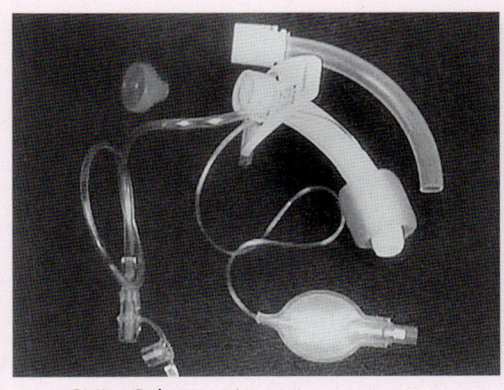

Shileyのカニューレ
（カフ・吸引ライン・側窓・内筒付き）

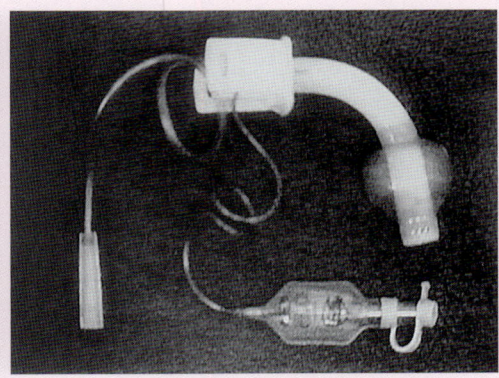

Portex社製Vocal aid® タイプ

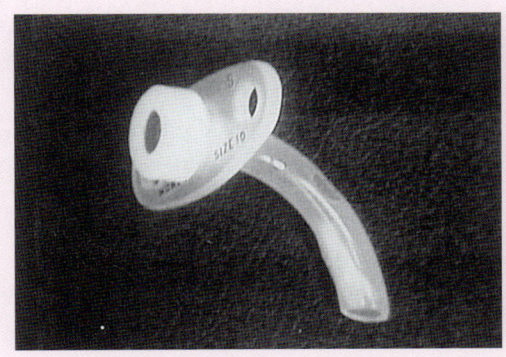

高研社製のスピーチカニューレ

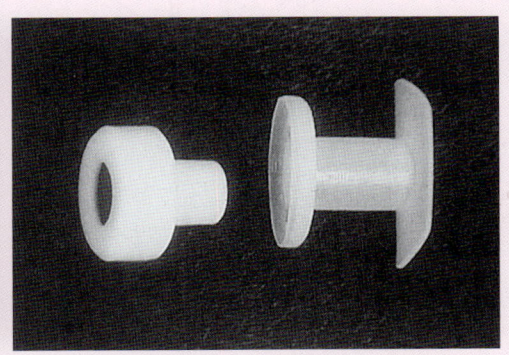

ボタン式カニューレ（レティナ®）

図 11-6　気管チューブ　　　　　　　　（金子芳洋・他，1998[5]）より４つの図を１つにまとめた）

症状，対策を指導しておく必要がある．

3　QOL

　食事を摂ることは患者の QOL を改善させると考えられてきた．Colleen らが SWAL-QOL（44 項目）と SWAL-CARE（15 項目）を発表し，健常者と嚥下障害者の間で明らかに差異が出現したと報告している[14]．また，頭頸部腫瘍[15]，ALS[16]においては嚥下障害が QOL を著明に左右する．パーキンソン病患者に対する嚥下訓練が SWAL-QOL を改善させた報告がある[17]．

4　PEG, PEJ, PTEG

　摂食嚥下障害のなかには，嚥下訓練の開始前にすでに栄養状態が不良のため，早急に経腸栄養による栄養状態の改善が必要な症例や，嚥下訓練を施行しても摂食嚥下障害の改善が思わしくなく，経口摂取量が不十分な患者も少なくない．従来，経口摂取が困難な患者には末梢あるいは中心静脈栄養による補液が行われていたが，感染などの合併症が多く，栄養学的にも消化管が使える症例では経腸栄養がより生理学的であることから，現在は推奨されている．経鼻胃管は難しい手技を必要とせず，管理も容易であるが，長期的に経腸栄養を継続するためには胃瘻や腸瘻などの消化管瘻を

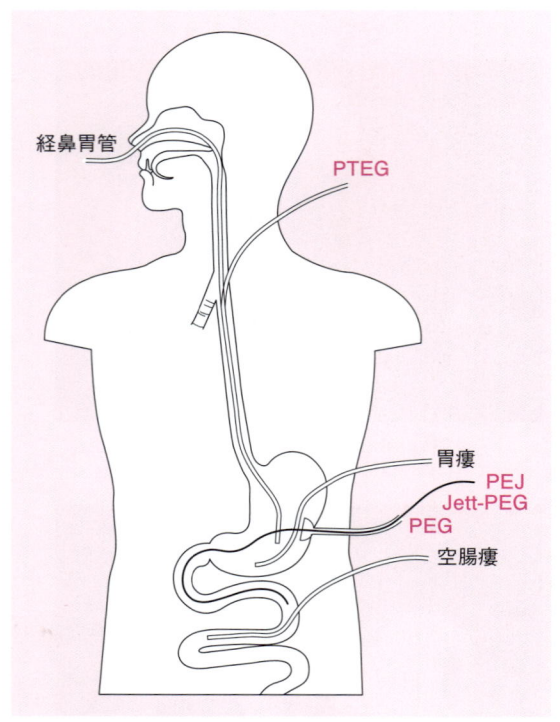

経鼻胃管

PTEG

胃瘻
PEJ
Jett-PEG
PEG
空腸瘻

図 11-7 経腸栄養カテーテルの各種経路

● PTEG（ピーテグ）
経皮経食道胃管挿入術（X 線透視とエコーを用いて，頸部食道から経管栄養カテーテルを挿入し，その先端を胃に留置する）

● PEG
経皮内視鏡的胃瘻造設術（内視鏡下で胃の内腔と腹壁表面に瘻孔を造設し，胃瘻カテーテルを挿入，留置する）

● PEJ
経皮内視鏡的空腸瘻造設術（PEG で挿入した胃瘻カテーテルを介して，より細い PEJ カテーテルの挿入を内視鏡でガイドし，その先端を十二指腸から空腸まで挿入，留置する）

● Jett-PEG（ジェットペグ）
（PEG で挿入した胃瘻カテーテルを介して，細い空腸カテーテルを透視下でガイドワイヤーを用いてその先端を空腸に留置する）

（丸山道生，2007[18]）

人工的に造設することがあり，これらを栄養瘻とよんでいる（**図 11-7**）[18]．

　胃瘻は，胃内へ直接経腸栄養を注入するための瘻孔で，外科的な栄養瘻は，全身麻酔下に開腹手術を要したため，全身状態の不良な患者には適応とされにくいものであった．1980 年に開発された経皮内視鏡的胃瘻造設術（percutaneous endoscopic gastrostomy；PEG）の出現によって，簡便で安全に胃瘻を造設することが可能になった．現在，PEG は嚥下障害を有する患者に対する簡便で侵襲の少ない胃瘻造設術として広く受け入れられており，PEG により栄養状態を改善することで，嚥下訓練の効果を高められる点でもその有効性が明らかになっている．

　空腸瘻は，空腸内に直接栄養チューブを留置して経腸栄養を注入する方法であり，胃切除後や胃食道逆流のため誤嚥性肺炎を繰り返す症例が適応となる．通常外科的に造設することが一般的であるが，PEG より挿入したチューブの先端を空腸まで内視鏡で進める経皮内視鏡的空腸瘻造設術（percutaneous endoscopic jejunostomy；PEJ）

や，ガイドワイヤーを用いて X 線透視下で留置する Jett-PEG（jejuno-tubing through PEG catheter）とすることも可能である．PEJ 用のカテーテルはいずれもチューブ型カテーテルであり，細く長いため栄養剤が内腔に付着して目詰まりを起こしやすい．フラッシュを十分に行うなどのケアが重要である．

　内視鏡挿入が困難な開口障害，胃切除術後，大量の腹水貯留，感染が危惧される脳室腹腔シャント術後では PEG の適応になりにくいが，そのような症例に対して頸部より X 線透視および超音波ガイド下に食道瘻を造設し，胃管チューブを設置する経皮経食道胃管挿入術（percutaneous transesophageal gastro-tubing；PTEG）が開発され[19]，リハビリテーション領域でも用いられるようになっている[20]．非破裂型穿刺用バルーンカテーテルの開発により，超音波画像と X 線透視画像を用いて，安全かつ容易に施行できる手技として PTEG は確立した．これまでも頸部に瘻孔を造設し，チューブを留置する方法としては，下顎瘻や咽頭梨状窩瘻があったが，PTEG は

表 11-16　PEG の適応と禁忌

適応
経腸栄養を必要とする症例 （脳血管障害，認知症，神経筋疾患などによる嚥下・摂食障害症例，頭頸部腫瘍や外傷による摂食障害症例，食道・胃噴門部狭窄症例，長期に成分栄養を必要な炎症性腸疾患） 誤嚥性肺炎を繰り返す症例 腸管減圧を必要とする症例

禁忌
内視鏡が通過困難な頭頸部・食道・胃噴門部狭窄症例 胃前壁の腫瘤性病変や急性粘膜病変 胃切除後症例 多量の腹水を伴う症例 胃と腹壁間に他の臓器が存在する症例（肝腫大） 胸郭内に胃が存在する症例（横隔膜ヘルニア） 血液凝固能異常を有する症例（抗凝固療法下など）

表 11-17　PTEG の適応と禁忌

適応
経腸栄養を必要とする症例 腸管減圧を必要とする症例 PEG の造設が困難な症例（胃切除後症例，多量の腹水を伴う症例，胃と腹壁間に他の臓器が存在する症例，胸郭内に胃が存在する症例など） 腹膜機能保護を必要とする症例（V-P シャント，腹膜透析の施行症例）

禁忌
食道病変を有する症例（静脈瘤，潰瘍，腫瘍，狭窄など） 血液凝固能異常を有する症例（抗凝固療法下など） 頸部病変を有する症例（甲状腺腫，頸部リンパ節腫大，腫瘍，縦隔炎後の癒着など） 右反回神経麻痺を有する症例

咽頭や食道入口部を経由しないで頸部食道に挿入・留置されるため，嚥下運動による咽頭内圧が直接瘻孔にかかりにくく，消化液の漏出を生じることも少なく，瘻孔周囲の感染も起こりにくいため，その管理も簡便である．PTEG は簡便性や低侵襲性の点でも PEG と比べて遜色がなく，経腸栄養により全身状態を改善する点や嚥下運動を障害することなく嚥下リハビリテーションを行える点でも PEG と同等である．嚥下リハビリテーションにより経口摂取が確立した際には，留置チューブを抜去後すぐに瘻孔が自然閉鎖するので，消化液の漏出や感染なく簡便に管理できる点で PTEG は PEG に勝る．また，PTEG では肩までの入浴は問題なく，ボタンホール付きカテーテルの接続部は衣服の襟で隠すことも可能である．消化液の漏出や感染の点で PTEG の瘻孔管理の簡便性が患者や家族の QOL を向上できるかについては，症例を加えて検討する必要がある[20]．

栄養瘻の選択にあたっては，各々の方法の適応と禁忌について十分な理解が求められる（表11-16，17）．また，カテーテルの自己抜去・自然抜去や閉塞，PEG のバンパー埋没症候群などのトラブルや胃潰瘍，胃食道逆流，誤嚥性肺炎などの合併症があり，適切なカテーテルの管理や経腸栄養の注入速度の変更，薬剤の使用が必要である．

（宮城 翠）

chapter 12 がんのリハビリテーション

　がんの罹患者数は平均寿命の延長とともに増加し続け，生涯でがんに罹患する確率は，男性で65％，女性で50％と，ほぼ2人に1人となっている[1]．一方で，早期診断・治療，医療技術の進歩により，がん死亡は減少してきており，現在ではがんの生存者が500万人以上いると推定されている．このように，がんが「不治の病」から「がんと共存する」時代になりつつあるものの，がんは健康に深刻な影響を与える疾患であることには変わらず，がんの進行や積極的ながん治療はさまざまな機能障害を生じる原因となる．

　2006年に制定された「がん対策基本法」では，「すべてのがん患者およびその家族の苦痛の軽減ならびに療養生活の質の維持向上」が全体目標に掲げられた．この目標の実現に向けて，がん患者に対するリハビリテーションが推進されてきた．2010年の診療報酬改定では，「がん患者リハビリテーション料（1単位200点）」が新規で算定可

能となり，がんの治療による障害発生前からの予防的介入や，化学療法，放射線治療中および後の介入など，リハビリテーション適応が拡大された（**表12-1**）．

　2012年から始まった「第二期がん対策推進基本計画」では，取り組むべき施策として，「がん患者の生活の質の維持向上を目的として，運動機能の改善や生活機能の低下予防に資するよう，がん患者に対する質の高いリハビリテーションについて積極的に取り組む」ことが挙げられている[2]．

　さらに，質の高いリハビリテーション医療を提供するために，2013年には日本リハビリテーション医学会により『がんのリハビリテーションガイドライン』が刊行された．

　2016年に成立した「がん対策基本法改正」では，「がん患者の療養生活の質の維持向上に関して，がん患者の状況に応じた良質なリハビリテー

表12-1　がんリハビリテーション料の対象患者

	入院中のがん患者であって，以下のいずれかに該当する者
1	食道がん，肺がん，縦隔腫瘍，胃がん，肝臓がん，胆嚢がん，膵臓がん，大腸がんと診断され，当該入院中に閉鎖循環式全身麻酔によりがんの治療のための手術が行われる予定の患者または行われた患者
2	舌がん，口腔がん，咽頭がん，喉頭がん，その他頸部リンパ節郭清を必要とするがんにより入院し，当該入院中に放射線治療もしくは閉鎖循環式全身麻酔による手術が行われる予定の患者または行われた患者
3	乳がんにより入院し，当該入院中にリンパ節郭清を伴う乳房切除術が行われる予定の患者または行われた患者で，術後に肩関節の運動障害等を起こす可能性がある患者
4	骨軟部腫瘍またはがんの骨転移に対して，当該入院中に患肢温存術もしくは切断術，創外固定もしくはピン固定等の固定術，化学療法または放射線治療が行われる予定の患者または行われた患者
5	原発性脳腫瘍または転移性脳腫瘍の患者であって，当該入院中に手術もしくは放射線治療が行われる予定の患者または行われた患者
6	血液腫瘍により，当該入院中に化学療法もしくは造血幹細胞移植が行われる予定の患者または行われた患者
7	当該入院中に骨髄抑制をきたし得る化学療法が行われる予定の患者または行われた患者
8	在宅において緩和ケア主体で治療を行っている進行がんまたは末期がんの患者であって，症状増悪のため一時的に入院加療を行っており，在宅復帰を目的としたリハビリテーションが必要な患者

ションが確保されるようにすること」が盛り込まれた.

2017年には，第3期がん対策推進基本計画が策定され，「がん予防」「がん医療の充実」および「がんとの共生」を3つの柱とし，①科学的根拠に基づくがん予防・がん診療の充実，②患者本位のがん医療の実現，③尊厳をもって安心して暮らせる社会の構築を，目標として設定した.

2019年には，「がんのリハビリテーション診療ガイドライン第2版」が刊行されている.

I がんの臨床的特徴とリハビリテーションの意義

がんの臨床経過の特徴は，①進行性かつ予後不良の場合，患者のみならず家族までも死の恐怖と対峙することになる，②がん自体およびその治療によっても激しい苦痛を伴う，③治療によって重篤な副作用と合併症を伴う，④治療により機能欠損を生じる，などが挙げられる[3].

がん患者では，がん自体による障害，もしくはその治療による影響で，認知障害，嚥下障害，発声障害，運動麻痺，筋力低下，拘縮，痺れや神経因性疼痛，病的骨折，上下肢の浮腫など，さまざまな機能障害が生じ，それにより移乗動作や歩行，日常生活動作が制限され，生活の質（QOL）の低下をきたす.

Fialka-Moser らは，がんのリハビリテーション（cancer rehabilitation）を，「がん患者の生活機能と生活の質（quality of life）の改善を目的とする医療ケアであり，がんとその治療による制限を受けたなかで，患者に最大限の身体的，社会的，心理的，職業的活動を実現させること」と定義している[4].

包括的なリハビリテーションチームの早期からの全人的な介入は，他疾患同様に，患者個人の生活機能や QOL 低下予防に役立つだけではなく，離床を早め，より迅速な在宅復帰への一助となる.

（高橋珠緒）

II がんリハビリテーションの実際

がんは多種多様であり，早期から進行期，末期に至るまで多様な段階があるため，リハビリテーションの対象となる障害も，がんそのものの浸潤や圧迫などによるもの，がんの治療の過程において生じ得るものと多彩である. がんのリハビリテーションの対象となる障害のうち，主に治療の過程によって生じ得る障害を **表12-2** に示す. がん自体による障害と同時に，治療過程において起こり得る障害に応じて，リハビリテーション治療を考慮していく必要がある. がん患者のリハビリテーションの必要性は，他の障害における運動機能，日常生活活動に関連した問題の他に，疼痛対策，性，死の受容など心理社会的な問題まで多方面にわたるため，それぞれに精通した専門家によるチーム医療が求められる. リハビリテーション医もしくはがん専門医，理学療法士，作業療法士，言語聴覚療法士，義肢装具士，ソーシャルワーカー，臨床心理士，看護師などによりチーム構成されるのが理想的である[5].

1 がんリハビリテーションプログラム

がん患者では，原疾患の進行や侵襲的な治療に伴う機能低下なども加わり，機能障害の内容や程度はさまざまに変化する. がん患者のリハビリ

表 12-2　リハビリテーションの対象となる障害の種類

1）全身性の機能低下，廃用症候群

化学・放射線療法，造血幹細胞移植	化学・放射線療法や造血幹細胞移植の治療中や治療後の患者では治療に伴う副作用や合併症および骨髄抑制による隔離により，ベッド上安静による不動の状態となる機会が多く，いわゆる廃用症候群に陥りやすい．造血幹細胞移植後には移植片対宿主病（graft-versushost disease；GVHD）も問題となる．

2）手術

骨・軟部腫瘍術後	患肢温存術や四肢切断術などの術後には，運動障害や ADL 障害を生じるので，術後の後療法として歩行訓練や義手・義足などのリハビリテーションを要する．
乳がん術後	胸壁や腋窩の切開部の疼痛と肩の運動障害を認め，肋間神経を切除された場合には上腕後面～側胸部のしびれ感，感覚障害も出現する．腋窩リンパ節郭清が施行された患者では，腋窩部の痛みやひきつれ感による肩の挙上困難が生じる．
乳がん・子宮がん・卵巣がん術後リンパ浮腫	腋窩リンパ節郭清術後には，術側上肢リンパ浮腫，骨盤内リンパ節郭清術後には片側もしくは両側下肢リンパ浮腫を生じる．治療せず放置すると，徐々に悪化し，見栄えだけでなく，上肢巧緻性の障害や歩行障害を生じ，ADL に支障をきたす．
頭頸部がん術後	舌がんをはじめとする口腔がんの術後には，舌の運動障害のため，口腔期の嚥下障害および構音障害を認める．がんが中咽頭に及ぶと，咽頭期の嚥下障害を生じる．また，喉頭がんによる喉頭摘出術後には発声が困難となり代用音声（電気喉頭・食道発声など）を要する．
頸部リンパ節郭清術後	全頸部郭清術により胸鎖乳突筋，副神経が合併切除されると僧帽筋が麻痺し，肩関節の屈曲・外転障害・翼状肩甲をきたす．症状として上肢の挙上障害，頸・肩甲帯のしめつけ感を伴う疼痛，肩こりを生じる．保存的・選択的頸部郭清術でも術中操作などにより，副神経の完全もしくは不全麻痺が生じる可能性がある．
開胸・開腹術後	術後には，患者の不動化により生じる下側（荷重側）肺障害（dependent lung disease；DLD）や開胸・開腹術の手術侵襲による術後の呼吸器合併症の軽減には，周術期の予防的なリハビリテーション介入が効果的である．

3）化学療法・放射線療法の副作用

化学療法	抗がん剤の種類によって生じる末梢神経炎の種類（運動性・感覚性・混合性）は多彩である．感覚障害（異常感覚，感覚低下）や運動障害（下垂足などの運動麻痺）を生じる．
放射線療法	晩期反応として，神経系（脳・脊髄・末梢神経），皮膚，骨などさまざまな臓器に不可逆性の障害を生じる．

テーションプログラムにおいては，生命予後の予測が重要となる．機能障害の増悪，二次的障害や生命予後などに配慮し，適切にゴールを設定する必要がある．

がん患者のリハビリテーションは，そのアプローチ法から，Dietz により次の4つに整理分類されている[6]．

1）preventive rehabilitation（予防）

がん治療（化学療法，放射線療法，手術療法など）に伴う合併症や治療後の機能障害を軽減する目的で，がんの診断後早期から行う．廃用症候群および関節変形拘縮の予防，褥瘡予防を含めた皮膚ケア，呼吸訓練など．

2）restorative rehabilitation（機能回復・代償）

機能障害，能力低下に対して，体力の向上および機能回復を図り，代償能力の獲得などにより患者の在宅生活への復帰を援助する．

3）supportive rehabilitation（機能・生活活動能力維持）

腫瘍が増大し，機能障害が進行しつつある患者に対し，身体・精神・社会活動性の維持を図る．自助具の使用，動作方法や生活指導など．

4）palliative rehabilitation（症状緩和的対症療法）

ターミナルケアの一部として呼吸不全，疼痛，身辺清潔，皮膚ケア，肢位姿勢異常などへの対応を行い，身辺動作を援助して苦痛の緩和を図る．

がん患者のリハビリテーションに対する必要性は病気の進展とともに変化するので，リハビリテーションチームはこれに応えるために，評価を繰り返し行い短期のゴール設定をすることによって対応することが重要である．

表 12-3　ECOG Performance Status（PS）日本語版

Score	定義
0	まったく問題なく活動できる．発病前と同じ日常生活が制限なく行える．
1	肉体的に激しい活動は制限されるが，歩行可能で，軽作業や座っての作業は行うことができる．例：軽い家事，事務作業
2	歩行可能で自分の身の回りのことはすべて可能だが作業はできない．日中の 50%以上はベッド外で過ごす．
3	限られた自分の身の回りのことしかできない．日中の 50%以上をベッドか椅子で過ごす．
4	まったく動けない．自分の身の回りのことはまったくできない．完全にベッドか椅子で過ごす．

(Oken MM, et al., : Toxicity and response criteria of the Eastern Cooperative Oncology Group. *Am J Clin Oncol*, 5 : 649-655, 1982.)

2　がんリハビリテーション評価の問題

がんのリハビリテーションを実施するうえで，Performance Status，すなわち実際の身体機能の状態やセルフケア能力を的確に評価し，病状の進行や治療の効果を判定していくことが必要である．がん患者の身体機能評価に世界的に広く使用されているのは，ECOG Performance Status（PS）と Karnofsky Performance Scale（KPS）である（**表 12-3，4**）．ECOG PS の評価尺度は 5 段階で，がん患者の全身状態を簡便に評価できる．KPS は，症状や労働・日常生活の介助状況により，11 段階で採点を行う．ADL は Barthel 指数や FIM で評価することが勧められている[7]．

がん患者の QOL を評価する場合には，慢性疾患全般に広く用いられている MOS 36-item Short-Form Health Survey（SF-36）を用いる場合とがん特異的尺度である Functional Assesment of Cancer Therapy（FACT），The European Organization for Research and Treatment of Cancer Quality of Life Questionnaire（EORTC QLQ）などを用いる場合がある．

表 12-4　Karnofsky Performance Scale（KPS）

%	症状	介助の要，不要
100%	正常，臨床症状なし	正常な活動可能，特別のケアを要していない
90%	軽い臨床症状があるが正常の活動可能	
80%	かなりの臨床症状があるが努力して正常の活動可能	
70%	自分自身の世話はできるが正常の活動・労働は不可能	労働不可能，家庭での療養可能，日常の行動の大部分に症状に応じて介助が必要
60%	自分に必要なことはできるが，ときどき介助が必要	
50%	症状を考慮した看護および定期的な医療行為が必要	
40%	動けず，適切な医療および看護が必要	自分自身のことをすることが不可能，入院治療が必要，疾患が急速に進行していく時期
30%	まったく動けず入院が必要だが死はさしせまっていない	
20%	非常に重症，入院が必要で精力的な治療が必要	
10%	死期が切迫している	
0%	死	

(Karnofsky DA, et al., : The use of nitrogen mustard in the palliative treatment of carcinoma. *Cancer*, 1 : 634-656, 1948.)

表 12-5　がん患者におけるリハビリテーションの中止基準

1．血液所見：ヘモグロビン 7.5 g/dl 以下，血小板 50,000/μl 以下，白血球 3,000/μl 以下
2．骨皮質の 50％以上の浸潤，骨中心部に向かう骨びらん，大腿骨の 3 cm 以上の病変など
　　を有する長管骨の転移所見
3．有腔内臓，血管，脊髄の圧迫
4．疼痛，呼吸困難，運動制限を伴う胸膜，心囊，腹膜，後腹膜への浸出液貯留
5．中枢神経系への機能低下，意識障害，頭蓋内圧亢進
6．低・高カリウム血症，低ナトリウム血症，低・高カルシウム血症
7．起立性低血圧，160/100 mmHg 以上の高血圧
8．110/ 分以上の頻脈，心室性不整脈

3　がん治療に対する阻害因子

　がん治療に伴う副作用，合併症はリハビリテーション施行上の重大な阻害因子となる．主な副作用について述べる．

1）化学療法に伴う副作用

　消化器症状と骨髄抑制の頻度が高い．血小板減少時は出血のリスクを考慮する．貧血時は組織への酸素供給能が低下する．ヘモグロビン値が 7 〜 10 g/dl のときは運動前後の脈拍数，経皮的動脈血酸素飽和度（SpO$_2$）などに留意する[8]．化学療法を施行し，かなりの時間を経過した後に発現する晩期の副作用としては，肝機能障害，腎機能障害，骨の成長障害，性腺機能障害，不妊症，二次発がんなどがあり，長期間の経過観察が必要である．

2）放射線療法に伴う副作用

　放射線照射では，急性反応として，全身反応である放射線宿酔（嘔気，食欲不振，倦怠感など），局所反応である血管透過性の亢進による脳や気道などの浮腫，皮膚炎，口腔咽頭粘膜障害，消化管障害，喉頭浮腫などがみられる．晩期反応（通常照射後 6 カ月以降）には，神経系（脳壊死，脊髄障害，末梢神経障害），皮下硬結，リンパ浮腫，骨障害，口腔・唾液腺障害などがある．局所反応は可逆性であるが，晩期反応は不可逆性であり回復が困難である．

4　がん患者におけるリハビリテーションのリスク管理

　がん患者は治療の過程で，化学・放射線療法に伴う骨髄抑制による易感染，出血傾向，貧血，四肢骨や脊椎椎体への骨転移による切迫骨折，病的骨折，電解質異常，高アンモニア血症，脳腫瘍の増大による意識障害，術後の深部静脈血栓症，腫瘍塞栓による肺梗塞や脳梗塞，廃用や抗がん剤の有害反応による起立性低血圧，がんの進行による播種性血管内凝固症候群，抗がん剤による心筋障害，肝腎機能障害，胸水・腹水による呼吸機能障害など，リハビリテーションを行ううえで多種多様のリスクを抱えている[9]．

　リハビリテーション処方に際して，全身状態，がんの進行度，がん治療の経過について十分に把握し，リスク管理を行うことは，リハビリテーション医の重要な役割である．表12-5 にその中止基準を示す．問題のあるときには，漫然と訓練を行わずに中断する．

5　各疾患におけるがんリハビリテーション

1）骨格系への浸潤や転移を伴うがんリハビリテーション

　がんはしばしば骨転移を合併し，痛みや病的骨折，脊髄圧迫などのいわゆる骨関連事象をきたしやすい．がんの骨転移は脊椎・骨盤・大腿骨などの荷重部に生じることが多く，活動性と骨関連事

象のリスクが深く関係している．リハビリテーションの提供にあたっては病的骨折のリスクを評価し，慎重な対応が必要となる．ゴール設定においては，生命予後も考慮して，妥当なゴール設定をする必要がある[10]．

骨転移のうち脊椎転移は疼痛，麻痺をきたし，ADLに大きな影響を及ぼす可能性の高い病態である．脊椎転移は単純X線では約半数のみしか発見できず，骨シンチグラフィー，CT，MRIなどの検査を組み合わせることにより，早期発見に努めなければならない．がんの骨転移に対しては化学療法，放射線療法，手術療法，疼痛治療，骨粗鬆症対策，リハビリテーションなどの治療が集学的に行われている．麻痺が増悪して歩行不能となり，ADLが低下することは患者にとって大きな負担となるため，心理的サポートも重要である．

2）脳腫瘍のリハビリテーション

脳腫瘍に対するリハビリテーションにおいて，全般的身体機能，日常生活動作（ADL），生活の質，高次脳機能障害を患者の状態に応じて系統的に評価することが推奨される．脳腫瘍の運動障害に対してリハビリテーションを行うことは，脳腫瘍の組織型，良性・悪性，原発性・転移性などの病型を問わず，また小児においても有効であり，ADL，入院期間，QOLの改善が期待できる[7]．脳腫瘍によって生じる運動障害は麻痺や運動失調が主な症状であり，一般的な脳卒中や頭部外傷患者のリハビリテーションに準じて行われる．しかし，脳腫瘍では，進行性である場合が多いこと，治療による種々の有害事象が存在すること，ときに全身状態が不良であったりすることなどに注意し，疾病予後を考慮してゴール設定を行う．

高次脳機能障害は脳腫瘍そのものにより発症するだけでなく，放射線療法によっても起こり得る．脳腫瘍の高次脳機能障害に対するリハビリテーションは，種々の訓練法を組み合わせた認知リハビリテーションが有効である[8]．

3）頭頸部がんのリハビリテーション

舌や咽頭，喉頭がんなどの術後には，開口，咀嚼，嚥下，構音，発声などに深刻な障害を生じる．頭頸部がん患者への摂食嚥下障害に対するリハビリテーションは，基本的には治療前からの介入が望ましく，手術の内容，術後創部の経過・放射線療法による粘膜炎の程度などに影響される部分があるが，嚥下造影検査や嚥下内視鏡検査を駆使し，誤嚥に注意しながら間接・直接訓練を進めていく．また歯科補綴装置や口腔ケアも考慮することが勧められている．代用音声の選択に関してはシャント発声を用いる施設が増え，関連器具も進歩しており，患者のさまざまな状況に対応する必要がある．

ガイドラインでは，頭頸部がんに対する放射線療法中・後の患者に対して，摂食嚥下療法を行うことが推奨されている．また，頭頸部がんに対する頸部リンパ節郭清術が行われる患者に対して，術後のリハビリテーション治療（上肢機能訓練）を行うことが推奨されている[7]．

4）開胸・開腹術における周術期呼吸リハビリテーション

開胸・開腹手術を施行される予定の患者に対して，術前から呼吸リハビリテーションを行うと，行わない場合に比べて，術後の呼吸器合併症が減り，術後の入院期間が減る．開胸・開腹術後は，肺活量の低下，気管内分泌物の増加，咳嗽力の低下などにより呼吸器合併症を生じやすく，その予防のための呼吸リハビリテーションが重要となる．術前リハビリテーションでは，禁煙指導や呼吸訓練，排痰訓練や胸郭可動域訓練などを行う．術後は呼吸訓練や体位変換を行い，排痰を促し，早期離床を図り，肺合併症やADL低下を防ぐ．早期離床は筋骨格系の廃用の予防のためだけでなく，呼吸器系の機能低下の予防のためにも実施する必要がある．Annals of Internal Medicineのガイドラインではインセンティブ・スパイロメトリー，深呼吸，IPPV（intermittent positive pressure ventilation：間欠的陽圧換気），CPAP（continuous positive airway pressure：持続的気道陽圧法）といった肺を拡張させる手技を行うことが，術後の呼吸器合併症の減少に寄与すると結論

している[11].

5）乳がんのリハビリテーション

　乳がん術後に生じ得る機能障害として，術側上肢の運動障害や関節可動域制限，疼痛，感覚障害，リンパ浮腫などがある．肩関節可動域制限や疼痛は更衣や整容などの日常生活動作の制限となり，上肢の使用が減ることから廃用をきたしやすい．手術後・入院中に，個別に，生活指導および肩関節可動域訓練や上肢筋力増強訓練などの包括的リハビリテーションを実施することは，一般的な生活指導や指導書を渡したのみの場合と比べ，患側肩関節可動域と上肢機能を有意に改善させることが報告され，メタアナリシスでも有効性が報告されている[12].　乳がん術後の患者に対して，術後5～7日から肩関節可動域訓練を開始することは，術後0～3日から開始する例に比して，術後のドレナージ排液量や術後の漿液腫が軽減し，有害事象が減少する．上肢機能については長期的な可動性の差は認めず，術後5～8日経過してから積極的な肩関節可動域訓練を開始することが勧められている[7].

　乳がん手術で腋窩リンパ節の切除・郭清を伴う場合，患側上肢のリンパ還流が悪化し，約30%にリンパ浮腫が発症すると報告されている．浮腫予防の生活指導として感染や炎症を防ぐこと，リンパ還流の負荷を増やしすぎないこと，リンパの流れを妨げないことが重要となる．また，乳がん患者は診断時から身体活動量が減少し，治療中・治療後には倦怠感などから活動量がさらに低下し，心肺機能や体力が低下しやすい．乳がん術後の化学療法・放射線療法中もしくは治療後の患者に対して有酸素運動や抵抗運動，それらを組み合わせた運動療法を指導，実施することは身体活動性を拡大し，心肺機能，筋力，倦怠感，体組成，抑うつや不安などの精神心理面を改善させる．

6）造血幹細胞移植・放射線療法・化学療法中・後のリハビリテーション

　造血幹細胞移植患者では，治療に伴う毒性や有害事象により，心肺機能，筋力低下，全身倦怠感，疼痛，消化器症状，食欲低下など短期的・長期的な身体的・精神的症状を呈する．ガイドラインでは，血液腫瘍に対して造血幹細胞移植を実施した患者に，エルゴメーターやトレッドミルを用いた有酸素運動，ストレッチングや筋力トレーニング，また，それらを組み合わせた運動療法を実施することは，運動耐容能や筋力などの身体機能の改善のためにも強く勧められるとしている（推奨グレード1A）．

　放射線療法・化学療法中もしくは治療後の患者においては，治療に伴うさまざまな有害事象に，疼痛・睡眠障害・精神的な要因も伴い，身体活動性の低下から廃用をきたしやすい．放射線療法・化学療法中もしくは治療後の患者に対して運動療法を実施することは，運動耐容能・筋力・身体機能を向上させる．

6　がんリハビリテーションにおける心理社会的な問題

　がん患者には落胆，孤立感，疎外感，絶望などの通常の心理的反応だけでなく，専門的な対応が必要な心理的負担が認められることがあり，医療者は患者の心理状態に留意しておく必要がある．がん患者の約半数に何らかの精神的問題が認められ，そのなかでもうつ病と適応障害の頻度が高い．うつ病や適応障害はそれ自体が強い精神的苦痛であるだけでなく，QOLの全般的な低下や治療アドヒアランスの低下，意思決定に関する問題，入院の長期化，家族の精神的負担の増大，予後の増悪，自殺などに関連するといわれている．適切なスクリーニングおよび早期の治療介入が望まれる．がん患者の精神心理面の評価尺度としては，MDASI-J，HADS，POMS，つらさと支障の寒暖計，STAS-Jなどがある．適応障害とうつ病に対するアプローチとしては，精神療法（個人精神療法，グループ精神療法）と薬物療法がある[13].　患者が生存している間，支持的な対応をするように家族に対して指導することも重要である．

（高橋珠緒）

Ⅲ 終末期ケアと疼痛対策

1 終末期医療とは

　一般に終末期とは根本的な治療法がない疾患に罹患し，予後6カ月以内とみなされた時期として定義されるが，必ずしも厳密なものではない．終末期医療とは死が訪れるまでいかに充実した人生を送ってもらえるかという，生を援助する医療である．進行がん・終末期がん患者は，がん自体やその合併症，抗がん剤治療，併存疾患などにより，さまざまな症状を抱えている．これらの症状は身体的活動のみならず精神・社会活動にも影響を与え，患者の日常生活やQOLに大きな障害をもたらす．終末期ケアにおけるリハビリテーションの目的は，「余命の長さにかかわらず，患者とその家族の要望を十分に把握したうえで，その時期におけるADLを維持，改善することにより，できる限り可能な最高のQOLを実現するべくかかわること」である．リハビリテーションの介入にあたっては，余命やリハビリテーション依頼の目的を十分把握したうえで生命予後などの観点から，患者のニードに合った，より具体的なプログラムを立てていく．残存する能力をうまく活用してADL拡大を図り，自分で行える期間をできるだけ延ばすようにする[14]．

　進行がん・終末期がん患者のリハビリテーションに際しては，全身状態，がんの進行度，がん治療の経過について把握し，リスク管理を行うことはとても重要である．疼痛，呼吸苦，疲労感などの自覚症状，バイタルサイン，血液所見に注意し，血栓・塞栓症，脳転移，骨転移，胸水・腹水，がん悪液質症候群の進行程度に常に注意を払い，リスク管理に努める必要がある．

2 疼痛対策

　終末期医療において最大の問題点は疼痛対策である．痛みは進行がん患者の65～85％に認められ，最も頻度の高い症状の一つである．疼痛が除かれることにより不安が軽減されQOLが高まってくる．十分な除痛のためには，痛みの部位，強さ，パターン，性質，睡眠や日常生活への影響，精神心理面，痛みの閾値に影響する因子を多面的に評価する必要がある．

1) 評価法

　がん性疼痛の簡便な評価法としては，Numerical Rating Scale（NRS），Visual Analogue Scale（VAS），Verbal Rating Scale（VRS）などが，臨床の場で用いられている[15]．NRSでは，痛みの程度を0～10の11段階で示す．VASでは，10cmの線の左端を「痛みなし」，右端を「最悪の痛み」とした場合，患者の痛みの程度を表すところに印をつけてもらうものである．痛みという主観的な症状を客観的に数値として記録することができ，治療効果の測定にも有用である．

2) 疼痛治療

　薬物療法は，WHO方式がん疼痛治療4原則（①経口投与を基本とする，②時刻を決めて定期的に投与する，③患者に見合った個別的な量を投与する，④患者に見合った細かい配慮をする）に則り，適切な薬剤を選択する[15]．リハビリテーション（物理療法・運動療法）は，必要十分な薬物での鎮痛が行われたうえで，薬物療法と併用する．物理療法には，マッサージ，温熱療法，寒冷療法，経皮的電気神経刺激（TENS）がある．運動療法には，ポジショニングと関節可動域訓練，動作やセルフケア指導がある．がん自体による疼痛以外に変形性関節症や不良肢位拘縮，褥瘡などにもリハビリテーションが効果的である．

（高橋珠緒）

chapter 13 HIV 感染症（AIDS）

I 疾患の成り立ちと化学療法

1 HIV の基礎知識

　1980 年代に致死率の高い感染症として世界中の人々に恐れられたヒト免疫不全ウイルス（human immunodeficiency virus；HIV）感染症は，「移る」という特徴から，感染している人を今でも差別・誤解し続けている．1996 年以降に開始された抗 HIV 療法により，治療が奏功している感染者の予後は改善し，非感染者同様の暮らしが送れるようになっている．一方で加齢や長期療養に伴い，HIV 感染症以外の合併症（生活習慣病，がん，精神疾患等）管理やリハビリテーションなど長期的なケアが必要となってきている[1]．

1）HIV 感染症の自然経過[2]

　HIV 感染症はヒト免疫不全ウイルス（HIV）が免疫の司令塔である CD4 陽性 T リンパ球に感染しその数が減少していく進行性の伝染性疾患である．感染した HIV はリンパ組織の中で急速に増殖し，感染後 1 ～ 2 週の間に 100 万（1×10^6）コピー /ml を超えるウイルス血症を呈する．約半数の患者は，この時期に発熱，発疹，リンパ節腫脹などの急性感染症状を呈する．

　HIV に対する特異的な免疫反応が立ち上がってくるとウイルスは減少するが，完全には排除されない．やがて活発に増殖するウイルスとそれを抑え込もうとする免疫系が拮抗し，慢性感染状態へと移行する．慢性感染状態における血中の HIV RNA 量は個々人で比較的安定した値に保たれ，この値をウイルス学的「セットポイント」とよび，高値であるほど病気の進行が早い（図 13-1）．

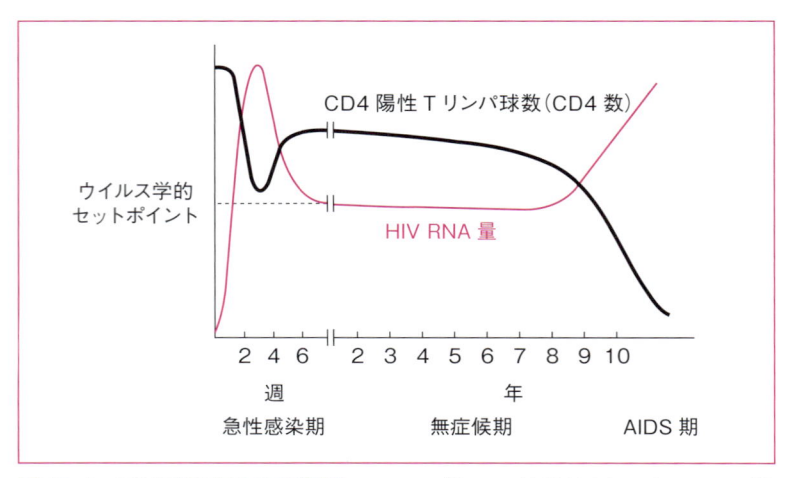

図 13-1　HIV 感染症の臨床経過　　　　（抗 HIV 治療ガイドライン，2023[2]）

表 13-1　AIDS 指標疾患

A. 真菌症	1. カンジタ症（食道，気管，気管支，肺） 2. クリプトコッカス症（肺以外） 3. コクシジオイデス症 [1] 4. ヒストプラズマ症 [1] 5. ニューモシスチス肺炎
B. 原虫症	6. トキソプラズマ脳症（生後 1 カ月以後） 7. クリプトスポリジウム症（1 カ月以上続く下痢を伴ったもの） 8. イソスポラ症（1 カ月以上続く下痢を伴ったもの）
C. 細菌感染症	9. 化膿性細菌感染症 [2] 10. サルモネラ菌血症（再発を繰り返すもので，チフス菌によるものを除く） 11. 活動性結核（肺結核または肺外結核）[3] 12. 非結核性抗酸菌症 [1]
D. ウイルス感染症	13. サイトメガロウイルス感染症（生後 1 カ月以後で，肝，脾，リンパ節以外） 14. 単純ヘルペスウイルス感染症 [4] 15. 進行性多巣性白質脳症
E. 腫瘍	16. カポジ肉腫 17. 原発性脳リンパ腫 18. 非ホジキンリンパ腫 19. 浸潤性子宮頸癌 [3]
F. その他	20. 反復性肺炎 21. リンパ性間質性肺炎 / 肺リンパ過形成：LIP/PLH complex（13 歳未満） 22. HIV 脳症（痴呆または亜急性脳炎） 23. HIV 消耗性症候群（全身衰弱またはスリム病）

1）a：全身に播腫したもの，b：肺，頸部，肺門リンパ節以外の部位に起こったもの
2）13 歳未満で，ヘモフィルス，連鎖球菌等の化膿性細菌により以下のいずれかが 2 年以内に，2 つ以上多発あるいは繰り返して起こったもの
　　a：敗血症，b：肺炎，c：髄膜炎，d：骨関節炎，e：中耳・皮膚粘膜以外の部位や深在臓器の膿瘍
3）C11 活動性結核のうち肺結核，および E19 浸潤性子宮頸癌については，HIV による免疫不全を示唆する所見がみられる場合に限る
4）a：1 カ月以上持続する粘膜，皮膚の潰瘍を呈するもの
　　b：生後 1 カ月以後で気管支炎，肺炎，食道炎を併発するもの

（抗 HIV 治療ガイドライン，2023 [2]）

　患者の免疫機構と HIV が拮抗した状態は，これまで平均 10 年くらい持続するといわれてきた．この間，感染者は，ほとんど症状なく経過する（無症候期）．近年，米国では新たに感染した患者のうち 36％が 1 年以内に後天性免疫不全症候群（acquired immunodeficiency syndrome；AIDS）を発症したという．この要因として以前に比べてウイルス学的「セットポイント」が上昇している，CD4 陽性 T リンパ球数の減少が早い，といった報告があり，HIV の病原性が変化した可能性が示唆されている．

　いずれにせよ，無症候期の間も HIV は増殖し続け，HIV の主要な標的細胞である CD4 陽性 T リンパ球数はほとんどの感染者で減少していくが，減少の速度は個人差が大きい．CD4 陽性 T リンパ球は，正常な免疫能を維持するために必要な細胞であり，その数が $200/\mu l$ を下回るようになると細胞性免疫不全の状態を呈し，**表 13-1** に示すような種々の日和見感染症，日和見腫瘍（AIDS 指標疾患）を併発しやすくなる．病態としての AIDS は，HIV の持続感染により細胞性免疫能が高度に障害された状態を指し，わが国では HIV 感染者がエイズ指標疾患のいずれかを発症したときに後天性免疫不全症候群（AIDS）発症と定義している．抗 HIV 療法が行われない場合，AIDS 発症後死亡に至るまでの期間は約 2 年程度であるとされている．

　以上のように，HIV 感染症は大きく 3 つの病期（急性感染期，無症候期，AIDS 期）に分けることができる．急性感染期と AIDS 期の長さには

表 13-2　HIV 訴訟および恒久対策の概要

訴訟の概要	●血友病治療のために使用していた血液製剤によってエイズウイルス（HIV）に感染し，精神的・肉体的・経済的な被害を被ったとして，国および血液製剤メーカー 5 社（ミドリ十字（現：田辺三菱），バクスター，日本臓器，バイエル，化血研）を相手方として提起された損害賠償請求訴訟. 　平成元年 5 月 8 日　大阪地裁で訴訟提起（同年 10 月 27 日東京地裁で訴訟提起） 　平成 8 年 3 月 29 日　東京地裁および大阪地裁で和解成立 ※血友病：出血した場合，人には血液凝固させて止血する作用が生来備わっているが，血液を凝固させる因子の一部が先天的に欠乏するなどにより，出血が止まりにくくなる疾患. 止血や出血予防のため，凝固因子を補充するために血液製剤が使用される. ●平成 30 年 2 月末時点，1,387 人と和解が成立
和解の概要	●和解一時金：4,500 万円（国負担 4 割，製薬会社負担 6 割）　弁護士費用：150 万円（国負担 4 割，製薬会社負担 6 割） ●誓約：厚生大臣および製薬会社は，本件について裁判所が示した前記各所見の内容を真摯かつ厳粛に受け止め，わが国における血友病患者の HIV 感染という悲惨な被害を拡大させたことについて指摘された重大な責任を深く自覚，反省して原告らを含む感染被害者に物心両面にわたリ甚大な被害を被らせるに至ったことにつき，深く衷心よりお詫びする. ●恒久対策の実施（後述）
恒久対策の概要	●発症者健康管理手当（月額 15 万円：国負担 4 割，製薬会社負担 6 割）の支給： 　・エイズ発症者（和解が成立した方）に対し，健康管理に係る費用負担軽減等のため支給する. ●発症予防のための健康管理費用 　（症状に応じ月額 36,800 円または 52,800 円：国負担）の支給（平成 31 年度） 　・エイズ発症前の血液製剤による HIV 感染者に対し，発症予防に役立てるための調査研究を実施. ●国立国際医療研究センター「エイズ治療・研究開発センター（ACC）」と地方ブロック拠点病院，拠点病院を中心にエイズ医療提供体制を整備（救済医療） ●HIV 感染症，エイズ，その他の合併症の治療方法や，患者の療養環境に関する厚生労働科学研究を実施 ●エイズ患者遺族等相談事業（国負担・被害者団体を通じて実施） 　・HIV 感染者の生活上の問題や医療・福祉サービスを受ける際の課題に対応するため，また，子や夫等を亡くした遺族等の精神的苦痛の緩和のため，①相談・研修会事業，②健康診断等の健康支援事業，③遺族相互支援事業を実施. ●大臣定期協議：恒久対策について大臣出席のもとでの協議を年 1 回実施.

（池田和子[1]）

比較的個体差が少なく，無症候期の長さに大きな個体差がある. 無症候期をいかにコントロールするかということが，HIV 感染症の予後と密接に関係する.

2　日本の HIV 感染者と AIDS 患者の状況

1）薬害 AIDS とは[2]

　わが国の HIV 医療に取り組むには「薬害 AIDS」の知識は重要である. 1980 年代初め，血友病患者等の止血管理のための治療で使用された米国由来の非加熱濃縮血液製剤にヒト免疫不全ウイルス（HIV）が混入し，血友病等患者に HIV が感染した薬害被害のことである. 当時は，患者への感染告知がなく，妻へ二次感染，子へ三次感染するなど被害が拡大した. また，情報が乏しく，社会の偏見・誤解も多く，当事者が職場から解雇されたり，幼稚園の登園を拒否されたり，多くの医療機関で診療拒否があったりした. 1989 年に東京・大阪原告が，国と製薬会社を相手に提訴し，1996 年 3 月 29 日に和解を迎えた. その後，HIV 医療体制が再構築された（**表 13-2**）[1]. 患者参加型の医療の実現に向けて，組織はもちろん組織を超えて必要な情報共有や患者らとの繰り返しの話し合い，チーム医療の提供が求められている.

　薬害被害者の HIV 感染時期は，1982 〜 1985 年と考えられている. 多剤併用療法が開発される 1996 年以前の死亡症例の死亡原因は AIDS 関連が多いが，それ以降は，肝炎関連が多い. 生存者数は，40 歳代が大半を占め，就労や結婚など社会参加の機会を逃すなど，身体以外の課題を抱えている（**図 13-2**）[1].

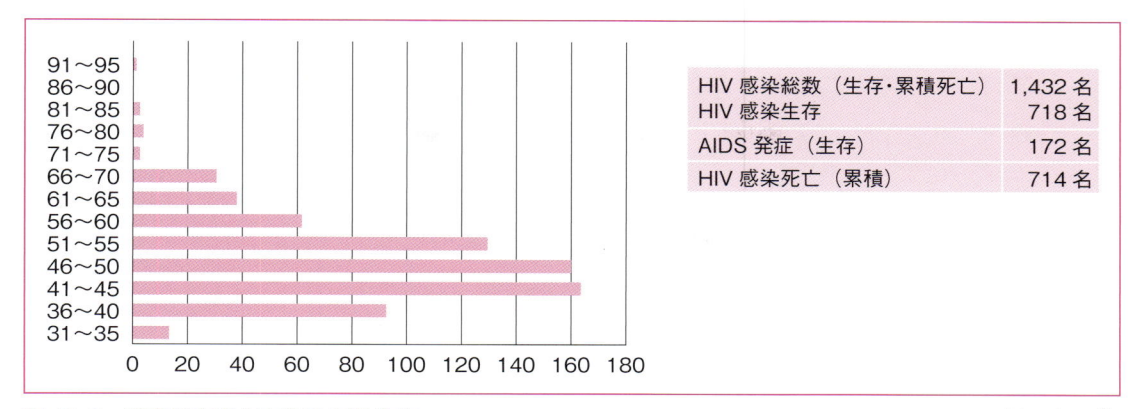

図 13-2　薬害被害者生存例の年齢分布　　　　　　　　　　　　　　　　　（池田和子[1]）

2）近年の HIV 感染患者の動向 [3]

2021 年の新規報告数は，HIV 感染者 742 件，AIDS 患者 315 件，HIV 感染者と AIDS 患者の合計 1,057 件であった．HIV 感染者と AIDS 患者の年間新規報告数はいずれも近年減少傾向となっていたなかで，HIV 感染者年間新規報告数は，2020 年は前年から 153 件減と大きく減少し，2021 年は前年から 8 件の減少となった．2021 年の HIV 感染者と AIDS 患者を合わせた新規報告数に占める AIDS 患者の割合は 29.8% であり，前年より減少したものの 2019 年の 26.9% と比較し高い水準であった．2007 年以降，2019 年までは常に年間 1,500 件前後の新規 HIV 感染者・AIDS 患者の報告が続いている状況にあり（**図 13-3**）[4]，累積報告件数は増加が続いている（**図 13-4**）[5]．

保健所等における検査件数は，2020 年に前年の半数以下に減少しており，新型コロナウイルス感染症の流行に伴う検査機会の減少等の影響で無症状感染者が十分に診断されていない可能性に留意する必要がある．

3　HIV 感染症 /AIDS の診断

1）HIV 感染症の診断 [6]

HIV 感染症に特異的な症状はなく，診断のためには HIV の検査を行う必要がある．検査は通常，①スクリーニング検査，②確認検査の順番で行われ，確認検査が陽性となれば HIV 感染が確定する．HIV 検査を行う前には必ず患者本人に説明し同意を得る必要がある．ただし，意識障害などにより患者の同意取得が困難な場合には「医師の判断で」実施することが認められている．診療における HIV-1/2 感染症診断のためのフローチャート 2020 を**図 13-5** に示す．

4　HIV 感染症の治療

1）治療の目的 [2, 7]

無症候期においても HIV は活発に増殖し，CD4 陽性 T リンパ球をはじめとする免疫系を破壊し続けている．抗 HIV 療法により HIV の増殖を十分に抑制すると，胸腺から新たにナイーブ T リンパ球が供給され CD4 数が増加し，日和見感染症の減少および AIDS による死亡者数の減少につながる．現在用いられている抗 HIV 薬は，HIV の増殖サイクルを阻害する薬剤であり，その効果判定は血中 HIV RNA 量を測定することにより行われる．一方，HIV の増殖阻害によってどの程度免疫力が回復したかは，CD4 数が指標となる．現在標準的に行われる抗レトロウイルス療法（anti retroviral therapy；ART）は，強力に HIV の増殖を抑制し患者の免疫能を回復させることができる．そのおかげで HIV 感染者の生命予後は著しく改善されたが，ART をもってしても HIV を感染者の体内から駆逐することは容

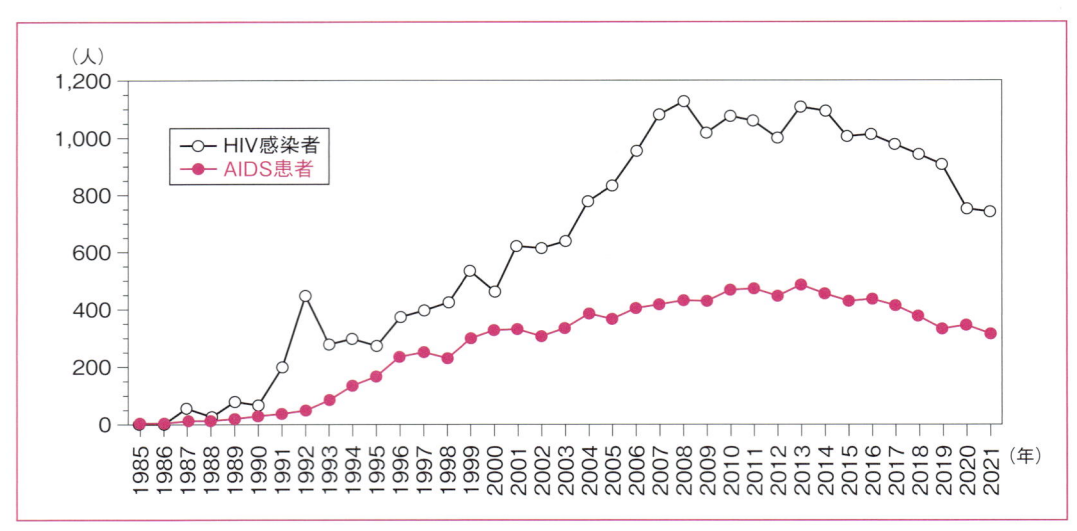

図 13-3　HIV 感染者および AIDS 患者新規報告数の年次推移

* HIV 感染者
　　感染症法に基づく届出基準に従い「後天性免疫不全症候群」と診断されたもののうち，AIDS 指標疾患（届出基準参照）を発症していないもの.

* AIDS 患者
　　初回報告時に AIDS 指標疾患が認められ AIDS と診断されたもの（既に HIV 感染者として報告されている症例が AIDS と診断された場合には含まれない）. ただし，1999（平成 11）年 3 月 31 日までの AIDS 患者には病状変化による AIDS 患者報告が含まれている.

（国立感染症研究所ホームページ[4]）

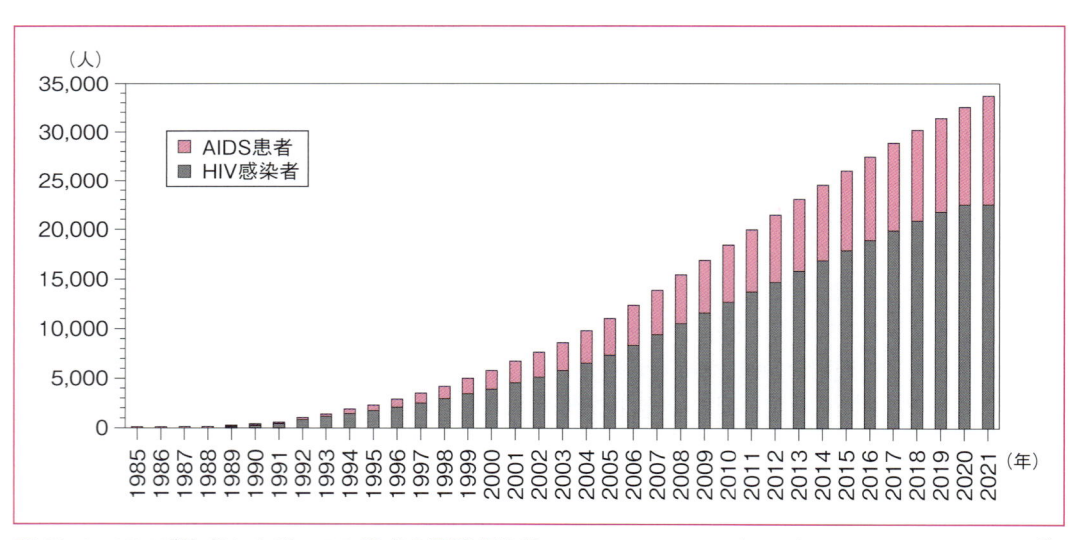

図 13-4　HIV 感染者および AIDS 患者の累積報告数　　（国立感染症研究所ホームページ[5]）

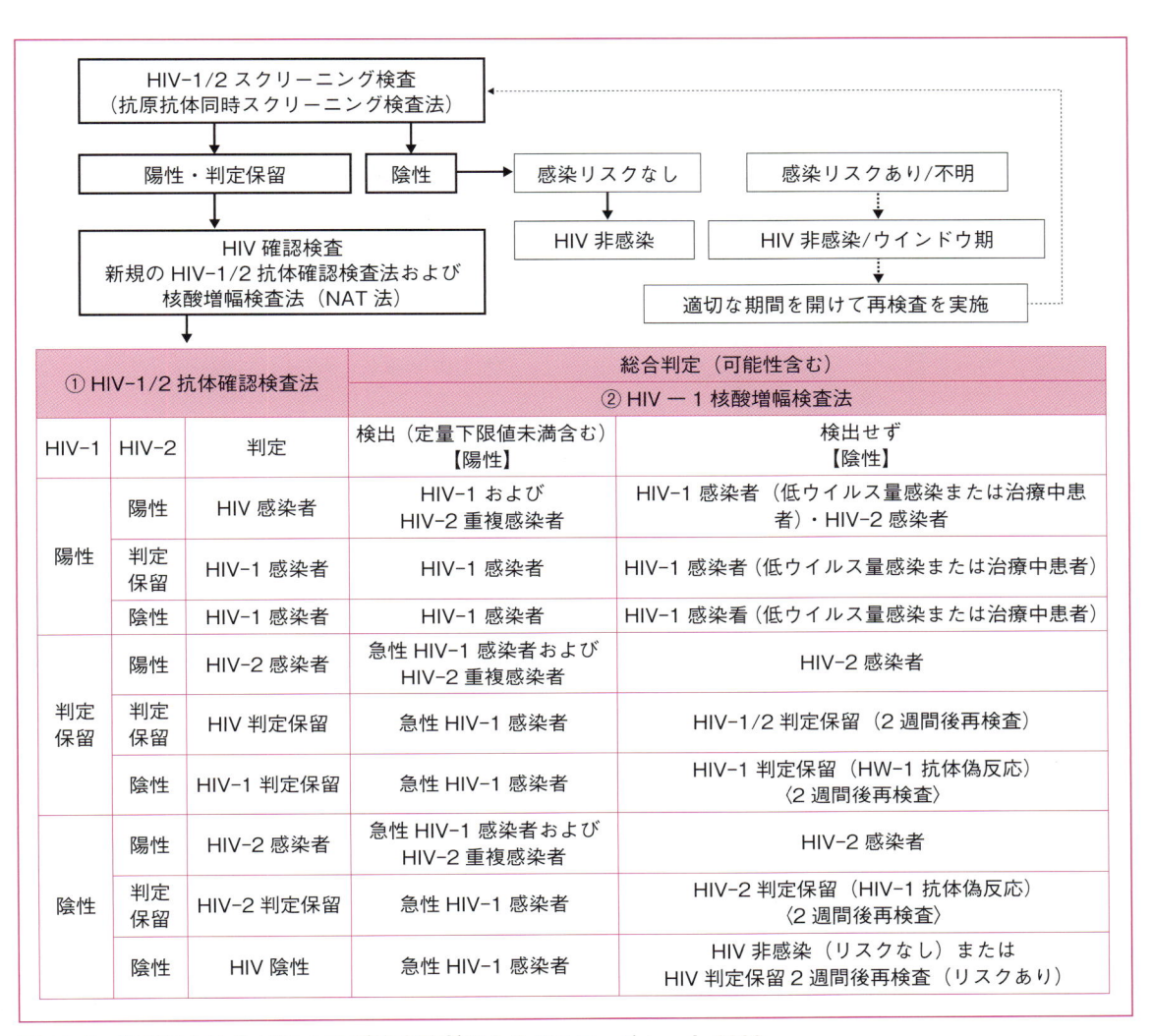

図 13-5　診療における HIV-1/2 感染症診断のためのフローチャート 2020

（診療における HIV-1/2 感染症の診断ガイドライン 2020 版[6])）

① HIV-1/2 抗体確認検査法			総合判定（可能性含む）	
			② HIV－1 核酸増幅検査法	
HIV-1	HIV-2	判定	検出（定量下限値未満含む）【陽性】	検出せず【陰性】
陽性	陽性	HIV 感染者	HIV-1 および HIV-2 重複感染者	HIV-1 感染者（低ウイルス量感染または治療中患者）・HIV-2 感染者
	判定保留	HIV-1 感染者	HIV-1 感染者	HIV-1 感染者（低ウイルス量感染または治療中患者）
	陰性	HIV-1 感染者	HIV-1 感染者	HIV-1 感染看（低ウイルス量感染または治療中患者）
判定保留	陽性	HIV-2 感染者	急性 HIV-1 感染者および HIV-2 重複感染者	HIV-2 感染者
	判定保留	HIV 判定保留	急性 HIV-1 感染者	HIV-1/2 判定保留（2 週間後再検査）
	陰性	HIV-1 判定保留	急性 HIV-1 感染者	HIV-1 判定保留（HW-1 抗体偽反応）〈2 週間後再検査〉
陰性	陽性	HIV-2 感染者	急性 HIV-1 感染者および HIV-2 重複感染者	HIV-2 感染者
	判定保留	HIV-2 判定保留	急性 HIV-1 感染者	HIV-2 判定保留（HIV-1 抗体偽反応）〈2 週間後再検査〉
	陰性	HIV 陰性	急性 HIV-1 感染者	HIV 非感染（リスクなし）または HIV 判定保留 2 週間後再検査（リスクあり）

易ではない．その主な理由は，HIV の一部がメモリーＴリンパ球とよばれる寿命の長い細胞に潜伏感染していることにある．HIV の駆逐のためにはこの感染細胞が消滅するまで ART を継続する必要があり，そのために要する期間は平均 73.4 年と推定されている（**表 13-3**）．服薬アドヒアランスが不良になると薬剤の血中濃度が維持できず，ウイルス増殖が十分に抑制されなくなり，耐性ウイルスの出現が加速されることとなる（**図 13-6**）．このことは，ART を開始した HIV 感染者は事実上生涯治療を継続する必要があることを意味し，それに伴う QOL の低下，経済的負担，治療薬による副作用などさまざまな問題が生じる．抗 HIV 薬の開始時期については，2000 年代前半までの流れでは当時の抗 HIV 治療薬では HIV を治癒させることが事実上困難であるという背景のもと，それ以上治療開始を遅らせると患者の生命予後に影響を与える時期まで待つのが一般的であった．しかし近年，大規模長期間観察コホート試験で，① CD4 陽性リンパ球数を高く維持できる，② HIV 増殖により発症・増悪する可能性のある心血管疾患や腎・肝疾患のリスクを減らせる，③ CD4 陽性リンパ球数が高くても発症する可能性のある HIV 関連疾患のリスクを減ら

表 13-3　HIV が潜伏感染している細胞を排除するのに要する期間

患者	症例数	ART の期間	潜伏感染細胞の半減期	潜伏感染細胞の排除に要する期間[1]
全症例	59 人	45.4 カ月	44.2 カ月	73.4 年
Blip（＋）[2]	21 人	53.0 カ月	57.7 カ月	95.8 年
Blip（－）[2]	18 人	62.1 カ月	30.8 カ月	51.2 年

1）HIV の潜伏感染細胞はおおよそ 10^6 個存在すると考えられる．これが 1 未満になるまでの期間．
2）10 回の連続した測定で測定感度（50 コピー /ml）以上のウイルス量が検出された症例を blip(＋)，検出されなかった症例を Blip(−) とする．

（抗 HIV 治療ガイドライン，2023[2]）

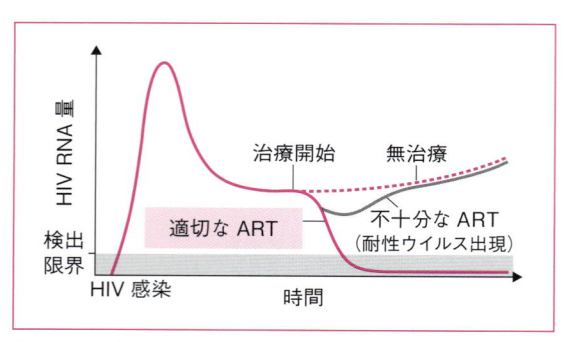

図 13-6　抗 HIV 治療（ART）による HIV RNA 量の変化（HIV 感染症「治療の手引き」第 26 版[7]）

表 13-4　抗 HIV 薬治療の開始時期の目安

CD4 数にかかわらず，すべての HIV 感染者に治療開始を推奨する（AI）
注 1：抗 HIV 療法は健康保険の適応のみでは自己負担は高額であり，医療費助成制度（身体障害者手帳）を利用する場合が多い．主治医は医療費助成制度（身体障害者手帳）の適応を念頭に置き，必要であれば治療開始前にソーシャルワーカー等に相談するなど，十分な準備を行うことが求められる．
注 2：エイズ指標疾患が重篤な場合は，その治療を優先する場合がある．
注 3：免疫再構築症候群が危惧される場合は，エイズ指標疾患の治療を優先させる．

（抗 HIV 治療ガイドライン，2023[2]）

せるなど，早期治療が予後をより改善するとの知見が示され，飲みやすく，副作用も少ない薬剤が増えたことなどの理由から，年々治療開始が早期化されている．また，早期治療は二次感染予防につながることが明らかとなっている[7]．

「抗 HIV ガイドライン 2023」が提唱する抗 HIV 治療の開始の目安を**表 13-4** に示す．CD4 数にかかわらずすべての HIV 感染者に治療開始を推奨する[2]．

わが国においては身体障害者手帳や自立支援医療などの利用に関して一定の条件を満たしたうえで申請可能であるが，HIV 陽性の診断から制度の利用が可能となるまでにも 1 カ月以上の期間を要する[8]．長期的な治療の継続のためには制度の取得は必要であり，開始前には十分検討することを忘れてはならない．

（鈴木文歌）

Ⅱ　日常生活におけるケア[1]

治療の進歩により，ケアも大きく変化している．治療が奏功している患者の予後は改善し，長期療養課題として新たに HIV 感染症以外のたとえば，がんや生活習慣病などの他の疾患管理が必要となったり，それに伴う費用や生活費の負担などが生じたりしている．長期療養生活を送る患者に対しては以下のケアが望ましい．

1　定期受診

HIV 感染症と診断されたら，症状の有無や治療開始の有無にかかわらず，定期受診し，自覚症

状に現れない状態を診療，各種検査で確認する．高齢者や ADL 課題によっては，地元に受診先を設けておくのは，患者家族らはもちろん，医療機関にとっても安心である．

2　服薬継続

治療が開始されたら，継続服用が原則であり，高い服薬率の維持とウイルス量を検出限界以下に抑え続け，HIV 感染症の進行抑止と同時に他疾患発症を予防する．飲み忘れ予防としてピルケースやアラームの利用，一包化など試みる．また病気を知る身近な理解者からの声掛け，もしくは保健師・訪問看護師など地域支援者と連携することもある．

3　感染管理

HIV 感染症は2つの側面で感染管理が必要である．1つは，免疫不全としてさまざまな病気に感染しないよう，易感染対策を行う．2つ目は，主に血液・体液を介して他者への感染を予防するために，患者の血液・体液が，他者の傷口・粘膜へ触れないよう留意すること，患者が傷を負った場合は，絆創膏などで保護するよう説明しておくことが重要である．治療が奏功し，ウイルス量が検出限界以下を維持できている状態であれば他者への感染が予防できる．

4　よりよい習慣

高血圧や糖尿病，がんなどの合併症を予防するためにも食生活の見直しや節酒や禁煙，体重管理，血圧測定，適度な運動習慣，睡眠習慣の見直しなどは不可欠である．体温計，血圧計，体重計などを購入してもらい，自分の健康管理に関心がもてるようにアドバイスをする．

HIV 感染者の運動療法に関しての報告は多く

はないが，有酸素運動，レジスタンス運動，その両方ともが HIV 感染者の筋力持久力を向上させ，体組成を改善させるだけでなく，抑うつや不安の軽減にも効果があるとの報告が複数ある[9]．また，運動療法が HIV 感染者の認知機能障害を抑制する可能性があるとの報告もあり[10]，HIV 感染者においても運動療法の安全性と有効性が指摘されている

5　メンタルヘルス支援

長期にわたる自己管理は患者の負担になることがある．また病名を周囲の身近な人や職場へ開示していない場合など，仕事と調整しながら定期受診していくことが難しい場合もある．HIV 感染に加え，セクシャリティの課題で，自殺企図や希死念慮を抱く患者も少なくない．長期療養時代を迎え，医療費や生活費を含む金銭課題など，複合的な課題を抱えている症例もある．

6　くらしの支援

患者の多くは，仕事や学業と並行して療養を続けている．20 〜 40 歳代が多く，仕事や生活拠点が変更されることも多い．一方で HIV 感染の診断を機に仕事や社会参加に消極的になってしまった症例もいる．長期療養をどう過ごすか，そして最期をどこで誰とどう迎えるかなど，他の慢性疾患同様の課題が患者に降りかかってくる．患者が望む治療・医療・暮らしを繰り返し話し合いながら，患者の意思決定を支えることが必要である．HIV 感染症診療においては，治療的介入にとどまらず，生活支援の視点を併せもったかかわりが求められる．患者・家族の生活や価値観に触れる援助・介入を行う際には，本人の意思を尊重するとともに，本人が問題に向き合い自らの力で解決・解消のため行動することを多職種で支援するという姿勢が重要である．

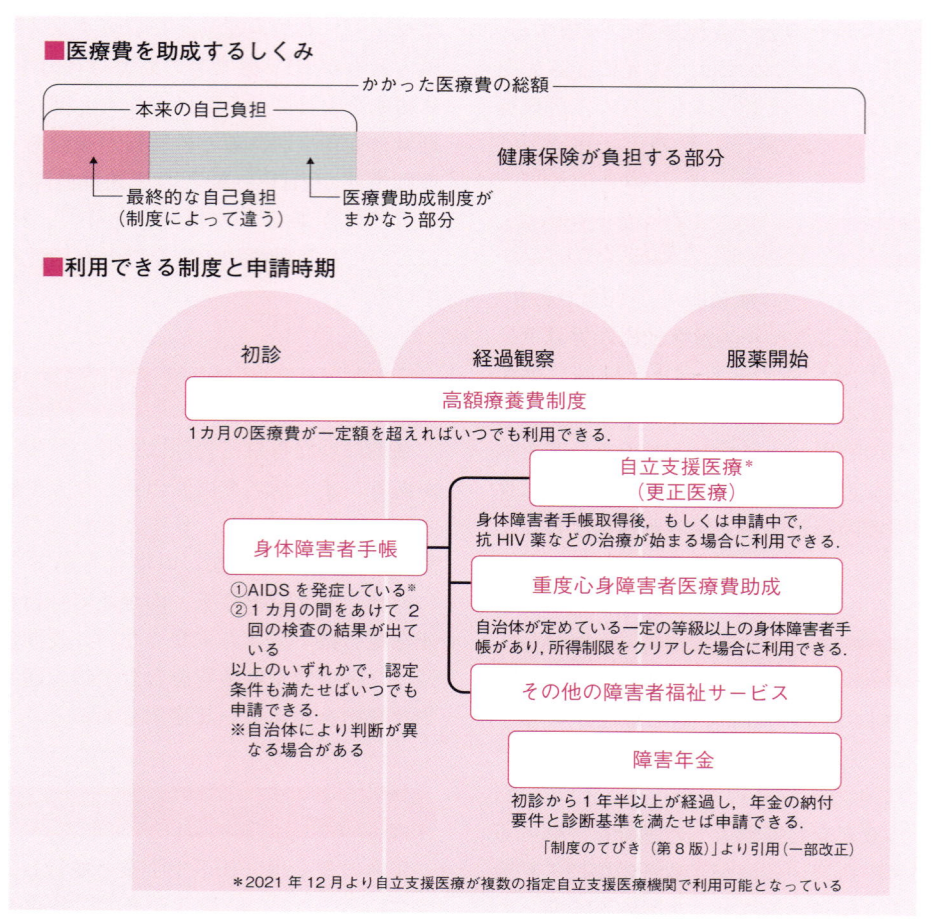

■医療費を助成するしくみ

かかった医療費の総額

本来の自己負担

最終的な自己負担
（制度によって違う）

医療費助成制度が
まかなう部分

健康保険が負担する部分

■利用できる制度と申請時期

初診　　経過観察　　服薬開始

高額療養費制度

1カ月の医療費が一定額を超えればいつでも利用できる.

自立支援医療*
（更正医療）

身体障害者手帳取得後, もしくは申請中で,
抗HIV薬などの治療が始まる場合に利用できる.

身体障害者手帳

①AIDSを発症している*
②1カ月の間をあけて2
回の検査の結果が出て
いる
以上のいずれかで, 認定
条件も満たせばいつでも
申請できる.
※自治体により判断が異
なる場合がある

重度心身障害者医療費助成

自治体が定めている一定の等級以上の身体障害者手
帳があり, 所得制限をクリアした場合に利用できる.

その他の障害者福祉サービス

障害年金

初診から1年半以上が経過し, 年金の納付
要件と診断基準を満たせば申請できる.

「制度のてびき（第8版）」より引用（一部改正）

*2021年12月より自立支援医療が複数の指定自立支援医療機関で利用可能となっている

図 13-7　医療費助成制度　　　　　　　　　　　　　　　（HIV感染症「治療の手引き」第26版[7]）

Ⅲ　HIV診療における社会資源の活用 [4, 11, 12]

　HIVの治療の基本は，継続的に服薬を続ける
ことであるが，抗HIV薬は高価であり，健康保
険だけでは患者負担が大きく，治療の継続が困難
となる場合も多い．社会保障制度を積極的に活用
することで患者の経済的負担を軽減することがで
きるので，医療者としてはそのような制度がある
ことを患者に説明する必要がある．概ね図 13-7
のような制度が存在するが，自治体によって利用
条件が異なる．詳しい利用法等については，各制
度の申請窓口，施設内・地域・近くの拠点病院の
ソーシャルワーカーや医療相談担当者に相談する
のがよい．

（鈴木文歌）

chapter
14
内部障害の認定要項など

Ⅰ 身体障害者福祉法，障害年金，介護保険，障害者総合支援法

1 身体障害者福祉法

　身体障害者福祉法は 1949 年（昭和 24 年法律第283 号）に制定された．身体障害者福祉法における身体障害者とは，同法別表に掲げる一定程度以上永続する身体上の障害がある 18 歳以上の者であって，都道府県知事［指定都市は中核都市長］から身体障害者手帳の交付を受けたものをいう．身体障害者福祉法では，心臓機能障害（1967 年），じん臓機能障害（1972 年），呼吸器機能障害（1967 年），ぼうこう又は直腸の機能障害（1984年），小腸機能障害（1986 年），ヒト免疫不全ウイルスによる免疫機能障害（1998 年），肝臓機能障害（2010 年）の 7 つを内部障害（内部機能障害）と制定している．

1）障害程度等級

　身体障害者手帳は，障害の程度によって 1 ～ 6級に区分されているが，さらに障害により視覚障害，聴覚又は平衡機能の障害，音声機能・言語機能又はそしゃく機能の障害，肢体不自由，内部障害に分けられる．内部障害における機能障害の等級は，ヒト免疫不全ウイルスによる免疫機能障害と肝臓機能障害は 1 ～ 4 級の 4 段階，その他の 5つに関しては 1 級，3 級，4 級の 3 段階となっており，判断基準として機能障害によって日常生活活動がどの程度障害されているかにより，各等級の障害程度が身体障害者障害程度等級表（身体障害者福祉法施行規則別表第 5 号）に示されている

（表 14-1）．

2）身体障害認定基準（表 14-2 ～ 8）

　身体障害認定基準は，国が地方自治体に対して適正な運用を支援するためのガイドラインとして，身体障害者障害程度等級表に定められている障害の程度や内容の認定方法を具体的に明らかにした国による基準である．認定基準の見直しにより，2014 年 4 月 1 日以降の申請から，心臓機能障害（ペースメーカ等植え込み者）は一律 1 級認定からペースメーカー等の依存度や日常生活活動の程度により 1 級，3 級，4 級のいずれかの認定に変更となった[1]．

3）身体障害者手帳の申請・交付

　身体障害者手帳の申請・交付には，申請希望者が身体障害者福祉法第 15 条により指定医（都道府県知事または指定都市の市長により指定されている医師）が記載した身体障害診断書・意見書を添えた申請書を福祉事務所（市区町村の障害者担当課）に提出する．診断書・意見書の書式は障害区分ごとに異なり，内部障害では心臓機能障害（18 歳以上，18 歳未満），ヒト免疫不全ウイルスによる免疫機能障害（13 歳以上，13 歳未満）となっているため，全部で 9 種類の書式がある．申請書は，福祉事務所長より都道府県知事［指定都市は中核市市長］に送られ，身体障害者更生相談所所長に障害等級に関する意見を求め，障害が認定基準に該当する場合には都道府県知事［指定都

表 14-1　身体障害者障害程度等級表

級別	視覚障害	聴覚または平衡機能の障害		音声機能言語機能またはそしゃく機能の障害	肢体不自由	
		聴覚障害	平衡機能障害		上 肢	下 肢
1級	視力の良い方の眼の視力（万国式試視力表によって測ったものをいい，屈折異常のある者については，矯正視力について測ったものをいう．以下同じ．）が 0.01 以下のもの				1．両上肢の機能を全廃したもの 2．両上肢を手関節以上で欠くもの	1．両下肢の機能を全廃したもの 2．両下肢を大腿の 2 分の 1 以上で欠くもの
2級	1．視力の良い方の眼の視力が 0.02 以上 0.03 以下のもの 2．視力の良い方の眼の視力が 0.04 かつ他方の眼の視力が手動弁以下のもの 3．周辺視野角度（I/4 視標による．以下同じ．）の総和が左右眼それぞれ 80 度以下かつ両眼中心視野角度（I/2 視標による．以下同じ．）が 28 度以下のもの 4．両眼開放視認点数が 70 点以下かつ両眼中心視野視認点数が 20 点以下のもの	両耳の聴力レベルがそれぞれ 100 デシベル以上のもの（両耳全ろう）			1．両上肢の機能の著しい障害 2．両上肢のすべての指を欠くもの 3．1 上肢を上腕の 2 分の 1 以上で欠くもの 4．1 上肢の機能を全廃したもの	1．両下肢の機能の著しい障害 2．両下肢を下腿の 2 分の 1 以上で欠くもの
3級	1．視力の良い方の眼の視力が 0.04 以上 0.07 以下のもの（2 級の 2 に該当するものを除く．） 2．視力の良い方の眼の視力が 0.08 かつ他方の眼の視力が手動弁以下のもの 3．周辺視野角度の総和が左右眼それぞれ 80 度以下かつ両眼中心視野角度が 56 度以下のもの 4．両眼開放視認点数が 70 点以下かつ両眼中心視野視認点数が 40 点以下のもの	両耳の聴力レベルが 90 デシベル以上のもの（耳介に接しなければ大声語を理解し得ないもの）	平衡機能のきわめて著しい障害	音声機能言語機能またはそしゃく機能の喪失	1．両上肢のおや指およびひとさし指を欠くもの 2．両上肢のおや指およびひとさし指の機能を全廃したもの 3．1 上肢の機能の著しい障害 4．1 上肢のすべての指を欠くもの 5．1 上肢のすべての指の機能を全廃したもの	1．両下肢をショパー関節以上で欠くもの 2．1 下肢を大腿の 2 分の 1 以上で欠くもの 3．1 下肢の機能を全廃したもの
4級	1．視力の良い方の眼の視力が 0.08 以上 0.1 以下のもの（3 級の 2 に該当するものを除く．） 2．周辺視野角度の総和が左右眼それぞれ 80 度以下のもの 3．両眼開放視認点数が 70 点以下のもの	1．両耳の聴力レベルが 80 デシベル以上のもの（耳介に接しなければ話声語を理解し得ないもの） 2．両耳による普通話声の最良の語音明瞭度が 50%以下のもの		音声機能言語機能またはそしゃく機能の著しい障害	1．両上肢のおや指を欠くもの 2．両上肢のおや指の機能を全廃したもの 3．1 上肢の肩関節，肘関節または手関節のうち，いずれか 1 関節の機能を全廃したもの 4．1 上肢のおや指およびひとさし指を欠くもの 5．1 上肢のおや指およびひとさし指の機能を全廃したもの 6．おや指またはひとさし指を含めて 1 上肢の 3 指を欠くもの 7．おや指またはひとさし指を含めて 1 上肢の 3 指の機能を全廃したもの 8．おや指またはひとさし指を含めて 1 上肢の 4 指の機能の著しい障害	1．両下肢のすべての指を欠くもの 2．両下肢のすべての指の機能を全廃したもの 3．1 下肢を下腿の 2 分の 1 以上で欠くもの 4．1 下肢の機能の著しい障害 5．1 下肢の股関節または膝関節の機能を全廃したもの 6．1 下肢が健側に比して 10 センチメートル以上または健側の長さの 10 分の 1 以上短いもの
5級	1．視力の良い方の眼の視力が 0.2 かつ他方の眼の視力が 0.02 以下のもの 2．両眼による視野の 2 分の 1 以上が欠けているもの 3．両眼中心視野角度が 56 度以下のもの 4．両眼開放視認点数が 70 点を超えかつ 100 点以下のもの 5．両眼中心視野視認点数が 40 点以下のもの		平衡機能の著しい障害		1．両上肢のおや指の機能の著しい障害 2．1 上肢の肩関節，肘関節または手関節のうち，いずれか 1 関節の機能の著しい障害 3．1 上肢のおや指を欠くもの 4．1 上肢のおや指の機能を全廃したもの 5．1 上肢のおや指およびひとさし指の機能の著しい障害 6．おや指またはひとさし指を含めて 1 上肢の 3 指の機能の著しい障害	1．1 下肢の股関節または膝関節の機能の著しい障害 2．1 下肢の足関節の機能を全廃したもの 3．1 下肢が健側に比して 5 センチメートル以上または健側の長さの 15 分の 1 以上短いもの
6級	視力の良い方の眼の視力が 0.3 以上 0.6 以下かつ他方の眼の視力が 0.02 以下のもの	1．両耳の聴力レベルが 70 デシベル以上のもの（40 センチメートル以上の距離で発声された会話語を理解し得ないもの） 2．1 側耳の聴力レベルが 90 デシベル以上，他側耳の聴力レベルが 50 デシベル以上のもの			1．1 上肢のおや指の機能の著しい障害 2．ひとさし指を含めて 1 上肢の 2 指を欠くもの 3．ひとさし指を含めて 1 上肢の 2 指の機能を全廃したもの	1．1 下肢をリスフラン関節以上で欠くもの 2．1 下肢の足関節の機能の著しい障害
7級					1．1 上肢の機能の軽度の障害 2．1 上肢の肩関節，肘関節または手関節のうち，いずれか一関節の機能の軽度の障害 3．1 上肢の手指の機能の軽度の障害 4．ひとさし指を含めて 1 上肢の 2 指の機能の著しい障害 5．1 上肢のなか指，くすり指および小指を欠くもの 6．1 上肢のなか指，くすり指および小指の機能を全廃したもの	1．両下肢のすべての指の機能の著しい障害 2．1 下肢の機能の軽度の障害 3．1 下肢の股関節，膝関節または足関節のうち，いずれか 1 関節の機能の軽度の障害 4．1 下肢のすべての指を欠くもの 5．1 下肢のすべての指の機能を全廃したもの 6．1 下肢が健側に比して 3 センチメートル以上または健側の長さの 20 分の 1 以上短いもの
備考	①同一の等級について 2 つの重複する障害がある場合は，1 級うえの級とする．ただし，2 つの重複する障害が特に本表中に指定せられているものは，該当等級とする． ②肢体不自由においては，7 級に該当する障害が 2 以上重複する場合は，6 級とする． ③異なる等級について 2 つ以上の重複する障害がある場合については，障害の程度を勘案して当該等級より上の等級とすることができる． ④「指を欠くもの」とは，おや指については指骨間関節，その他の指については第 1 指骨間関節以上を欠くものをいう． ⑤「指の機能障害」とは，中手指節関節以下の障害をいい，おや指については，対抗運動障害をも含むものとする． ⑥上肢または下肢欠損の断端の長さは，実用長（上腕においては腋窩より，大腿においては坐骨結節の高さより計測したもの）をもって計測したものをいう． ⑦下肢の長さは，前腸骨棘より内くるぶし下端までを計測したものをいう．					

表 14-1　身体障害者障害程度等級表（つづき）

肢体不自由			心臓，腎臓，呼吸器，膀胱もしくは直腸または小腸，ヒト免疫不全ウイルスによる免疫もしくは肝臓の機能の障害						
体　幹	乳幼児期以前の非進行性の脳病変による運動機能障害		心　臓機能障害	腎　臓機能障害	呼吸器機能障害	膀胱または直腸機能障害	小　腸機能障害	ヒト免疫不全ウイルスによる免疫機能障害	肝　臓機能障害
	上肢機能	移動機能							
体幹の機能障害により座っていることができないもの	不随意運動・失調等により上肢を使用する日常生活動作がほとんど不可能なもの	不随意運動・失調等により歩行が不可能なもの	心臓の機能の障害により自己の身辺の日常生活活動が極度に制限されるもの	腎臓の機能の障害により自己の身辺の日常生活活動が極度に制限されるもの	呼吸器の機能の障害により自己の身辺の日常生活活動が極度に制限されるもの	膀胱または直腸の機能の障害により自己の身辺の日常生活活動が極度に制限されるもの	小腸の機能の障害により自己の身辺の日常生活活動が極度に制限されるもの	ヒト免疫不全ウイルスによる免疫の機能の障害がほとんど不可能なもの	肝臓の機能の障害により日常生活活動がほとんど不可能なもの
1. 体幹の機能障害により坐位または起立位を保つことが困難なもの 2. 体幹の機能障害により立ち上がることが困難なもの	不随意運動・失調等により上肢を使用する日常生活動作が極度に制限されるもの	不随意運動・失調等により歩行が制限されるもの						ヒト免疫不全ウイルスによる免疫の機能の障害により日常生活が極度に制限されるもの	肝臓の機能の障害により日常生活活動が極度に制限されるもの
体幹の機能障害により歩行が困難なもの	不随意運動・失調等により上肢を使用する日常生活動作が著しく制限されるもの	不随意運動・失調等により歩行が家庭内での日常生活活動に制限されるもの	心臓の機能の障害により家庭内での日常生活活動が著しく制限されるもの	腎臓の機能の障害により家庭内での日常生活活動が著しく制限されるもの	呼吸器の機能の障害により家庭内での日常生活活動が著しく制限されるもの	膀胱または直腸の機能の障害により家庭内での日常生活活動が著しく制限されるもの	小腸の機能の障害により家庭内での日常生活活動が著しく制限されるもの	ヒト免疫不全ウイルスによる免疫の機能の障害により日常生活が著しく制限されるもの（社会での日常生活活動が著しく制限されるものを除く）	肝臓の機能の障害により日常生活活動が著しく制限されるもの（社会での日常生活活動が著しく制限されるものを除く）
	不随意運動・失調等により上肢の機能障害により社会での日常生活活動が著しく制限されるもの	不随意運動・失調等により歩行が社会での日常生活活動が著しく制限されるもの	心臓の機能の障害により社会での日常生活活動が著しく制限されるもの	腎臓の機能の障害により社会での日常生活活動が著しく制限されるもの	呼吸器の機能の障害により社会での日常生活活動が著しく制限されるもの	膀胱または直腸の機能の障害により社会での日常生活活動が著しく制限されるもの	小腸の機能の障害により社会での日常生活活動が著しく制限されるもの	ヒト免疫不全ウイルスによる免疫の機能の障害により社会での日常生活活動が著しく制限されるもの	肝臓の機能の障害により社会での日常生活活動が著しく制限されるもの
体幹の機能の著しい障害	不随意運動・失調等による上肢の機能障害により社会での日常生活活動に支障のあるもの	不随意運動・失調等による社会における日常生活活動に支障のあるもの							
	不随意運動・失調等により上肢の機能の劣るもの	不随意運動・失調等により移動機能の劣るもの							
	上肢に不随意運動・失調等を有するもの	下肢に不随意運動・失調等を有するもの							

1.　障害等級の認定方法

2 以上の障害が重複する場合の取扱い

合計指数	認定等級
18 以上	1 級
11 ～ 17	2 級
7 ～ 10	3 級
4 ～ 6	4 級
2 ～ 3	5 級
1	6 級

2.　合計指数算定方法

2 以上の障害が重複する場合の取扱い

合計指数	認定等級
1 級	18
2 級	11
3 級	7
4 級	4
5 級	2
6 級	1
7 級	0.5

〔備考〕①色の実線は，JR 運賃割引者および航空旅客運賃割引者のうち，第 1 種身体障害者（本人および介護者 1 名が割引対象）の範囲を示す．第 2 種身体障害者（原則，本人のみ割引対象）は，それ以外の部分である（ただし，手帳の交付されない 7 級を除く．また，航空旅客運賃割引者の適用は，満 12 歳以上の場合に限られる）．

（NPO 法人　日本ワークソーシャル研究会：医療福祉総合ガイドブック 2023 年版．pp 278-279，医学書院，2023）

表 14-2　心臓機能障害認定基準

（1）18 歳以上の者の場合

1. 等級表1級に該当する障害は次のいずれかに該当するものをいう.
   a. 次のいずれか2つ以上の所見があり，かつ，安静時または自己身辺の日常生活活動でも心不全症状，狭心症症状または繰り返しアダムスストークス発作が起こるもの
   　i. 胸部エックス線所見で心胸比 0.60 以上のもの
   　ii. 心電図で陳旧性心筋梗塞所見があるもの
   　iii. 心電図で脚ブロック所見があるもの
   　iv. 心電図で完全房室ブロック所見があるもの
   　v. 心電図で第2度以上の不完全房室ブロック所見があるもの
   　vi. 心電図で心房細動または粗動所見があり，心拍数に対する脈拍数の欠損が 10 以上のもの
   　vii. 心電図で ST の低下が 0.2 mV 以上の所見があるもの
   　viii. 心電図で第 I 誘導，第 II 誘導および胸部誘導（ただし V1 を除く）のいずれかの T が逆転した所見があるもの
   b. ペースメーカを植え込み，自己の身辺の日常生活活動が極度に制限されるもの，先天性疾患によりペースメーカを植え込みしたものまたは人工弁移植，弁置換を行ったもの
2. 等級表3級に該当する障害は，次のいずれかに該当するものをいう.
   a. 1のaのiからviiiまでのいずれかの所見があり，かつ，家庭内での極めて温和な日常生活活動には支障がないが，それ以上の活動では心不全症状もしくは狭心症症状が起こるものまたは頻回に頻脈発作を起こし救急医療を繰り返し必要としているもの
   b. ペースメーカを植え込み，家庭内での日常生活活動が著しく制限されるもの
3. 等級表4級に該当する障害は次のものをいう.
   a. 次のうちいずれかの所見があり，かつ，家庭内での普通の日常生活活動または社会での極めて温和な日常生活活動には支障がないが，それ以上の活動では心不全症状または狭心症症状が起こるもの
   　i. 心電図で心房細動または粗動所見があるもの
   　ii. 心電図で期外収縮の所見が存続するもの
   　iii. 心電図で ST の低下が 0.2 mV 未満の所見があるもの
   　iv. 運動負荷心電図で ST の低下が 0.1 mV 以上の所見があるもの
   b. 臨床所見で部分的心臓浮腫があり，かつ，家庭内での普通の日常生活活動もしくは社会での極めて温和な日常生活活動には支障がないが，それ以上の活動は著しく制限されるものまたは頻回に頻脈発作を繰り返し，日常生活もしくは社会生活に妨げとなるもの
   c. ペースメーカを植え込み，家庭内での日常生活活動が著しく制限されるもの

ペースメーカ等植え込み者

	植え込み直後	再認定（3 年以内）
1 級	クラス I，又はクラス II 以下で身体活動能力が2メッツ未満のもの	身体活動能力が2メッツ未満のもの
3 級	クラス II 以下で，身体活動能力が2メッツ以上4メッツ未満のもの	身体活動能力が2メッツ以上4メッツ未満のもの
4 級	クラス II 以下で，身体活動能力が4メッツ以上のもの	身体活動能力が4メッツ以上のもの

（2）18 歳未満の者の場合

1. 等級表1級に該当する障害は原則として，重い心不全，低酸素血症，アダムスストークス発作または狭心症発作で継続的医療を要するもので，次の所見（a～n）の項目のうち6項目以上が認められるものをいう.
   a. 著しい発育障害
   b. 心音・心雑音の異常
   c. 多呼吸または呼吸困難
   d. 運動制限
   e. チアノーゼ
   f. 肝腫大
   g. 浮腫
   h. 胸部エックス線で心胸比 0.56 以上のもの
   i. 胸部エックス線で肺血流量増または減があるもの
   j. 胸部エックス線で肺静脈うっ血像があるもの

表 14-2　心臓機能障害認定基準（つづき）

　　　k. 心電図で心室負荷像があるもの
　　　l. 心電図で心房負荷像があるもの
　　　m. 心電図で病的不整脈があるもの
　　　n. 心電図で心筋障害像があるもの
　2. 等級表3級に該当する障害は，原則として，継続的医療を要し，1の所見（a～n）の項目のうち5項目以上が認められるものまたは心エコー図，冠動脈造影で冠動脈の狭窄もしくは閉塞があるものをいう．
　3. 等級表4級に該当する障害は，原則として症状に応じて医療を要するか少なくとも，1～3か月ごとの間隔の観察を要し，1の所見（a～n）の項目のうち4項目以上が認められるものまたは心エコー図，冠動脈造影で冠動脈瘤もしくは拡張があるものをいう．

表 14-3　じん臓機能障害認定基準

　1. 等級表1級に該当する障害は，じん臓機能検査において，内因性クレアチニンクリアランス値が 10 ml/ 分未満，または血清クレアチニン濃度が 8.0 mg/dl 以上であって，かつ，自己の身辺の日常生活活動が著しく制限されるか，または血液浄化を目的とした治療を必要とするものもしくは極めて近い将来に治療が必要となるものをいう．
　2. 等級表3級に該当する障害は，じん臓機能検査において，内因性クレアチニンクリアランス値が 10 ml/ 分以上，20 ml/ 分未満，または血清クレアチニン濃度が 5.0 mg/dl 以上，8.0 mg/dl 未満であって，かつ，家庭内での極めて温和な日常生活活動には支障はないが，それ以上の活動は著しく制限されるか，または次のいずれか2つ以上の所見があるものをいう．
　　　a. じん不全に基づく末梢神経症
　　　b. じん不全に基づく消化器症状
　　　c. 水分電解質異常
　　　d. じん不全に基づく精神異常
　　　e. エックス線写真所見における骨異栄養症
　　　f. じん性貧血
　　　g. 代謝性アシドーシス
　　　h. 重篤な高血圧症
　　　i. じん疾患に直接関連するその他の症状
　3. 等級表4級に該当する障害はじん機能検査において，内因性クレアチニンクリアランス値が 20 ml/ 分以上，30 ml/ 分未満，または血清クレアチニン濃度が 3.0 mg/dl 以上，5.0 mg/dl 未満であって，かつ，家庭内での普通の日常生活活動もしくは社会での極めて温和な日常生活活動には支障はないが，それ以上の活動は著しく制限されるか，または2のaからiまでのうちいずれか2つ以上の所見のあるものをいう．
　4. じん移植術を行った者については，抗免疫療法を要しなくなるまでは，障害の除去（軽減）状態が固定したわけではないので，抗免疫療法を必要とする期間中は，当該療法を実施しないと仮定した場合の状態で判定するものである．

（注1）eGFR（推算糸球体濾過量）が記載されていれば，血清クレアチニン濃度の異常に替えて，eGFR（単位は ml/分/1.73 m^2）が 10 以上 20 未満のときは4級相当の異常，10 未満のときは3級相当の異常と取り扱うことも可能とする．
（注2）慢性透析療法を実施している者の障害の判定は，当該療法の実施前の状態で判定するものである．

表 14-4　呼吸器機能障害認定基準

呼吸器の機能障害の程度についての判定は，予測肺活量1秒率（以下「指数」という），動脈血ガスおよび医師の臨床所見によるものとする．指数とは1秒量（最大吸気位から最大努力下呼出の最初の1秒間の呼気量）の予測肺活量（性別，年齢，身長の組合せで正常ならば当然あると予測される肺活量の値）に対する百分率である．

　1. 等級表1級に該当する障害は，呼吸困難が強いため歩行がほとんどできないもの，呼吸障害のため指数の測定ができないもの，指数が 20 以下のものまたは動脈血 O$_2$ 分圧が 50 Torr 以下のものをいう．
　2. 等級表3級に該当する障害は，指数が 20 を超え 30 以下のものもしくは動脈血 O$_2$ 分圧が 50 Torr を超え 60 Torr 以下のものまたはこれに準ずるものをいう．
　3. 等級表4級に該当する障害は，指数が 30 を超え 40 以下のものもしくは動脈血 O$_2$ 分圧が 60 Torr を超え 70 Torr 以下のものまたはこれに準ずるものをいう．

表 14-5 ぼうこう又は直腸機能障害認定基準

1. 等級表1級に該当する障害は，次のいずれかに該当し，かつ，自己の身辺の日常生活活動が極度に制限されるものをいう．
   a. 腸管のストマに尿路変向（更）のストマを併せもち，かつ，いずれかのストマにおいて排便・排尿処理が著しく困難な状態（注11）があるもの
   b. 腸管のストマをもち，かつ，ストマにおける排便処理が著しく困難な状態（注11）および高度の排尿機能障害（注12）があるもの
   c. 尿路変向（更）のストマに治癒困難な腸瘻（注13）を併せもち，かつ，ストマにおける排尿処理が著しく困難な状態（注11）または腸瘻における腸内容の排泄処理が著しく困難な状態（注14）があるもの
   d. 尿路変向（更）のストマをもち，かつ，ストマにおける排尿処理が著しく困難な状態（注11）および高度の排便機能障害（注15）があるもの
   e. 治癒困難な腸瘻（注13）があり，かつ，腸瘻における腸内容の排泄処理が著しく困難な状態（注14）および高度の排尿機能障害（注12）があるもの
2. 等級表3級に該当する障害は，次のいずれかに該当するものをいう．
   a. 腸管のストマに尿路変向（更）のストマを併せもつもの
   b. 腸管のストマをもち，かつ，ストマにおける排便処理が著しく困難な状態（注11）または高度の排尿機能障害（注12）があるもの
   c. 尿路変向（更）のストマに治癒困難な腸瘻（注13）を併せもつもの
   d. 尿路変向（更）のストマをもち，かつ，ストマにおける排尿処理が著しく困難な状態（注11）または高度の排便機能障害（注15）があるもの
   e. 治癒困難な腸瘻（注13）があり，かつ，腸瘻における腸内容の排泄処理が著しく困難な状態（注14）または高度の排尿機能障害（注12）があるもの
   f. 高度の排尿機能障害（注12）があり，かつ，高度の排便機能障害（注15）があるもの
3. 等級表4級に該当する障害は，次のいずれかに該当するものをいう．
   a. 腸管または尿路変向（更）のストマをもつもの
   b. 治癒困難な腸瘻（注13）があるもの
   c. 高度の排尿機能障害（注12）または高度の排便機能障害（注15）があるもの
4. 障害認定の時期
   a. 腸管のストマ，あるいは尿路変向（更）のストマをもつものについては，ストマ造設直後から，そのストマに該当する等級の認定を行う．「ストマにおける排尿・排便処理が著しく困難な状態」（注11）の合併によって上位等級に該当する場合，申請日がストマ造設後6か月を経過した日以降の場合はその時点で該当する等級の認定を行い，ストマ造設後6か月を経過していない場合は，6か月を経過した日以降，再申請により再認定を行う
   b. 「治癒困難な腸瘻」（注13）については，治療が終了し，障害が認定できる状態になった時点で認定する．
   c. 「高度の排尿機能障害」（注12），「高度の排便機能障害」（注15）については，先天性疾患（先天性鎖肛を除く）による場合を除き，直腸の手術や自然排尿型代用ぼうこう（新ぼうこう）による神経因性ぼうこうに起因する障害または先天性鎖肛に対する肛門形成術または小腸肛門吻合術に起因する障害発生後6か月を経過した日以降をもって認定し，その後は状態に応じて適宜再認定を行う．特に先天性鎖肛に対する肛門形成術後の場合は，12歳時と20歳時にそれぞれ再認定を行う．

   （注11）「ストマにおける排尿・排便（またはいずれか一方）処理が著しく困難な状態」とは，治療によって軽快の見込みのないストマ周辺の皮膚の著しいびらん，ストマの変形，または不適切なストマの造設個所のため，長期にわたるストマ用装具の装着が困難な状態のものをいう．
   （注12）「高度の排尿機能障害」とは，先天性疾患による神経障害，または直腸の手術や自然排尿型代用ぼうこう（新ぼうこう）による神経因性ぼうこうに起因し，カテーテル留置または自己導尿の常時施行を必要とする状態のものをいう．
   （注13）「治癒困難な腸瘻」とは，腸管の放射線障害等による障害であって，ストマ造設以外の瘻孔（腸瘻）から腸内容の大部分の洩れがあり，手術等によっても閉鎖の見込みのない状態のものをいう．
   （注14）「腸瘻における腸内容の排泄処理が著しく困難な状態」とは，腸瘻においてストマ用装具等による腸内容の処理が不可能なため，軽快の見込みのない腸瘻周辺の皮膚の著しいびらんがある状態のものをいう．
   （注15）「高度の排便機能障害」とは，先天性疾患（先天性鎖肛を除く）に起因する神経障害，または先天性鎖肛に対する肛門形成術または小腸肛門吻合術（注16）に起因し，かつ，
   1. 完全便失禁を伴い，治療によって軽快の見込みのない肛門周辺の皮膚の著しいびらんがある状態
   2. 1週間に2回以上の定期的な用手摘便を要する高度な便秘を伴う状態
   のいずれかに該当するものをいう．
   （注16）「小腸肛門吻合術」とは，小腸と肛門歯状線以下（肛門側）とを吻合する術式をいう．
   （注17）障害認定の対象となるストマは，排尿・排便のための機能をもち，永久的に造設されるものに限る．

表 14-6　小腸の機能障害認定基準

1. 等級表1級に該当する障害は，次のいずれかに該当し，かつ，栄養維持が困難（注18）となるため，推定エネルギー必要量（表1：略）の60%以上を常時中心静脈栄養法で行う必要のあるものをいう．
   a. 疾患等（注19）により小腸が切除され，残存空・回腸が手術時，75 cm 未満（ただし乳幼児期は 30 cm 未満）になったもの
   b. 小腸疾患（注20）により永続的に小腸機能の大部分を喪失しているもの
2. 等級表3級に該当する障害は，次のいずれかに該当し，かつ，栄養維持が困難（注18）となるため，推定エネルギー必要量の30%以上を常時中心静脈栄養法で行う必要のあるものをいう．
   a. 疾患等（注19）により小腸が切除され，残存空・回腸が手術時，75 cm 以上 150 cm 未満（ただし乳幼児期は 30 cm 以上 75 cm 未満）になったもの
   b. 小腸疾患（注20）により永続的に小腸機能の一部を喪失しているもの
3. 等級表4級に該当する障害は，小腸切除または小腸疾患（注20）により永続的に小腸機能の著しい低下があり，かつ，通常の経口による栄養摂取では栄養維持が困難（注18）となるため，随時（注21）中心静脈栄養法または経腸栄養法（注22）で行う必要があるものをいう．

（注18）「栄養維持が困難」とは栄養療法開始前に以下の2項目のうちいずれかが認められる場合をいう．
　　　なお，栄養療法実施中の者にあっては，中心静脈栄養法または経腸栄養法によって推定エネルギー必要量を満たしうる場合がこれに相当するものである．
　　　1. 成人においては，最近3か月間の体重減少率が10%以上であること（この場合の体重減少率とは，平常の体重からの減少の割合，または（身長− 100）× 0.9 の数値によって得られる標準的体重からの減少の割合をいう）．
　　　　　15 歳以下の場合においては，身長および体重増加がみられないこと．
　　　2. 血清アルブミン濃度 3.2 g/dl 以下であること．
（注19）小腸大量切除を行う疾患，病態
　　　1. 上腸間膜血管閉塞症
　　　2. 小腸軸捻転症
　　　3. 先天性小腸閉鎖症
　　　4. 壊死性腸炎
　　　5. 広汎腸管無神経節症
　　　6. 外傷
　　　7. その他
（注20）小腸疾患で永続的に小腸機能の著しい低下を伴う場合のあるもの
　　　1. クローン病
　　　2. 腸管ベーチェット病
　　　3. 非特異性小腸潰瘍
　　　4. 特発性仮性腸閉塞症
　　　5. 乳児期難治性下痢症
　　　6. その他の良性の吸収不良症候群
（注21）「随時」とは，6か月の観察期間中に4週間程度の頻度をいう．
（注22）「経腸栄養法」とは，経管により成分栄養を与える方法をいう．
（注23）手術時の残存腸管の長さは腸間膜付着部の距離をいう．
（注24）小腸切除（等級表1級または3級に該当する大量切除の場合を除く）または小腸疾患による小腸機能障害の障害程度については再認定を要する．
（注25）障害認定の時期は，小腸大量切除の場合は手術時をもって行うものとし，それ以外の小腸機能障害の場合は6カ月の観察期間を経て行うものとする．

表 14-7　ヒト免疫不全ウイルスによる免疫機能障害認定基準

（1）13 歳以上の者の場合

1. 等級表 1 級に該当する障害はヒト免疫不全ウイルスに感染していて，次のいずれかに該当するものをいう.
   a. CD4 陽性 T リンパ球数が 200/μl 以下で，次の項目（i ～ xii）のうち 6 項目以上が認められるもの.
   i . 白血球数について 3,000/μl 未満の状態が 4 週以上の間隔をおいた検査において連続して 2 回以上続く
   ii . Hb 量について男性 12 g/dl 未満，女性 11 g/dl 未満の状態が 4 週以上の間隔をおいた検査において連続して 2 回以上続く
   iii. 血小板数について 10 万 /μl 未満の状態が 4 週以上の間隔をおいた検査において連続して 2 回以上続く
   iv. ヒト免疫不全ウイルス―RNA 量について 5,000 コピー /ml 以上の状態が 4 週以上の間隔をおいた検査において連続して 2 回以上続く
   v . 1 日 1 時間以上の安静臥床を必要とするほどの強い倦怠感および易疲労が月に 7 日以上ある
   vi. 健常時に比し 10％以上の体重減少がある
   vii. 月に 7 日以上の不定の発熱（38℃以上）が 2 か月以上続く
   viii. 1 日に 3 回以上の泥状ないし水様下痢が月に 7 日以上ある
   ix. 1 日に 2 回以上の嘔吐あるいは 30 分以上の嘔気が月に 7 日以上ある
   x . 口腔内カンジダ症（頻回に繰り返すもの），赤痢アメーバ症，帯状疱疹，単純ヘルペスウイルス感染症（頻回に繰り返すもの），糞線虫症および伝染性軟属腫等の日和見感染症の既往がある
   xi. 生鮮食料品の摂取禁止等の日常生活活動上の制限が必要である
   xii. 軽作業を越える作業の回避が必要である
   b. 回復不能なエイズ合併症のため介助なくしては日常生活がほとんど不可能な状態のもの.
2. 等級表 2 級に該当する障害はヒト免疫不全ウイルスに感染していて，次のいずれかに該当するものをいう.
   a. CD4 陽性 T リンパ球数が 200/μl 以下で，1 の項目（i ～ xii）のうち 3 項目以上が認められるもの.
   b. エイズ発症の既往があり，1 の項目（i ～ xii）のうち 3 項目以上が認められるもの.
   c. CD4 陽性 T リンパ球数に関係なく，1 の項目（i ～ xii）のうち i から vii までの 1 つを含む 6 項目以上が認められるもの.
3. 等級表 3 級に該当する障害はヒト免疫不全ウイルスに感染していて，次のいずれかに該当するものをいう.
   a. CD4 陽性 T リンパ球数が 500/μl 以下で，1 の項目（i ～ xii）のうち 3 項目以上が認められるもの.
   b. CD4 陽性 T リンパ球数に関係なく，1 の項目（i ～ xii）のうち i から vii までの 1 つを含む 4 項目以上が認められるもの.
4. 等級表 4 級に該当する障害はヒト免疫不全ウイルスに感染していて，次のいずれかに該当するものをいう.
   a. CD4 陽性 T リンパ球数が 500/μl 以下で，1 の項目（i ～ xii）のうち 1 項目以上が認められるもの.
   b. CD4 陽性 T リンパ球数に関係なく，1 の項目（i ～ xii）のうち i から vii までの 1 つを含む 2 項目以上が認められるもの.

（2）13 歳未満の者の場合

1. 等級表 1 級に該当する障害はヒト免疫不全ウイルスに感染していて，「サーベイランスのための HIV 感染症 / AIDS 診断基準」（厚生省エイズ動向委員会，1999）が採択した指標疾患のうち 1 項目以上が認められるもの.
2. 等級表 2 級に該当する障害はヒト免疫不全ウイルスに感染していて，次のいずれかに該当するものをいう.
   a. 次の項目のうち 1 項目以上が認められるもの.
   i . 30 日以上続く好中球減少症（＜ 1,000/μl）
   ii . 30 日以上続く貧血（＜ Hb8 g/dl）
   iii. 30 日以上続く血小板減少症（＜ 100,000/μl）
   iv. 1 か月以上続く発熱
   v . 反復性または慢性の下痢
   vi. 生後 1 か月以前に発症したサイトメガロウイルス感染
   vii. 生後 1 か月以前に発症した単純ヘルペスウイルス気管支炎，肺炎または食道炎
   viii. 生後 1 か月以前に発症したトキソプラズマ症
   ix. 6 か月以上の小児に 2 か月以上続く口腔咽頭カンジダ症
   x . 反復性単純ヘルペスウイルス口内炎（1 年以内に 2 回以上）
   xi. 2 回以上または 2 つの皮膚節以上の帯状疱疹
   xii. 細菌性の髄膜炎，肺炎または敗血症（1 回）
   xiii. ノカルジア症
   xiv. 播種性水痘
   xv. 肝炎
   xvi. 心筋症

表 14-7　ヒト免疫不全ウイルスによる免疫機能障害認定基準　（つづき）

xvii.　平滑筋肉腫
xviii.　HIV 腎症
b.　次の年齢区分ごとの CD4 陽性 T リンパ球数および全リンパ球に対する割合に基づく免疫学的分類において「重度低下」に該当するもの.

免疫学的分類	児の年齢		
	1 歳未満	1 ～ 6 歳未満	6 ～ 13 歳未満
正常	$\geqq 1,500/\mu l$ $\geqq 25\%$	$\geqq 1,000/\mu l$ $\geqq 25\%$	$\geqq 500/\mu l$ $\geqq 25\%$
中等度低下	$750 \sim 1,499/\mu l$ $15 \sim 24\%$	$500 \sim 999/\mu l$ $15 \sim 24\%$	$200 \sim 499/\mu l$ $15 \sim 24\%$
重度低下	$< 750/\mu l$ $< 15\%$	$< 500/\mu l$ $< 15\%$	$< 200/\mu l$ $< 15\%$

3.　等級表 3 級に該当する障害はヒト免疫不全ウイルスに感染していて，次のいずれかに該当するものをいう.
　a.　次の項目のうち 2 項目以上が認められるもの.
　　i.　リンパ節腫脹（2 か所以上で 0.5 cm 以上. 対称性は 1 か所とみなす）
　　ii.　肝腫大
　　iii.　脾腫大
　　iv.　皮膚炎
　　v.　耳下腺炎
　　vi.　反復性または持続性の上気道感染
　　vii.　反復性または持続性の副鼻腔炎
　　viii.　反復性または持続性の中耳炎
　b.　上記 2.b の年齢区分ごとの CD4 陽性 T リンパ球数および全リンパ球に対する割合に基づく免疫学的分類において「中等度低下」に該当するもの.
4.　等級表 4 級に該当する障害はヒト免疫不全ウイルスに感染していて，3.a の項目のうち 1 項目以上が認められるもの.

表 14-8　肝臓機能障害認定基準

1.　等級表 1 級に該当する障害は，次のいずれにも該当するものをいう.
　（1）Child-Pugh 分類（注）の合計点数が 7 点以上であって，肝性脳症，腹水，血清アルブミン値，プロトロンビン時間，血清総ビリルビン値の項目のうち肝性脳症または腹水の項目を含む 3 項目以上が 2 点以上の状態が，90 日以上の間隔をおいた検査において連続して 2 回以上続くもの.
　（2）次の項目（a ～ j）のうち，5 項目以上が認められるもの.
　　a　血清総ビリルビン値が 5.0 mg/dl 以上
　　b　血中アンモニア濃度が 150 μg/dl 以上
　　c　血小板数が 50,000/mm^3 以下
　　d　原発性肝がん治療の既往
　　e　特発性細菌性腹膜炎治療の既往
　　f　胃食道静脈瘤治療の既往
　　g　現在の B 型肝炎または C 型肝炎ウイルスの持続的感染
　　h　1 日 1 時間以上の安静臥床を必要とするほどの強い倦怠感および易疲労感が月 7 日以上ある
　　i　1 日に 2 回以上の嘔吐あるいは 30 分以上の嘔気が月に 7 日以上ある
　　j　有痛性筋けいれんが 1 日に 1 回以上ある
2.　等級表 2 級に該当する障害は，次のいずれにも該当するものをいう.
　（1）Child-Pugh 分類（注）の合計点数が 7 点以上であって，肝性脳症，腹水，血清アルブミン値，プロトロンビン時間，血清総ビリルビン値の項目のうち肝性脳症または腹水の項目を含む 3 項目以上が 2 点以上の状態が，90 日以上の間隔をおいた検査において連続して 2 回以上続くもの.
　（2）1.（2）の項目（a ～ j）のうち，a から g までの 1 つを含む 3 項目以上が認められるもの.

表14-8　肝臓機能障害認定基準（つづき）

3. 等級表３級に該当する障害は，次のいずれにも該当するものをいう．
　（1）．Child-Pugh 分類（注）の合計点数が７点以上の状態が，90日以上の間隔をおいた検査において連続して２回以上続くもの．
　（2）ア（イ）の項目（a〜j）のうち，aからgまでの１つを含む３項目以上が認められるもの．
4. 等級表４級に該当する障害は，次のいずれにも該当するものをいう．
　（1）Child-Pugh 分類（注）の合計点数が７点以上の状態が，90日以上の間隔をおいた検査において連続して２回以上続くもの．
　（2）1.（2）の項目（a〜j）のうち，１項目以上が認められるもの．
5. 肝臓移植を行った者については，抗免疫療法を要しなくなるまでは，障害の除去（軽減）状態が固定したわけではないので，抗免疫療法を必要とする期間中は，当該療法を実施しないと仮定して，１級に該当するものとする．

（注）Child-Pugh 分類

	1点	2点	3点
肝性脳症	なし	軽度（Ⅰ・Ⅱ）	昏睡（Ⅲ以上）
腹水	なし	軽度	中程度以上
血清アルブミン値	3.5 g/dl 超	2.8〜3.5 g/dl	2.8 g/dl 未満
プロトロンビン時間	70%超	40〜70%	40%未満
血清総ビリルビン値	2.0 mg/dl 未満	2.0〜3.0 mg/dl	3.0 mg/dl 超

市は中核都市市長〕は身体障害者手帳を交付する．該当しないと判断された場合は地方社会福祉審議会に諮問した後，申請は却下される（**図14-1**）．ただし，本人が満15歳未満の場合は，その保護者が申請することになる．18歳未満の者については，児童福祉法によりほぼ同様の措置が講じられ，また身体障害者手帳は本法により交付されるので，18歳未満の者でも身体障害の有無，程度はこの法律により認定される．

身体障害者手帳の取得により，等級に応じて年金，税金，運賃割引（旅客鉄道株式会社旅客運賃，航空運賃，有料道路の通行料金，バス運賃，タクシー運賃など），放送受信料・郵便料金の減免，携帯電話料金割引などの援助が利用できる．

2　年金制度

1）わが国の年金制度

高齢社会を迎えるにあたり年金制度改革が行われ，1986年４月１日より国民全員を対象とした現在の基礎年金制度が導入された．国民年金は職業を問わず20歳以上60歳未満の国民に適用を拡大した国民年金（基礎年金）となった．国民年金の被保険者は，第１号被保険者（20歳以上60歳未満の農業，商工業などの自営業者等と学生），第２号被保険者（厚生年金保険の被保険者または共済組合の組合員等），第３号被保険者（第２号被保険者の20歳以上60歳未満の被扶養配偶者）からなる．

わが国の年金制度は２階建て構造になっており，厚生年金保険の被保険者（国民年金の第２号被保険者）は，国民年金と厚生年金保険の２つの年金制度に加入しているため，国民年金から支給される基礎年金と上乗せの厚生年金の２つの年金が支給される．平成27年10月１日から「被用者年金一元化法」により，それまでの共済年金制度が廃止され，厚生年金保険制度に公務員および私学教職員も加入することになり，被用者の年金は厚生年金保険制度に統一された（**図14-2**）．

公的年金には，老齢給付，障害給付，遺族給付の３種類があり，第２号被保険者であった者については，老齢基礎年金と老齢厚生年金，障害基礎年金と障害厚生年金，遺族基礎年金と遺族厚生年金が支給となるが，第１号または第３号被保険者の場合は基礎年金のみの支給となる．

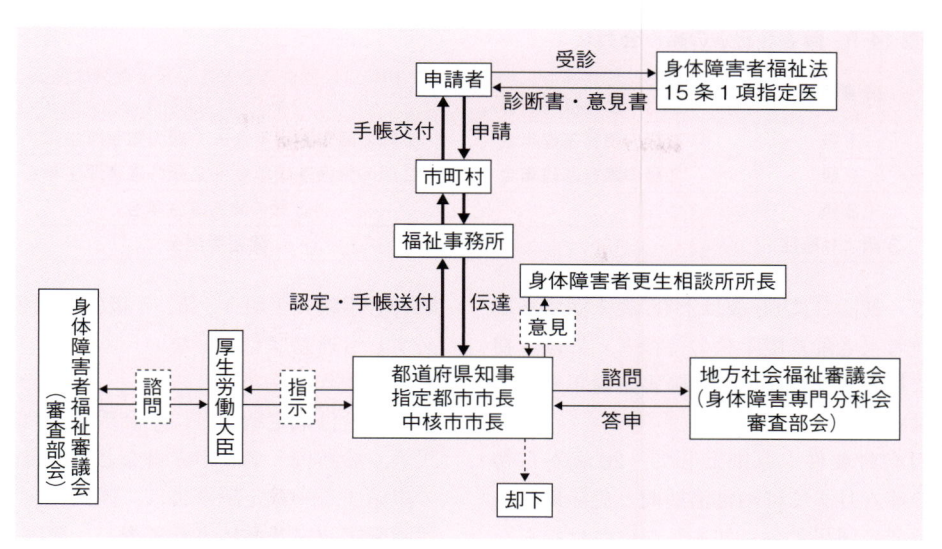

図 14-1　身体障害者手帳の認定・交付

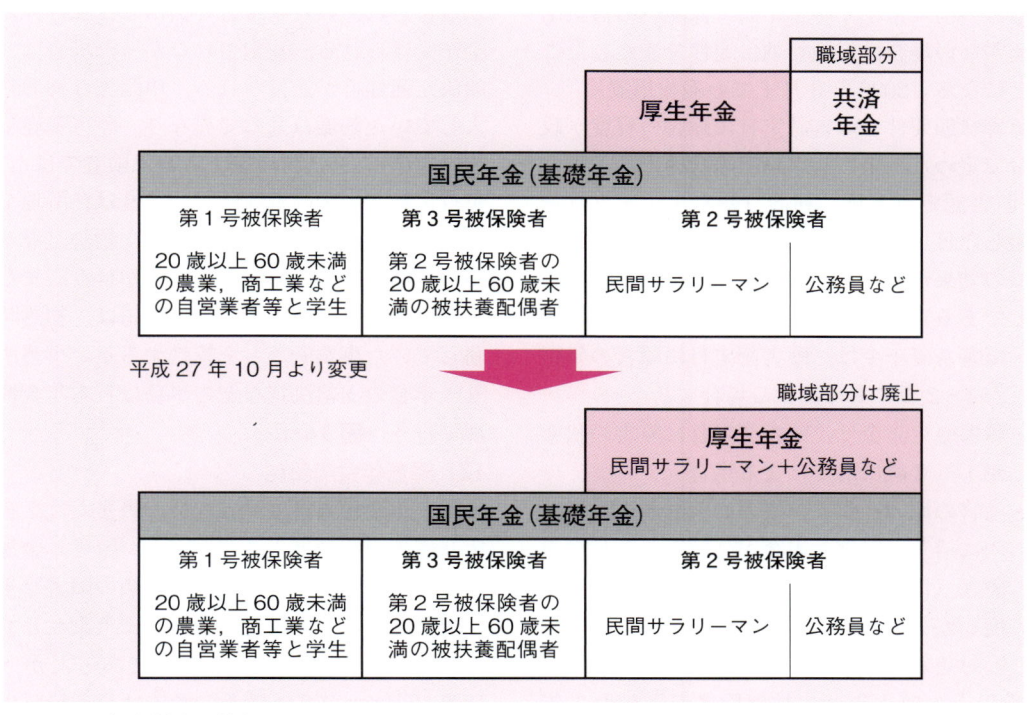

図 14-2　年金制度の枠組み

2）障害年金

　障害年金には，障害基礎年金と障害厚生年金があり，その受給権がない人でも一定の障害の状態に該当する場合は，「特別障害給付金制度」により 3 級の障害厚生年金または障害手当金（一時金）が支給される（**表 14-9**）．障害基礎年金，障害厚生年金，障害手当金は加入要件，保険料納付要件，障害状態要件の 3 つの受給要件を満たさなければならない．

　①加入要件：傷病の初診日が 65 歳未満で，国民年金または厚生年金保険の被保険者期間中

表14-9　障害等級別の組み合わせ

障害程度	初診日に国民年金に加入 （第1・3号被保険者）	初診日に国民年金と厚生年金保険に加入 （第2号被保険者）
1級	1級の障害基礎年金	1級の障害基礎年金＋1級の障害厚生年金
2級	2級の障害基礎年金	2級の障害基礎年金＋2級の障害厚生年金
3級		3級の障害厚生年金
3級より軽症		障害手当金

にある．初診日に60歳以上65歳未満である被保険者（老齢基礎年金の待機者）には，初診日に加入要件はないが，障害基礎年金のみの支給となる．

②保険料納付要件：原則として，20歳から初診月の前々月までに納付済期間と免除期間をあわせて，国民年金に加入しなければならない期間の2/3以上であること．特例として初診月の前々月までの1年間に保険料の滞納期間がない場合は保険料納付要件を満たしたことになる（2026年3月までの緩和措置）．

③障害状態要件：障害認定日に障害の程度が政令で定めた一定の基準以上の状態である場合（障害認定日とは，初診日から1年6カ月経過した日または期間内にその症状が固定し治療の効果が期待できない状態に至った日のことである）．

　・障害基礎年金は，障害認定日に障害の状態が1・2級にあてはまる場合．

　・障害厚生年金は，障害認定日に障害の状態が1〜3級にあてはまる場合．

　・障害の原因となる傷病の初診日から5年以内に治り，障害手当金が受けられる程度の障害（傷病が治っても労働が制限される程度）が残った場合，障害手当金（一時金）の対象となる．

65歳以上の厚生年金の被保険者が老齢厚生年金等の受給権を有する場合，国民年金の第2号被保険者にはなれないので，65歳以降に初診日の傷病で1・2級の障害状態になったときは，障害基礎年金は支給されず，1・2級の障害厚生年金のみの支給になる．障害の程度の認定は「国民年金・厚生年金保険障害認定基準」に基づき行われ，等級では障害年金の1級，2級，3級は身体

障害者手帳の1級，3級，4級にほぼ相当するが，必ずしも連動はしていない．

(1) 障害年金の申請

障害給付裁定請求書に年金手帳，戸籍謄本，住民票，診断書，病歴申立書など必要書類を添付して申請する．裁定請求書は，国民年金・厚生年金保険障害認定基準により審査し，障害年金の受給権を裁定する．年金が裁定された場合は年金証書が送付され，裁定請求書を提出した翌月分から年金が受けられる．裁定されなかった場合は，不支給決定通知書が送付される．申請先は初診日に加入していた制度によって異なり，障害基礎年金のみの申請は，初診時に第1号被保険者では市（区）町村役場，第3号被保険者の場合は住所地を管轄する年金事務所となり，年金の支給決定などの事務は各都道府県の事務センターが行う．また，障害基礎年金・障害厚生年金の申請は，初診時に勤務していた事業所などを管轄する年金事務所となり，年金の支給決定などの事務は日本年金機構本部で行う（図14-3）．

(2) 障害年金の給付

国民年金加入者は障害等級1級または2級の障害基礎年金を受けることができ，厚生年金加入者は障害基礎年金に1級または2級の障害厚生年金が上乗せされる．障害基礎年金に上乗せして支給されるのは障害厚生年金のみであったが，平成18年4月から65歳以上の者には，老齢厚生年金と遺族厚生年金についても障害基礎年金に上乗せして支給できる．2つ以上の厚生年金を障害基礎年金に上乗せして受けられる者は，1つの厚生年金を選択する．

①障害基礎年金（1・2級障害基礎年金）

障害基礎年金の支給額は障害等級に応じて2段階に分けられ，2級に該当する者は老年基礎年金

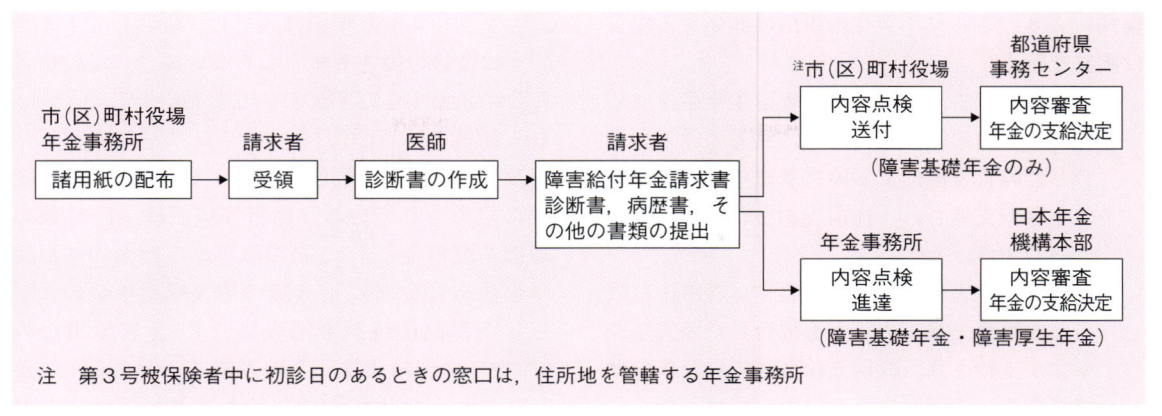

図14-3　障害年金の請求から支給決定まで
（社会保険研究所：障害年金と診断書―障害基礎年金・障害厚生年金（平成27年7月版）．年友企画，2015）

と同額，1級に該当する者は老年基礎年金の支給額の1.25倍が支給される．子の加算は障害基礎年金の受給権を得た当時，受給権者によって生計を維持されている子（18歳に達した日以後の最初の3月31日までの間の子か，20歳未満で1級または2級の障害の状態にある子）があるときに加算される．障害基礎年金は物価スライドによりその年ごとの年額が決まる．

②**障害厚生年金（1～3級障害厚生年金，障害手当金）**

障害厚生年金の支給額は障害等級に応じて3段階に分けられ，1級に該当する者は老年厚生基礎年金と同じ計算式で算出された支給額の1.25倍になる．ただし，被保険者期間が25年に満たない場合は25年で計算する．2級，3級に該当する者は老年厚生基礎年金と同様の計算式で算出された支給額と同額が支給される．3級に該当する者は最低保障額が毎年決められており，これを下回る場合はこの金額になる．障害手当金の最低保障額は3級の最低保障額の2倍となる．

配偶者加給年金は，厚生年金1・2級の受給権者によって生計を維持されている65歳未満の配偶者があるとき加算される．また，配偶者が厚生年金保険や他の公的年金制度から老齢（退職）年金または障害についての年金を受けられる場合，その支給が停止される．

(3)　障害年金の事後重症制度

障害認定日には障害の状態から障害基礎年金等

の支給が受けられなかった者が，その後65歳に達する日の前日までに障害が悪化し，障害の状態条件を満たした場合は65歳に達する日の前日までに申請し，障害基礎年金等を受けることができる．

(4)　はじめて2級以上による障害年金の制度

3級以下の障害の状態にある者が，新たな傷病で障害が重度化した場合，新たな障害と既存の障害を併合して，65歳に達する日の前日までに国年令別表の2級以上の障害状態になったときは，障害基礎年金等の請求をすることができる．

(5)　無拠出年金

年金制度は20歳から保険料を負担し加入する（拠出年金）が，20歳前に初診日がある傷病で障害になった場合には，障害の程度が1・2級の状態であれば20歳以降に障害基礎年金を受給することができる．また，20歳に達したとき，または障害認定日に障害基礎年金に該当する障害がなくても，その後65歳の前日までに該当すれば，本人の請求で障害基礎年金が支給される．ただし，本人の所得制限の規定がある．

(6)　障害年金の失権

障害等級が3級に不該当のまま65歳に達すると，障害基礎年金等は失権となる．

(7)　障害年金の併給の調整

すでに障害基礎年金または障害厚生年金（その受給権を取得した当時から引き続き障害等級の1または2級に該当しない程度の障害の状態にあるものは除く）を受給している者が，新たに生じた

傷病により，さらに年金支給事由に該当する場合は調整を行う．

①新たに，障害基礎年金・障害厚生年金を支給すべき事由に該当した場合，双方の障害を併合した障害程度による障害基礎年金・障害厚生年金が支給され，従前支給されていた年金は消滅する．

②新たに，障害基礎年金を支給すべき事由に該当した場合，双方の障害を併合した障害基礎年金が支給され，従前支給されていた年金は消滅する．障害厚生年金については，新たに支給されることとなる障害基礎年金の障害の程度に併せて改定する．

③新たに，障害厚生年金（3級に該当している）

を支給すべき事由に該当し，併合して1または2級の障害等級とならない場合，受給権者の希望するいずれか一方を支給する．

(8) 障害の認定要項 [2]

政令により障害程度を認定する基準が障害等級表に定められている．障害等級表は，1・2級の障害基礎年金と1・2級の障害厚生年金の「国民年金法施行令別表」，3級の障害厚生年金の「厚生年金保険法施行令別表第一」，障害手当金の「厚生年金保険法施行令別表第二」がある．しかし，これらは比較的抽象的な基準を示すにとどまっているため，より具体化した認定基準（認定要領）を設け認定を行っている．内部障害の認定要項の一部を紹介する（**表14-10**）．

表 14-10　障害の認定要項

一般状態区分

区分	一般状態
ア	無症状で社会活動ができ，制限を受けることなく，発病前と同等にふるまえるもの
イ	軽度の症状があり，肉体労働は制限を受けるが，歩行，軽労働や座業はできるもの．例えば，軽い家事，事務など
ウ	歩行や身のまわりのことはできるが，時に少し介助が必要なこともあり，軽労働はできないが，日中の50%以上は起居しているもの
エ	身のまわりのある程度のことはできるが，しばしば介助が必要で，日中の50%以上は就床しており，自力では屋外への外出等がほぼ不可能となったもの
オ	身のまわりのこともできず，常に介助を必要とし，終日就床を強いられ，活動の範囲がおおむねベッド周辺に限られるもの

① 呼吸器疾患による障害

呼吸不全による各等級に対応すると認められるもの一部例示

1級	前記エのA表およびB表の検査成績が高度異常を示すもので，かつ，一般状態区分表のオに該当するもの
2級	前記エのA表およびB表の検査成績が中等度異常を示すもので，かつ，一般状態区分表のエまたはウに該当するもの
3級	前記エのA表およびB表の検査成績が軽度異常を示すもので，かつ，一般状態区分表のウまたはイに該当するもの

A表　動脈血ガス分析値

区分	検査項目	単位	軽度異常	中等度異常	高度異常
1	動脈血 O_2 分圧	Torr	70〜61	60〜56	55以下
2	動脈血 CO_2 分圧	Torr	46〜50	51〜59	60以上

（注）病状判定に際しては，動脈血 O_2 分圧値を重視する．

B表　予測肺活量1秒率

検査項目	単位	軽度異常	中等度異常	高度異常
予測肺活量1秒率	%	40〜31	30〜21	20以下

表 14-10　障害の認定要項（つづき）

② 循環器疾患（心疾患，高血圧症）による障害

虚血性心疾患（心筋梗塞，狭心症）による各等級に対応すると認められるもの一部例示

1 級	病状（障害）が重篤で安静時においても，常時心不全あるいは狭心症状を有し，かつ，一般状態区分表のオに該当するもの
2 級	異常検査所見が 2 つ以上，かつ，軽労作で心不全あるいは狭心症などの症状をあらわし，かつ，一般状態区分表のウまたはエに該当するもの
3 級	異常検査所見が 1 つ以上，かつ，心不全あるいは狭心症などの症状が 1 つ以上あるもので，かつ，一般状態区分表のイまたはウに該当するもの

（注）冠動脈疾患とは，主要冠動脈に少なくとも 1 カ所の有意狭窄をもつ．あるいは，冠攣縮が証明されたものをいい，冠動脈造影が施行されていなくとも心電図，心エコー図，核医学検査等で明らかに冠動脈疾患と考えられるものを含む．

心疾患の検査での異常検査所見を一部例示する

区分	異常検査所見
A	安静時の心電図において，0.2 mV 以上の ST の低下もしくは 0.5 mV 以上の深い陰性 T 波（aVR 誘導を除く）の所見のあるもの
B	負荷心電図（6 Mets 未満相当）等で明らかな心筋虚血所見があるもの
C	胸部 X 線上で心胸郭係数 60% 以上または明らかな肺静脈性うっ血所見や間質性肺水腫のあるもの
D	心エコー図で中等度以上の左室肥大と心拡大，弁膜症，収縮能の低下，拡張能の制限，先天性異常のあるもの
E	心電図で，重症な頻脈性または徐脈性不整脈所見のあるもの
F	左室駆出率（EF）40% 以下のもの
G	BNP（脳性ナトリウム利尿ペプチド）が 200 pg/ml 相当を超えるもの
H	重症冠動脈狭窄病変で左主幹部に 50% 以上の狭窄，あるいは，3 本の主要冠動脈に 75% 以上の狭窄を認めるもの
I	心電図で陳旧性心筋梗塞所見があり，かつ，今日まで狭心症状を有するもの

（注1）原則として，異常検査所見があるものすべてについて，それに該当する心電図等を提出（添付）させること．
（注2）「F」についての補足
　　　心不全の原因には，収縮機能不全と拡張機能不全とがある．
　　　近年，心不全症例の約 40% は EF 値が保持されており，このような例での心不全は左室拡張不全機能障害によるものとされている．しかしながら，現時点において拡張機能不全を簡便に判断する検査法は確立されていない．左室拡張末期圧基準値（5–12 mmHg）をかなり超える場合，パルスドプラ法による左室流入血流速度波形を用いる方法が一般的である．この血流速度波形は急速流入期血流速度波形（E 波）と心房収縮期血流速度波形（A 波）からなり，E/A 比が 1.5 以上の場合は，重度の拡張機能障害といえる．
（注3）「G」についての補足
　　　心不全の進行に伴い，神経体液性因子が血液中に増加することが確認され，心不全の程度を評価するうえで有用であることが知られている．なかでも，BNP 値（心室で生合成され，心不全により分泌が亢進）は，心不全の重症度を評価するうえでよく使用される NYHA 分類の重症度と良好な相関性を持つことが知られている．この値が常に 100 pg/ml 以上の場合は，NYHA 心機能分類でⅡ度以上と考えられ，200 pg/ml 以上では，心不全状態が進行していると判断される．
（注4）「H」についての補足
　　　すでに冠動脈血行再建が完了している場合を除く．

③ 腎・肝疾患による障害

腎疾患による各等級に対応すると認められるもの一部例示

1 級	前記エ（ア）の検査成績が高度異常を 1 つ以上示すもので，かつ，一般状態区分表のオに該当するもの
2 級	1. 前記エ（ア）の検査成績が中等度または高度の異常を 1 つ以上示すもので，かつ，一般状態区分表のエまたはウに該当するもの 2. 人工透析療法施行中のもの
3 級	1. 前記エ（ア）の検査成績が軽度，中等度または高度の異常を 1 つ以上示すもので，かつ，一般状態区分表のウまたはイに該当するもの 2. 前記エ（イ）の検査成績のうちアが異常を示し，かつ，イまたはウのいずれかが異常を示すもので，かつ，一般状態区分表のウまたはイに該当するもの

表 14-10　障害の認定要項（つづき）

病態別に検査項目および異常値の一部を示す

（ア）慢性腎不全

区分	検査項目	単位	軽度異常	中等度異常	高度異常
ア	内因性クレアチニンクリアランス	ml/分	20 以上 30 未満	10 以上 20 未満	10 未満
イ	血清クレアチニン	mg/dl	3 以上 5 未満	5 以上 8 未満	8 以上

（注）eGFR（推算糸球体濾過量）が記載されていれば，血清クレアチニンの異常に替えて，eGFR（単位は ml/分 /1.73 m²）が 10 以上 20 未満のときは軽度異常，10 未満のときは中等度異常と取り扱うことも可能とする.

（イ）ネフローゼ症候群

区分	検査項目	単位	軽度異常
ア	尿蛋白量（1 日尿蛋白量または尿蛋白／尿クレアチニン比）	g/日または g/gCr	3.5 以上を持続する
イ	血清アルブミン（BCG 法）	g/dl	3.0 以下
ウ	血清総蛋白	g/dl	6.0 以下

肝疾患による各等級に対応すると認められるもの一部例示

1 級	前記エの検査成績および臨床所見のうち高度異常を 3 つ以上示すものまたは高度異常を 2 つおよび中等度の異常を 2 つ以上示すもので，かつ，一般状態区分表のオに該当するもの
2 級	前記エの検査成績および臨床所見のうち中等度または高度の異常を 3 つ以上示すもので，かつ，一般状態区分表のエまたはウに該当するもの
3 級	前記エの検査成績および臨床所見のうち中等度または高度の異常を 2 つ以上示すもので，かつ，一般状態区分表のウまたはイに該当するもの

肝疾患での重症度判定の検査項目および臨床所見ならびに異常値の一部を示す

検査項目		基準値	中等度異常	高度異常
総ビリルビン	(mg/dl)	0.3 ～ 1.2	2.0 以上 3.0 未満	3.0 以上
血清アルブミン	(g/dl)	4.2 ～ 5.1	3.0 以上 3.5 未満	3.0 未満
血小板数	(万 /µl)	13 ～ 35	5 以上 10 未満	5 未満
プロトロビン時間（PT）	(%)	70 ～ 130	40 以上 70 以下	40 未満
腹水		—	腹水あり	難治性腹水あり
脳症		—	Ⅰ度	Ⅱ度以上

④ 悪性新生物による障害

各等級に対応すると認められるもの一部例示

1 級	著しい衰弱または障害のため，一般状態区分表のオに該当するもの
2 級	衰弱または障害のため，一般状態区分表のエまたはウに該当するもの
3 級	著しい全身倦怠のため，一般状態区分表のウまたはイに該当するもの

⑤ヒト免疫不全ウイルス感染症による障害

各等級に対応すると認められるもの一部例示

1 級	回復困難なヒト免疫不全ウイルス感染症およびその合併症の結果，生活が室内に制限されるか日常生活に全面的な介助を要するもの
2 級	エイズの指標疾患や免疫不全に起因する疾患または症状が発生するか，その既往が存在する結果，治療または再発防止療法が必要で，日常生活が著しく制限されるもの
3 級	エイズ指標疾患の有無にかかわらず，口腔カンジタ症等の免疫機能低下に関連した症状が持続するか繰り返す結果，治療または再防止療法が必要で，労働が制限されるもの

① 呼吸器疾患による障害：認定対象は慢性呼吸不全が多く，特別な扱いを要するものとして肺結核，じん肺，気管支喘息がある．呼吸器疾患は肺結核，じん肺，呼吸不全に区分される．

② 循環器疾患による障害：認定対象は弁疾患，心筋疾患，虚血性心疾患（心筋梗塞，狭心症），難治性不整脈，大動脈疾患，先天性心疾患に区分される．

③ 腎・肝疾患による障害：認定対象は慢性腎不全が多い．人工透析療法施行中のものは2級と認定する．肝疾患の認定対象は慢性かつびまん性の肝疾患の結果生じた肝硬変症およびそれに付随する病態（食道・胃などの静脈瘤，特発性細菌性腹膜炎，肝がんを含む）である．

④ 悪性新生物による障害：悪性新生物によって生じる局所の障害，悪性新生物による全身の衰弱または機能の障害，悪性新生物の治療によって起こる全身衰弱または機能の障害に区別される．

⑤ ヒト免疫不全ウイルス感染症による障害：ヒト免疫不全ウイルス感染症とその続発症による労働および日常生活上の障害，副作用など治療の結果として起こる労働および日常生活上の障害に区分される．

3 介護保険

介護保険制度は，わが国の急増する高齢化率に対して，介護を社会全体で担うこと（介護の社会化）を目的に2000年4月より施行された．市町村または特別区を保険者とし，被保険者は第一号被保険者（65歳以上）と第二号被保険者（40～64歳）である．介護保険を利用するには，申請をして要支援または要介護認定を受ける．介護保険の認定申請ができるのは，第一号被保険者または老化が原因とされる16種の指定「特定疾病」（**表14-11**）の第二号被保険者である．介護保険制度は，3年ごとに制度改正が行われており，現在は2025年問題対策として，地域の実情に応じて高齢者が可能な限り住み慣れた地域で自立した日常生活を営むことができるよう，医療，介護，予防，住まい，生活支援が一体的に提供される地域の包括的な支援・サービス提供体制（地域包括ケアシステム）（**図14-4**）の確立が進められている．

1）申請から介護認定まで[3]

市町村・特別区の窓口に本人または家族が申請する（申請代行も可）．調査員が家庭や施設に訪問して認定調査を行う．認定調査票は概況調査，基本調査，特記事項からなる．介護認定の一次判定は，基本調査の結果をコンピュータ処理することにより推計される要介護認定等基準時間の長さによって示されるが，これは介護サービスの必要度を示す共通のものさしであり，障害の重症度とは必ずしも連動はしていない．次に，一次判定結果，特記事項，主治医意見書をもとに市町村区に設置された介護認定審査会において，介護認定（要支援1・2，要介護1～5，非該当）が決定される（**表14-12**）．市町村は判定結果を受け，申請日より30日以内に認定結果を申請者に通知し，要介護認定は申請日にさかのぼって有効となる．結果に対する不服申し立ては，通知を受け取った日の翌日から起算して60日以内に申請者は都道府県の介護保険審査会に審査請求する．

2）サービス体系（**図14-5**）

介護保険制度は，全国共通の介護給付（対象：要介護1～5の人），予防給付（対象：要支援：1・2の人），各市区町村によって内容などが異なる介護予防・日常生活支援総合事業（以下，総合事業　対象：総合事業該当者と要支援1・2の人）に大別される．

介護が必要となり，介護サービス利用を検討する際は，市区町村の介護保険担当窓口や地域包括支援センターに相談，申請を行う．要介護認定者は居宅介護支援事業所または小規模多機能型居宅介護事業所，総合事業該当者と要支援認定者は地域包括支援センターに介護（予防）サービスの作成を依頼することができる．

介護予防・生活支援サービスとは，平成27年

表14-11 特定疾病一覧

特定疾病	含まれる疾病	疾病の特徴
がん	（医師が、一般に認められている医学的知見に基づき、回復の見込みがない状態に至ったと判断した場合に限る）	特定疾病の対象となるがんの末期とは、治癒を目的とした治療に反応せず、進行性かつ治癒困難または治療不能と考えられる状態
関節リウマチ		自己免疫性疾患の一つと考えられ、進行性に経過する多発性の関節炎をきたす。関節のこわばり、腫脹、疼痛等を起こす。終局的に関節拘縮、関節強直を呈して日常生活動作が著しく障害される難治性疾病。【悪性関節リウマチは特定疾患治療研究事業対象疾患】
筋萎縮性側索硬化症（ALS）		運動を司る神経細胞が変性、消失していくために、手足の脱力に始まり、呼吸や嚥下に必要な筋を含む全身の筋肉が萎縮していく疾病。【特定疾患治療研究事業対象疾患】
後縦靱帯骨化症		脊椎の後縦靱帯に異常骨化により、脊髄または神経根の圧迫障害をきたす疾病で、頸椎に多い。上肢のしびれ、痛み、知覚鈍麻等が進行する。【特定疾患治療研究事業対象疾患】
骨折を伴う骨粗鬆症		骨粗鬆症とは、骨組織の組成は正常であるが、単位体積当たりの骨の量が減少した状態を呈する症候群をいい、老化等による内分泌の不調等によるものが多い。骨折部位は、前腕部や、大腿骨頸部、腰椎等の骨折が多く、閉経後の女性に多い。【骨粗鬆症があって事故等によって骨折した場合も含む】
初老期における認知症	アルツハイマー病 脳血管疾患による認知症　等	認知症症状が初老期に見られるもの一般をいう。その原因には、アルツハイマー病、脳血管疾患、神経変性疾患（ピック病等）、感染症によるもの（プリオン病等）等があり、日本では脳血管疾患によるものが最も多い。【プリオン病は特定疾患治療研究事業対象疾患】
パーキンソン病関連疾患	進行性核上性麻痺 大脳皮質基底核変性症 パーキンソン病	安静時振戦、仮面様顔貌、歩行障害、筋固縮等の運動障害をきたす神経変性疾患。【特定疾患治療研究事業対象疾患】
脊髄小脳変性症		運動をスムーズに行うための調整を行う小脳、および連なる神経経路の変性が、慢性に進行性に経過するために起こる運動失調（協調運動障害など）を主症状とする、原因不明の神経変性疾患。【特定疾患治療研究事業対象疾患】
脊柱管狭窄症		脊髄の通り道である脊柱管が老化等により狭窄することによって、神経が圧迫され、腰痛、足の痛みやしびれ、歩行障害等をきたす疾病。【広範脊柱管狭窄症は特定疾患治療研究事業対象疾患】
早老症（ウェルナー症候群）		年齢のわりに早期に老化に似た病態を呈する症候群。白内障、白髪、脱毛、糖尿病、動脈硬化等の早老性変化がみられる。
多系統萎縮症	線条体黒質変性症 シャイ・ドレーガー症候群 オリーブ橋小脳萎縮症	起立性低血圧、排尿障害、発汗低下など自律神経症状が潜行性に進行し、小脳症状、パーキンソン病様症状等の中枢神経症状が加わって、進行性に経過する神経変性疾患。【特定疾患治療研究事業対象疾患】
糖尿病性神経障害 糖尿病性腎症 糖尿病性網膜症		糖尿病に慢性に合併する割合の高い疾病。それぞれ、腎不全、失明、知覚障害等、重篤な経過をたどり得る。【糖尿病のその他の合併症として重篤なものである血管障害は「閉塞性動脈硬化症」に含まれる】
脳血管疾患	脳出血 脳梗塞　等	脳血管の病的変化により神経症状をもたらす疾病群。脳血管の血流障害により脳実質が壊死をきたす脳梗塞、脳血管の破綻による脳出血、くも膜下出血等があり、意識障害、運動障害等を起こす。
閉塞性動脈硬化症		動脈硬化症による慢性閉塞性疾患で、間欠性跛行が初発症状であることが多く、病変が高度になると安静時痛、潰瘍および壊疽が出現する。
慢性閉塞性肺疾患	肺気腫 慢性気管支炎 気管支喘息 びまん性汎細気管支炎	気道の狭窄等によって、主に呼気の排出に関して慢性に障害をきたす疾病。
両側の膝関節または股関節に著しい変形を伴う変形性関節症		変形性関節症とは、老化により膝関節の軟骨に退行変性が起こり、骨に変形を生じて関節炎をきたす慢性の疾病。O脚や肥満が誘因となることが多く、中年の女性に多い。

（平成18年改訂版　介護保険ハンドブック，2006[5]）

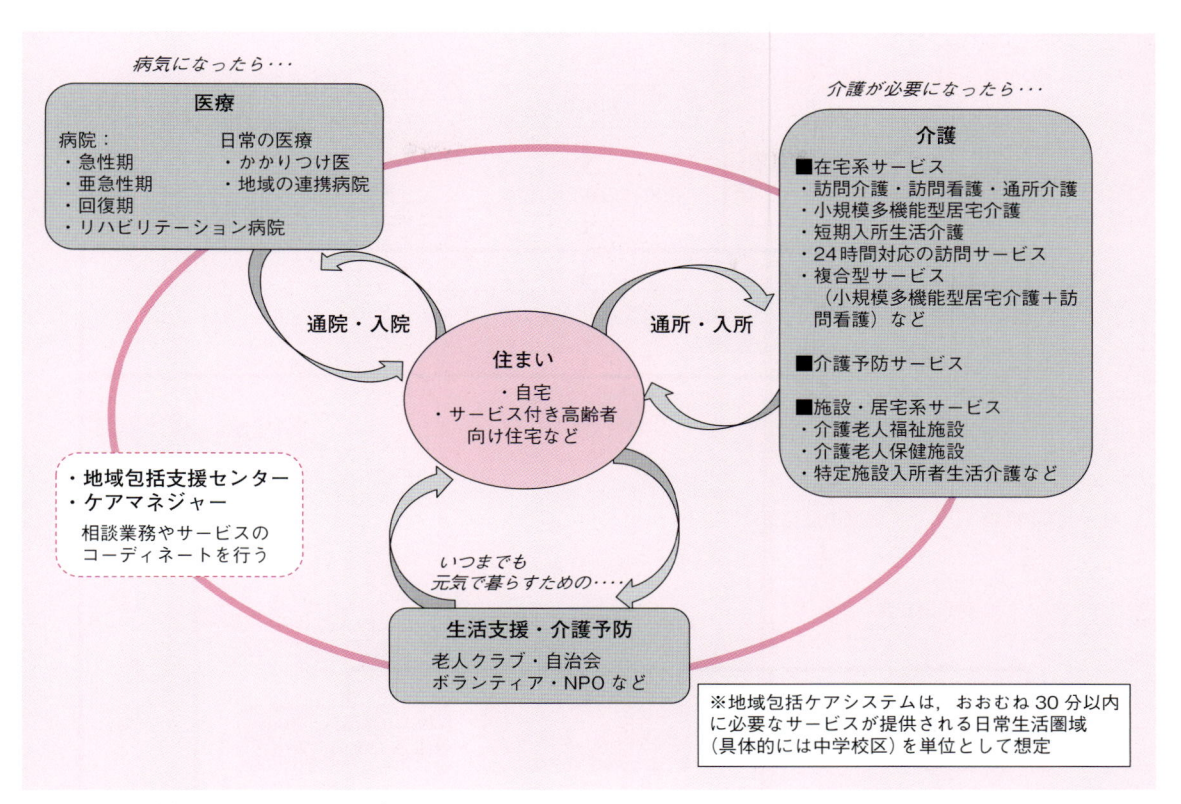

病気になったら・・・

医療

病院：　　　　　　　　日常の医療
・急性期　　　　　　　・かかりつけ医
・亜急性期　　　　　　・地域の連携病院
・回復期
・リハビリテーション病院

通院・入院

介護が必要になったら・・・

介護

■在宅系サービス
・訪問介護・訪問看護・通所介護
・小規模多機能型居宅介護
・短期入所生活介護
・24 時間対応の訪問サービス
・複合型サービス
　（小規模多機能型居宅介護＋訪
　問看護）など

■介護予防サービス

■施設・居宅系サービス
・介護老人福祉施設
・介護老人保健施設
・特定施設入所者生活介護など

通所・入所

住まい
・自宅
・サービス付き高齢者
　向け住宅など

・**地域包括支援センター**
・**ケアマネジャー**

相談業務やサービスの
コーディネートを行う

いつまでも
元気で暮らすための・・・

生活支援・介護予防

老人クラブ・自治会
ボランティア・NPO など

※地域包括ケアシステムは，おおむね 30 分以内
に必要なサービスが提供される日常生活圏域
（具体的には中学校区）を単位として想定

図 14-4　地域包括ケアシステムの姿　　　　　　　　　　　（厚生労働省資料をもとに作成）

表 14-12　要介護・要支援認定の基準

要介護 状態区分	要介護別状態像の概要（目安）	要介護認定等 基準時間
自立 （非該当）	歩行や起き上がりなどの日常生活上の基本動作を自分で行うことが可能であり，かつ，薬の内服，電話の利用などの手段的日常生活動作を行う能力もある状態	25 分未満
要支援 1	日常生活上の基本的動作については，ほぼ自分で行うことが可能であるが，日常生活動作の介助や現在の状態の悪化の防止により要介護状態となることの予防に資するよう，手段的日常生活動作について何らかの支援を要する状態	25 分以上 32 分未満
要支援 2	要支援 1 の状態から，手段的日常生活動作を行う能力がわずかに低下し，何らかの支援が必要となる状態の人で，部分的な介護が必要な状態にあるが，予防給付の利用により，現状維持および状態改善が見込まれる状態	32 分以上 50 分未満
要介護 1	要支援 2 の状態から手段的日常動作を行う能力がさらに低下し，部分的な介護が必要となる状態の人で，心身の状態が安定していない状態や認知機能の障害等により予防給付の利用について適切な理解が困難である状態	
要介護 2	要介護 1 の状態に加え，日常生活動作についても部分的な介護が必要となる状態	50 分以上 70 分未満
要介護 3	要介護 2 の状態と比較して，日常生活動作および手段的日常生活動作の両方の観点からも著しく低下し，ほぼ全面的な介護が必要となる状態	70 分以上 90 分未満
要介護 4	要介護 3 の状態に加え，さらに動作能力が低下し，介護なしには日常生活を営むことが困難となる状態	90 分以上 110 分未満
要介護 5	要介護 4 の状態よりさらに動作能力が低下しており，介護なしには日常生活を行うことがほぼ不可能な状態	110 分以上

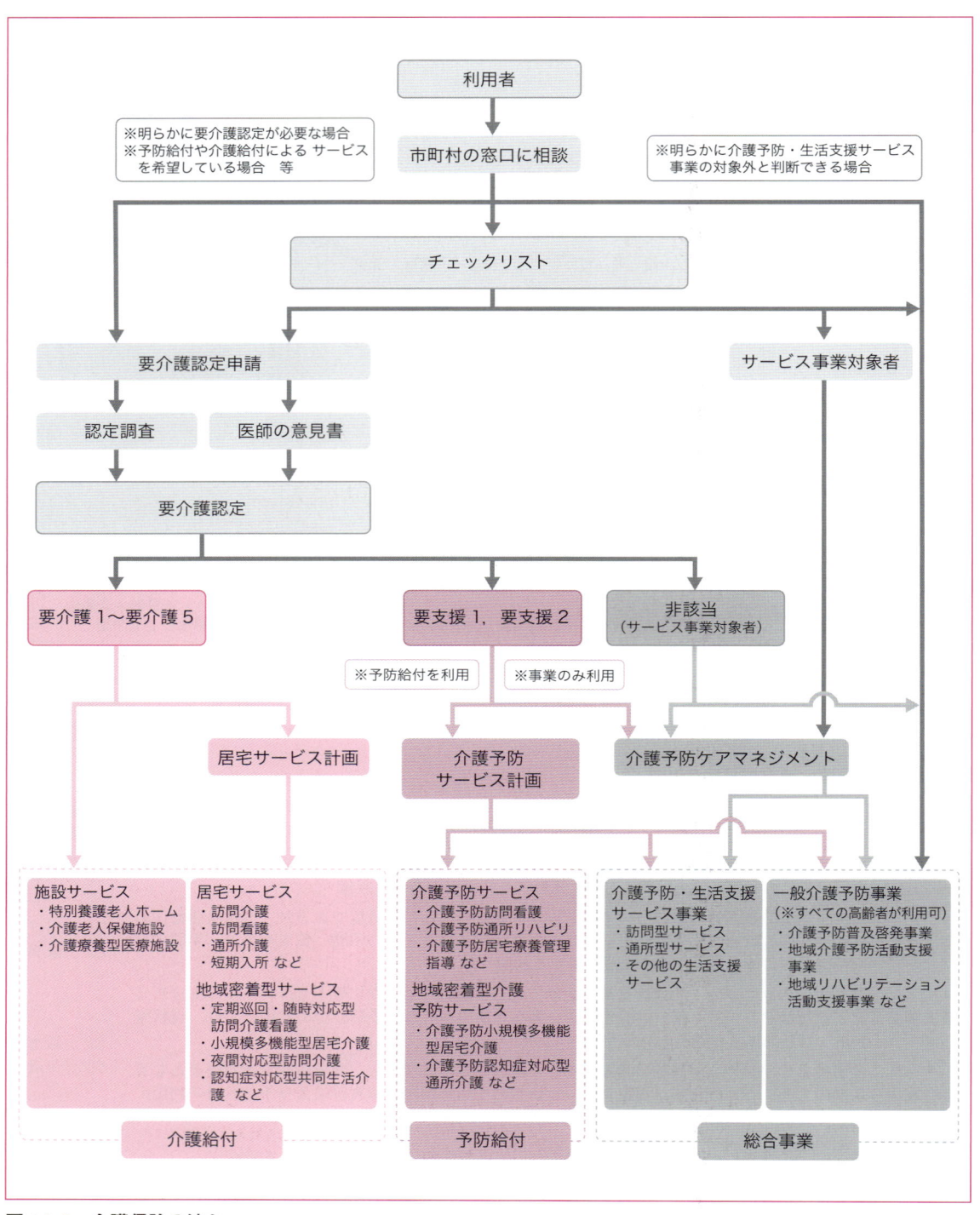

図 14-5　介護保険の流れ

（厚生労働省　http://www.kaigokensaku.mhlw.go.jp/commentary/flow_synthesis.html）

4月に施行された介護予防・日常生活支援総合事業（総合事業）において，市町村が中心となって，地域の実情に応じて住民などの多様な主体が参画し，多様なサービスを充実することにより，地域の支え合いの体制づくりを推進し，要支援者等に対する効果的かつ効率的な支援などを可能とすることを目指すものである．

3）介護保険で利用できるサービス
（表14-13）

高齢者サービスには，高齢者であれば誰でも利用できるサービスと要介護認定を受けていないと利用できないサービスがある．

介護保険サービスの費用は，自己負担が1～3割で，自己負担を確認する「負担割合証」が認定者全員に発行されるので確認が必要である．被爆者健康手帳を持っている人，特定医療費受給者証を持っている人などは，利用料の減免を受けられる．

給付割合は9割給付が基本であり，原則1割は利用者負担であったが，2015年8月より一定以上の所得がある人は，サービスを利用したときの利用者負担が2割になった．また2018年8月より，2割負担者のうち特に所得の高い人は利用負担が3割となった．居宅サービスの利用には，要介護度ごとに「区分支給限度基準額」が設定され，限度額を超える部分は全額自己負担となる．福祉用具貸与は，対象となる福祉用具の範囲が2006（平成18）年以降，要支援1・2および要介護1であるものについては，ケアプランにおいて必要な福祉用具と位置づけられた場合を除き，4種類に限定されている．福祉用具のなかで貸与できないもの（腰掛け便座，特殊尿器，入浴補助用具，簡易浴槽，移動用リフトの吊り具部分など再利用ができないもの）に関しては，特別福祉用具として購入費の支給の形で給付対象になっている．支給限度基準額は，毎年4月から1年間で10万円まで認められる．また，住宅改修費の支給限度基準額は，1被保険者につき1回，管理期間なく20万円までとなっており，その範囲内で複数の改修の組み合わせが可能である．なお，支給額を超えた額については全額自己負担となる．

4　障害者総合支援法

2005年10月31日に成立した「障害者自立支援法」により，障害種別にかかわらず共通の福祉サービスや公費負担医療が提供されるようになった．2013年4月1日には「障害者総合支援法」に改正され，障害の定義に難病等が追加された（2017年7月1日より対象は332疾病に拡大）．また，2018年4月の改正により，障害者自らの望む地域生活を営むことができるよう，「生活」と「就労」に対する支援のいっそうの充実や，高齢障害者による介護保険サービスの円滑な利用を促進するための見直しが行われ，障害児支援のニーズの多様化に対応するための支援の拡充が図られた．

障害者総合支援法によるサービスは大きく分けて，自立支援給付（利用者へ個別支給）と地域生活支援事業（区市町村，都道府県が行うサービス）で構成されている．自立支援給付は，さらに「介護給付費」「訓練等給付費」「自立支援医療費」「補装具費」などに分けられる．また，地域生活支援事業は，地域の実情に応じて柔軟な実施が望ましい事業として，住民に最も身近な市町村を中心に実施される（図14-6）．また福祉サービスの利用者負担は，2012年4月より応益負担から応能負担に変更となっている．

1）自立支援給付

（1）介護給付費および訓練等給付費

介護給付費および訓練等給付費の支給決定を示す（図14-7）．まず始めに，サービスの利用について相談支援事業者に相談し，希望する障害福祉サービスを選択し市町村に申請する．市町村はサービスが必要かどうかの認定調査（106項目からなる心身の状況に関するアセスメント調査，概況調査，その他の特記事項）を行い，これをもとにコンピュータによる一次判定により，非該当，区分1～6の7段階の区分判定が行われる．また，市町村は支給決定案を作成するための勘案事項調査（地域生活，就労，日中活動，介護者の状況，居住などの項目）の実施，サービスの利用意

表 14-13　高齢者が利用できるサービス

	サービス	内容	介護予防サービス（要支援 1, 2）	介護サービス（要介護 1〜5）	費用負担の目安
暮らすところで利用するサービス	訪問介護（ホームヘルプ）	訪問介護員（ホームヘルパー）が在宅に訪問し，介護や家事などの日常生活上のケアをするサービス	△	○	介護保険の自己負担（1〜3 割）
	訪問看護	看護師などが在宅を訪問して，療養上のケアまたは必要な診療の補助を行うサービス	○	○	
	定期巡回・随時対応型訪問介護看護*	訪問介護や訪問看護を，定期巡回または必要なときに行うサービス		○	
	訪問入浴介護	在宅に浴槽を持ち込み入浴を行うサービス	○	○	
	訪問リハビリテーション	理学療法士や作業療法士，言語聴覚士が在宅でリハビリテーションを行うサービス	○	○	
	居宅療養管理指導	医師，歯科医師，薬剤師，管理栄養士などが訪問して療養生活に必要な助言を行うサービス	○	○	
	福祉用具貸与	日常生活がより暮らしやすくなるよう，車いす，ベッド等の福祉用具のレンタルを行うサービス（介護度により，一部対象外の用具がある）	△	△	
	福祉用具購入費	入浴，排泄等に使う福祉用具購入費用の払い戻しを行うサービス	○	○	支給限度額 10 万円（1 年間）でその 1〜3 割が利用者負担
	日常生活用具	より安全に暮らしやすくなるように用具を借りたり，受け取るサービス（対象は 65 歳以上のひとり暮らしや寝たきりの人）	要支援・要介護認定と無関係		生計中心者の所得税額に応じた自己負担
	住宅改修費	手すりの取り付けや段差の解消などの住宅改修費用の払い戻しを行うサービス	○	○	支給限度額 20 万円でその 1〜3 割が利用者負担
	高齢者の生活支援	自立した生活を維持するための介護予防として，日常生活に密着したさまざまなサービス（対象は介護予防や生活支援を必要とする高齢者）	要支援・要介護認定と無関係		サービスの種類，実施する自治体により異なる
出向いて利用するサービス	通所介護（デイサービス）	通所介護事業所に通って，入浴，食事などの日常生活上のケアやレクレーションなどを利用するサービス	△	○	・介護保険の自己負担・食費・教養娯楽費
	通所リハビリテーション（デイケア）	病院や介護老人保健施設に通って，必要な日常生活動作訓練，個別リハビリテーションなどを利用するサービス	○	○	
	小規模多機能型居宅介護*	通いを中心に，利用者の状態や希望に応じて，泊まりや訪問サービスを組み合わせて行うサービス	○	○	・介護保険の自己負担・居住費・食費・日用品費
	短期入所生活介護（ショートステイ）	短期入所施設，特別養護老人ホーム等に短期間入所し，入浴，排泄，食事等の日常生活上の世話や機能訓練を受けるサービス	○	○	・介護保険の自己負担・食費・滞在費など
	短期入所療養介護（ショートステイ）	介護老人保健施設，介護療養型医療施設等に短期間入所し，看護，医学的管理のもとで介護，機能訓練，日常生活上の世話を受けるサービス	○	○	
	サロン活動	地域の自主的な集いの場	要支援・要介護認定と無関係		材料費等の実費を負担する場合が多い

○：全員が利用できる，△：認定された人など，一部の人が利用できる
*地域密着型サービス．原則として，事業所のある市町村の住民のみが利用できる．

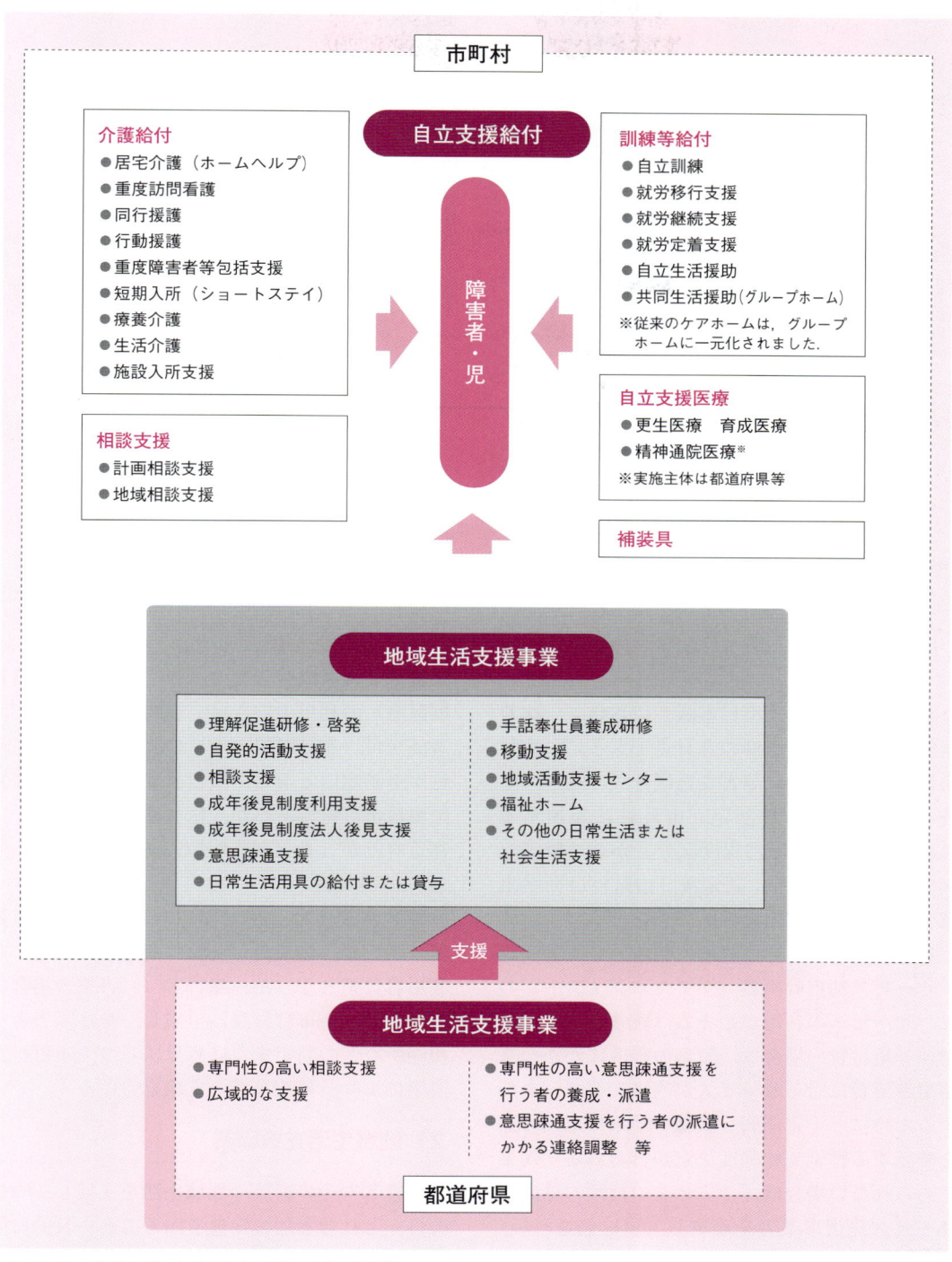

図 14-6 障害者総合支援法のサービス体系

市町村

自立支援給付

障害者・児

介護給付
- 居宅介護（ホームヘルプ）
- 重度訪問看護
- 同行援護
- 行動援護
- 重度障害者等包括支援
- 短期入所（ショートステイ）
- 療養介護
- 生活介護
- 施設入所支援

相談支援
- 計画相談支援
- 地域相談支援

訓練等給付
- 自立訓練
- 就労移行支援
- 就労継続支援
- 就労定着支援
- 自立生活援助
- 共同生活援助（グループホーム）

※従来のケアホームは，グループホームに一元化されました.

自立支援医療
- 更生医療　育成医療
- 精神通院医療※

※実施主体は都道府県等

補装具

地域生活支援事業
- 理解促進研修・啓発
- 自発的活動支援
- 相談支援
- 成年後見制度利用支援
- 成年後見制度法人後見支援
- 意思疎通支援
- 日常生活用具の給付または貸与
- 手話奉仕員養成研修
- 移動支援
- 地域活動支援センター
- 福祉ホーム
- その他の日常生活または社会生活支援

支援

地域生活支援事業
- 専門性の高い相談支援
- 広域的な支援
- 専門性の高い意思疎通支援を行う者の養成・派遣
- 意思疎通支援を行う者の派遣にかかる連絡調整　等

都道府県

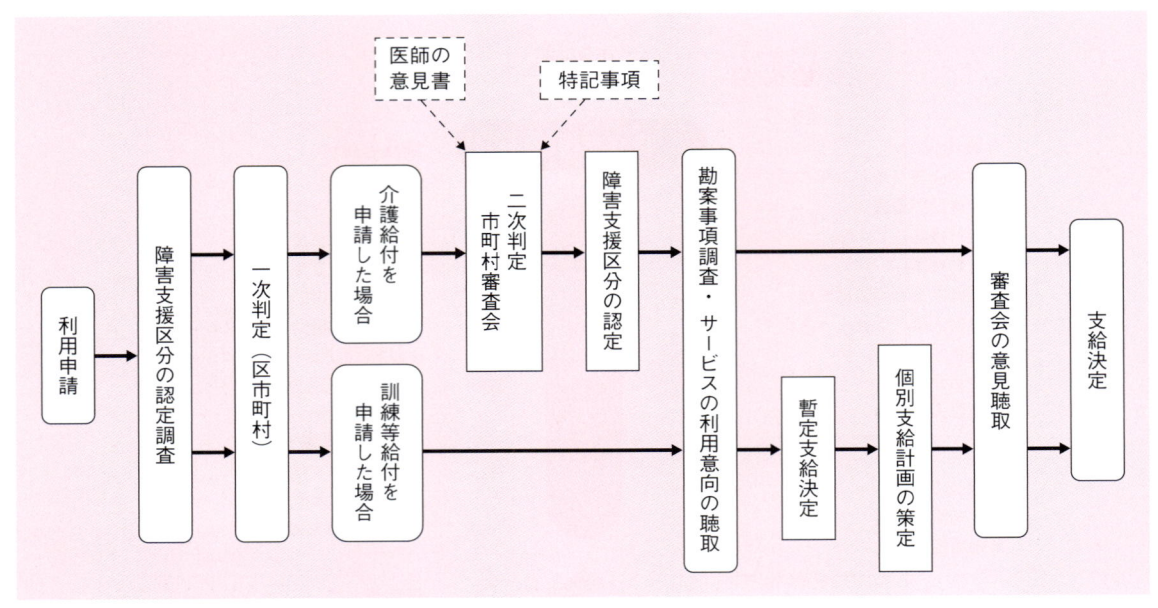

図 14-7　介護給付・訓練等給付の支給決定の流れ（略図）

向の聞き取り，訓練・就労に関する評価などを行う．

　介護給付費では，市町村審議会において一次判定結果，特記事項と医師の意見書をもとに二次判定が行われ，最終的に障害支援区分（非該当，障害支援区分 1 ～ 6）を認定，市町村に通知する（2014 年 4 月より「障害程度区分」から「障害支援区分」に名称変更）．認定後，市町村は勘案事項調査とサービス利用の意向調査を行い，認定結果と利用者のニーズを最終的に判断して支給決定し，サービス利用計画書（ケアマネジメント）の作成，サービスの利用が始まる（**表 14-14**）．

　訓練等給付費の場合は，障害の程度にかかわらず利用希望者に対しサービスが適当かどうかを判断するために，一定期間，訓練の効果や本人の意思を確認する暫定支給制度決定が行われる．効果が認められない場合は，サービスの種類の見直しやサービス提供事業者を変更して再評価を行い，効果が認められた場合は，サービス事業者が成果目標や訓練期間を具体的に設定（個別支援計画）し，支給期間が決まる．支給期間が経過した段階で再評価を行い，一定の改善がみられた場合はサービス提供期間が延長される（**表 14-15**）．

（2）自立支援医療費 [6)]

　自立支援医療費（更生医療，育成医療，精神通院医療）の利用手続きは，申請，支給認定，受給者証交付（有効期限 1 年）の流れで行われ，市町村が申請窓口となる．支給認定は更生医療と育成医療は市町村であるが，精神通院医療については都道府県が行う（**表 14-16**，**図 14-8**）．

（3）補装具費

　補装具制度は，2012 年に現物支給から補装具費（購入費，修理費）支給に変わり，原則 1 割の利用者負担となった．障害者（障害児の場合は扶養義務者）が市町村長に申請し，身体障害者更生相談所などの判定または意見に基づく市町村長の決定により，補装具費の支給を受ける．

2）地域生活支援事業

　障害者やその家族の地域生活を支援し，障害者の自立と社会参加の促進を図ることを目的に障害者が能力や適性に応じた自立生活を営むことができるよう，最も身近な市町村が中心となって地域の特性や利用者の状況に応じた柔軟な事業形態による事業の実施が要請されている．国と都道府県の財政支援を受けて市町村が行う「市町村事業」

表 14-14　介護給付の内容

事業		対象		内容
居宅介護（ホームヘルプサービス）	者・児	障害支援区分1以上	・身体介護や家事援助を必要とする人	食事，入浴などの身体介護や家事援助，通院等介助，通院等乗降介助を利用するサービス
重度訪問介護	者	障害支援区分4以上	・重度の肢体不自由で，障害支援区分の認定調査項目の要件に該当する人	食事，入浴などの身体介護や家事援助，見守り支援，外出支援，入院中のコミュニケーション支援など利用者の生活を総合的に支援するサービス
同行援護	者・児	—	・視覚障害により，外出・移動が著しく困難な人	移動に必要な情報の提供（代筆，代読を含む），移動の援護等の外出支援のサービス
行動援護	者・児	障害支援区分3以上	・知的障害または精神障害により行動上著しい困難を有する人	1人で行動することが著しく困難で，常時介護を擁する人が外出時やその前後の介護や安全の確保などを目的に利用するサービス
重度障害者等包括支援	者・児	障害支援区分6以上	・重度の肢体不自由で，人工呼吸器による呼吸管理を行っている身体障害者〔筋ジストロフィー，脊椎損傷，筋萎縮性側索硬化症（ALS），遷延性意識障害等〕 ・重度心身障害者 ・重度の知的障害または精神障害により行動上著しい困難を有する人	介護の必要度がきわめて高い人が，居宅介護，生活介護，短期入所など複数のサービスを重度障害者等包括支援計画に基づいて包括的に利用するサービス
短期入所（ショートステイ）	福祉型　者・児	障害支援区分1以上	・短期の宿泊支援を必要とする人 ・厚生労働省が定める区分1程度以上に該当する児童	介護者の病気や介護疲れ，旅行，あるいは本人の希望により，短期間宿泊できるサービス
	医療型　者・児	—	・重症心身障害者・児	
療養介護	者	障害支援区分5以上	・長期の入院による医療的ケアを必要とする．気管切開を伴う人工呼吸器による呼吸管理を行っている筋ジストロフィー，筋萎縮性側索硬化症（ALS），重度心身障害者等	入所施設や入院中の病院で，長期間の医療的ケアと日中の機能訓練や日常生活上必要な支援（食事，必要な介護など）を利用するサービス
生活介護	者50歳未満	障害支援区分3以上	・常時介護等の支援が必要な人	継続的な介護が必要な人が，主に昼間の食事や入浴などの介護，創作・生産活動などの日中支援を利用するサービス
	者50歳以上	障害支援区分2以上		
施設入所支援	者50歳未満	障害支援区分4以上	・常時介護等が必要で入所（生活）している人	入所（生活）している施設で，休日や夜間に日常生活上必要な支援を利用するサービス
	者50歳以上	障害支援区分3以上		

と，国の財政支援を受け都道府県が行う「都道府県事業」がある．市町村および都道府県は障害福祉計画において，必須事業が定められている．また相談支援事業では，地域における相談支援の中核的役割を担う機関として市町村に基幹相談支援センターを設置し，相談体制の強化を図るとともに，成年後見制度利用支援事業や成年後見制度法人後見支援事業などにより障害者の権利擁護が強化されている．

3）障害者総合支援法のサービス体系 [4)]

2006 年施行の障害者自立支援法によりサービス体系が再編され，施設体系についても障害別ごとであった施設の種別・事業は，「日中活動支援」

表 14-15　訓練等給付の内容

事業	対象	内容
自立生活援助	精神科病院やグループホーム，施設支援施設等から地域でのひとり暮らしに移行した人 障害，疾病等をもつ家族と同居している人	地域での暮らしに不安のある人が地域生活を送るうえでの困りごとについての支援
共同生活援助 （グループホーム）	日常生活上の援助等を必要とする人や食事等の介護，援助が必要な人	日常生活上の援助や必要な介護等を利用できるサービス
自立訓練 （機能・生活訓練）	地域生活を営むうえで，身体機能や生活能力の維持・向上などの訓練を希望する人	身体的リハビリテーションや日常生活能力を身につけるための支援．日常生活上の相談支援
就労移行支援	利用開始時に 65 歳未満で，一般企業への就労を希望する人，または在宅就労等を希望する人	就労に必要な知識や能力向上の訓練や求職活動に関する支援
就労継続支援 A 型（雇用型）	利用開始時に 65 歳未満で，雇用契約に基づく就労が可能な人	雇用契約を結び，就労に必要な知識や能力の習得，一般就労に向けた支援
就労継続支援 B 型（非雇用型）	就労の機会を通じて，生産活動にかかわる知識および能力の向上を希望する人	雇用契約は結ばず，就労の機会を通じて，生産活動にかかわる必要な知識の習得や能力の向上を図る支援
就労定着支援	一般就労した人（6 カ月経過後）	雇用された後の就労を継続するための支援

訓練等給付のサービス利用に障害支援区分の定めはない．

表 14-16　　自立支援医療の対象者

更生医療	身体障害者福祉法に基づき身体障害者手帳の交付を受けた者で，その障害を除去・軽減する手術等の治療に効果が期待できる者（18 歳以上）
育成医療	身体に障害を有する児童で，その障害を除去・軽減する手術等の治療により確実に効果が期待できる者（18 歳未満）
精神通院医療	精神保健福祉法第 5 条に規定する統合失調症などの精神疾患を有する者で，通院による精神医療を継続的に要する者

と「夜間の居住支援」に再編，日中の活動と生活の場を区別し，障害者支援施設では，夜間の施設入所と日中活動である生活介護，自立訓練（機能訓練・生活訓練），就労移行支援，就労継続支援（A 型・B 型）を組み合わせることができる（**図 14-9**）．2014 年 4 月からは，重度訪問介護の対象が重度の肢体不自由者に加え重度の知的障害者・精神障害者に拡大，共同生活介護（ケアホーム）の共同生活援助（グループホーム）への一元化，地域移行支援の対象を障害者支援施設などに入所している障害者または精神科病院に入院している精神障害者に加えて，保護施設，矯正施設等を退所する障害者などに拡大となった．

5　その他

特別障害者手当は，精神または身体に著しく重度の障害を有し，日常生活において常時特別の介護を必要とする状態にある在宅の 20 歳以上の特別障害者に対して，重度の障害のため必要となる精神的，物質的な特別の負担の軽減の一助としての手当である．ただし，所得制限と，身体障害者療護施設に入所していたり，継続して病院や診療所に 3 カ月を超えて入院していないことが条件であり，住所地の市区町村の窓口へ申請する．

労働者災害補償保険法（労災保険）は，被災労働者またはその遺族に対する保障制度で，業務上や通勤途中のけがや病気に対する治療費や休業中の賃金への補償，障害者となった場合の一時金や年金，死亡時の遺族補償などがある．自動車損害賠償保険法（自賠責保険）においても内部障害の等級を認定しており，胸腹部臓器に機能の著しい障害を残した者に対し介護の必要度，労働の可能度などで判断される．事故が業務上または通勤途中の場合は労災保険も適応となるが，両方からの二重賠償は受けられない．

（村川美幸）

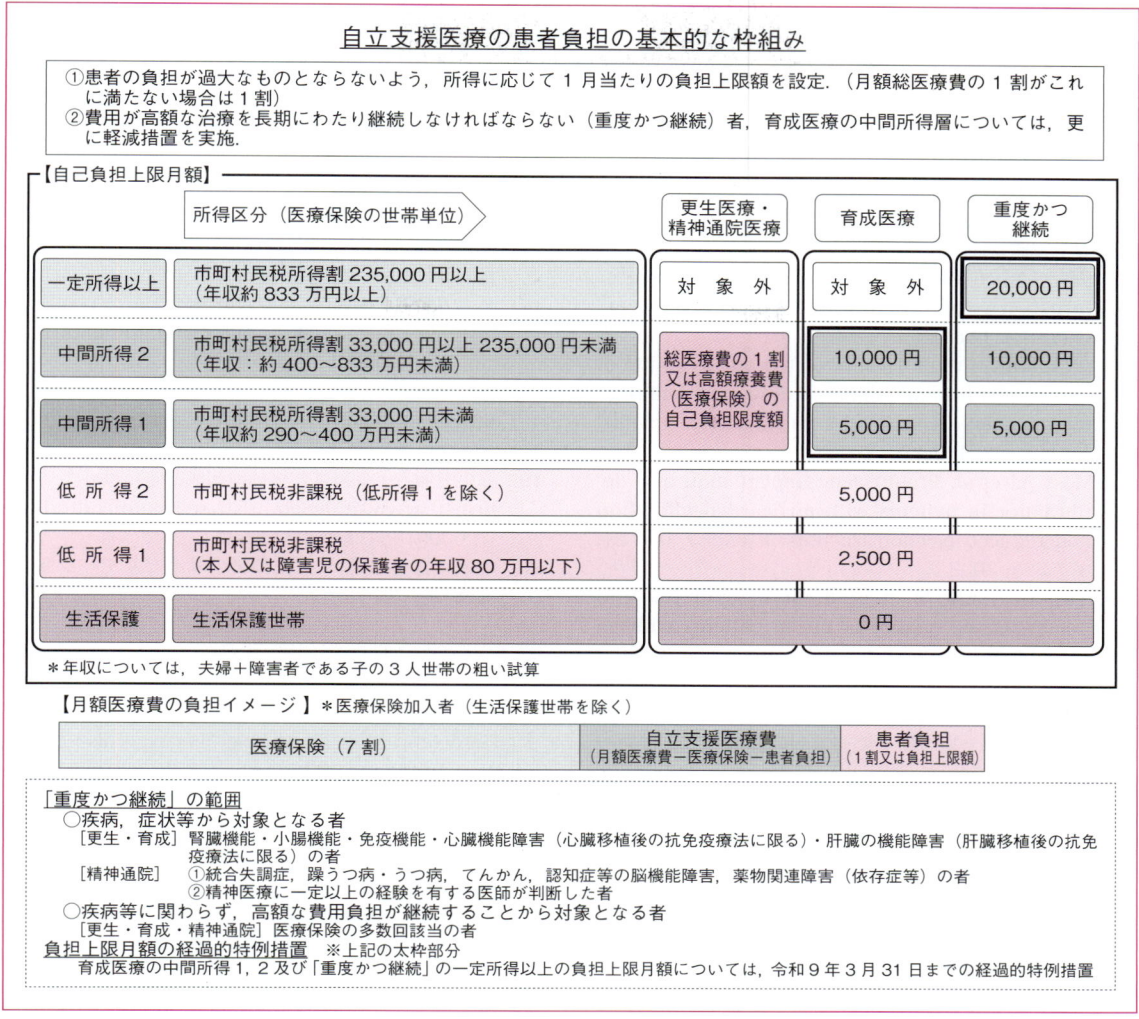

自立支援医療の患者負担の基本的な枠組み

①患者の負担が過大なものとならないよう，所得に応じて1月当たりの負担上限額を設定．（月額総医療費の1割がこれに満たない場合は1割）
②費用が高額な治療を長期にわたり継続しなければならない（重度かつ継続）者，育成医療の中間所得層については，更に軽減措置を実施．

【自己負担上限月額】

所得区分（医療保険の世帯単位）		更生医療・精神通院医療	育成医療	重度かつ継続
一定所得以上	市町村民税所得割 235,000 円以上（年収約 833 万円以上）	対象外	対象外	20,000 円
中間所得2	市町村民税所得割 33,000 円以上 235,000 円未満（年収：約 400〜833 万円未満）	総医療費の1割又は高額療養費（医療保険）の自己負担限度額	10,000 円	10,000 円
中間所得1	市町村民税所得割 33,000 円未満（年収約 290〜400 万円未満）		5,000 円	5,000 円
低所得2	市町村民税非課税（低所得1を除く）	5,000 円		
低所得1	市町村民税非課税（本人又は障害児の保護者の年収 80 万円以下）	2,500 円		
生活保護	生活保護世帯	0 円		

＊年収については，夫婦＋障害者である子の3人世帯の粗い試算

【月額医療費の負担イメージ】 ＊医療保険加入者（生活保護世帯を除く）

医療保険（7割）	自立支援医療費（月額医療費−医療保険−患者負担）	患者負担（1割又は負担上限額）

「重度かつ継続」の範囲
　○疾病，症状等から対象となる者
　　［更生・育成］腎臓機能・小腸機能・免疫機能・心臓機能障害（心臓移植後の抗免疫療法に限る）・肝臓の機能障害（肝臓移植後の抗免疫療法に限る）の者
　　［精神通院］　①統合失調症，躁うつ病・うつ病，てんかん，認知症等の脳機能障害，薬物関連障害（依存症等）の者
　　　　　　　　　②精神医療に一定以上の経験を有する医師が判断した者
　○疾病等に関わらず，高額な費用負担が継続することから対象となる者
　　［更生・育成・精神通院］医療保険の多数回該当の者
負担上限月額の経過的特例措置　※上記の太枠部分
　育成医療の中間所得1，2及び「重度かつ継続」の一定所得以上の負担上限月額については，令和9年3月31日までの経過的特例措置

図 14-8　利用者負担

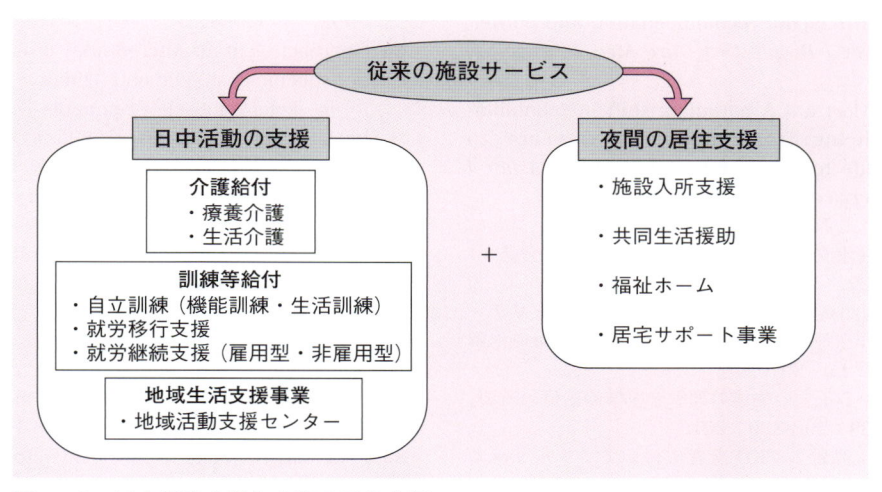

図 14-9　日中活動支援と夜間の居住支援

● 文　献

第 1 章　内部障害

1) 厚生労働省：平成 28 年生活のしづらさなどに関する調査（全国在宅障害児・者等実態調査）結果. https://www.mhlw.go.jp/toukei/list/dl/seikatsu_chousa_c_h28.pdf

2) 厚生労働省：平成 28 年生活のしづらさなどに関する調査（全国在宅障害児・者等実態調査）結果の概要. https://www.mhlw.go.jp/toukei/list/dl/seikatsu_chousa_b_h28.pdf

3) Leosdottir M et al: Health-related quality of life of patients with implantable cardioverter defibrillators compared with that of pacemaker recipients. *Europace* **8**: 168-174, 2006.

4) Moss AJ et al: Prophylactic implantation of a defibrillator in patients with myocardial infarction and reduced ejection fraction. *N Engl J Med* **21**: 877-883, 2002.

5) Van Ittersum M et al: Fear of exercise and health-related quality of life in patients with an implantable cardioverter defibrillator. *Int J Rehabil Res* **26**: 117-122, 2003.

6) 上月正博：臓器移植とリハビリテーションをめぐる最近の動向―リハビリテーション従事者として知っておくべきこと―. 臨床リハ **17**：41-48, 2007.

7) 上月正博：内部障害者の実態とリハビリテーションエビデンス. *JJRM* **45**: 157-163, 2008.

8) Kamiya K et al: Nationwide Survey of Multidisciplinary Care and Cardiac Rehabilitation for Patients With Heart Failure in Japan–An Analysis of the AMED-CHF Study. *Circ J* **83**: 1546-1552, 2019.

9) 上月正博・他：在宅酸素療法患者の ADL とリハビリテーションの実態調査（その 1）：呼吸リハビリテーションの参加状況と内容. *JJRM* **43**：S177, 2006.

10) Kohzuki M et al: Pulmonary rehabilitation survey in the north Japan: recommendation and participation. *Am J Respir Crit Care Med 173*: A814, 2006.

11) Kohzuki M et al：A paradigm shift in rehabilitation medicine: from "adding life to years" to "adding life to years and years to life". *Asian J Human Services* **2**: 1-7, 2012.

12) 上月正博：これまでの日本腎臓リハビリテーション学会：学会設立の背景を含めて. 日腎臓リハ会誌 **1**：1-20, 2022.

13) 上月正博：超高齢社会・重複障害時代のリハビリテーション：作業療法士に求められるもの. 北海道作業療法 **32**：2-12, 2015.

14) 上月正博：心不全の病態の理解と医学的治療の概要. 理学療法 **33**：292-299, 2016.

15) 上月正博：高齢の CKD 患者において，サルコペニ

ア・フレイル・protein-energy wasting（PEW）対策をどうとるか. 内科 **116**：941-945, 2015.

16) 日本循環器学会：循環器病の診断と治療に関するガイドライン（2011 年度合同研究班報告）. 心血管疾患におけるリハビリテーションに関するガイドライン（2012 年改訂版）. http://www.j-circ.or.jp/guideline/pdf/JCS2012_nohara_h.pdf（2017 年 4 月閲覧）

17) 厚生労働省：平成 28 年度診療報酬改定について. http://www.mhlw.go.jp/stf/seisakunitsuite/bunya/0000106421.html

18) 厚生労働省：平成 30 年度診療報酬改定について. http://www.mhlw.go.jp/stf/seisakunitsuite/bunya/0000188411.html

19) 厚生労働省：令和 4 年度診療報酬改定について. https://www.mhlw.go.jp/stf/seisakunitsuite/bunya/0000188411_00037.html

20) 上月正博（編著）：重複障害のリハビリテーション, 三輪書店, 2015.

第 2 章　運動医学

I　運動と代謝，運動と筋

1) Hernelahti M et al: Muscle fiber-type distribution as a predictor of blood pressure a 19-year follow-up study. *Hypertension* **45**(5): 1019-1023, 2005.

2) Sullivan MJ et al: Altered skeletal muscle metabolic response to exercise in chronic heart failure: Relation to skeletal muscle aerobic enzyme activity. *Circulation* **84**(4): 1597-1607, 1991.

3) François W et al: Histochemical and morphological characteristics of the vastus lateralis muscle in patients with chronic obstructive pulmonary disease. *Med Sci Sports Exer* **30**(10): 1467-1474, 1998.

4) Oberbach A et al: Altered fiber distribution and fiber-specific glycolytic and oxidative enzyme activity in skeletal muscle of patients with type 2 diabetes. *Diabetes Care* **29**(4): 895-900, 2006.

5) Kouidi E et al: The effects of exercise training on muscle atrophy in haemodialysis patients. *Nephrol Dial Transplant* **13**(3): 685-699, 1998.

6) Jespersen J et al: The possible role of myostatin in skeletal muscle atrophy and cachexia. *Scand J Med Sci Sports* **16**: 74-82, 2006.

7) Gonzalez-Cadavid NF et al: Organization of the human myostatin gene and expression in healthy men and HIV-infected men with muscle wasting. *Proc Natl Acad Sci USA* **95**: 14938-14943, 1998.

8) Pedersen BK et al: Role of myokines in exercise

and metabolism. *J Appl Physiol* **103**(3): 1093-1098, 2007.

9) Krogh Severinsen MC, Pedersen BK : Muscle–Organ Crosstalk:The Emerging Roles of Myokines. *Endocr Rev* **41**(4)：594–609, 2020.

10) Snijders T et al: Satellite cells in human skeletal muscle plasticity. *Front Physiol* **6**: 1-21, 2015.

11) Hawke TJ: Muscle stem cells and exercise training. *Exerc Sport Sci Rev* **33**: 63-68, 2005.

12) Vock R et al: Design of the oxygen and substrate pathways. V. structural basis of vascular substrate supply to muscle cells. *J Exp Biol* **199**(8): 1675-1688, 1996a.

13) Vock R et al: Design of the oxygen and substrate pathways. VI. structural basis of intracellular substrate supply to mitochondria in muscle cells. *J Exp Biol* **199**(8): 1689-1697, 1996b.

14) Van Loon LJC et al: The effects of increasing intensity on muscle fuel utilisation in humans. *J Physiol* **536**(1): 295-304, 2001.

15) Blaak EE et al: Impaired oxidation of plasma-deprived fatty acids in type 2 diabetic subjects during moderate-intensity exercise. *Diabetes* **49**(12): 2102-2107, 2000.

16) Schrauwen P et al: The effect of a 3-month low-intensity endurance training program on fat oxidation and acetyl-CoA carboxylase-2 expression. *Diabetes* **51**(7): 2220-2226, 2002.

17) Pollock ML et al: AHA Science Advisory: resistance exercise in individuals with and without cardiovascular disease: benefits, rationale, safety, and prescription: an advisory from the Committee on Exercise, Rehabilitation, and Prevention, Council on Clinical Cardiology, American Heart Association; Position paper endorsed by the American College of Sports Medicine. *Circulation* **101**(7): 828-833, 2000.

18) Braith RW, Stewart KJ: Resistance exercise training: its role in the prevention of cardiovascular disease. *Circulation* **113**(22): 2642-2650, 2006.

19) American College of Sports Medicine: Resource manual for guidelines for exercise testing and prescription, 7th edition, Lippincott Williams & Wilkins, 2012, p29.

20) Walmsley B et al: Forces produced by medial gastrocnemius and soleus muscles during locomotion in freely moving cats, *J Neurophysiol* **41**(5): 1203-1216, 1978.

21) Friedman JR, Nunnari J: Mitochondrial form and function. *Nature* **505**(7483): 335-343. 2014.

22) Archer SL: Mitochondrial Dynamics - Mitochondrial Fission and Fusion in Human Diseases. *N Engl J Med* **369**(23): 2236-2251, 2013.

23) Hoppeler H: Molecular networks in skeletal muscle plasticity. *J Exp Biol* **219**(Pt 2): 205-213, 2016.

24) 沢井史穂・他：日常生活動作における身体各部位の筋活動水準の評価—姿勢保持・姿勢変換・体重移動動作について—. 体力科学 **53**(1)：93-106, 2004.

25) 吉岡利忠・他（編）：日本運動生理学会運動生理学シリーズ5 筋力をデザインする, 杏林書院, 2003, p63.

26) Bull FC et al:World Health Organization 2020 guidelines on physical activity and sedentary behaviour. *Br J Sports Med* **54**:1451-1462,2020.

27) Toigo M, Boutellier U: New fundamental resistance exercise determinants of molecular and cellular muscle adaptations. *Eur J Appl Physiol* **97**(6): 643-663, 2006.

28) Morton RW et al: A systematic review, meta-analysis and meta-regression of the effect of protein supplementation on resistance training-induced gains in muscle mass and strength in healthy adults. *Br J Sports Med* **52**:376-384, 2018.

Ⅱ 廃用症候群と老年症候群〜Ⅵ 運動療法と運動負荷試験

1) Covinsky KE et al:Hospitalization-Associated Disability "She Was Probably Able to Ambulate, but I'm Not Sure". *JAMA* **306**(16):1782-1793, 2011.

2) 正門由久・千野直一：運動障害. 最新リハビリテーション医学（米本恭三監修）, 医歯薬出版, 1999, p71.

3) 大井直行：筋骨格系. 入門リハビリテーション医学, 第3版（中村隆一監修）, 医歯薬出版, 2007, pp432-436.

4) 南 尚義・上月正博：循環器系. 入門リハビリテーション医学, 第3版（中村隆一監修）, 医歯薬出版, 2007, pp436-438.

5) 上月正博：呼吸器系. 入門リハビリテーション医学, 第3版（中村隆一監修）, 医歯薬出版, 2007, pp438-440.

6) 辻 哲也：急性期からの呼吸リハビリテーション 開胸・開腹術後. 臨床リハ **12**：409, 2003.

7) 南 尚義・上月正博：代謝・内分泌系. 入門リハビリテーション医学, 第3版（中村隆一監修）医歯薬出版, 2007, p440.

8) 上月正博, 佐藤徳太郎：運動障害者における心疾患への対応—虚血性心疾患が問題となる場合Ⅱ慢性期. 臨床リハ **8**：324–332, 1999.

9) Hegde SM et al: Physical activity and prognosis in the TOPCAT trial (treatment of preserved cardiac function heart failure with an aldosterone antagonist). *Circulation* **136**(11): 982-992, 2017.

10) Waschki B et al: Physical activity is the strongest predictor of all-cause mortality in patients with

COPD: a prospective cohort study. *Chest* **140**: 331-342, 2011.

11) 江藤文夫：加齢による障害(老年症候群). 最新リハビリテーション医学, 第2版(米本恭三監修), 医歯薬出版, 2005, pp178-183.

12) 井口昭久：老化と疾患. 内科学, 第8版(杉本恒明・他編), 朝倉書店, 2003.

13) 厚生労働省：運動基準・運動指針の改定に関する検討会報告書. 2013.
http:www.mhlw.go.jp/stf/houdou/2r9852000002x-ple-att/2r9852000002xpqt.pdf

14) Bull FC et al: World Health Organization 2020 guidelines on physical activity and sedentary behaviour. *Br J Sports Med* **54**: 1451-1462, 2020.

15) Wen CP, Wu X: Stressing harms of physical inactivity to promote exercise. *Lancet* **380**: 192-193, 2012.

16) Ikeda N et al: What has made the population of Japan healthy? *Lancet* **378**: 1094-1105, 2011.

17) Ikeda N et al: Adult mortality attributable to preventable risk factors for non-communicable diseases and injuries in Japan: a comparative risk assessment. *PLoS Med* **9**(1): e1001160, 2012.

18) Wen CP et al: Minimum amount of physical activity for reduced mortality and extended life expectancy: a prospective cohort study. *Lancet* **378**: 1244-1253, 2011.

19) Chen LK et al: Asian Working Group for Sarcopenia: 2019 Consensus Update on Sarcopenia Diagnosis and Treatment. *J Am Med Dir Assoc* **21**: 300-307, 2020.

20) 葛谷雅文：老年医学における Sarcopenia & Frailty の重要性. 日老医誌 **46**：279-285, 2009.

21) 日本老年医学会：フレイルに関する日本老年医学会からのステートメント.
http://www.jpn-geriat-soc.or.jp/info/topics/pdf/20140513_01_01.pdf

22) Fried LP et al: Cardiovascular Health Study Collaborative Research Group：Frailty in older adults: evidence for a phenotype. *J Gerontol A Biol Sci Med Sci* **56**(3): M146-156, 2001.

23) Sakata S, Arai H: The revised Japanese version of the Cardiovascular Health Study criteria (revised J-CHS criteria). *Geriatr Gerontol Int* **20**(10): 992-993, 2020.

24) Fahal IH: Uraemic sarcopenia: aetiology and implications. *Nephrol Dial Transplant* **29**: 1655-1665, 2014.

25) Foley RN et al: Kidney function and sarcopenia in the United States general population: NHANES III. *Am J Nephrol* **27**: 279-286, 2007.

26) Roshanravan B et al: A prospective study of frailty in nephrologyreferred patients with CKD. *Am J*

Kidney Dis **60**(6): 912-921, 2012.

27) Buford TW et al: Models of accelerated sarcopenia: critical pieces for solving the puzzle of age-related muscle atrophy. *Ageing Res Rev* **9**(4): 369-383, 2010.

28) Reese PP et al: Physical performance and frailty in chronic kidney disease. *Am J Nephrol* **38**: 307-315, 2013.

29) Feng L et al: Kidney function and cognitive and functional decline in elderly adults: findings from the Singapore longitudinal aging study. *J Am Geriatr Soc* **60**(7): 1208–1214, 2012.

30) McAdams-DeMarco MA et al: Frailty as a novel predictor of mortality and hospitalization in individuals of all ages undergoing hemodialysis. *J Am Geriatr Soc* **61**(6): 896-901, 2013.

31) Musso CG et al: Therapeutic alternatives and palliative care for advanced renal disease in the very elderly: a review of the literature. *Int Urol Nephrol* **47**(4): 647-654, 2015.

32) Kim JC et al: Frailty and protein-energy wasting in elderly patients with end stage kidney disease. *J Am Soc Nephrol* **24**: 337-351, 2013.

33) 上月正博：CKD 患者のサルコペニア・フレイル. 腎と透析 **80**(5)：601-606, 2016.

34) 日本循環器学会／日本心臓リハビリテーション学会合同ガイドライン：心血管疾患におけるリハビリテーションに関するガイドライン 2021 年改訂版, 2021.
https://www.j-circ.or.jp/cms/wp-content/uploads/2021/03/JCS2021_Makita.pdf

35) National Institute of Health. National Heart Lung, and Blood Institute：Global Initiative for Chronic Obstructive Lung Disease. Global Strategy for the Diagnosis, Management and Prevention of COPD. NHLB/WHO workshop report 2011；Update of the Management Sections, GOLD website (www.goldcopd.com). updated; January 2015.

36) 日本腎臓リハビリテーション学会(編)：腎臓リハビリテーションガイドライン, 南江堂, 2018.

37) 日本消化器病学会, 日本肝臓学会(編)：NASH/NAFLD 診療ガイド 2020, 改訂第2版, 南江堂, 2020, p48.

38) 田中哲洋：HIF の活性化が CKD にもたらす多面的影響. 日薬理誌 **155**：30-34, 2020.

39) 渡邉裕志・他：運動における自律神経. 臨床スポーツ医 **9**：1849-1853, 1992.

40) Fardy PS et al: Cardiac rehabilitation, adult fitness, and exercise testing(2nd ed), Lea & Febiger, Philadelphia, 1988, pp17-37.

41) 渡辺裕志：1 内部障害. 内部障害のリハビリテーション増補版(佐藤徳太郎編), 医歯薬出版, 1999, p10.

42) 上月正博：重複障害時代のリハビリテーション—呼吸リハビリテーション従事者に期待すること—. 日

呼吸ケアリハ会誌 **27**(3)：245-251，2018.

43) Kohzuki M et al: Importance of Physical Activity and VO2max : Five Major Determinants of VO2max. *Asian J Hum Serv* **15**: 85-92, 2018.

44) 間嶋 満：循環機能の廃用性低下．リハビリテーション基礎医学，第2版(上田 敏・他編)，医学書院，1994, pp277-280.

45) 斉藤宗靖：心疾患における運動療法効果とその機序．心臓病の運動療法(斉藤宗靖・他編)，中外医学社，1994, pp37-60.

46) 上月正博：リハからみた糖尿病のトータルケア：今必要なトータルケアの視点．臨床リハ **16**：604-610，2007.

47) Fletcher GF et al: American Heart Association Exercise, Cardiac Rehabilitation, and Prevention Committee of the Council on Clinical Cardiology, Council on Nutrition, Physical Activity and Metabolism, Council on Cardiovascular and Stroke Nursing, Council on Epidemiology and Prevention：Exercise standards for testing and training: a scientific statement from the American Heart Association. *Circulation* **128**: 873-934, 2013.

48) 日本循環器学会・運動に関する診療基準委員会：運動療法に関する診療基準(1989年度報告)．*Jpn Circ J* **55**(suppl Ⅲ)：386, 1991.

49) 前田知子：各種呼気ガス分析指標．心臓リハビリテーション(上月正博編)，医歯薬出版，2013, pp177-184.

50) 上月正博：脳血管疾患の予防と治療における身体活動の位置づけ．臨スポーツ医 **24**：175-182，2007.

51) 上月正博：21世紀のリハビリテーション医学・医療 生活習慣病とリハビリテーション．医学のあゆみ **203**：821-826，2002.

52) 上月正博：内科的リスク管理．臨スポーツ医 **23**：1117-1125，2006.

53) 内田浩之：シンポジウム：運動障害者の健康—脊髄損傷患者における虚血性心疾患の発病の背景．リハ医学 **35**：215-217，1998.

54) 上月正博：シンポジウム：運動障害者の健康—脳卒中患者における虚血性心疾患の発病の背景．リハ医学 **35**：209-212，1998.

55) Kohzuki M et al: Heart disease and hyperlipidemia in Japanese stroke patients. Proceedings of the 1st World Congress of the International Society of Physical and Rehabilitation Medicine, Monduzzi Editore, Bologna, 2001, pp531-535.

56) 上月正博：脳卒中．高齢者運動処方ガイドライン(佐藤祐造編)，南江堂，2002, pp47-57.

57) 上月正博：メタボリックシンドローム：予防と将来展望．総合リハ **35**：679-685，2007.

I 呼吸器の構造と生理

1) 岩永敏彦，渡部 剛(改訂)：標準組織学各論，第6版，医学書院，2022.

2) 一ノ瀬正和(編)：イラストでわかる呼吸器内科学，文光堂，2014.

3) 矢崎義雄，小室一成(総編集)：内科学，第12版，朝倉書店，2022.

4) 久保俊一，海老原 覚(総編集)：内部障害のリハビリテーション医学・医療テキスト，医学書院，2022.

5) Baluk P et al：Preferential lymphatic growth in bronchus-associated lymphoid tissue in sustained lung inflammation. *Am J Pathol* **184**(5): 1577–1592, 2014.

6) Ren Y et al：Anatomy and function of the lymphatic vessels in the parietal pleura and their plasticity under inflammation in mice. *Microvasc Res* **148**: 104546, 2023.

II 呼吸器機能障害の評価

1. 呼吸器機能障害の評価のリハビリテーションにおける意義〜3. 病態を詳しくみるための評価

1) 飛田 渉：各種疾患の診断，病態評価のための検査計画．呼吸器病 New approach 2 機能検査からみた呼吸器病診断(飛田 渉・他編)，メジカルビュー社，2001, pp164-169.

2) 日本呼吸器学会肺生理専門委員会：臨床呼吸機能検査，第8版，メディカルレビュー社，2016.

3) 日本呼吸器学会肺生理専門委員会：日本人のスパイログラムと動脈血液ガス分圧基準値．日呼会誌 **39**：1-17, 2001.

4) 日本呼吸器学会COPDガイドライン第6版作成委員会：COPD(慢性閉塞性肺疾患)診断と治療のためのガイドライン，第6版，日本呼吸器学会，2022.

5) 黒澤 一：ICの測定と臨床的有用性．呼吸 **25**：615-622, 2006.

6) 日本呼吸器学会肺生理専門委員会(編)：スパイロメトリー・ハンドブック 日常診療で簡単に行える呼吸機能検査，メディカルレビュー社，2007.

7) Kaminsky DA et al: Clinical significance and applications of oscillometry. *Eur Respir Rev* **31**: 210208, 2022.

4. 呼吸筋力テスト

1) American Thoracic Society, European Respiratory Society：ATS/ERS Statement on respiratory muscle testing. *Am J Respir Crit Care Med* **166**(4)：518-624, 2002.

2) 日本呼吸ケア・リハビリテーション学会・他(編)：呼吸リハビリテーションマニュアル—運動療法—，第2版，照林社，2012, pp138-139.

3) Okazaki T et al: Association between sarcopenia and pneumonia in older people. *Geriatr Gerontol*

Int **20**(1): 7-13, 2020.

4）Okazaki T et al: Respiratory muscle weakness as a risk factor for pneumonia in older people. *Gerontology* **23**: 1-10, 2021.

5）Shiokawa N et al: Association between low forced vital capacity and high pneumonia mortality, and impact of muscle power. *J Clin Med* **12**(9): 3272, 2023.

5．呼吸器系の防御

1）岩永敏彦，渡部 剛（改訂）：標準組織学各論，第6版，医学書院，2022.

2）吉開泰信：呼吸器における感染防御機構．家畜感染症学会誌 **1**(3)：105-112，2012.

3）Okazaki T et al: Respiratory muscle weakness as a risk factor for pneumonia in older people. *Gerontology* **23**: 1-10, 2021.

6．運動耐容能の評価

1）日本呼吸ケア・リハビリテーション学会・他（編）：呼吸リハビリテーションマニュアル― 運動療法―，第2版，照林社，2012, p26, 31, 132, pp138-139.

2）植木 純・他；日本呼吸ケア・リハビリテーション学会，日本呼吸理学療法学会，日本呼吸器学会：呼吸リハビリテーションに関するステートメント．日呼吸ケアリハ会誌 **27**：95-114，2018.

3）久保俊一，海老原 覚（総編集）：内部障害のリハビリテーション医学・医療テキスト，医学書院，2022.

4）American Thoracic Society, American College of Chest Physicians：ATS/ACCP Statement on cardiopulmonary exercise testing. *Am J Respir Crit Care Med* **167**(2): 211-277, 2003.

5）ATS Committee on Proficiency Standards for Clinical Pulmonary Function Laboratories：ATS statement：Guidelines for the six-minute walk test. *Am J Respir crit Care Med* **166**: 111-117, 2002.

6）Dyer CAE et al: The incremental shuttle walking test in elderly people with chronic airflow limitation. *Thorax* **57**(1): 34-38, 2002.

7．ADL 評価〜8．QOL 評価

1）日本呼吸ケア・リハビリテーション学会・他（編）：呼吸リハビリテーションマニュアル― 運動療法―，第2版，照林社，2012, pp138-139.

2）久保俊一，海老原 覚（総編集）：内部障害のリハビリテーション医学・医療テキスト，医学書院，2022.

3）植木 純・他；日本呼吸ケア・リハビリテーション学会，日本呼吸理学療法学会，日本呼吸器学会：呼吸リハビリテーションに関するステートメント．日呼吸ケアリハ会誌 **27**：95-114，2018.

4）後藤葉子・他：慢性閉塞性肺疾患のための新しいADL 評価尺度の検討．日呼吸ケアリハ会誌 **25**：425，2015.

5）鈴鴨よしみ，福原俊一：SF-36® 日本語版の特徴と活用．日腰痛会誌 **8**(1)：38-43，2002.

6）Jones PW et al: A self-complete measure of health status for chronic airflow limitation. The St. George' s Respiratory Questionnaire. *Am Rev Respir Dis* **145**: 1321-1327, 1992.

7）Guyatt GH et al: A measure of quality of life for clinical trials in chronic lung disease. *Thorax* **42**: 773-778, 1987.

Ⅲ 呼吸不全

1）3学会（日本胸部外科学会・日本呼吸器学会・日本麻酔科学会）合同 呼吸療法認定士認定委員会：新呼吸療法テキスト，アトムス，2012.

2）貴邑冨久子・根来英雄：シンプル生理学，改訂第5版，南江堂，2005, p257.

3）日本呼吸器学会肺生理専門委員会・日本呼吸管理学会作成委員会：酸素療法ガイドライン，メディカルレビュー社，2006, pp6-9.

4）日本呼吸器学会肺生理専門委員会：臨床呼吸機能検査ガイドライン，第7版，メディカルレビュー社，2008, pp254-268.

5）高橋和久・他：EBM を活かす 呼吸器診療，前付録(46)，MEDICAL VIEW，2015.

6）日本呼吸ケアネットワーク（JRCN）（編）：呼吸アセスメント 呼吸ケアのためのチーム医療実践ガイド，MEDICAL VIEW，2006, pp27-29.

7）小林一郎：呼吸不全に関連する病態生理 高炭酸ガス血症 発生メカニズムと原因．*Medicine* **47**(8)：1350-1353，2010.

8）日本呼吸器学会（編）：在宅呼吸ケア白書，メディカルレビュー社，2010.

Ⅳ 呼吸不全をきたす疾患と病態

1）日本呼吸器学会：COPD（慢性閉塞性肺疾患）診断と治療のためのガイドライン 第6版，メディカルレビュー社，2022.

2）日本呼吸ケア・リハビリテーション学会・他（編）：呼吸リハビリテーションマニュアル―運動療法―，第2版，照林社，2012, pp16-20, 35-42.

3）杉野圭史：間質性肺炎患者における酸素療法および呼吸リハビリテーションの現状と課題．日呼吸ケアリハ会誌 **31**(2)：208-214，2023.

4）日本呼吸器学会 びまん性肺疾患診断・治療ガイドライン作成委員会（編）：特発性間質性肺炎 診断と治療の手引き，改訂第4版，南江堂，2022, p3, pp53-63.

5）特発性肺線維症の治療ガイドライン作成委員会（編）：特発性肺線維症の治療ガイドライン，第2版，南江堂，2023, pp13-22, 26-30.

6）Dowman L et al: Pulmonary rehabilitation for interstitial lung disease. *Cochrane Database Syst Rev*, CD006322, 2021.

7）松本武格・他：びまん性汎細気管支炎 臨と研 **96**(12)：1469-1473，2019.

8）北村 諭・他：別冊 医学のあゆみ 呼吸器疾患― state

of arts ver 6, 医歯薬出版, 2013.

9) 齋藤好信：気管支拡張症. 日医大医会誌 **14**(2)：72-78, 2018.

10) 植木 純・他；日本呼吸ケア・リハビリテーション学会, 日本呼吸理学療法学会, 日本呼吸器学会：呼吸リハビリテーションに関するステートメント. 日呼吸ケアリハ会誌 **27**：95-114, 2018.

11) 一般社団法人日本アレルギー学会喘息ガイドライン専門部会（監修）, 喘息予防・管理ガイドライン2021作成委員会（作成）：喘息予防・管理ガイドライン2021, 協和企画, 2021, pp2-7.

12) 厚生労働省：新型コロナウイルス感染症（COVID-19）診療の手引き 第9.0版. https://www.mhlw.go.jp/content/000936655.pdf

13) 厚生労働省：新型コロナウイルス感染症（COVID-19）診療の手引き 別冊 罹患後症状のマネジメント第2.0版. https://www.mhlw.go.jp/content/000952747.pdf

V 呼吸リハビリテーション

1. 呼吸リハビリテーションの概要〜13. 運動療法

1) 植木 純・他；日本呼吸ケア・リハビリテーション学会, 日本呼吸理学療法学会, 日本呼吸器学会：呼吸リハビリテーションに関するステートメント. 日呼吸ケアリハ会誌 **27**：95-114, 2018.

2) 日本呼吸ケア・リハビリテーション学会・他（編）：呼吸リハビリテーションマニュアル―運動療法―, 第2版, 照林社, 2012

3) 千住秀明・他（監修）：呼吸理学療法標準手技, 医学書院, 2008.

4) Pitta F et al: Physical activity and hospitalization for exacerbation of COPD. *Chest* **129**(3)：536-544, 2006

5) Waschki B et al: Physical activity is the strongest predictor of all-cause mortality in patients with COPD: a prospective cohort study. *Chest* **140**：331-342, 2011.

6) Miravitlles M et al: Factors associated with a low level of physical activity in patients with chronic obstructive pulmonary disease. *Lung* **192**(2)：259-265, 2014.

7) Vainshelboim B et al: Lifestyle Behaviors and Clinical Outcomes in Idiopathic Pulmonary Fibrosis. *Respiration* **95**(1)：27-34, 2018.

14. 日常生活指導〜16. 心理・社会的側面

1) 後藤葉子・他：慢性肺気腫患者の身体的因子とQOLとの関連. 日呼管誌 **8**(3)：258-264, 1999.

2) 後藤葉子：内部障害（呼吸器疾患）. クリニカル作業療法シリーズ 日常生活活動の作業療法（藤井浩美・他編）, 中央法規, 2014, pp190-197.

3) 日本呼吸ケア・リハビリテーション学会（編）：呼吸リハビリテーションマニュアル―運動療法―, 第2版, 照林社, 2012.

4) 日本呼吸器学会 COPD ガイドライン第6版作成委員会（編）：COPD（慢性閉塞性肺疾患）診断と治療のためのガイドライン, 第6版, メディカルレビュー社, 2022, p37.

5) Fan VS, Coultas DB：Peer Support and Chronic Obstructive Pulmonary Disease Self-Management: A Promising Approach? *Ann Am Thorac Soc* **19**(10)：1640-1641, 2022.

症例

1) 上月正博・他：運動療法は高齢心肺機能障害者のフィジカルフィットネスの改善に寄与するか―呼吸リハによる肺移植待機肺機能障害者のフィジカルフィットネスの改善. リハ医学 **41**：393-397, 2004.

第4章　循環機能障害

I 心臓の構造と生理

1) 伊藤 隆（著）・高野廣子（改訂）：解剖学講義, 改訂第2版, 南山堂, 2003.

2) 杉本恒明・矢崎義雄（総編集）：内科学, 第9版, 朝倉書店, 2007.

3) 梅村 敏・落合久夫（監修）：STEP内科5 循環器, 海馬書房, 2001.

4) 相磯貞和（訳）：ネッター解剖学アトラス, 原書第3版, 南江堂, 2004.

II 循環機能障害の評価

1. 聴診〜7. 心臓カテーテル検査

1) 杉本恒明・矢崎義雄（総編集）：内科学, 第9版, 朝倉書店, 2007.

2) 梅村 敏・落合久夫（監修）：STEP内科5 循環器, 海馬書房, 2001.

3) 矢崎義雄・他（監修・編）：心臓病の外来診療, 日本医師会雑誌特別号, 2004.

4) 日本心臓リハビリテーション学会：心臓リハビリテーション必携, 2010.

5) Myers J, Froelicher VF：Exercise testing. Procedures and implementation. *Cardiol Clin* **11**: 199-213, 1993.

6) 日本循環器学会・他：慢性冠動脈疾患診断ガイドライン（2018年改訂版）https://www.j-circ.or.jp/cms/wp-content/uploads/2018/10/JCS2018_yamagishi_tamaki.pdf

8. その他の一般検査

1) 日本循環器学会：循環器病の診断と治療に関するガイドライン（2009年度合同研究班報告）. 心臓核医学検査ガイドライン（2010改訂版）. http://www.j-circ.or.jp/guideline/pdf/JCS2010tamaki.h.pdf（2017年4月閲覧）

2) Brindis RG et al：ACCF/ASNC appropriateness criteria for single-photon emission computed tomography myocardial perfusion imaging (SPECT MPI): a report of the American College of Cardi-

ology Foundation Quality Strategic Directions Committee Appropriateness Criteria Working Group and the American Society of Nuclear Cardiology endorsed by the American Heart Association. *J Am Coll Cardiol* **46**(8): 1587-1605, 2005.

3）竹花一哉・他：SPECT，PET の技術進歩と臨床における有用性－負荷心筋血流 SPECT 検査の有用性. *INNERVISION* **26**(5)：68-71， 2011.

4）西村重敬・小林秀樹：心臓核医学コンプリートマニュアル，メジカルセンス，2004.

5）Ghesani M et al：Role of F-18 FDG positron emission tomography (PET) in the assessment of myocardial viability. *Echocardiography* **22**(2): 165-177, 2005.

6）Kopp AF et al：Evaluation of cardiac function and myocardial viability with 16- and 64-slice multidetector computed tomography. *Eur Radiol* **15** Suppl 4: D15-20, 2005.

7）Constantine G et al：Role of MRI in clinical cardiology. *Lancet* **363**(9427): 2162-2171, 2004.

8）Chida K et al：The Relationship between plasma BNP level and the myocardial phosphocreatine/adenosine triphosphate ratio determined by phosphorus-31 magnetic resonance spectroscopy in patients with dilated cardiomyopathy. *Cardiology* **106**(3): 132-136, 2006.

Ⅲ　虚血性心疾患

1）日本循環器学会・他：2017-2018 年度活動 急性冠症候群ガイドライン（2018 年改訂版）. https://www.j-circ.or.jp/cms/wp-content/uploads/2018/11/JCS2018_kimura.pdf

2）Campeau L：Grading of angina pectoris. *Circulation* **54**: 522-523, 1976.

3）Silent Myocardial Ischemia and Infarction, Revised and Expanded, Mercel Denker, Inc, 1989.

4）日本循環器学会・他：2017-2018 年度活動 慢性冠動脈疾患診断ガイドライン（2018 年改訂版）https://www.j-circ.or.jp/cms/wp-content/uploads/2020/02/JCS2018_yamagishi_tamaki.pdf

5）日本循環器学会・他：日本循環器学会 / 日本心臓血管外科学会合同ガイドライン 安定冠動脈疾患の血行再建ガイドライン（2018 年改訂版）https://www.j-circ.or.jp/cms/wp-content/uploads/2018/09/JCS2018_nakamura_yaku.pdf

6）Killip T, Kimball JT：Treatment of myocardial infarction in a coronary care unit: A two year experience with 250 patients. *Am J Cardiol* **20**: 457-464, 1967.

7）小柳左門：負荷心エコー図法の原理と種類. 負荷心エコー図法（高野照夫監修），中山書店，1997.

8）Braunwald E：Unstable angina. A classification. *Circulation* **80**: 410-414, 1989.

9）Braunwald E et al：ACC/AHA guidelines for the management of patients with unstable angina and non-ST-segemnt elevation myocardial infarction: Executive summary and recommendations; A report of the Ammerican Collage of Cardiology. *Circulation* **102**: 1193-1209, 2000.

Ⅳ　心不全

1）日本循環器学会・他：日本循環器学会 / 日本心不全学会合同ガイドライン 急性・慢性心不全診療ガイドライン（2017 年改訂版）. http://www.j-circ.or.jp/cms/wp-content/uploads/2017/06/JCS2017_tsutsui_h.pdf

2）Bueno OF et al：The MEK1-ERK1/2 signaling pathway promotes compensated cardiac hypertrophy intragenic mice. *EMBO J* **19**: 6341-6350, 2000.

3）Lorenz K et al：A new type of ERK1/2 autophosphorylation causes cardiac hypertrophy. *Nat Med* **15**: 75-83, 2009.

4）Zhang Y et al：Hydrogen (H2) inhibits isoproterenol-induced cardiac hypertrophy via anti-oxidative pathways.

5）Yamaguchi O et al：Target deletion of apoptosis signal-regulating kinase 1 attenuates left ventricular remodeling. *PNAS* **100**: 15883-15888, 2003.

6）Ma F et al：Macrophage-stimulated cardiac fibroblast production of IL-6 is essential for TGF-β / Smad activation and cardiac fibrosis induced by angiotensin II. *PLoS One* **7**: e35144, 2012.

7）Tsutsui H et al：Mortality and readmission of hospitalized patients with congestive heart failure and preserved versus depressed systolic function. *Am J Cardiol* **88**: 530-533, 2001.

8）Cleland JGF et al：The European failure survey programme-a survey on the quality of care among patients with heart failure in Europe, part 1: patient characteristics and diagnosis. *Eur Heart J* **24**: 442-463, 2003.

9）Sakata Y et al：Angiotensin II type 1 receptor blockade prevents diastolic heart failure through modulation of Ca2+ regulatory proteins and extracellular matrix. *J Hypertens* **21**: 1737-1745, 2003.

10）日本循環器学会・他：2014-2015 年度活動 2016 年版 心臓移植に関する提言. https://www.j-circ.or.jp/cms/wp-content/uploads/2020/02/JCS2016_isobe_h.pdf

Ⅴ　循環不全をきたす疾患と病態

1）日本循環器学会・他：日本循環器学会 / 日本不整脈心電学会合同ガイドライン 不整脈非薬物治療ガイドライン（2018 年改訂版）. https://www.j-circ.or.jp/cms/

wp-content/uploads/2018/07/JCS2018_kurita_nogami.pdf

2）Bernstein A et al：The revised NASPE/BPEG generic code for antibradycardia, adaptive-rate, and multisite pacing. North American Society of Pacing and Electrophysiology/British Pacing and Electrophysiology Group. *Pacing Clin Electrophysiol* **25**：260-264, 2002.

3）日本循環器学会・他：2016-2017 年度活動 肺血栓塞栓症および深部静脈血栓症の診断，治療，予防に関するガイドライン（2017 年改訂版）. https://js-phlebology.jp/wp/wp-content/uploads/2019/03/JCS2017_ito_h.pdf

4）佐久間聖仁：急性肺血栓塞栓症の診断：今後の方向性. *Ther Res* **30**：744-747, 2009.

5）Richardson P et al：Report of the 1995 World Health Organization/International Society and Federation of Cardiology task force on the definition and classification of cardiomyopathies. *Circulation* **93**：841-842, 1996.

6）日本循環器学会・他：日本循環器学会 / 日本心臓血管外科学会 / 日本胸部外科学会 / 日本血管外科学会合同ガイドライン 2020 年改訂版大動脈瘤・大動脈解離診療ガイドライン. https://www.j-circ.or.jp/cms/wp-content/uploads/2020/07/JCS2020_Ogino.pdf

7）日本高血圧学会高血圧治療ガイドライン作成委員会：高血圧治療ガイドライン 2019. https://www.jpnsh.jp/data/jsh2019/JSH2019_hp.pdf

8）日本循環器学会・他：2021-2022 年度活動 2023 年改訂版 循環器領域における睡眠呼吸障害の診断・治療に関するガイドライン. https://www.j-circ.or.jp/cms/wp-content/uploads/2023/03/JCS2023_kasai.pdf

Ⅵ　心臓リハビリテーション

1．心臓リハビリテーションの定義・目的〜9．心臓リハビリテーションで寿命が延びる

1）日本心臓リハビリテーション学会：日本心臓リハビリテーション学会ステートメント：心臓リハビリテーションの定義. http://www.jacr.jp/web/about/statement/

2）日本循環器学会・他：日本循環器学会 / 日本心臓リハビリテーション学会合同ガイドライン 2021 年改訂版 心血管疾患におけるリハビリテーションに関するガイドライン. https://www.j-circ.or.jp/cms/wp-content/uploads/2021/03/JCS2021_Makita.pdf

3）Wenger NK：Overview：Charting the course for cardiac rehabilitation into the 21st century. In：Cardiac Rehabilitation: A guide to practice in the 21st century, Wenger NK et al(eds), Marcel Dekker Inc., 1999.

4）上月正博（編）：心臓リハビリテーション，第 2 版，医歯薬出版，2013.

5）上月正博：オーバービュー："adding life to years" から "adding life to years and years to life" へ. 臨床リハ **21**：436-444, 2012.

6）Kohzuki M et al：A paradigm shift in rehabilitation Medicine: From "adding life to years" to "adding life to years and years to life". *Asian Journal of Human Services* **2**：1-7, 2012.

7）日本循環器学会・他：循環器病の診断と治療に関するガイドライン（2011 年度合同研究班報告）心血管疾患におけるリハビリテーションに関するガイドライン（2012 年改訂版）. http://www.j-circ.or.jp/guideline/pdf/JCS2012_nohara_h.pdf

8）Goto Y et al：Poor implementation of cardiac rehabilitation despite broad dissemination of coronary interventions for acute myocardial infarction in Japan: a nationwide survey. *Circ J* **71**：173-179, 2007.

9）上月正博・他：厚生労働省循環器病研究委託費（15 指 -2)「わが国における心疾患リハビリテーションの実態調査と普及促進に関する研究」班 わが国における心臓リハビリテーションの採算性 多施設調査結果. 心臓リハ **4**：269-275, 2009.

10）Kamiya K et al：Nationwide survey of multidisciplinary care and cardiac rehabilitation for patients with heart failure in Japan: An analysis of the AMED-CHF study. *Circ J* **83**: 1546–1552, 2019.

11）Lear SA et al：Cardiac rehabilitation: a comprehensive review. *Curr Control Trials Cardiovasc Med* **2**：221-232, 2001.

12）Bethell HJ et al：Cardiac rehabilitation in the United Kingdom. How complete is the provision? *J Cardiopulm Rehabil* **21**：111-115, 2001.

13）上月正博：オンライン診療とリハ 遠隔リハビリテーションの新展開. 臨床リハ **32**：172-177.

14）Kutner NG et al：Cardiac rehabilitation and survival of dialysis patients after coronary bypass. *J Am Soc Nephrol* **17**：1175-1180, 2006.

15）上月正博（編）：重複障害のリハビリテーション，三輪書店，2015.

10．患者教育〜16．日常生活指導

1）日本循環器学会・他：日本循環器学会 / 日本心臓リハビリテーション学会合同ガイドライン 心血管疾患におけるリハビリテーションに関するガイドライン（2021 年改訂版）. https://www.j-circ.or.jp/cms/wp-content/uploads/2021/03/JCS2021_Makita.pdf（2023 年 10 月閲覧）

2）AACVPR：Guidelines for Cardiac Rehabilitation and Secondary Prevention Programs, 4th Ed, Human Kinetics, 2004.

3）上月正博・他（編）：イラストでわかる患者さんのための心臓リハビリ入門，第 3 版，中外医学社，2024, p95.

4）Prochaska JO et al：The transtheoretical model of

文献　**443**

health behavior change. *Am J Health Promot* **21**(1): 38-48, 1997.

5) Bundura A（編）（本田 寛・野口京子監訳）：激動社会の中の自己効力，金子書房，1997.

6) 日本呼吸ケア・リハビリテーション学会呼吸リハビリテーション委員会・他：呼吸リハビリテーションマニュアル—患者教育の考え方と実践，照林社，2007，p32.

7) Riegal B et al：A middle-range theory of self-care of chronic illness. *ANS Adv Nurs Sci* **35**(3):194-204, 2012.

8) 池亀俊美・他（編）：心不全ケア教本，第2版，メディカルサイエンスインターナショナル，2019，p301.

9) 日本動脈硬化学会：動脈硬化性疾患予防ガイドライン2022年版，日本動脈硬化学会，2022.

10) 厚生労働省：日本人の食事摂取基準（2020年度版）https://www.mhlw.go.jp/stf/seisakunitsuite/bunya/kenkou_iryou/kenkou/eiyou/syokuji_kijyun.html（2023年10月閲覧）

11) 日本糖尿病療養指導士認定機構（編）：糖尿病療養指導ガイドブック2023，メディカルレビュー社，2023.

12) Iso H et al：Smoking cessation and mortality from cardiovascular disease among Japanese men and women: the JACC Study. *Am J Epidemiol* **161**：170-179, 2005.

13) 日本循環器学会・他：循環器病の診断と治療に関するガイドライン（2009年度合同研究班）禁煙ガイドライン（2010年改訂版）http://www.jcirc.or.jp/guideline/pdf/JCS2010murohara.h.pdf（2023年10月閲覧）

14) 高橋哲也：患者指導2．理学療法士の立場から．心臓リハビリテーション 昨日・今日・明日（NPO法人ジャパンハートクラブ監修），最新医学社，2007，pp94-106.

15) 居村茂幸（監修）：ビジュアル実践リハ 呼吸・心臓リハビリテーション，改訂第2版，羊土社，2015，pp171-175.

16) 長谷川武志・他：心臓病患者の性生活．呼吸と循環 **34**：587-594，1986.

17) 一般社団法人日本蘇生協議会：JRC蘇生ガイドライン2020，医学書院，2020.

17. 心筋梗塞のリハビリテーション

1) 日本循環器学会・他：日本循環器学会/日本心臓リハビリテーション学会合同ガイドライン 心血管疾患におけるリハビリテーションに関するガイドライン（2021年改訂版）．https://www.j-circ.or.jp/cms/wp-content/uploads/2021/03/JCS2021_Makita.pdf（2024年3月閲覧）

2) Fletcher GF et al：Exercise standards for testing and training: a scientific statement from the American Heart Association. *Circulation* **128**：873-934, 2013.

3) Yoshida T et al：Effect of a two-week, hospitalized phase II cardiac rehabilitation program on physical capacity, lipid profiles and psychological variables in patients with acute myocardial infarction. *Jpn Circ J* **65**：87-93, 2001.

4) 今西里佳・他：当科における急性心筋梗塞回復期心臓リハビリテーション後の長期予後．心臓リハ **11**：79-82, 2006.

5) 伊藤 修・他：イラストでわかる患者さんのための心臓リハビリ入門，第2版（上月正博・他編），中外医学社，2019.

6) 水口公信・他：日本版STAI状態・特性不安検査使用手引，三京房，1991，pp1-6.

7) 筒井末春：ストレス状態と心理医学的アプローチ—医療の現場から—，診断と治療社，1998，pp104-109.

8) 齋藤宗靖：虚血性心疾患とQOL．循環器疾患とQOL（萩原俊男編），医薬ジャーナル社，1995，pp39-50.

9) 伊東春樹：維持期心筋梗塞リハビリテーション．臨床リハ **15**：738-744, 2006.

10) 齋藤宗靖：運動負荷試験の基礎，運動負荷試験の方法．運動負荷試験入門，中外医学社，2001，pp1-83.

11) Borg GA：Perceived exertion. *Exerc Sport Sci Rev* **2**: 131-153,1974.

12) 日本循環器学会・他：循環器病の診断と治療に関するガイドライン（2011年度合同研究班報告）心血管疾患におけるリハビリテーションに関するガイドライン（2012年改訂版）．http://www.j-circ.or.jp/guideline/pdf/JCS2012_nohara_h.pdf

18. 慢性心不全のリハビリテーション

1) Belardinelli R et al：Randomized, controlled trial of long-term moderate exercise training in chronic heart failure: effects on functional capacity, quality of life, and clinical outcome. *Circulation* **99**：1173-1182, 1999.

2) Belardinelli R et al：10-year exercise training in chronic heart failure: a randomized controlled trial. *J Am Coll Cardiol* **60**：1521-1528, 2012.

3) O'Connor CM et al：Efficacy and safety of exercise training in patients with chronic heart failure. HF-ACTION randomized controlled trial. *JAMA* **301**：1439-1450, 2009.

4) 日本循環器学会・他：日本循環器学会/日本心臓リハビリテーション学会合同ガイドライン 心血管疾患におけるリハビリテーションに関するガイドライン（2021年改訂版）．https://www.j-circ.or.jp/cms/wp-content/uploads/2021/03/JCS2021_Makita.pdf（2024年3月閲覧）

5) 日本循環器学会・他：循環器病の診断と治療に関するガイドライン（2011年度合同研究班報告）心血管疾患におけるリハビリテーションに関するガイドライン

(2012 年 改 訂 版). http://www.j-circ.or.jp/guideline/pdf/JCS2012_nohara_h.pdf

6）Kamiya K et al：Multidisciplinary Cardiac Rehabilitation and Long-Term Prognosis in Patients With Heart Failure. *Circ Heart Fail* **13**：e006798, 2020.

19. 冠動脈バイパス，弁膜症，大動脈疾患術後
1）日本循環器学会・他：日本循環器学会 / 日本心臓リハビリテーション学会合同ガイドライン 2021 年改訂版 心血管疾患におけるリハビリテーションに関するガイドライン. https://www.j-circ.or.jp/cms/wp-content/uploads/2021/03/JCS2021_Makita.pdf

2）安達 仁（編）：眼でみる実践心臓リハビリテーション，改訂 4 版，中外医学社，2017.

3）日本循環器学会：日本循環器学会 / 日本胸部外科学会 / 日本血管外科学会 / 日本心臓血管外科学会合同ガイドライン 2020 年改訂版 弁膜症治療のガイドライン. https://www.j-circ.or.jp/cms/wp-content/uploads/2020/04/JCS2020_Izumi_Eishi.pdf

4）日本循環器学会・他：日本循環器学会 / 日本心臓血管外科学会 / 日本胸部外科学会 / 日本血管外科学会合同ガイドライン 2020 年改訂版大動脈瘤・大動脈解離診療ガイドライン. https://www.j-circ.or.jp/cms/wp-content/uploads/2020/07/JCS2020_Ogino.pdf

20. 補助人工心臓
1）日本循環器学会・他：日本循環器学会 / 日本心臓リハビリテーション学会合同ガイドライン 2021 年改訂版 心血管疾患におけるリハビリテーションに関するガイドライン. https://www.j-circ.or.jp/cms/wp-content/uploads/2021/03/JCS2021_Makita.pdf

2）一般社団法人補助人工心臓治療関連学会協議会：植込型補助人工心臓「DT 実施基準」.

21. 末梢動脈疾患のリハビリテーション
1）日本循環器学会・他：末梢動脈疾患ガイドライン 2022年改訂版. https://www.j-circ.or.jp/cms/wp-content/uploads/2022/03/JCS2022_Azuma.pdf

2）Norgren L et al：TASC II Working Group. Inter-Society Consensus for the Management of Peripheral Arterial Disease（TASC II）. *Eur J Vasc Endovasc Surg* **33** Suppl：S1-S75, 2007. ; TASC II Working Group/ 日本脈管学会（訳）：下肢閉塞性動脈硬化症の診断・治療指針 II（日本脈管学会編），メディカルトリビューン，2007, pp1-109.

3）日本循環器学会・他：日本循環器学会 / 日本心臓リハビリテーション学会合同ガイドライン 2021 年改訂版 心血管疾患におけるリハビリテーションに関するガイドライン. https://www.j-circ.or.jp/cms/wp-content/uploads/2021/03/JCS2021_Makita.pdf

4）Gerhard-Herman MD et al：2016 AHA/ACC Guideline on the Management of Patients With Lower Extremity Peripheral Artery Disease: Executive Summary: A Report of the American College of Cardiology/American Heart Association Task Force on Clinical Practice Guidelines. *Circulation* **135**：e686-e725, 2017.

5）McDermott MM et al：Effect of low-Intensity vs high-intensity home-based walking exercise on walk distance in patients with peripheral artery disease: The LITE randomized clinical trial. *JAMA* **325**：1266-1276, 2021.

6）Regensteiner JG et al：Evaluation of walking impairment by questionnaire in patients with peripheral arterial disease. *J Vasc Med Biol* **2**：142-152, 1990.

7）Lamberti N et al：Changes in exercise capacity and risk of all-cause mortality in patients with peripheral artery disease: a 10-year retrospective cohort study. *Intern Emerg Med* **15**：289-298, 2020.

22. 高血圧症の運動療法
1）厚生労働省：令和元年国民健康・栄養調査報告, 2020. https://www.mhlw.go.jp/content/001066903.pdf

2）日本高血圧学会高血圧治療ガイドライン作成委員会：高血圧治療ガイドライン 2019, ライフサイエンス出版，2019.

3）Haskell WL et al：American College of Sports Medicine, American Heart Association: Physical activity and public health: updated recommendation for adults from the American College of Sports Medicine and the American Heart Association. *Circulation* **116**：1081-1093, 2007.

4）Dickinson HO et al：Lifestyle interventions to reduce raised blood pressure: a systematic review of randomized controlled trials. *J Hypertens* **24**：215-233, 2006.

5）Pescatello LS et al：Assessing the Existing Professional Exercise Recommendations for Hypertension: A Review and Recommendations for Future Research Priorities. *Mayo Clin Proc* **90**：801-812, 2015.

6）Eckel RH et al：2013 AHA/ACC guideline on lifestyle management to reduce cardiovascular risk: a report of the American College of Cardiology/American Heart Association Task Force on Practice Guidelines. *Circulation* **129** Suppl: S76-S99, 2014.

7）Cornelissen VA et al：Impact of resistance training on blood pressure and other cardiovascular risk factors: a meta analysis of randomized, controlled trials. *Hypertension* **58**：950-988, 2011.

第 5 章　腎臓機能障害

I　腎臓の構造と生理
1）猪股茂樹：5 章　腎機能障害. 内部障害のリハビリ

テーション 増補版（佐藤徳太郎編），医歯薬出版，1999，pp103-121．

Ⅱ 腎臓機能障害の評価

1）日本腎臓学会（編）：CKD 診療ガイド 2012，東京医学社，2012．

Ⅲ 腎不全〜Ⅴ 腎臓リハビリテーション

1）藤垣嘉秀：診断基準（RIFLE，AKIN，KDIGO 分類の概要）．日内会誌 **103**：1061-1067，2014．

2）Kidney Disease：Improving Global Outcome（KDIGO）Acute Kidney Injury Work Group：KDIGO Clinical Practice Guideline for Acute Kidney Injury. *Kidney Int Suppl* **2**：1-138, 2012.

3）和田隆志：疾患概念の変化．日内会誌 **103**：1049-1054，2014．

4）Cerda J et al：Epidemiology of acute kidney injury. *CJASN* **3**(3)：881-886, 2008.

5）柏原直樹・佐々木 環：CKD と急性腎障害．日内会誌 **103**：1094-1100，2014．

6）丸山彰一・他：急性腎障害の予防法．日内会誌 **103**：1130-1137，2014．

7）西 慎一：急性腎障害の薬物療法．日内会誌 **103**：1138-1144，2014．

8）根木茂雄・他：急性腎障害の腎代替療法．日内会誌 **103**：1145-1152，2014．

9）日本腎臓学会（編）：エビデンスに基づく CKD 診療ガイドライン 2023，東京医学社，2023．

10）日本腎臓学会（編）：CKD 診療ガイド 2012，東京医学社，2012．

11）日本透析医学会：図説 わが国の慢性透析療法の現況（2022 年末現在）．http://docs.jsdt.or.jp/overview/index.html

12）上月正博：腎臓リハビリテーション—現況と将来展望—．リハ医学 **43**：105-109，2006．

13）Painter P：Physical functioning in end-stage renal disease patients: Update 2005. *Hemodial Int* **9**：218-235, 2005.

14）全国腎臓病協議会：2006 年度血液透析患者実態調査報告書，2006．

15）Brodin E et al：Physical Activity, Muscle Performance and Quality of Life in Patients Treated with Chronic Peritoneal Dialysis. *Scand J Urol Nephrol* **35**：71-78, 2001.

16）上月正博：透析患者における障害とリハビリテーションの考え方．臨床リハ **19**：531-537，2010．

17）Johansen KL et al：Longitudinal study of nutrional status, body composition, and physical function in haemodialysis patients. *Am J Clin Nutr* **77**：842-846, 2003.

18）伊藤 修：透析患者のリハビリテーション：就業，雇用の現状と課題．臨床リハ **15**：202-207，2006．

19）日本透析医学会統計調査委員会：わが国の慢性透析療法の現況（2002 年 12 月 31 日現在）．日透析医学会誌 **37**：1-24，2004．

20）Zelle DM et al：Physical inactivity: a risk factor and target for intervention in renal care. *Nat Rev Nephrol* **13**：152-168, 2017.

21）Fahal IH：Uraemic sarcopenia: aetiology and implications. *Nephrol Dial Transplant* **29**：1655-1665, 2014.

22）Roshanravan B et al：A prospective study of frailty in nephrology referred patients with CKD. *Am J Kidney Dis* **60**(6): 912–921, 2012.

23）Foley RN et al：Kidney function and sarcopenia in the United States general population: NHANES III. *Am J Nephrol* **27**：279-286, 2007.

24）日本腎臓学会編：エビデンスに基づく CKD 診療ガイドライン 2018，東京医学社，2018．

25）上月正博：腎臓リハビリテーション—現況と将来展望—．リハ医学 **43**：105-109，2006．

26）Painter PL：Exercise in end-stage renal disease. *Exerc Sport Sci Rev* **16**：305-339, 1988.

27）上月正博・佐藤徳太郎：腎機能障害における運動の影響－高血圧腎不全モデルラットの成績を中心に．現代医療 **32**：1431-1438，2000．

28）Roshanravan B et al：Association between physical performance and all-cause mortality in CKD. *J Am Soc Nephrol* **24**：822-830, 2013.

29）O' Hare AM et al：Decreased survival among sedentary patients undergoing dialysis: results from the dialysis morbidity and mortality study wave 2. *Am J Kidney Dis* **41**：447-454, 2003.

30）Tentori F et al：Physical exercise among participants in the Dialysis Outcomes and Practice Patterns Study（DOPPS）: correlates and associated outcomes. *Nephrol Dial Transplant* **25**：3050-3062, 2010.

31）Painter P：Physical functioning in end-stage renal disease patients: Update 2005. *Hemodial Int* **9**：218-235, 2005.

32）上月正博：これまでの日本腎臓リハビリテーション学会：学会設立の背景を含めて．日腎臓リハ会誌 **1**：1-20，2022．

33）Kohzuki M et al：Renal-protective effects of chronic exercise and antihypertensive therapy in hypertensive rats with renal failure. *J Hypertens* **19**：1877-1882, 2001.

34）Kanazawa M et al：Combination of exercise and enalapril enhances renoprotective and peripheral effects in rats with renal ablation. *Am J Hypertens* **19**：80-86, 2006.

35）Lu H et al：Combination of chronic exercise and antihypertensive therapy enhances renoprotective effects in rats with renal ablation. *Am J Hypertens* **22**：1101-1106, 2009.

36) Kohzuki M et al：Disability prevention of renal failure: Effects of exercise and enalapril in Thy-1 nephritis rats. Proceedings of the 2nd World Congress of the International Society of Physical and Rehabilitation Medicine, Monduzzi Editore, Bologna, 2003, pp521-524.

37) Ji L et al：Disability prevention of renal failure: effects of exercise and enalapril in nephrotic rats. Proceedings of the 2nd World Congress of the International Society of Physical and Rehabilitation Medicine, Monduzzi Editore, Bologna, 2003, pp525-528.

38) Tufescu A et al：Combination of exercise and losartan enhances renoprotective and peripheral effects in spontaneously type 2 diabetes mellitus rats with nephropathy. *J Hypertens* **26**：312-321, 2008.

39) Ito D et al：Chronic running alleviated early progression of nephropathy with upregulation of nitric oxide synthases and suppression of glycation in Zucker diabetic rats. *PLoS One* **10**(9)：e138037, 2015.

40) 上月正博・他：腎不全における運動の影響：高血圧腎不全モデルラットの成績．現代医療 **32**：1431-1438, 2000.

41) 上月正博：腎不全と運動―動物モデルでの成績を中心に．リハ医学 **43**：371-379, 2006.

42) Schatell D et al：Life Options Patient Opinion Study identifies keys to a long life for dialysis patients. *Nephrol News Issues* **13**：24-26, 1999.

43) 一般社団法人日本腎臓リハビリテーション学会ホームページ．https://jsrr.smoosy.atlas.jp/ja/

44) 上月正博（編）：腎臓リハビリテーション，医歯薬出版，2012.

45) Kohzuki M：Renal rehabilitation: present and future perspectives. Hemodialysis (ed. Suzuki H), Intech, 2013, pp743-751.

46) 上月正博：日本腎臓リハビリテーション学会について．臨床リハ **24**：973-974, 2015.

47) 日本腎臓リハビリテーション学会（編）：腎臓リハビリテーションガイドライン，南江堂，2018.

48) 上月正博：慢性腎臓病の運動療法・食事療法．治療 **105**: 617-623, 2023.

49) Wang H et al：Association of exercise with vascular function in patients with CKD: A meta-analysis of randomized controlled trials. *Front Med (Lausanne)* **9**：904299, 2022.

50) Greenwood SA et al：Effect of exercise training on estimated GFR, vascular health, and cardiorespiratory fitness in patients with CKD：a pilot randomized controlled trial. *Am J Kidney Dis* **65** (3): 425-434, 2015.

51) Ma Q et al：The effect of regular aerobic exercise on renal function in patients with CKD：A systematic review and meta-analysis. *Front Physiol* **13**：901164, 2022.

52) 上月正博（編）腎臓リハビリテーション，第2版，医歯薬出版，2018.

53) Chen IR et al：Association of walking with survival and RRT among patients with CKD stages 3-5. *Clin J Am Soc Nephrol* **9**：1183-1189, 2014.

54) 日本循環器学会／日本心臓リハビリテーション学会合同ガイドライン：心血管疾患におけるリハビリテーションに関するガイドライン2021年改訂版, https://www.j-circ.or.jp/cms/wpcontent/uploads/2021/03/JCS2021_Makita.pdf

55) American College of Sports Medicine：ACSM's Guidelines for Exercise Testing and Prescription (10th Edition), Wolters Kluwer/Lippncott Williams & Wilkins, 2017.

56) Smart NA et al：Exercise & Sports Science Australia (ESSA) position statement on exercise and chronic kidney disease. *J Sci Med Sport* **16**：406-411, 2013.

57) 上月正博：内科疾患のリハビリテーション 第10回 慢性腎臓病（保存期・透析期）．*Medicina* **59**(7)：1171-1176, 2022.

58) 昭和電機ホームページ．https://www.showadenki.co.jp/terasu/index.html

59) 日本腎臓学会（編）：医師・コメディカルのための慢性腎臓病生活・食事指導マニュアル，東京医学社，2015.

60) 日本腎臓学会（編）：慢性腎臓病に対する食事療法基準2014年版，東京医学社，2014.

61) 上月正博（監修）：上月式 名医が教える腎機能のための食品成分BOOK，日本文芸社，2023.

62) 日本腎臓学会：サルコペニア・フレイルを合併した保存期CKDの食事療法の提言．日腎会誌 **61**(5)：525-556, 2019.

63) 日本透析医学会：サルコペニアを合併した透析期CKDの食事療法．日透析医学会誌 **52**(7)：397-399, 2019.

64) Kutner NG et al：Cardiac rehabilitation and survival of dialysis patients afrer coronary bypass. *J Am Soc Nephrol* **17**：1175-1180, 2006.

65) Sato T et al：Association between physical activity and change in renal function in patients after acute myocardial infarction. *PLoS One* **14**(2)：e0212100, 2019.

66) Sato T et al：Association between physical activity and changes in renal function in patients after acute myocardial infarction：A dual-center prospective study. *J Cardiol* **78**(2): 120-128, 2021.

67) Sasamoto Y et al：Outpatient Cardiac Rehabilitation Suppresses Deterioration of Renal Function in Patients ≧75 Years of Age With Heart Disease.

Circ J **85**(5): 612-622, 2021.

68) Takaya Y et al：Impact of cardiac rehabilitation on renal function in patients with and without chronic kidney disease after acute myocardial infarction. *Circ J* **78**：377-384, 2014.

69) 上月正博（編）：重複障害のリハビリテーション，三輪書店，2015.

70) Yamagata K et al：Clinical practice guideline for renal rehabilitation: systematic reviews and recommendations of exercise therapies in patients with kidney diseases. *Renal Replacement Therapy* **5**: 28, 2019.

71) Bennett PN et al：Global Renal Exercise Network (GREX)：Global Policy Barriers and Enablers to Exercise and Physical Activity in Kidney Care. *J Ren Nutr* **32**(4): 441-449, 2022.

72) 上月正博：高齢の CKD 患者において，サルコペニア・フレイル・protein-energy wasting (PEW) 対策をどうとるか．内科 **116**：941-945, 2015.

第 6 章　肝臓機能障害

I　肝臓の構造と生理〜Ⅲ　肝不全

1) Rohen JW・他：解剖学カラーアトラス，第 5 版，医学書院，2004，p289.

2) 国立研究開発法人　国立がん研究センターがん対策情報センターホームページ：　肝臓がん（肝細胞がん）．https://ganjoho.jp/public/cancer/liver/diagnosis.html（2024 年 2 月 25 日閲覧）

3) Medical Practice 編集委員会（編）：臨床検査ガイド 2005 〜 2006，文光堂，2005.

4) 橋本信也（監修）：最新臨床検査の ABC．日本医師会雑誌 135 巻・特別号（2），2006.

5) 日本消化器学会・日本肝臓学会（編）：NAFLD/NASH 診療ガイドライン 2020，改訂第 2 版，南江堂，2020.

6) 日本消化器学会・日本肝臓学会（編）：肝硬変診療ガイドライン 2020，改訂第 3 版，南江堂，2020.

7) 飯島尋子：肝疾患における超音波診療の進歩—肝線維化および脂肪化診断を中心に．日内医誌 **112**(9)：1735-1739, 2023.

8) 持田 智：肝不全診療の現状と将来展望．日内医誌 **112**(9)：1524-1534, 2023.

9) 難病情報センターホームページ：難治性の肝炎のうち劇症肝炎．https://www.nanbyou.or.jp/wp-content/uploads/upload_files/kanen_201809191.pdf（2024 年 2 月 25 日閲覧）

10) 厚生労働科学研究成果データベース：難治性の肝・胆道疾患に関する調査研究．https://mhlw-grants.niph.go.jp/project/147343（2024 年 2 月 25 日閲覧）

11) 「難治性の肝・胆道疾患に関する調査研究」班：厚生労働省難治性疾患政策研究事業 難治性の肝・胆道疾患に関する調査研究：www.hepatobiliary.jp（2024

年 2 月 25 日閲覧）

12) 杉本恒明・他：内科学，第 12 版，朝倉書店，2022.

13) GBD 2017 Cirrhosis Collaborators：The global, regional, and national burden of cirrhosis by cause in 195 countries and territories, 1990-2017: a systematic analysis for the Global Burden of Disease Study 2017. *Lancet Gastroenterol Hapatol* **5**(3): 245-266, 2020.

14) Enomoto H et al：Transition in the etiology of liver cirrhosis in Japan: a nationwide survey. *J Gastroenterol* **55**: 353-362, 2020.

15) 上野義之・他（編）：肝硬変の成因別実態 2018，医学図書出版，2019.

16) 日本肝癌研究会（編）：臨床・病理 原発性肝癌取扱い規約（第 6 版），金原出版，2019.

17) 厚生労働省：身体障害認定等に係る担当者会議資料（平成 21 年 9 月 17 日開催）．http://www.wam.go.jp/wamappl/bb15GS60.nsf/0/1aaa40236b8c-5436492576340028ce4a/

18) 新訂第四版 身体障害認定基準及び認定要綱 解釈と運用，中央法規出版，2016, pp572-574.

Ⅳ　疾病と病態

1) 日本肝臓学会（編）：慢性肝炎・肝硬変の診療ガイド 2019，文光堂，2019.

2) 日本肝臓学会肝炎診療ガイドライン作成委員会：B 型肝炎治療ガイドライン（第 2.2 版）．2016.　https://www.jsh.or.jp/files/uploads/HBV_GL_ver2.2_May30.pdf

3) Lavanchy D：Hepatitis B: virus epidemiology, disease burden, treatment, and current and emerging prevention and control measures. *J Viral Hepat* **11**: 97-107, 2004.

4) Fattovich G et al：Natural history of chronic hepatitis B: special emphasis on disease progression and prognostic factors. *J Hepatol* **48**: 335-352, 2008.

5) Ganem D, Prince AM.: Hepatitis B virus infection--natural history and clinical consequences. *N Engl J Med* **350**: 1118-1129, 2004.

6) McMahon BJ：Natural history of chronic hepatitis B. *Clin Liver Dis* **14**: 381-396, 2010.

7) 日本肝臓学会肝炎診療ガイドライン作成委員会：C 型肝炎治療ガイドライン（第 3 版）．2014.　http://www.jsh.or.jp/medical/guidelines/jsh_guidlines/hepatitis_c.

8) 日本肝臓学会（編）：肝癌診療ガイドライン 2017 年版，金原出版，2017.

9) 日本肝臓学会（編）：NASH・NAFLD の診療ガイド 2021，文光堂，2021.

10) 日本消化器病学会，日本肝臓学会（編）：NAFLD/NASH 診療ガイドライン 2020（改訂第 2 版），文光堂，2020.

11）Rinella ME et al：A multi-society Delphi consensus statement on new fatty liver disease nomenclature. *J Hepatol* **79**(6)：1542-1556, 2023.

12）中島 淳・他：近年の NASH/NAFLD の動向．診断と治療 **111**：1560-1566, 2023.

13）竹原徹郎：奈良宣言 2023 と NAFLD の呼称．日内会誌 **113**：10-15, 2024.

V　肝臓リハビリテーション
1　NAFLD・NASH のリハビリテーション

1）上月正博：肝臓機能障害患者における障害とリハビリテーションの考え方．*J Clin Rehabil* **20**: 312-321, 2011.

2）日本肝臓学会：肝臓リハビリテーション指針, 2023. https://www.jsh.or.jp/medical/committeeactivity/shakaihoken/

3）日本消化器病学会・日本肝臓学会（編）：NAFLD/NASH 診療ガイドライン 2020（改訂第 2 版），南江堂，2020.

4）Promrat K et al：Randomized controlled trial testing the effects of weight loss on nonalcoholic steatohepatitis. *Hepatology* **51**: 121-129, 2010.

5）Vilar Gomez E et al：Clinical trial: a nutritional supplement Viusid, in combination with diet and exercise, in patients with nonalcoholic fatty liver disease. *Aliment Pharmacol Ther* **30**: 999-1009, 2009.

6）van der Heijden GJ et al：A 12-week aerobic exercise program reduces hepatic accumulation and insulin resistance in obese, hispanic adolescents. *Obesity* **18**: 384-390, 2010.

7）Johnson NA et al：Aerobic exercise training reduces hapatic and visceral lipids in obese individuals without weight loss. *Hepatology* **50**: 1105-1112, 2009.

8）Hsu KJ et al：Effects of exercise and nutritional intervention on body composition, metabolic health, and physical performance in adults with sarcopenic obesity: a meta-analysis. *Nutrients* **11**: 2163, 2019.

9）伊藤 修：第 6 章 肝臓機能障害－Ⅵ肝臓リハビリテーション．新編 内部障害のリハビリテーション（上月正博編），医歯薬出版，2009, pp226-230.

10）Kistler KD et al：NASH CRN Research Group. Physical activity recommendations exercise intensity, and histological severity of nonalcoholic fatty liver disease. *Am J Gastroenterol* **106**: 460-468, 2011.

11）伊藤 修・他：小児非アルコール性脂肪性肝疾患（NAFLD）への運動療法の効果．運動療物理療 **20**：82-87, 2009.

12）乾あやの・他：症例にみる管理のポイント 症例 1：小児 NASH 例．臨床リハ **20**：334-339, 2011.

13）小田耕平・他：NAFLD/NASH 患者のリハビリテーション．臨床リハ **29**：20-26, 2020.

14）日本肝臓学会（編）：NASH・NAFLD の診療ガイド 2021, 文光堂，2021.

2　肝硬変のリハビリテーション

1）West J et al：Exercise physiology in cirrhosis and the potential benefits of exercise interventions: A review. *J Gastroenterol Hepatol* **36**: 2687–2705, 2021.

2）Jamali T et al：Outcomes of exercise interventions in patients with advanced liver disease: a systematic review of randomized clinical trials. *Am J Gastroenterol* **117**: 1614-1620, 2022.

3）Román E et al：Randomized pilot study: effects of an exercise programme and leucine supplementation in patients with cirrhosis. *Dig Dis Sci* **59**: 1966–1975, 2014.

4）Zenith L et al：Eight weeks of exercise training increases aerobic capacity and muscle mass and reduces fatigue in patients with cirrhosis. *Clin Gastroenterol Hepatol* **12**: 1920-1926, 2014.

5）Román E et al：Effects of an Exercise Programme on Functional Capacity, Body Composition and Risk of Falls in Patients with Cirrhosis: A Randomized Clinical Trial. *PLoS One* **11**: e0151652, 2016.

6）Macías-Rodríguez RU et al：Changes in Hepatic Venous Pressure Gradient Induced by Physical Exercise in Cirrhosis: Results of a Pilot Randomized Open Clinical Trial. *Clin Transl Gastroenterol* **7**: e180, 2016.

7）Aamann L et al：Reduced 3-year risk of hospital admission and mortality after 12-week resistance training of cirrhosis patients: A follow-up of a randomized clinical trial. *J Gastroenterol Hepatol* **38**: 1365-1371, 2023.

8）日本臨床スポーツ医学会学術委員会：日本臨床スポーツ医学会学術委員会内科部会勧告．日臨スポーツ医会誌 **13**(suppl)：260-269, 2005

9）日本消化器病学会，日本肝臓学会（編）：肝硬変診療ガイドライン 2020, 改訂第 3 版，南江堂，2020.

10）日本肝臓学会（編）：慢性肝炎・肝硬変の診療ガイド 2019, 文光堂，2019.

第 7 章　小腸機能障害

1）Kiela PR, Ghishan FK：Physiology of intestinal absorption and secretion. *Best Pract Res Clin Gastroenterol* **30**(2)：145-159, 2016.

2）内堀健一郎・三島史朗：Bacterial translocation. 栄評治 **29**(4)：307-310, 2012.

3）Okamoto K et al：Lymphocyte numbers in human gut associate lymphoid tissue are reduced without enteral nutrition. *JPAN P Parenter Enteral Nutr* **29**: 56-58, 2005.

4) 深柄和彦：Bacterial translocation の病態．日外科誌 **108**：138-142，2007.

5) 細田信道・他：外科と代謝・栄 22(1)：26-32，1988.

6) Moore FA et al：Early enteral feeding, compared with parenteral, reduces postoperative septic complication. *Ann Surg* **216**(2): 172-183, 1992.

7) 福土　審・他（監訳）：Rome Ⅲ／機能性消化管障害，協和企画，2008.

8) 福土　審：運動機能からのアプローチ―小腸運動の生理と病態―．日内会誌 **100**(1)：139-149，2011.

9) 寺田智祐，乾 賢一：ペプチドトランスポーターファミリー．蛋・核・酵 **5**：621-628，2001.

10) Kiela PR, Ghishan FK：Na+-H+ exchange in mammalian digestive tract. In: Physiology of the gastrointestinal tract (Johnson LR ed), Academic Press, 2012.

11) Cuppoletti J, Malinowska DH：Ion channels of the epithelia of the gastrointestinal tract. In: Physiology of the gastrointestinal tract (Johnson LR ed), Academic Press, 2012.

12) Janecke AR et al：Reduced sodium/proton exchanger NHE3 activity causes congenital sodium diarrhea. *Hum Mol Genet* **24**(23): 6614-6623, 2015.

13) Nellans HN et al：Intestinal calcium transport: absorption, secretion, and vitamin. *International Review of Physiology* (Crane RK ed) **19**: 227-261, 1979.

14) 高久史麿・他（監修）：新臨床内科学，第9版，医学書院，2009.

15) 大久保秀則，中島 淳：短腸症候群，Bacterial overgrowth による下痢治療．診断と治療 **101**(2)：77-81，2013.

16) 荒金英樹：短腸症候群のリハビリテーションと栄養．臨床栄養 **126**(5)：588-593，2015.

17) Crenn P et al：Postabsorptive plasma citrulline concentration is a marker of absorptive enterocyte mass and intestinal failure in humans. *Gastroenterology* **119**: 1496-1505, 2000.

18) Crenn P et al：Citrulline as a biomarker of intestinal failure due to enterocyte mass reduction. *Clin Nutr* **27**: 328-339, 2008.

19) Haegel P et al：Hyperplasia of the exocrine pancreas after small bowel resection in the rats. *Gut* **22**: 207-212, 1981.

20) 田中芳明，朝川貴博：TPN に伴う肝障害の病因・病態．日本医事新報 **4442**：80-83，2009.

21) 和田　基・他：IFALD（腸管不全合併肝障害）の病因と治療．静脈経腸栄養 **27**(5)：1217-1222，2012.

22) 日本静脈経腸栄養学会（編）：静脈経腸栄養ガイドライン，第3版，照林社，2013.

23) 上原秀一郎・他：小児および成人在宅中心静脈栄養患者における鉄過剰．外科と代謝・栄 **49**(2)：67-72，2015.

24) 小山　真・他：小腸広範切除後の代謝と管理．消外セミナー **22**：182-204，1986.

25) Jeppesen PB：Pharmacologic options for intestinal rehabilitation in patients with short bowel syndrome. *JPEN J Parenter Enteral Nutr* **38**: 45S-52S, 2014.

26) Matarese LE et al：Short bowel syndrome in adults: the need for an interdisciplinary approach and coordinated care. *JPEN J Parenter Enteral Nutr* **38**: 60S-64S, 2014.

27) Stanger JD et al：The impact of multi-disciplinary intestinal rehabilitation programs on the outcome of pediatric patients with intestinal failure: a systematic review and meta-analysis. *J Pediatr Surg* **48**(5): 983-992, 2013.

28) Wakabayashi H Sakuma K：Rehabilitation nutrition for sarcopenia with disability: a combination of both rehabilitation and nutrition care management. *J Cachexia Sarcopenia Muscle* **5**(4): 269-277, 2014.

29) 若林秀隆：小腸機能障害のリハビリテーション．*Jpn J Rehabil Med* **53**：855-859，2016.

30) Cruz-Jentoft AJ et al：European Working Group on Sarcopenia in Older People: Sarcopenia: European consensus on definition and diagnosis: Report of the European Working Group on Sarcopenia in Older People. *Age Ageing* **39**(4): 412-423, 2010.

31) Lee N et al：Bone loss in Crohn' s disease: exercise as a potential countermeasure. *Inflamm Bowel Dis* **12**: 1108-1118, 2005.

32) 深柄和彦・他：グルタミンの免疫系細胞機能の調節に関する分子機構．栄評治 **20**(5)：51-54，2003.

33) Cerantola Y et al：Immunonutrition in gastrointestinal surgery. *Br J Surg* **98**: 37-48, 2011.

34) Peterik A et al：Immunonutrition in critical illness: still fishing for the truth. *Crit Care* **13**: 305, 2009.

35) 和田　基・他：肝機能障害を伴う短腸症候群に対する ω3系脂肪製剤の効果．小児外科 **42**：975-978，2010.

36) Boluda ER et al：Experience with teduglutide in pediatric short bowel syndrome: First real-life data. *J Pediatr Gastroenterol Nutr* **71**：734-739, 2020.

37) Byrne TA et al：Growth hormone, glutamine, and an optimal diet reduces parenteral nutrition in patients with short bowel syndrome: a prospective, randomized, placebo-controlled, double-blind clinical trial. *Ann Surg* **242**：655-661, 2005.

Ⅰ　糖尿病〜Ⅲ　脂質異常症

1) International Diabetes Federation : IDF Diabetes Atlas. 9th ed., 2019. http://www.diabetesatlas.org/

2) Gillian LB et al: Relation between age and cardiovascular disease in men and women with diabetes compared with non-diabetic people: a population-based retrospective cohort study. *Lancet* **368**: 29-36, 2006.

3) 厚生労働省：令和元年国民健康・栄養調査結果の概要．https://www.mhlw.go.jp/content/10900000/000687163.pdf

4) 原田 卓・上月正博：エビデンスに基づいた2型糖尿病の運動療法．EBMジャーナル **5**(4)：60-65, 2004.

5) 日本糖尿病学会(編)：糖尿病専門医研修ガイドブック改訂第8版，診断と治療社，2020.

6) 日本糖尿病学会(編)：糖尿病治療ガイド 2022-2023，文光堂，2022.

7) Diabetes Prevention Program Research Group (Knowler WC et al.): Reduction in the incidence of type 2 diabetes with lifestyle intervention or metformin. *N Engl J Med* **346**: 393-403, 2002.

8) Tominaga M et al: A impaired glucose tolerance is a risk factor for cardiovascular disease, but not impaired fasting glucose. The Funagata Diabetes Study. *Diabetes Care* **22**: 920-924, 1999.

9) DECODE Study Group : Glucose tolerance and mortality: comparison of WHO and American Diabetes Association diagnostic criteria. The DECODE study group. European Diabetes Epidemiology Group. Diabetes Epidemiology: Collaborative analysis of Diagnostic criteria in Europe. *Lancet* **354**: 617-621, 1999.

10) Nakagami T, DECODA Study Group : Hyperglycemia and mortality from all causes and from cardiovascular disease in five population of Asian origin. *Diabetologia* **47**: 385-394, 2004.

11) American Diabetes Association, Nutrition Recommendations and Interventions for Diabetes-2006. *Diabetes Care* **29**(9)：2140-2157, 2006.

12) 日本老年医学会，日本糖尿病学会(編)：高齢者糖尿病診療ガイドライン 2023，南江堂，2023.

13) Nelson KM et al；NHANES Ⅲ：Diet and exercise among adults with type 2 diabetes: findings from the third national health and nutrition examination survey（NHANES Ⅲ）. *Diabetes Care* **25**: 1722-1728, 2002.

14) 厚生労働省：令和元年国民健康・栄養調査報告．https://www.mhlw.go.jp/content/000711005.pdf

15) Poirier P et al: Impact of Time Interval from the Last Meal on Glucose Response to Exercise Subjects with Type 2 Diabetes. *Metabolism* **85**: 2860-2864, 2000.

16) Etgen GJ Jr et al: Exercise training reverses insulin resistance in muscle by enhanced recruitment of GLUT-4 to the cell surface. *Am J Physiol* **272**: E864-869, 1997.

17) Reynolds TH 4th et al: Effects of exercise training on glucose transport and cell surface GLUT-4 in isolated rat epitrochlearis muscle. *Am J Physiol* **272**: E320,325, 1997.

18) 日本糖尿病学会・日本老年医学会(編)：高齢者糖尿病治療ガイド 2021，文光堂，2021.

19) 中尾一和(監訳)：ADA最新糖尿病の運動療法ガイド，メジカルビュー社，1999，pp56-68.

20) Signal RJ et al: Physical activity / exercise and type 2 diabetes. *Diabetes Care* **27**: 2518-2539, 2004.

21) Albright A et al: American college of Sports Medicine Position Stand: Exercise and type 2 diabetes. *Med Sci Sports Exer* **32**: 1345-1360, 2000.

22) Intensive blood-glucose control with sulphonyiureas or insulin compared with conventional treatment and risk of complications in patients with type2 diabetes(UKPDS33). UK Prospective Diabetes Study Group. *Lancet* **352**: 837-857, 1998.

23) Holman RR et al: 10-year follow up of intensive glucose control in type 2 diabetes. *N Engl J Med* **359**: 1577-1589, 2008.

24) Gerstein HC et al: Effects of intensive glucose lowering in type 2 diabetes. *N Engl J Med* **358**: 2545-2559, 2008.

25) Patel A et al: Intensive blood glucose control and vascular outcomes in patients with type 2 diabetes. *N Engl J Med* **358**: 2560-2572, 2008.

26) 猪股茂樹：8章代謝障害 Ⅰ糖尿病．内部障害のリハビリテーション 増補版(佐藤徳太郎編)，医歯薬出版，1999，pp157-169.

27) 糖尿病性腎症合同委員会：糖尿病性腎症の新しい早期診断基準．糖尿病 **48**：757-759, 2005.

28) 日本糖尿病学会(編)：糖尿病診療ガイドライン 2016，南江堂，2016.

29) Garcia MJ et al: Morbidity and mortality in diabetics in the Framingham population. Sixteen year follow-up study. *Diabetes* **23**: 105-111, 1974.

30) Assmann G et al: The Prospective Cardiovascular Munster (PROCAM) study: prevalence of hyperlipidemia in persons with hypertension and/or diabetes mellitus and the relationship to coro-

nary heart disease. *Am Heart J* **116**: 1713-1724, 1998.

31) Stamler J et al: Diabetes, other risk factors, and 12-yr cardiovascular mortality for men screened in the Multiple Risk Factor Intervention Trial. *Diabetes Care* **16**: 434-444, 1993.

32) Fujishima M et al: Diabetes and Cardiovascular disease in a prospective survey in Japan. The Hisayama Study. *Diabetes* **45**(Suppl 3): S14-16, 1996.

33) 大村隆夫・他：一般住民の 22 年間追跡調査における耐糖能異常と脳卒中発症の関連—久山町研究．糖尿病 **36**：17-24，1995．

34) Hata J et al: Ten year recurrence after first even stroke in Japanese community: the Hisayama study. *J Neurol Neurosurg Psychiatry* **76**: 368-372, 2005.

35) Shinohara T et al: Antiplatelet cilostazol is beneficial in diabetic and/or hypertensive ischemic stroke patients. Subgroup analysis of the cilostazol stroke prevention study. *Cerebrovasc Dis* **26**: 63-70, 2008.

36) Ryden L et al: Guidelines on diabetes, pre-diabetes, and cardiovascular disease: executive summary. The Task Force on Diabetes and Cardiovascular Disease of the European Societyof Cardiology (ESC) and of the European Association for the Study of Diabetes(EASD). *Eur Heart J* **28**: 88-136, 2007.

37) McGill HC Jr et al: Relation of glycohemoglobin and adiposity to atherosclerosis in youth. Pathological Determinations of Atherosclerosis in Youth (PDAY) Research Group. *Arterioscl Thrombo Vasc Biol* **15**: 431-440, 1995.

38) Bonow RO et al: Primary and Secondary Prevention of Coronary Heart Disease. In：Braunwald's Heart Disease 9th ed, WB Saunders, 2012, pp1010-1035.

39) Miettinen H et al: Impact of disease on mortality after the first myocardial infarction. Register Study Group. *Diabetes Care* **21**: 69-75, 1998.

40) メタボリックシンドローム診断基準検討委員会：メタボリックシンドロームの定義と診断基準．日内会誌 **94**：188-203，2005．

41) Eckel RH et al: The metabolic syndrome. *Lancet* **365**: 1415-1428, 2005.

42) Nakamura T et al: Magnitude of sustained multiple risk factors for ischemic heart disease in Japanese employees: a case-control study. *Circ J* **65** (1): 11-17, 2001.

43) 前田和久・下村伊一郎：肥満症・メタボリックシンドロームの病態—Overview，肥満症・メタボリックシンドローム—最新診療コンセンサス，2005，

p6.

44) 徳永勝人：体内脂肪分布の異常．日本臨床 **69**（増刊号 1）：214，2011．

45) IDF：The metabolic syndrome-a new worldwide definition. *Lancet* **366**: 1059-1062, 2005.

46) 日本肥満学会：肥満症治療ガイドライン 2006．日肥満会誌 **12**：42-48，2006．

47) Diabetes Prevention Program Research Group (Knowler WC et al.): Reduction in the incidence of type 2 diabetes with lifestyle intervention or metformin. *N Engl J Med* **346**: 393-403, 2002.

48) Li Y et al: Visceral fat; higher responsiveness of fat mass and gene expression to calorie restriction than subcutaneous fat. *Exp Biol Med* **228**: 1118-1123, 2003.

49) 日本肥満学会（編）：肥満症診療ガイドライン 2022，ライフサイエンス出版，2022．

50) 日本動脈硬化学会（編）：動脈硬化性疾患予防ガイドライン 2007 年版，日本動脈硬化学会，2007．

51) 日本動脈硬化学会（編）：動脈硬化性疾患予防ガイドライン 2012 年版，日本動脈硬化学会，2012．

52) 日本動脈硬化学会（編）：動脈硬化性疾患予防ガイドライン 2022 年版，ライフサイエンス出版，2022．

53) 日本動脈硬化学会（編）：動脈硬化性疾患予防のための脂質異常症治療ガイド 2013 年版，日本動脈硬化学会，2013．

54) 厚生労働省：令和元年国民健康・栄養調査報告．https://www.mhlw.go.jp/stf/seisakunitsuite/bunya/kenkou_iryou/kenkou/eiyou/r1-houkoku_00002.html

55) 厚生労働省：平成 29 年国民健康・栄養調査報告．https://www.mhlw.go.jp/stf/seisakunitsuite/bunya/kenkou_iryou/kenkou/eiyou/h29-houkoku.html

56) 松島照彦：脂質異常症：リポ蛋白分析．動脈硬化予防 **7**(4)：79-81，2009．

57) 山田信博・他：高脂血症ナビゲーター，メディカルレビュー社，2003，pp74-75，102-103，112．

58) 池本 守・新井洋由：HDL 受容体ファミリー．日本臨床 **59**(2)：389-394，2001．

59) 松山晃文・山下静也：HDL 結合蛋白．日本臨床 **59** (2)：385-402，2001．

60) Van Eck M et al: Scavenger receptor B Ⅰ and ATP-binding cassette transporter A1 in reverse cholesterol transport and atherosclerosis. *Curr Opin Lipidol* **16**: 307-315, 2005.

61) Acton S et al: Identification of scavenger receptor SR-B as a high density lipoprotein receptor. *Science* **271**: 518-520, 1996.

62) Connely MA et al: A scavenger receptor with a mission to transport high density lipoprotein lipids. *Curr Opin Lipidol* **15**: 287-295, 2004.

63) Zannis VI et al: Role of apoA-Ⅰ, ABCA1, LCAT,

and SR-B I in the biogenesis of HDL. *J Mol Med* **84**: 276-294, 2006.

64) Eckhardt ERM et al: High density lipoprotein endocytosis by scavenger receptor SR-B II is clathrin-dependent and requires a carboxyl-terminal dileucine motif. *J Biol Chem* **281**: 4348-4343, 2006.

65) Pagler TA et al: SR-B I mediated high density lipoprotein (HDL) endocytosis leads to HDL resecretion facilitating cholesterol efflux. *J Biol Chem* **281**: 11193-11204, 2006.

66) Qiao Q et al: Mortality from all causes and from coronary heart disease related to smoking and changes in smoking during a 35-year follow up of middle-aged Finnish men. *Eur Heart J* **21**: 1621-1626, 2000.

67) Goldenberg I et al: Bezafibrate Infarction Prevention Study Group: Current smoking, smoking cessation, and the risk of sudden cardiac death in patients with coronary artery disease. *Arch Intern Med* **163**: 2301-2305, 2003.

68) Hjerrman I et al: Effect of diet and smoking intervention on the incidence of coronary heart disease. Report from the Oslo Study Group of a randomized trial in healthy men. *Lancet* **2**: 1303-1310, 1981.

69) Critchley JA, Capwell S：Mortality risk reduction associated with smoking cessation in patients with coronary heart disease: a systematic review. *JAMA* **290**: 86-97, 2003.

70) Hermanson B et al: Beneficial six-year outcome of smoking cessation in older men and women with coronary heart disease. Results from the CASS registry. *N Engl J Med* **319**: 1365-1369, 1998.

71) Iso H et al: Smoking cessation and mortality from cardiovascular disease among Japanese men and women: the JACC Study. *Am J Epidemiol* **161**: 170-179, 2005.

Ⅳ　高尿酸血症・痛風

1）日本痛風・尿酸核酸学会ガイドライン改訂委員会（編）：高尿酸血症・痛風の治療ガイドライン，第3版，診断と治療社，2018.

2）厚生労働省：国民生活基礎調査. https://www.mhlw.go.jp/toukei/list/20-21.html

3）Li L et al: Update on the epidemiology, genetics, and therapeutic options of hyperuricemia. *Am J Trasl Res* **12**(7): 3167-3181, 2020.

4）日本痛風・尿酸核酸学会ガイドライン改訂委員会（編）：高尿酸血症・痛風の治療ガイドライン第3版［2022年追補版］，診断と治療社，2022.

5）Matsuo H et al: Common defects of ABCG2, a high-capacity urate exporter, cause gout: a function-based genetic analysis in a Japanese population. *Sci Transl Med* **1**(5)：5ra11, 2009.

6）Zhang WZ：Why Does Hyperuricemia not necessarily induce gout? *Biomoleccules* **11**(2)：280, 2021.

7）Burnier M：Gout and hyperuricaemia: modifiable cardiobascular risk factors? *Front Cardiovasc Med* **10**: 1190069, 2023.

8）Kuriyama S：Dotinurad：a novel selective urate reabsorption inhibitor as a future therapeutic option for hyperuricemia. *Clin Exp Nephrol* **24**（Suppl 1）：1-5, 2020.

9）Park DY et al: The association between sedentary behavior, physical activity and hyperuricemia. *Vasc Health Ris Manag* **15**: 291-299, 2019.

10）Dong X, et al: Independent and interactive effect of sitting time and physical activity on prevalence of hyperuricemia：the Henan Rural Cohort Study. *Arthritis Res Ther* **23**(1)：7, 2021.

Ⅴ　代謝障害の栄養指導・日常生活指導

1）厚生労働省：「日本人の食事摂取基準（2025年版）」策定検討会報告書，2024. https://www.mhlw.go.jp/content/10904750/001316585.pdf

2）Diabetic Foot Problems: Inpatient Management of Diabetic Foot Problems. Centre for Clinical Practice at NICE (UK).

3）Willi C et al: Active smoking and the risk of type 2 diabetes: a systematic review and meta-analysis. *JAMA* **298**(22)：2654-2664, 2007.

4）Pan A et al: Relation of active, passive, and quitting smoking with incident type 2 diabetes: a systematic review and meta-analysis. *Lancet Diabetes Endocrinol* **3**(12)：958-967, 2015.

5）Kar D et al: Relationship of cardiometabolic parameters in non-smokers, current smokers, and quitters in diabetes: a systematic review and meta-analysis. *Cardiovasc Diabetol* **15**(1)：158, 2016.

6）Emadian A et al: The effect of macronutrients on glycaemic control: a systematic review of dietary randomized controlled trials in overweight and obese adults with type 2 diabetes in which there was no difference in weight loss between reatment groups. *Br J Nutr* **114**: 1656-1566, 2015.

7）日本糖尿病学会（編）：糖尿病治療ガイド2022-2023，文光堂，2022.

8）Ahmadi-Abhari S et al: Dietary intake of carbohydrates and risk of type 2 diabetes: The European Prospective Investigation into Cancer-Norfolk study. *Br J Nutr* **111**: 342-352, 2014.

9）Noto H et al: Long-term low-carbohydrate diets

and type 2 diabetes risk: a systematic review and meta-analysis of observational studies. *J Gen Fam Med* **17**: 60-70, 2016.

10) Shai I et al: Weight loss with a low-carbohydrate, Mediterranean, or low-fat diet. *N Engl J Med* **359**: 229-241, 2008.

11) Sato J et al: A randomized controlled trial of 130 g/day low-carbohydrate diet in type 2 diabetes with poor glycemic control. *Clin Nutr* **36**: 992-1000, 2017.

12) Sato J et al: One year follow-up after randomized controlled trial of a 130 g/day low carbohydrate diet in patients with type 2 diabetes mellitus and poor glycemic control. *PLoS ONE* **12**: e0188892, 2017.

13) Horikawa C et al: Is the proportion of carbohydrate intake associate with the incidence of diabetes complications?—An analysis of the Japan Diabetes Complications Study. *Nutrients* **9**: 113-123, 2017.

14) Huntriss R et al: The interpretation and effect of a lowcarbohydrate diet in the management of type 2 diabetes : a systematic review and meta-analysis of randomised controlled trials. *Eur J Clin Nutr* **72**: 311-325, 2018.

15) Meng Y et al: Efficacy of low carbohydrate diet for type 2 diabetes mellitus management: A systematic review and meta-analysis of randomized controlled trials. *Diabetes Res Clin Pract* **131**: 124-131, 2017.

16) Snorgaard O et al: Systematic review and meta-analysis of dietary carbohydrate restriction in patients with type 2 diabetes. *BMJ Open Diabetes Res Care* **5**: e000354, 2017.

17) van Wyk HJ et al: A critical review of low-carbohydrate diets in people with Type 2 diabetes. *Diabet Med* **33**: 148-157, 2016.

18) Muraki I et al: Fruit consumption and risk of type 2 diabetes: results from three prospective longitudinal cohort studies. *BMJ* **347**: f5001, 2013.

19) Bazzano LA et al: Intake of fruit, vegetables, and fruit juices and risk of diabetes in women. *Diabetes Care* **31**: 1311-1317, 2008.

20) Livesey G, Taylor R : Fructose consumption and consequences for glycation, plasma triglyceride, and body weight: meta-analysis and meta-regression models of intervention studies. *Am J Clin Nutr* **88**: 1419-1437, 2008.

21) Greenwood DC et al: Glycemic index, glycemic load, carbohydrates, and type 2 diabetes. *Diabetes Care* **36**: 4166-4171, 2013.

22) Bhupathiraju SN et al: Glycemic index, glycemic load, and risk of type 2 diabetes : results from 3 large US cohorts and an updated meta-analysis. *Am J Clin Nutr* **100**: 218-232, 2014.

23) Oba S et al: Dietary glycemic index, glycemic load and incidence of type 2 diabetes in Japanese men and women: the Japan public health-centerbased prospective study. *Nutr J* **12**: 165-175, 2013.

24) Halbesma N et al: High protein intake associates with cardiovascular events but not with loss of renal function. *J Am Soc Nephrol* **20**: 1797-1804, 2009.

25) Knight EL et al: The impact of protein intake on renal function decline in women with normal renal function or mild renal insufficiency. *Ann Intern Med* **138**: 460-467, 2003.

26) Lin J et al: Association of diet with albuminuria and kidney function decline. *Clin J Am Soc Nephrol* **5**: 836-843, 2010.

27) Pan A et al: Red meat consumption and risk of type 2 diabetes : 3 cohorts of US adults and an updated meta-analysis. *Am J Clin Nutr* **94**: 1088-1096, 2011.

28) Kurotani K et al: Red meat consumption is associated with the risk of type 2 diabetes in men but not in women: a Japan Public Health Center-based Prospective Study. *Br J Nutr* **110**: 1910-1918, 2013.

29) Shang X et al: Dietary protein intake and risk of type 2 diabetes: results from the Melbourne Collaborative Cohort Study and a metaanalysis of prospective studies. *Am J Clin Nutr* **104**: 1352-1365, 2016.

30) de Koning L et al: Low-carbohydrate diet scores and risk of type 2 diabetes in men. *Am J Clin Nutr* **93**: 844-850, 2011.

31) Bernstein AM et al: Dietary protein sources and the risk of stroke in men and women. *Stroke* **43**: 637-644, 2012.

32) Levine ME et al: Low protein intake is associated with a major reduction in IGF-1, cancer, and overall mortality in the 65 and younger but not older population. *Cell Metab* **19**: 407-417, 2014.

33) Pedersen AN et al: Health effects of protein intake in healthy adults: a systematic literature review. *Food Nutr Res* : 57, 2013.

34) Thanopoulou AC et al: Dietary fat intake as risk factor for the development of diabetes: multinational, multicenter study of the Mediterranean Group for the Study of Diabetes(MGSD). *Diabetes Care* **26**: 302-307, 2003.

35) Tobias DK et al: Effect of low-fat diet interventions versus other dietinterventions on long-term

weight change in adults: a systematic review and meta- analysis. *Lancet Diabetes Endocrinol* **3**: 968-979, 2015.

36) Guasch-Ferré M et al: Total and subtypes of dietary fat intake and risk of type 2 diabetes mellitus in the Prevención con Dieta Mediterránea (PREDIMED) study. *Am J Clin Nutr* **105**: 723-735, 2017.

37) Wang L et al: Plasma fatty acid composition and incidence of diabetes in middle-aged adults: the Atherosclerosis Risk in Communities (ARIC) Study. *Am J Clin Nutr* **78**: 91-98, 2003.

38) Hodge AM et al: Plasma phospholipid and dietary fatty acids as predictors of type 2 diabetes: interpreting the role of linoleic acid. *Am J Clin Nutr* **86**: 189-197, 2007.

39) Harding AH et al: Dietary fat and the risk of clinical type 2 diabetes: the European prospective investigation of Cancer-Norfolk. *Am J Epidemiol* **159**: 73-82, 2004.

40) Schwingshackl L et al: Effects of monounsaturated fatty acids on glycaemic control in patients with abnormal glucose metabolism: a systematic review and meta-analysis. *Ann Nutr Metab* **58**: 290-296, 2011.

41) Brostow DP et al: Omega-3 fatty acids and incident type 2 diabetes: the Singapore Chinese Health Study. *Am J Clin Nutr* **94**: 520-526, 2011.

42) 日本動脈硬化学会(編)：動脈硬化性疾患予防ガイドライン 2022 年版，2022.

43) Veronese N et al: Dietary fiber and health outcomes: an umbrella review of systematic reviews and meta-analyses. *Am J Clin Nutr* **107**: 436-444, 2018.

44) Yao B et al: Dietary fiber intake and risk of type 2 diabetes : a dose-response analysis of prospective studies. *Eur J Epidemiol* **29**: 79-88, 2014.

45) The InterAct Consortium : Dietary fibre and incidence of type 2 diabetes in eight European countries: the EPIC-InterAct Study and a meta-analysis. *Diabetologia* **58**: 1394-1408, 2015.

46) Schulze MB et al: Fiber and magnesium intake and incidence of type 2 diabetes: a prospective study and meta-analysis. *Arch Intern Med* **167**: 956-965, 2007.

47) Fujii H et al: Impact of dietary fiber intake on glycemic control, cardiovascular risk factors and chronic kidney disease in Japanese patients with type 2 diabetes mellitus: the Fukuoka Diabetes Registry. *Nutr J* **12**: 159-165, 2013.

48) Tanaka S et al: Intakes of dietary fiber, vegetables, and fruits and incidence of cardiovascular disease in Japanese patients with type 2 diabetes. *Diabetes Care* **36**: 3916-3922, 2013.

49) Post RE et al: Dietary fiber for the treatment of type 2 diabetes mellitus: a meta-analysis. *J Am Board Fam Med* **25**: 16-23, 2012.

50) Li X et al: Association between alcohol consumption and the risk of incident type 2 diabetes: a systematic review and dose-response meta-analysis. *Am J Clin Nutr* **103**: 818-829, 2016.

51) Schrieks I et al: The effect of alcohol consumption on insulin sensitivity and glycemic status : A systematic review and meta-analysis of intervention studies. *Diabetes Care* **38**: 723-732, 2015.

52) Huang J et al: Specific types of alcoholic beverage consumption and risk of type 2 diabetes: A systematic review and meta-analysis. *J Diabetes Investig* **8**: 56-68, 2017.

53) Koppes LL et al: Meta-analysis of the relationship between alcohol consumption and coronary heart disease and mortality in type 2 diabetic patients. *Diabetologia* **49**: 648-652, 2006.

54) Blomster JI et al: The relationship between alcohol consumption and vascular complications and mortality in individuals with type 2 diabetes. *Diabetes Care* **37**: 1353-1359, 2014.

55) Nakamura T et al: Alcohol intake and 19-years mortality in diabetic men: NIPPON DATA80. *Alcohol* **43**: 635-641, 2009.

56) Ahmed AT et al: The relationship between alcohol consumption and glycemic control among patients with diabetes: the Kaiser Permanente Northern California Diabetes Registry. *J Gen Intern Med* **23**: 275-282, 2008.

57) Beulens JW et al: Alcohol consumption and risk of microvascular complications in type 1 diabetes patients: the EURODIAB Prospective Complications Study. *Diabetologia* **51**: 1631-1638, 2008.

58) Micha R et al: Association between dietary factors and mortality from heart disease, stroke, and type 2 diabetes in the United States. *JAMA* **317**: 912-924, 2017.

59) Kurotani K et al: Quality of diet and mortality among Japanese men and women : Japan Public Health Center based prospective study. *BMJ* **352**: i1209, 2016.

60) Imai S et al: A simple meal plan of 'eating vegetables before carbohydrate' was more effective for achieving glycemic control than an exchange- based meal plan in Japanese patients with type 2 diabetes. *Asia Pac J Clin Nutr* **20**: 161-168, 2011.

61) Shukla AP et al: Carbohydrate-last meal pattern lowers postprandial glucose and insulin excur-

sions in type 2 diabetes. *BMJ Open Diabetes Res Care* **5**: e00040, 2017.

62) 柴崎貞二・他：咀嚼能力と血糖コントロールとの関係について．プラクティス **11**：262-265，1994．

63) Morse SA et al: Isn't this just bedtime snacking? The potential adverse effects of night-eating symptoms on treatment adherence and outcomes in patients with diabetes. *Diabetes Care* **29**: 1800-1804, 2006.

64) Bi H et al: Breakfast skipping and the risk of type 2 diabetes: a metaanalysis of observational studies. *Public Health Nutr* **18**: 3013-3019, 2015.

65) Pan A et al: Rotating night shift work and risk of type 2 diabetes: Two pospective chort sudies in women. *PLoS Med* **8**: e1001141, 2011.

66) Suwazono Y et al: A longitudinal study on the effect of shift work on weight gain in male Japanese workers. *Obesity* **16**: 1887-1893, 2018.

67) Uzhova I et al: The importance of breakfast in atherosclerosis disease : Insights from the PESA Study. *J Am Coll Cardiol* **70**: 1833-1842, 2017.

68) Mensink RP, Katan MB : Effect of dietary fatty acids on serum lipids and lipoproteins. A meta-analysis of 27 trials. *Arterioscler Thromb* **12**: 911-919, 1992.

69) Mensink RP et al: Effects of dietary fatty acids and carbohydrates on the ratio of serum total to HDL cholesterol and on serum lipids and apolipoproteins: a meta-analysis of 60 controlled trials. *Am J Clin Nutr* **77**: 1146-1155, 2003.

70) Gardner CD, Kraemer HC : Monounsaturated versus polyunsaturated dietary fat and serum lipids. A meta-analysis. *Arterioscler Thromb Vasc Biol* **15**: 1917-1927, 1995.

71) Eslick GD et al: Benefits of fish oil supplementation in hyperlipidemia: a systematic review and meta-analysis. *Int J Cardiol* **136**: 4-16, 2009.

72) Hooper L et al: Omega 3 fatty acids for prevention and treatment of cardiovascular disease. *Cochrane Database Syst Rev* (4): CD003177, 2004.

73) Leslie MA et al: A review of the effect of omega-3 polyunsaturated fatty acids on blood triacylglycerol levels in normolipidemic and borderline hyperlipidemic individuals. *Lipids Health Dis* **14**: 53, 2015.

74) Agren JJ et al: Fish diet, fish oil and docosahexaenoic acid rich oil lower fasting and postprandial plasma lipid levels. *Eur J Clin Nutr* **50**: 765-771, 1996.

75) Brown L et al: Cholesterol-lowering effects of dietary fiber: a meta-analysis. *Am J Clin Nutr* **69**: 30-42, 1999.

76) Yoon YS et al: Alcohol consumption and the metabolic syndrome in Korean adults: the 1998 Korean National Health and Nutrition Examination Survey. *Am J Clin Nutr* **80**: 217-224, 2004.

77) Rimm EB et al: Moderate alcohol intake and lower risk of coronary heart disease: meta-analysis of effects on lipids and haemostatic factors. *BMJ* **319**: 1523-1528, 1999.

78) Sung KC et al: Relationship among alcohol, body weight, and cardiovascular risk factors in 27,030 Korean men. *Diabetes Care* **30**: 2690-2694, 2007.

79) Whitfield JB et al: Metabolic and biochemical effects of low-to-moderate alcohol consumption. *Alcohol Clin Exp Res* **37**: 575-586, 2013.

80) Tolstrup JS et al: Alcohol intake, alcohol dehydrogenase genotypes, and liver damage and disease in the Danish general population. *Am J Gastroenterol* **104**: 2182-2188, 2009.

81) Saleheen D et al: Association of HDL cholesterol efflux capacity with incident coronary heart disease events: a prospective case-control study. *Lancet Diabetes Endocrinol* **3**: 507-513, 2015.

82) Ikehara S et al: Alcohol consumption and mortality from stroke and coronary heart disease among Japanese men and women: the Japan collaborative cohort study. *Stroke* **39**: 2936-2942, 2008.

83) Corrao G et al: Alcohol and coronary heart disease: a meta-analysis. *Addiction* **95**: 1505-1523, 2000.

84) Bessembinders K et al: Severe hypertriglyceridemia influenced by alcohol (SHIBA). *Alcohol Alcohol* **46**: 113-116, 2011.

85) Dahl LK, Love RA : Evidence for relationship between sodium (chloride) intake and human essential hypertension. *AMA Arch Intern Med* **94**: 525-531, 1954.

86) Intersalt Cooperative Research Group : Intersalt: an international study of electrolyte excretion and blood pressure. Results for 24 hour urinary sodium and potassium excretion. *BMJ* **297**: 319-328, 1988.

87) Siebenhofer A et al: Long-term effects of weight-reducing diets in hypertensive patients. *Cochrane Database Syst Rev* **7**: CD008274, 2011.

88) Mertens IL, Van Gaal LF : Overweight, obesity, and blood pressure: the effects of modest weight reduction. *Obes Res* **8**: 270-278, 2000.

89) 日本高血圧学会高血圧治療ガイドライン作成委員会（編）：高血圧治療ガイドライン 2019（JSH2019）．日本高血圧学会 2019．

90) Fox CS et al: Abdominal visceral and subcutane-

ous adipose tissue compartments: association with metabolic risk factors in the Framingham Heart Study. *Circulation* **116**: 39-48, 2007.

91) 日本肥満学会肥満症診断基準検討委員会：肥満症診断基準 2011. 肥満研究 **17**（臨時 増刊号），2011.

92) Kawano Y et al: Acute depressor effect of alcohol in patients with essential hypertension. *Hypertension* **20**: 219-226, 1992.

93) Nakamura K et al: NIPPON DATA90 Research Group : The proportion of individuals with alcohol-induced hypertension among total hypertensives in a general Japanese population: NIPPON DATA90. *Hypertens Res* **30**: 663-668, 2007.

94) Marmot MG et al: Alcohol and blood pressure: the INTERSALT study. *BMJ* **308**: 1263-1267, 1994.

95) Yoshita K et al: Relationship of alcohol consumption to 7-year blood pressure change in Japanese men. *J Hypertens* **23**: 1485-1490, 2005.

96) Puddey IB et al: Regular alcohol use raises blood pressure in treated hypertensive subjects. A randomised controlled trial. *Lancet* **1**: 647-651, 1987.

97) Ueshima H et al: Effect of reduced alcohol consumption on blood pressure in untreated hypertensive men. *Hypertension* **21**: 248-252, 1993.

98) Dickinson HO et al: Lifestyle interventions to reduce raised blood pressure: a systematic review of randomized controlled trials. *J Hypertens* **24**: 215-233, 2006.

99) Xin X et al: Effects of alcohol reduction on blood pressure: a meta-analysis of randomized controlled trials. *Hypertension* **38**: 1112-1117, 2001.

100) Whelton PK et al: 2017 ACC/AHA/AAPA/ABC/ACPM/AGS/APhA/ASH/ASPC/NMA/PCNA guideline for the prevention, detection, evaluation, and management of high blood pressure in adults: a report of the American College of Cardiology/American Heart Association Task Force on Clinical Practice Guidelines. *Hypertension* **71**: 1269-1324, 2018.

101) Makita S et al: Influence of mild-to-moderate alcohol consumption on cardiovascular diseases in men from the general population. *Atherosclerosis* **224**: 222-227, 2012.

102) Kitamura et al: Alcohol intake and premature coronary heart disease in urban Japanese men. *Am J Epidemiol* **147**: 59-65, 1998.

103) Wood AM et al: Risk thresholds for alcohol consumption: combined analysis of individual-participant data for 599 912 current drinkers in 83 prospective studies. *Lancet* **391**: 1513-1523, 2018.

104) Iso H et al: Alcohol consumption and risk of stroke among middle-aged men: the JPHC Study Cohort I. *Stroke* **35**: 1124-1129, 2004.

105) Kiyohara Y et al: The impact of alcohol and hypertension on stroke incidence in a general Japanese population: the Hisayama Study. *Stroke* **26**: 368-372, 1995.

106) Sacks FM et al: Effects on blood pressure of reduced dietary sodium and the Dietary Approaches to Stop Hypertension (DASH) Diet. *N Engl J Med* **344**: 3-10, 2001.

107) Appel LJ et al: A clinical trial of the effects of dietary patterns on blood pressure. DASH Collaborative Research Group. *N Engl J Med* **336**: 1117-1124, 1997.

108) Cappuccio FP, MacGregor GA : Does potassium supplementation lower blood pressure? A meta-analysis of published trials. *J Hypertens* **9**: 465-473, 1991.

109) Aburto NJ et al: Effect of increased potassium intake on cardiovascular risk factors and disease: systematic review and meta-analyses. *BMJ* **346**: f1378, 2013.

110) Yang Q et al: Sodium and potassium intake and mortality among US adults: prospective data from the Third National Health and Nutrition Examination Survey. *Arch Intern Med* **171**: 1183-1191, 2011.

111) Okayama A et al: Dietary sodium-to-potassium ratio as a risk factor for stroke, cardiovascular disease and all-cause mortality in Japan: the NIPPON DATA80 cohort study. *BMJ Open* **6**: e011632, 2016.

112) Cook NR et al: Joint effects of sodium and potassium intake on subsequent cardiovascular disease: the Trials of Hypertension Prevention follow-up study. *Arch Intern Med* **169**: 32-40, 2009.

113) Geneva, World Health Organization (WHO): WHO. Guideline: Potassium intake for adults and children, 2012, pp1-42.

114) Wang L et al: Dietary intake of dairy products, calcium, and vitamin D and the risk of hypertension in middle-aged and older women. *Hypertension* **51**: 1073-1079, 2008.

115) Ruidavets JB et al: Independent contribution of dairy products and calcium intake to blood pressure variations at a population level. *J Hypertens* **24**: 671-681, 2006.

116) van Mierlo LA et al: Blood pressure response to calcium supplementation: a meta-analysis of randomized controlled trials. *J Hum Hypertens* **20**: 571-580, 2006.

117) Dickinson HO et al: Calcium supplementation for

the management of primary hypertension in adults. *Cochrane Database Syst Rev* (2): CD004639, 2006.

118) Whelton SP et al: Effect of dietary fiber intake on blood pressure: a meta-analysis of randomized, controlled clinical trials. *J Hypertens* **23**: 475-481, 2005.

119) Elliott P et al: Association between protein intake and blood pressure: the INTERMAP Study. *Arch Intern Med* **166**: 79-87, 2006.

120) Stamler J et al: Glutamic acid, the main dietary amino acid, and blood pressure: the INTERMAP Study (International Collaborative Study of Macronutrients, Micronutrients and Blood Pressure). *Circulation* **120**: 221-228, 2009.

121) Appel LJ et al: OmniHeart Collaborative Research Group. Effects of protein, monounsaturated fat, and carbohydrate intake on blood pressure and serum lipids: results of the OmniHeart randomized trial. *JAMA* **294**: 2455-2464, 2005.

122) Wang YF et al: The relationship between dietary protein intake and blood pressure: results from the PREMIER study. *J Hum Hypertens* **22**: 745-754, 2008.

123) He J et al: Effect of dietary protein supplementation on blood pressure: a randomized, controlled trial. *Circulation* **124**: 589-595, 2011.

124) Dong JY et al: Effect of soya protein on blood pressure: a metaanalysis of randomised controlled trials. *Br J Nutr* **106**: 317-326, 2011.

125) Soedamah-Muthu SS et al: Dairy consumption and incidence of hypertension: a dose-response meta-analysis of prospective cohort studies. *Hypertension* **60**: 1131-1137, 2012.

126) Gopinath B et al: Influence of high glycemic index and glycemic load diets on blood pressure during adolescence. *Hypertension* **59**: 1272-1277, 2012.

127) Brown IJ et al: Sugar-sweetened beverage, sugar intake of individuals, and their blood pressure: international study of macro/micronutrients and blood pressure. *Hypertension* **57**: 695-701, 2011.

128) 日本痛風・核酸代謝学会ガイドライン改訂委員会（編）：高尿酸血症・痛風の治療ガイドライン，第3版・追補版，診断と治療社，2022.

第9章　直腸・膀胱機能障害

1) 佐藤徳太郎：直腸・膀胱機能障害．内部障害のリハビリテーション　増補版（佐藤徳太郎編），医歯薬出版，1999，pp187-200.

2) 石田　輝：7. 排尿障害．最新リハビリテーション医学　第2版（米本恭三監修），医歯薬出版，2005，p135.

3) 日本創傷・オストミー・失禁管理学会（編）：排尿自立支援加算に関する手引き．入院から外来まで「排尿自立」をサポートする「排尿自立支援加算」「外来排尿自立指導料」に関する手引き，照林社，2020，pp18-36.

4) 積美保子：排便日誌．リハスタッフのための排泄リハビリテーション実践アプローチ（鈴木重行・井上倫恵編），メジカルビュー社，2018，pp202-207.

5) 山名哲郎：肛門内圧検査，肛門管エコー検査，排便造影検査，大腸・小腸通過時間検査．排泄ケアガイドブック（日本創傷・オストミー・失禁管理学会編），照林社，2017，pp177-182.

6) 関戸哲利：神経因性下部尿路機能障害に対する尿路管理：泌尿器科的には何がポイントか？．神経治療 **38**(3)：196-200，2021.

7) 山西友典・他：神経因性下部尿路機能障害（神経因性膀胱）の機序と治療の最新知識．脊髄外科 **27**(1)，4-12，2013.

8) 森田隆幸：ストーマ造設を必要とする疾患の病態．ストーマリハビリテーション基礎と実際，第3版（ストーマリハビリテーション講習会実行委員会編），金原出版，2016，pp54-62.

9) 千野晶子・他：放射線性腸炎．*Gastroenterol Endosc* **52**(5)：1381-1392，2010.

10) 「難治性炎症性腸管障害に関する調査研究」（久松班）令和4年度分担研究報告書：潰瘍性大腸炎・クローン病　診断基準・治療指針，2023，pp1-23.

11) Bryant CLC et al: Anterior resection syndrome. *Lancet Oncol* **13**: e403-408, 2012.

12) 日本ストーマ・排泄リハビリテーション学会（編）：ストーマ・排泄リハビリテーション学用語集，第4版，金原出版，2020，p10, 34, 39, 66.

13) 登坂有子：ストーマの受容．ストーマリハビリテーション実践と理論（ストーマリハビリテーション講習会実行委員会編），金原出版，2006，pp15-16.

14) Peter M et al: Quality of Life Assessment, Analysis and Interpretation. John Wiley & Sons Ltd, 2000/福原俊一・数馬恵子：QOL評価学　測定，解析，解釈のすべて，中山書店，2005，pp19-23.

15) Sprangers M et al: The construction and testing of the EORTC colorectal cancer-specific quality of life questionnaire module (EORTC QLQ-CR38). *Eur J Cancer* **35**(2): 238-247, 1999.

16) Grant M et al: Revision and psychometric testing of the City of Hope Quality of Life - Ostomy Questionnaire. *Qual Life Res* **13**(8): 1445-1457, 2004.

17) Prieto L et al: Development and validation of a quality of life questionnaire for patients with colostomy or ileostomy. *Health Qual Life Outcomes* **3**(1): 62, 2005.

18) 角田明良・他：EORTC Colorectal Cancer-specific Quality of Life Questionnaire Module (EORTC

QLQ-CR38）日本語版の信頼性と妥当性の検討．日本大腸肛門病会誌 **60**(2)：69-76, 2007.

19）Vonk-Klaassen SM et al: Ostomy-related problems and their impact on quality of life of colorectal cancer ostomates: a systematic review. *Qual Life Res* **25**: 125-133, 2016.

20）Alenezi A et al: Quality of life among ostomy patients: A narrative literature review. *J Clin Nurs* **30**: 3111–3123, 2021.

21）籾山こずえ：ストーマ保有者のQOL．ストーマリハビリテーション実践と理論（ストーマリハビリテーション講習会実行委員会編），金原出版，2006，pp91-96.

22）片岡ひとみ・他：コロストメイトのQOL，健康状態，不安状態及び抑うつ傾向の関係について．日ストーマリハ会誌 **20**(2)：84-91, 2004.

23）片岡ひとみ・他：直腸がん患者のQOL，不安及び抑うつ傾向の縦断的調査―ストーマ造設群と非造設群の評価―．日ストーマ・排泄会誌 **24**(1)：44, 2008.

24）Karadag A et al: Impact of stomatherapy on quality of life in patients with permanent coloco, ies and ileostomis. *Int J Colorectal Dis* **18**: 234-238, 2003.

25）Coca C et al: The impact of speciality practice nursing care on health-related quality of life in persons with ostomies. *J Wound Ostomy Continence Nurs* **42**: 257-263, 2015.

26）日本創傷・オストミー・失禁管理学会ホームページ：ストーマ外来リスト．http://www.jwocm.org/public/stoma/stomacare/clinic.php（2023年7月閲覧）

27）板橋道朗：消化管ストーマの適応と手術手段．ストーマリハビリテーション基礎と実際，第3版（ストーマリハビリテーション講習会実行委員会編），金原出版，2016，pp42-53.

28）古田 希：尿路変向術の適応と手術手技．ストーマリハビリテーション基礎と実際，第3版（ストーマリハビリテーション講習会実行委員会編），金原出版，2016，pp71-76.

29）厚生労働省医政局医事課：「チーム医療推進のための基本的な考え方と実践的事例集」 https://www.mhlw.go.jp/stf/shingi/2r9852000001ehf7-att/2r9852000001ehgo.pdf（2023年7月閲覧）

30）松原康美：ストーマリハビリテーションにおけるチーム医療．ストーマケア実践ガイド 術前から始める継続看護，学研メディカル秀潤社，2013，pp11-13.

31）Haugen V et al: Perioperative factors that affect long-term adjustment to an incontinent ostomy. *J Wound Ostomy Continence Nurs* **33**(5): 525-535, 2006.

32）Pittman J et al: Should WOCnurses measure health-related quality of life in patients undergoing intestinal ostomy surgery ?. *J Wound Ostomy Continence Nurs* **36**: 254-265,2009.

33）松原康美・他：チーム医療による外来でのストーマ造設術前教育の導入前後の比較検討．日ストーマ・排泄会誌 **29**(2)：14-23, 2013.

34）Erwin-Toth P, Barrett P: Stoma site marking: A primer. *Ostomy Wound Manage* **43**(4): 18-25, 1997.

35）Person B et al: The impact of preoperative stoma site marking on the incidence of complications, quality of life, and patient's independence. *Dis Colon Rectum* **55**(7): 783-787, 2012.

36）日本創傷・オストミー・失禁管理学会：ABCD-Stoma® とその採点方法，ABCD-Stoma® とその使用方法，ABCD-Stoma® ケアとその使用方法．ABCD-Stoma® に基づくベーシック・スキンケア ABCD-Stoma® ケア（日本創傷・オストミー・失禁管理学会 学術教育委員会（オストミー担当）編），照林社，2014，pp12-36.

37）山田陽子：ストーマ管理条件のアセスメントツール．ストーマ装具選択ガイドブック―適切な装具の使い方―（穴澤貞夫・大村裕子編），金原出版，2017，pp39-44.

第10章　臓器移植

Ⅰ　臓器移植におけるリハビリテーションの問題点～
Ⅳ　肝臓移植のリハビリテーションの実際

1）日本臓器移植ネットワークホームページ　https://www.jotnw.or.jp/

2）日本臓器移植ネットワーク：NEWS LETTER Vol.26.2022．https://www.jotnw.or.jp/files/page/datas/newsletter/doc/nl26.pdf

3）木庭 愛・他：臓器移植の現状と今後の展望について．*Jpn J Rehabil Med* **59**：561-566, 2022.

4）厚生労働省：脳死下での臓器提供事例に係る検証会議500例のまとめ 令和4年2月24日 https://www.mhlw.go.jp/stf/shingi/other-kenkou_128512.html

5）上月正博：臓器移植とリハビリテーションをめぐる最新の動向―リハビリテーション医療従事者として知っておくべきこと―．臨床リハ **17**：41-48, 2008.

6）上月正博・他：運動療法は高齢心肺機能障害者のフィジカルフィットネスの改善に寄与するか―呼吸リハによる肺移植待機肺機能障害者のフィジカルフィットネスの改善―．リハ医学 **41**：393-397, 2004.

7）Stevenson LW et al : Improvement in exercise capacity of candidates awaiting heart transplantation. *J Am Coll Cardiol* **25**: 163-170,1995.

8）上月正博・他：脳死肺移植術前後のリハビリテーション―本邦初の脳死片肺移植症例の術前および術後1年間の経過―．日呼吸管理会誌 **11**：263-268, 2001.

9）森 信芳・他：脳死肺移植術前後のリハビリテーション―本邦第一例を含む連続4症例での検討―．リハ医学 **40**：293-301, 2003.

10）上月正博・他：生体肝移植を行った肝肺症候群患者に対するリハビリテーション．リハ医学 **36**：655-657，1999．

11）Kohzuki M et al：Rehabilitating patients with hepatopulmonary syndrome using living-related orthotopic liver transplant: a case report. *Arch Phys Med Rehabil* **81**: 1527-1530,2000.

12）Young JB et al：24th Bethesda Conference; Task Force Four: Function of the heart transplanted recipient. *J Am Con Cardiol* **22**: 31-41,1993.

13）日本循環器学会：循環器病の診断と治療に関するガイドライン（2011 年度合同研究班報告）．心血管疾患におけるリハビリテーションに関するガイドライン（2012 年改訂版）．http://www.j-circ.or.jp/guideline/pdf/JCS2012_nohara_h.pdf

14）Pope SE et al：Exercise response of the denervated heart in long-term cardiac transplant recipients. *Am J Cardiol* **46**: 213-218,1980.

15）Hosenpud JD et al：Abnormal exercise hemodynamics in cardiac allograft recipients 1 year after cardiac transplantation: relation to preload reserve. *Circulation* **80**: 525-532,1989.

16）Hosenud JD et al：The registry of the international society for heart and lung transplantation: Seventeenth official report -2000. *J Heart Lung Transplant* **19**: 909-931,2000.

17）Kavanagh T et al：Marathon running after cardiac transplantation: a case history. *J Cardiopul Rehabil* **6**: 16-20,1986.

18）日本循環器学会，日本心臓リハビリテーション学会等合同研究班参加 12 学会編：心血管疾患におけるリハビリテーションに関するガイドライン 2021 年改訂版，2021．https://www.j-circ.or.jp/cms/wp-content/uploads/2021/03/JCS2021_Makita.pdf

19）Uber WE et al：Acute antibody-mediated rejection following heart transplantation. *Am J Transplant* **7**: 2064-2074, 2007.

20）Michaels PJ et al：Humoral rejection in cardiac transplantation: risk factors, hemodynamic consequences and relationship to transplant coronary artery disease. *J Heart Lung Transplant* **22**: 58-69, 2003.

21）上月正博：肺移植とリハビリテーション．移植 **54**：265-271，2020．

22）Langer D et al: Determinants of physical activity in daily life in candidates for lung transplantation. *Respir Med* **106**: 747–754, 2012.

23）Rochester CL: Pulmonary rehabilitation for patients who undergo lung-volume-reduction surgery or lung transplantation. *Respir Care* **53**: 1196–1202, 2008.

24）Spruit MA et al：An official American Thoracic Society/European Respiratory Society statement: key concepts and advances in pulmonary rehabilitation. *Am J Respir Crit Care Med* **188**: e13–e64, 2013.

25）Hoffman M et al：Effects of pulmonary rehabilitation in lung transplant candidates: a systematic review. *BMJ Open* **7**: e013445, 2017.

26）Rochester CL et al：Pulmonary rehabilitation for respiratory disorders other than chronic obstructive pulmonary disease. *Clin Chest Med* **35**: 369–389, 2014.

27）Langer D：Rehabilitation in patients before and after lung transplantation. *Respiration* **89**: 353-362, 2015.

28）Herridge MS et al：*Functional disability* 5 years after acute respiratory distress syndrome. *N Engl J Med* **364**: 1293–1304, 2011.

29）De Jonghe B et al：Paresis acquired in the intensive care unit: a prospective multicenter study. *JAMA* **288**: 2859–2867, 2002.

30）Truong AD et al：Bench-to-bedside review: mobilizing patients in the intensive care unit–from pathophysiology to clinical trials. *Crit Care* **13**: 216, 2009.

31）Troosters T et al: Resistance training prevents deterioration in quadriceps muscle function during acute exacerbations of chronic obstructive pulmonary disease. *Am J Respir Crit Care Med* **181**: 1072–1077, 2010.

32）Segers J et al：Feasibility of neuromuscular electrical stimulation in critically ill patients. *J Crit Care* **29**: 1082–1088, 2014.

33）Langer D et al：Exercise training after lung transplantation improves participation in daily activity: a randomized controlled trial. *Am J Transplant* **12**: 1584–1592, 2012.

34）森 信芳，上月正博：リハビリテーションの重要性．よくわかる肺移植（近藤 丘，岡田克典編），南江堂，2014．

35）Kohzuki M：New ideas on limitations to VO₂max: five major determinants for VO₂max. *Pulm Res Respir Med Open J* **5**(1): e1-e2, 2018.

36）Zhang J, Fallon MB：Hepatopulmonary syndrome: update on pathogenesis and clinical features. *Nat Rev Gastroenterol Hepatol* **9**(9): 539-549, 2012.

37）Lange PA, Stoller JK：The hepatopulmonary syndrome. Effect of liver transplantation. *Clin Chest Med* **17**: 115-123, 1996.

38）Cremona G et al：Elevated exhaled nitric oxide in patients with hepatopulmonary syndrome. *Eur Respir J* **8**: 1883-1885, 1995.

39）Haler EM, Bell KR：Rehabilitation s relationship to inactivity in Rehabilitation Medicine; Princi-plesand Practice (De Lisa JA ed.), JBLippin-cott, 1988, pp1113-1133.

40) Philit F et al : Late resolution of hepatopulmonary syndrome after liver transplantation. *Respiration* **64**: 173-175, 1997.

41) Stoller JK et al : Prevalence and reversibility of the hepatopulmonary syndrome after liver transplantation. TheC leveland Clinic experience. *Wes J Med* **163**: 133-138, 1995.

V 腎臓移植のリハビリテーションの実際

1) 一般社団法人日本移植学会：臓器移植ファクトブック 2023. https://www.asas.or.jp/jst/pdf/factbook/factbook2023.pdf

2) 社団法人全国腎臓病協議会（編）：2001年度血液透析患者実態調査報告書．（社）全国腎臓病協議会, 2002.

3) Salifu MO et al : Management of the well renal transplant recipient: outpatient surveillance and treatment recommendations. *Semin Dial* **18**: 520-528, 2005.

4) EBPG Expert Group on Renal Transplantation: European best practice guidelines for renal transplantation. Section IV: Long-term management of the transplant recipient. IV.10. Pregnancy in renal transplant recipients. *Nephrol Dial Transplant* **17** Suppl 4: 50-55, 2002.

VI 造血幹細胞移植のリハビリテーションの実際

1) White AC et al : Impaired respiratory and skeletal muscle strength in patients prior to hematopoietic stem-cell transplantation. *Chest* **128**: 145, 2005.

2) Azegami M et al : Effect of single and multi-joint lower extremity muscle strength on the functional capacity and ADL/IADL status in Japanese community-dwelling older adults. *Nurs Health Sci* **9**: 168, 2007.

3) Wilson RW et al : Pilot study of a home-based aerobic exercise program for sedentary cancer survivors treated with hematopoietic stem cell transplantation. *Bone Marrow Transplant* **35**: 721, 2005.

4) Wiskemann J et al : Physical exercise as adjuvant therapy for patients undergoing hematopoietic stem cell transplantation. *Bone Marrow Transplant* **41**: 321, 2008.

第11章 摂食嚥下障害

I 摂食嚥下障害に関する解剖と生理

1) 金子芳洋・千野直一（監修）：摂食・嚥下リハビリテーション，医歯薬出版，1998.

2) 聖隷三方原病院嚥下チーム：嚥下障害ポケットマニュアル，第3版，医歯薬出版，2011.

3) Costa MMB: NEURAL CONTROL OF SWALLOWING. *Arq Gastroenterol* **55** (Suppl 1), 61–75, 2018.

4) Khan YS, Bordoni B: Anatomy, Head and Neck, Suprahyoid Muscle. In StatPearls, StatPearls Publishing, Treasure Island (FL), 2021.

5) Nguyen J, Duong H: Anatomy, Head and Neck, Sternohyoid Muscle. In StatPearls, StatPearls Publishing, Treasure Island (FL), 2021.

6) Helwany M, Rathee M: Anatomy, Head and Neck, Palate. In StatPearls, StatPearls Publishing, Treasure Island (FL), 2021.

7) Heyd C, Yellon R: Anatomy, Head and Neck, Pharynx Muscles. In StatPearls, StatPearls Publishing, Treasure Island (FL), 2021.

8) Malone JC, R Arya N: Anatomy, Head and Neck, Swallowing. In StatPearls, StatPearls Publishing: Treasure Island (FL), 2021.

II 摂食嚥下障害の評価

1) 日本摂食嚥下リハビリテーション学会医療検討委員会：摂食嚥下障害の評価 2019. https://www.jsdr.or.jp/wp-content/uploads/file/doc/assessment2019-announce.pdf

2) 聖隷三方原病院嚥下チーム：嚥下障害ポケットマニュアル，第3版，医歯薬出版，2011.

3) 金子芳洋・千野直一（監修）：摂食・嚥下リハビリテーション，医歯薬出版，1998.

4) 小口和代：機能的摂食・嚥下スクリーニングテスト「反復唾液嚥下テスト」(the Repetitive Salvia Swallowing Test: RSST) の開発と応用．藤田学園医会誌 **23**：595-622，2004.

5) Osawa A et al: Water -swallowing test: screening for aspiration in stroke patients. *Cerebrovasc Dis* **35**: 276-281, 2013.

6) Tohara H et al: Three tests for predicting aspiration without videofluorography. *Dysphagia* **18**: 126-134, 2003.

7) Nishiwaki K et al: Identification of a simple screening tool for dysphagia in patients with stroke using factor analysis of multiple dysphagia variables. *J Rehabil Med* **37**: 247-251, 2005.

8) 大沢愛子：脳卒中患者における食物嚥下と液体嚥下 —フードテストと改訂水のみテストを用いた臨床所見と嚥下造影法の検討—．*Jpn J Rehabil Med* **49**：835-845，2012.

9) Chong MS et al: Bedside clinical methods useful as screening test for aspiration in elderly patients with recent and previous strokes. *Ann Acad Med Singapore* **32**: 790-794, 2003.

10) 日本摂食嚥下リハビリテーション学会医療検討委員会：嚥下造影の検査法（詳細版）．日摂食嚥下リハ会

誌 **18**：166-186, 2014.

11）Perie S et al: Role of Videoendoscopy in Assessment of Pharyngeal Function in Oropharyngeal Dysphagia: Comparison With Videofluoroscopy and Manometry. *Laryngoscope* **108**: 1712-1716, 1998.

12）日本耳鼻咽喉科学会（編）：嚥下障害診療ガイドライン 2018 年版, 金原出版, 2018.

13）兵頭政光：嚥下内視鏡検査におけるスコア評価基準（試案）の作成とその臨床的意義. 日耳鼻 **113**：670-678, 2010.

14）日本摂食嚥下リハビリテーション学会医療検討委員会：嚥下内視鏡検査の手順 2021 改訂. 日摂食嚥下リハ会誌 **25**：268-280, 2021.

15）Singh S, Hamdy S：Dysphagia in stroke patients. *Postgrad Med J* **82**: 383-391. 2006.

16）Langmore SE et al: Endoscopic and videofluoroscopic evaluations of swallowing and aspiration. *Ann Otol Rhinol Laryngol* **100**: 678-681, 1991.

17）Wu CH et al: Evaluation of swallowing safety with fiberoptic endoscope: comparison with videofluoroscopic technique. *Laryngoscope* **107**: 396-401, 1997.

18）大田喜久雄・他：オーバービュー誤嚥性肺炎の予防を中心として. *J Clin Rehabili* **14**: 410-417, 2005.

19）Bouillanne O et al: Geriatric Nutritional Risk Index: a new index for evaluating at-risk elderly medical patients. *Am J Clin Nutr* **82**(4):777-783, 2005.

20）Ignacio de Ulíbarri J et al: CONUT: a tool for controlling nutritional status. First validation in a hospital population. *Nutr Hosp* **20**(1):38-45, 2005.

21）Yanagita Y et al: The severity of nutrition and pneumonia predicts survival in patients with aspiration pneumonia: A retrospective observational study. *Clin Respir J* **16**(7):522-532, 2022.

Ⅲ　摂食嚥下障害をきたす疾病と病態

1）日本脳卒中学会脳卒中ガイドライン委員会：脳卒中治療ガイドライン 2015, 協和企画, 2015.

2）金子芳洋・千野直一（監修）：摂食・嚥下リハビリテーション, 医歯薬出版, 1998.

3）Flowers HL et al: MRI-based neuroanatomical predictors of dysphagia after acute ischemic stroke: a systematicreview and meta-analysis. *Cerebrovasc Dis* **32**: 1-10, 2011.

4）谷口 洋：総説 脳梗塞における病巣部位による嚥下障害の検討. 高次脳機能研 **30**：407-412, 2010.

5）Suntrup S et al: The impact of lesion location on dysphagia incidence, pattern and complications in acute stroke. Part 1: dysphagia incidence, severity and aspiration. *Eur J Neurol* **22**: 832-838,

6）Sellars C et al: Risk factors for chest infection in acute stroke: a prospective cohort study. *Stroke* **38**: 2284-2291, 2007.

7）Weller M: Anterior opercular cortex lesions cause dissociated lower cranial nerve palsies and anarthria but no aphasia: Foix-Chavany-Marie syndrome and "automatic voluntary dissociation" revisited. *J Neurol* **240**: 199-208, 1993.

8）Arai T et al: ACE inhibitors and protection against pneumonia in elderly patients with stroke. *Neurology* **64**: 573-574, 2005.

9）Huang L et al: Incidence and Risk Factors for Dysphagia Following Cerebellar Stroke: a Retrospective Cohort Study. Cerebellum (2023). https://doi.org/10.1007/s12311-023-01564-y

10）Cereda E et al: Swallowing disturbances in Parkinson disease: a multivariate analysis of contributing factors. *Parkinsonism Relat Disord* **20**: 1382-1387, 2014.

11）日本神経治療学会治療指針作成委員会：標準的神経治療：神経疾患に伴う嚥下障害. 神経治療 **31**：437-470, 2014.

12）Gates AJ et al: Videofluoroscopy and Swallowing Studies for Neurologic Disease. *Radiographics* **26**: e22, Review, 2006.

13）Chou KL et al: Sialorrhea in Parkinson disease: a review. *Mov Disord* **22**: 2306-2313, 2007.

14）Nobrega AC et al: Is drooling secondary to a swallowing disorder in patients with Parkinnson disease? *Pakinsonism Relate Disord* **14**: 243-245, 2007.

15）Menezes C et al: Does levodopa improve swallowing dysfunction in Parkinson disease patients? *J Clin Pharm Ther* **34**: 673-676, 2009.

16）Hirano M et al: Potigotine Transdermal Patch improve swallowing in disphagic patients with parkinnson disease. *Disphagia* **30**: 452-456, 2015.

17）Ondo WG et al: A double-blind placebo-controlled trial of botulinum toxin B for sialorrhea in Parkinson disease: a systematic review. *Pakinsonism Relate Disord* **19**: 783-788, 2013.

18）Logemann JA et al: A randomized study of three interventions for aspiration of thin liquids in patients with dementia or Parkinson' s disease. *J Speech Lang Hear Res* **51**: 173-183, 2008.

19）Fox C et al: LSVT LOUD and LSVT BIG: Behavioral treatment programs for speech and body movement in Parkinnson disease. *Parkinsons Dis* **2012**: 391946, 2012.

20）Fernagu PO et al: Ambiguous mechanisms of dysphagia in multiple system atrophy. *Brain* **135**: 1-3, 2012.

21) Calandra-Buonaura G et al: Dysphagia in multiple system atrophy consensus statement on diagnosis, prognosis and treatment. *Dysphagia* **35**: 24–31, 2020.

22) Mirmosayyeb O et al: Prevalence of dysphagia in patients with multiple sclerosis: A systematic review and meta-analysis. *J Clin Neurosci* **108**: 84-94, 2023.

23) De Biagi F et al: Update on Recent Developments in Communication and Swallowing in Multiple Sclerosis. *Int J MS Care* **22**: 270–275, 2020.

24) Alali D et al: Treatment Effects for Dysphagia in Adults with Multiple Sclerosis: A Systematic Review. *Dysphagia* **31**(5): 610-618, 2016.

25) Nishiwaki K et al: Identification of a simple screening tool for dysphagia in patients with stroke using factor analysis of multiple dysphagia variables. *J Rehabil Med* **37**: 247-251, 2005.

26) 野崎園子・他：筋萎縮性側索硬化症患者の接食・嚥下障害：嚥下造影と呼吸機能の経時的変化の検討. 臨神経 **43**：77-83, 2003.

27) 筋萎縮性側索硬化症診療ガイドライン作成委員会（編）：筋萎縮性側索硬化症ガイドライン2023, 南江堂, 2023.

28) Ropper AH：Unusual clinical variants and signs in GuillainBarré syndrome. *Arch Neurol* **43**: 1150-1152, 1986.

29) O'Leary CP et al: Acute oropharyngeal palsy is associated with antibodies to GQ1b and GT1a gangliosides. *J Neurol Neurosurg Psychiatry* **61**: 649-651, 1996.

30) Koga M et al: Anti-GT1a IgG in Guillain-Barré syndrome. *J Neurol Neurosurg Psychiatry* **72**: 767-771, 2002.

31) Erwood MS et al: Recurrent laryngeal nerve injury following reoperative anterior cervical discectomy and fusion: a meta-analysis. *J Neurosurg Spine* **25**: 198-204, 2016.

32) 宮本 真・他：食道癌術後の反回神経麻痺についての検討. 日気食会報 **66**：385-390, 2015.

33) Rios et al: Retorospective review of the climical manifestations and outcomes in Puerto Rican with idiopathic inflammatory myopathies. *Clin Rheumatol* **11**: 153-156, 2005.

34) Cherin P et al: Intravenous immunoglobulin for dysphagia of inclusion body myositis. *Neurology* **58**: 326, 2002.

35) Murata KY et al: Balloon dilation in sporadic inclusion body myositis patients with Dysphagia. *Clin Med Insights Case Rep* **6**: 1-7, 2013.

36) Liu LW et al: Injection of botulinum toxin A to the upper esophageal sphincter for oropharyngeal dysphagia in two patients with inclusion body myositis. *Can J Gastroenterol* **18**: 397-399, 2004.

37) Ko EH et al: Dysphagia due to inclusion body myositis: case presentation and review of the literature. *Ann Otol Rhinol Laryngol* **123**: 605-608, 2014.

38) Alagiakrishnan K et al: Evaluation and management of oropharyngeal dysphagia in different types of dementia: A systematic review. *Arch Gerontol Geriatr* **56**:1-9, 2013.

39) Namasivayam-MacDonald AM et al: Quantifying Airway Invasion and Pharyngeal Residue in Patients with Dementia. *Geriatrics*（*Basel*）**4**: 13, 2019.

40) Caryn S et al: Dementia and dysphagia. *Geriatr Nurs* **29**: 275-285, 2008.

41) 日本神経学会「認知症疾患治療ガイドライン」作成合同委員会：認知症疾患治療ガイドライン2017, 医学書院, 2017.

42) Kuhn MA et al: Expert Consensus Statement: Management of Dysphagia in Head and Neck Cancer Patients. *Otolaryngol Head Neck Surg* **168**: 571-592, 2023.

43) Baijens LWJ et al: European white paper: oropharyngeal dysphagia in head and neck cancer. *Eur Arch Otorhinolaryngol* **278**: 577-616, 2021.

44) Dysphagia Section, Oral Care Study Group, Multinational Association of Supportive Care in Cancer（MASCC）et al: Swallowing dysfunction in cancer patients. *Support Care Cancer* **20**: 433-443, 2012.

45) Hopkins-Rossabi T et al: Respiratory-swallow coordination and swallowing impairment in head and neck cancer. *Head Neck* **43**: 1398-1408, 2021.

46) Okuni I et al: Molecular and Neural Mechanism of Dysphagia Due to Cancer. *Int J Mol Sci* **22**: 7033, 2021.

47) Pezdirec M et al: Swallowing Disorders After Treatment for Head and Neck Cancer. *Radiol Oncol* **53**: 225-230, 2019.

48) Frowen J et al: The prevalence of patient-reported dysphagia and oral complications in cancer patients. *Support Care Cancer* **28**: 1141-1150, 2020.

Ⅳ　摂食嚥下障害のリハビリテーション

1) 日本摂食嚥下リハビリテーション学会嚥下調整食委員会：日本摂食嚥下リハビリテーション学会嚥下調整食分類2021. 日摂食嚥下リハ会誌 **25**：135-149, 2021.

2) 日本摂食嚥下リハビリテーション学会医療検討委員会：訓練法のまとめ（2014版）. 日摂食嚥下リハ会誌 **18**：55-89, 2014.

3) 聖隷三方原病院嚥下チーム：嚥下障害ポケットマニュアル, 第3版, 医歯薬出版, 2011.

4) Singh S, Hamdy S：Dysphagia in stroke patients.

Postgrad Med J **82**: 383-391, 2006.

5）金子芳洋・千野直一（監修）：摂食・嚥下リハビリテーション，医歯薬出版，1998.

6）Ertekin C et al: The effect of head and neck positions on oropharyngeal swallowing: a clinical and electrophysiologic study. *Arch Phys Med Rehabil* **82**: 1255-1260, 2001.

7）Shaker R et al: Augmentation of deglutitive upper esophageal sphincter opening in the elderly by exercise. *Am J Physiol* **272**: G1518-1522, 1997.

8）Shaker R et al: Rehabilitation of swallowing by exercise in tube-fed patients with pharyngeal dysphagia secondary to abnormal UES opening. *Gastroenterology* **122**: 1314-1321, 2002.

9）Speyer R et al: Effects of therapy in oropharyngeal dysphagia by speech and language therapists: a systematic review. *Dysphagia* **25**: 40-65, 2010.

10）大田喜久雄・他：オーバービュー誤嚥性肺炎の予防を中心として．*J Clin Rehabili* **14**: 410-417, 2005.

11）Adachi M et al: Effect of professional oral health care on the elderly living in nursing homes. *Oral Surg Oral Med Oral Pathol Oral Radiol Endod* **94**: 191-195, 2002.

12）Watando A et al: Daily oral care and cough reflex sensitivity in elderly nursing home patients. *Chest* **126**: 1066-1070, 2004.

13）Yoshino A et al: Daily oral care and risk factors for pneumonia among elderly nursing home patients. *JAMA* **286**: 2235-2236, 2001.

14）McHorney CA et al: The SWAL-QOL and SWAL-CARE outcomes tool for oropharyngeal dysphagia in adults: documentation of reliability and validity. *Dysphagia* **17**: 97-114, 2002.

15）Silveira MH et al: Quality of life in swallowing disorders after nonsurgical treatment for head and neck cancer. *Int Arch Otorhinolaryngol* **19**: 46-54, 2015.

16）da Costa Franceschini A et al: Dysarthria and dysphagia in Amyotrophic Lateral Sclerosis with spinal onset: a study of quality of life related to swallowing. *NeuroRehabilitation* **36**: 127-134, 2015.

17）Ayres A et al: The impact of Dysphagia Therapy on Quality of Life in Patients with Parkinson's Disease as Measured by the Swallowing Quality of Life Questionnaire (SWALQOL). *Int Arch Otorhinolaryngol* **20**: 202-206, 2016.

18）丸山道生（編）：経腸栄養バイブル，日本医事新報社，2007.

19）大石英人・他：PTEG の概要と現状．日本醫事新報 **4235**：33-36，2005.

20）伊藤　修・他：経皮経食道胃管挿入術（PTEG）を試みた嚥下・摂食障害の3例．リハ医学 **43**：675-679，2006.

第12章　がんのリハビリテーション

1）国立がん研究センター “がん統計年次推移” がん情報サービス　https://ganjoho.jp/reg_stat/statistics/stat/annual.html.

2）厚生労働省：がん対策情報　http://mhlw.go.jp/stf/seisakunitsuite/bunya/kenkou_iryou/kenkou/gan/index.html

3）小川美歌・保嶋　実：第12章　がんのリハビリテーション．「新編　内部障害のリハビリテーション」上月正博（編），医歯薬出版，2009，pp375-385.

4）Fialka-Moser V et al: Cancer rehabilitation: particularly with aspects on physical impairments. *J Rehabil Med* **35**: 153-162, 2003.

5）辻　哲也：癌のリハビリテーション，金原出版，2006.

6）Dietz JH: Rehabilitation of the cancer patient. *Med Clin North Am* **53**: 607-624, 1969.

7）日本リハビリテーション医学会がんのリハビリテーション策定委員会（編著）：がんのリハビリテーション診療ガイドライン第2版，金原出版，2019.

8）田沼　明：化学療法中の患者に対するリハビリテーション．リハ医学 **173**：39-42，2014.

9）鶴川俊洋：総論―がんのリハビリテーション．臨床リハ **24**(1)：10-18,2015.

10）城戸　顕：骨転移のリハビリテーション．臨床リハ **24**(1)：36-44，2015.

11）Lawrence VA et al: Strategies to reduce postoperative pulmonary complications after noncardiothoracic surgery: systematic review for the American college of Physicians. *Ann Intern Med* **144**: 596-608, 2006.

12）McNeely ML et al: Exercise interventions for upper-limb dysfunction due to breast cancer treatment. *Cochrane Database Syst Rev* 2010 Jun 16; (6): CD005211. doi: 10.1002/14651858.CD005211.pub2.

13）黒田佑次郎・他：リハビリテーションとサイコオンコロジーの連携について．臨床リハ **18**(10)：888-894，2009.

14）辻　哲也：がんのリハビリテーション―チームで行う緩和ケア．リハ医学 **140**：1-9，2012.

15）日本緩和医療学会：がん疼痛の薬物療法に関するガイドライン 2020 年版．　https://www.jspm.ne.jp/guidelines/pain/2020.p40

第13章　HIV 感染症（AIDS）

1）池田和子：HIV 感染症患者の長期療養支援　患者さんを外来・病棟・在宅等でケアするナースの方へ（令和元年度厚生労働行政推進調査事業費補助金エイズ対策政策研究事業 HIV 感染症の医療体制の整備に関する研究）ブロック内中核拠点病院間における相互交流による HIV 診療環境の相互評価）．https://api-

net.jfap.or.jp/manual/data/pdf/gairai_or_hos_or_
zaitaku.pdf

2）令和 4 年度厚生労働行政推進調査事業費補助金エイ
ズ対策政策研究事業 HIV 感染症および血友病におけ
るチーム医療の構築と医療水準の向上を目指した研
究班：抗 HIV 治療ガイドライン 2023 年 3 月版．
2023.

3）厚生労働省エイズ動向委員会：令和 3（2021）年エ
イズ発生動向．https://api-net.jfap.or.jp/status/ja-
pan/data/2021/nenpo/r03gaiyo.pdf

4）国立感染症研究所ホームページ https://www.niid.go.
jp/niid/images/iasr/2022/10/512tf02.gif

5）国立感染症研究所ホームページ　https://www.niid.
go.jp/niid/images/iasr/2022/10/512tf01.gif

6）日本エイズ学会：診療における HIV-1/2 感染症の診
断ガイドライン 2020 版（日本エイズ学会・日本臨
床検査医学会標準推奨法）．https://jaids.jp/wpsys-
tem/wp-content/uploads/2020/10/guidelines.pdf

7）日本エイズ学会 HIV 感染症治療委員会：HIV 感染症
「治療の手引き」第 26 版．2022．http://www.hivjp.
org/guidebook/hiv_26.pdf

8）厚生労働省：ヒト免疫不全ウイルスによる免疫の機
能の障害に係る身体障害認定基準．https://www.
mhlw.go.jp/www1/shingi/s1216-3.html#1

9）Hand GA et al: Impact of Aerobic and Resistance
Exercise on the Health of HIV-Infected Persons.
Am J Lifestyle Med **3**(6): 489-499, 2009.

10）Dufour CA et al: Physical Exercise is Associated
with Less Neurocognitive Impairment Among
HIV-Infected Adults. *J Neurovirol* **19**(5): 410-417,
2013.

11）新潟大学医歯学総合病院　感染管理部：厚生労働行政
推進調査事業費補助金エイズ対策政策研究事業
HIV 感染症の医療体制の整備に関する研究班，「制度
のてびき（令和 2 年 9 月第 8 版）」．https://www.
med.niigata-u.ac.jp/ifc/tebiki/tebiki.html

12）独立行政法人福祉医療機構 WAM NET　https://
www.wam.go.jp/

第 14 章　内部障害の認定要項など

1）厚生労働省：身体障害者障害程度等級表の解説（身
体障害認定基準）について．厚生労働省社会・援護
局障害保険健康福祉部長通知．平成 26 年 1 月 21 日.

2）社会保険研究所：障害年金と診断書，年友企画，東
京，2015.

3）東京都社会福祉協議会：介護保険制度とは，東京都
社会福祉協議会．2015.

4）東京都社会福祉協議会：障害者総合支援とは，東京
都社会福祉協議会．2014.

5）月刊介護保険編集部編：介護保険ハンドブック，法
研，2006.

6）厚生労働省：自立支援医療制度の概要．

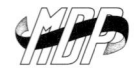

【総編著者略歴】

上 月 正 博
こう　づき　まさ　ひろ

1981 年	東北大学医学部卒業
1991 年	東北大学医学部附属病院助手（第二内科，後に理学診療科）
1997 年	東北大学医学部附属病院講師（理学診療科）
2000 ～ 2022 年	東北大学大学院医学系研究科障害科学専攻内部障害学分野教授 東北大学病院内部障害リハビリテーション科長（兼務）
2002 ～ 2022 年	東北大学病院リハビリテーション部長（兼務）
2004 ～ 2008 年	東北大学大学院医学系研究科機能医科学講座主任教授（兼務）
2008 ～ 2015 年	東北大学大学院医学系研究科障害科学専攻長（兼務）
2010 ～ 2020 年	東北大学大学院医学系研究科先進統合腎臓科学教授（兼務）
2022 年～	公立大学法人山形県立保健医療大学 理事長・学長，東北大学名誉教授 現在に至る

現在まで，国際腎臓リハビリテーション学会理事長，Asian Society of Human Services 理事長，日本腎臓リハビリテーション学会理事長，日本リハビリテーション医学会副理事長，日本心臓リハビリテーション学会理事，日本運動療法学会理事，国立大学病院リハビリテーション部門代表者会議会長，東北大学医師会副会長，等を歴任

新編　内部障害のリハビリテーション
第3版　　　　ISBN978-4-263-26689-2

2009 年 6 月 10 日	第 1 版第 1 刷発行
2017 年 3 月 25 日	第 1 版第 8 刷発行
2017 年 6 月 10 日	第 2 版第 1 刷発行
2020 年 8 月 20 日	第 2 版第 3 刷発行
2025 年 1 月 20 日	第 3 版第 1 刷発行

総編者　上　月　正　博

発行者　白　石　泰　夫

発行所　医歯薬出版株式会社

〒113-8612　東京都文京区本駒込1-7-10
TEL. (03)5395-7628(編集)・7616(販売)
FAX. (03)5395-7609(編集)・8563(販売)
https://www.ishiyaku.co.jp/
郵便振替番号 00190-5-13816

乱丁，落丁の際はお取り替えいたします　　印刷・あづま堂印刷／製本・皆川製本所
© Ishiyaku Publishers, Inc., 2009, 2025. Printed in Japan